韦以宗医案医话文集

（第二版）

主　审　韦以宗

总主编　潘东华

主　编　林远方　韦春德　冯华山
　　　　闫固林　方展永　章科烽

U0334846

全国百佳图书出版单位
中国中医药出版社
·北 京·

图书在版编目（CIP）数据

韦以宗医案医话文集 / 林远方等主编 . —2 版 . —北京：
中国中医药出版社，2022.9
ISBN 978-7-5132-7505-7

Ⅰ . ①韦… Ⅱ . ①林… Ⅲ . ①骨损伤—医案—汇编—
中国 ②骨损伤—医话—汇编—中国 Ⅳ . ① R274
② R249.1

中国版本图书馆 CIP 数据核字（2022）第 045549 号

中国中医药出版社出版

北京经济技术开发区科创十三街 31 号院二区 8 号楼
邮政编码 100176
传真 010-64405721
三河市同力彩印有限公司印刷
各地新华书店经销

开本 787×1092 1/16 印张 46 彩插 5 字数 1023 千字
2022 年 9 月第 2 版 2022 年 9 月第 1 次印刷
书号 ISBN 978-7-5132-7505-7

定价 198.00 元
网址 www.cptcm.com

服 务 热 线 010-64405510
购 书 热 线 010-89535836
维 权 打 假 010-64405753

微信服务号 zgzyycbs
微商城网址 https://kdt.im/LIdUGr
官 方 微 博 http://e.weibo.com/cptcm
天猫旗舰店网址 https://zgzyycbs.tmall.com

《韦以宗医案医话文集（第二版）》
编委会

主审简介

韦以宗，男，首都国医名师，全国中医骨伤名师，北京市昌平区名老中医，中医整脊学科创立人。北京昌平区光明骨伤医院和北京以宗整脊医学研究院院长，主任医师，教授，研究员。广东省中医院韦以宗名医工作室主任导师，深圳市三名工程项目韦以宗中医整脊团队首席专家、主任导师。国家中医药管理局中医药标准化专家委员会委员兼中医整脊标准审定专家委员会主任委员，世界中医药学会联合会脊柱健康专业委员会会长兼脊柱健康标准审定委员会主任委员，中华中医药学会理事，整脊分会创会主任委员，美国纽约卫生职业大学、广西中医药大学、长春中医药大学客座教授，天津中西医结合骨科研究所、上海中医药大学脊柱病研究所客座研究员。曾荣

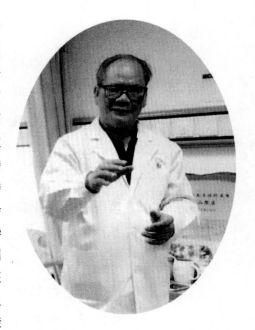

获广西知识分子重奖、中央电视台"东方之子"、中华中医药学会授予"全国优秀中医院院长"及国内外学术团体"中国整脊之父"和北京市昌平区名老中医等荣誉。主持省部级科研课题12项，发表论文108篇，编著、主编著作21本，其中点校古籍文献22册，共计1573万余字，其中再版5本，译成外文3本。曾荣获全国优秀科技图书二等奖1项，省部级学术著作奖一等奖1项、二等奖2项、三等奖2项，省部级科技成果二等奖2项、三等奖3项。获国家发明专利2项，实用新型专利8项。

总主编简介

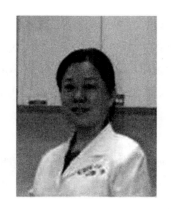

潘东华，女，汉族，中国中医科学院医学管理专业硕士研究生，北京光明骨伤医院执行院长，主任医师。世界中医药学会联合会脊柱健康专业委员会副会长，中华中医药学会整脊分会常务委员，北京市昌平区中医中青年领军人才。参与编写著作11本，其中主编2本，在核心期刊发表论文12篇。

主编简介

林远方，男，深圳市中医院整脊科主任、广州中医药大学教授，师从韦以宗教授。任中华中医药学会整脊分会主任委员，世界中医药学会联合会脊柱健康专业委员会副会长等职。主编《韦以宗整脊手法图谱（第二版）》等书籍。国家级刊物上发表论文近30篇、SCI论文2篇、实用新型专利5项。

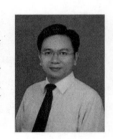

韦春德，男，主任医师，师从韦以宗教授。北京光明骨伤医院骨科主任，世界中医药学会联合会脊柱健康专业委员会标准委员会副主任，中华中医药学会整脊分会副主任委员。发表论文12篇，参与编写著作12本，所主编的《韦以宗论脊柱亚健康与疾病防治》一书获新中国成立60周年全国中医药科普图书著作奖二等奖。

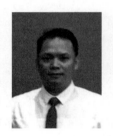

冯华山，男，副主任医师。山东省枣庄市新远大腰腿痛专科医院院长，世界中医药学会联合会脊柱健康专业委员会副会长、中华中医药学会整脊分会常务委员、枣庄市康复协会副秘书长，参与编写《中国整脊学》等著作6部，先后在国家级刊物上发表专业论文20余篇。

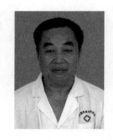

闫固林，男，主任医师，固原市中医医院副院长兼针灸科主任，中医整脊学传承人，任世界中医药学会联合会脊柱健康专业委员会常务理事等职。荣获宁夏回族自治区2020年"特殊贡献奖"等称号，参与主编、编写《韦以宗中医整脊图谱（第二版）》等书籍，精研《伤寒论》等经典著作，发表学术论文数十篇。

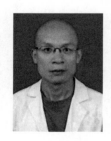

方展永，男，汉族，主任中医师。汕头市非物质文化遗产——方家三宝中医疗法（飞针理筋膏药）代表性传承人，世界中医药学会联合会脊柱健康专业委员会常务委员。出生于中医世家，自幼随祖父习医，也师从首都国医名师韦以宗教授，主编著作 3 本。擅长治疗颈椎病、腰椎病、骨关节病、肿瘤、偏瘫、脑瘫和自闭症等。

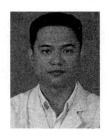

章科烽，男，通用中铁富阳医院中医科主任。师从韦以宗教授，任中国康复医学会疼痛康复专业委员会科普学组常务委员、浙江省针灸学会银质针专业委员会委员、浙江省社会办医协会疼痛学委员会委员等职。发表论文 10 篇、发明专利 1 项。擅长运用中医整脊、微创技术诊疗脊柱疾病。

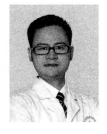

再版说明

　　《韦以宗医案医话文集》自 2017 年出版以来，受到广大读者的欢迎！此次再版，为进一步贯彻落实 2019 年全国中医药大会精神："要遵循中医药发展规律，传承精华，守正创新，加快推进中医药现代化、产业化，坚持中西医并重，推动中医药和西医药相互补充，协调发展。"主要补充部分医案、近年发表的论文、国医大师施杞教授的书法艺术，以及我近年来的一些诗词。医案多为我的弟子编撰。同时，在一版时称之为"脊源性"疾病，由于没有国际编码，此次统一改正为"脊柱相关性"疾病。如有不足之处，盼读者提出宝贵的意见和建议，以便进一步完善。

韦以宗

2022 年 3 月于北京以宗整脊医学研究院

序　言

　　《韦以宗医案医话文集》系实录我国著名中医学大家韦以宗教授从医 50 余载之学术成就，由其弟子门生汇集编撰而成，包括临证医案、诊余医话、诗词及毕生开展科学研究之论文，洋洋大观凡 60 余万言。日前有幸拜读书稿，获益良多。清代郑板桥有诗曰："四十年来画竹枝，日间挥写夜间思。冗繁削尽留清瘦，画到生时是熟时。"韦以宗教授正是这样一位锲而不舍、孜孜以求的医学家，且医文相通，善诗词，工书法。该书不仅记载了其立于中医事业继承创新之成果，亦充分体现了韦以宗教授的人文情怀，乃后学者传道、解惑、授业之难得课本，同道当为之点赞。

　　医案者，始于《史记》所载仓公之诊籍，唐宋以后医案著作日渐增多，明清更为衍盛。子华子曰："医者，理也，意也。所谓明其理而求其意，意得则立法用药中的，历代医家莫不簸弄化机，纲挈元珠，以求枯生朽起，制人命于掌上。故案者，断也，方者，法也。凡断而能有法，神运妙方者，又莫不宗内难之经、仲景之论、温病之辨以致汲取各家之说熔于一炉，触类旁通。"韦以宗教授长期专攻中医骨科技术史之研究，涉猎前人治伤之百般技巧，又熟谙岐黄之道而十三科一理贯之，斯以其临证存案者，每可见诸诊病之圆机，施法之灵活，用药之独到。有曰形而上谓之道，形而下谓之器。道器结合方为大家。韦以宗教授独特的思维模式及其创新的治疗体系在医案中均有生动体现。明代江瓘编《名医类案》曾曰："宣明往范，昭示来学，既不诡于圣经，复易通乎时俗，指迷广见，或庶几焉耳。学者譬之由规矩以求难，因彀以求羿，引而伸之，溯流穷源，推常达变，将不可胜用矣！"嗟乎，三尺之书，后学之鉴，韦师者功莫大焉！

　　医话则是中医学独有之学术现象，医家往往运用医文相参之方式，于诊余闲暇记述临诊一得、博览心悟、医道议论，或与侍者交流解惑，或为灯下钩玄沉墨。人称唐代王勃撰《医话序》是为鼻祖，宋代张杲著《医说》及明代俞弁著《续医著》，堪称医话之师。嗣后问世者如林，如《友渔斋医话》《柳州医话》《冷庐医话》《惜余医话》等不可胜数。本书所摘编医话亦可称韦以宗教授为医为人之写照。观其学近乎道，艺通乎神，翠竹碧梧，鸾雀停峙。诚菊泉之侧，橘井之旁，起废扶伤，以回膏肓。所言所论，有典有故，亦皆经验之谈。唐代虞世南《蝉》诗曰："垂緌饮清露，流响出梧桐。居高声自远，非是藉秋风。"三折肱而为医，大医精诚此之谓也。

当今我国中医药事业正在经历着由民间技艺走向国家科学高端平台，由传统特色弘扬进入学科体系建设，由师承教育到与高等教育完整体系共存等历史进程，不断实现新的历史跨越。这种由国家主导、具有中国特点、中医特色、时代特征的传统医学大变革大发展，不仅在中国史无前例，在世界上亦无先例。中医药已成为世界生命科学重要元素，闪耀着璀璨的光辉，并在各个层次的医疗服务中成为不可或缺的手段。中国是中医药的故乡，我们在打造传统医学高地，让世界和我们接轨的过程中，不仅要有对中国传统文化的高度自信、自觉，还需要不畏艰难的果敢自为精神。中医药学是一个伟大的宝库，我们在推进中医药事业整体发展中，必须将继承与创新有机结合，在医疗教学科研全方位发展中坚持以中医药完整的理论体系和历代医家的宝贵经验为继承主体，以弘扬传统文化和积极汲取现代科学为创新两翼，从而造就一代代生机勃勃的现代中医才子俊秀，开创21世纪新的辉煌。如何实现这一时代的壮举，我们不仅要有"半亩方塘一鉴开，天光云影共徘徊，问渠哪得清如许，为有源头活水来"的守望精神，也要有"万物静观皆自得，四时佳兴与人同，道通天地有形外，思入风云变态中"的谋略智慧。然而可言之滔滔，往往行之则了了！环顾左右，韦以宗教授坚持中医继承不泥古，创新不离宗，无疑是一位敢于拼搏的实践家和丰厚的收获者。"闲云潭影日悠悠，物换星移几度秋，阁中帝子今何在，槛外长江空自流。""路漫漫其修远兮，吾将上下而求索。"本书收集的韦以宗教授在长期的科学研究中所撰写的数十篇论文，昭示其学有所致，术有专攻，以"不废江河万古流"的信念和坚持，为推进独具我国优秀民族文化特色的中医骨科学和中国整脊学发展，从理论基础之构建，防治体系之规范，均做出了独创性的巨大贡献，并成为中医药之先声，于20世纪80年代即走出国门，享誉海外。这种抱负与国学患难相守，一路走来，以中国知识分子独有的品格，胜不骄，败不馁，坚守自己前行的道路，实难能可贵，获得我国骨科学术泰斗葛宝丰院士、尚天裕教授等前辈和国内众多同行高度评价和赞扬。

诗词是我国传统优秀文化的重要组成部分，数千年来培育了我国文人一以贯之的文化心态，融汇了人们的思想感情，也塑造了人们看待人生的眼光。林语堂曾说，诗教给中国人一种旷达的人生观，一种慈悲的意识，一种丰富的爱好、自然的风度和艺术家的忍耐性。其实，在人类社会中，喜怒哀乐、悲欢离合、穷通顺逆等应属常态，如何应对这样的人生则是一门重要的课程。诗歌往往起着积极的作用。在中国文化宝库中汇聚着众多不朽之作。许多名家诗词，甚至标示着一个时代的印记，折射出作者非凡的人格魅力，多彩的文化性格，情通旷达的行为方式，为后人歌颂效仿。如所谓"东坡范式"即为宋以后中国文人倾慕不已，传扬800余载的名篇《定风波》即形象地表现了苏东坡的独特风范。词曰："莫听穿林打叶声，何妨吟啸且徐行。竹杖芒鞋轻胜马，谁怕？一蓑烟雨任平生。料峭春风吹酒醒，微冷，山头斜照却相迎。回首向来萧瑟处，归去，也无风雨也无晴。"苏东坡在这首词中表达的表里澄澈、风骨凛凛、简要精通、毫不迁执的人格，何其伟哉。我与韦以宗教授相知已近四十载，对其为中医骨科事业戎马一生，甚是敬佩。本书所载韦以宗诗词也从一个侧面反映了他在我国中医药事业的振兴发展中所融化的喜怒哀乐。《咏黄山迎客松》曰："千年古树迎客松，顶天立地傲苍穹，晨迎旭日东升起，暮送夕阳下群峰。风霜雨雪总葱翠，春夏秋冬自从容；无需沃土能挺立，人生若此是英雄。"这正是韦以宗教授之人格写照。全诗将豪放的情怀与浪漫的文采融为一体，不啻企踵苏式遗风，于今日尤为难得！令人有"众里寻他千百度，蓦然回首，那人却在灯火阑珊处"之感慨。

忆往昔，峥嵘岁月稠。大道岐黄，薪火相传。韦以宗教授始终以人才培养为己任。"江山代有才人出，各领风骚数百年"，唯有人才是事业兴盛的基础。因此，数十年来，韦以宗教授在努力开拓中医骨科和整脊学创新型学科体系建设的过程中不遗余力，培养精英，使之成为事业兴旺的中流砥柱，授人以渔，化为教学资源，学生弟子才识日益增长。早在 20 世纪 80 年代初，他乘改革开放东风，创办了"光明中医骨伤学院"，分校遍布全国，成为当时首屈一指的万人民办大学，为我国中医骨科事业输送了大批人才。嗣后又发起创建世界中医骨科联合会，以学会为平台大力推进继续教育，造就了一批分布海内外的中医骨科专业人才，让原创于中国的骨科学和整脊学展翅腾飞于世界众多国家，使之成为中华优秀文化的闪光名片，在润物细无声中体现了中国文化的软实力，为弘扬中国精神，传递中国价值做出了重要贡献。宋代潘阆《酒泉子·长忆观潮》曰："长忆观潮，满郭人争江上望。来疑沧海尽成空，万面鼓声中。弄潮儿向涛头立，手把红旗旗不湿。别来几向梦中看，梦觉尚心寒。"韦以宗教授正是这样一位勇于向涛头立的弄潮儿，深信其"勇立涛头，敢于创新拼搏"的精神，必将在弟子中传承发扬光大，结出更多硕果。

党的十八大以来，党中央始终从国家战略高度着力推动中医药振兴发展。中医药事业历经劫难终于迎来了生机盎然的春天，正是"水透冰渠渐有声，气融烟坞晚来明，东风好作阳和使，逢草逢花报发生"（唐代钱起《春郊》）。在这金鸡高啼，"无限光景一时新"之际，深信本书付梓是韦以宗教授和他的弟子们奉献给时代的一曲和鸣之音！斯以为序。

上海中医药大学原校长、国医大师
全国高等中医药院校教学名师　　施杞

2017 年春月

第一版前言

新颁布的《中华人民共和国中医药法》第三十五条："国家发展中医药师承教育，支持有丰富临床经验和技术专长的中医医师、中药专业技术人员在执业、业务活动中带徒授业，传授中医药理论和技术方法，培养中医药专业技术人员。"为深入贯彻实施《中华人民共和国中医药法》，传承名老中医经验是我们的历史使命。我们有责任和义务将我们的师父韦以宗教授50余年潜心研究的成果及临证医案、医话奉献给读者，祈求更多人受益，为建设"健康中国"添砖加瓦。

师父韦以宗教授，籍贯广西平南县，主任医师，教授，研究员。著名中医骨科专家，中医骨伤名师，中医整脊学科创始人。广东省中医院韦以宗名医工作室主任导师，深圳市三名工程项目韦以宗中医整脊团队首席专家、主任导师。国家中医药管理局标准化专家委员会委员，兼中医整脊标准化审定委员会主任委员，中华中医药学会整脊分会创会主任委员，世界中医药学会联合会脊柱健康专业委员会会长，兼标准审定委员会主任委员。曾荣获全国优秀科技图书二等奖，全国中医药重大科技成果乙级奖，中华中医药学会学术著作一等奖1项、二等奖1项、三等奖1项，省部级科技成果二等奖2项、三等奖3项。发明专利2项，实用新型专利8项。

我们要学习、传承韦以宗师父一切为了伤病员的高尚医德。2004年，中央电视台"东方之子"栏目采访他时，他曾说过，由于小时候他的母亲和哥哥重病，目睹了庸医图财的恶习，发誓长大要当一名穷人的医生。50多年的从医生涯中，践行了他的志向，平时对病人诊疗高度负责，关心伤病员。而且，还经常举行义诊活动，无论是在东南亚还是在国内。近期，还带领我们举行"一带一路新疆中医整脊行"大型义诊活动。21世纪初，他在北京昌平创办的光明骨伤医院是北京首批非营利性民营医院，虽为很多病患解决了疑难杂症，但严格按照政府核定的医疗价格收费。医院不大，只有30张病床。很多人说："韦教授，你的名声和医院不相匹配。"他却说："我的医院不大，但我的徒弟医院大。"他常常告诫我们："要发财，别当医生。"不少财团老板找到他，表示愿意投资扩大他的医院，都被他好言婉拒。他和我们说："医院一旦商业化，就失去

1

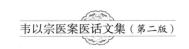

其济世活民、救死扶伤的真正价值。"建院 16 年来，医院接纳了近百名来自二甲、三甲医院的进修医生和 13 个国家的专家参观考察，被民政部门评为"自律诚信先进单位"和"4A 级社会组织"。师父韦以宗也获中华中医药学会授予的"全国中医院优秀院长"荣誉称号。有谁会想到，就是这个 1000 多平方米的小医院，却是中医整脊学科的发源地。

我们要学习、传承韦以宗师父为了中医事业勤劳奋斗、百折不挠的精神。半个多世纪以来，我们的师父少有节假日。作为一名临床医师，他编著、审校了 1573 万余字的 21 本著作（以书名计）。其中，点校古籍文献就有 22 册（4 册合订本），而且都是开创性的专著。他在国家核心期刊和相关杂志报纸发表 120 篇论文（因篇幅所限，本书只收录 90 篇）。这在中医药界是少有的，与他的勤奋密不可分。他曾和我们说过，他读初中时就读了《钢铁是怎样炼成的》，保尔·柯察金的名言："人的一生应当这样度过：当他回首往事的时候，他不会因为虚度年华而悔恨，也不会因为碌碌无为而羞愧！"这句话成了他的座右铭。他还常常提醒我们，鲁迅说过："浪费自己的时间，等于慢性自杀。"因此，无论遇到怎样的艰难挫折，他都笔耕不辍。基于他对古籍文献研究的成果和对中医骨伤、中医整脊理论创立的杰出贡献，说他是个医史学家和理论家，一点也不为过。

我们要学习、传承韦以宗师父为了中医事业，勇于担当的崇高事业心和使命感。20 世纪 80 年代初，中医骨伤科医师全国不足 3000 人。我们的师父临危受命，于 1985 年创办光明中医函授大学骨伤科学院，团结全国 600 多名专家，建立 34 所分院，98 个辅导站，用 4 年时间，为国家培养了 4000 多名骨伤人才。同时，创办我国首部《中国中医骨伤科杂志》，联合 106 名专家编写我国首部中医骨伤科教材《中国骨伤科学》（十卷本）。为响应国家中医药管理局提出让中医药走向世界的号召，身在异国的他，克服困难，成功组织首届世界中医骨科学术交流大会并成立世界中医骨科联合会，为振兴中医骨伤科学和促进国际交流做出了贡献。

我们要学习、传承韦以宗师父勤求古训、博采众方，古为今用、洋为中用，治学严谨的学术风格。孔子说："我非生而知之者，好古，敏以求之者也。"（《论语·述而》）师父韦以宗教授的学识和才华正如孔子所说，他既是中医骨科古籍研究的专家，也是古为今用的临床实践专家。他"敏以求之"，如：从《黄帝内经》的"束悗""骨空论"到"束悗疗法""骨空针减压法"；从孙思邈的"老子按摩法"到"健身强脊十八式"；从《中国接骨图说》的"熊顾法""鹤跨法""骑龙法"到"颈椎旋提法""胸腰旋转法""腰椎旋转法""腰骶侧扳法"；从少林寺学派的"点穴疗法"和危亦林的"悬吊法"到他发明的"四维调曲法"等，均继承和发扬了祖先的技艺。

他经常告诫我们："手法是双刃剑，既能医病，也会伤人。"因此，在综合国内外各家手法之后，他带领我们运用尸体解剖、动物实验、X 线片动态观察和临床分析，进行系列手法的运动力学、生物力学研究。如：在骨盆牵引和侧扳下各个腰椎间盘负压的动态测试；过伸牵引对腰大肌的作用与腰椎结构力学、运动力学的影响；颈椎、腰椎旋转法、侧扳法 X 线动态研究等系列实验。同时，吸取既往经验教训，对各种手法提出严格的适应证、禁忌证和操作注意事项，成为中医整脊学科标准化的主要治疗技术。特别是他创立的中医整脊学新理论——"一圆一说两论"，更是继承和创新的典范。

我们要学习、传承韦以宗师父"居庙堂之高，则忧其民；处江湖之远，则忧其君"和"先天下之忧而忧，后天下之乐而乐"的中国传统文人的气节，为了中医事业敢于逆潮流而动。21 世纪初，中医院西化严重，他连续在《中国中医药报》发表一论、二论、三论中医院不姓"中"的文章，抨击对中医技术低价贱卖导致中医院西化的时弊，振聋发聩。《健康报》《人民日报》和《中国国情杂志》都转发了他的文章，引起政府部门的高度重视。当时社会上有人反对中医，叫嚣把中医赶出医院。针对这股逆流，师父带领我们，用中医整脊技术一个一个攻克脊柱疑难病。特别是对既往中医治疗困难的颈曲变小类颈椎病、颈椎管狭窄症、腰椎间盘突出症、腰椎管狭窄症、腰椎滑脱症和青少年脊柱侧弯症，取得了中医整脊治疗的良好疗效。他在所有的学习班都公开告诉学员："中医整脊的诊疗目标就是脊柱疑难病。我们要把病人从手术台上请下来。"他始终认为，中医要能解决西医解决不了或非要开刀不可的疾病，才是发展中医的方向。他是这样说的，也是这样干的。本书介绍的 100 多个医案，就是这类疑难病的真实记录。正因为中医整脊学科不仅具备科学的新理论，而且具备能解决既往学科未能解决的临床难题，所以作为中医的一个新的学科应运而生。

我们要学习、传承韦以宗师父团结同道、海纳百川的襟怀。在我们骨伤、整脊学科队伍中，我们师父尊老爱幼的人品，享有盛誉。他不管是团结全国老专家办函授学院，还是成立骨伤分会、世界中医骨科联合会、整脊分会和世界中医药学会联合会脊柱健康专业委员会，都能广泛团结全国、全世界同行，相互学习。本书介绍了韦以宗教授主持召开的 34 个国内外学术大会，出席人数过万，展示出师父卓越的组织才能，并深得学术界的拥戴。他常常和我们说，我们既不是政府机构，也不是政府官员，组织学术活动一是靠诚信，二是靠服务意识，三是靠有新的技术交流，不能搞一言堂，要百家争鸣，共同进步。

我们要学习、传承韦以宗师父"只问耕耘，不问名利"的高尚品格。我国中医教学名师施杞教授曾评价："韦以宗教授是一位思想者，又是一位耕耘者。正如清代《唐鉴》所说，不为圣贤，便为禽兽；只问耕耘，不问收获。这正是韦以宗教授人文精神和治学风格的生动写照。"我们的师父 50 多年来，在为中医事业、为人民健康拼搏的道路上，曾获得多次表彰，也遭遇过不正确的对待，但他始终百折不挠，锲而不舍。

师父年年月月无时无刻不在为中医事业奋斗拼搏，从不停步。他经常和我们说："当一个人为了事业去追求时，社会给你的一切都是别人的看法。只要你认定你的目标是有益于人民的，你就不应被别人的评判而左右你的情绪，权衡你的得失。特别是科学技术，有时候是靠后人去评价的。"他每次讲学都告诉学员："作为中医人，肩负着两个使命：一是为人民健康的使命；二是传承民族文化的历史使命。遇到什么问题，想想自己身上肩负的使命，就可以将荣辱置之度外。"事实如此，师父曾获过广西区政府重奖，中央电视台也先后于1983年、2004年采访并报导过他，获得多次科技成果奖励，三次应邀到韩国、美国讲学。韩国学术团体誉他为"中国整脊之父"。但他认为所有这些都是社会的需要，与个人无太大关系。因此，他从来不把这些光环往自己身上靠，从来不患得患失而瞻前顾后，停滞不前。接触过师父的人都会说，他是一个最没有架子的专家。

我们要学习、传承韦以宗师父不保守、广传后学的教师职业精神。他可以说是一个业余教育家。且不说他当年联合全国专家培养了4000多名骨伤人才，他在东南亚还亲自执教，培养了200多名骨伤医师。21世纪初，他研究创立了中医整脊学，开始曾有人说："韦教授，你把你研究发现的椎曲论、上病下治法都公开出去，不担心教会徒弟饿死师父呀？"他却说："医学研究的目的就是让更多的人恢复健康。"为此，他自2003年起，把中国整脊学上报获批准列为国家级继续教育项目，至今他亲自讲学培训的中医整脊科医师已逾8000人，其中仅中国香港地区和国外就有2000多人。我们不少师兄弟也传承了师父的精神，开始带徒办班。

师父的最大爱好就是读书，他博览群书，如果读过他编著的著作，特别是《中国整脊学》，你将发现书中涉及众多学科的知识。从道家、佛家、儒家到数学、物理学、工程力学等，涉猎甚广。这是我们师兄弟姐妹要努力的方向。

师父在诊疗之余还是个诗人，他的诗词不少在诗社发表。他的书法也独树一帜，由于篇幅所限，只做简单介绍。

"中医药是中华民族的瑰宝，是五千年文明的结晶，在世界上地位越来越重要，一定要保护好、发掘好、传承好，在全民健康中应该更好发挥作用。"我们师父韦以宗教授是"发掘好、传承好"的模范。他为中医创立了一个新学科。我们作为他的弟子，跟随他时间长的有三十多年，短的也有三五个春秋，深刻体会到要真正传承好，首先要学习师父的思想境界。如果没有正确的思想、正确的方法，没有跟优秀的人，没有持久的努力，我们是不可能成功的。

章太炎先生说过："中医之成绩，医案最著，欲求前人之经验心得，医案最有线索可寻，循此钻研，事半功倍。"本书选取的每则医案均蕴含着我们师父的心法和创意，启迪思维，予人智慧。既可供中医医师、脊柱外科医师、学者、科研人员参考，亦有助于为中医整脊学传承发展。

因水平有限，虽竭尽全力记载我们师父博大精深的学术理论与丰富的临床经验，亦难免有不当之处，诚请同道正之。

北京市昌平区卫计委韦以宗名医工作室　　孙永章　王秀光

广东省中医院韦以宗名医工作室　　陈文治　王慧敏

深圳市三名工程深圳市中医院中医整脊团队　　林远方　高　腾

新疆呼图壁县中医医院韦以宗名医工作室　　梅　江　王云江

2017 年 1 月 21 日于北京

目 录
CONTENTS

第一章 医案// 1

第一节 颈椎疑难病// 3

急性斜颈// 3

寰枢关节错位（侧偏型）// 4

寰枢关节错位（混合型）// 6

寰枢关节失稳症并胸椎侧凸、骨盆不正// 8

儿童寰枢关节错位（多发性抽动）// 9

颈肩综合征1// 11

颈肩综合征2// 12

颈肩综合征3// 14

颈肩综合征4// 16

颈椎椎曲异常综合征（神经根型Ⅳ级椎曲）// 17

颈椎椎曲异常综合征（神经根型Ⅴ级椎曲）// 19

颈椎椎曲异常综合征并腰椎滑脱（腰4向前滑脱半度）// 20

颈椎椎曲异常综合征（神经根型Ⅴ级椎曲）// 22

颈椎椎曲异常综合征（神经根型Ⅴ级椎曲）// 23

颈椎椎曲异常综合征并寰枢关节错位（侧偏型）// 25

颈椎椎曲异常综合征并腰椎滑脱症（腰4向前滑脱Ⅰ度）// 26

颈椎椎曲异常综合征（椎动脉型）// 28

颈椎病继发脊柱侧弯// 30

第二节 胸背痛// 32

胸椎侧弯// 32

劳损性胸椎侧凸症并腰椎管狭窄症// 34

第三节 椎间盘突出症// 36

急性颈椎间盘突出症// 36

急性颈椎间盘突出症合并椎体血管瘤／／38

腰椎间盘突出症术后复发／／40

腰椎间盘突出症（右下肢、左侧弯）／／42

腰椎间盘突出症微创术后复发／／43

腰椎间盘突出症（右下肢）／／45

腰椎间盘突出症（右下肢、右侧弯）／／46

腰椎间盘突出症1／／48

腰椎间盘突出症2／／49

腰椎间盘突出症3／／51

腰椎间盘突出症4／／52

腰椎间盘突出症5／／54

腰椎间盘突出症6／／56

腰椎间盘突出症7／／57

腰椎间盘突出症（左下肢、左侧弯）／／59

腰椎间盘突出症8／／60

急性腰椎间盘突出症／／62

腰椎间盘突出症（右下肢）／／63

腰椎间盘突出症（左下肢、右侧弯）／／65

腰椎间盘突出症9／／67

腰椎间盘突出症10／／69

腰椎间盘突出症（左下肢、左侧弯）／／71

第四节　椎管狭窄症／／72

颈椎管狭窄症1／／72

颈椎管狭窄症2／／74

颈椎管狭窄症3／／76

颈椎管狭窄症4／／78

颈腰椎管狭窄症1／／80

颈腰椎管狭窄症2／／82

腰椎管狭窄症1／／84

腰椎管狭窄症2／／86

腰椎管狭窄症3／／88

腰椎管狭窄症4／／90

腰椎管狭窄症（侧方并后方移位）／／92

腰椎管狭窄症5／／93

腰椎管狭窄症6／／95

腰椎管狭窄症7// 97

腰椎管狭窄症8// 99

腰椎管狭窄症9// 100

腰椎管狭窄症10// 102

腰椎管狭窄症11// 104

腰椎管狭窄症12// 105

腰椎管狭窄症13// 107

腰椎管狭窄症14// 109

腰椎管狭窄症并骨质疏松// 110

腰椎管狭窄症合并骶管囊肿// 112

青少年椎管狭窄症1// 114

青少年椎管狭窄症2// 115

第五节　腰椎滑脱症// 116

腰椎滑脱症（腰4向前滑脱Ⅰ度）// 116

腰椎滑脱症（腰4向前滑脱Ⅰ度）并椎间盘突出症// 118

腰椎滑脱症（腰3侧方滑脱）并椎管狭窄症// 119

腰椎滑脱症（腰4向前滑脱Ⅰ度）并腰椎间盘突出症// 121

腰椎滑脱症（腰4向前滑脱Ⅰ度）并椎管狭窄症// 123

腰椎滑脱症（腰4向前滑脱Ⅰ度）伴椎管狭窄症// 124

腰椎滑脱症（腰5向前滑脱Ⅱ度）// 126

腰椎滑脱症（腰4向前滑脱Ⅰ度）并腰椎管狭窄症// 128

腰椎滑脱症（腰5向前滑脱Ⅱ度）并腰椎管狭窄症// 130

腰椎滑脱症（腰5向前滑脱Ⅰ度）// 131

腰椎滑脱症（腰4向前滑脱Ⅰ度）并腰椎间盘突出症// 133

腰椎滑脱症（腰5向前滑脱Ⅰ度）// 134

腰椎滑脱症伴腰椎间盘突出症// 136

腰椎滑脱症（腰4向前滑脱Ⅰ度）// 137

腰椎滑脱症（腰3向左侧滑脱Ⅱ度）并腰椎管狭窄症// 139

腰椎滑脱症（腰4向前滑脱Ⅰ度）// 141

腰椎滑脱症（腰4向前滑脱Ⅰ度）// 142

腰椎滑脱症（腰4向前滑脱Ⅰ度）并腰椎间盘突出症// 144

第六节　腰胯痛// 145

骶髂关节错缝症// 145

骶髂关节错缝症合并慢性前列腺炎// 147

腰椎间盘突出症并骶髂关节错缝症// 148

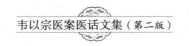

骶髂关节错缝症并骨盆不正／／150

骶髂关节错缝症／／151

腰骶后关节病（假性滑脱型）／／153

腰骶后关节病／／154

跟腱炎并腰骶联合部失稳／／156

弹响髋／／157

第七节　脊柱相关性疾病／／159

脊柱相关性股骨头坏死症并腰椎间盘突出症／／159

脊柱相关性不安腿／／162

脊柱相关性膝痛症／／163

脊柱相关性跟痛症／／165

脊柱相关性颞颌关节紊乱症／／167

脊柱相关性严重面肌抽搐症／／169

脊柱相关性三叉神经痛／／170

脊柱相关性头痛1／／172

脊柱相关性头痛2／／174

青少年脊柱相关性头痛／／175

脊柱相关性耳鸣耳聋症／／177

脊柱相关性耳聋／／179

脊柱相关性眩晕1／／181

脊柱相关性眩晕并颈腰椎管狭窄症／／183

脊柱相关性眩晕2／／185

脊柱相关性眩晕3／／187

脊柱相关性心悸／／188

脊柱相关性心脏病／／190

脊柱相关性心肌梗死／／192

脊柱相关性高血压1／／194

脊柱相关性高血压2／／196

脊柱相关性顽固性呃逆／／197

脊柱相关性胃肠功能紊乱症1／／199

脊柱相关性胃肠功能紊乱症2／／200

脊柱相关性腹痛／／202

脊柱相关性月经失调／／204

脊柱相关性不孕症／／206

第八节　青少年脊柱侧弯症//208

青少年特发性脊柱侧弯症（腰椎主弧形）//208

青少年特发性脊柱侧弯症（胸椎主弧形）//209

青少年特发性脊柱侧弯症（胸腰段主弧形）//211

青少年特发性脊柱侧弯症（胸椎主弧形）//212

青少年特发性脊柱侧弯症（腰椎单弧形）//214

青少年特发性脊柱侧弯症（胸椎主弧形）//216

青少年特发性脊柱侧弯症合并肋软骨炎//218

青少年特发性脊柱侧弯症（胸椎单弧形）//219

青少年特发性脊柱侧弯症（胸腰双弧形）//221

青少年特发性脊柱侧弯症（胸腰双弧形）//223

第九节　罕见病//224

颅底凹陷症伴寰枢关节半脱位//224

骨盆倾斜合并腰椎侧弯//226

胸腰椎骨折并不全截瘫//227

脊髓空洞症//229

骶髂关节错位致长短脚（产伤）//231

脊柱退行性侧弯症//232

骶髂关节错位致尿频//233

第二章　医话//235

第一节　一句医话//237

第二节　关于中医的发展//240

第三节　脊柱对人体健康的重要性//241

第四节　关于脊柱运动力学//242

第五节　关于脊柱疑难病诊疗//248

第六节　诗词选//254

第三章　科学研究//291

第一节　技术史与古籍文献研究//293

中国骨伤科手术疗法史——清创术//293

中医骨伤科疾病诊断史//296

试论跌打点穴治伤法//302

中医骨伤科手法整复疗法史//304

《中国骨科技术史》自序//312

孙思邈对骨伤科的贡献 // 313

《跌损妙方、救伤秘旨、救伤秘旨续刻》校释说明 // 317

《回回药方》的骨伤科学术成就及渊源初探 // 320

《回回药方》学术渊源、作者和著述年代探讨 // 325

对"筋"一词注解的商榷 // 332

《理伤续断方》研究 // 334

对中西医名词术语的几点看法 // 341

中国传统医学整脊技术史 // 343

中国传统医学脊源性疾病史略 // 351

中医诊疗指南编制要重视古籍文献研究 // 354

中国武术伤科与少林武术伤科的学术成就（一）// 356

中国武术伤科与少林武术伤科的学术成就（二）// 358

中医整脊技术古籍文献考 // 361

中医整脊技术古籍文献考 // 366

第二节 创伤骨科研究 // 372

小夹板加创口局部拱桥式夹板外固定治疗小腿开放性骨折 // 372

中草药促进骨折愈合研究动态 // 373

垫枕练功法治疗胸腰椎屈曲型骨折疗效观察 // 376

紫色生肌膏对开放性骨折并发骨髓炎溃疡创面的愈合作用 // 378

前臂几种复杂骨折中西医结合疗法原理探讨 // 380

中西医结合治疗肱骨髁间骨折 // 384

点穴舒筋法治疗膝关节病 // 388

前臂应用解剖实验研究 // 396

震伤复杂骨折正骨复位技巧 // 403

第三节 脊柱运动动力学研究 // 404

揭开中医整脊术的神秘面纱 // 404

脊柱机能解剖学研究 // 407

脊柱运动枢纽的研究 // 419

脊柱轮廓应力平行四边形平衡原理探讨 // 426

颈椎病病因新说——胸背损伤 // 433

中国整脊学的椎曲论 // 434

颈椎病病因探讨 // 437

"久坐"导致腰椎间盘突出 // 438

韦以宗破解人体腰曲"玄机" // 440

颈腰曲病理改变类型调查研究 // 443

颈腰椎曲改变与脊柱伤病关系11932例调查报告 // 448

腰大肌作用与腰曲关系的动态下X线片研究 // 452

腰大肌作用与腰曲关系的动物实验研究 // 457

《中国整脊学》前言 // 459

破解久坐导致颈椎病之谜 // 465

颈腰曲弓形面积测量法 // 467

腰曲对颈曲影响的动态下X线片研究 // 469

腰大肌作用力与脊柱伸展应力关系的生物力学实验研究 // 476

腰大肌与腰椎运动力学关系动物实验研究 // 482

运用中医原创思维反思"椎间盘学说" // 486

人类腰曲形成机理及其与颈曲关系生物力学研究进展 // 488

第四节　脊柱疑难病临床研究 // 505

颈椎劳损对健康的危害及其防治 // 505

颈椎病诊断分型和辨证施治探讨 // 509

腰骶脊神经根管损伤的治疗 // 514

骨空针灸调压疗法 // 515

脊椎推拿牵引误治并发症 // 519

传统整脊八法的适应证和禁忌证 // 523

四维牵引调曲法治疗腰腿痛 // 527

颈胸枢纽调曲法治疗椎曲紊乱类颈椎劳损病 // 533

寰枢关节错位的诊断分型和整脊疗法 // 536

颈椎病腰曲改变437例X线片分析报告 // 542

中医整脊学8法精要 // 548

颈胸枢纽调曲法治疗神经根型颈椎病的临床研究 // 550

调曲端转法治疗寰枢关节错位的临床研究 // 563

上病下治法治疗椎曲变小类颈椎劳损病 // 575

颈椎病防治应重视恢复颈曲 // 582

四维悬吊牵引调腰曲为主治疗颈腰椎间盘病 // 584

针刺华佗夹脊穴配合调曲为主治疗椎管狭窄 // 589

整脊调曲复位法治疗腰椎滑脱症 // 595

脑瘫儿童颈腰椎曲X线片观察 // 601

治疗颈椎病应从腰椎开始 // 604

青少年特发性脊柱侧凸患者椎旁肌的MRI检测与分析 // 607

骨空针理筋整脊调曲治疗颈肩综合征 // 610

运用中医原创思维反思"椎间盘学说" // 614

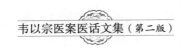

中年妇女警惕——高跟鞋源腰胯痛 // 616

韦以宗十三功法防治颈椎病 // 621

韦以宗：调腰曲以纠正骨盆移位 // 628

脊柱亚健康鉴别标准的研究 // 631

青少年脊柱侧弯源自腰椎 // 636

腰椎滑脱症131例X线照片分析报告 // 636

腰椎横突三长四翘五扁形成年龄影像学调查报告 // 641

第五节　中医发展问题研究 // 644

为弘扬中华民族传统优秀文化为人民的健康事业奋斗到底 // 644

东南亚中医药现状考察 // 646

让中医骨伤科学更快地走向世界 // 652

从收费标准看一些中医院为何不姓"中" // 655

中医学术低价贱卖 // 657

要重视中医主体在知识动力学中的地位 // 661

中国整脊学拥有独立知识产权 // 664

中国整脊与美国脊骨神经医学不是一回事 // 665

美国脊骨神经疗法不是"整脊疗法" // 666

中医整脊学科的创立及其发展概况 // 666

中医整脊学：为人类脊柱研究发现另一个后天自然系统 // 674

中医整脊前世今生 // 677

中医整脊诊疗指南研究迈向数据化 // 686

中医骨伤亟须"去西化" // 688

脊柱按摩规范管理势在必行 // 693

附：媒体介绍 // 695

白衣风骨气自华 // 695

仁心铁骨·韦以宗 // 698

复兴中国整脊的第一人——韦以宗 // 701

创造"我国脊柱外科里程碑中一个很大进步"的专家 // 704

韦以宗与中医骨科的半世情缘 // 708

附录 // 711

韦以宗从医历程简介 // 713

韦以宗主持的国内外学术会议照片选 // 738

韦以宗出版著作介绍 // 750

书法选 // 754

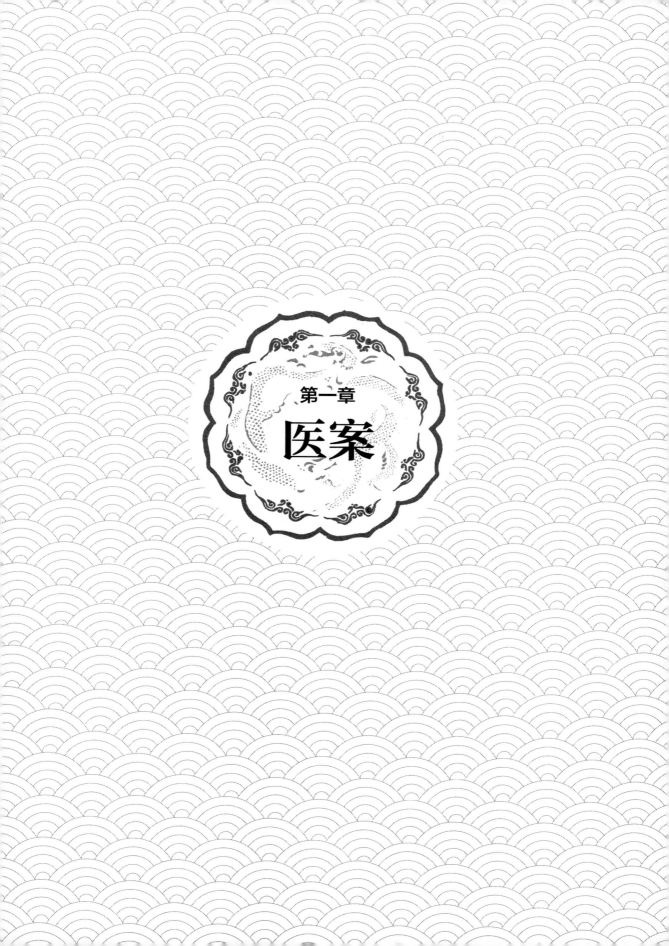

第一章

医案

第一节 颈椎疑难病

急性斜颈

徐某，女，37岁，山东省枣庄市。于2016年10月1日住院，11月16日出院。

【**主诉**】颈右肩部疼痛，不能转头3小时。

【**现病史**】患者诉夜间颈部受凉，今晨起突感颈右肩部酸胀痛，右肩部活动时疼痛加重，头颈部活动受限，双上肢无异常，遂来就诊。

【**体检**】头偏向右侧，右胸锁乳突肌紧张，压痛明显，右侧斜方肌、肩胛提肌有明显压痛。颈椎活动度：前屈20°，后伸15°，左侧屈10°，右侧屈15°，左旋转10°，右旋转20°。

【**辅助检查**】2016年10月1日颈椎X线片（图1-1-1）：颈椎旋转，轻度右偏，颈曲呈上直下弓型，椎曲V级。

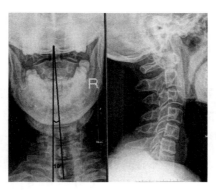

图1-1-1 治疗前

【**诊断**】急性斜颈。

【**治疗经过**】

1. 理筋：颈部右侧及右肩药熨，每次30分钟；颈右侧行闪罐法；针刺，取风池、风府、对侧内关、颈项穴，每次30分钟；用拇指按揉肩井、肩中俞等穴，同时，小幅度揉捏、擦右颈部及右肩。

2. 正脊骨法：行牵颈折顶法和颈椎旋提法。

3. 调曲：3天后疼痛缓解，行仰卧位颈椎布兜牵引，每次30分钟。

4. 功能锻炼：选用"健脊强身十八式"中的第 1 式至第 4 式进行功能锻炼。

以上治疗每日 1 次，10 次为 1 个疗程，休息 1 天。经过 4 个疗程的治疗，临床症状、体征消失，颈椎活动正常。2016 年 11 月 16 日复查颈椎 X 线片（图 1-1-2）：颈椎旋转侧偏消失，椎曲恢复至Ⅳ级。

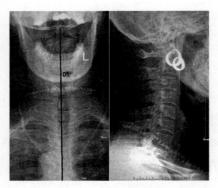

图 1-1-2　治疗后

【体会】本案患者起病急，于夜间颈部受凉后发病。由于颈椎曲度异常，着凉后寰枕韧带、胸锁乳突肌、枕后肌紧张、痉挛、疼痛，头颈部活动受限。因此，通过药熨、针刺、拔罐、推拿改善肌肉紧张、痉挛，然后行正骨调曲后临床症状消失。

（冯华山）

寰枢关节错位（侧偏型）

赖某，女，35 岁，龙岩永定人。于 2016 年 10 月 10 日初诊，12 月 8 日结束治疗。

【主诉】头晕伴后枕部胀痛 6 个月，加重 1 周。

【现病史】患者 6 个月前无明显诱因出现头晕、头后枕部胀痛，下午重，休息后症状减轻，半年来病情反复发作，偶伴胸闷、咽喉不适、恶心、失眠。1 周前，因劳累症状加剧，到当地诊所给予口服药物及推拿、拔罐治疗，未见明显改善，遂来就诊。

【体检】颈项部肌肉僵硬，双侧风池不对称，局部压痛明显，桡动脉试验左侧（＋）。颈椎活动受限：屈曲 15°，后伸 10°，右侧屈 15°，左侧屈 20°，右旋转 30°，左旋转 20°。

【辅助检查】2016 年 10 月 10 日颈腰椎 X 线片（图 1-1-3、图 1-1-4）：颈椎棘突右偏，钩椎关节不对称；颈曲呈上直下曲型，椎曲Ⅲ级，颈 3、颈 4 及颈 6、颈 7 后成角；寰齿关节间隙右侧较左侧增宽；腰 1～腰 3 棘突左偏，腰曲呈上弓下直型，椎曲Ⅳ级。

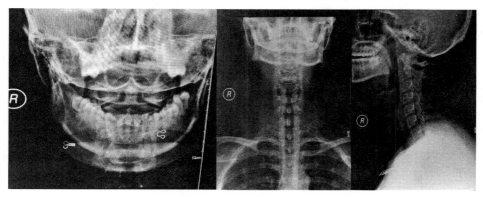

图 1-1-3 治疗前（1）

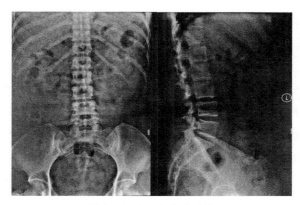

图 1-1-4 治疗前（2）

【诊断】 寰枢关节错位（侧偏型）。

【治疗经过】

1. 理筋：先弹拨、滚揉颈项部肌肉，待局部肌肉放松后对风池、风府等穴位各点按揉 3 分钟。再以平衡针灸针刺颈痛穴、胸痛穴、头三针及醒脑穴，不留针。

2. 正脊骨法：行腰椎旋转法、提胸过伸法、颈椎旋提法、牵颈折顶法、寰枢端转法治疗。

3. 调曲：行四维调曲法。

4. 功能锻炼：做"健脊强身十八式"中的抱头侧颈式、虎项擒拿式、抱头屈伸式、双肩松胛式、双肩合拢式及抱肩转胸式功能锻炼。

以上治疗每日 1 次，10 天为 1 个疗程，休息 1 天。经过 4 个疗程治疗后头晕、胀痛消失，颈椎活动正常。2016 年 12 月 8 日复查颈椎 X 线片（图 1-1-5）：颈椎棘突侧偏消失，椎曲恢复至Ⅱ级，寰枢关节间隙两侧对称。

【体会】 寰枢关节错位不是局部的病变，而是颈椎旋转侧弯移位，在脊柱圆运动作用力下，头颅反方向倾斜（侧方型）。因此，要复位错位的寰枢关节必须纠正颈椎的侧

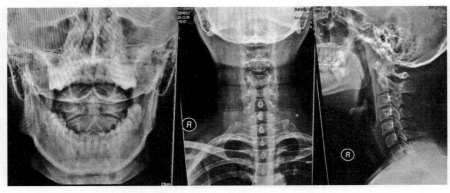

图 1-1-5 治疗后

弯。中医整脊学的精髓就是调曲，应用以宗四维牵引仪行四维调曲法来调紊乱的腰椎曲度，进而改善紊乱的颈曲，达到寰枢关节复位。同时，采用平衡针灸疗法针刺中枢神经分布在周围神经上的特定靶穴，恢复大脑的基因程序，使失调、紊乱、破坏的中枢系统恢复到原来的平衡状态，间接地依靠病人自己调节，修复治疗自身的疾病。平衡针以中枢调控为手段及时镇痛，四维调曲整脊法以调整颈腰椎曲度、调整寰枢椎之间的位置关系为目标，两者结合，急缓同治，标本兼治，能够有效改善或消除寰枢关节错位的症状和体征。

（张汉卿、陈建龙）

寰枢关节错位（混合型）

李某，男，20岁，山东枣庄市峄城区人。2012年12月14日住院，12月27日出院。

【主诉】颈部疼痛、头疼头晕4个月，加重1天。

【现病史】患者4个月前受凉后感觉颈部疼痛，伴有头疼头晕，头晕以体位改变为主，劳累后加重，颈部活动受限，未诊治。今早感觉颈部疼痛加重，持续性头疼头晕，走路不稳，急送医院就诊。

【体检】两侧风池穴不对称，压痛阳性，颈2～颈4棘突间压痛、叩痛阳性。桡动脉试验（＋），生理反射存在，病理反射未引出。颈部功能受限：前屈10°，后伸15°，左右侧屈15°，左右旋转20°。

【辅助检查】2012年12月14日颈腰椎X线片（图1-1-6）：颈椎曲度变直反弓，椎曲V级，旋转侧弯度10°，寰枢关节不对称。腰椎棘突右偏左侧弯10°，腰曲呈全浅型，椎曲Ⅲ级，椎体后缘明显双边征。

【诊断】寰枢关节错位（混合型）。

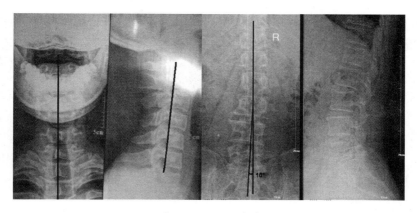

图 1-1-6 治疗前

【治疗经过】

1. 理筋：颈部、胸背，特别是寰枢部位常规药敷；骨空针调压法，取颈腰椎夹脊穴、上风池、上风府、脑空等穴位；寰枢椎部位用轻揉手法按摩。

2. 正脊骨法：用腰椎旋转法、寰枢端转法、颈椎旋提法和牵颈折顶法。

3. 调曲：四维调曲法调腰椎曲度。

4. 功能锻炼：锻炼"健脊强身十八式"中第1、2、3、4、5、6、7式。

5. 中药内服：辨证口服天麻钩藤饮加减。

以上治疗方法，每日1次，经治疗12天后症状消失，颈椎活动正常。2012年12月26日复查颈腰椎片（图1-1-7）：寰枢关节复位，颈腰椎旋转侧弯明显改善。

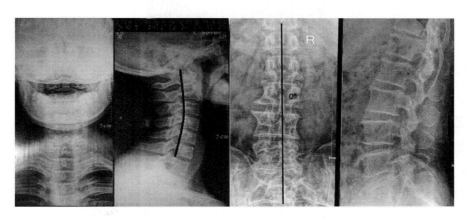

图 1-1-7 治疗后

【体会】韦以宗教授认为，寰枢关节错位不是局部的错位，而是颈椎旋转、侧弯、移位，在脊柱圆运动作用力下，头颅反方向倾斜（侧方型）或腰骶角变小，寰枢角位移（前倾型）（平行四边形原理）。因此，要复位错位的寰枢关节，必须纠正颈椎的侧弯或腰骶角的变化，才能达到复位的目的。调曲的关键在于理筋，"筋柔骨正，骨正筋柔"。在充分理筋的基础上，调腰曲以调胸曲及颈曲，从而治愈寰枢关节错位引起的上述诸症。"整脊不进行功能锻炼，疗效会落空"，整脊之后一定要功能锻炼以巩固疗效。

（冯华山）

寰枢关节失稳症并胸椎侧凸、骨盆不正

邓某，男，21 岁，广东广州人。于 2021 年 8 月 25 日入院，10 月 10 日出院。

【主诉】偶发偏头痛约两年，近期加重，每月发作 2~3 次，每次持续 3~5 天，难以入睡或睡眠中痛醒。

【现病史】在广州某三甲医院康复科针灸治疗 1 个月，没有明显好转。

【体检】有高低肩、足跟不平体征。

【辅助检查】2021 年 8 月 27 日 X 线片（图 1-1-8）：齿状突骨质不连。

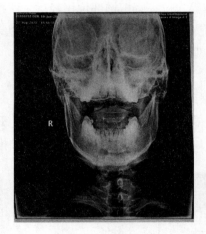

图 1-1-8　治疗前

【诊断】寰枢关节失稳症并胸椎侧凸、骨盆不正。

【治疗经过】

第 1 周：纠正骨盆，门诊治疗，每天 1 次。

步骤：用"以宗膏贴"剪贴八髎、委中、腰眼，行隔物灸 30 分钟。中医整脊之"三维"悬吊 30~45 分钟。佩戴"弹力强筋腰围"，练习"弓步压腿式"30 分钟。

第 2 周：改善胸椎侧凸，门诊治疗，每天 1 次。

步骤：用"以宗膏贴"剪贴八髎、脊中、隔关、大椎，行隔物灸 30 分钟。中医整脊之"四维"悬吊 30~45 分钟。行"按脊松枢"手法 5~10 分钟。佩戴"弹力强筋腰围"，练习"弓步压腿式"30 分钟。

第 3 周：改善颅椎关节、颈胸关节，门诊治疗，每天 1 次。

步骤：用"以宗膏贴"剪贴八髎、脊中、大椎、三风，行隔物灸 30 分钟。"平、半卧位颈椎布兜限位训练" 30 ~ 45 分钟。行"寰枢端转"手法 1 ~ 3 分钟。佩戴"弹力强筋腰围"，练习"弓步压腿式" 30 分钟。

第 4 ~ 5 周：隔日交替一次第 2、第 3 周治疗步骤。

治疗第 3 周起，至 2022 年 2 月电话随访，未有偏头痛发作。治疗第 5 周体检复查，双肩、双足基本持平。2021 年 10 月 6 日复查 X 线片（图 1 - 1 - 9）：齿状突软骨环开始闭合。

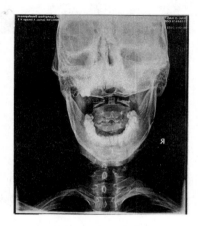

图 1 - 1 - 9　治疗后

【体会】"上病下治"处置颈椎异常，安全、可靠、少复发。成年人齿状突软骨环也有可能非手术愈合的。"以宗膏贴"可促进"理筋续断"。"弹力强筋腰围"可促进"四维牵引"的效果。对成年后才发现的"先天性、遗传性"疾病诊断存疑。

（韦松德、潘东华、韦春德）

儿童寰枢关节错位（多发性抽动）

李某，男，7 岁，重庆秀山人。于 2013 年 4 月 1 日入院，4 月 27 日出院。

【主诉】头颈肩不自主抽动 1 年，加重伴面部抽动、眨眼 1 个月。

【现病史】患者 1 年前出现头颈肩不自主抽动，未引起重视。1 个月前上述症状加重并出现眨眼和面部抽动，至重庆某三甲医院就诊，诊断为"寰枢关节半脱位"，经牵引治疗 3 周疗效不佳来诊。

【体检】颈背部左侧肌筋膜紧张，左侧颈 2、颈 3 横突明显压痛，左侧桡动脉试验阳性。颈部活动受限：屈曲 15°，后伸 10°，左右侧屈 10°，左右旋转 10°。

【辅助检查】2013 年 3 月 31 日颈椎 X 线片（图 1 - 1 - 10）：寰枢关节左窄右宽；寰椎低头移位，颈椎生理曲度变直，呈Ⅳ级椎曲。

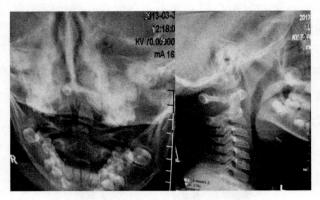

图 1 - 1 - 10　治疗前

【诊断】

1. 儿童寰枢关节错位。

2. 儿童多发性抽动症。

【治疗经过】

1. 理筋：常规颈部中频、蜡疗及中药药熨，以寰枢部为主，每天 1 次；骨空针，取风池、百会、风府、脑空穴，颈 2、颈 3 棘突、棘突间及旁开 2cm，两天 1 次；轻柔手法点揉椎旁、乳突、下项线、寰枢椎横突附着点肌肉，每天 1 次。

2. 正脊骨法：寰枢端转法、颈胸枢纽旋转法、胸腰旋转法、挺胸过伸法及轻柔的颈部牵引折顶法，每天 1 次。

3. 调曲：颈椎卧位抬头 10° 布兜牵引，重量 3kg，每天 1 次。

4. 功能锻炼：锻炼"健脊强身十八式"中的抱头侧颈式、虎项擒拿式、双肩松胛式、左右开弓式、双胛合拢式、抱肩转胸式、挺胸后伸式，每天 2 次，每次 20～30 分钟。

以上治疗方法，每周休息 1 天。经治疗 4 周，症状全部消失。2013 年 4 月 27 日复查颈椎 X 线片（图 1 - 1 - 11）：寰枢关节复位，颈椎曲度恢复至 Ⅱ 级。回访 3 年未复发。

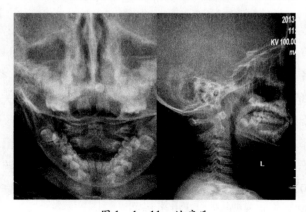

图 1 - 1 - 11　治疗后

【体会】韦以宗教授研究发现，久坐、伏案工作（儿童亦然），引发寰枢关节错位，甚至半脱位。根据韦教授脊柱圆筒枢纽学说理论，寰枢关节错位（紊乱综合征）不是局部的病变，而是颈椎旋转侧弯移位，在脊柱圆运动作用力下，头颅反方向倾斜（侧方型），要复位必须纠正颈椎的侧弯，才能达到复位的目的。以针灸、推拿、中频、药熨理其筋，以正脊骨法、颈部仰卧牵引矫正中下段颈椎的侧弯，颈病调胸椎，上病下治，诸症皆消。嘱患者坚持做功能锻炼，防止复发。

（杨宗胜）

颈肩综合征1

刘某，女，34岁，北京昌平区三街人。于2016年1月12日住院，1月25日出院。

【主诉】颈肩部疼痛，伴左肩肘部麻木1年，加重2天。

【现病史】患者1年前晨起受凉后感颈肩背部疼痛，尤以过伸、侧屈、旋转颈椎时加重，局部热敷后疼痛消失。后每因伏案劳累上述症状反复，伴随出现左肩部、上臂及肘周麻木、酸楚症状。3周前症状反复，遂来就诊。诊为"颈椎病"并给予推拿针灸治疗，症状略缓解。2天前加班，症状反复且明显加重。

【体检】颈部僵硬，颈椎椎旁有压痛，向肩背部放射。肩背部肌萎缩，肌张力下降，肩胛提肌止点之肩胛角、斜方肌腱、冈上肌肩胛附着点可触及条索状改变及压痛，臂丛神经牵拉试验左侧（＋）。左肩自主活动障碍，被动活动疼痛，左肩关节外展70°，上举60°，前屈90°，后伸20°，外展10°，内收10°，内旋60°，外旋20°。

【辅助检查】2016年1月12日颈椎X线片（图1-1-12）：颈胸段稍向左侧弯；颈曲变直，颈3、颈4略向后成角，颈3～颈5后缘双边征。张口位片示：寰枢关节左窄右宽。

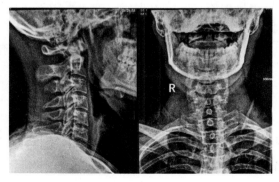

图1-1-12 治疗前

【诊断】颈肩综合征。

【治疗经过】

1. 理筋：常规在颈部、肩背、肩臂部行膏摩药熨；在肩背部肌肉硬结、板硬处行刺血拔罐法；用推拿手法分筋、理筋，每次 10～20 分钟；针灸取肩井、曲垣、秉风、阿是穴等配合电针，辅以 TDP 改善局部循环。

2. 正脊骨法：选用牵颈折顶法、寰枢端转法、旋转解锁法。

3. 调曲：仰卧，颈椎布兜牵引，重量 3～6kg，每次 20～30 分钟。

4. 功能锻炼：锻炼"健脊强身十八式"中的抱头侧颈式、虎项擒拿式、抱头屈伸式、侧颈双肩松胛式、顶天立地式、拍墙松筋式和前弓后箭式。每天 30 分钟。

以上方法每日 1 次，治疗半个月后，肩背部疼痛改善，肩关节活动正常，上臂、肘、前臂麻木症状消失。2016 年 1 月 25 日复查颈椎片（图 1-1-13）：颈胸段侧弯改善，颈椎曲度恢复正常。

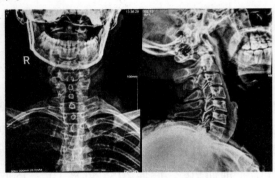

图 1-1-13　治疗后

【体会】患者因劳损导致颈椎椎体旋转、钩椎关节紊乱，继发颈椎曲度异常，颈脊神经受刺激或卡压而出现相应临床症状。按照韦以宗教授《中国整脊学》中"脊柱轮廓平行四边形平衡理论"及"椎曲论"，通过理筋改善肌肉劳损、粘连，行颈椎布兜牵引法、寰枢端转法、牵颈折顶法、旋转解锁法，纠正寰枢关节错位，改善椎体旋转侧弯，恢复颈椎曲度，使颈椎各椎体对点对线后，症状消失。

（高腾、贾耀山、李明亮）

颈肩综合征 2

黄某，女，60 岁，新西兰人。于 2015 年 4 月 5 日住院，4 月 16 日出院。

【主诉】右肩关节疼痛、活动受限 6 个月。

【现病史】患者 6 个月前受凉后出现右肩关节疼痛，昼轻夜重，得热痛减，遇寒痛增，活动受限，在新西兰行物理及针灸治疗，症状无明显缓解。两个月前探亲回深圳，到深圳市某二甲医院拍肩关节线片，未见异常。予局部痛点封闭治疗，但症状缓解不明显，遂来就诊。

【体检】颈2～颈6棘旁压痛（＋），压头试验（＋），右肱骨结节间沟、肩峰下缘、肩胛冈上缘压痛（＋），肩胛骨左高右低。颈椎活动度：前屈25°，后伸15°，其余方向活动度正常。右肩关节活动明显受限：前屈50°，后伸30°，上举90°，外展70°，内收10°，内旋30°，外旋30°。

【辅助检查】2015年4月4日颈椎X线片（图1-1-14）：颈曲明显变小，呈Ⅲ级椎曲，颈4～颈6椎体骨质增生，椎体旋转侧弯。胸椎DR片（图1-1-15）：胸椎上段棘突右偏，下段棘突左偏，左右肩胛骨高低不对称，锁骨左低右高。

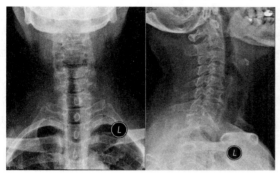
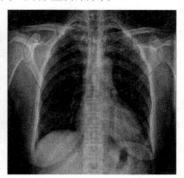

图1-1-14　治疗前（1）　　　　　图1-1-15　治疗前（2）

【诊断】颈肩综合征。

【治疗经过】

1. 理筋：颈部予专科制剂"双活脊痛消"熏洗剂熏药治疗、中药封包治疗；弹拨、按揉斜方肌、斜角肌、冈上肌；针刺颈椎华佗夹脊穴、肩贞、肩髃、臂臑等穴。

2. 正脊骨：用颈椎旋提法、牵颈折顶法、提胸过伸法及胸椎旋转法纠正颈椎及胸椎错位，用提肩推胛法调整肩胛骨位置。

3. 调曲：行仰卧位颈椎牵引，调整颈椎曲度。

4. 功能锻炼：锻炼"健脊强身十八式"中的侧颈双肩松胛式、虎项擒拿式、双胛合拢式、顶天立地式。

以上治疗每天1次，10次为1个疗程。经治疗1个疗程后，患者肩痛缓解，肩关节活动明显改善，前屈90°，后伸40°，上举170°，外展90°，内收40°，内旋80°，外旋50°。2015年4月15日复查颈椎及胸椎DR片（图1-1-16）：颈椎曲度明显改善，椎曲由Ⅲ级恢复为Ⅰ级，双侧锁骨及肩胛骨对称。

【体会】既往患者肩痛多被诊断为肩周炎，治疗多采取局部对症处理，疗效往往不尽人意。究其原因，主要是没有抓住肩周炎发病的病因病理。韦以宗教授告诉我们：肩周炎的发生本质上是由于颈椎、胸椎骨关节错位，力学失衡导致肩胛骨位移，

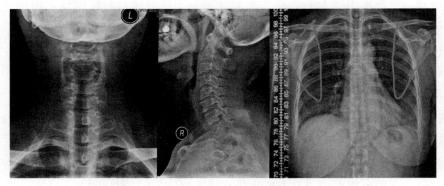

图 1-1-16　治疗后

使通过结节间沟的肱二头肌长头腱及冈上肌腱等出现"筋出槽"现象，产生无菌性炎症，进而出现疼痛和粘连，因此临床上常称为"颈肩综合征"。在治疗上不能只见树木，不见森林，不能只治疗肩关节局部，必须首先考虑颈椎和胸椎。韦教授常说，"胸椎不响，颈椎甭想"，"肩胛不松，关节无功"。在治疗颈椎时必须调整胸椎，通过颈椎、胸椎及肩胛骨的整体调整，才能从根本上阻断肩周炎的病理环节，达到与众不同的疗效。

（林远方、蔡其锐）

颈肩综合征3

张某，男，47 岁，北京市昌平区人。于 2013 年 6 月 26 日住院，7 月 30 日出院。

【主诉】颈肩痛伴左上肢麻痛 10 天。

【现病史】患者 10 天前无明确诱因出现颈背及左肩重度疼痛，左上肢麻痹、剧痛，左肩关节活动障碍，不能上举，夜不能眠，曾至昌平区某三甲医院就诊，行颈椎 MRI 检查后诊断为"颈椎间盘突出症"，建议手术，患者拒绝，遂来就诊。患者除有上述症状外，还伴有腰部酸胀痛，左下肢偶有麻木。

【体检】颈 5～颈 7、胸 1～胸 3 棘突左侧旁及左侧肩周压痛，臂丛神经牵拉试验左侧（＋），直腿抬高试验左侧 40°（＋），肱二头肌腱反射左侧减弱，肱三头肌腱反射左侧消失，右侧减弱，三角肌肌张力左侧下降，上肢肌力左侧Ⅲ级，右侧Ⅴ级。颈椎屈曲 10°，后伸 0°，左右侧屈 0°，左右旋转 0°，左肩关节外展 60°，上举 50°，前屈 90°，后伸 20°，外展 0°，内收 0°，内旋 60°，外旋 20°。

【辅助检查】

1. 2013 年 6 月 20 日颈椎 MRI：颈 4～颈 5 及颈 5～颈 6 椎间盘突出。

2. 2013 年 6 月 26 日颈胸椎 X 线片（图 1-1-17）：颈椎棘突左偏，颈曲上直下弓，椎曲Ⅴ级，胸椎旋转侧弯约10°。

3. 2013年6月27日腰椎X线片（图1-1-18）：腰椎棘突左偏右凸，腰曲变浅，呈全直型，椎曲Ⅳ级。

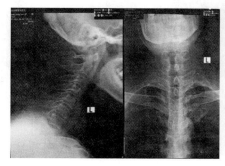
图1-1-17 治疗前（1）

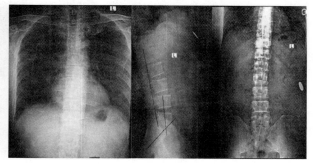
图1-1-18 治疗前（2）

【诊断】

1. 颈肩综合征。

2. 腰椎间盘突出症。

【治疗经过】

1. 理筋：于颈、胸腰行中药热敷疗法；骨空针刺，取颈夹脊、天宗、秉风、条口、合谷。

2. 正脊骨法：用牵颈折顶法、提胸过伸法和胸腰旋转法调整颈腰椎旋转。

3. 调曲：四维调曲法和颈椎卧位牵引5kg，调整颈腰椎曲度。

4. 功能锻炼：疼痛缓解后开始练习抱头侧颈式、虎项擒拿式、抱头屈伸式、侧颈双肩松胛式、拍墙松筋式和前弓后箭式功能锻炼，每天坚持30分钟。

以上治疗每天1次，经治疗3天后疼痛略缓解，于颈6~胸3椎旁左侧及左肩胛内上角痛点行针刀闭合性松解治疗。两周后疼痛明显减轻，可正常仰卧，颈部活动正常，左肩活动明显改善，外展90°，上举160°，后伸40°，外展30°，内收40°，内旋70°，外旋30°。治疗4周时疼痛消失，颈肩活动自如。2013年7月16日复查颈腰椎X线片（图1-1-19）：颈腰椎体旋转明显改善，胸椎侧弯消失；颈曲明显改善，椎曲恢复至Ⅲ级；腰椎曲度较前加深，椎曲Ⅲ级。

【体会】 颈肩综合征是由于颈椎两侧肌肉功能失衡，引起颈椎椎体旋转、倾斜，颈曲异常，导致颈椎间孔变窄、椎间盘突出，刺激神经根，引起颈肩背部及上肢麻痹、疼痛症状。急性期颈肩部肌肉痉挛加重椎体旋转（两侧肌力失衡），神经根受刺激加剧使麻痛明显，故行针刀闭合性松解术后疼痛缓解，再行提胸过伸法、胸腰旋转法及四维牵引法来调整腰椎、胸椎旋转，这一思路充分体现了韦以宗教授脊柱劳损病的"上病下治"策略，配以颈椎局部牵颈折顶法和颈椎牵引调整颈椎椎体旋转、倾斜，改善

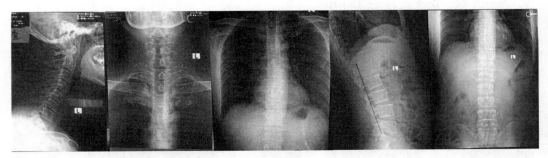

图 1 - 1 - 19　治疗后

椎间孔大小，解除神经刺激，临床症状消失。

（王秀光）

颈肩综合征 4

史某，女，25 岁，开封市通许县人，于 2021 年 9 月 7 日来诊。

【主诉】间断颈肩部酸痛 2 年，颈痛加重，不能屈伸旋转 1 天余。

【现病史】2 年前颈肩部酸痛，时轻时重，未做治疗，1 天前起床后突感颈部疼痛严重，屈伸旋转活动受限。

【体检】颈部强迫体位，不能主动颈椎屈伸旋转，颈 4、颈 5、颈 6、颈 7 棘突两旁压痛明显，颈椎棘突后突明显，生理曲度消失，斜方肌、肩胛提肌均有压痛，肩胛提肌肩胛骨内缘附着处有压痛性结节，臂丛牵拉试验（－），霍夫曼征（－），膝腱反射正常。

【辅助检查】右肩关节活动受限，上举、后伸障碍，上举才达 100°，后伸 15°，右侧颈椎压痛（图 1 - 1 - 20）。

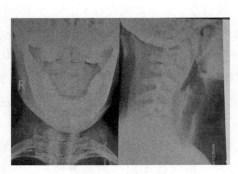

图 1 - 1 - 20　治疗前 DR 片

【诊断】颈肩综合征

【治疗经过】

1. 理筋：颈肩结合处压痛点、缺盆穴、气舍穴，点按同时病人自主转动头部到最大角度，每穴点按 1 分钟。

2. 骨空针治疗：刺夹脊穴颈 4、颈 5、颈 6、颈 7，胸 1、胸 2、胸 3，双肩井穴，百劳穴。每日 1 次，留针 30 分钟。3 次后疼痛基本消失，只遗留屈伸时不适疼痛。

3. 理筋后正脊骨：牵颈折顶法，提胸过伸法，颈胸解锁法。

4. 大四维牵引：每次 20 分钟，共牵引 10 次。

5. 练功法：健脊强身十八式中第一式到第七式，每次练习 20 分钟。每天 1~2 次。

急性期点穴理筋、骨空针治疗 3 天，疼痛缓解后，推拿理筋、骨空针刺、正脊骨法、大四维牵引治疗 10 次，症状消失，患者没再来诊。12 月 5 日电话随访患者一切正常，建议复查颈椎片，于 12 月 10 日复查颈椎正侧位 X 线片（图 1-1-21），颈椎椎曲恢复正常。

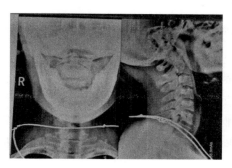

图 1-1-21　治疗后 DR 片

【体会】颈椎反弓，是由于颈椎四维肌力失衡，椎间孔变形，神经受刺激，颈肩部出现症状。中医整脊学"一圆一说两论"为此病人上病下治、大四维牵引提供理论依据，恢复或改善椎曲也是中医整脊学的治疗目的。通过理筋、正脊骨手法及大四维牵引，整胸曲以调颈曲，解决颈椎椎曲紊乱、反弓，恢复或改善脊柱解剖关系和运动力学平衡，从而解除症状，颈椎曲度恢复正常。

（杜志鹏）

颈椎椎曲异常综合征（神经根型Ⅳ级椎曲）

凌某，女，35 岁，常州人。于 2016 年 6 月 22 日初诊。

【主诉】颈背痛伴右手麻木半月余。

【现病史】患者半个月前无明显诱因感颈项部疼痛，向右手指放射，且有麻木感，上肢沉重，酸软无力，在外院行针灸治疗，症状没有缓解，夜寐差，故来就诊。

【体检】颈椎棘突两侧压痛（+），臂丛神经牵拉试验右侧（+），压顶试验（+）。肱二头肌腱反射右侧减弱，上肢肌力右侧Ⅳ级，左侧Ⅴ级，肌张力正常。颈项部活动尚可。

【辅助检查】2016 年 6 月 22 日颈椎片（图 1-1-22）：颈椎棘突右偏，左侧凸；

颈曲消失，呈全直型，椎曲Ⅳ级，椎体后缘增生。

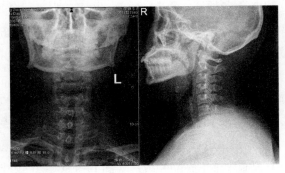

图 1 - 1 - 22 治疗前

【诊断】颈椎椎曲异常综合征（神经根型）。

【治疗经过】

1. 理筋：常规颈项部推拿放松，加局部针刺减压，配合火罐。

2. 正脊骨法：牵颈折顶法和颈椎旋提法。

3. 调曲：仰卧位颈椎布兜牵引。

4. 功能锻炼：练习抱头侧颈式、虎项擒拿式、抱头屈伸式、侧颈双肩松胛式等，每天 30 分钟。

以上治疗方法，每周 3 次，经治疗一个半月，患者症状消失。2016 年 8 月 1 日复查颈椎 X 线片（图 1 - 1 - 23）：颈椎曲度恢复至Ⅲ级。

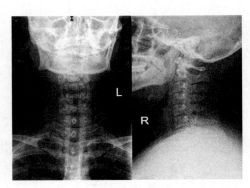

图 1 - 1 - 23 治疗后

【体会】患者颈部肌力失衡，导致椎体旋转倾斜，椎间孔变窄，颈椎曲度消失、变直，刺激到神经根，产生症状。故在充分理筋的基础上，进行调曲正骨治疗，改善椎体旋转、侧弯，椎曲恢复，症状随之消失。

（陈剑俊）

颈椎椎曲异常综合征（神经根型V级椎曲）

王某，女，37 岁，常州人。2015 年 11 月 30 日初诊。

【主诉】 颈背痛伴右上肢疼痛 3 个月。

【现病史】 患者 3 个月前无明显诱因感颈部疼痛，活动不利，伴右上肢疼痛，偶有麻木感、无力，持物不紧，故前来就诊。

【体检】 颈部僵硬，棘突旁压痛，右侧肩胛骨内上角压痛。右侧臂丛神经牵拉试验及椎间孔挤压试验（＋），右上肢肌腱反射减弱。上肢肌力右侧Ⅳ级，左侧Ⅴ级，肌张力正常。上肢和手指浅感觉减退。颈椎活动度：前屈 10°，后伸 5°，右侧屈 10°，左侧屈 15°，右旋转 20°，左旋转 10°。

【辅助检查】 2015 年 11 月 30 日颈椎侧位片（图 1 - 1 - 24、图 1 - 1 - 25）：颈椎棘突右侧偏，颈椎曲度消失，反弓，呈Ⅴ级椎曲；腰椎棘突右侧偏，左侧凸，腰椎曲度变浅，呈Ⅲ级椎曲。

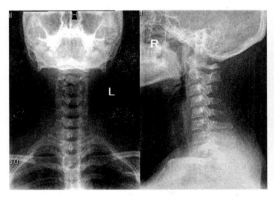 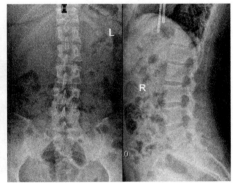

图 1 - 1 - 24 治疗前（1）　　　　图 1 - 1 - 25 治疗前（2）

【诊断】 颈椎椎曲异常综合征（神经根型）。

【治疗经过】

1. 理筋：常规颈部推拿放松，针刺局部疼痛点，加火罐。

2. 正脊骨法：颈椎旋提法及牵颈折顶法。

3. 调曲：四维调曲法和仰卧颈椎布兜牵引。

4. 功能锻炼：练习抱头侧颈式、虎项擒拿式、抱头屈伸式、侧颈双肩松胛式等，每天 30 分钟。

以上治疗方法，每周 3 次，经治疗 4 个月后，临床症状及体征消失。2016 年 3 月 28 日复查颈腰椎片（图 1 - 1 - 26、图 1 - 1 - 27）：颈腰椎棘突侧偏改善，颈椎椎曲恢复至IV级，腰椎椎曲恢复至I级。

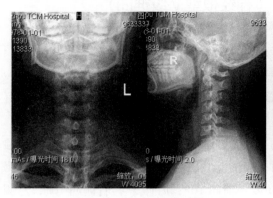 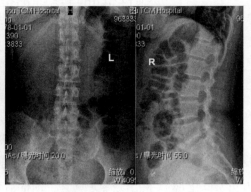

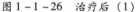

       图1-1-26　治疗后（1）   图1-1-27　治疗后（2）

【体会】患者颈部肌力失衡，导致椎体旋转倾斜，椎间孔变窄，颈椎曲度消失、反弓，刺激到神经根，产生症状。故在充分理筋的基础上，进行调曲正骨治疗，改善椎体旋转、侧弯，椎曲恢复，症状随之消失。另外，脊柱是一有机整体，腰曲影响颈曲，通过四维调曲法，改善腰曲，进而纠正颈曲，体现了"上病下治"法。

（陈剑俊）

颈椎椎曲异常综合征并腰椎滑脱（腰4向前滑脱半度）

吴某，男，43岁，湖南长沙人。于2016年9月2日住院，9月24日出院。

【主诉】颈肩背痛1个月，加重伴头晕、左上肢麻痛3天。

【现病史】患者1个月前出现颈肩背部疼痛，经拍颈椎DR片，诊断为"颈椎病"，行颈椎牵引等治疗，症状时轻时重。3天前劳累后上症加重伴头晕、左上肢麻痛，遂来就诊。

【体检】颈肌紧张，颈3~颈5棘旁及双肩压痛，椎间孔挤压试验（+），压头试验（+），左臂丛神经牵拉试验（+），双侧霍夫曼征（-），双上肢肌力、肌张力正常，无肌萎缩。颈部活动受限：前屈30°，后伸20°，左侧屈20°，右侧屈25°，左右旋转约50°。

【辅助检查】2016年8月10日颈椎DR片（图1-1-28）：颈椎退行性变，颈曲变直，椎曲IV级，钩椎关节紊乱，颈胸段略向右侧倾斜。腰椎DR片（图1-1-29）：腰椎棘突左偏，轻度向右侧凸，腰曲呈全直型，椎曲IV级，腰4向前轻微移位。

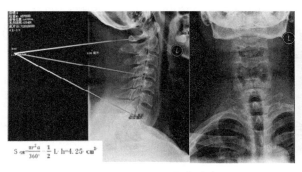

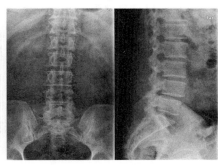

$$S = \frac{\pi r^2 a}{360°} - \frac{1}{2} L \cdot h = 4.25 \cdot cm^2$$

图 1 - 1 - 28 治疗前（1）　　　　　　图 1 - 1 - 29 治疗前（2）

【诊断】颈椎椎曲异常综合征并腰椎滑脱（腰 4 向前滑脱半度）。

【治疗经过】

1. 理筋：颈腰部行中药熏蒸、中药热奄包治疗；用滚法、按法、揉法、拿法放松颈肩部、腰部肌；骨空针刺配合电针，以颈腰椎夹脊穴为主，加脊骨上空（风府、百会）、髓空（哑门）、髆骨空（天宗、天容）、臂骨空（三阳络）等。

2. 正脊骨法：用胸腰旋转法、颈椎旋提法、颈胸枢纽旋转法和牵颈折顶法，改善颈椎旋转。

3. 调曲：四维调曲法调整腰椎椎曲。

4. 中药内服：辨证口服通窍活血汤合蠲痹颈舒汤加减。

5. 功能锻炼：选用"健脊强身十八式"中第 1 式至第 7 式和第 10 式、第 18 式进行锻炼。

以上治疗每天 1 次，10 天为 1 个疗程，休息 1 天，再行第 2 个疗程。患者治疗 2 个疗程后症状、体征消失。2016 年 9 月 24 日复查颈腰椎片（图 1 - 1 - 30、图 1 - 1 - 31）：颈腰椎旋转侧弯消失，椎曲均恢复至Ⅱ级，腰 4 向前移位消失。1 个月后随访无复发。

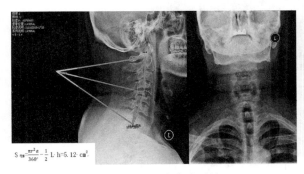

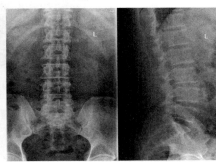

$$S = \frac{\pi r^2 a}{360°} - \frac{1}{2} L \cdot h = 5.12 \cdot cm^2$$

图 1 - 1 - 30 治疗后（1）　　　　　　图 1 - 1 - 31 治疗后（2）

【体会】颈椎椎曲异常综合征临床上容易按一般颈椎病而被单纯局部正骨治疗，疗效往往不理想且易复发。韦以宗教授认为："人类脊柱的根基在腰椎，颈椎病源自久坐导致腰椎椎曲紊乱。"所以治疗时采用"上病下治"，调整颈椎关节紊乱的同时，用四维调曲法调整腰曲，进而有效解决颈曲异常的问题，以达到临床治疗的目的。

（林远方、王方生）

颈椎椎曲异常综合征（神经根型Ⅴ级椎曲）

张某，女，35 岁，新疆呼图壁县人。于 2016 年 11 月 10 日住院，11 月 26 日出院。

【主诉】颈背痛伴右上肢麻木 1 年余，加重两个月。

【现病史】患者 1 年前无明显诱因出现颈背部疼痛伴右上肢麻木，自服止痛药物后疼痛缓解，右上肢麻木改善不明显。近两个月劳累后上症加重，颈椎活动受限，偶见头痛头晕，遂来就诊。

【体检】颈部肌肉僵硬，颈 2 ~ 颈 7 棘间压痛，右侧肩胛提肌、斜方肌、肩胛骨区域压痛。椎间孔挤压试验右侧（＋），臂丛神经牵拉试验左侧（－）、右侧（＋），旋颈试验（±），双上肢肌力Ⅴ级，肱二、肱三肌腱反射右侧下降，左侧正常。颈椎活动度：前屈 30°，后伸 15°，左侧屈 25°，右侧屈 25°，左侧旋转 50°，右侧旋转 40°。

【辅助检查】2016 年 3 月 7 日颈椎 X 线片（图 1 - 1 - 32）：颈椎棘突右偏，部分钩椎小关节变尖、模糊；颈椎曲度呈反弓型，椎曲Ⅴ - 1 级。

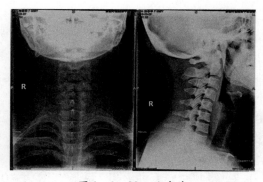

图 1 - 1 - 32　治疗前

【诊断】颈椎椎曲异常综合征（神经根型Ⅴ级椎曲）。

【治疗经过】

1. 理筋：常规在颈背部进行药熨；用推法、拿法、揉法等手法放松颈项部肌群；骨空针，取颈夹脊为主，配合电针和 TDP 治疗。

2. 正脊骨法：予牵颈折顶法、颈椎旋提法、胸腰旋转法加挺胸过伸法。

3. 调曲：行卧位颈椎布兜牵引 3kg。

4. 功能锻炼：锻炼"健脊强身十八式"中的抱头侧颈式、虎项擒拿式、抱头屈伸式、侧颈双肩松胛式、顶天立地式、拍墙松筋式和前弓后箭式，每天 30 分钟。

以上治疗每天 1 次，经治疗半个月，临床症状、体征消失。2016 年 11 月 26 日复查颈椎 X 线片（图 1 - 1 - 33）：颈椎右偏好转，颈曲恢复正常。

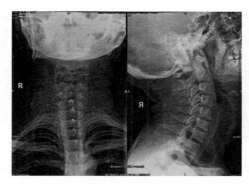

图 1 - 1 - 33 治疗后

【体会】颈椎椎曲异常综合征由颈背部肌肉、韧带力量失衡引起，也就是说，"动力失衡为先，静力失衡为主"。韦以宗教授在研究脊柱枢纽关节论中指出，颈椎的所有动力系统（肌肉韧带）均起自胸廓。颈 6、颈 7 已近似胸椎，在矢状面颈 6、颈 7 与上段胸椎是在同一力线上。胸椎旋转至颈胸枢纽关节后，颈椎必然反向旋转。颈椎一旦旋转必侧弯，椎曲也随之改变。这是由它自身骨关节的三维结构压应力所决定的。椎曲异常后，刺激临近的神经、椎动脉，产生疼痛、麻木、头晕等系列症状和体征。本案在理筋的基础上，通过调胸整脊的"上病下治"法，改善旋转侧弯，纠正颈椎曲度，临床症状迎刃而解。

（王云江、梅江）

颈椎椎曲异常综合征（神经根型Ⅴ级椎曲）

刘某，女，34 岁，北京昌平区人。于 2016 年 1 月 12 日住院，1 月 26 日出院。

【主诉】颈背痛，伴左上肢麻木 7 年，加重 2 天。

【现病史】患者 7 年前清晨起床后感觉颈背部疼痛，呈电击样向肩、左上肢及手指放射，伴麻木，呈间断性发作，颈后伸障碍，持物时加重。至昌平区某三甲医院就诊，诊断为"神经根型颈椎病"，给予口服药物后好转，未行系统治疗。两天前劳累后加重，麻痛呈持续性，影响睡眠，遂来就诊。

【体检】颈背肌肉僵硬，棘突两侧压痛明显。臂丛牵拉试验左侧（＋），压头试验

（+），肱二头肌腱反射及肱三头肌腱反射左侧减弱。左上肢和手指浅感觉减退，左上肢肌力Ⅳ级，肌张力下降，无肌萎缩。颈部活动受限：屈曲15°，后伸0°，左侧屈10°，右侧屈15°，左旋转25°，右旋转40°。

【辅助检查】2016年1月12日颈椎X线片（图1-1-34）：各颈椎棘突及上段胸椎棘突右偏，颈椎曲度呈全直型，椎曲Ⅴ级，颈2、颈3后成角。

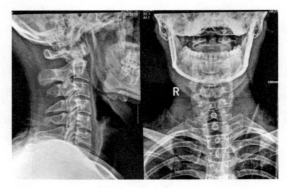

图1-1-34 治疗前

【诊断】颈椎椎曲异常综合征（神经根型）。

【治疗经过】

1. 理筋：常规颈背部药熨，每次30分钟；骨空针刺，取颈夹脊、曲池、合谷、阿是穴，配合电针治疗，每次30分钟。

2. 正脊骨法：行牵颈折顶法、颈椎旋提法、提胸过伸法。

3. 调曲：行仰卧位颈椎布兜牵引法。

4. 功能锻炼：练习"健脊强身十八式"中的第1式至第7式。

以上治疗每日1次，经治疗两周，临床症状、体征消失。1月25日复查颈椎片（图1-1-35）：棘突侧偏明显好转，颈曲明显改善，椎曲Ⅱ级。

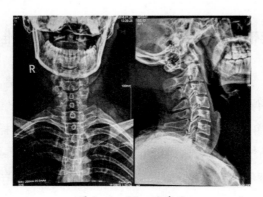

图1-1-35 治疗后

【体会】颈椎因劳损导致曲度消失，神经受压而出现上述症状。颈椎曲度恢复正常，临床症状随之消失。

（高腾、王丽英）

颈椎椎曲异常综合征并寰枢关节错位（侧偏型）

于某，女，11岁，山东即墨区普东镇人。于2015年8月20日住院，8月31日出院。

【主诉】颈背痛伴头晕、恶心3年。

【现病史】患者3年前无明显诱因出现颈背痛，伴头晕、恶心，颈椎活动时头晕明显，发病时不能行走，每在下午出现，每次持续1~3小时，每天发作，时轻时重，平卧可缓解。曾到北京、青岛等多家医院诊治无效。1个月前得知整脊专家来即墨，遂来求治。

【体检】颈2、颈3椎旁压痛，腰4~骶1椎旁轻微压痛，双臀扪及索状筋结。两侧风池穴不对称并压痛。桡动脉试验双侧（＋），直腿抬高试验及加强试验双侧（－）。颈部活动受限：屈曲10°，后伸5°，左侧屈15°，右侧屈10°，左旋20°，右旋15°。

【辅助检查】2015年8月20日颈胸腰椎片（图1-1-36、图1-1-37）：颈5、颈6、颈7棘突右偏；颈曲显著减小，呈Ⅲ级椎曲，颈2向后滑移。开口位：寰枢关节不对称，寰齿间隙左窄右宽。胸椎正位片：右侧弯14°，腰椎棘突右偏；腰曲加大，呈Ⅴ级椎曲。

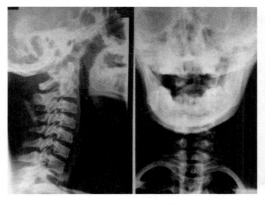
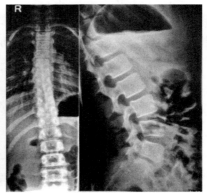

图1-1-36 治疗前（1）　　　图1-1-37 治疗前（2）

【诊断】颈椎椎曲异常综合征并寰枢关节错位（侧偏型）。

【治疗经过】

1. 理筋：常规颈、胸、腰部药熨；骨空针刺，取颈胸夹脊穴、三风、大椎；行按脊松枢法，寰枕、颈背部分筋、理筋法。

2. 正脊骨法：腰椎旋转法、胸腰旋转法、提胸过伸法、牵颈折顶法、寰枢端转法。

3. 调曲：卧位，颈椎布兜牵引 2kg，每次 30 分钟；三维调曲法，每次 30 分钟。

4. 功能锻炼：练习抱头侧颈式、虎项擒拿式、抱头屈伸式、侧颈双肩松胛式、抱肩转胸式、抱背转胸式、床上起坐式（3 式）、点头哈腰式、拍墙松筋式。坚持每天上午、下午各锻炼 30 分钟。

以上治疗每天 1 次，治疗 10 天后症状、体征消失。2015 年 8 月 29 日复查 X 线片（图 1 - 1 - 38、图 1 - 1 - 39）：寰枢关节及寰齿间隙完全对称，颈 2 滑移复位，颈腰椎曲度、胸椎侧弯恢复正常。

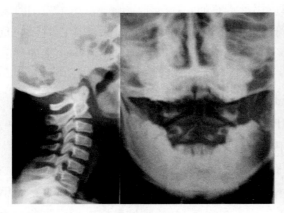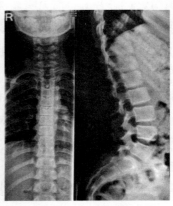

图 1 - 1 - 38　治疗后（1）　　　　　图 1 - 1 - 39　治疗后（2）

【体会】本案因颈椎椎曲异常、寰枢关节错位，刺激枕神经、交感神经、迷走神经、椎动脉而引起上述诸症。韦以宗教授认为，寰枢关节错位不是局部的错位，而是颈椎旋转、侧弯、移位，在脊柱圆运动作用力下，头颅反方向倾斜（侧方型）或腰骶角变小，寰枢角位移（前倾型）（平行四边形原理）。因此，要复位错位的寰枢关节，必须纠正颈椎的侧弯或腰骶角的变化，才能达到复位的目的。在充分理筋的基础上，调腰曲以调胸曲及颈曲，从而治愈病程 3 年、病情严重的头晕、恶心。

（戴国文）

颈椎椎曲异常综合征并腰椎滑脱症（腰 4 向前滑脱Ⅰ度）

柴某，女，59 岁，浙江省舟山市岱山县人。于 2011 年 10 月 29 日住院，11 月 18 日出院。

【主诉】头痛头晕伴头面部麻木、耳闭、失眠 5 年。

【现病史】患者 5 年前劳累后出现头部不适伴头懵，间断出现头面麻木、耳闭、失眠，逐渐加重致头痛头晕，持续性头面麻木、耳闭、失眠，且感周身不适，坐卧不安，到浙江各大医院诊治无效，体重从 60kg 降至 45kg，后经人介绍来诊。患者除上述症状外，还常有腰部轻微疼痛。

【体检】寰枕部至颈胸枢纽棘突旁压痛，腰 3 以下棘间、棘旁压痛。直腿抬高试验及加强试验（−）。桡动脉试验（＋），臂丛神经牵拉试验（−）。颈腰部活动受限：颈椎屈曲 10°，后伸 5°，右侧屈 15°，左侧屈 10°，右旋转 10°，左旋转 20°；腰椎后伸 10°，屈曲 60°，左侧弯 25°，右侧弯 25°，左旋转 20°，右旋转 20°。

【辅助检查】2011 年 10 月 29 日颈腰椎 X 线片（图 1−1−40、图 1−1−41）：颈 4、颈 5、颈 6 棘突右偏，左侧弯，颈 3～颈 6 钩椎关节退变明显，胸 2、胸 3、胸 4 棘突右偏；颈曲变直，呈Ⅳ级椎曲，颈 5、颈 6 椎间隙变窄。腰椎棘突右偏，腰曲加大，呈Ⅴ级椎曲，腰 4 向前Ⅰ度滑脱。

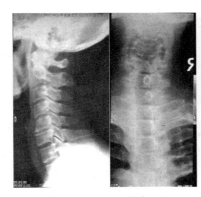 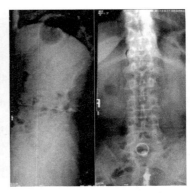

图 1−1−40 治疗前（1）　　图 1−1−41 治疗前（2）

【诊断】颈椎椎曲异常综合征并腰椎滑脱症（腰 4 向前滑脱Ⅰ度）。

【治疗经过】

1. 理筋：常规颈背、胸、腰部药熨；骨空针刺，取颈腰夹脊穴、颈上三风、天柱、大椎、颈百劳。

2. 正脊骨法：行胸腰旋转法、提胸过伸法、按脊松枢法、牵颈折顶法、颈椎旋提法。

3. 调曲：先行一维调曲法，1 周后改行三维调曲法，两周后改带腰围下行四维调曲法，每次 30 分钟。卧位，颈椎布兜牵引 3kg，每次 20 分钟。

4. 功能锻炼：练习抱头侧颈式、抱头屈伸式、侧颈双肩松胛式、虎项擒拿式、左右开弓式、点头哈腰式，每天上午、下午各锻炼 1 次，每次 30 分钟。

上述治疗 7 天为 1 个疗程，疗程间休息 1 天，两个疗程后行颈胸铍针松解，正骨复位，复位过程中患者立即感到头面部轻松舒服，豁然开朗。治疗 20 天后，临床症状、体征消失。2011 年 11 月 17 日复查 X 线片（图 1 − 1 − 42、图 1 − 1 − 43）：颈腰椎曲恢复正常，颈椎旋转侧弯消失，腰椎滑脱复位。

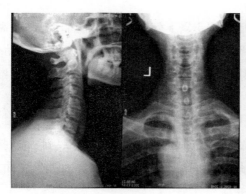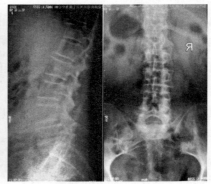

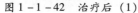

图 1 − 1 − 42　治疗后（1）　　　　图 1 − 1 − 43　治疗后（2）

【体会】由于颈椎旋转侧弯、关节错位，刺激颈神经、面神经、交感神经及耳大神经而致此症。人类后天自然系统之一——颈腰椎曲度，腰曲因坐形成，颈曲因站立行走出现。从人类的发育过程来看，就是腰曲带动颈曲。人类站立在地球上，地心引力决定了腰椎是承载力和运动力的基础。因此，颈椎骨关节的序列决定于腰椎。腰椎一旦旋转侧弯、椎曲消失，在地心引力作用下，颈胸椎为维持中轴平衡，必须相互反向旋转侧弯，椎曲紊乱。所以说，颈椎骨关节紊乱的主要原因不是颈椎，而是"腰椎不正，胸椎不应；胸椎不响，颈椎甭想"（韦以宗医话）。颈腰椎曲恢复正常，神经功能自然也恢复，故症状、体征消失。

（戴国文）

颈椎椎曲异常综合征（椎动脉型）

余某，女，33 岁，贵州省贵阳人。于 2016 年 10 月 19 日入院，11 月 2 日出院。

【主诉】颈部疼痛伴头晕 5 年，加重 3 天。

【现病史】患者 5 年前无明显诱因出现颈部疼痛，疼痛呈间歇性酸胀痛，伴头晕头痛，恶心、呕吐，无眼花，无肢体麻木，就诊于贵阳市某三甲医院，考虑"椎动脉痉挛"，予口服银杏叶片等药后症状好转。3 天前上症加重，遂来就诊。患者有长期伏案工作史。

【体检】颈 4 ～颈 6 棘突间及棘突旁压痛，两侧风池穴不对称，有压痛。桡动脉试验双侧（＋），臂丛神经牵拉试验（－），压顶试验（＋），旋颈试验、分离试验（－）。双侧肱二、肱三头肌腱反射正常存在。颈椎活动度：前屈 25°，后伸 10°，左侧屈 15°，右侧屈 15°，左右旋转 35°。

【辅助检查】2016 年 10 月 19 日颈椎 X 线片（图 1 - 1 - 44）：颈椎棘突右偏左凸，颈曲度变浅，呈Ⅱ级椎曲。

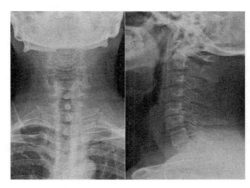

图 1 - 1 - 44 治疗前

【诊断】颈椎椎曲异常综合征（椎动脉型）。

【治疗经过】

1. 理筋：颈背部中药热奄包；针刺颈夹脊、颈上三风、翳风等穴，配合电针；颈部行滚法、推法、拿法等；肩井、大椎、天宗穴进行拔罐治疗。

2. 正脊骨法：颈椎旋提法和牵颈折顶法。

3. 调曲：仰卧，颈椎布兜牵引 3kg。

4. 功能锻炼：练习抱头侧颈式、虎项擒拿式、抱头屈伸式、侧颈双肩松胛式、顶天立地式、拍墙松筋式。

以上治疗方法，每日 1 次，10 次为 1 个疗程，休息 1 天。经治疗 1 个疗程后，颈部活动逐渐恢复，疼痛明显缓解，未现头晕、恶心，继续按上述方法治疗至第 2 周，疼痛消失，颈椎活动正常。2016 年 10 月 31 日复查颈椎片（图 1 - 1 - 45）：颈椎棘突侧偏消失，颈曲恢复正常。

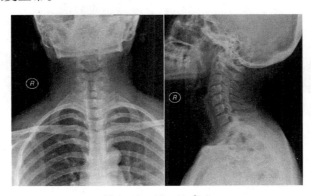

图 1 - 1 - 45 治疗后

【体会】患者因长期伏案工作，导致颈椎软组织受力不平衡，颈神经受损，颈椎曲度变直，刺激颈部神经、椎动脉，引起颈部疼痛、头晕。通过理筋、调曲、练功等治疗，松解颈背部软组织，行颈椎卧位牵引，调整颈曲及椎间隙。颈椎生理曲度改善，颈椎周围软组织修复，颈椎生物力学恢复正常，相应节段脊髓和神经根解除压迫，神经症状减轻，颈部症状随之改善。

（王松）

颈椎病继发脊柱侧弯

奚某，女，61岁，安徽省巢湖人。于2016年11月1日住院，11月15日出院。

【主诉】颈背痛半年，加重伴颈部无力1周。

【现病史】患者半年前劳累后出现颈部疼痛，活动受限，旋颈时疼痛加重，在当地医院治疗后疼痛好转。1周前，疼痛加重伴颈部无力，步态不稳，遂来就诊。

【体检】站立轻度不稳，脊柱侧弯，向左转颈时右侧胸锁乳突肌张力增高明显。臂丛神经牵拉试验双侧（－），压顶试验（－），转颈试验（＋）。直腿抬高试验及加强试验双侧（－），夹纸试验（－），闭目难立征（－），锥体束征（－）。右手握力Ⅴ－1级，余肌力正常。四肢感觉对称正常，四肢肌腱反射正常，病理征（－）。颈椎活动度：前屈45°，后伸10°，双侧屈45°，双侧转颈60°。

【辅助检查】2016年11月1日颈腰椎X线片（图1－1－46、图1－1－47）：腰椎向左侧倾斜，颈椎向右侧倾斜，颈胸段左侧弯，Cobb角32°。颈曲呈全直型，椎曲Ⅳ级，寰齿间隙右窄；腰椎曲度上直下弓，椎曲Ⅴ级。

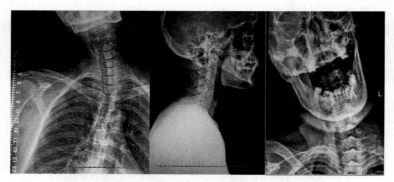

图1－1－46　治疗前（1）

【诊断】颈椎病继发脊柱侧弯。

【治疗经过】

1. 理筋：常规中药封包外敷颈背部；激光、红外线照射颈背部；颈肩部及腰部手

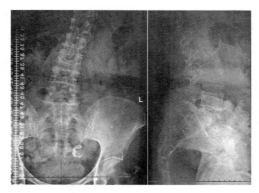

图 1 - 1 - 47 治疗前 (2)

法推拿；骨空针刺，取颈夹脊、腰夹脊为主，加肩井、天柱、天宗、委中、承山、后溪等穴位；以上松筋，每日 1 次；针刀松解颈部肌肉，每周 1 次。

2. 正脊骨法：提胸过伸法、牵颈折顶法和腰椎旋转法，每天 1 次。

3. 调曲：行四维调曲法和仰卧颈椎牵引，每天 1 次。

4. 功能锻炼：指导患者行虎项擒拿式、抱头侧颈式、抱头屈伸式、侧颈双肩松胛式、顶天立地式、前弓后箭式、过伸腰肢式、拍墙松筋法（胸椎）。

以上治疗方法，每周休息 1 天。经治疗 1 周，肩颈部酸痛症状缓解，自诉颈部无力感稍缓解，继续按上述方法治疗至第 2 周，颈痛消失，无力感消失。2016 年 11 月 11 日复查颈腰椎片（图 1 - 1 - 48、图 1 - 1 - 49）：颈腰椎侧弯、倾斜较前改善，侧弯 Cobb 角恢复到 26°，颈腰椎曲均恢复至Ⅲ级。

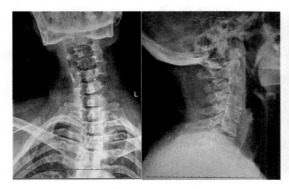

图 1 - 1 - 48 治疗后 (1)

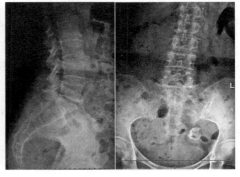

图 1 - 1 - 49 治疗后 (2)

【体会】本案患者发病可能与一种罕见的神经科疾病"局灶性肌张力障碍"相关。病因与遗传基因相关性较大。主要表现为拮抗肌和主动肌过度收缩和收缩不协调所引起的肌张力异常的运动障碍，具有持续性和不自主性的特点。局灶性肌张力障碍只影响到患者躯体的某一部位，以颈部肌肉多见。长期颈部肌肉持续的痉挛，引起了颈椎

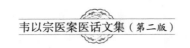

向患侧侧弯改变。

韦以宗教授箴言，"骨正则筋柔，筋柔则骨正"。患者一侧颈部肌肉持续紧张，椎体旋转，小关节紊乱，继发侧弯。脊柱要保持重力线平衡，胸椎、腰椎自然会向对侧弯。筋骨同病，脊柱侧弯后一侧的竖脊肌或者腰方肌、腰大肌明显紧张，与"椎曲论""脊柱轮廓平行四边形平衡理论"相呼应。本案的治疗，以"理筋、调曲、练功"为治疗原则，"上病下治"，对颈椎、胸椎、腰椎段行理筋后给予正骨调曲治疗，配合功能锻炼。经过两个周期的系统治疗，临床疗效可观。

（刘孝丰、肖镇泓）

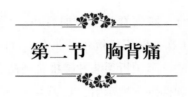

第二节　胸背痛

胸椎侧弯

吴某，男，35 岁，福建龙岩永定区人。2016 年 11 月 1 日住院治疗，12 月 2 日出院。

【主诉】胸背部疼痛 1 月余。

【现病史】患者 1 个月前无明显诱因出现胸背部疼痛，与活动、休息无关，夜间疼痛加剧，因痛失眠，跳跃时胸背痛明显，但不能找出具体位置。以"胸背部疼痛待查"收住脊柱外科，予输液、口服消炎镇痛药及理疗 4 周，疗效不明显，遂来就诊。

【体检】胸背部皮肤无缺损，无红肿，脊柱轻度侧弯，胸 9、胸 12、腰 1 椎旁两侧压痛，叩击痛（－）。胸腰椎活动无明显受限，病理征（－）。

【辅助检查】

1. 2016 年 10 月 28 日胸椎 MRI：胸 9 椎体缘异常结节信号，考虑"许莫氏"结节伴周围硬化、水肿。

2. 2016 年 11 月 1 日颈胸腰椎 X 线片（图 1-2-1、图 1-2-2、图 1-2-3）：颈 4、颈 5、颈 6 棘突左偏，颈 7 右偏，颈椎略向左侧弯，颈曲呈上直下曲型，椎曲Ⅲ级。胸 1、胸 2 棘突稍右偏，胸椎向右侧弯。腰椎稍弯向左侧，骨盆右高左低，腰曲呈全直型，椎曲Ⅳ级。

【诊断】胸椎侧弯症。

【治疗经过】

1. 理筋：弹拨、揉胸腰背部肌肉群，点按大椎、肺俞、膈俞、肝俞、胃俞、肾

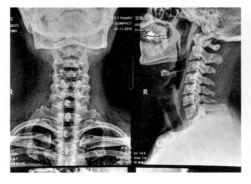

图 1 - 2 - 1 治疗前（1）

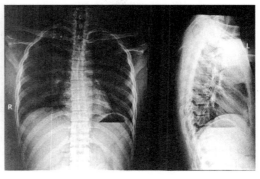

图 1 - 2 - 2 治疗前（2）

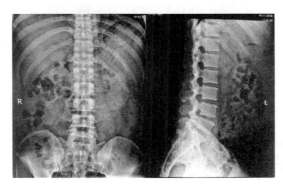

图 1 - 2 - 3 治疗前（3）

俞、天宗穴；颈腰背部走罐；骨空针，以胸腰椎夹脊穴为主；平衡针，取胸痛、腰痛、失眠等穴。

2. 正脊骨法：采用腰骶侧扳法、腰椎旋转法、胸腰旋转法、提胸过伸法、颈椎旋提法及牵颈折顶法，改善颈胸腰椎旋转、侧弯。

3. 调曲：行四维牵引调曲法调整腰椎曲度。

4. 功能锻炼：练习"健脊强身十八式"中的左右开弓式、双胛合拢式、抱肩转胸式、抱背转胸式、摸膝转胸式及挺胸后伸式，每日坚持锻炼。

上述治疗每天 1 次，10 次为 1 个疗程。经治疗 1 个疗程后，胸背痛改善，4 个疗程后胸背痛消失。2016 年 11 月 30 日复查颈胸腰椎 X 线片（图 1 - 2 - 4、图 1 - 2 - 5、图 1 - 2 - 6）：颈椎侧弯明显改善，胸椎侧弯消失。

【体会】本案患者在颈胸和胸腰拐点处均有明显的压痛点，颈胸腰椎 X 线片示棘突偏歪和脊椎侧弯，症状表现为不明原因的胸背痛，西医采用消炎止痛药口服和输液及其他措施，效果不明显。根据韦以宗教授《中国整脊学》中提出的"脊柱轮廓应力平行四边形平衡理论"原理，正常人体的椎曲是靠肌肉韧带维系，久坐后腰曲变直、侧弯，继发胸椎侧弯、颈曲紊乱，出现神经卡压症状。因此，治疗上从恢复肌力平衡入

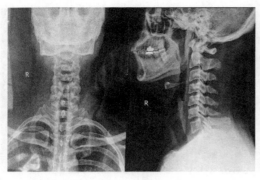

图 1 - 2 - 4　治疗后（1）

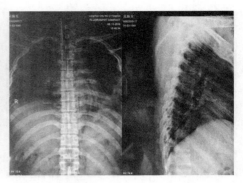

图 1 - 2 - 5　治疗后（2）

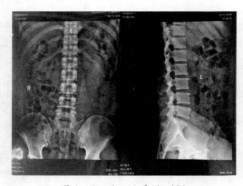

图 1 - 2 - 6　治疗后（3）

手，调整椎曲，使脊柱骨关节对位、对线、对轴，恢复脊柱的生物力学平衡，症状消失，达到预期的临床疗效。

（张汉卿、胡智超）

劳损性胸椎侧凸症并腰椎管狭窄症

张某，男，42 岁，陕西省咸阳市礼泉县史德镇人。于 2016 年 10 月 31 日住院，12 月 4 日出院。

【主诉】胸背痛、胸闷痛 2 年，腰及左下肢痛半年。

【现病史】患者 2 年前劳累后出现胸背痛、胸闷，在当地镇卫生院按摩理疗后好转，但反复发作。半年前长途步行后出现腰骶、左臀及左下肢疼痛，就诊于陕西省某三甲中医院，经行 MRI 检查后诊断为"腰椎管狭窄症"，建议手术治疗，患者拒绝。辗转多家医院治疗无好转，劳累、久坐后症状反复发作并逐渐加重。1 个月前症状加重，左侧臀部抽搐样疼痛，阵发性疼痛加剧，上半身左偏歪，间歇性跛行，经介绍来诊。

【体检】胸腰椎呈"S"形侧弯，胸椎向右，腰椎向左，各胸椎棘突旁压痛，腰肌紧张并压痛。直腿抬高试验及加强试验（-），膝腱反射及跟腱反射左侧消失，右侧减弱。下肢肌力左侧Ⅲ级，右侧Ⅳ级，肌张力下降，无明显肌萎缩，病理反射未引出。腰椎活动度：前屈60°，后伸5°，左侧屈15°，右侧屈10°，左侧旋转15°，右侧旋转10°。

【辅助检查】

1. 2016年10月11日腰椎MRI：腰2～腰4椎间盘膨出，腰4～腰5椎间盘中央偏左型突出，腰5～骶1椎间盘中央型突出，相应节段椎管狭窄。

2. 2016年10月31日胸腰椎X线片（图1-2-7）：胸椎向右侧弯，Cobb角8.1°；腰椎向左侧弯，Cobb角13.9°；腰4、腰5椎间隙变窄，骨盆右侧高；腰曲呈全浅型，椎曲Ⅲ级。

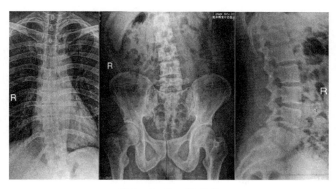

图1-2-7 治疗前

【诊断】 劳损性胸椎侧凸症并腰椎管狭窄症。

【治疗经过】

1. 理筋：常规颈、胸、腰部药熨；骨空针刺，取颈7～胸5、腰夹脊为主；胸背、腰背肌肉僵硬处行推拿疗法。

2. 正脊骨法：行腰椎旋转法、胸腰旋转法及挺胸端提法，改善胸腰椎旋转、侧弯。

3. 牵引调曲：先用二维调曲法（左下肢），两周后改四维调曲法。

4. 功能锻炼：练习"健脊强身十八式"中的左右开弓式、双胛合拢式、抱肩转胸式、抱背转胸式、摸膝转胸式、挺胸后伸式、过伸腰肢式、前弓后箭式。

以上治疗方法，每日1次，每两周休息两天，4周后患者临床症状、体征消失。2016年12月4日复查胸腰椎片（图1-2-8）：胸腰椎侧弯改善，胸椎Cobb角恢复至2.7°，腰椎Cobb角恢复至6.2°。

【体会】 本案患者因劳累致胸背部肌肉劳损，继发上段胸椎关节紊乱、侧凸，刺激胸椎脊神经而引起胸背痛、胸闷痛等症状。行推拿理疗、外贴药包有好转，但因未调整骨关节旋转、侧弯，容易反复发作。根据韦以宗教授"椎曲论"理论及"上病下

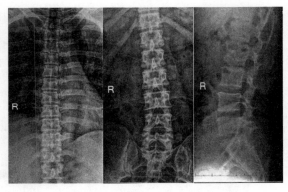

图1-2-8　治疗后

治"策略，应用"理筋、调曲、练功"治疗手段，辨证施治，使脊柱恢复对点、对线、对轴，侧弯纠正，临床症状逐渐消失，到达预期的治疗目标。

（曹龙、陈斌）

第三节　椎间盘突出症

急性颈椎间盘突出症

王某，男，41岁，北京市朝阳区人。2012年12月1日就诊。

【主诉】右上肢麻痹半年，颈肩剧烈疼痛5天。

【现病史】近半年来，自觉颈肩不适，右上肢桡侧麻痹，经针灸推拿、外贴膏药，时好时坏。5天前打了一场乒乓球后，晚上就感到颈部疼痛，放射至肩胛，不能转动，夜不能眠。后到某三甲医院就诊，做MRI（图1-3-1）诊断为颈椎间盘突出症，并建议手术治疗，已交手术费并签了手术通知书，后家属不主张手术，遂来就诊。

【体检】患者强迫体位，往右侧歪头，颈部活动功能丧失，颈5～颈7椎旁压痛，向右上肢反射。右上肢抬举困难，被动活动功能尚可。臂丛牵拉试验（＋），霍夫曼征（－），桡动脉试验（－）。

【辅助检查】MRI示颈4～颈5、颈5～颈6、颈6～颈7椎间盘突出，颈5～颈6压迫硬膜囊（图1-3-1）。X线片：正位颈5、颈6、颈7旋转，钩椎关节不对称，侧弯，侧位椎曲反弓，呈V级（图1-3-2）。腰椎正位旋转向左侧弯，侧位椎曲Ⅳ级（图1-3-3）。

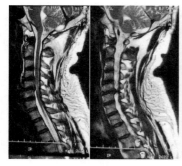

图1-3-1 治疗前（1）

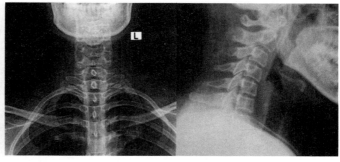

图1-3-2 治疗前（2）

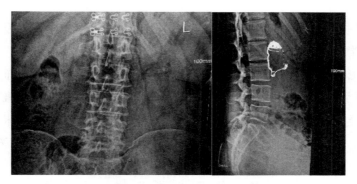

图1-3-3 治疗前（3）

【诊断】 急性颈椎间盘突出症。

【治疗经过】

1. 理筋：颈背拔罐（配合放血），针刺颈夹脊加肩井、曲垣、秉风、曲池、外关、合谷（加电）。针刺每天1次。

2. 正脊骨法：提胸过伸法、牵颈折顶法，每天1次。配合半卧位颈椎牵引6kg，每天2次。每次40分钟。

3. 内服中药：天麻20g，钩藤20g，白芍30g，地鳖10g，乳香10g，没药10g，田七15g，牛蒡子15g，甘草6g，赤芍15g，每天1剂，水煎服。治疗3天后，症状缓解，夜能平卧。中药去乳香、没药，加丹参20g。每天1剂。

4. 调曲：局麻下，颈5、颈6、颈7、胸1、胸2针刀松解，手法复位。术后，继续半卧位牵引6kg，每天2次，配合四维牵引调腰曲。

5. 功能锻炼：治疗第5天，症状缓解后，练习拍墙松筋式，每天2次，每次100下。

经治疗两周，症状消失。复查X线片：颈曲改善至Ⅱ级（图1-3-4），腰椎侧弯消失，椎曲恢复至Ⅰ级（图1-3-5）。嘱其坚持练习前弓后箭式和俯卧撑。

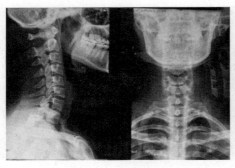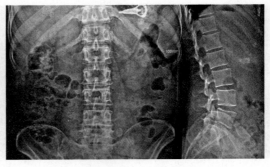

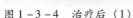

图 1-3-4　治疗后（1）　　　　　图 1-3-5　治疗后（2）

【体会】颈椎急性椎间盘突出症，实际上是陈旧性椎间盘突出急性发作。韦以宗教授说过：中老年人椎间盘突出是陈旧性的，发生症状是椎体旋转，关节紊乱，椎间孔卡压引起。此患者上肢麻痹半年多（神经根型颈椎病），由于未能正确复位，因过劳（打乒乓球）导致颈肌力失衡，椎体旋转，椎间孔狭窄，神经与突出之椎间盘产生卡压而急性发作。经理筋、正骨、调曲（上病下治），调腰椎以调颈椎而临床治愈。

（王秀光、潘东华）

急性颈椎间盘突出症合并椎体血管瘤

何某，男，41 岁，广东省陆丰市甲西镇人。于 2013 年 11 月 20 日初诊，12 月 31 日结束治疗。

【主诉】颈背痛伴头晕头痛、手麻无力 2 天。

【现病史】患者 2 天前在施工砌地砖过程中突然晕倒，颈背部痛，头晕头痛，双手麻痹无力，头颈部不能转动，被工友送到附近医院，行头颅 CT 检查未见异常，拍颈椎 X 线片诊断为"颈椎生理曲度变直伴骨质增生"，后按"颈椎病"治疗 2 天，症状未见好转，经介绍来诊。

【体检】颈 2～颈 6 椎旁压痛，两侧风池穴不对称并压痛。桡动脉试验双侧（＋），臂丛神经牵拉试验双侧（＋），上肢肌力Ⅳ级，肌张力正常。颈部活动明显受限：屈曲 5°，后伸 0°，右侧屈 10°，左侧屈 5°，右旋转 15°，左旋转 10°。

【辅助检查】

1. 2013 年 11 月 8 日颈椎 X 线片（图 1-3-6）：颈椎各棘突明显右偏，钩椎关节不对称；颈曲消失，呈全直型，椎曲Ⅳ级，颈 6～颈 7 椎间隙变窄，前后等宽。

2. 2013 年 11 月 20 日颈椎 MRI（图 1-3-7）：颈椎轻度反弓变形，颈 3～颈 4、颈 4～颈 5、颈 5～颈 6、颈 6～颈 7 椎间盘突出，以颈 6～颈 7 较为显著，颈 3 椎体血管瘤，大小约 11mm×9mm。

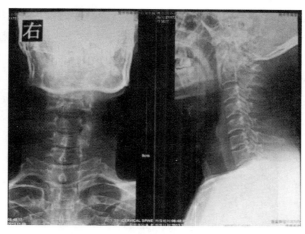

图 1 - 3 - 6 治疗前 (1)

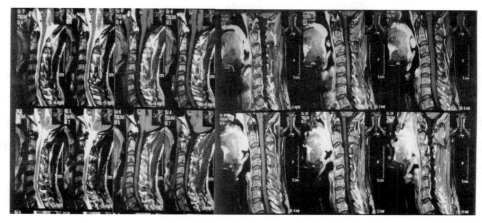

图 1 - 3 - 7 治疗前 (2)

【诊断】急性颈椎间盘突出症并椎体血管瘤。

【治疗经过】

1. 理筋:用自配活血通络中药粉熏蒸颈背、腰部,每次 40 分钟;骨空针刺,取颈夹脊、肩井、曲池、外关、合谷穴。

2. 正脊骨法:先行颈胸背分筋理筋法,在颈下段做点按疏理手法,对症点按,上病下治,松解腰背肌腱,调腰曲,恢复颈曲。

3. 药物治疗:口服中药四物汤合葛根汤加减,外用自制活血化瘀、消肿止痛的活血膏贴。

4. 功能锻炼:5 天后疼痛缓解开始练习抱头侧颈式、左右开弓式、挺胸后伸式,坚持每天锻炼 30 分钟。

先用活血化瘀、消除神经根水肿的药物治疗 5 天,疼痛缓解。然后采用以上治疗方法,每日 1 次,每周休息 1 天。经治疗 7 天后,颈背痛、头痛头晕、双手麻痹明显减轻，头部基本能动，继续按上述方法治疗至 40 天，头痛头晕等症状完全消失。2017 年 1 月 4 日复查颈椎 X 线片（图 1 - 3 - 8）：颈椎曲度恢复正常，颈椎棘突右偏明显改善。随访未复发。

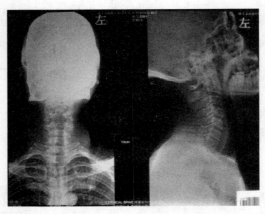

图 1 - 3 - 8 治疗后

【体会】该患者从事建筑工作，颈椎长期屈曲，过度劳损，颈部两侧肌力不平衡，导致椎体旋转侧弯，椎曲异常，引发颈椎间盘突出，椎动脉扭曲，脑供血受影响。此次在砌砖工作中，诱发一过性椎动脉供血不足，产生头晕、头痛等症状。急性期通过药物缓解肌肉紧张、痉挛，之后通过理筋、正骨改善椎体旋转，恢复椎曲，临床症状随之消失。该患者没有再做 MRI 复查，颈椎椎体血管瘤有待于进一步的跟踪复查和研究。

（何世超、朱鹏炜）

腰椎间盘突出症术后复发

周某，女，47 岁，湖南省长沙市人。于 2014 年 2 月 10 日初诊，3 月 12 日结束治疗。

【主诉】腰痛伴右下肢放射性疼痛 1 年。

【现病史】患者 1 年前无明显诱因出现腰背痛，伴右下肢放射性疼痛，咳嗽、排便时疼痛加重，在某医院行"腰 5 ~ 骶 1 髓核摘除 + 椎管减压术"，术后疼痛稍缓解。但两个月后疼痛加重，腰部活动明显受限，不能正常行走，在多家三甲医院行针灸推拿、药物等治疗，未见明显好转，经人介绍来诊。

【体检】腰部右侧旁有一 10cm 长的纵行手术疤痕，腰部肌肉僵硬，腰 3 ~ 骶 1 椎旁深压痛，右侧按压时向右下肢放射。直腿抬高试验左侧（ - ）、右侧 15°（ + ），加强试验（ + ），膝腱反射右侧减弱，跟腱反射右侧消失。下肢肌力右侧Ⅳ级，左侧Ⅴ级，右下肢肌张力下降，无肌萎缩。腰椎活动度：前屈 50°，后伸 0°，右侧屈 10°，左侧屈 20°，右旋转 10°，左旋转 20°。

【辅助检查】 2014 年 2 月 10 日腰椎 X 线片（图 1 - 3 - 9）：腰 4、腰 5 棘突右侧偏，腰 4 ~ 腰 5 及腰 5 ~ 骶 1 椎间隙变窄；腰椎反弓，椎曲 Ⅴ - 1 级，腰 5 ~ 骶 1 椎间隙变窄，腰椎各椎体下缘出现双边征。

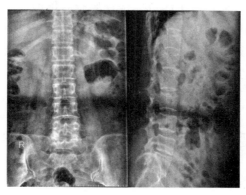

图 1 - 3 - 9　治疗前

【诊断】 腰椎间盘突出症术后。

【治疗经过】

1. 理筋：常规腰背部药熨，每天 1 次；骨空针法配合电针，取腰夹脊为主，每日 1 次，每次 30 分钟；针刀松解筋膜、小关节囊及椎间外孔，每周 1 次。

2. 正脊骨法：理筋之后行腰骶侧扳法、腰椎旋转法、胸腰旋转法和过伸提胸法，每日 1 次。

3. 调曲：先行二维调曲法（右下肢），中间加压手法，7 天后改行四维调曲法，每日 1 次，每次 20 分钟。

4. 功能锻炼：练习"健脊强身十八式"中的剪步转盆式、前弓后箭式，每天 30 分钟。

以上治疗方法，每日 1 次，每周休息 1 天。经治疗 4 周后，症状、体征消失。2014 年 3 月 12 日复查腰椎 X 线片（图 1 - 3 - 10）：腰椎旋转消失，腰曲恢复至 Ⅱ 级。随访

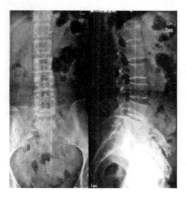

图 1 - 3 - 10　治疗后

两年余，腰腿疼痛未再发。

【体会】韦以宗教授认为，脊柱劳损病的主要病因是力学失衡，关节紊乱是因，椎间盘突出是果，责其果而不咎其因，则病痛缠身。治疗颈腰痛，调曲是关键。本案患者手术治疗只是针对椎间盘，而未能解决椎体旋转、椎曲异常问题，术后疼痛虽暂时缓解，不久疼痛再发，且较前加重。在《中国整脊学》"椎曲论"的指导下，以"理筋、调曲、练功"为原则，经系统治疗后，椎体旋转纠正，腰曲恢复，从根源上解决神经根卡压，故症状消失，且不易复发。

（丁力）

腰椎间盘突出症（右下肢、左侧弯）

高某，男，33岁，山东省枣庄市人。于2016年6月2日住院，7月2日出院。

【主诉】腰痛伴右下肢放射性痛1周，加重2天。

【现病史】患者诉1周前因搬重物出现腰部酸胀痛，伴右下肢放射性疼痛。近两天腰部疼痛剧烈，腰部活动受限，遂来就诊。

【体检】腰4～腰5棘突间及椎旁1cm处有明显压痛，右侧向右下肢放射。直腿抬高试验右侧30°（+），加强试验阳性（+），膝腱反射右侧下降。下肢肌力右侧Ⅳ级，左侧Ⅴ级，肌张力正常。腰椎活动度：前屈40°，后伸10°，左右侧屈10°，左右旋转15°。

【辅助检查】

1. 2016年6月2日腰椎CT：腰4～腰5椎间盘突出，硬膜囊受压。

2. 2016年6月2日腰椎X线片（图1－3－11）：腰3～腰5棘突右偏，左侧弯10°，腰4～腰5椎间隙变窄；腰曲呈上弓下曲型，椎曲Ⅲ级，腰3向后轻微移位。

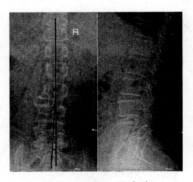

图1－3－11　治疗前

【诊断】腰椎间盘突出症。

【治疗经过】

1. 理筋：应用活血化瘀、舒筋活络的药物熏蒸腰部，每次30分钟；骨空针刺，以腰夹脊为主，配环跳、委中、承山、阳陵泉等。

2. 正脊骨法：用胸腰旋转法、腰椎旋转法、腰骶侧扳法。

3. 功能锻炼：练习"健脊强身十八式"中的顶天立地式、点头哈腰式、前弓后箭式。

先行理筋法治疗3天，每天1次，疼痛缓解后再配合正脊骨法和功能锻炼，每日1次，10天为1个疗程，休息1次。经治疗3个疗程后，症状、体征消失。2016年7月2日复查腰椎片（图1-3-12）：腰椎旋转侧弯消失，椎曲恢复至Ⅱ级。

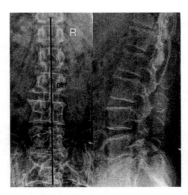

图1-3-12 治疗后

【体会】本案患者腰椎两侧肌肉长期不平衡，导致腰椎旋转、侧弯，椎曲异常，神经根孔变窄，神经根触碰椎间盘。此次因搬抬重物时，用力不当，扭伤腰部肌肉，加重椎体旋转、侧弯，诱发神经根水肿。通过活血化瘀、舒筋活络的药物熏蒸腰部，骨空针刺减压，改善腰部肌肉功能，消除神经根水肿，疼痛缓解后，行正骨调曲，恢复腰椎旋转侧弯，改善椎曲，神经根躲开椎间盘，临床症状随之消失。

（冯华山）

腰椎间盘突出症微创术后复发

患者，男，45岁。于2017年1月4日来诊。

【主诉】腰痛4个月。

【现病史】患者曾于2016年9月因"腰5~骶1椎间盘突出症"来诊。经过查体、辅助检查（图1-3-13）后，讲解并告之中医整脊治疗的具体方案，在时间上预计至少需要两周，患者及家属认为时间过长，即转外院行微创椎间盘镜治疗，术后疼痛缓解，但入冬后症状加重，于2017年1月4日再次来诊。

【辅助检查】行X线检查，与9月份的照片比较，脊柱的侧弯及椎曲均有所加重，已经出现椎曲反弓（图1-3-14）。

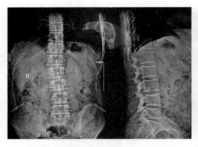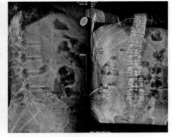

图 1 - 3 - 13　治疗前（1）　　　图 1 - 3 - 14　治疗前（2）

【诊断】腰椎间盘突出症微创术后复发。

【治疗经过】经过沟通后，患者极度渴望进行中医整脊治疗为其解除病痛。给予"理筋、调曲、练功"治疗后，症状逐渐缓解。复查 X 线片（图 1 - 3 - 15）：侧弯及椎曲明显改善，继续巩固治疗 2 周。

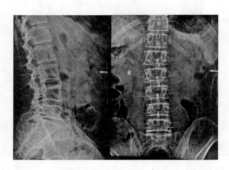

图 1 - 3 - 15　治疗后

【体会】韦以宗教授在《中国整脊学》中论述椎间盘突出与椎曲之间的关系时指出：椎曲的改变，是因为劳损所致脊柱两侧肌力失衡引发多个椎体旋转造成的，而多个椎体的旋转则会继发脊柱的侧弯。在这一病理过程中，椎间盘会伴随着扭曲而使髓核突出，神经根受到刺激而出现疼痛、麻木等症状。此外，因椎曲异常、脊椎侧弯，后纵韧带、黄韧带、上下关节突关节囊因牵拉形成皱褶，进一步加剧神经根的刺激；同时，神经在受到挤压时，神经通道渗出肿胀（侧隐窝狭窄加剧），神经营养缺乏，症状持续加重。通过实验论证及多年的临床实践，得出"椎曲异常"是脊柱劳损病的病理基础，也是脊柱劳损病治疗的核心。

在本案中，从图 1 - 3 - 13 看，椎曲消失，腰 1～腰 3 棘突偏左，腰 5 棘突右偏，上腰段向右侧弯，而下腰段向左侧弯，故应有多个椎间盘不同程度的突出，此例不仅仅是腰 5～骶 1 椎间盘突出，还有腰 4～腰 5 椎间盘突出。当微创手术解除了腰 5～骶 1 椎间盘的卡压时，因曲度异常而应压力中心轴线的改变，致使腰 4～腰 5 椎间盘受压加重，这也是图 1 - 3 - 14 中腰椎曲度反弓侧弯加剧的原因。在临床上，如果椎曲基本正常，通过做微创或手术效果会好，椎曲一旦消失则复发率高。这就是椎曲论的临床意义。因此，我们的治疗目标不是突出的椎间盘，而是以调曲为核心，以恢复脊柱的生理曲度为目标，经过系统的中医整脊治疗，患者临床症状明显缓解，复查 X 线片（图 1 - 3 - 15）示椎体旋转纠正，椎曲、侧弯较前改善，得到了患者及家属的高度评价及赞扬。

（高腾、李明亮）

腰椎间盘突出症（右下肢）

胡某，女，55 岁，新疆呼图壁县人。于 2016 年 5 月 20 日初诊，6 月 24 日结束治疗。

【主诉】腰痛伴右下肢放射性疼痛 5 年，加重 1 个月。

【现病史】患者 5 年前劳累后出现腰痛，受凉及劳累后加重，疼痛呈间歇性，休息后可略缓解，偶伴右下肢放射性疼痛，间断于当地医院行针灸、理疗对症处理以缓解症状。1 个月前受凉后症状加重，疼痛呈持续性，腰部活动受限，遂来就诊。

【体检】腰背部肌肉僵硬，腰 4 ~ 腰 5、腰 5 ~ 骶 1 棘突间、棘突旁压痛。直腿抬高试验右侧 60°（＋），加强试验（＋），右侧膝腱反射下降，跟腱反射消失。下肢肌力右侧Ⅳ级，左侧Ⅴ级，肌张力左侧下降，右足外侧浅感觉减退。腰椎活动度：前屈45°，后伸 15°，左侧屈 15°，右侧屈 10°，左旋转 20°，右旋转 15°。

【辅助检查】2016 年 3 月 9 日腰椎 X 线片（图 1 - 3 - 16）：腰椎棘突左偏，向右侧弯 16°，腰 3 ~ 腰 4 椎间隙左窄右宽，腰 4 ~ 腰 5 椎间隙变窄；腰曲呈上弓下曲型，椎曲Ⅲ - 2 级，腰 3 ~ 腰 4 及腰 4 ~ 腰 5 椎间隙变窄。

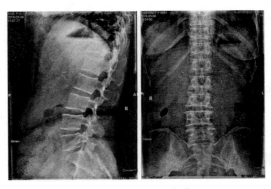

图 1 - 3 - 16　治疗前

【诊断】腰椎间盘突出症。

【治疗经过】

1. 理筋：常规胸腰部药熨；艾箱灸、拔罐疗法；骨空针刺，以腰夹脊为主；运用拿、捏、搓、揉手法松解腰背部、腰骶部肌肉。

2. 正脊骨法：用胸腰旋转法、腰椎旋转法、腰骶侧扳法及提胸过伸法。

3. 调曲：先行二维调曲法（右下肢），配以两端加压手法，7 天后改行四维调曲法。

4. 功能锻炼：练习顶天立地式、剪步转盆式、拍墙松筋式和前弓后箭式。第 2 周后增加过伸腰肢式，坚持每天锻炼 30 分钟。

以上治疗方法，每天 1 次，10 天为 1 个疗程，休息 1 天。经治疗两个疗程，临床症状、体征消失。2016 年 6 月 24 日复查腰椎 X 线片（图 1 - 3 - 17）：腰椎侧弯消失，腰椎曲度恢复至Ⅱ级。

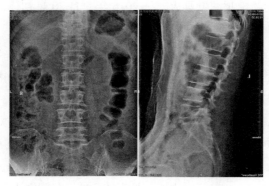

图 1 - 3 - 17　治疗后

【体会】腰椎间盘突出是由于用腰不科学，使脊柱两侧肌肉力量不平衡，导致腰椎骨关节移位，把位于两个椎体之间没有动力的椎间盘带离了其应该所在的位置（此时称为突出）。在治疗上，就要从病因上着手，纠正紊乱的腰椎曲度（骨关节移位），而不用理会突出的椎间盘。只要拨乱反正，把腰椎曲度恢复正常或接近正常，就可以达到椎间盘与神经根的分离，即井水不犯河水的目的，消除临床症状，再通过正确的方式锻炼即可长治久安。因此，根据"一圆一说两论"，应用调曲整脊法治疗腰椎间盘突出症，取得了较好的临床疗效。

（王云江、梅江）

腰椎间盘突出症（右下肢、右侧弯）

田某，女，59 岁，汉族，新疆呼图壁县五工台镇人。于 2016 年 11 月 17 日住院，11 月 29 日出院。

【主诉】腰痛伴右下肢放射痛 5 年，加重 1 周。

【现病史】患者 5 年前无明显诱因出现腰痛，伴右下肢放射性疼痛，呈持续性，腰部活动受限，曾于当地医院行微创介入治疗，症状缓解。1 周前因抬扛重物导致疼痛加重，遂来就诊。

【体检】腰背部肌肉僵硬，腰 4～腰 5、腰 5～骶 1 椎间隙压痛，腰椎右侧椎旁压痛。直腿抬高试验右侧 45°（＋），加强试验（＋），膝腱反射右侧消失、左侧减弱，跟腱反射双侧减弱。下肢肌力右侧Ⅳ级、左侧Ⅴ级，左下肢肌张力下降。左侧足外侧浅感觉减退。腰椎活动度：前屈 70°，后伸 10°，左侧屈 15°，右侧屈 20°，左侧旋转 10°，右侧旋转 20°。

【辅助检查】2016 年 11 月 17 日腰椎 X 线片（图 1 - 3 - 18）：腰椎旋转，向右侧弯 18°；腰曲消失，呈全弓型，椎曲Ⅴ-1 级，腰 4～腰 5、腰 5～骶 1 椎间隙变窄，腰 4 椎体微向后位移。

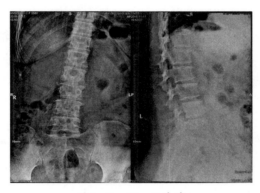

图 1 - 3 - 18　治疗前

【诊断】腰椎间盘突出症。

【治疗经过】

1. 理筋：常规胸腰部药熨；艾箱灸、拔罐疗法；骨空针刺，以腰夹脊为主；运用拿、捏、滚、揉手法松解腰背部、腰骶部肌肉。

2. 正脊骨法：用胸腰旋转法、腰椎旋转法、腰骶侧扳法及提胸过伸法。

3. 调曲法：先行二维调曲法（右下肢），配以中间加压手法，3 天后改行四维调曲法。

4. 功能锻炼：练习顶天立地式、剪步转盆式、拍墙松筋式和前弓后箭式。第 2 周后增加过伸腰肢式，坚持每天锻炼 30 分钟。

以上治疗方法，每天 1 次，经治疗 10 天，腰腿痛症状明显减轻，直腿抬高试验及加强试验阴性。2016 年 11 月 27 日复查腰椎 X 线片（图 1 - 3 - 19）：腰椎侧弯有改善，腰椎曲度恢复至上弓下曲型，椎曲Ⅲ级，继续治疗 3 天，症状消失。

【体会】腰椎间盘突出是由于年轻的时候用腰不科学，即脊柱两侧肌肉力量不平衡，导致腰椎骨关节移位，把位于两个椎体之间没有动力的椎间盘带离了其应该所在

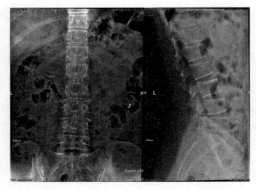

图 1 - 3 - 19　治疗后

的位置（此时称为突出）。椎间盘突出的主要原因是椎体旋转移位，而不是前屈后伸。神经受压，一是由于椎间孔侧隐窝的狭窄，二是由于椎间盘的挤压。诊断的金标准是直腿抬高试验阳性。治疗以复位为主，使腰椎对位、对线、对轴，才能康复，这是中医整脊的诊疗观。因此，根据"一圆一说两论"，应用调曲整脊法治疗腰椎间盘突出症，取得了较好的临床疗效。

（王云江、梅江）

腰椎间盘突出症 1

郭某，男，50 岁，新疆呼图壁县人。于 2016 年 12 月 3 日住院，12 月 18 日出院。

【主诉】 腰痛伴左下肢放射痛 4 年，加重 1 周。

【现病史】 患者 4 年前劳累后出现腰痛，左下肢放射性疼痛，期间曾于当地医院行微创介入治疗，症状缓解。1 周前久坐起立后感觉疼痛加重，腰部活动严重受限，遂来就诊。

【体检】 腰背部肌肉僵硬，腰 4 ~ 腰 5、腰 5 ~ 骶 1 椎间隙压痛，腰椎左侧旁压痛。直腿抬高试验左侧 30°（＋），加强试验（＋），膝腱反射、跟腱反射左侧下降，下肢肌力左侧Ⅳ级，右侧Ⅴ级，左下肢肌张力下降，左足外侧浅感觉减退。腰椎活动度：前屈 10°，后伸 5°，左侧屈 10°，右侧屈 15°，左侧旋转 10°，右侧旋转 15°。

【辅助检查】 2016 年 12 月 3 日腰椎 X 线片（图 1 - 3 - 20）：腰椎棘突右偏，向左侧弯 26°；腰曲消失，呈全弓型，椎曲Ⅴ - 1 级。

【诊断】 腰椎间盘突出症。

【治疗经过】

1. 理筋：常规胸腰部药熨；艾箱灸、拔罐疗法；骨空针刺，以腰夹脊为主；运用拿、捏、滚、揉手法松解腰背部、腰骶部肌肉。

2. 正脊骨法：用胸腰旋转法、腰椎旋转法、腰骶侧扳法及挺胸过伸法。

3. 调曲：先行二维调曲法（左下肢），配以中间加压手法，3 天后改行四维调曲法。

4. 功能锻炼：练习顶天立地式、剪步转盆式、拍墙松筋式和前弓后箭式，第 2 周后增加过伸腰肢式，坚持每天锻炼 30 分钟。

以上治疗方法，每天 1 次，经治疗 1 周，腰腿痛症状明显减轻。2016 年 12 月 8 日复查腰椎 X 线片（图 1 - 3 - 21）：腰椎侧弯有所改善，椎曲变直，呈Ⅳ级，继续治疗 1 周，临床症状、体征消失。

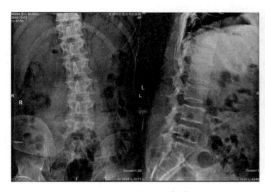
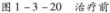
图 1 - 3 - 20　治疗前

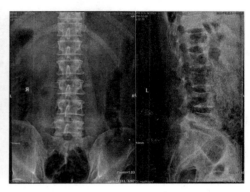
图 1 - 3 - 21　治疗后

【体会】腰椎间盘突出的主要病因是腰椎两侧肌力失衡，导致椎体旋转、侧弯，继发椎间盘突出，椎间孔变窄，产生腰腿痛症状。近年来，脊柱外科推广的脊柱内窥镜取出突出的椎间盘、椎间孔和椎板微创手术疗法，可以缓解症状。但由于是局部疗法，未能改善脊柱力学——椎曲线的问题，所以复发率高。根据"一圆一说两论"，恢复脊柱对位、对线、对轴，应用调曲整脊法治疗腰椎间盘突出症，取得了较好的临床疗效。

（王云江、梅江）

腰椎间盘突出症 2

王某，女，44 岁，新疆昌吉市人。于 2016 年 11 月 6 日住院，12 月 18 日出院。

【主诉】腰痛伴左下肢放射性麻痛 2 个月。

【现病史】患者 2 个月前劳累后出现腰痛，伴左下肢外侧放射性麻痛，呈持续性疼痛，咳嗽及打喷嚏时左下肢放射痛症状加重，曾就诊于新疆某三甲医院，诊断为"腰椎间盘突出症"，给予针灸、推拿、理疗、牵引及神经阻滞等治疗，症状改善不明显，遂来就诊。

【体检】腰背部肌肉僵硬，腰 4～腰 5、腰 5～骶 1 椎间隙压痛，腰椎左侧旁压痛。直腿抬高试验左侧 60°（＋），加强试验（＋），左侧膝腱反射、跟腱反射下降。下肢肌力左侧Ⅳ级，右侧Ⅴ级，肌张力正常，左侧足外侧浅感觉减退。腰椎活动度：前屈70°，后伸20°，左侧屈25°，右侧屈30°，左侧旋转20°，右侧旋转30°。

【辅助检查】2016年11月6日腰椎X线片（图1－3－22）：腰椎棘突右偏，向左侧弯36°；腰曲变直，椎曲Ⅳ级，椎体后缘出现双边征。

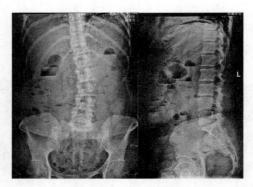

图1－3－22　治疗前

【诊断】腰椎间盘突出症。

【治疗经过】

1. 理筋：常规胸腰部药熨；艾箱灸、拔罐疗法；骨空针刺，以腰夹脊为主；运用拿、捏、滚、揉手法按摩腰背部、腰骶部肌肉。

2. 正脊骨法：用胸腰旋转法、腰椎旋转法、腰骶侧扳法及提胸过伸法。

3. 调曲：先行二维调曲法（左下肢），配以中间加压手法，3天后改行四维调曲法。

4. 功能锻炼：练习顶天立地式、剪步转盆式、拍墙松筋式和前弓后箭式。第2周后增加过伸腰肢式，坚持每天锻炼30分钟。

以上治疗方法，每天1次，经治疗1周，腰腿痛症状明显减轻，直腿抬高试验及加强试验阴性。2016年12月11日复查腰椎X线片（图1－3－23）：腰椎侧弯有所改

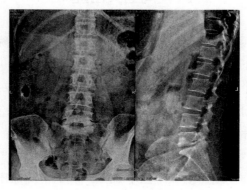

图1－3－23　治疗后

善，侧弯恢复至7°，腰椎曲度恢复至上弓下曲，椎曲Ⅲ级，继续治疗3天，症状消失。

【体会】腰椎间盘突出是由于年轻的时候用腰不科学，即脊柱两侧肌肉力量不平衡（急性或慢性损伤，或受凉所致），导致腰椎骨关节移位，把位于两个椎体之间没有动力的椎间盘也引入"歧途"，带离了其应该所在的位置（此时称为突出）。椎间盘突出的主要原因是椎体旋转移位，而不是前屈后伸。神经受压，一是由于椎间孔侧隐窝的狭窄，二是由于椎间盘的挤压。诊断的金标准是直腿抬高试验。影像只是参考，治疗以复位为主，使腰椎对位、对线、对轴，才能康复，这是中医整脊的诊疗观。因此，根据"一圆一说两论"，应用调曲整脊法治疗腰椎间盘突出症，取得了较好的临床疗效。

（王云江、梅江）

腰椎间盘突出症3

巴某，女，53岁，新疆呼图壁县人。于2015年8月20日入院，9月8日出院。

【主诉】腰痛伴右下肢放射痛1年余，加重近1个月。

【现病史】患者1年前因劳累后腰痛，伴右下肢外侧放射痛，每遇劳累及受凉后症状反复。1个月前因过度劳累症状加重，腰椎活动不利，休息后未见缓解，遂来就诊。经检查后诊断为"腰椎间盘突出症"，建议住院治疗。

【体检】腰背部肌肉僵硬，腰4～骶1椎间隙及右侧椎旁压痛。直腿抬高试验右侧60°（＋），加强试验（＋），右侧膝腱反射、跟腱反射减弱。下肢肌力右侧Ⅳ级，左侧Ⅴ级，肌张力正常，无肌肉萎缩。腰椎活动度：前屈80°，后伸5°，左屈15°，右屈10°，左旋转15°，右旋转10°。

【辅助检查】2015年7月28日腰椎X线片（图1-3-24）：腰椎棘突右偏，轻微左侧弯，腰3～腰4、腰4～腰5及腰5～骶1椎间隙变窄，骶椎裂；胸11～胸12椎体前缘发白，腰1～腰3椎体后缘阶梯呈阶梯样，椎间孔渐变小，腰曲呈上直下曲型，椎曲Ⅲ-2级，腰骶轴交角115°。

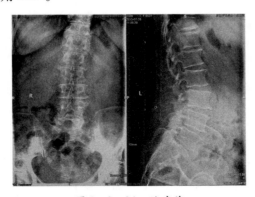

图1-3-24　治疗前

【诊断】腰椎间盘突出症。

【治疗经过】

1. 理筋：常规胸腰部药熨；艾箱灸、拔罐疗法；骨空针刺，以腰夹脊为主；运用拿、捏、滚、揉手法松解腰背部、腰骶部肌肉。

2. 正脊骨法：运用胸腰旋转法、腰椎旋转法、腰骶侧扳法及提胸过伸法。

3. 调曲：先行二维调曲法（右下肢），配两端加压手法，3天后改上午行三维调曲法，下午行四维调曲法。

4. 功能锻炼：练习顶天立地式、剪步转盆式、拍墙松筋式和前弓后箭式。第2周后，增加过伸腰肢式，坚持每天锻炼30分钟。

以上治疗方法，每日1次，经治疗2周，腰腿痛症状明显减轻。2015年9月1日复查腰椎X线片（图1-3-25）：腰椎旋转侧弯纠正，腰1~腰3椎体移位恢复，椎曲恢复至Ⅱ级。继续治疗1周后，症状全部消失。

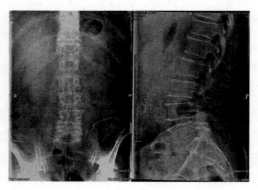

图1-3-25　治疗后

【体会】本案腰椎间盘突出症主要由于腰椎两侧肌肉力量不平衡，导致腰椎骨关节旋转、移位、侧弯，腰椎曲异常，神经根孔变窄，神经根触碰了陈旧突出的椎间盘，产生腰腿痛症状。治疗上从病因着手，在充分松解腰部肌肉的基础上，通过正骨调曲改善腰椎旋转、移位及侧弯，恢复腰椎曲，临床症状随之消失。嘱患者进行相应的功能锻炼，以巩固疗效。

（王云江、梅江）

腰椎间盘突出症4

李某，男，65岁，陕西咸阳市人。于2016年11月24日入院，12月7日出院。

【主诉】腰痛伴右下肢放射痛10余年，加重半年。

【现病史】患者10余年前劳累后出现腰痛，伴右下肢放射痛，间断口服药物治

疗，每因劳累、受凉后发作。近半年症状加重，口服止痛药症状缓解不明显，遂来就诊。

【体检】腰背肌肉僵硬，腰4~骶1椎间隙及腰椎右侧压痛。直腿抬高试验右侧40°（＋），加强试验（＋），膝腱反射、跟腱反射右侧减弱，下肢肌力右侧Ⅳ级，左侧Ⅴ级。腰椎活动度：前屈60°，后伸15°，左屈30°，右屈25°，左旋转25°，右旋转30°。

【辅助检查】2016年11月24日腰椎X线片（图1-3-26）：腰椎棘突左偏，右侧弯，Cobb角39°；腰曲消失，呈全弓型，椎曲Ⅴ级1型，腰骶轴交角148°。

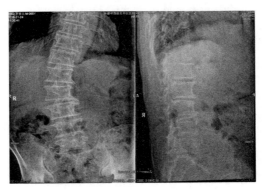

图1-3-26 治疗前

【诊断】腰椎间盘突出症。

【治疗经过】

1. 理筋：常规胸腰部药熨；艾箱灸、拔罐疗法；骨空针刺，以腰夹脊为主；运用拿、捏、滚、揉手法放松腰背部、腰骶部肌肉。

2. 正脊骨法：运用胸腰旋转法、腰椎旋转法、腰骶侧扳法及提胸过伸法。

3. 调曲：先行二维调曲法（右下肢），配合中间加压手法，5天后改行四维调曲法。

4. 功能锻炼：练习顶天立地式、剪步转盆式、拍墙松筋式和前弓后箭式。第2周后，增加过伸腰肢式，坚持每天锻炼30分钟。

以上治疗方法，每天1次，治疗3天后于腰部行小针刀闭合松解及韦氏内功复位，腰腿痛症状明显减轻。2016年11月27日复查X线片（图1-3-27）：腰椎侧弯明显改善，Cobb角23°，腰曲恢复至Ⅳ级，腰骶角115°，继续治疗1周，腰腿痛消失。

【体会】中老年人椎间盘突出是陈旧性突出，引起症状的主要原因是椎体移位，椎曲紊乱，侧隐窝、椎间孔位移，神经根去触碰椎间盘。治疗以正脊调曲为主，使腰椎恢复对位、对线、对轴，症状随之消失。因此，应用上述理筋、正脊、调曲法治疗腰椎间盘突出症，取得了较好的临床疗效。

（王云江、梅江）

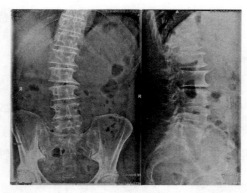

图 1 - 3 - 27　治疗后

腰椎间盘突出症 5

王某，女，50 岁，河北唐山市人。于 2020 年 11 月 9 日入院，11 月 20 日出院。

【主诉】腰痛 5 个月加重近半个月。

【现病史】5 个月前患者因劳累出现腰部疼痛，曾在中心医院就诊行腰椎 MRI 检查后诊断"腰椎间盘突出"，经针灸理疗及卧床休息后缓解，近半月再次加重，腰部活动受限并伴左下肢放射痛，自行口服药物也不能明显缓解，严重影响日常生活，遂来住院治疗。

【体检】腰椎生理曲度变直、侧弯，双侧腰肌紧张，腰 2 ~ 骶 1 椎旁压痛，叩击试验（ + ），左侧髂腰肌压痛明显，"4"字试验（ - ），直腿抬高试验左 50°，右 70°，左直腿抬高试验加强试验（ + ），舌质暗红、苔白、脉弦涩。

【辅助检查】2020 年 11 月 9 日 X 线检查（图 1 - 3 - 28）腰椎正位：腰椎侧弯，向左侧弯凸向右侧；腰椎侧位：腰椎生理曲度反弓，椎曲分级 V - 1 级。腰椎 MRI（图 1 - 3 - 29）：腰椎间盘突出。

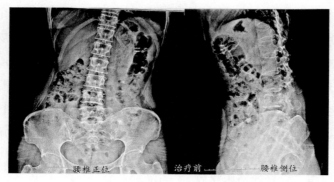

图 1 - 3 - 28　治疗前腰椎 DR

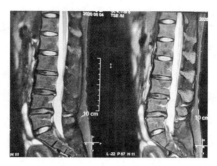

图 1 - 3 - 29 治疗前腰椎 MRI

【诊断】腰椎间盘突出症。

【治疗经过】

1. 理筋：常规腰部药熨、中频脉冲，每天 1 次，针刺夹脊穴，腰阳关、秩边、环跳、委中、阳陵泉，承山穴，每天 1 次。

2. 正脊骨法：腰骶侧扳法，每天 1 次。

3. 调曲：先一维后四维牵引每天 1 次。

4. 练功：第 1 周卧硬板床，配合床上行俯卧位后抬腿、燕飞及五点支撑等锻炼，下地时佩戴腰围；第 2 周后开始增加前弓后箭式及金鸡独立式，坚持每天锻炼 30 分钟。

以上治疗方法，每天 1 次，经治疗 10 天，腰腿痛症状消失，行走自如，2020 年 11 月 20 日 X 线片提示腰椎侧弯矫正，腰曲基本恢复（图 1 - 3 - 30），患者出院，嘱在家继续练功以拉伸腰大肌、加强腰背肌力量，主要以燕飞、五点支撑及前弓后箭式等锻炼，并注意保暖，忌弯腰负重。

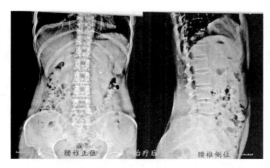

图 1 - 3 - 30 治疗后腰椎 DR

【体会】腰腿痛是伤科临床的常见病，受 MRI、CT 等检查的普及影响，腰椎间盘突出成了主要的临床诊断之一，其实健康查体中存在大量的椎间突出的个体，但其并没有腰腿痛的临床症状，同时有腰腿痛症状的患者其发病也不一定由椎间盘突出引起，椎间盘退变、突出等仅仅是 MRI/CT 影像学的结果，大量临床研究发现腰椎力学紊乱

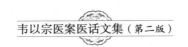

是导致腰腿痛的主要原因，而临床医生在该病的诊疗中多强调突出间盘混合物对神经根的压迫，对脊柱力学失衡状态、椎间关节力学紊乱对椎间盘及神经根的刺激、压迫、牵拉等评估及治疗方法对脊柱远期转归的影响认识还不够；通过卧硬板床及对症治疗（含手术摘除间盘）等可以有效消除软组织炎症及神经根水肿，缓解临床症状，但没有根本解决椎间关节、椎曲紊乱等造成的脊柱力学紊乱的问题，这也是临床极易复发的主要原因。本案从脊柱整体观出发，评估"椎曲"改变下的腰部力学失衡状态，抓住"枢纽关节"并采用"点—线—面"结合的正脊骨法，解决紊乱的椎间关节，消除异常应力对神经根的刺激，同时"理筋、调曲、练功"恢复脊柱整体力线的平衡状态，减缓脊柱椎间关节退行性病变，结合日常生活方式的调摄与预防，"动静结合、医患合作"共同防治该病的复发。

（任鸿）

腰椎间盘突出症6

张某，女，64 岁，新疆呼图壁县人。于 2016 年 10 月 8 日住院，10 月 22 日出院。

【主诉】腰痛 10 年，加重伴左下肢放射痛 1 周。

【现病史】患者 10 年前因过度劳累腰痛，久坐加重，活动欠利，劳累、受凉后症状反复发作。疼痛加重 1 周，伴左下肢放射痛及足背趾麻木感，遂来就诊。

【体检】腰背部肌肉僵硬，腰 4 ~ 腰 5、腰 5 ~ 骶 1 椎间隙压痛，腰椎左侧压痛。直腿抬高试验左侧 50°（＋），加强试验（＋），膝腱反射、跟腱反射左侧减弱。下肢肌力左侧Ⅳ级，右侧Ⅴ级，肌张力正常。左足外侧浅感觉减退。腰椎活动度：前屈 40°，后伸 0°，左屈 5°，右屈 10°，左旋转 10°，右旋转 5°。

【辅助检查】2016 年 10 月 8 日腰椎 X 线片（图 1 - 3 - 31）：腰椎棘突左偏，椎体右旋，腰 4 ~ 腰 5 及腰 5 ~ 骶 1 椎间隙变窄；腰曲消失，呈全弓型，椎曲 Ⅴ - 1 级，腰骶轴交角 113°。

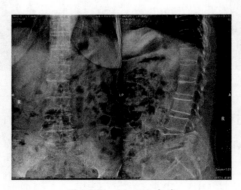

图 1 - 3 - 31　治疗前

【诊断】腰椎间盘突出症。

【治疗经过】

1. 理筋：常规胸腰部药熨；艾箱灸、拔罐疗法；骨空针刺，以腰夹脊为主；运用拿、捏、擦、揉手法放松腰背部、腰骶部肌肉。

2. 正脊骨法：运用胸腰旋转法、腰椎旋转法、腰骶侧扳法及提胸过伸法。

3. 调曲法：先行二维调曲法（左下肢），配合中间加压手法，4 天后改行四维调曲法。

4. 功能锻炼：练习顶天立地式、剪步转盆式、拍墙松筋式和前弓后箭式。第 2 周后，增加过伸腰肢式，坚持每天锻炼 30 分钟。

以上治疗方法，每天 1 次，治疗 1 周，腰腿痛症状明显减轻。2016 年 10 月 16 日复查 X 线片（图 1-3-32）：腰椎旋转纠正，椎曲改善，呈上弓下直型，椎曲Ⅳ级。继续按上述方法治疗 1 周，临床症状、体征均消失。

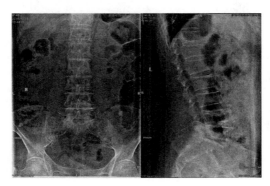

图 1-3-32　治疗后

【体会】中老年人椎间盘突出是陈旧性突出，引起症状的主要原因是椎体移位，椎曲紊乱，侧隐窝、椎间孔变窄，治疗以调曲为主，使腰椎对位、对线、对轴，症状随之消失，这是中医整脊的诊疗观。因此，根据"一圆一说两论"，应用调曲整脊法治疗腰椎间盘突出症，取得了较好的临床疗效。

（王云江、梅江）

腰椎间盘突出症 7

马某，女，65 岁，宁夏回族自治区银川市人。于 2020 年 5 月 16 日住院，5 月 30 日出院。

【主诉】腰痛伴右下肢放射性痛 2 周，加重 3 天。

【现病史】患者诉 2 周前因劳累出现腰部酸胀痛，伴右下肢放射性疼痛。近 3 天腰

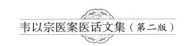

部疼痛剧烈，腰部活动受限，遂来就诊。

【体检】腰1～腰5左旋、棘突向左偏、左侧弯。腰曲Ⅳ级（变直）。腰2～腰4棘突及椎旁1cm处有明显压痛，右侧向右下肢放射。直腿抬高试验右侧30°（＋），加强试验（＋），膝腱反射右侧下降。下肢肌力右侧Ⅳ级，左侧Ⅴ级，肌张力正常。腰椎活动度：前屈40°，后伸10°，左右侧屈10°，左右旋转15°。

【辅助检查】2020年5月16日腰椎间盘CT：腰椎退行性病变，腰椎轻度左侧弯，腰3～腰4，腰4～腰5，腰5～骶1椎间盘突出。2020年5月16日腰椎X线片（图1-3-33）：腰1～腰5左旋、棘突向左偏、左侧弯。腰3～腰4，腰4～腰5椎间隙变窄。腰曲Ⅳ级（变直）。

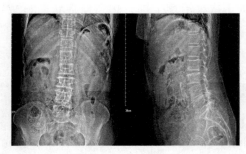

图1-3-33　治疗前

【诊断】腰椎间盘突出症。

【治疗经过】

1. 理筋：应用药物熏蒸腰部，每次20分钟；骨空针刺以腰夹脊为主。应用传统手法放松腰方肌及腰大肌。

2. 正脊骨法：内功复位手法。

3. 功能锻炼：练习"健脊强身十八式"挺胸后伸式，前弓后箭式，过伸腰肢式。

先行理筋法治疗5天，每天1次，疼痛缓解后再配合正脊骨法和功能锻炼，每日1次，经治疗14天后，症状、体征消失。2020年5月30日复查腰椎X线片（图1-3-34）：腰椎旋转侧弯较前恢复正常，椎曲恢复至Ⅱ级。

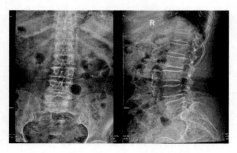

图1-3-34　治疗后

【体会】本案患者腰椎两侧肌肉长期不平衡，导致腰椎旋转、侧弯，椎曲异常，神经根孔变窄，神经根触碰椎间盘。此次因劳累过度，用力不当，扭伤腰部肌肉，加重椎体旋转、侧弯，诱发神经根水肿。通过内功复位技术，纠正椎体旋转，消除神经压迫症状，疼痛缓解后，行正骨调曲，改善腰曲。

（闫固林）

腰椎间盘突出症（左下肢、左侧弯）

段某，男，36岁，新疆呼图壁县人。于2016年2月18日住院，2月28日出院。

【主诉】腰痛半个月，加重伴左下肢放射痛1周。

【现病史】患者半个月前无明显诱因出现腰痛，劳累后加重，口服活血止痛药物，疼痛稍有缓解。1周前因抬扛重物出现疼痛加重，伴左下肢放射痛，活动受限，弯腰及翻身时症状加重，遂来就诊。

【体检】腰背部肌肉僵硬，腰4～骶1椎间隙压痛，腰椎左旁肌肉压痛。直腿抬高试验左侧45°（+），加强试验（+），双侧膝腱反射、跟腱反射正常。双下肢肌力、肌张力正常，无肌肉萎缩。腰椎活动度：前屈50°，后伸0°，左屈5°，右屈10°，左旋转15°，右旋转10°。

【辅助检查】2016年2月18日腰椎X线片（图1-3-35）：腰椎棘突右偏，向左侧弯，Cobb角30°，腰4～腰5及腰5～骶1椎间隙左右不等；腰曲消失，呈全弓型，椎曲Ⅴ-1级，腰骶轴交角145°。

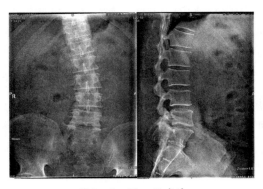

图1-3-35 治疗前

【诊断】腰椎间盘突出症。

【治疗经过】

1. 理筋：常规胸腰部药熨；艾箱灸、拔罐疗法；骨空针刺，以腰夹脊为主；运用拿、捏、搓、揉手法放松腰背部、腰骶部肌肉。

2. 正脊骨法：运用胸腰旋转法、腰椎旋转法、腰骶侧扳法及提胸过伸法。

3. 调曲：先行二维调曲法（左下肢），配合中间加压手法，3 天后改行四维调曲法。

4. 功能锻炼：练习顶天立地式、剪步转盆式、拍墙松筋式和前弓后箭式。第 2 周后，增加过伸腰肢式，坚持每天锻炼 30 分钟。

以上治疗方法，每天 1 次，经治疗 1 周，腰腿痛症状明显减轻。2016 年 2 月 24 日复查腰椎 X 线片（图 1-3-36）：腰椎侧弯明显改善，Cobb 角 10°，腰曲呈上弓下曲型，椎曲Ⅲ-2级。继续按上述方法治疗至第 3 周，临床症状及体征均消失。

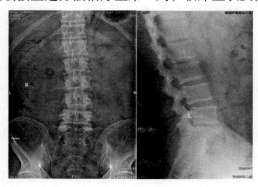

图 1-3-36　治疗后

【体会】腰椎间盘随年龄的增长而开始脱水退变下沉，椎间隙变窄，劳累导致脊柱两侧肌肉力量不平衡，腰椎骨关节移位，把位于两个椎体之间没有动力的椎间盘带离了其应该所在的位置（此时称为突出），即发病原因是椎体移位，而椎间盘突出则是由此产生的结果，所以治疗时要从病因上着手，纠正紊乱的腰椎曲度（骨关节移位），而不用理会突出的椎间盘，只要拨乱反正，把脊柱的曲度恢复正常或接近正常，就可以达到椎间盘与神经根的分离，即井水不犯河水的目的，消除临床症状，再通过正确的方式锻炼，即可长治久安。患者 1 周前因抬重物，加剧局部肌肉韧带损伤，椎间盘突出加剧，神经压迫加重而疼痛明显。因此，治疗上以调曲恢复椎体旋转移位，使突出的椎间盘随椎体归位而回位为目标，应用理筋的方法，恢复肌肉平衡，再通过四维牵引调曲改善腰椎曲度，解决临床症状，同时配合功能锻炼，巩固临床治疗效果。

（王云江、梅江）

腰椎间盘突出症 8

魏某，女，38 岁，北京市昌平人。于 2016 年 10 月 11 日初诊，11 月 3 日结束治疗。

【主诉】腰痛伴右下肢疼痛加重 3 周。

【现病史】患者 3 周前因着凉而出现腰痛，伴右下肢放射性疼痛，腰部活动明显受限，弯腰、翻身及咳嗽时腰痛加重，就诊于昌平某医院。经行腰椎 CT 检查后，诊断为"腰椎间盘突出症"，给予针灸、按摩及药物治疗，疼痛无改善，遂来就诊。既往有间断腰痛伴右下肢痛病史 6 年，未行就治。

【体检】腰部右侧凸，局部肌肉僵硬，可触及条索样物，腰 3 ~ 腰 5 棘突右侧压痛明显。直腿抬高试验右侧 20°（＋），膝腱反射及跟腱反射右侧下降，右下肢肌力Ⅳ级。腰椎活动度：前屈 20°，余方向不能完成。

【辅助检查】

1. 2016 年 9 月 30 日腰椎 CT：腰 5 ~ 骶 1 椎间盘向右后方突出。

2. 2016 年 10 月 11 日腰椎 X 线片（图 1 - 3 - 37）：腰椎棘突左偏，右侧弯 15°；腰曲呈上弓下直型，椎曲 Ⅴ 级。

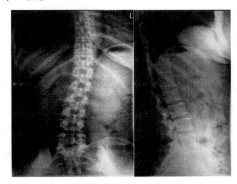

图 1 - 3 - 37　治疗前

【诊断】腰椎间盘突出。

【治疗经过】

1. 理筋：腰部常规性中药热敷疗法；骨空针刺，取腰夹脊为主，配环跳、委中、光明，加电针；用推、揉、按、揉、点等手法放松腰部肌肉。

2. 正脊骨法：用胸腰旋转法、腰椎旋转法和提胸过伸法调整腰椎旋转侧弯。

3. 调曲：先行一维调曲法，3 天后改行四维调曲法。

4. 功能锻炼：练习过伸腰肢式、前弓后箭式，加强腰背部肌肉的功能。

以上治疗方法，每天 1 次，10 次为 1 个疗程，休息 1 天。经治疗两个疗程后，患者疼痛消失，直腿抬高试验（－），腰椎活动自如。11 月 3 日复查腰椎 X 线片（图 1 - 3 - 38）：腰椎旋转侧弯消失，腰曲恢复至Ⅲ级。随访 2 个月无复发。

【体会】本例患者有多年反复发作的腰腿痛，未行治疗，腰椎两侧肌肉失去平衡，引起腰椎旋转、侧弯，腰曲异常，导致神经根孔变形，伤及椎旁组织及神经，出现脊柱相关性疼痛。在治疗方面，首先通过理筋，改善椎旁软组织的张力平衡，再行正脊调曲法调整椎体旋转、侧弯，恢复腰椎曲度，症状随之消失，加强功能锻炼以巩固疗效。

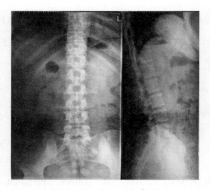

图 1 - 3 - 38　治疗后

（韦云峰）

急性腰椎间盘突出症

陈某，女，58 岁，龙岩新罗人。于 2016 年 10 月 27 日初诊。

【主诉】腰部剧痛 3 天，伴左下肢放射痛 2 天。

【现病史】患者 3 天前搬抬物时不慎扭伤腰部，当时即感腰部剧痛，次日疼痛加重，并出现左下肢放射痛及大脚趾麻木，医院诊断为"腰椎间盘突出"，建议手术治疗，患者拒绝，遂来就诊。

【体检】腰部肌肉紧张，腰 4、腰 5 棘突左侧明显压痛。左侧直腿抬高试验 40°（ + ），加强试验（ + ），下肢肌力左侧Ⅳ级，肌张力下降。腰部活动明显受限：前屈 40°，后伸 0°，左侧屈 5°，右侧屈 10°，左右旋转均为 5°。

【辅助检查】

1. 2016 年 10 月 24 日腰椎 CT（图 1 - 3 - 39）：腰 4 ~ 腰 5 椎间盘膨出并向左后突出 5 ~ 6mm，腰 3 ~ 腰 4 及腰 5 ~ 骶 1 椎间盘膨出 3 ~ 4mm。

2. 2016 年 10 月 27 日腰椎 X 线片（图 1 - 3 - 40）：腰椎棘突右偏，腰曲加大，椎曲Ⅴ级。

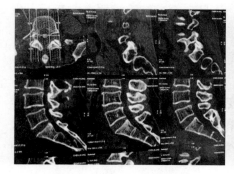

图 1 - 3 - 39　治疗前（1）

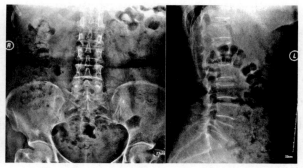

图 1 - 3 - 40　治疗前（2）

【诊断】急性腰椎间盘突出症。

【治疗经过】

1. 理筋：在腰臀部及左下肢用点、按、揉、弹拨等手法放松肌肉；骨空针法，取腰夹脊为主，加电针；平衡针灸，取升提穴、腰痛穴、臀痛穴、膝痛穴、痔疮穴及踝痛穴。

2. 正脊骨法：行腰椎旋转法和胸腰旋转法调整腰椎旋转。

3. 牵引调曲：先行一维调曲法，1周后改行三维调曲法。

4. 功能锻炼：练习"健脊强身十八式"中的前弓后箭式及拍墙式，每天锻炼30分钟。

以上治疗每日1次，10天为1个疗程，休息1天。治疗两个疗程后，腰腿疼痛基本消失，腰部活动正常，直腿抬高试验及加强试验均阴性。11月17日复查腰椎X线片（图1-3-41）：腰椎棘突侧偏纠正，椎曲恢复正常。12月19日复查腰椎CT（图1-3-42）：腰4~腰5椎间盘膨出并向后偏左突出5mm，腰5~骶1椎间盘膨出2~3mm。

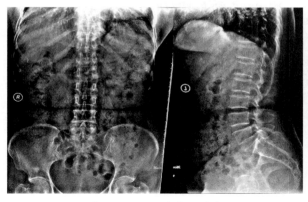 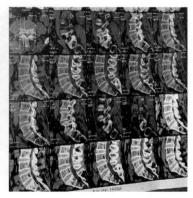

图1-3-41 治疗后（1）　　　　　图1-3-42 治疗后（2）

【体会】本案患者在搬抬重物时，腰椎两侧肌肉瞬间紧张、痉挛，负重不均，导致椎体旋转，椎间孔变小，神经根受刺激、水肿，症状次日加重。治疗时通过骨空针刺、推拿及平衡针松解紧张的肌肉，消除神经根水肿，再行正骨调曲法恢复椎体旋转，腰腿痛症状随之消除。

（张汉卿、陈建龙）

腰椎间盘突出症（右下肢）

李某，女，52岁，上海人。于2015年9月15日初诊，11月15日结束治疗。

【主诉】腰痛伴右下肢牵拉痛 1 月余。

【现病史】患者 1 个月前刷牙时突发腰部疼痛，行走时右下肢有牵拉痛，经卧床休息未见好转。辗转于上海几家三甲医院，均诊断为"腰椎间盘突出症"，拟手术治疗，患者拒绝。经介绍来诊。

【体检】腰背部肌肉僵硬，腰 4、腰 5 棘突右侧旁及右臀横纹部压痛（++），腰部右侧骶棘肌张力高。直腿抬高试验左侧（－）、右侧 40°（+），加强试验双侧（+），膝腱反射右侧减弱，跟腱反射双侧消失。下肢肌力右侧Ⅳ级，左侧Ⅴ级，肌张力正常，右小腿外侧浅感觉减退。腰椎活动度：前屈 50°，后仰 0°，左侧屈 10°，右侧屈 20°，左旋 10°，右旋 20°。

【辅助检查】2015 年 9 月 15 日腰椎 X 线片（图 1－3－43）：胸腰段椎体左旋，腰椎左倾 8°，腰 4～腰 5 及腰 5～骶 1 椎间隙变小，骨盆右侧略高于左侧；腰曲显著减小，椎曲Ⅲ－1 级，椎体后缘现双边征。

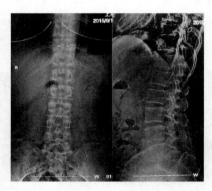

图 1－3－43　治疗前

【诊断】腰椎间盘突出症。

【治疗经过】

1. 理筋：常规胸腰段药熨；骨空针刺，取腰夹脊为主，配右侧环跳、委中、承山等穴。

2. 正脊骨法：胸腰椎旋转法和提胸过伸法。

3. 调曲：先行二维调曲法（右下肢），3 次后改行四维调曲法。

4. 功能锻炼：练习前弓后箭式、过伸腰肢 3 式，每式 2～3 分钟，每日 2 次。

以上治疗，每 2 天 1 次，2 周后于腰部行针刀松解术。经整脊治疗 4 周后，临床症状、体征消失。2015 年 11 月 16 日复查 X 线片（图 1－3－44）：胸腰段椎体旋转好转，腰椎左倾由之前的 8°转变为 5°，腰椎椎曲由Ⅲ－1 级恢复为Ⅰ级。

【体会】韦以宗教授认为，腰椎间盘突出是由于脊柱两侧肌力不平衡，导致脊柱椎体两侧压力不均，产生椎体旋转移位。也就是说，椎间盘突出的主要原因是来自椎体

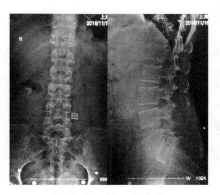

图 1 - 3 - 44　治疗后

的旋转力。此时神经受压，一是由于椎间孔侧隐窝的狭窄，二是由于椎间盘的挤压。治疗上要以椎体复位为主，使旋转移位的椎体复原（对位）、异常的力线恢复正轨（对线）、偏离的上下纵轴恢复正常（对轴），这样才能康复。

　　本案患者腰椎侧弯，椎体位移，椎曲紊乱，侧隐窝、椎间孔位移，引发神经卡压症状。治疗时以"理筋、调曲、练功"三大治疗原则为指导，予以针灸、药熨、正脊骨法、针刀松解及牵引调曲法治疗，配合适当的功能锻炼，使患者取得满意的疗效，避免了手术治疗。

（顾膺）

腰椎间盘突出症（左下肢、右侧弯）

　　曹某，女，63 岁，上海人。2015 年 12 月 15 日初诊，2016 年 2 月 25 日结束治疗。

　　【主诉】腰痛伴左下肢放射痛 2 周。

　　【现病史】患者 2 周前提取重物后感觉腰部疼痛明显，翻身困难，腰部活动明显受限，至上海某三甲医院就诊，以"腰椎间盘突出症"收入院，针灸、输液等治疗 10 天无效后，建议手术治疗，患者拒绝。经介绍来诊。

　　【体检】腰 4、腰 5 棘突左侧旁及左臀上部压痛（++），腰部骶棘肌左侧张力高。直腿抬高试验右侧（－）、左侧 50°（+），加强试验双侧（+）。膝腱反射左侧减弱，跟腱反射双侧消失。下肢肌力左侧 Ⅳ 级，右侧 Ⅴ 级，左踇趾背伸肌力下降，左小腿外侧浅感觉减退。腰椎活动度：前屈 40°，后仰 0°，右侧屈 10°，左侧屈 15°，右旋 10°，左旋 20°。

　　【辅助检查】2015 年 12 月 15 日腰椎 X 线片（图 1 - 3 - 45）：腰椎棘突右偏，左侧弯 15°，腰 4~腰 5 及腰 5~骶 1 椎间隙狭窄；腰曲呈全浅型，椎曲 Ⅲ-1 级，椎体下缘出现双边征。

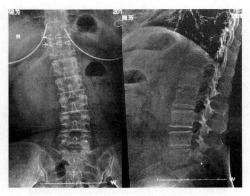

图 1 - 3 - 45　治疗前

【诊断】 腰椎间盘突出症。

【治疗经过】

1. 理筋：常规胸腰部药熨；骨空针刺，取腰夹脊、环跳、委中、承山等穴。

2. 正脊骨法：行腰骶斜扳法、腰椎旋转法、胸腰旋转法和提胸过伸法。

3. 调曲：先行二维调曲（左下肢），中间加压手法，3 次后改行四维调曲法。

4. 功能锻炼：练习顶天立地式、前弓后箭式、过伸腰肢式，每式 2～3 分钟，每日 2 次。

以上治疗每 2 天 1 次，2 周后于腰部行针刀松解术。治疗至第 4 周后，腰腿痛症状明显改善。治疗两个月后，临床症状及体征消失。2016 年 2 月 25 日复查 X 线片（图 1 - 3 - 46）：腰椎右侧弯由 15°转变为 8°，腰椎椎曲由Ⅲ - 1 级转变为Ⅱ级。

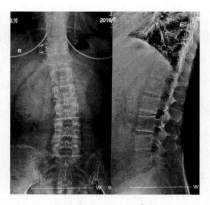

图 1 - 3 - 46　治疗后

【体会】 关于椎间盘突出的病因，韦以宗教授根据几十年的临床经验，得出以下结论：由于长期脊柱两侧肌力不平衡（单侧劳累或受凉），导致脊柱椎体（尤其是腰 4～腰 5 或腰 5～骶 1）两侧压力不均，出现椎体旋转移位，而非以往观点所认为的脊柱前屈后伸之故，也就是说，椎间盘突出的主要原因是来自椎体的旋转力。神经受压，一是由于椎间孔侧隐窝的狭窄，二是由于椎间盘的挤压。腰椎间盘突出症诊断的金标准是直腿抬高试验阳性，影像表现只是参考，因为40%或以上的人，他们的MRI检查多有椎间盘突出，但没有临床症状。治疗上以椎体复位为主，使脊柱旋转移位的椎体复原（对位）、异常的力线恢复正轨（对线）、偏离的上下纵轴恢复正常（对轴），这样才能康复。

本案患者腰椎侧弯，椎体位移，椎曲紊乱，侧隐窝、椎间孔位移，引发神经卡压症状。治疗时以"理筋、调曲、练功"三大治疗原则为指导，予以针灸、药熨、正脊骨法、针刀松解及牵引调曲法治疗，配合适当的功能锻炼，使患者取得满意的疗效，避免了手术治疗。

（顾膺）

腰椎间盘突出症9

叶某，女，51岁，广东深圳人。于2016年5月7日住院，5月28日出院。

【主诉】腰痛伴左下肢前侧麻痛1年。

【现病史】患者平素劳累，1年前出现腰痛，伴左下肢前侧麻痛，无间歇性跛行，卧床休息数日不见好转，遂至深圳某三甲医院就诊，行腰椎MRI检查后诊断为"腰椎间盘突出症"，建议手术治疗，患者拒绝。后在多家医院行腰椎牵引及推拿治疗，症状缓解不明显，遂来就诊。

【体检】双侧腰肌紧张，腰3～腰4棘旁压痛（＋），叩击痛（＋）。左下肢股神经牵拉试验（＋），直腿抬高试验左侧50°（＋）、右侧60°（＋），加强试验（－）。下肢肌腱反射、肌力、肌张力均正常。腰椎活动受限：前屈45°，后伸20°，左右侧屈约15°，左右旋转约20°。

【辅助检查】

1. 2015年4月13日腰椎MRI（图1－3－47）：腰3～腰4椎间盘脱出。

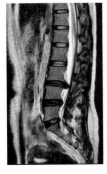

图1－3－47 治疗前（1）

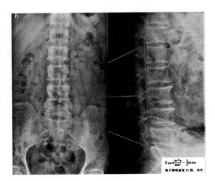

图1－3－48 治疗前（2）

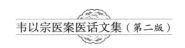

2. 2016年5月8日腰椎DR（图1-3-48）：腰椎各棘突左偏，脊柱略向右侧弯；腰曲呈全直型，椎曲IV级。

【诊断】 腰椎间盘突出症。

【治疗经过】

1. 理筋：腰部行中药熏蒸、中药热奄包治疗；腰背部、臀部及下肢关节做推拿手法，松解粘连；骨空针刺，以腰夹脊为主，加环跳、委中、承山、阳陵泉、绝骨、丘墟。

2. 正脊骨法：用腰椎改良定点斜扳法和腰椎旋转复位法纠正旋转错位。

3. 调曲：先行二维调曲（左下肢），1周后改行四维调曲。

4. 中药内服：辨证选取独活寄生汤加减口服。

5. 功能锻炼：练习抱膝滚腰式、飞燕式、过伸腰肢式、前弓后箭式。

以上治疗每天1次，10次为1个疗程，休息1天。治疗2个疗程后，症状、体征消失。2016年5月28日复查腰椎DR（图1-3-49）：腰椎旋转侧弯纠正，腰曲明显改善，椎曲由IV级恢复至II级。

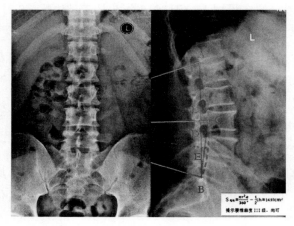

图1-3-49　治疗后

【体会】 腰椎间盘突出症为多发病、常见病，临床治疗方法层出不穷，治疗效果不一。韦以宗教授认为，中老年人的椎间盘突出多为陈旧性，根本病因并不都是突出的椎间盘直接压迫所致，而是椎体旋转、倾斜、错位，导致侧隐窝、椎间孔狭窄，刺激脊神经（靶点一）；或因骨关节错位、椎间孔位移、椎曲变直，导致神经根位移与陈旧突出之椎间盘产生卡压所致（靶点二）。因此，在治疗腰椎间盘突出时，以"椎曲论"为核心，运用整脊技术，取得了很好的临床疗效，使患者免受手术之苦。

（林远方、张柳娟）

腰椎间盘突出症 10

殷某，男，24 岁，河北唐山人。于 2016 年 10 月 24 日初诊，11 月 4 日结束治疗。

【主诉】腰痛伴左下肢麻痛 1 周。

【现病史】患者 1 周前因坐长途车劳累导致腰痛，伴左下肢麻痛，休息未见缓解，遂来就诊。面色白，小便调，大便两日未行。

【体检】腰肌紧张僵硬，腰 3～骶 1 椎旁压痛，叩击试验（＋）。左侧直腿抬高试验 30°（＋），加强试验（＋），右侧直腿抬高试验及加强试验（－），膝腱反射及跟腱反射左侧减弱，下肢肌力左侧Ⅳ级，右侧Ⅴ级。下肢肌力、肌张力及感觉均正常。腰椎活动度：前屈 30°，后伸 20°，左右旋转 20°。舌质红，苔薄黄，脉滑。

【辅助检查】

1. 2016 年 10 月 24 日腰椎 CT（图 1－3－50）：腰 4～腰 5 腰椎间盘突出，相应节段硬膜囊受压。

2. 2016 年 10 月 24 日腰椎 X 线片（图 1－3－51）：腰椎棘突右偏左侧弯；腰椎生理曲度变浅，椎曲Ⅲ级。

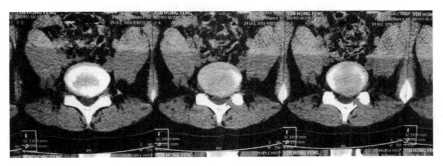

图 1－3－50 治疗前（1）

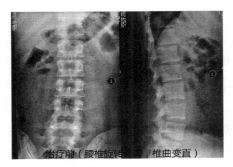

图 1－3－51 治疗前（2）

【诊断】腰椎间盘突出症（腰 4～腰 5）。

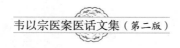

【治疗经过】

1. 理筋：常规腰部中频脉冲；骨空针刺，取腰夹脊、秩边、环跳、委中等穴。

2. 正脊骨法：腰骶侧扳法和提胸过伸法。

3. 调曲：先行一维调曲法，1 周后改行四维调曲法。

4. 中药辨证内服：开始患者大便两日未行，舌质红，苔燥，关脉滑，给予小承气汤加减，阳明热解后改口服桃红四物汤加减。

5. 功能锻炼：第 1 周卧硬板床，配合床上练习腰背过伸式，下地时佩戴腰围。第 2 周后，增加练习前弓后箭式及金鸡独立式，坚持每天锻炼 30 分钟。

以上治疗方法，每日 1 次，每周休息 1 天。经治疗 10 天，腰腿痛症状消失。2016 年 11 月 4 日复查腰椎片（图 1 - 3 - 52）：腰椎侧弯矫正，腰曲恢复至 Ⅱ 级。嘱患者在家继续加强腰背肌的锻炼。

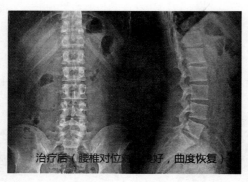

治疗后（腰椎对位对线良好，曲度恢复）

图 1 - 3 - 52　治疗后

【体会】 腰椎间盘突出症多因腰椎力学紊乱所致。临床医生在该病的诊疗中多重视突出椎间盘混合物对神经根的压迫，认为局部突出物是引发临床症状的病因，而忽视椎间盘突出前后脊柱力学失衡状态的评估及其对脊柱远期的影响。通过卧硬板床及对症治疗（含手术摘除椎间盘）可以缓解临床症状，但并不能解决椎间关节、椎曲紊乱和侧弯，临床极易复发甚至加重。正如韦以宗教授所言："椎间盘突出的主要原因是椎体旋转移位，而不是前屈后伸。神经受压，一是由于椎间孔侧隐窝狭窄，二是由于椎间盘突出刺激压迫。"椎体旋转移位，导致脊柱侧弯，椎曲改变，故治疗的关键点在"解决椎体旋转，恢复椎曲"。韦以宗教授的《中国整脊学》中，以中医原创思维整体、系统、动态地研究重力影响下的脊柱四维弯曲体圆运动规律，用控制论提出脊柱劳损疾病的治疗目的是恢复脊柱自然状态，其最重要的核心指导理论即"椎曲论"。故在其理论指导下，抓住"枢纽关节"并采用"理筋、调曲、练功"的治疗方法，恢复脊柱"点—线—面"平衡，安全有效地解决了局部椎间关节的紊乱和椎体旋转，达到了整体脊柱力线的平衡状态，恢复脊柱生理曲度。

（任鸿、孙永红）

腰椎间盘突出症（左下肢、左侧弯）

罗某，男，52岁，台州临海市桃渚镇涧二村人。2016年10月18日初诊，11月25日结束治疗。

【主诉】腰背部左侧疼痛1周。

【现病史】患者诉1周前劳累后出现腰部左侧疼痛剧烈，腰部呈弯腰前屈被动体位，直立困难，引及左下肢牵掣作痛，行走功能受限，经卧床休息后症状不缓解，遂来就诊。

【体检】腰4、腰5棘突间及左侧旁压痛。直腿抬高试验左侧10°（＋），右侧60°（±），加强试验（＋），"4"字试验（＋），左侧膝腱反射下降，下肢肌力左侧Ⅳ级。腰椎活动度：前屈50°，不能直腰，左侧屈10°，右侧屈15°，左旋转10°，右旋转15°。

【辅助检查】

1. 2016年10月18日腰椎MRI（图1-3-53）：腰2~骶1椎间盘变性伴向后突出；腰3~腰4左侧椎间孔处异常信号，考虑髓核脱出。

2. 2016年10月19日腰椎X线片（图1-3-54）：腰椎棘突右偏，微左侧弯，腰4~腰5椎间隙变窄，骨盆右侧高；腰椎曲度消失，呈全弓型，椎曲Ⅴ级。

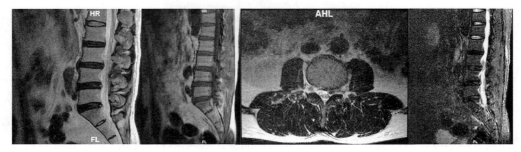

图1-3-53 治疗前（1）

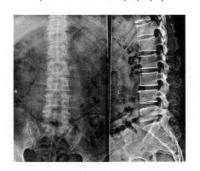

图1-3-54 治疗前（2）

【诊断】腰椎间盘突出症。

【治疗经过】

1. 理筋：腰部拔罐疗法，每周 1 次；骨空针刺，取腰夹脊、环跳、委中、足三里、昆仑等穴，配合电针疗法，每天 1 次，每次 30 分钟；腰椎及左下肢行点、按、揉、推等常规推拿，每天 1 次。

2. 正脊骨法：胸腰旋转法、腰骶侧扳法，每天 1 次。

3. 调曲：先行二维调曲法（左下肢），配合中间加压手法，1 周后改行四维调曲法，每天 1 次。

4. 功能锻炼：练习坐位挺腰，第 2 周后增加练习挺胸后伸式、顶天立地式及腰背过伸式，每天各锻炼 15 次，每次 1 分钟。

经以上治疗 2 周，患者腰腿痛症状减轻，能正常站立，可以行走 500 米。继续治疗至第 4 周，症状、体征消失，腰椎活动正常。11 月 25 日复查腰椎 X 线片（图 1-3-55）：腰椎棘突右偏改善，侧弯消失，腰椎曲度恢复至全直型，椎曲Ⅳ级。

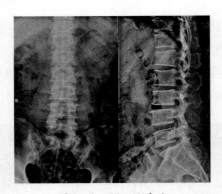

图 1-3-55　治疗后

【体会】此患者椎间盘退化严重，腰椎旋转、侧弯，生理曲度消失反弓，使得脊神经受到较大的刺激，进而引起腰腿痛。恢复腰椎曲度，可减少神经刺激，解决患者痛苦。

（陈德军、应方光洁、应有荣）

第四节　椎管狭窄症

颈椎管狭窄症 1

刘某，女性，49 岁，北京昌平区人。于 2015 年 12 月 2 日住院，12 月 23 日出院。

【**主诉**】颈背痛伴头痛、头晕 3 个月，加重 1 周。

【**现病史**】患者于 3 个月前感颈背沉痛，头痛、头晕，伴右上肢麻木及刺痛，偶有胸闷、心悸不适，下肢浅感觉减弱，某区级医院诊断为"颈椎管狭窄"，经对症治疗症状改善。近 1 周来上述症状加重，头晕次数增多，出现双下肢踩棉花样感，步态不稳。经人介绍来诊。

【**体检**】两侧风池穴不对称，压痛（＋），颈 5 ~ 颈 7 右侧椎旁压痛（＋），椎间孔挤压试验（＋），臂丛神经牵拉试验右侧（＋），霍夫曼征右侧（＋），肱二头肌腱反射和肱三头肌腱反射右侧消失，左侧减弱，膝腱反射、跟腱反射双侧亢进，踝震颤双侧（＋）。上肢肌力右侧Ⅲ级，左侧Ⅳ级，右手握力减退，右上肢浅感觉减退。颈部活动受限：前屈 20°，后仰 15°，左侧屈 20°，右侧屈 20°，左旋 50°，右旋 50°。

【**辅助检查**】

1. 2015 年 11 月 17 日颈椎 MRI：颈 3 ~ 颈 4、颈 4 ~ 颈 5、颈 5 ~ 颈 6 及颈 6 ~ 颈 7 椎间盘突出，椎管狭窄。

2. 2015 年 12 月 2 日颈椎片（图 1 - 4 - 1）：颈椎棘突右偏，颈 4 ~ 颈 6 椎间隙左右不对称；颈曲消失，呈全弓型，椎曲Ⅴ级，后纵韧带钙化，颈 3、颈 4、颈 5 椎体下缘见双边征。

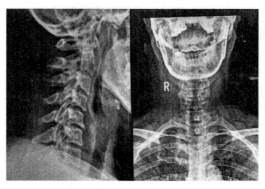

图 1 - 4 - 1 治疗前

【**诊断**】颈椎管狭窄症。

【**治疗经过**】

1. 理筋：常规在颈背部进行膏摩药熨，缓解肌肉紧张、粘连；骨空针刺，取颈胸椎夹脊穴、肩井、肩中俞、肩外俞、曲垣，配合四肢循经取穴，加电针。

2. 正脊骨法：行牵颈折顶法、胸腰旋转法、提胸过伸法。

3. 调曲：头晕缓解后，行仰卧位颈椎布兜牵引 5kg。

4. 功能锻炼：练习"健脊强身十八式"中的抱头侧颈式、虎项擒拿式、抱头屈伸式、侧颈双肩松胛式及拍墙式。每天锻炼 30 分钟。

以上治疗每日 1 次，经治疗 3 天，头晕症状缓解。治疗 20 天后，颈背痛及头痛、头晕、踩棉花样感症状消失，阳性体征消失。2015 年 12 月 23 日复查颈椎片（图 1-4-2）：颈椎棘突侧偏消失，各椎间隙明显增宽，颈曲较前改善，椎曲Ⅲ级。

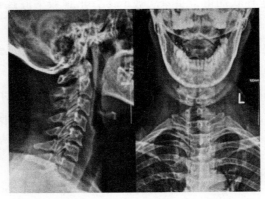

图 1-4-2　治疗后

【体会】颈椎管狭窄症多因颈背部肌肉劳损，双侧肌肉力量不平衡，导致颈椎椎体旋转、倾斜，椎曲变直甚至反弓，椎间盘向后突入椎管压迫脊髓，同时后纵韧带钙化、黄韧带增厚导致椎管狭窄，压迫脊髓，引起相关症状。在韦以宗教授"椎曲论"及"理筋、调曲、练功"治疗原则指导下，通过骨空针、正脊骨法、布兜牵引等治疗后，椎体旋转侧弯改善，椎曲恢复，临床症状消失。

（高腾、王丽英、李明亮）

颈椎管狭窄症 2

钟某，男，53 岁，四川重庆人。于 2016 年 9 月 1 日住院，2016 年 9 月 22 日出院。

【主诉】颈肩背间断疼痛 1 年，双下肢无力 5 个月。

【现病史】患者 1 年前无明显诱因出现颈肩背部疼痛，间断于私人门诊行推拿等治疗，症状时轻时重。5 个月前因劳累后上症加重，伴双下肢无力，脚下有踩棉花样感，至多家三甲医院就诊，经行颈椎 MRI，诊断为"颈椎病（脊髓型）"，建议手术治疗，患者拒绝，遂来就诊。

【体检】颈肌紧张僵硬，颈 5～颈 7 棘突旁及双肩广泛压痛，椎间孔挤压试验（+），臂丛神经牵拉试验双侧（+），霍夫曼征双侧（+）。直腿抬高试验及加强试验双侧（-），肱二、肱三头肌腱反射减弱，双侧膝腱反射及跟腱反射亢进。上肢肌力、肌张力正常，双下肢肌力Ⅳ级，肌张力增高，无肌肉萎缩，下肢浅感觉减退。颈部活动受限：前屈 20°，后伸 15°，左侧屈 15°，右侧屈 10°，左右旋转 30°。

【辅助检查】

1. 2016 年 4 月 6 日颈椎 MRI（图 1 - 4 - 3）：颈 5～颈 6 椎间盘突出，对应脊髓信号改变，局部椎管狭窄。

2. 2016 年 8 月 31 日颈椎 DR 片（图 1 - 4 - 4）：颈曲变直，呈Ⅳ级椎曲，后纵韧带钙化；棘突左偏，钩椎关节紊乱。腰椎 DR 片（图 1 - 4 - 5）：腰 3～腰 5 棘突左偏，腰椎曲度减小，呈Ⅲ级椎曲。

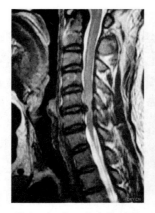 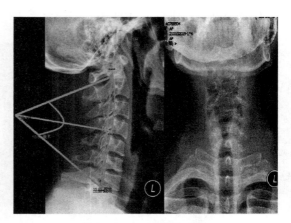

图 1 - 4 - 3 治疗前（1）　　　　　　图 1 - 4 - 4 治疗前（2）

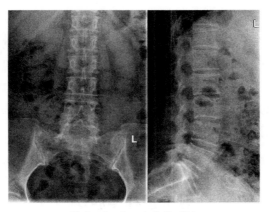

图 1 - 4 - 5 治疗前（3）

【诊断】颈椎管狭窄症。

【治疗经过】

1. 理筋：颈腰部行中药熏蒸、中药大封包治疗；以擦、揉等手法松解颈肩背肌；用骨空针调压，取颈腰椎夹脊穴、脊骨上空（风府、百会）、髓空（哑门）、髃骨空（天宗、天容）、臂骨空（三阳络）等。

2. 正脊骨法：不对颈椎正骨复位，而对胸腰椎行提胸过伸法和胸腰旋转法进行复位。

3. 调曲：上病下治法，行四维调曲法。

4. 内用药：辨证口服独活寄生汤加减。

5. 功能锻炼：练习"健脊强身十八式"中的第 1 式至第 8 式，配合颈胸椎核心肌群功能锻炼。

以上治疗每天 1 次，10 次为 1 个疗程，休息 1 天。经治疗 2 个疗程后，患者疼痛明显好转，双下肢无力改善，行走已基本正常，腱反射亢进消失，双下肢肌力Ⅳ + 1 级。2016 年 9 月 21 日复查颈腰椎片（图 1 - 4 - 6、图 1 - 4 - 7）：颈腰椎棘突无明显侧偏，颈曲由Ⅳ级恢复至Ⅱ级，腰曲由Ⅲ级恢复至Ⅰ级。

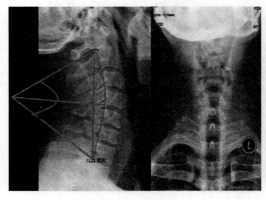 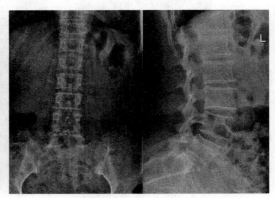

图 1 - 4 - 6　治疗后（1）　　　　　　图 1 - 4 - 7　治疗后（2）

【体会】颈椎管狭窄症被列为手法的禁忌证，患者面临被手术的命运。该患者颈曲变直，根据韦以宗教授"颈椎椎曲紊乱的主要原因不在颈椎，而在腰椎和胸椎"的观点，采用上病下治法，调整腰曲和胸椎骨关节紊乱，对颈椎不直接施行手法，使颈曲改善，取得意想不到的效果，又避免局部手法刺激而加重脊髓损伤的可能，使患者免受手术之苦，充分说明了中医整脊治疗颈椎椎管狭窄症的优势。

（林远方、何云波）

颈椎管狭窄症 3

黄某，男，52 岁，重庆黔江人。于 2016 年 7 月 10 日初诊，9 月 4 日结束治疗。

【主诉】颈部、左肩及左上肢酸痛无力 1 个月，伴双下肢无力半个月。

【现病史】患者 1 个月前出现颈部、左肩及左上肢酸胀剧痛无力。半个月后加重，并出现双乳以下平面麻木异感，双下肢无力，行走不利，左重右轻。在当地某三甲医院就诊，行颈椎 MRI 检查后诊断为"颈椎管狭窄"，行针灸、推拿、中药及输液治疗无效，医院建议手术治疗，患者拒绝，慕名来诊。

【体检】颈背部肌筋膜紧张，颈 5 ~ 胸 1 椎旁压痛。椎间孔挤压试验（ + ），臂丛神经牵拉试验左侧（＋），膝反射和跟腱反射右侧减弱，左侧亢进，霍夫曼征左侧（＋）。上肢肌力左侧Ⅲ至Ⅳ级，右侧Ⅴ级，双下肢肌力Ⅲ至Ⅳ级。颈部活动受限：屈曲20°，后伸15°，右侧屈15°，左侧屈10°，右旋转20°，左旋转10°。

【辅助检查】

1. 2016年7月7日颈椎MRI：颈椎上直下弓，颈6～颈7椎间盘脱出伴椎管狭窄。

2. 2016年7月9日腰椎X线片（图1-4-8）：腰椎棘突右偏，腰曲上弓下直型，椎曲Ⅴ级。

3. 2016年7月25日颈椎X线片（图1-4-9）：正位：颈椎棘突左偏，向右侧侧弯。侧位（抬头位）：颈椎上曲下弓，椎曲Ⅳ级，颈6～颈7椎间隙变窄。

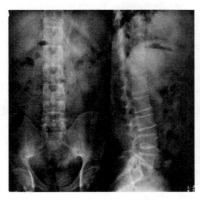 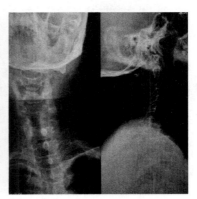

图1-4-8 治疗前（1）　　　　图1-4-9 治疗前（2）

【诊断】 颈椎管狭窄症。

【治疗经过】

1. 理筋：常规颈、胸腰部药熨，每天1次；骨空针刺，取颈夹脊、曲垣、肩髃、曲池、合谷等穴，每天1次；针刀松解颈5、颈6、颈7、胸1、胸2棘突旁、棘突间及肩胛内侧痛点，每周1次。

2. 正脊骨法：胸腰旋转法、提胸过伸法、轻柔的颈部牵引折顶法和仰卧叠拳冲压法，每天1次。颈胸解锁法，仰卧颈椎前屈30°～45°微调旋转法，每周1次。

3. 调曲：四维调曲法和颈椎卧位前屈位布兜牵引4kg，每天1次。

以上治疗方法，每周休息1天。经治疗3周，左上肢剧痛症状缓解，双乳平面麻木异感消失，双下肢无力改善，继续按上述方法治疗至第6周，临床症状、体征消失，肌力恢复至Ⅴ级。2016年8月8日复查颈腰椎X线片（图1-4-10、图1-4-11）：颈椎侧弯消失，椎曲改善，腰曲恢复至Ⅰ级。随访3个月未复发。

【体会】 颈椎椎管狭窄症临床上并不少见，西医以手术为主，手术虽可以扩大椎管解除脊髓压迫，但远期效果堪忧，术后的并发症和复发率也不容忽视。针灸科、康复科通常设为禁忌证。韦以宗教授认为，颈椎管狭窄的病因不在于颈椎椎间盘突出，而在于颈胸椎椎曲紊乱，胸椎不响，颈椎甭想，所以颈椎管狭窄治疗的关键在于矫正胸

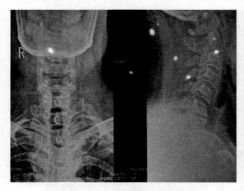
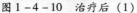
图 1 - 4 - 10　治疗后（1）

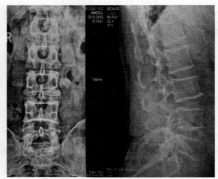
图 1 - 4 - 11　治疗后（2）

腰椎的侧弯和椎曲紊乱。现以针灸、药熨和针刀理其筋，通过上病下治、正脊调曲法矫正颈椎椎曲紊乱，患者筋柔曲正，诸症皆消。术后吩咐患者坚持选用"以宗健脊强身十八式"之左右开弓、双胛合拢、抱肩转胸、挺胸后伸等功能锻炼，防止复发。

（杨宗胜）

颈椎管狭窄症 4

王某，男，61 岁，马鞍山人。于 2015 年 5 月 4 日初诊，5 月 31 日结束治疗。

【主诉】左上肢酸痛无力 7 个月，加重伴双下肢无力半年。

【现病史】患者 7 个月前出现左上肢酸胀疼痛，1 个月后症状加重，头向左后仰症状加重，左手上举过头症状减轻，感觉双下肢无力、行走不利，曾在当地行针灸、推拿、中药治疗无效，后在某三甲医院行颈椎 MRI 检查后诊断为"颈椎管狭窄"，建议手术治疗，患者拒绝，遂来就诊。

【体检】颈背部肌筋膜紧张，颈 3 ~ 颈 6 椎旁压痛。椎间孔挤压试验（＋），臂丛神经牵拉试验左侧（＋），霍夫曼征双侧（＋），双侧膝腱反射亢进，跟腱反射减弱。左上肢肌力Ⅲ级，伴肌肉轻度萎缩，双下肢肌力Ⅲ至Ⅳ级。颈部活动受限：前屈 15°，后伸 10°，右侧屈 15°，左侧屈 10°，左右各旋转 20°。

【辅助检查】

1. 2015 年 3 月 9 日颈椎 MRI 报告单：颈 3 ~ 颈 6 椎间盘突出伴椎管狭窄，颈 6 ~ 颈 7 膨出，颈椎后凸。

2. 2015 年 5 月 6 日颈腰椎 X 线片（图 1 - 4 - 12、图 1 - 4 - 13、图 1 - 4 - 14）：颈

椎各棘突左偏，颈曲呈全弓型，椎曲Ⅴ级，颈4～颈5、颈5～颈6椎间隙变窄，颈4、颈5、颈6项韧带钙化。腰3、腰4、腰5棘突右偏，腰曲呈上弓下直型，椎曲Ⅳ级。

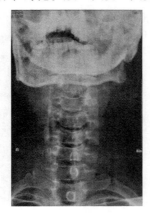 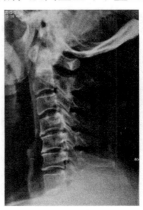

图1-4-12　治疗前（1）　　　　　图1-4-13　治疗前（2）

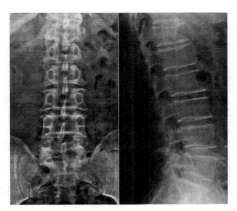

图1-4-14　治疗前（3）

【诊断】 颈椎管狭窄症。

【治疗经过】

1. 理筋：常规颈、胸腰部药熨，每天1次；骨空针刺，取颈夹脊、大椎、肩井、曲垣、肩髃、天宗、曲池等，每天1次；针刀松解颈4、颈5、颈6、颈7、胸1、胸2棘突旁、棘突间及肩胛内侧诸点，每周1次。

2. 正脊骨法：胸腰旋转法和提胸过伸法，每天1次；牵颈折顶法和颈胸解锁法（仰卧，颈椎前屈30°～45°微调旋转法），每周1次。

3. 调曲：四维调曲法，每天1次。颈椎卧位前屈位布兜牵引5kg（前屈角度以患者牵引到上肢症状缓解为佳，如有脊髓刺激症状应马上停止），每天1次。

以上治疗方法，每周休息1天。经治疗3周，左上肢及双下肢无力症状缓解，继续按上述方法治疗至第4周，临床症状及体征均消失。2015年5月31日复查颈腰椎片

（图1-4-15、图1-4-16）：颈腰椎侧偏明显好转，颈曲恢复至Ⅳ级，腰曲恢复至Ⅱ级。随访1年半未复发。

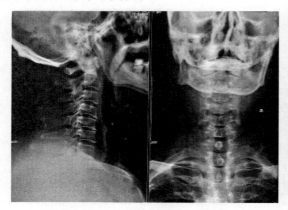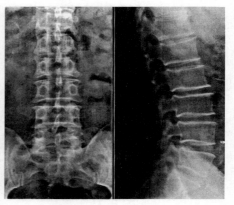

图1-4-15　治疗后（1）　　　　　　图1-4-16　治疗后（2）

【体会】颈椎椎管狭窄症在临床上并不少见，西医以手术为主，手术虽可以扩大椎管解除脊髓压迫，但远期效果堪忧，术后的并发症和复发率也不容忽视。针灸科、康复科通常设为禁忌证。韦以宗教授言："对于椎管狭窄症，中医整脊治疗以调曲为目标而不是以椎间盘为目标。此症普遍是椎曲消失或反弓，多个椎间盘突入椎管，后纵韧带折叠增厚，前后夹击导致狭窄。调曲法使整体改善椎曲，使其突入的椎间盘退出，打折的后纵韧带、黄韧带张开，椎管扩容而症状改善。"依照韦以宗教授"中医整脊学"的相关理论，以针灸、药熨、针刀理其筋，以整脊手法、四维牵引，颈病调胸腰，上病下治调曲，矫正椎曲紊乱，诸症皆消。嘱患者坚持"以宗健脊强身十八式"之左右开弓、双胛合拢、抱肩转胸、挺胸后伸等功能锻炼，防止复发。

（杨宗胜）

颈腰椎管狭窄症1

徐某，女，52岁，湖南省长沙市人。于2016年3月11日初诊，4月18日结束治疗。

【主诉】双上肢麻木、无力1年，加重伴双下肢踏棉感5月余。

【现病史】患者1年前无明显诱因出现双上肢麻木、无力，上举困难。5个月前症状加重，伴双下肢麻木、无力，有踩棉花样感觉，脚不能抬起，无法上楼，易摔倒，行走不足50米即需要休息，劳累、受寒时加重，严重影响日常生活，于各大医院就诊，诊断为"颈腰椎管狭窄症"，给予针灸推拿及药物治疗，未见明显好转，建议手术治疗，患者拒绝。经人介绍来诊。

【体检】颈背及腰部肌肉僵硬，颈椎棘间及棘旁压痛，腰 3～骶 1 椎旁压痛。直腿抬高试验双侧 45°（＋），霍夫曼征双侧（＋），肱二、肱三头肌腱反射双侧减弱，双侧膝腱反射亢进，跟腱反射消失。双上肢肌力Ⅳ级，双下肢肌力Ⅲ级，双下肢肌张力增高，深浅感觉正常。颈椎活动度：前屈 10°，后伸 5°，左右侧屈 15°，右旋转 15°，左旋转 20°。腰椎活动度：前屈 70°，后伸 10°，左右侧屈 15°，右旋转 20°，左旋转 15°。

【辅助检查】

1. 2015 年 10 月 4 日颈腰椎 MRI（图 1－4－17）：腰 4～腰 5、腰 5～骶 1 椎间盘变性并向后突出，同平面椎管狭窄，双侧隐窝消失，相应硬膜囊明显受压；颈 3～颈 4、颈 4～颈 5 椎间盘膨出，颈 5～颈 6、颈 6～颈 7 椎间盘突出，颈 5～颈 6 颈髓受压。

2. 2016 年 3 月 11 日颈腰椎 X 线片（图 1－4－18）：颈 4、颈 5 棘突左偏，椎体向右旋转；颈椎反弓，椎曲 V－1 级，颈 5～颈 6、颈 6～颈 7 椎间隙变窄；胸 12～腰 2 棘突右偏，椎体向左旋转；胸 1～腰 1、腰 2～腰 3 椎间隙稍变窄，腰 4 椎体现双边影，腰 5～骶 1 椎间隙变窄；腰椎变直，椎曲Ⅳ级，腰骶角增大。

【诊断】颈腰椎管狭窄症。

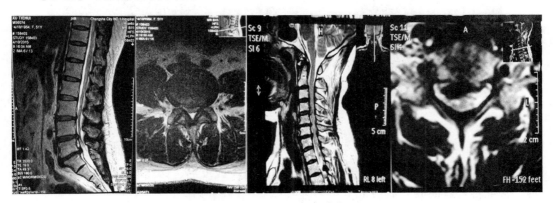

图 1－4－17 治疗前（1）

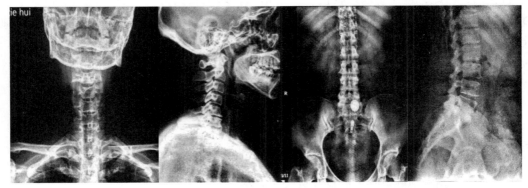

图 1－4－18 治疗前（2）

【治疗经过】

1. 理筋：颈背、胸背、腰背肌肉药熨；骨空针灸，取颈腰椎夹脊穴为主，配合三风、脑空，加电针，每次 30 分钟；用擦法、拿法、揉法放松颈腰部肌群。

2. 正脊骨法：理筋之后行腰椎旋转法、胸腰椎旋转法、提胸过伸法和牵颈折顶法。

3. 调曲：先行一维调曲法，3 天后改行四维调曲法，每次 20 分钟。

4. 功能锻炼：做"健脊强身十八式"中的前弓后箭式，配合扩胸运动，每天锻炼 30 分钟。

以上治疗方法，每天 1 次，每周休息 1 天。经治疗 2 周后，四肢麻木无力明显缓解，踏棉感好转，1 月后临床症状及体征均消失，可正常行走。2016 年 4 月 18 日复查颈腰椎 X 线片（图 1-4-19）：颈椎曲度恢复至Ⅳ级，腰椎曲度恢复至Ⅰ级。

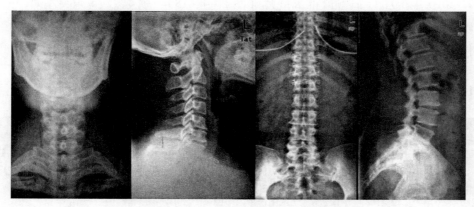

图 1-4-19　治疗后

【体会】 韦以宗教授认为，椎管狭窄症的治疗，是以调曲为目标而不是以椎间盘为目标。此症普遍是由于颈腰椎劳损，导致椎曲消失或反弓，多个椎间盘突出，后纵韧带、黄韧带折叠增厚，前后夹击导致椎管狭窄，脊髓受压，产生相应症状。颈曲紊乱源自腰曲，因此，遵照韦以宗教授上病下治法，以调腰曲为主。在"理筋、调曲、练功"治疗原则的指导下，经系统治疗，椎体对点、对位、对线，椎曲逐步恢复，压迫解除，症状消失。

（丁力）

颈腰椎管狭窄症 2

朱某，男，65 岁，上海人。于 2016 年 9 月 12 日初诊，11 月 15 日结束治疗。

【主诉】 颈腰部酸痛伴右侧肢体麻木 4 月余。

【现病史】 患者 4 个月前无明显诱因感觉颈腰部酸痛，坐久出现右手指、右足趾麻木，症状日渐加重，发展为右侧肢体酸痛麻木，握物乏力，脚底下有踩棉花感，步行 5 分钟、行走 100 米左右则迈步困难，骑自行车则无碍。就诊于上海几家三甲医院，诊断为"颈腰椎椎管狭窄"，均建议手术，患者拒绝。经人介绍来诊。

【体检】颈 5～颈 7 棘突右侧压痛（＋），椎间孔挤压试验（＋），臂丛神经牵拉试验右侧（＋）。直腿抬高试验双侧（－），加强试验（＋），右侧肱二、肱三头肌腱反射消失，右膝腱反射减弱，跟腱反射正常，霍夫曼征右侧（＋）。右上肢肌力Ⅲ级，右下肢肌力Ⅳ级，右手握力减退，右踇趾背伸力量较左侧弱，右手指、右足背及足趾浅感觉减退。颈椎活动度：前屈 20°，后伸 10°，左侧屈 15°，右侧屈 10°，左旋 30°，右旋 40°。腰椎活动度：前屈 60°，后伸 5°，左侧屈 20°，右侧屈 10°，左旋 10°，右旋 15°。

【辅助检查】

1. 2016 年 6 月 10 日颈腰椎 MRI：颈 3～颈 4、颈 4～颈 5 椎间盘突出，颈 5～颈 6 及颈 6～颈 7 椎间盘突出，硬膜囊受压，椎管狭窄。腰 4～腰 5 椎间盘膨出，腰 5～骶 1 椎间盘突出并椎管狭窄。

2. 2016 年 9 月 12 日颈腰椎 X 线片（图 1－4－20、图 1－4－21）：寰齿间隙左窄右宽，颈 5～颈 7 棘突右偏，颈椎上弓下直，椎曲Ⅴ级，棘上韧带钙化；腰椎略向左侧倾斜，腰 4～腰 5 及腰 5～骶 1 椎间隙变窄，腰椎曲度变浅，呈Ⅱ级椎曲，后缘现双边征。

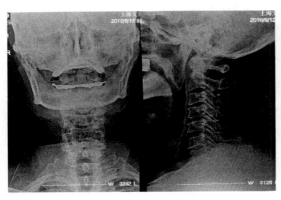

图 1－4－20　治疗前（1）

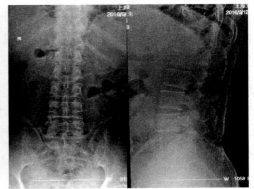

图 1－4－21　治疗前（2）

【诊断】椎管狭窄症（颈腰椎管狭窄）。

【治疗经过】

1. 理筋：常规颈、胸腰部药熨；骨空针刺，取颈腰椎夹脊穴、百会、四神聪、环跳、委中等。

2. 正脊骨法：胸腰旋转法、提胸过伸法和牵颈折顶法。

3. 调曲：先行二维调曲法（左下肢），3 次后改行四维调曲法。

4. 功能锻炼：练习虎项擒拿式、抱头屈伸式、双胛合拢式、胸挺后伸式、顶天立地式和前弓后箭式，每式 2~3 分钟，每天 2 次。

以上治疗均为 2 天 1 次。治疗 2 周后于颈、腰部行针刀松解术，术后 3 天每天予以激光、调曲治疗 1 次，然后继续行上述理筋、正脊骨及调曲治疗，8 周后临床症状、体征消失。2016 年 11 月 15 日复查颈腰椎 X 线片（图 1-4-22、图 1-4-23）：寰齿间隙近对称，颈椎反弓纠正，颈曲恢复为 Ⅱ 级，腰椎椎体左倾纠正，腰曲恢复为 Ⅰ 级。

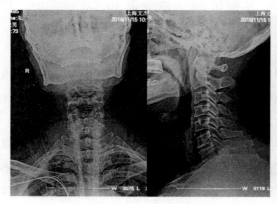
图 1-4-22 治疗后（1）

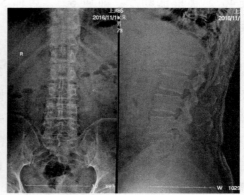
图 1-4-23 治疗后（2）

【体会】韦以宗教授认为："对椎管狭窄症，中医整脊治疗以调曲为目标，而不是以椎间盘为目标。此症普遍是椎曲消失或反弓，多个椎间盘突入椎管，椎体旋转移位，后纵韧带、黄韧带折叠增厚，前后夹击导致狭窄。调曲法是整体改善椎曲，使其突入的椎间盘随椎骨退出，打折的后纵韧带、黄韧带张开，椎管扩容，症状、体征改善。"本案治疗以"理筋、调曲、练功"三大治疗原则为指导，通过针灸、药熨、骨空针及正脊调曲治疗，配合适当的功能锻炼，颈椎、腰椎椎曲紊乱较之前有所纠正，患者症状明显改善，避免了手术痛苦。

（韦春德）

腰椎管狭窄症 1

党某，女，55 岁，新疆阜康市良繁村人。于 2016 年 10 月 17 日住院，10 月 27 日出院。

【主诉】腰痛反复发作 10 年，加重 1 月余。

【现病史】患者 10 年前劳累后出现腰痛，弯腰过久及受凉则加重，休息后缓解，未行系统诊疗。7个月前因腰痛来诊，予以中药熏洗、中频脉冲、艾灸等治疗1周后好转。9月初腰痛加重，伴双下肢行走无力，间歇性跛行，休息后无缓解，再次来诊，以"腰椎管狭窄症"收住入院。

【体检】胸腰段稍隆起，腰椎向左侧弯，腰3~骶1棘突及其两旁压痛，叩击痛（＋），骶棘肌紧张。直腿抬高试验及加强试验双侧（－），腰椎过伸试验（＋），膝腱反射及跟腱反射双侧减弱，病理反射未引出。下肢肌力Ⅳ级，肌张力下降，无肌萎缩，双侧踇背伸肌力Ⅳ级，跖屈Ⅴ级。腰椎活动度：前屈30°，后伸0°，左侧屈10°，右侧屈10°，左旋5°，右旋5°。

【辅助检查】

1. 2016年3月15日腰椎MRI：腰3~腰4、腰4~腰5、腰5~骶1椎间盘突出，椎管狭窄。

2. 2016年10月17日腰椎片（图1-4-24）：腰椎棘突右偏，左侧弯；腰曲呈上弓下直型，椎曲Ⅴ级。

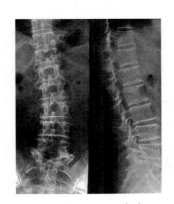

图1-4-24 治疗前

【诊断】腰椎管狭窄症。

【治疗经过】

1. 理筋：常规胸腰部药熨；艾箱灸、拔罐疗法；骨空针刺，以腰夹脊为主，加环跳、承扶、委中、昆仑、次髎、秩边，配合电针；运用拿、捏、㨰、揉手法放松腰背部、腰骶部肌肉。

2. 正脊骨法：运用胸腰旋转法及挺胸过伸法调整腰椎旋转侧弯。

3. 调曲：先行一维调曲法，配以中间加压手法，3天后改行四维调曲法。

4. 功能锻炼：练习顶天立地式、剪步转盆式、前弓后箭式及过伸腰肢式，每天锻炼30分钟。

以上治疗每天1次，经过10天的治疗，腰痛症状明显减轻。2016年10月27日复查X线片（图1-4-25）：腰椎旋转侧弯明显改善，腰曲恢复至上直下曲型，椎曲Ⅲ级。

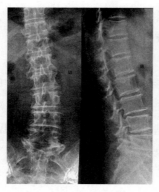

图 1 - 4 - 25　治疗后

【体会】韦以宗教授认为，腰椎管狭窄症严格地说是医源性疾病，由于疾病早期，单纯以止痛为治疗目的，没有纠正脊柱的旋转侧弯及椎曲异常所致。采用理筋、正脊调曲法治疗后，腰椎旋转侧弯得到纠正，椎曲改善，临床症状随之改善。本案患者若能继续系统整脊治疗，同时配合功能锻炼，恢复脊柱应有的生理曲度，临床疗效还会有提高，且不易复发。

（景涛、陈军）

腰椎管狭窄症 2

施某，女，70 岁，上海人。于 2014 年 1 月 5 日入院，3 月 30 日出院。

【主诉】腰痛伴左下肢酸痛无力 1 月余。

【现病史】患者 1 个月前劳累后出现持续性腰骶部疼痛，站立、行走过多时疼痛明显加重，休息后缓解。日后症状逐渐加重，并出现左侧下肢酸痛无力，步行 100 米左右需下蹲休息，方可继续行走。在上海多家三甲医院就诊，诊断为"腰椎管狭窄症"，均建议手术治疗，患者拒绝，遂来就诊。

【体检】腰背部肌肉僵硬，可触及条索样结节，腰 2 ~ 骶 1 椎间隙及椎旁压痛和叩击痛（＋），直腿抬高试验及加强试验双侧（－）。膝腱反射左侧消失，右侧减弱，跟腱反射双侧消失，下肢肌力Ⅳ级，肌张力下降，无肌萎缩。左踇背伸、跖屈肌力Ⅳ级，左小腿前内侧浅感觉减退，病理征（－）。腰椎活动度：前屈 50°，后伸 10°，左屈 10°，右屈 15°，左右旋转 20°。

【辅助检查】

1. 2013 年 12 月 7 日腰椎 CT：腰 4 ~ 腰 5 椎间盘膨出并突出，腰 5 ~ 骶 1 椎间盘突出，椎管狭窄。

2. 2014 年 1 月 5 日腰椎 X 线片（图 1 - 4 - 26）：胸 12 ~ 腰 2 棘突右偏，左侧弯

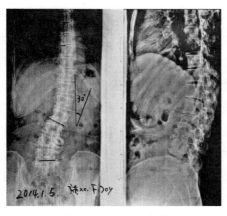

图 1 - 4 - 26 治疗前

30°，腰 3 ~ 腰 5 棘突左偏，右侧弯，腰 2 向左移位，胸 12 ~ 骶 1 各椎间隙左右不等宽，腰骶、双侧骶髂关节发白；腰曲消失，呈全弓型，椎曲 V 级，腰 2 ~ 腰 3、腰 3 ~ 腰 4 椎间隙明显变窄，椎体下缘现双边征，椎间孔由上到下逐渐变小。

【诊断】腰椎管狭窄症。

【治疗经过】

1. 理筋：常规胸腰部药熨；艾箱灸、拔罐疗法；骨空针刺，以腰夹脊为主，配环跳、承扶、委中、昆仑、秩边等；运用拿、捏、擦、揉手法放松腰背部、腰骶部肌肉。

2. 正脊骨法：运用胸腰旋转法和提胸过伸法。

3. 调曲：先行二维调曲法（左下肢），配以中间加压手法，1 周后改行四维调曲法。

4. 功能锻炼：练习顶天立地式、剪步转盆式、过伸腰肢式和前弓后箭式，每天锻炼 30 分钟。

以上方法每日 1 次，治疗 2 周后行小针刀松解，并行韦氏内功复位术。治疗后复查照片（图 1 - 4 - 27）：腰椎旋转纠正，脊柱侧弯明显改善（15°）。

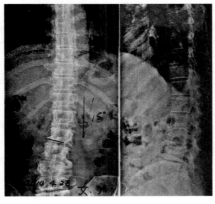

图 1 - 4 - 27 治疗后

【体会】韦以宗教授认为，对于椎管狭窄症，中医整脊治疗以调曲为目标而不是以椎间盘为目标。此症普遍是椎曲消失或反弓，多个椎间盘突入椎管，后纵韧带、黄韧带折叠增厚，前后夹击导致狭窄。调曲法是整体改善椎曲，使其突入的椎间盘随椎骨退出，打折的后纵韧带、黄韧带张开，椎管扩容，症状、体征改善。通过"理筋、调曲、练功"，脊椎椎曲恢复，症状改善。故治疗以"理筋、调曲、练功"为原则，在理筋的基础上整脊复位、调曲之后，患者临床症状消失，再配合功能锻炼，以巩固疗效。

患者首次治疗后复查腰椎片：侧弯由 30°恢复到 18°，症状明显改善。回家后未能配合锻炼，病情反弹，再次来诊时腰椎 X 线片：侧弯为 25°。继续上方治疗，纠正至15°，由此验证韦以宗教授的箴言——整脊不练功，疗效会落空。

（高腾、李明亮、贾耀山）

腰椎管狭窄症 3

郝某，男，76 岁，上海人。2016 年 10 月 27 日住院，11 月 19 日出院。

【主诉】腰骶痛、右下肢麻痛伴间歇性跛行 3 年。

【现病史】患者平素工作劳累，3 年前出现腰骶部疼痛，右下肢麻痛，伴间歇性跛行，每行走 30 米即疼痛加重，至深圳市某三甲医院就诊，经行腰椎 MRI 检查，诊断为"腰椎管狭窄"，建议手术治疗，患者拒绝，故予腰椎牵引及口服药物对症处理，症状缓解不明显。经人介绍来诊。

【体检】腰肌稍紧张，腰 4～腰 5、腰 5～骶 1 棘突旁压痛，直腿抬高试验及加强试验均（－），双侧膝腱反射、跟腱反射减弱。双侧蹋背伸肌力Ⅳ级，双下肢肌力Ⅲ级，肌张力下降，右下肢较左下肢肌肉萎缩，右下肢浅感觉稍减退。腰椎活动受限：前屈45°，后伸 20°，左右侧屈约 15°，左右旋转约 20°。

【辅助检查】

1. 2013 年 9 月 7 日腰椎 MRI：腰 4～腰 5、腰 5～骶 1 椎间盘突出，黄韧带增厚，椎管狭窄。

2. 2016 年 10 月 27 日腰椎 DR（图 1－4－28）：腰椎棘突右偏左侧弯，腰 4～腰 5及腰 5～骶 1 椎间隙变窄，骨盆左高右低；腰曲呈全弓型，椎曲Ⅴ级。

3. 2016 年 10 月 27 日下肢肌电图：双下肢肌电图呈慢性神经源性损害电生理表现，考虑累及腰 4～骶 2 神经根。

【诊断】腰椎管狭窄症。

【治疗经过】

1. 理筋：腰部行中药熏蒸、中药热奄包治疗；以㨰、按、点手法松解腰部肌肉；

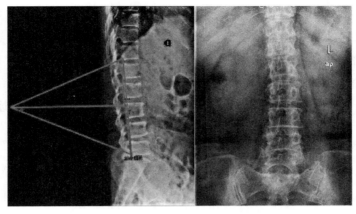

图 1 - 4 - 28　治疗前

骨空针，取腰夹脊为主，加脊骨下空（腰俞）、尻骨空（白环俞、委中、承扶、承山、昆仑、八髎）、臂骨空（环跳）、骭骨空（阳陵泉、光明、悬钟、京门、侠溪），以舒筋通络，活血止痛。

2. 正脊骨法：用腰椎旋转法和腰骶侧扳法纠正腰椎旋转侧弯。

3. 调曲：先行一维调曲法，2 周后改行四维调曲法。

4. 内服药：辨证口服独活寄生汤加减。

5. 功能锻炼：练习过伸腰肢式、前弓后箭式。

以上治疗每天 1 次，10 次为 1 个疗程，休息 1 天。治疗 2 个疗程后，腰骶部疼痛及右下肢麻痛明显缓解，步行 800 米左右无不适，腰椎活动正常，下肢肌力Ⅳ +1 级。2016 年 11 月 19 日复查腰椎 DR （图 1 - 4 - 29）：腰椎旋转侧弯消失，腰曲明显改善，椎曲由Ⅴ级恢复至Ⅲ级。

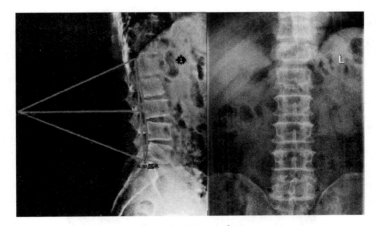

图 1 - 4 - 29　治疗后

【体会】腰椎管狭窄症，若只采取推拿、针灸等治疗方法，疗效往往不明显，很多

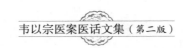

患者不得不采取手术治疗。韦以宗教授认为，腰椎管狭窄是动态狭窄，主要是因为椎体旋转、椎曲变直，使椎管容积更窄而出现症状。在这一思想指导下，通过点线结合整脊法，以调整椎曲为治疗目的，令很多患者免受手术之苦，这也是区别于传统保守治疗方法的精髓所在。

（林远方、谭楚山）

腰椎管狭窄症 4

刘某，女，56 岁，新疆呼图壁县人。于 2015 年 6 月 29 日住院，7 月 16 日出院。

【主诉】 间断腰痛 14 年，加重伴间歇性跛行 2 个月。

【现病史】 患者 14 年前劳累后出现腰痛，久坐及翻身疼痛加重，休息后缓解。每因久坐、劳累症状反复，弯腰及翻身疼痛加重，无双下肢放射痛，就诊新疆多家医院，诊断为"腰椎管狭窄症"，给予针灸、推拿及口服药物治疗，症状缓解。2 个月前劳累后症状加重，腰椎活动受限，伴间歇性跛行，喜下蹲位，腰后伸位、站立、行走时疼痛明显，伴有双下肢后侧牵拉痛，足背及足趾放射痛及麻木，前屈位时麻痛缓解，遂来就诊。

【体检】 腰背部肌肉僵硬，腰 2~骶 1 椎间隙及椎旁压痛。直腿抬高试验双侧（-），加强试验（+），膝腱反射双侧消失，跟腱反射减弱左侧消失，右侧减弱。双下肢肌力Ⅳ级，肌张力下降。左下肢肌肉萎缩，髌骨上 10cm，左侧 50cm、右侧 52cm；髌骨下 10cm，左侧 34cm、右侧 36cm。左侧踇背伸肌力Ⅳ级。左小腿浅感觉减退。腰椎活动度：前屈 40°，后伸 5°，左侧屈 15°，右侧屈 20°，左旋转 20°，右旋转 15°。

【辅助检查】

1. 2015 年 6 月 4 日腰椎 X 线片（图 1 - 4 - 30）：腰椎棘突左偏，右侧弯 34°，腰 2、腰 3 椎体向右侧方位移，腰 2~腰 3 及腰 3~腰 4 椎间隙左窄右宽；腰曲上弓下

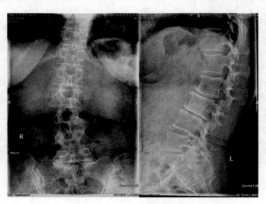

图 1 - 4 - 30　治疗前

直，椎曲Ⅴ－1级，腰2、腰3、腰4椎体向后移位，腰骶轴交角101°。

2. 2015年6月28日腰椎CT：腰2～腰3、腰3～腰4椎间盘膨出，腰4～腰5、腰5～骶1椎间盘突出；腰椎退行性骨关节病；腰椎管狭窄。

【诊断】腰椎管狭窄症（腰2～腰4后滑脱）。

【治疗经过】

1. 理筋：常规胸腰部药熨；艾箱灸、拔罐疗法；骨空针刺，取腰夹脊为主；运用拿、捏、搓、揉手法放松腰背部、腰骶部肌肉。

2. 正脊骨法：用胸腰旋转法及提胸过伸法调整腰椎旋转、侧弯。

3. 调曲：先行一维调曲法，配合中间加压手法，1周后改行四维调曲法。

4. 功能锻炼：练习顶天立地式、剪步转盆式、拍墙松筋式和前弓后箭式。第2周后，增加过伸腰肢式，坚持每天锻炼30分钟。

以上治疗均为每天1次，治疗10天后于腰部行小针刀松解，并行韦氏内功复位术，患者腰及双下肢后侧牵拉痛消失，左下肢足背及足趾有轻微麻木。2015年7月9日复查X线片（图1－4－31）：腰椎棘突左偏、右侧弯明显好转，侧弯由34°恢复到13°，腰曲呈上直下曲型，椎曲Ⅲ－1级，腰2、腰3椎体向后滑脱较前改善，腰4椎体滑脱复位。继续治疗2周，症状消失。

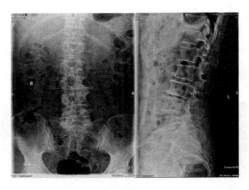

图1－4－31 治疗后

【体会】中医整脊治疗腰椎管狭窄症以调曲为目标，而不是以椎间盘为目标。腰椎管狭窄症普遍是椎曲消失或反弓，多个椎间盘突入椎管，后纵韧带、黄韧带折叠增厚，前后夹击导致的。维系脊柱四维结构的生物力学改变（肌肉劳损、椎间盘退变变性）—棘突偏歪、小关节紊乱、椎体旋转移位（滑脱）、脊柱侧弯（侧滑）—椎曲改变—椎间盘挤压突出、后纵韧带和黄韧带增厚—椎管狭窄—神经卡压—腰腿痛。根据韦以宗教授"理筋、调曲、练功"治疗脊柱劳损病的原则，在理筋的基础上整脊复位调曲之后，患者临床症状明显改善，再配合功能锻炼，巩固疗效。

（王云江、梅江）

腰椎管狭窄症（侧方并后方移位）

晏某，男，67 岁，汉族，新疆呼图壁县人。于 2015 年 7 月 13 日住院，7 月 27 日出院。

【主诉】 反复腰痛 10 余年，加重 1 个月。

【现病史】 患者 10 年前受凉后出现腰痛，自服"舒筋活络丸"，在外院行针灸、理疗等治疗，症状改善。1 个月前腰痛渐加重，腰后伸时出现腰痛及右下肢麻木，伴间歇性跛行，平地行走 100 米左右即出现双下肢疼痛、麻木、无力，需蹲下或坐下休息数分钟，方能继续行走，遂来就诊。

【体检】 腰背部肌肉僵硬，腰 3 ~ 骶 1 椎间隙及椎旁压痛和叩击痛（＋），直腿抬高试验（－），加强试验右侧（＋）。右侧膝腱反射、跟腱反射均减弱，下肢肌力右侧Ⅳ级，左侧Ⅴ级，右下肢肌张力下降。右足踇背伸及跖屈肌力Ⅳ级，双下肢肌肉无萎缩。右小腿外侧浅感觉减退。腰椎活动度：前屈 60°，后伸 5°，左侧屈 15°，右侧屈10°，左侧旋转 20°，右侧旋转 15°。

【辅助检查】

1. 2015 年 7 月 13 日腰椎 X 线片（图 1－4－32）：腰椎棘突左偏，向右侧弯 41°，腰 2 ~ 腰 3 及腰 3 ~ 腰 4 椎间隙左窄右宽，腰 2、腰 3 椎体向右侧方位移，椎体边缘见骨质增生改变；腰曲呈全弓型，椎曲Ⅴ－1 级，腰 3 椎体向后移位，腰 2 ~ 腰 3 及腰 3 ~腰 4 椎间隙消失，腰骶轴交角 139°。

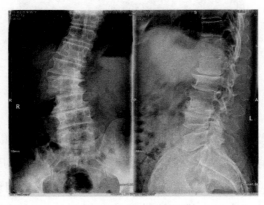

图 1－4－32　治疗前

2. 2015 年 7 月 16 日腰椎 CT：腰 2 ~ 腰 3、腰 3 ~ 腰 4 椎间盘膨出，腰 4 ~ 腰 5、腰5 ~ 骶 1 椎间盘突出；腰椎退行性骨关节病；腰椎管狭窄。

【诊断】 腰椎管狭窄症。

【治疗经过】

1. 理筋：常规胸腰部药熨；艾箱灸、拔罐疗法；骨空针刺，取腰夹脊为主；运用拿、捏、搓、揉手法放松腰背部、腰骶部肌肉。

2. 正脊骨法：胸腰旋转法及提胸过伸法。

3. 调曲：先行二维牵引调曲（右下肢），配以中间加压手法，1 周后改每天上午行三维调曲法，下午佩戴腰围行四维调曲法。

4. 功能锻炼：练习顶天立地式、剪步转盆式、拍墙松筋式和床上起坐式，第 2 周后增加前弓后箭式及过伸腰肢式，每天锻炼 30 分钟。

以上治疗方法，每天 1 次，治疗 1 周后于腰部行小针刀闭合松解术及韦氏内功复位术，腰腿痛症状明显减轻。2015 年 7 月 21 日复查腰椎 X 线片（图 1 - 4 - 33）：腰椎侧弯改善，恢复至 27°，腰曲恢复至上直下曲型，椎曲 Ⅲ - 1 级。继续治疗 1 周，症状消失，可以步行 1 千米无症状。

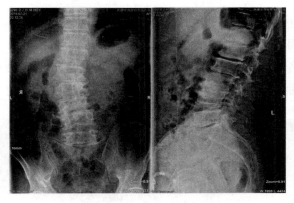

图 1 - 4 - 33　治疗后

【体会】本案腰椎管狭窄症严格地说，就是在疾病的早期没有及时纠正脊柱的旋转、侧弯和曲度异常等，即未能恢复腰椎的力学平衡，而是以止痛为目的，反复如此留下的累积性病症。因此，根据"一圆一说两论"，应用调曲整脊法治疗腰椎滑脱并腰椎管狭窄症，取得了较好的临床疗效。

（王云江、梅江）

腰椎管狭窄症 5

毕某，女，53 岁，哈萨克族，新疆呼图壁县人。于 2015 年 10 月 21 日住院，10 月 31 日出院。

【主诉】腰痛伴活动受限 5 年，加重半个月。

【现病史】患者 5 年前因劳累出现腰部疼痛，久坐及翻身活动时腰部疼痛加重，症状逐渐加重，伴明显间歇性跛行，平地行走 100 米左右即出现双下肢疼痛、麻木、无力，需蹲下或坐下休息数分钟后上述症状略缓解，方能继续行走。先后就诊新疆多家医院，诊断为"腰椎管狭窄症"，建议手术，患者拒绝。半个月前劳累后症状再次加重，于当地卫生院行针灸、理疗等治疗，效果欠佳，遂来就诊。

【体检】腰背部肌肉僵硬，弹性较差，各腰椎间隙及椎旁压痛和叩击痛（＋）。直腿抬高试验双侧（－），加强试验（＋），膝腱反射、跟腱反射双侧均减弱。双下肢肌力Ⅳ级，肌张力下降。左下肢肌肉萎缩，髌骨上 10cm，左侧 48cm、右侧 52cm；髌骨下 10cm，左侧 28cm、右侧 30cm。双侧踇背伸肌力Ⅳ级，跖屈肌力Ⅴ级，双小腿前内侧及足背浅感觉下降。腰椎活动度：前屈 60°，后伸 10°，左侧屈 10°，右侧屈 15°，左侧旋转 15°，右侧旋转 25°。

【辅助检查】

1. 2014 年 9 月 30 日腰椎 MRI：腰椎侧弯，腰 2～腰 3、腰 3～腰 4、腰 4～腰 5 及腰 5～骶 1 椎间盘突出，黄韧带增厚，椎管狭窄。

2. 2015 年 10 月 21 日腰椎 X 线片（图 1－4－34）：腰 1、腰 2 棘突左偏，腰 3～腰 5 棘突右偏，向左侧弯 18°，腰 4 向左移位，腰 3～腰 4 及腰 4～腰 5 椎间隙右窄左宽；腰曲呈全直型，椎曲Ⅳ级，椎体下缘及后缘见双边征，腰骶轴交角 163°。

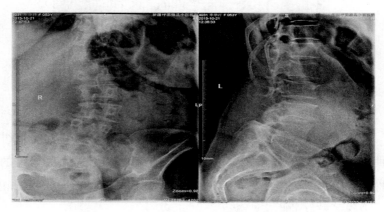

图 1－4－34　治疗前

【诊断】退变性腰椎管狭窄症。

【治疗经过】

1. 理筋：常规胸腰部药熨；艾箱灸、拔罐疗法；骨空针，取腰夹脊为主；运用拿、捏、滚、揉手法放松腰背部、腰骶部肌肉。

2. 正脊骨法：用胸腰旋转法和腰椎旋转法。

3. 调曲：先用一维调曲法，配以中间加压手法，3 天后改行四维调曲法。

4. 功能锻炼：练习顶天立地式、剪步转盆式、拍墙松筋式和前弓后箭式。第 2 周后增加过伸腰肢式，坚持每天锻炼 30 分钟。

以上治疗方法，每天 1 次，治疗 1 周后于腰部行小针刀松解，并行韦氏内功复位术，腰腿痛症状消失，行走 500 米无不适。2015 年 10 月 27 日复查腰椎 X 线片（图 1-4-35）：腰椎侧弯恢复至 9°，椎曲恢复至 Ⅱ 级。

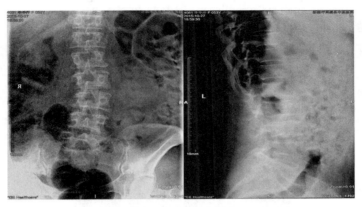

图 1-4-35　治疗后

【体会】人体脊柱是由椎骨和椎间盘组成，椎骨旋转移位，椎间盘变性（突出、膨出或脱出），必然会导致脊柱生理曲度（椎曲）异常。而人的椎曲决定了椎管和椎间孔的宽度，同时也决定了脊髓在椎管内的位置和脊神经的排列。因此，人体椎曲改变必然导致椎管和椎间孔异常，使所通过的脊髓、神经受到激惹或压迫，进而产生疼痛、麻木、无力等临床症状和体征，所以椎曲异常是脊柱疾病的根源所在，当然也是椎管狭窄症的根源所在。中医整脊治疗腰椎管狭窄症，以调曲为目标，而不是以椎间盘为目标。此症普遍是椎曲消失、反弓，多个椎间盘突入椎管，后纵韧带、黄韧带折叠增厚，前后夹击导致狭窄。调曲法是整体改善推曲，使其突入的椎间盘随椎骨退出，打折的后纵韧带、黄韧带张开，椎管扩容，症状、体征改善。因此，根据"一圆一说两论"，应用调曲整脊法治疗椎管狭窄症，取得了较好的临床疗效。

（王云江、梅江）

腰椎管狭窄症 6

付某，女，67 岁，新疆呼图壁县人。2016 年 11 月 20 日住院，12 月 5 日出院。

【主诉】腰痛 1 年，加重伴活动受限 3 天。

【现病史】患者 1 年前无诱因出现腰痛，腰后伸时出现腰痛及右下肢麻木，伴间歇性跛行，曾因"腰椎管狭窄症"在新疆某医院行针灸推拿、正脊调曲、内外用药及功能锻炼等治疗后腰痛减轻。3 天前突然疼痛加重，腰后伸、站立、行走时疼痛明显，伴间歇性跛行，喜下蹲位，遂来就诊。

【体检】腰背肌肉僵硬，腰 3~骶 1 椎间隙及椎旁压痛，直腿抬高试验双侧（－），加强试验右侧（＋），双侧膝腱反射下降，跟腱反射消失。双下肢肌力Ⅳ级，右下肢肌张力下降，无肌肉萎缩，右侧足踇背伸肌力Ⅳ级，右小腿外侧浅感觉下降。腰椎活动度：前屈 80°，后伸 5°，左右侧屈 15°，左右旋转 20°。

【辅助检查】

1. 2016 年 3 月 14 日腰椎 X 线片（图 1－4－36）：腰 2~腰 4 棘突左偏，右侧弯 10°；腰曲呈上弓下曲型，椎曲Ⅳ级，腰 3 向后移位，腰骶轴交角 105°。

2. 2016 年 11 月 28 日腰椎 CT：腰 3~腰 4、腰 4~腰 5、腰 5~骶 1 椎间盘膨出并突出；腰椎管狭窄。

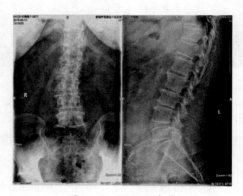

图 1－4－36　治疗前

【诊断】腰椎管狭窄症。

【治疗经过】

1. 理筋：常规胸腰部药熨；艾箱灸、拔罐疗法；骨空针刺，以腰夹脊为主，加环跳、承扶、委中、昆仑等；用拿、捏、滚、揉手法放松腰背、腰骶部肌肉。

2. 正脊骨法：应用胸腰旋转法、腰椎旋转法和提胸过伸法调整腰椎旋转侧弯。

3. 调曲：先行一维调曲法，配合两端加压手法，3 天后改行四维调曲法。

4. 功能锻炼：练习顶天立地式、剪步转盆式、拍墙松筋式和前弓后箭式，每天锻炼 30 分钟。

以上治疗方法，每天 1 次，治疗 3 天后，于腰部行小针刀松解，并行韦氏内功复位术。11 月 28 日复查腰椎 X 线片（图 1－4－37）：腰椎旋转侧弯好转，腰 3 椎体向后移位复位，腰曲恢复至Ⅲ级。转门诊继续按上述方法治疗至第 4 周，临床症状消失。

【体会】中医整脊治疗腰椎管狭窄症以调曲为目标，而不是以椎间盘为目标。此症

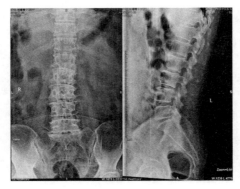

图 1-4-37 治疗后

普遍是椎曲消失或反弓，多个椎间盘突入椎管，后纵韧带、黄韧带折叠增厚，前后夹击导致狭窄。调曲法是整体改善椎曲，使其突入的椎间盘随椎骨退出，打折的后纵韧带、黄韧带张开，椎管扩容，症状、体征改善，故调曲就可以复位。因此，临证根据"一圆一说两论"，应用整脊调曲法治疗腰椎滑脱并腰椎管狭窄症，取得良好的临床效果。

（王云江、梅江）

腰椎管狭窄症 7

王某，女，73岁，新疆呼图壁县人。于2016年5月16日入院，5月30日出院。

【主诉】 腰痛伴右下肢麻木2年，加重1周。

【现病史】 患者2年前无诱因出现腰部酸痛，劳累及腰后伸时加重，伴右下肢麻木，间歇性跛行，喜下蹲位，曾在外院就诊，诊断为"腰椎间盘突出症"，行针灸、推拿、理疗，腰痛缓解。1周前症状加重，步行200米即出现腰痛、右下肢麻痛，遂来就诊。

【体检】 腰背肌肉僵硬，腰3~骶1椎间隙及椎旁压痛。直腿抬高试验双侧（-），加强试验右侧（+）。膝腱反射及跟腱反射右侧消失，左侧减弱。双下肢肌力Ⅳ级，右下肢肌张力下降，无肌肉无萎缩。右侧踇背伸肌力Ⅳ级。腰椎活动度：前屈60°，后伸5°，左右侧屈20°，左旋转10°，右旋转15°。

【辅助检查】

1. 2016年5月16日腰椎X线片（图1-4-38）：腰椎棘突左偏，向左侧弯13°；腰曲呈上弓下曲型，椎曲Ⅳ级，腰4向前移位Ⅰ度，腰骶轴交角130°。

2. 2016年5月17日腰椎CT：腰3~腰4、腰4~腰5、腰5~骶1椎间盘膨出并突出；腰椎管狭窄。

【诊断】 腰椎管狭窄症。

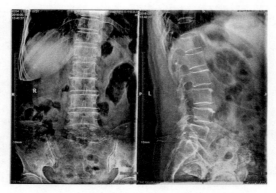

图 1 - 4 - 38　治疗前

【治疗经过】

1. 理筋：常规胸腰部药熨；艾箱灸、拔罐疗法；骨空针刺，取腰夹脊为主；用拿、捏、擦、揉手法放松腰背部、腰骶部肌肉。

2. 正脊骨法：运用胸腰旋转法及提胸过伸法调整腰椎旋转、侧弯。

3. 调曲：先行二维调曲法（右下肢），配合中间加压手法，1 周后改上午行三维调曲法，下午行佩戴腰围四维调曲法。

4. 功能锻炼：练习顶天立地式、剪步转盆式、拍墙松筋式和床上起坐式，第 2 周加前弓后箭式及过伸腰肢式，坚持每天锻炼 30 分钟。

以上治疗每天 1 次，经治疗 10 天，临床症状、体征消失。2016 年 5 月 26 日复查腰椎 X 线片（图 1 - 4 - 39）：腰椎旋转侧弯消失，椎曲恢复至 II 级，腰 4 向前移位轻微。

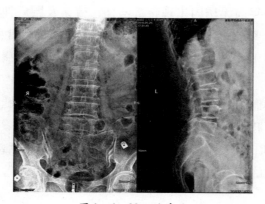

图 1 - 4 - 39　治疗后

【体会】韦以宗教授在《中国整脊学》中论述，腰椎滑脱是慢性病，其滑脱是逐年积累损伤，现在发生腰腿痛是肌力失衡，腰椎后关节卡压神经引起的。也就是说，有些病人长期有腰椎滑脱，但不一定会出现腰腿痛。椎弓峡部裂是腰椎滑移的病理基础，腰椎滑脱一定有峡部裂，峡部裂不一定有腰椎滑脱。而引起滑脱的主要原因是椎曲紊乱——椎曲加大，向前滑脱；椎曲消失、反弓，向后滑脱。故调曲就可以复位。椎管狭窄症是因为椎曲消失或反弓，多个椎间盘突入椎管，后纵韧带、黄韧带折叠增厚，前后夹击导致的。通过调曲法整体改善椎曲，使其突入的椎间盘随椎骨退出，打折的后纵韧带、黄韧带张开，椎管扩容。因此，在理筋的基础上，给予胸腰椎正骨治疗，使胸腰段各椎体、小关节对点对线，再通过四维牵引的方法，使腰椎恢复正常曲度，椎管狭窄及滑脱症自然解决。

（王云江、梅江）

腰椎管狭窄症 8

程某，女，68 岁，新疆呼图壁县人。于 2016 年 11 月 14 日住院，12 月 6 日出院。

【主诉】 腰痛伴左下肢疼痛、间歇性跛行 10 个月。

【现病史】 患者 2016 年 1 月初着凉后出现腰痛，左下肢疼痛，间歇性跛行，平地行走 150 米左右即出现左下肢疼痛、麻木、无力，需蹲下或坐下休息数分钟，行针灸、拔罐、牵引等治疗 1 周后症状好转。但病情不稳定，症状时轻时重，反复发作。为求进一步系统治疗，遂来住院。既往有 20 年腰痛病史，自行口服药物缓解。

【体检】 腰背部肌肉僵硬，腰 3 ~ 骶 1 椎间隙及椎旁压痛和叩击痛（＋）。直腿抬高试验双侧（－），加强试验左侧（＋），膝腱反射双侧减弱，跟腱反射左侧减弱。下肢肌力左侧Ⅳ级，右侧Ⅴ级，左侧肌张力下降，左侧踇背伸肌力Ⅳ级，双下肢肌肉无萎缩，左小腿外侧浅感觉减退。腰椎活动度：前屈 65°，后伸 5°，左侧屈 20°，右侧屈 25°，左侧旋转 20°，右侧旋转 20°。

【辅助检查】

1. 2016 年 1 月 25 日腰椎 X 线片（图 1 - 4 - 40）：腰 1 ~ 腰 3 棘突左偏，右侧弯 8°，腰 4、腰 5 棘突右偏，腰 2、腰 3 椎体左侧缘见唇刺状骨质增生影，腰 4、腰 5 椎体向左侧方移位，腰椎间隙不同程度变窄；腰曲呈全弓型，椎曲Ⅴ级，椎体下缘见双边

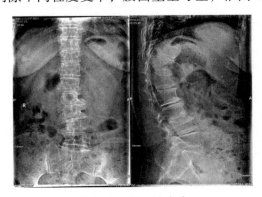

图 1 - 4 - 40 治疗前

征，各椎体骨质密度减低，骨纹理稀疏。

2. 2016 年 11 月 21 日腰椎 CT：腰 2～腰 3、腰 3～腰 4 椎间盘膨出，腰 4～腰 5、腰 5～骶 1 椎间盘突出；腰椎管狭窄。

【诊断】腰椎管狭窄症并骨质疏松。

【治疗经过】

1. 理筋：常规胸腰部药熨；艾箱灸、拔罐疗法；骨空针刺，以腰夹脊为主；运用拿、捏、滚、揉手法放松腰背部、腰骶部肌肉。

2. 正脊骨法：运用胸腰旋转法、腰椎旋转法及提胸过伸法调整腰椎旋转侧弯。

3. 调曲：先行一维调曲法，配以中间加压手法，3 天后改行四维调曲法。

4. 功能锻炼：练习顶天立地式、剪步转盆式、过伸腰肢式和前弓后箭式，每天锻炼 30 分钟。

以上治疗方法，每天 1 次，治疗 2 周后于腰部行小针刀松解，并行韦氏内功复位术，腰腿痛症状消失，行走 500 米无不适。2016 年 11 月 28 日复查腰椎 X 线片（图 1-4-41）：腰椎右侧弯恢复至 4°，腰 4、腰 5 椎体向左侧方移位消失。

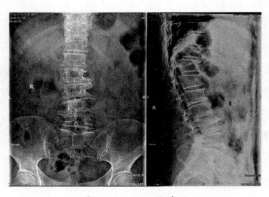

图 1-4-41　治疗后

【体会】本案腰椎管狭窄症严格地说，就是在疾病的早期没有纠正脊柱的旋转、侧弯和曲度异常，即未能恢复腰椎的力学平衡，而是以止痛为目的，反复如此留下的累积性病症。因此，根据"一圆一说两论"，应用调曲整脊法治疗腰椎管狭窄症，取得了较好的临床疗效。

（王云江、梅江）

腰椎管狭窄症 9

曹某，男，53 岁，北京丰台区人。于 2015 年 5 月 13 日住院，6 月 9 日出院。

【主诉】腰痛伴左下肢麻痛 2 年余，加重 1 周。

【现病史】患者 2 年前劳累后出现腰痛，以酸胀痛为主，伴有左下肢放射性麻木、疼痛，间歇性跛行，至北京某三甲医院就诊，经行腰椎 MRI 检查后诊断为"腰椎管狭窄症"，建议手术，患者拒绝。回家卧床休息 2 周后疼痛缓解，未再就治。1 周前因搬抬约 30 斤重物，致腰部扭闪，上症加重，翻身活动困难，不能直腰行走，弯腰行走不能超过 5 米，站立不能超过 5 分钟，夜里因疼痛而不能睡觉，经人介绍来诊。

【体检】腰部肌肉僵硬，弹性差，有条索样结节，腰 4～骶 1 棘突两侧旁压痛（＋），左侧环跳穴压痛（＋），向左下肢放射。直腿抬高试验双侧（－），加强试验左侧（＋）、右侧（－）。膝腱反射左侧下降，右侧尚可，跟腱反射两侧消失。下肢肌力左侧Ⅲ－1 级，右侧Ⅳ级，肌张力双侧下降，左侧踇背伸肌力Ⅳ级，左臀及左下肢肌肉萎缩。腰椎活动度：前屈 50°，不能后伸，左侧屈 5°，右侧屈 5°，不能旋转。

【辅助检查】

1. 2015 年 4 月 28 日腰椎 MRI：腰 4～腰 5 及腰 5～骶 1 椎间盘向后下偏左脱出，硬膜囊受压，双侧椎间孔缩小，相应椎管变窄。

2. 2015 年 5 月 13 日腰椎 X 线片（图 1－4－42）：腰椎棘突右偏，腰 4～腰 5、腰 5～骶 1 椎间隙变窄；腰曲呈上弓下直型，椎曲Ⅴ级，弓顶距离为 0.1cm。

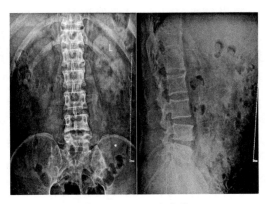

图 1－4－42　治疗前

【诊断】腰椎管狭窄症。

【治疗经过】

1. 理筋：常规腰部中药热敷疗法；骨空针刺，以腰夹脊为主，配环跳、风市、阳陵泉、委中、悬钟；于腰椎两侧竖脊肌及双下肢行点揉、按揉、弹拨等分筋、理筋手法。

2. 正脊骨法：用胸腰旋转法、腰椎旋转法、腰椎侧扳法及挺胸过伸法调整腰椎旋转。

3. 调曲：先行二维调曲法（左下肢），配合中间加压手法，1 周后改行四维调曲法。

4. 功能锻炼：练习过伸腰肢式、前弓后箭式，每天 2 次，每次每式锻炼 30 下。

以上治疗方法，每日 1 次，10 天为 1 个疗程，休息 1 天。治疗两个疗程后，症状及阳性体征消失，活动自如。2015 年 6 月 7 日复查腰椎片（图 1 - 4 - 43）：腰椎无旋转，腰曲改善，呈上弓下曲型，椎曲Ⅲ级，弓顶距离为 0.8cm。

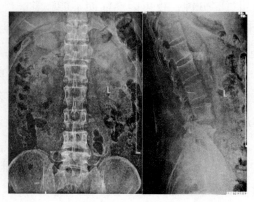

图 1 - 4 - 43　治疗后

【体会】中医整脊治疗腰椎管狭窄症，以调曲为目标，而不是以椎间盘为目标。在理筋的基础上，通过调曲、正骨，改善神经根与椎间盘之间的位置关系，皱褶的后纵韧带张开，椎管容积增大，临床症状得以改善。治疗的同时配合功能锻炼，以巩固治疗效果，防止疾病复发。既往的非手术治疗方法或手术治疗方法均未能很好地解决脊柱的力学紊乱，改善或恢复不了椎曲，因此疗效不满意，复发率高。

（王秀光）

腰椎管狭窄症 10

刘某，女，58 岁，新疆昌吉州呼图壁县人。于 2015 年 7 月 6 日住院，7 月 13 日出院。

【主诉】腰痛伴右下肢麻痛、间歇性跛行 2 年。

【现病史】患者 2 年前无诱因出现腰部疼痛，偶有右臀及右下肢疼痛，腰伸直时疼痛明显加重，并出现下肢麻木，行走 500 米即需休息，就治于新疆多家医院，经腰椎 MRI 检查，诊断为"腰椎管狭窄症"，经治疗效果不佳。症状逐渐加重，现不能直腰行走，俯卧困难，行走不能超过 100 米，经人介绍来诊。

【体检】弓腰驼背姿势，腰背部肌肉僵硬，弹性差，腰 1 ~ 腰 5 棘突两侧压痛明显。直腿抬高试验及加强试验双侧均（-），双膝腱反射、跟腱反射消失。双下肢肌力Ⅳ级，肌张力减弱。右侧股四头肌略萎缩，髌上缘上 10cm，右侧 42cm、左侧 42.5cm；髌下缘下 10cm，右侧 34cm、左侧 34cm。双侧蹬趾背伸肌力Ⅳ级，双下肢浅感觉减弱，深感觉存在。腰部活动受限：前屈70°，后伸0°，左右侧屈及左右旋转均为0°。

【辅助检查】

1. 2015年3月10日腰椎MRI：腰1～腰2、腰2～腰3、腰3～腰4、腰4～腰5及腰5～骶1椎间盘不同程度突出，椎管狭窄。

2. 2015年7月6日腰椎片（图1-4-44）：腰椎棘突左偏，向右侧弯20°，各椎间隙模糊不清；腰曲消失，重度反弓，椎曲Ⅴ级，腰2、腰3、腰4向后轻度滑脱。

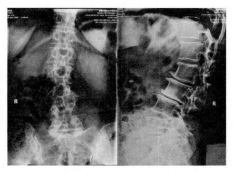

图1-4-44 治疗前

【诊断】腰椎管狭窄症。

【治疗经过】

1. 理筋：常规腰部药熨；骨空针刺，取腰夹脊、八髎、环跳、委中，每天1次。

2. 正脊骨法：行腰椎旋转法和提胸过伸法，每天1次。

3. 调曲：先行一维调曲法，配合中间加压手法，每天2次，每次5～10分钟，以能耐受为度，两次之间的间隔不少于6小时。4天后改行四维调曲法，每天1次。

4. 功能锻炼：铍针松解、复位后，每天练习顶天立地式、前弓后箭式，1周后增加过伸腰肢式，坚持每天上午、下午各锻炼1次，每次30分钟。

因患者一直俯卧困难，经理筋、调曲治疗3天后给予腰部铍针松解、整脊复位治疗，腰部能主动伸直，下肢麻痛消失。7月9日复查X线片（图1-4-45）：腰椎旋转

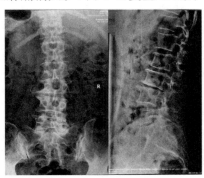

图1-4-45 治疗后

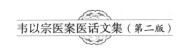

明显改善，侧弯恢复至 10°，腰曲恢复至上弓下曲型，椎曲Ⅲ级，腰 2、腰 3、腰 4 滑脱基本恢复，椎间隙较治疗前增宽。继续治疗 5 天，病情稳定出院。

【体会】 韦以宗教授认为，中医整脊治疗腰椎管狭窄症，以调曲为目标，而不是以椎间盘为目标。此症普遍是椎曲消失或反弓，多个椎间盘突入椎管，加之后纵韧带、黄韧带折叠增厚，前后夹击导致狭窄。调曲法是整体改善椎曲，使其突入的椎间盘随椎骨退出，打折的后纵韧带、黄韧带张开，椎管扩容，症状、体征改善。

（戴国文）

腰椎管狭窄症 11

徐某，女，68 岁，上海人。于 2015 年 8 月 7 日初诊，11 月 4 日结束治疗。

【主诉】 右下肢跛行 2 年，加重 3 个月。

【现病史】 患者 2 年前出现右下肢跛行，症状日渐加重，行走不能超过 1000 米，未行诊治。近 3 个月跛行加重，并出现右下肢酸胀麻木，行走抬不起脚，需借助于拐杖行走，行走约百步即需休息，休息后麻木感减轻。多方求治无效，经介绍来诊。既往有腰椎间盘突出病史 10 余年。

【体检】 腰部左侧骶棘肌僵硬，腰部右侧骶棘肌张力减弱。腰椎棘旁无压痛及叩击痛。直腿抬高试验双侧（－），加强试验右侧（＋），"4"字试验右侧（＋）。膝腱反射、跟腱反射双侧消失。右侧𧿹趾背伸肌力Ⅲ级，跖屈Ⅳ级，右下肢肌张力减弱。右下肢浅感觉减弱。腰椎活动度：前屈 60°，后仰 0°，左侧屈 10°，右侧屈 15°，左旋 10°，右旋 10°。

【辅助检查】

1. 2015 年 5 月 20 日腰椎 CT：腰 3～腰 4、腰 4～腰 5 椎间盘向左后突出，腰 5～骶 1 椎间盘向右后突出，硬膜囊受压，椎管狭窄。

2. 2015 年 8 月 7 日腰椎 X 线片（图 1－4－46）：腰椎棘突明显右偏，左侧弯 15°，

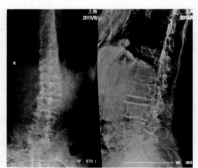

图 1－4－46　治疗前

腰3椎体向左侧位移，腰4~腰5及腰5~骶1椎间隙狭窄；腰椎曲度呈全直型，椎曲Ⅳ级，腰1~腰5椎体下缘及后缘现双边征，胸12、腰1呈元宝样改变。

【诊断】腰椎管狭窄症。

【治疗经过】

1. 理筋：常规胸腰部药熨；骨空针刺，取腰夹脊、肾俞、腰眼、环跳、委中、承山、光明。

2. 正脊骨法：腰骶椎侧扳法、胸腰旋转法及提胸过伸法。

3. 调曲：先行一维调曲法，3次后改行四维调曲法。

4. 功能锻炼：练习前弓后箭式（每组右腿在前做3次，左腿在前做1次）、顶天立地式，每式2~3分钟，每日2次。

以上治疗每2天1次，治疗2个月后，可不用借助外物自行走路。治疗3个月后临床症状、体征消失。2015年11月4日复查X线片（图1-4-47）：腰椎棘突右偏明显改善，左侧弯由25°转变为20°，腰椎曲度改善，椎曲由Ⅳ级恢复为Ⅱ级。

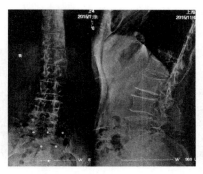

图1-4-47 治疗后

【体会】患者有腰椎间盘突出病史10年，未进行腰椎复位、调曲治疗，导致腰椎旋转、侧弯加重，腰曲异常，黄韧带折叠增厚，神经根孔变小，腰椎管容积日益变小，神经根受到刺激，产生麻痛及跛行症状。中医整脊治疗腰椎管狭窄症以调曲复位为目标，通过理筋、正脊调曲，使打折的黄韧带张开，椎体旋转侧弯改善，椎管扩容，症状、体征改善甚至消失，患者避免了手术痛苦。中医整脊的核心精神就是道法自然，通过调整后天自然系统维护先天自然系统，而决不破坏先天自然系统，这是手术后路开窗无法可比的。

（韦春德）

腰椎管狭窄症12

钮某，男，71岁，贵阳市云岩区人。于2016年11月29日住院，12月16日出院。

【**主诉**】腰痛 30 年，加重伴左下肢痛 10 年。

【**现病史**】患者 30 年前无明显诱因出现腰痛，以酸胀痛为主，劳累后加重，未行就治。10 年前疼痛加重，腰痛发作频繁，伴有左下肢放射性酸胀痛，不能久行，最多走 500 米即需休息，就诊于贵阳多家医院，经行腰椎 CT 检查，诊断为"腰椎管狭窄症"，经针灸推拿治疗，症状无改善，且疼痛发作频繁。经介绍来诊。

【**体检**】腰背部肌肉僵硬，弹性差，两侧肌肉不对称，左侧高，腰 4 ～骶 1 棘突旁压痛（＋）。直腿抬高试验双侧（－），加强试验（＋），膝腱反射左侧下降，跟腱反射左侧消失，下肢肌力左侧Ⅳ级，右侧Ⅴ级，左下肢肌张力下降。腰部活动受限：前屈 50°，后伸 5°，左旋 20°，右旋 10°，左侧屈 15°，右侧屈 10°。

【**辅助检查**】

1. 2015 年 10 月 9 日腰椎 CT：腰 3 ～腰 4、腰 4 ～腰 5 椎间盘膨出，腰 5 ～骶 1 椎间盘向左后方突出，局部椎管狭窄。

2. 2016 年 11 月 29 日腰椎 X 线片（图 1 - 4 - 48）：腰 3 ～腰 5 棘突右偏，左侧弯，腰 3 ～腰 4 椎间隙右窄左宽，腰 3 ～腰 4、腰 4 ～腰 5 及腰 5 ～骶 1 椎间隙变窄；腰椎曲度变直，椎曲Ⅳ级，腰 3 ～腰 4 椎间隙消失。

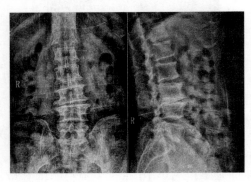

图 1 - 4 - 48　治疗前

【**诊断**】腰椎管狭窄症。

【**治疗经过**】

1. 理筋：常规腰部药熨；骨空针刺，取腰夹脊为主，加环跳、委中、光明，配合电针。

2. 正脊骨法：胸腰旋转法、提胸过伸法、腰椎旋转法、腰椎侧扳法。

3. 调曲：先行二维调曲法（左下肢），配合中间加压手法，5 天后改行四维调曲法。

4. 功能锻炼：练习前弓后箭式、过伸腰肢式。

以上治疗方法，每天 1 次，每周休息 1 天。经治疗 2 周，患者腰腿痛消失，腰部活动正常，行走 1 千米未出现疼痛。12 月 16 日复查腰椎 X 线片（图 1 - 4 - 49）：腰椎旋转侧弯消失，腰 3~腰 4 椎间隙增宽。

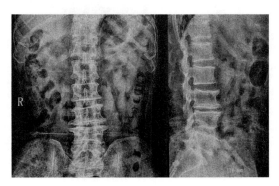

图 1 - 4 - 49 治疗后

【体会】该患者长期腰痛，腰椎两侧肌肉失去平衡，继发腰椎旋转、侧弯，腰椎曲度异常，导致神经根孔变形，神经受压迫，引起腰腿痛症状。运用理筋法，改善腰椎肌肉功能，通过正脊调曲使腰椎力线恢复正常，神经压迫相对解除，症状消失，腰部功能得到改善，解除了患者 30 余年的病痛。

（韦春德）

腰椎管狭窄症 13

王某，女，71 岁，北京市昌平南口人。于 2021 年 11 月 23 日入院，12 月 23 日出院。

【主诉】腰臀痛连及左下肢疼痛 1 月余。

【现病史】1 个月前因劳累后出现下腰部疼痛，疼痛向左臀部、腹股沟及小腿外侧放射，行走跛行。就诊医院诊断为"腰椎管狭窄症、腰椎间盘突出症"，该院建议患者口服止痛药物，效果不佳，来我院门诊治疗。

【体检】患者翘臀姿势，腰 4、腰 5 棘突旁两侧压痛（＋＋）、按压左侧棘突时疼痛向左髋部及腹股沟处放射、膝腱反射左侧减弱、右侧正常，直腿抬高试验左侧（＋）右侧（－）、直腿抬高加强试验左侧（＋）、右侧（－），因疼痛腰椎活动度：前屈 0°、后伸 0°、左右侧屈各 0°、左右旋转各 0°。

【辅助检查】2021 年 11 月 23 日门诊拍腰椎 DR 片（图 1 - 4 - 50）：腰椎轻度侧弯，腰椎曲度变直、椎曲 Ⅳ - 1 级。

【诊断】腰椎管狭窄症。

【治疗经过】

1. 理筋：给予烫熨治疗每日 1 次、烫熨腰背及左髋部。腰大肌及梨状肌推拿手法。

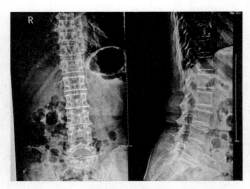

图 1 - 4 - 50   治疗前腰椎正侧位片

走罐、拔罐、局部穴位放血治疗。温针灸治疗。

2. 正脊骨法：胸腰旋转法及提胸端提法。

3. 调曲：二维调曲牵引治疗（中间加压）2 周，改为四维牵引调曲法 2 周。

4. 功能锻炼：教患者行弓步压腿、三点挺腰式、小燕飞等以宗健脊强身十八式功能锻炼，每日 3 次，每次 30～50 分钟。

以上治疗每天 1 次，10 天为 1 个疗程，治疗 2 个疗程后临床症状明显减轻，腰部活动正常。第 3 个疗程治疗结束症状消失，2020 年 12 月 10 日给予复查腰椎正侧 DR 片（图 1 - 4 - 51）：腰椎轻度侧弯消失，腰椎曲度恢复到Ⅲ级。

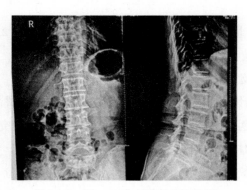

图 1 - 4 - 51   治疗后腰椎正侧位片

【体会】中医整脊治疗腰椎管狭窄症以理筋、调曲、练功治疗为目标，而不是以单纯治疗椎间盘为目标。腰椎管狭窄在临床上普遍出现腰椎退行性改变，腰椎曲度异常、生物力学改变、力线不稳定，结果导致椎体旋转、侧弯，小关节紊乱，最终曲度异常改变。通过中医整脊以理筋、调曲、练功治疗为原则，改善椎曲、稳定力线，临床效果非常明显，达到治疗目的。

（高尚）

腰椎管狭窄症 14

黄某，男，59岁，新疆乌鲁木齐市人。2018年6月19日入院，8月26日出院。

【主诉】 间断性腰痛3年，近1年加重伴右下肢麻木，活动受限。

【现病史】 患者3年前无明显诱因出现下腰痛，近1年加重伴右下肢麻木活动受限。曾诊断："腰椎管狭窄症"，在外院多次住院保守治疗，疗效不佳，要求患者手术治疗，患者不愿意手术治疗，随来院就诊。

【体检】 腰背部肌肉僵硬，腰2～骶1椎间隙及椎旁压痛（＋）。直腿抬高试验及加强试验右（＋）。双侧膝腱反射阴性（－）、跟腱反射正常（－），双下肢肌力、肌张力正常，无肌肉萎缩。腰椎活动度：前屈90°，后伸0°，左屈10°，右屈15°，左旋转10°，右旋转10°。

【辅助检查】 2018年6月19日腰椎X线片（图1-4-52）：腰2～腰5棘突左偏；腰曲反弓，椎曲Ⅴ-1级，腰骶角110°。

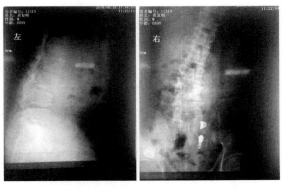

图1-4-52 治疗前

【诊断】 腰椎管狭窄症。

【治疗经过】

1. 理筋：常规胸腰部药熨；拔罐疗法；骨空针刺，以腰椎夹脊为主拔罐；用拿、捏、擦、揉手法放松腰背部、腰骶部肌肉。

2. 正脊骨法：用胸腰旋转法、提胸过伸法和腰椎旋转法。

3. 调曲：先行一维调曲法，3周后改为四维调曲法。

4. 功能锻炼：前弓后箭式、金鸡独立式、过伸腰肢式，每天锻炼30分钟。

以上治疗每日1次，每周休息1天，治疗2周后疼痛减轻，3周后疼痛消失，4周后麻木减轻。继续治疗6周，临床症状、体征完全消失，腰部活动正常，2018年6月19日复查腰椎X线片（图1-4-53）：腰椎棘突侧偏改善，腰曲恢复正常。

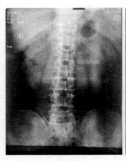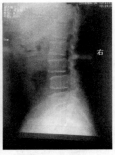

图 1-4-53 治疗后

【体会】长期腰部疼痛，腰椎两侧肌力失去平衡，继发腰椎旋转、侧弯、曲度变直、反弓，导致神经孔变形，椎间孔狭窄，压迫神经根，引起腰腿疼痛症状，中医整脊治疗用理筋、整脊骨、调曲，纠正腰椎旋转，恢复腰椎曲度，临床症状消失，腰部活动正常，配合功能锻炼，以巩固临床疗效。

（张关和）

腰椎管狭窄症并骨质疏松

张某，女，78 岁，新疆呼图壁县人。于 2016 年 4 月 30 日住院，5 月 12 日出院。

【主诉】反复腰痛 2 年，加重伴间歇性跛行半年。

【现病史】患者 2 年前劳累后出现腰痛，久坐及翻身时疼痛加重，休息后可缓解，就诊于新疆呼图壁某三甲医院，诊断为"腰椎滑脱症"，予对症治疗后好转。半年前劳累后腰痛加重，左下肢外侧放射性疼痛，偶有右下肢酸困，伴间歇性跛行，平地行走 200 米左右即出现双下肢疼痛、麻木、无力，需蹲下或坐下休息数分钟后上述症状略缓解，遂来就诊。

【体检】腰背部肌肉僵硬，腰 2~骶 1 椎间隙及椎旁压痛和叩击痛，直腿抬高试验双侧（-），加强试验左侧（+）、右侧（-），膝腱反射、跟腱反射左侧消失，右侧减弱。下肢肌力左侧Ⅳ级，右侧Ⅴ级，肌张力下降。左小腿肌肉萎缩，髌骨下 10cm，左侧 35cm、右侧 38cm。左侧蹞背伸肌力Ⅳ级。左小腿浅感觉下降。腰椎活动度：前屈 40°，后伸 10°，左侧屈 15°，右侧屈 10°，左侧旋转 20°，右侧旋转 15°。

【辅助检查】

1. 2016 年 4 月 13 日腰椎 X 线片（图 1-4-54）：脊柱侧弯畸形，腰 1~腰 3 棘突左偏，向右侧弯 32°，腰 2、腰 3 椎体向右侧方位移Ⅰ度，腰 4、腰 5 棘突右偏；腰曲呈全弓型，椎曲Ⅴ-1 级，胸 12 椎体呈楔形改变，腰 3、腰 4 椎体呈元宝状改变，腰椎骨质疏松，腰骶轴交角 138°。

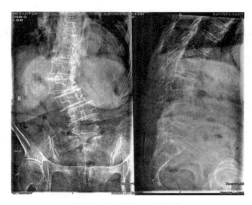

图 1 - 4 - 54　治疗前

2. 2015 年 5 月 3 日腰椎 CT：腰 2 ~ 腰 3、腰 3 ~ 腰 4 椎间盘膨出，腰 4 ~ 腰 5、腰 5 ~ 骶 1 椎间盘突出；腰椎退行性骨关节病；腰椎管狭窄。

【诊断】腰椎管狭窄症并骨质疏松。

【治疗经过】

1. 理筋：常规胸腰部药熨；艾箱灸、拔罐疗法；骨空针刺，以腰夹脊为主；运用拿、捏、㨰、揉手法放松腰背部、腰骶部肌肉。

2. 正脊骨法：用胸腰旋转法、提胸过伸法调整腰椎旋转、侧弯。

3. 调曲：先行一维调曲法，配以中间加压手法，1 周后改行四维调曲法。

4. 功能锻炼：练习顶天立地式、剪步转盆式和前弓后箭式。第 2 周后增加过伸腰肢式，每天锻炼 30 分钟。

以上治疗方法，每天 1 次，治疗 3 天后于腰部行小针刀松解，并行韦氏内功复位术，腰腿痛症状明显减轻。2016 年 5 月 6 日复查腰椎 X 线片（图 1 - 4 - 55）：腰椎旋转侧弯好转，向右侧弯恢复至 21°，腰 2 侧方移位消失，腰曲恢复至Ⅲ级。继续按上述方法治疗至第 4 周，临床症状消失，可以行走 1 千米。

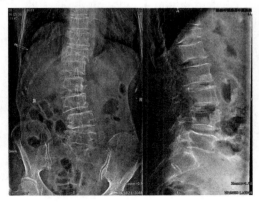

图 1 - 4 - 55　治疗后

111

【体会】中医整脊治疗腰椎管狭窄症，以调曲为目标，而不是以椎间盘为目标。腰椎管狭窄症普遍是椎曲消失、反弓，多个椎间盘突入椎管，后纵韧带、黄韧带折叠增厚，前后夹击引起的症状。调曲法是整体改善椎曲，使其突入的椎间盘随椎骨退出，打折的后纵韧带、黄韧带张开，椎管扩容，症状、体征改善。因此，根据"一圆一说两论"，应用调曲整脊法治疗腰椎滑脱并腰椎管狭窄症，取得了较好的临床疗效。

（王云江、梅江）

腰椎管狭窄症合并骶管囊肿

蔡某，男，50岁，广东省陆丰市甲子镇人。于2016年5月22日初诊，7月12日结束治疗。

【主诉】腰及双下肢疼痛3年，伴双下肢麻木1年。

【现病史】患者3年前因腰部扭伤，出现腰及双下肢疼痛。在当地医院拍X线片，诊断为"腰椎骨质增生"，经多处治疗效果不明显。1年前症状加重，并出现双下肢麻木，逐渐加重，走路困难，需扶持行走，夜间痛醒，前往广州某医院就诊，经行腰椎MRI检查，诊断为"腰椎管狭窄、骶管囊肿"，辗转几家三甲医院，均建议手术治疗，经介绍来诊。

【体检】腰背部肌肉僵硬，腰3～骶1椎旁压痛，直腿抬高试验左侧40°（＋），右侧20°（＋），加强试验（＋），膝腱反射和跟腱反射消失，下肢肌力右侧Ⅲ级，左侧Ⅳ级，肌张力下降，无肌萎缩。腰部活动障碍，无法做弯腰动作。腰椎活动度：前屈0°，后伸0°，左侧屈10°，右侧屈5°，左右旋转0°。

【辅助检查】

1. 2016年4月27日腰椎MRI（图1-4-56）：腰3～腰4、腰4～腰5椎间盘突出，以腰4～腰5为著，右侧后方椎管内突出约7mm，伴相应水平椎管狭窄，骶1、骶2水平骶管囊肿多个，最大38mm×25mm。

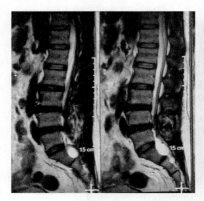

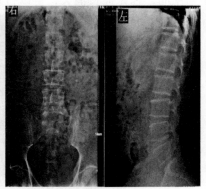

图1-4-56 治疗前（1）　　　图1-4-57 治疗前（2）

2. 2016年5月22日腰椎X线片（图1-4-57）：腰椎棘突右偏，腰4~腰5及腰5~骶1椎间隙消失；腰曲呈上直下曲型，椎曲Ⅲ级。

【诊断】 腰椎管狭窄症并骶管囊肿。

【治疗经过】

1. 理筋：用活血通络中药粉在颈背部熏蒸，每次40分钟；骨空针刺，取腰夹脊、环跳、阳陵泉、委中、承山穴。

2. 正脊骨法：行腰椎旋转法、胸腰旋转法、提胸过伸法调整腰椎旋转。

3. 调曲：先行一维调曲法，2周后改行四维调曲法。

4. 药物治疗：辨证口服补阳还五汤加减，每天1剂。

5. 功能锻炼：练习前弓后箭式、金鸡独立式和过伸腰肢式，每天锻炼30分钟。

以上治疗方法，每日1次，每周休息1天。经治疗2周，腰腿疼痛消失，双下肢麻木减轻。继续按上述方法治疗6周，症状完全消失，下肢肌力恢复正常，腰椎活动自如。2016年7月12日复查腰椎MRI（图1-4-58）：腰3~腰4椎间盘轻度突出，腰4~腰5椎间盘右后突出，骶1、骶2水平骶管内见数个小囊状，最大于骶1水平见大小约28mm×16mm。随访6个月未复发。2017年1月4日复查腰椎X线片（图1-4-59）：腰椎棘突侧偏改善，椎曲恢复至Ⅱ级。

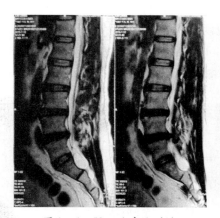 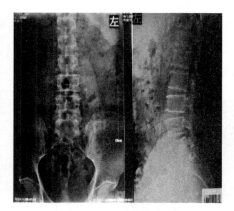

图1-4-58 治疗后（1）　　　图1-4-59 治疗后（2）

【体会】 本案因患者扭伤腰部，引起腰椎骨关节移位，导致椎间盘突出，椎间孔椎管狭窄，神经根位移与椎间盘卡压，引起腰腿疼痛、下肢麻痹及腰椎活动障碍。此次扭伤同时激惹到原有的骶管囊肿。通过理筋、正脊调曲，腰椎旋转及椎曲恢复正常，突出的囊肿缩小，临床症状消失，腰部活动恢复正常，配合功能锻炼，以巩固疗效。

（何世超、洪冰卿）

青少年椎管狭窄症 1

程某，女，18 岁，湖南省长沙市人。于 2015 年 9 月 27 日初诊，11 月 26 日结束治疗。

【主诉】腰痛伴左下肢放射性痛 3 月余，加重 3 周。

【现病史】患者 3 个月前无诱因出现腰痛，伴左下肢放射性疼痛，咳嗽、排便时疼痛加重，多次行针灸、药物治疗，未见明显好转。3 周前疼痛加重，翻身、行走、坐位时疼痛难忍，就诊于长沙某三甲医院，经行腰椎 MRI 检查，诊断为"腰椎管狭窄"，建议手术治疗，患者及家长拒绝，经介绍来诊。有久坐史。

【体检】臀部凸向左侧，后背略隆起，脊柱呈侧弯畸形，脊柱两侧肌肉不对称，左肩抬高，腰部右侧略凹陷，骨盆向左前方倾斜。腰 3 ~ 骶 1 椎旁压痛（＋），直腿抬高试验左侧 0°（＋）、右侧 50°（＋），膝腱反射双侧正常，跟腱反射左侧消失，右侧减弱，下肢肌力左侧Ⅳ级，右侧Ⅴ级。腰部活动度：前屈 50°，右侧屈 15°，右旋转 15°，其余方向活动为 0°。

【辅助检查】

1. 2015 年 8 月 18 日腰椎 MRI（图 1 – 4 – 60）：腰 5 ~ 骶 1 椎间盘变性并向后突出 8mm，同平面椎管狭窄，左侧隐窝变窄，相应硬膜囊明显受压。

2. 2015 年 9 月 27 日腰椎 X 线片（图 1 – 4 – 61）：腰椎向左侧弯 13°，腰 3 ~ 腰 5 棘突右偏；腰曲呈全直型，椎曲Ⅳ级，腰 5 ~ 骶 1 椎间隙变窄，腰骶角增大。

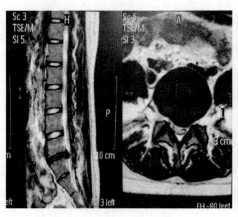 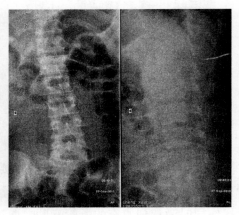

图 1 – 4 – 60　治疗前（1）　　　　图 1 – 4 – 61　治疗前（2）

【诊断】腰椎管狭窄症。

【治疗经过】

1. 理筋：常规腰背部药熨，每日 1 次；骨空针法，以腰夹脊为主，配合电针，每次 30 分钟，每日 1 次；针刀松解筋膜、小关节囊及椎间外孔，每周 1 次。

2. 正脊骨法：2 周后行胸腰旋转法、腰椎旋转法、腰骶侧扳法和过伸提胸法，每日 1 次。

3. 调曲：先行二维调曲法（左下肢），配合中间加压手法，1 周后改行四维调曲法，每日 1 次。

4. 功能锻炼：做"健脊强身十八式"中的前弓后箭式，每天锻炼 30 分钟。

以上治疗方法，每周休息 1 天。经治疗 1 个月后，疼痛基本消失，仅翻身坐起时偶有不适。继续按上述方法治疗 1 个月，临床症状、体征均消失。2016 年 11 月 26 日复查腰椎 X 线片（图 1－4－62）：腰椎旋转、侧弯消失，腰曲基本恢复正常。

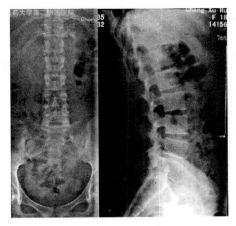

图 1－4－62　治疗后

【体会】 该患者只有 18 岁，是什么原因导致其腰椎间盘突出物大、症状严重的呢？追溯病史，该患者为美术生，长期保持坐位状态，腰大肌、髂腰肌劳损，使维系腰椎的生物力学失衡，导致腰段结构力学改变，最终神经受压而出现临床症状。韦以宗教授在《中国整脊学》中指出："腰椎间盘突出症是因肌肉劳损，肌肉生物力学失衡，椎体旋转、倾斜、椎体位移，椎曲改变，椎间盘突出，椎间孔狭窄，导致双靶点卡压神经根所致。导致腰椎旋转位移的是腰大肌和髂腰韧带。"故此患者的治疗，在理筋的基础上，通过正骨调曲纠正椎体旋转，使小关节对点对位，腰曲恢复，从而症状消失。坚持功能锻炼，以巩固疗效。

（丁力）

青少年椎管狭窄症 2

王某，男性，13 岁，北京市人。因挺腰走路、抬腿无力而来诊。

【现病史】家长代诉：孩子近月来发现抬腿无力，脚步迈不开，挺腰后仰走路，大小便尚正常。无明显外伤史。曾到某三甲医院诊断，建议手术治疗，家长不愿手术，遂来就诊。

【体检】发育良好，心肺正常，腰椎前凸消失。腰僵，屈伸旋转、侧屈均丧失。双侧直腿抬高试验 60°（+），左下肢股四头肌肌力Ⅳ级、右下肢Ⅲ级；足掌背伸肌力左侧Ⅳ级、右侧Ⅲ级；踇趾背伸肌力左右均为Ⅲ级。双下肢肌张力下降，腱反射减弱，浅感觉双股部尚可，右小腿外侧迟钝。MRI：腰 3、腰 4、腰 5 椎间盘突出，椎管节段性狭窄。X 线片（照片资料患者自带赴美留学了）：正位左侧弯 10°，侧位椎曲Ⅴ级，左右斜位椎弓正常。

【诊断】腰椎管狭窄症。

【治疗经过】常规药敷，针刺华佗夹脊穴，腰椎旋转正骨法，每天 1 次；四维牵引调曲，每天 2 次，配合过伸功能锻炼法。治疗 2 周，能弯腰走动，步态基本正常。肌力恢复至Ⅳ～Ⅴ级。X 线片：正位侧弯消失，椎曲Ⅱ级。嘱其坚持做过伸功能锻炼及跨步压腿。随访 10 年无复发。

【体会】此少年平时喜欢踢足球，可能腰部劳损未察觉，继发腰椎间盘突出并腰椎管狭窄，经调曲治疗而康复。

（潘东华、王秀光）

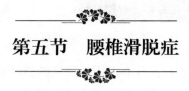

第五节　腰椎滑脱症

腰椎滑脱症（腰 4 向前滑脱Ⅰ度）

柴某，女，59 岁，陕西省汉中市老道寺镇人。于 2011 年 10 月 29 日住院，12 月 5 日出院。

【主诉】腰及双下肢麻痛跛行 5 年，加重 1 周。

【现病史】患者 5 年前无诱因出现腰痛，久站、久坐、久卧疼痛加重，并出现双下肢麻木、无力，右侧较重，就诊多家医院，均诊断为"腰椎滑脱症"，经治疗无缓解。近 1 周症状加重，遂来就诊。

【体检】腰背肌僵硬，腰 4、腰 5 棘突两侧压痛，并触及阶梯样改变。直腿抬高试验及加强试验（-），膝腱反射双侧减弱，跟腱反射双侧消失。下肢肌力右侧Ⅳ级，左侧Ⅴ级，肌张力下降，右小腿肌肉萎缩约 0.8cm。腰椎活动度：前屈 70°，后伸 10°，左侧 10°，右侧 20°，左旋 10°，右旋 20°。

【辅助检查】2011 年 10 月 26 日腰椎 X 线片（图 1 - 5 - 1）：腰椎棘突右偏，腰4 ~ 腰 5 及腰 5 ~ 骶 1 椎间隙变窄；腰曲加大，椎曲 V 级，腰 4 向前滑脱 Ⅰ 度，腰骶轴交角变小。

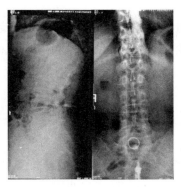

图 1 - 5 - 1　治疗前

【诊断】腰椎滑脱症（腰 4 向前滑脱 Ⅰ 度）。

【治疗经过】

1. 理筋：常规腰骶部药熨、熏蒸；骨空针调压法，取腰夹脊、八髎穴为主；用臀肌点穴法、夹筋弹拨法、张腿分筋法放松腰部肌肉。

2. 正脊骨法：胸腰旋转法、提胸过伸法及屈曲压盆法。

3. 调曲：先行一维调曲法，加两端加压手法，1 周后改上午行三维调曲法，下午佩戴腰围行四维调曲。

4. 功能锻炼：练习"健脊强身十八式"中的点头哈腰式、前弓后箭式、床上起坐式、屈髋双腿拍墙式。

以上治疗方法，每天 1 次，每周休息 1 天。经治疗 4 周，临床症状、体征消失。2011年 12 月 2 日复查腰椎片（图 1 - 5 - 2）：腰椎侧弯消失，腰曲恢复正常，滑脱复位。

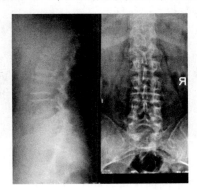

图 1 - 5 - 2　治疗后

【体会】腰椎滑脱症是临床常见病，多发于中年妇女。长期久站致使腰大肌痉挛，腰曲加大，椎体旋转，骨盆后翘，腰骶轴交角变小，椎弓峡部受上关节突压应力导致慢性充血、缺血、脱钙、断裂崩解；椎曲正常情况下椎体不会发生滑脱，而椎曲一旦改变，即出现椎曲加大，腰骶角变小，使椎体旋转、椎体逐渐滑移而导致滑脱，病症发生。

本案在充分理筋的基础上，通过正骨调曲恢复腰椎旋转、移位，改善椎曲，临床症状消失。诊断明确，治疗合理，抓住调曲的主线，临证便疗效显著。

（曹龙、张宏刚、杨小康）

腰椎滑脱症（腰 4 向前滑脱 I 度）并椎间盘突出症

孔某，女，63 岁，山东省枣庄市人。2016 年 8 月 2 日初诊，9 月 5 日结束治疗。

【主诉】腰痛 3 年余，加重伴双下肢麻痛两周。

【现病史】患者 3 年前搬重物后出现腰痛，反复发作，劳累及久立后腰痛加重，间断口服药物，症状时好时重。近两周来腰部疼痛加重，弯腰活动受限，行动不便，伴双下肢麻木疼痛，遂来就诊。

【体检】腰部肌肉僵硬，腰 3 ~ 腰 5 棘突间、棘突旁有压痛，腰 4、腰 5 棘突间可触及阶梯样改变。直腿抬高试验双侧 45°（ + ），加强试验（ + ），下肢肌力正常，膝腱反射下降，跟腱反射消失。腰椎活动度：前屈 60°，后伸 10°，左右侧屈 10°，左右旋转 15°。

【辅助检查】2016 年 8 月 2 日腰椎 X 线片（图 1 - 5 - 3）：腰椎棘突左偏，右侧弯，腰 4 ~ 腰 5 及腰 5 ~ 骶 1 椎间隙变窄；腰椎曲度变浅，椎曲Ⅲ级，腰 4 向前 I 度移位。

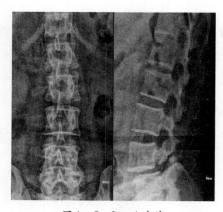

图 1 - 5 - 3　治疗前

【诊断】腰椎滑脱症（腰 4 向前 I 度移位）并椎间盘突出症。

【治疗经过】

1. 理筋：常规腰部中药熏蒸；骨空针刺，以腰夹脊为主，配环跳、委中、承山、阳陵泉，加电针，并用红外线照射腰部；腰部拔罐加走罐；腰部推拿，放松竖脊肌、腰大肌。

2. 正脊骨法：胸腰旋转法、提胸过伸法和屈髋屈膝滚盆法。

3. 调曲：行三维调曲法，改善腰椎曲度，调整椎体移位。

4. 功能锻炼：练习抱膝滚腰、直腿抬高（仰卧，将双手放在身体两边，慢慢抬起左下肢，坚持 5 秒后放下，左右交替）。

上述治疗方法，每天 1 次，10 天休息 1 次。经过 3 个疗程的治疗，临床症状、体征消失。2016 年 9 月 5 日复查腰椎 X 线片（图 1 - 5 - 4）：腰椎旋转侧弯基本恢复，腰 4 滑脱复位，椎曲恢复正常。

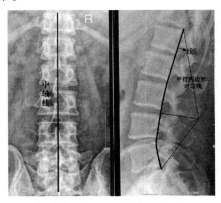

图 1 - 5 - 4 治疗后

【体会】 韦以宗教授研究发现：人类腰曲是出生后 6 个月开始到 1 岁站立行走后，随上半身重力及腰大肌牵拉力作用下逐渐形成的。强调腰曲对椎间孔、椎管及椎间盘大小方位的适应性及维持生理功能的重要性。腰椎运动的动力主要是腰大肌，而竖脊肌起到协同作用，所以调整腰大肌和竖脊肌平衡以恢复腰椎动力学平衡是治疗腰椎滑脱的基础。通过中药熏蒸、推拿、针灸等方法理筋，改善局部血运，疏通经络，有利于腰椎椎体的稳定，行三维调曲法恢复腰曲及椎体移位。功能锻炼充分调整腰大肌和竖脊肌平衡，以维持腰曲稳定。

（冯华山）

腰椎滑脱症（腰 3 侧方滑脱）并椎管狭窄症

祝某，女，79 岁，上海人。于 2015 年 5 月 8 日入院，5 月 22 日出院。

【主诉】 腰痛 20 年，加重伴间歇性跛行两个月。

【现病史】 患者20年前久坐劳累后出现腰部疼痛，休息后缓解，20年来多次于当地医院就诊，诊断为"腰椎管狭窄症"，行推拿、针灸及口服药物治疗后症状缓解。两个月前劳累后腰痛加重，行走100米即有左下肢麻木、疼痛，当地医院治疗后效果不佳，遂来就诊。

【体检】 腰部僵硬，左侧明显隆起，腰3～腰5棘突旁压痛（＋），直腿抬高试验及加强试验双侧（－），膝腱反射双侧消失，跟腱反射双侧减弱，下肢肌力左侧Ⅳ级，右侧Ⅴ级，左下肢肌张力下降，左侧踇背伸肌力Ⅳ级。腰椎活动度：前屈70°，后伸5°，左侧屈15°，右侧屈20°，左右旋转20°。

【辅助检查】

1. 2015年3月8日腰椎MRI：腰3～腰4、腰4～腰5及腰5～骶1椎间盘突出，椎管狭窄。

2. 2015年5月8日腰椎X线片（图1-5-5）：胸12～腰5棘突严重右侧偏，左侧弯32°，腰3椎体向左侧滑移，腰1～腰5各椎间隙左宽右窄，骨盆右高左低；腰曲上弓下直，椎曲Ⅴ级，腰1～腰5椎间隙变小，腰1椎体后缘可见双边征，腰2、腰3椎体前缘可见鹰嘴样骨刺并形成骨桥。

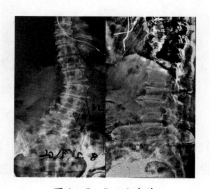

图1-5-5 治疗前

【诊断】 腰椎滑脱（腰3左侧滑脱Ⅰ度）并椎管狭窄症。

【治疗经过】

1. 理筋：常规胸腰部药熨；走罐加拔罐治疗；骨空针刺，以腰夹脊为主，配环跳、承扶、委中、昆仑、次髎、秩边；运用拿、捏、搋、揉手法放松腰背部、腰骶部肌肉。

2. 正脊骨法：运用胸腰旋转法、提胸过伸法。

3. 调曲：先行一维调曲法，配合中间加压手法，5天后改行四维调曲法，每次30分钟。

4. 功能锻炼：练习顶天立地式、剪步转盆式、五点支撑式、飞燕式、俯卧撑，每天锻炼30分钟。

以上治疗每日 1 次，经治疗 2 周后，临床症状基本消失。2015 年 5 月 22 日复查腰椎 X 线片（图 1 - 5 - 6）：腰椎侧弯明显纠正，恢复至 22°，腰 3 左侧移位好转，腰曲呈全浅型，椎曲Ⅲ级。

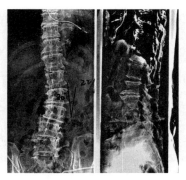

图 1 - 5 - 6　治疗后

【体会】韦以宗教授研究发现：人类腰曲是出生后 6 个月开始到 1 岁站立行走后，随上半身重力及腰大肌牵拉力作用下逐渐形成的。强调腰曲对椎间孔、椎管及椎间盘大小方位的适应性及维持生理功能的重要性。腰椎运动的动力主要是腰大肌，而竖脊肌起到协同作用，所以调整腰大肌和竖脊肌平衡以恢复腰椎动力学平衡是治疗腰椎滑脱的基础。通过中药熏蒸、推拿、针灸等方法理筋，改善局部血运，疏通经络，有利于腰椎椎体的稳定，行三维调曲法恢复腰曲及椎体移位。功能锻炼充分调整腰大肌和竖脊肌平衡，以维持腰曲稳定。

（高腾、王丽英、林建南）

腰椎滑脱症（腰 4 向前滑脱Ⅰ度）并腰椎间盘突出症

刘某，女，49 岁，北京昌平人。于 2015 年 11 月 16 日住院，12 月 23 日出院。

【主诉】反复腰痛 3 年余，加重伴左下肢麻痛 1 月余。

【现病史】患者 3 年前因劳累出现腰部持续性酸痛无力，劳累或着凉时加重，卧床休息、保暖后减轻。3 年来反复发作，长期口服止痛药。1 个月前上症加重，腰部活动受限，并伴有左臀部、左下肢放射性麻痛，麻痛以大腿外侧、小腿后侧明显，于私人诊所按摩治疗后效果不佳，遂来就诊。

【体检】腰背部肌肉僵硬，触及结节样变，腰 4 ~ 腰 5 棘突间触及台阶样变。左直腿抬高试验 40°（＋），加强试验（＋），膝腱反射左侧减弱，跟腱反射双侧均减弱。下肢肌力左侧Ⅳ级，右侧Ⅴ级，肌张力正常，左侧踇背伸肌力Ⅳ级。腰椎活动度：前屈 50°，后伸 5°，左右侧屈均 15°，左右旋转 20°。

【辅助检查】2015 年 11 月 16 日腰椎 X 线片（图 1-5-7）：腰 3~腰 5 棘突右偏，腰 3~骶 1 各椎间隙变窄；腰曲呈上弓下曲型，椎曲Ⅲ级，腰 4 向前移位Ⅰ度，弓顶距离 1.4cm，腰骶轴交角 141°。

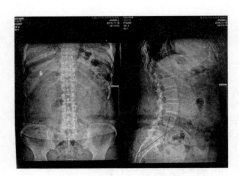

图 1-5-7　治疗前

【诊断】腰椎前滑脱症（腰 4 向前滑脱Ⅰ度）并腰椎间盘突出症。

【治疗经过】

1. 理筋：常规腰部药熨，每次 30 分钟；骨空针刺，取腰夹脊为主。

2. 正脊骨法：运用胸腰旋转法、提胸过伸法和屈髋压盆法。

3. 调曲：先行一维调曲法，配合骶部加压手法，1 周后改上午行三维调曲法，下午佩戴腰围行四维调曲法，每次 30 分钟。

4. 功能锻炼：练习顶天立地式、剪步转盆式、拍墙松筋式和床上起坐式，每天锻炼 30 分钟。

以上治疗方法，每日 1 次，10 次为 1 个疗程，休息 1 天。经治疗两个疗程后，于腰部行小针刀松解，并行韦氏内功复位，腰腿痛明显好转，腰椎活动改善。继续治疗 1 个疗程，临床症状及体征消失。2015 年 12 月 23 日复查腰椎 X 片（图 1-5-8）：腰 4 椎体滑脱复位，腰曲恢复至Ⅱ级。

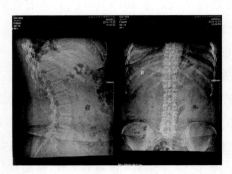

图 1-5-8　治疗后

【体会】韦以宗教授言："中老年人椎间盘突出是陈旧性突出，引起症状的主要原因不是椎间盘，而是椎体位移继发椎间孔、侧隐窝位移，神经根碰到椎间盘形成卡压。腰椎滑脱是陈旧性滑脱，产生症状是突发性椎体后关节紊乱卡压神经所致。引起腰椎滑脱的主要原因是椎曲紊乱——椎曲加大，向前滑脱；椎曲消失，向后滑脱。多以调曲就可以复位。"结合本案，在理筋的基础上，给予一维调曲法使肌肉筋膜松解，后给予三维调曲法，改善腰下段的曲度，在腰围保护下行四维调曲法，改善胸腰段反弓。经过治疗，患者腰椎曲度恢复，滑脱回位，症状消除，再配合功能锻炼，巩固整脊调曲的疗效，防止疾病复发。

（高腾、李明亮、林建南）

腰椎滑脱症（腰 4 向前滑脱 I 度）并椎管狭窄症

张某，女，70 岁，上海人。于 2015 年 3 月 21 日入院，3 月 31 日出院。

【主诉】腰及双下肢疼痛，间歇性跛行 1 个月。

【现病史】患者 1 个月前劳累后出现持续性下腰酸痛，间歇性跛行，行走 200 米后出现双下肢放射性疼痛，需立即休息，到上海多家医院就诊，诊断为"腰椎管狭窄"，建议手术治疗，患者拒绝。经人介绍来诊。既往有慢性腰痛病史 20 年。

【体检】腰部左侧隆起，腰 3、腰 4、腰 5 棘突间压痛（＋），腰 4、腰 5 棘突间可触及阶梯样改变。直腿抬高试验及加强试验双侧（－），膝腱反射及跟腱反射双侧消失，下肢肌力 IV 级，肌张力下降，无肌萎缩，踇趾背伸肌力 III 级，跖屈肌力 IV 级。腰椎活动度：前屈 50°，后伸 15°，左右侧屈 10°，左右旋转 20°。

【辅助检查】

1. 2015 年 2 月 10 日腰椎 MRI：腰 2～腰 3、腰 3～腰 4、腰 4～腰 5 及腰 5～骶 1 椎间盘突出，椎管狭窄。

2. 2015 年 3 月 21 日腰椎 X 线片（图 1 - 5 - 9）：胸 11～腰 5 棘突严重右偏，胸腰段向左侧弯 33°，骨盆右高左低；腰曲上弓下曲型，椎曲 III 级，腰 3～骶 1 椎间隙变小，

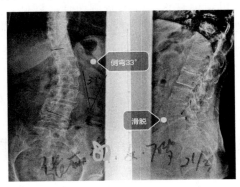

图 1 - 5 - 9 治疗前

腰 1 ~ 腰 4 椎体后缘双边征，腰 4 向前滑脱Ⅰ度，腰骶角约 100°。

【诊断】腰椎滑脱（腰 4 向前滑脱Ⅰ度）并椎管狭窄症。

【治疗经过】

1. 理筋：常规腰部药熨；骨空针刺，取腰夹脊为主。

2. 正脊骨法：运用胸腰旋转法和提胸过伸法。

3. 调曲：先行一维调曲法，配以两端加压手法，3 天后改每天上午行三维调曲法，下午佩戴腰围行四维调曲法，每次 30 分钟。

4. 功能锻炼：练习顶天立地式、剪步转盆式、拍墙松筋式和床上起坐式，每天锻炼 30 分钟。

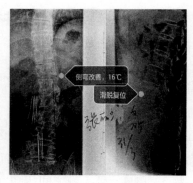

图 1 - 5 - 10   治疗后

以上治疗方法，每日 1 次，治疗 1 周后行小针刀松解，配合韦氏内功复位，腰腿痛明显减轻，可以步行 800 米。2015 年 3 月 31 日复查腰椎 X 线片（图 1 - 5 - 10）：腰椎侧弯恢复至 16°，腰 4 椎体滑脱复位。继续门诊巩固治疗两周，临床症状及体征消失，可以步行 1 千米。

【体会】椎曲决定了椎管和椎间孔的宽度，也决定了脊髓在椎管内的位置和脊神经的排列，因此，人体椎曲改变必然导致椎管和椎间孔异常，使所通过的脊髓、神经受到激惹或压迫，进而产生疼痛、麻木、无力等临床症状和体征。可见，椎曲异常是脊柱疾病的根源所在，当然也是椎管狭窄症的根源所在。因此，根据"一圆一说两论"，应用调曲整脊法治疗腰椎滑脱并腰椎管狭窄症，取得了较好的临床疗效。就本案来讲，在患者的积极配合下，继续巩固治疗，以期恢复脊椎正常的生理曲度，则疗效更好且不易复发。

（高腾、王丽英、林建南）

腰椎滑脱症（腰 4 向前滑脱Ⅰ度）伴椎管狭窄症

郑某，男，61 岁，北京昌平人。于 2015 年 2 月 2 日住院，2015 年 2 月 17 日出院。

【主诉】反复下腰痛 5 年，加重伴间歇性跛行 10 天。

【现病史】患者 5 年前劳累后感腰骶部坠胀不适，休息后症状可缓解，曾在昌平多家医院就诊，诊断为"腰椎间盘突出症"，给予药物、针灸、物理等治疗，症状缓解。10 天前，劳累后上述症状加重，并出现间歇性跛行，走 100 米即出现双下肢麻木、无力，需要休息，遂来就诊。

【体检】腰背部肌肉僵硬，可触及条索样物，腰 4 ~ 腰 5 棘突间可触及阶梯样变，腰 3 ~ 骶 1 棘突两旁压痛，双侧臀部压痛（＋）。直腿抬高试验及加强试验双侧（－），膝腱反射及跟腱反射双侧消失，下肢肌力Ⅳ级，肌张力下降，踇背伸肌力Ⅳ级，双小腿浅感觉下降。腰椎活动度：前屈 60°，后伸 0°，左侧屈 10°，右侧屈 20°，左右旋转 20°。

【辅助检查】

1. 2014 年 12 月 3 日腰椎 CT：腰 4 ~ 腰 5 及腰 5 ~ 骶 1 椎间盘突出，腰 4 向前移位。

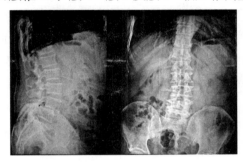

图 1 – 5 – 11　治疗前

2. 2015 年 2 月 2 日腰椎 X 线片（图 1 – 5 – 11）：腰椎棘突右偏，腰 1 ~ 腰 4 左侧凸，骨盆右高左低；腰曲呈上弓下曲型，椎曲Ⅲ级，腰 4 椎体向前移位 0.9cm。

【诊断】腰椎滑脱症（腰 4 向前滑脱Ⅰ度）并腰椎管狭窄症。

【治疗经过】

1. 理筋：腰部常规药熨，每次 30 分钟；骨空针刺，以腰夹脊为主。

2. 正脊骨法：运用胸腰旋转法和提胸过伸法。

3. 调曲：先行一维调曲法，配合胸腰部加压手法，3 天后改上午行三维调曲法，下午佩戴腰围行四维调曲法，每次 30 分钟。

4. 功能锻炼：练习顶天立地式、剪步转盆式、拍墙松筋式和床上起坐式，每天锻炼 30 分钟。

以上治疗方法，每日 1 次，治疗 7 天后于腰部行小针刀松解并配合韦氏内功复位，腰部疼痛明显减轻，可以行走 500 米。2015 年 2 月 10 日复查腰椎 X 片（图 1 – 5 – 12），腰曲恢复至Ⅱ级，腰 4 向前移位 0.2cm，腰椎侧弯较前明显好转。继续按上述方法巩固治疗 1 周，临床症状及体征消失，可以行走 1 千米。

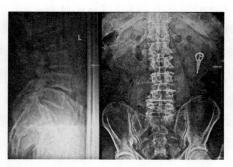

图 1 - 5 - 12　治疗后

【体会】椎曲决定了椎管和椎间孔的宽度，也决定了脊髓在椎管内的位置和脊神经的排列，因此，人体椎曲改变必然导致椎管和椎间孔异常，使所通过的脊髓、神经受到激惹或压迫，进而产生疼痛、麻木、无力等临床症状和体征。可见，椎曲异常是脊柱疾病的根源所在，当然也是椎管狭窄症的根源所在。因此，根据"一圆一说两论"，应用调曲整脊法治疗腰椎滑脱并腰椎管狭窄症，取得了较好的临床疗效。就本案来讲，在患者的积极配合下，继续巩固治疗，以期恢复脊椎正常的生理曲度，则疗效更好且不易复发。

（高腾、李明亮、林建南）

腰椎滑脱症（腰 5 向前滑脱 II 度）

王某，男，72 岁，北京人。于 2015 年 5 月 17 日住院，6 月 8 日出院。

【主诉】腰痛伴间歇性跛行 2 年，加重 1 周。

【现病史】患者 2013 年 5 月初无诱因出现腰部疼痛，以酸胀痛为主，腰部有沉重感，间歇性跛行，至广东省梅州市某三甲医院就诊，行腰椎 MRI：腰 5 ～骶 1 椎间盘突出，腰 5 椎体向前 II 度滑脱，建议手术治疗，患者拒绝。后用民间草药方外敷治疗，症状时轻时重。1 周前坐车劳累后症状反复且加重，行走 200 米即需休息，遂来就诊。

【体检】腰部肌肉僵硬，腰 3 ～骶 1 棘突旁压痛（＋），腰 5 ～骶 1 棘突间有阶梯感。直腿抬高试验及加强试验（－），膝腱反射及跟腱反射双侧下降，双下肢肌力 IV级，肌张力正常，无明显萎缩，双小腿外侧浅感觉稍减退。腰椎活动受限：前屈 45°，后伸 5°，左右侧屈约 10°，左右旋转约 15°。

【辅助检查】

1. 2013 年 7 月 8 日腰椎 MRI：腰 5 ～骶 1 椎间盘突出，腰 5 椎体向前 II 度滑脱。

2. 2015 年 5 月 17 日腰椎 DR（图 1 - 5 - 13）：腰 3 ～腰 5 棘突微左偏，腰椎略右侧弯，腰 5 ～骶 1 椎间隙明显变窄；腰曲增大，呈 V 级椎曲，腰 5 椎体向前滑脱 II 度；腰

5 左侧椎弓峡部断裂。

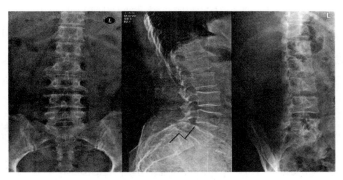

图 1 - 5 - 13　治疗前

【诊断】腰椎滑脱症（腰 5 向前滑脱Ⅱ度）。

【治疗经过】

1. 理筋：腰部行中药熏蒸和中药热奄包治疗；以㨰法、揉法、弹拨法等推拿手法作用于腰部两侧及腹部；骨空针刺，以腰夹脊为主，加环跳、委中、承山、阳陵泉、绝骨、丘墟。

2. 正脊骨法：采用腰椎改良定点斜扳法、抱膝滚腰法和俯卧兜腹提牵法。

3. 调曲：先行一维调曲法，配合两端加压手法，1 周后改行三维调曲法。

4. 中药内服：辨证口服独活寄生汤加减。

5. 功能锻炼：选用"健脊强身十八式"中的床上起坐式、点头哈腰式进行锻炼。

以上治疗每天 1 次，10 天为 1 个疗程，休息 1 天。经治疗两个疗程后，患者症状、体征消失，步行 2 千米无明显症状。2015 年 6 月 7 日复查腰椎 DR 片（图 1 - 5 - 14）：腰椎侧弯已纠正，腰曲明显改善，椎曲由Ⅴ级恢复至Ⅱ级，腰 5 椎体由Ⅱ度滑脱恢复为Ⅰ度。随访 3 个月无复发。

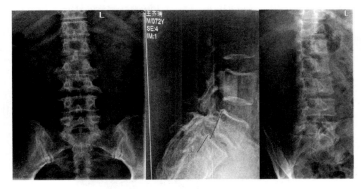

图 1 - 5 - 14　治疗后

【体会】腰椎滑脱症临床多采用手术方法治疗，但风险高，并发症多。韦以宗教授认为："目前临床有两大误区：一是有滑脱就误当创伤骨折脱位，认为需要手术固定；二是不明白腰椎滑脱的病因病理，引起滑脱的主要原因是椎曲紊乱——椎曲加大，向前滑脱，所以调曲就是关键，调曲可以复位。"在韦教授的理论指导下，采用腰椎改良定点斜扳法、抱膝滚腰法、俯卧兜腹提牵法，纠正腰椎旋转及向前滑脱移位，配合一维调曲法、三维调曲法调整腰椎曲度，点线结合，滑脱改善，症状自消，再配合后期功能锻炼，则可巩固疗效。

（林远方、张柳娟）

腰椎滑脱症（腰4向前滑脱Ⅰ度）并腰椎管狭窄症

刘某，男，64岁，新疆呼图壁县人。于2015年6月29日住院，7月12日出院。

【主诉】腰痛15年，加重伴左下肢麻木1个月。

【现病史】患者15年前无明显诱因出现腰部疼痛，期间曾多次前往新疆某三甲中医院住院治疗，好转出院。1个月前腰痛加重，活动受限，伴左下肢放射性麻木，间歇性跛行，平地行走150米左右即出现左下肢疼痛、麻木、无力，需蹲下或坐下休息数分钟后方能缓解，遂来就诊。

【体检】腰背部肌肉僵硬，腰3～骶1椎间隙及椎旁压痛和叩击痛（＋），腰4、腰5棘突间可触及阶梯样改变。直腿抬高试验及加强试验双侧（－），膝腱反射、跟腱反射左侧消失，右侧减弱。下肢肌力左侧Ⅳ级，右侧Ⅴ级，肌张力下降，无肌萎缩。踇背伸肌力右侧Ⅴ级，左侧Ⅳ级；踇跖屈肌力左侧Ⅳ级，右侧Ⅴ级。腰椎活动度：前屈60°，后伸5°，左侧屈20°，右侧屈20°，左侧旋转20°，右侧旋转20°。

【辅助检查】

1. 2015年6月29日腰椎X线片（图1-5-15）：腰椎棘突右偏，左侧弯21°，腰4～腰5椎间隙变窄；腰曲变直，椎曲Ⅳ级，腰4椎体向前滑脱Ⅰ度，腰骶轴交角36°。

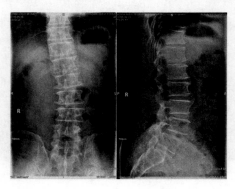

图1-5-15　治疗前

2. 2015年6月30日腰椎CT：腰3～腰4椎间盘膨出，腰4～腰5、腰5～骶1椎间盘突出；腰4向前移位I度；腰椎管狭窄。

【诊断】 腰椎滑脱（腰4向前滑脱I度）并腰椎管狭窄症。

【治疗经过】

1. 理筋：常规胸腰部药熨；艾箱灸、拔罐疗法；骨空针刺，以腰夹脊为主；运用拿、捏、滚、揉手法放松腰背部两侧肌肉、腰骶部肌肉。

2. 正脊骨法：用胸腰旋转法、腰椎旋转法、提胸过伸法和屈髋屈膝滚盆法。

3. 调曲：先行二维调曲法（左下肢），配以胸腰段加压手法，1周后佩戴腰围改行四维调曲法。

4. 功能锻炼：练习顶天立地式、剪步转盆式、拍墙松筋式和前弓后箭式，每天锻炼30分钟。

以上治疗方法，每天1次，治疗1周后于腰部行小针刀松解，并行韦氏内功复位术，腰腿痛症状明显减轻。2016年7月4日复查腰椎X线片（图1-5-16）：腰椎左侧弯明显好转，恢复至8°，腰曲恢复至Ⅱ级，腰4椎体向前滑脱复位。继续按上述方法治疗至第4周，临床症状、体征均消失。

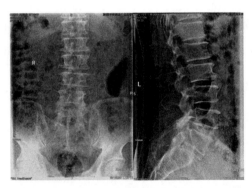

图1-5-16　治疗后

【体会】 本案腰椎管狭窄症严格地说，就是在疾病的早期只是给予对症处理，没有纠正脊柱的旋转、侧弯和曲度异常，也只是说，没有恢复腰椎的力学平衡，而是以止痛为目的，反复如此留下的累积性病证。在充分理筋的基础上，通过正脊复位，恢复了腰椎旋转、侧弯，滑脱的椎体复位，症状随即消失，加强腰背肌功能锻炼以巩固疗效，取得了较好的临床效果。

（王云江、梅江）

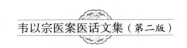

腰椎滑脱症（腰5向前滑脱II度）并腰椎管狭窄症

于某，男，54岁，新疆呼图壁县人。于2016年11月24日住院，12月9日出院。

【主诉】腰痛伴左下肢疼痛5年，加重1年。

【现病史】患者5年前劳累后出现腰部疼痛，左下肢放射性疼痛，至附近医院就诊，诊断为"腰5椎体滑脱"，给予腰围固定，口服药物，症状无改善。1年前症状加重，出现间歇性跛行，步行100米左右左下肢疼痛剧烈，休息后可稍有缓解，遂来就诊。

【体检】腰背部肌肉僵硬，腰2~骶1椎旁压痛和叩击痛（+），腰5、骶1棘突间可触及阶梯样改变。左侧直腿抬高试验55°（+），加强试验（+），膝腱反射、跟腱反射左侧消失，右侧减弱。下肢肌力左侧Ⅲ级，右侧Ⅴ级，左下肢肌张力下降，左侧踇背伸肌力Ⅳ级，下肢肌肉无萎缩。腰椎活动度：前屈60°，后伸5°，左侧屈10°，右侧屈15°，左侧旋转5°，右侧旋转10°。

【辅助检查】

1. 2016年11月24日腰椎X线片（图1-5-17）：腰椎棘突右偏，向左侧弯9°；腰曲呈上弓下曲型，椎曲Ⅲ级，腰5椎体向前滑脱Ⅱ度，腰骶轴交角144°。

2. 2016年11月26日腰椎CT：腰4~腰5、腰5~骶1椎间盘突出；腰5椎体向前滑脱Ⅱ度；腰椎管狭窄。

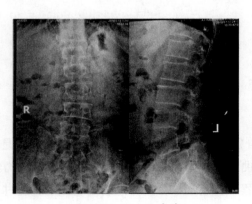

图1-5-17 治疗前

【诊断】腰椎滑脱（腰5向前滑脱Ⅱ度）并椎管狭窄症。

【治疗经过】

1. 理筋：常规胸腰部药熨；艾箱灸、拔罐疗法；骨空针刺，以腰夹脊为主；运用拿、捏、滚、揉手法放松腰背部、腰骶部肌肉。

2. 正脊骨法：用胸腰旋转法、提胸过伸法和屈髋屈膝滚盆法。

3. 调曲：先行一维调曲法，配以两端加压手法，3天后改每天上午行三维调曲法，下午佩戴腰围行四维调曲法。

4. 功能锻炼：练习顶天立地式、剪步转盆式、拍墙松筋式和床上起坐式，每天锻炼30分钟。

以上治疗方法，每天1次，治疗3天后于腰部行小针刀松解，并行韦氏内功复位术，腰腿痛症状明显减轻。2016年11月28日复查腰椎X线片（图1-5-18）：腰椎左侧弯改善，腰5向前滑脱复位，腰椎曲度恢复至Ⅱ级。继续治疗10天，临床症状、体征消失。

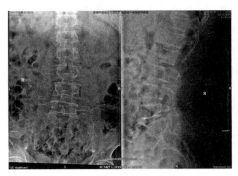

图1-5-18　治疗后

【体会】人体脊柱是由椎骨和椎间盘组成，椎骨旋转移位，椎间盘变性（突出、膨出或脱出），必然会导致脊柱生理曲度（椎曲）异常。而人的椎曲决定了椎管和椎间孔的宽度，同时也决定了脊髓在椎管内的位置和脊神经的排列，因此，人体椎曲改变必然导致椎管和椎间孔异常，使所通过的脊髓、神经受到激惹或压迫，进而产生疼痛、麻木、无力等临床症状和体征，所以椎曲异常是脊柱疾病的根源所在，当然也是椎管狭窄症的根源所在。因此，根据"一圆一说两论"，应用调曲整脊法治疗腰椎滑脱并腰椎管狭窄症，取得了较好的临床疗效。

（王云江、梅江）

腰椎滑脱症（腰5向前滑脱Ⅰ度）

云某，女，68岁，新疆呼图壁县人。于2016年11月24日住院，12月5日出院。

【主诉】腰痛伴右下肢酸沉半年，加重1天。

【现病史】患者半年前劳累后出现腰痛，伴右下肢酸沉，症状时轻时重，未行诊治。1天前上述症状加重，遂来就诊。

【体检】腰背部肌肉僵硬，腰3~骶1棘突两旁压痛（+），腰5、骶1棘突间可触及阶梯样改变。直腿抬高试验及加强试验（-），膝腱反射、跟腱反射右侧减弱，右下

131

肢肌力Ⅳ级。腰椎活动度：前屈 60°，后伸 5°，左侧屈 15°，右侧屈 10°，左侧旋转20°，右侧旋转 15°。

【辅助检查】2016 年 11 月 24 日腰椎 X 线片（图 1 - 5 - 19）：腰椎椎体边缘见骨质增生，腰椎棘突左偏，腰 4 ~ 腰 5 椎间隙变窄；腰曲呈上弓下曲型，椎曲Ⅲ级，腰 5 向前滑脱Ⅰ度，腰骶轴交角 136°。

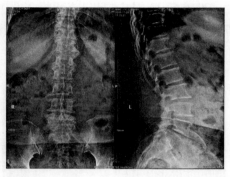

图 1 - 5 - 19 治疗前

【诊断】腰椎滑脱症（腰 5 向前滑脱Ⅰ度）。

【治疗经过】

1. 理筋：常规胸腰部药熨；艾箱灸、拔罐疗法；骨空针，取腰夹脊为主；运用拿、捏、滚、揉手法放松腰背部、腰骶部肌肉。

2. 正脊骨法：用胸腰旋转法、提胸过伸法纠正腰椎旋转。

3. 调曲：先行一维调曲法，配以两端加压手法，3 天后改行三维调曲法。

4. 功能锻炼：练习顶天立地式、剪步转盆式、拍墙松筋式和床上起坐式，每天锻炼 30 分钟。

以上治疗每天 1 次，治疗 3 天后于腰部行小针刀松解，并行韦氏内功复位术，腰腿痛症状明显减轻。2016 年 11 月 28 日复查腰椎 X 线片（图 1 - 5 - 20）：腰 5 滑脱复位，腰曲改善，恢复至Ⅱ级。继续按上述方法治疗至第 4 周，临床症状消失。

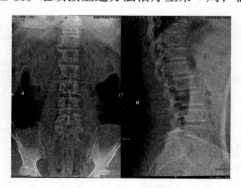

图 1 - 5 - 20 治疗后

【体会】腰椎滑脱症是临床常见病，是腰椎力学长期失衡造成椎曲紊乱的结果。椎弓峡部裂是腰椎滑移的病理基础，但是，若椎曲基本正常，腰椎峡部断裂不一定有椎体滑脱。引起滑脱的主要原因是椎曲紊乱——椎曲加大，向前滑脱；椎曲消失、反弓，向后滑脱。所以，调曲就可以复位。根据"一圆一说两论"，应用调曲整脊法治疗腰椎滑脱症，取得了较好的临床疗效。

（王云江、梅江）

腰椎滑脱症（腰 4 向前滑脱 I 度）并腰椎间盘突出症

陈某，男，51 岁，汉族，新疆呼图壁县人。于 2016 年 6 月 29 日入院，7 月 13 日出院。

【主诉】腰痛伴左下肢放射痛半月余。

【现病史】患者半个月前劳累后出现腰痛，伴左下肢放射性疼痛，喜弯腰位，经卧床休息后症状不缓解，且逐渐加重，遂来就诊。

【体检】腰背部肌肉僵硬，腰 3 ~ 骶 1 椎旁压痛（＋），腰 4、腰 5 棘突间可触及阶梯样改变。左侧直腿抬高试验 50°（＋），加强试验（＋），左侧膝腱反射及跟腱反射减弱，双下肢肌力、肌张力正常，无肌肉萎缩。腰椎活动度：前屈 60°，后伸 0°，左屈 10°，右屈 15°，左旋转 15°，右旋转 20°。

【辅助检查】2016 年 6 月 29 日腰椎 X 线片（图 1 – 5 – 21）：腰椎右侧弯 10°，骨盆左高右低；腰曲加大，椎曲 V – 2 级，腰 4 滑脱 I 度，腰椎各椎体后缘双边征，腰骶轴交角 100°。

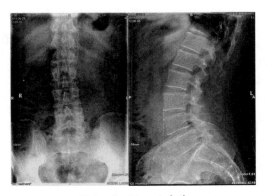

图 1 – 5 – 21 治疗前

【诊断】腰椎滑脱症（腰 4 向前滑脱 I 度）并腰椎间盘突出症。

【治疗经过】

1. 理筋：常规胸腰部药熨；艾箱灸、拔罐疗法；骨空针刺，以腰夹脊为主；用拿、捏、搓、揉手法放松腰背部、腰骶部肌肉。

2. 正脊骨法：运用胸腰旋转法、提胸过伸法和屈髋屈膝滚盆法。

3. 调曲：先行二维调曲法（左下肢），配合两端加压手法，3天后改行三维调曲法。

4. 功能锻炼：练习顶天立地式、剪步转盆式、拍墙松筋式和床上起坐式，每天锻炼30分钟。

以上治疗每日1次，经治疗10天后，于腰部行小针刀松解、韦氏内功复位，临床症状、体征消失。2016年7月8日复查腰椎X线片（图1-5-22）：腰椎侧弯消失，腰4滑脱复位，椎曲接近正常。

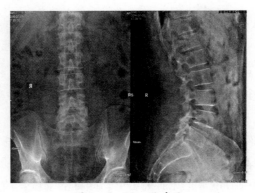

图1-5-22　治疗后

【体会】腰椎滑脱症是临床常见病，是由于腰部肌肉劳损导致腰椎力学长期失衡，造成椎曲紊乱的结果。同时，小关节紊乱，椎弓峡部受上关节突压力导致慢性充血→缺血→脱钙→断裂崩解而致椎体移位。椎弓峡部裂是腰椎滑移的病理基础，但若椎曲基本正常，腰椎峡部断裂不一定有椎体滑脱。引起滑脱的主要原因是椎曲紊乱——椎曲加大，向前滑脱；椎曲消失、反弓，向后滑脱。因此，调曲就可以复位。在韦以宗教授"一圆一说两论"的理论指导下，应用理筋调曲整脊法治疗腰椎滑脱症，取得了较好的临床疗效。

（王云江、梅江）

腰椎滑脱症（腰5向前滑脱Ⅰ度）

刘某，女，45岁，新疆呼图壁县人。于2015年7月3日入院，7月12出院。

【主诉】间断腰痛3年，加重伴活动受限10天。

【现病史】患者3年前无诱因出现下腰痛，休息后可自行缓解，未行诊治。10天前无明显诱因突然出现腰痛加重，活动受限，自行口服活血止痛药物，症状缓解不明显，遂来就诊。

【体检】腰背部肌肉僵硬，腰4~骶1椎间隙及椎旁压痛（＋），腰5、骶1棘突间可触及阶梯样改变。直腿抬高试验及加强试验双侧（－）。双侧膝腱反射、跟腱反射正常，双下肢肌力、肌张力正常，无肌肉萎缩。腰椎活动度：前屈65°，后伸0°，左屈15°，右屈20°，左旋转15°，右旋转20°。

【辅助检查】2015年7月3日腰椎X线片（图1-5-23）：腰3~腰5棘突略右偏；腰曲上弓下曲，椎曲Ⅲ-2级，腰5向前Ⅰ度移位，腰骶角110°。

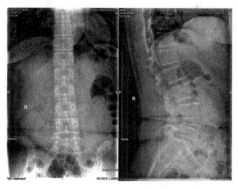

图1-5-23　治疗前

【诊断】腰椎滑脱症（腰5向前滑脱Ⅰ度）。

【治疗经过】

1. 理筋：常规胸腰部药熨；艾箱灸、拔罐疗法；骨空针刺，以腰椎夹脊为主；用拿、捏、滚、揉手法放松腰背部、腰骶部肌肉。

2. 正脊骨法：用胸腰旋转法、提胸过伸法和屈髋屈膝滚盆法。

3. 调曲：先行一维调曲法，配合两端加压手法，3天后改行三维调曲法。

4. 功能锻炼：练习顶天立地式、剪步转盆式、拍墙松筋式和床上起坐式，每天锻炼30分钟。

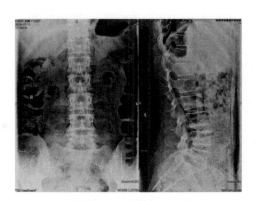

图1-5-24　治疗后

以上治疗每日1次，治疗1周后于腰部行小针刀松解、韦氏内功复位，临床症状、体征消失。2015 年 7 月 11 日复查腰椎 X 线片（图 1 - 5 - 24）：腰椎旋转消失，腰 5 滑脱复位。

【体会】腰椎滑脱症是临床常见病，腰椎滑脱是腰椎力学长期失衡造成椎曲紊乱的结果。椎弓峡部裂是腰椎滑移的病理基础，但是，若椎曲基本正常，腰椎峡部断裂不一定有椎体滑脱。引起滑脱的主要原因是椎曲紊乱——椎曲加大，向前滑脱；椎曲消失、反弓，向后滑脱。所以，调曲就可以复位。因此，根据"一圆一说两论"，应用调曲整脊法治疗腰椎滑脱症，取得了较好的临床疗效。

（王云江、梅江）

腰椎滑脱症伴腰椎间盘突出症

吴某，女，67 岁，福建龙岩永定人。2016 年 10 月 13 日初诊，11 月 30 日结束治疗。

【主诉】腰痛伴左下肢放射痛 6 年，加重 3 个月。

【现病史】患者 6 年前劳累后感觉腰部疼痛伴左下肢放射痛，在当地医院诊断为"腰椎间盘突出"，给予牵引、中药外敷治疗后症状好转。近 3 个月疼痛加重，行 CT 检查：腰 4 ~ 腰 5 及腰 5 ~ 骶 1 椎间盘突出，腰 4 向前滑脱，医生建议手术，患者拒绝，遂来就诊。

【体检】腰 4、腰 5 棘突旁及腰骶部压痛明显，腰 4、腰 5 棘突间有台阶感。左侧膝腱反射和跟腱反射减弱，左侧直腿抬高试验 30°（＋），下肢肌力、肌张力正常。腰椎活动度：前屈 30°，后伸 5°，左侧屈 10°，右侧屈 15°，左右旋转均为 15°。

【辅助检查】2016 年 10 月 13 日腰椎 X 线片（图 1 - 5 - 25）：腰椎棘突右偏，腰 4 ~ 腰 5 及腰 5 ~ 骶 1 椎间隙变窄；腰椎呈上弓下曲型，椎曲Ⅲ级，腰 4 向前 Ⅰ 度滑脱。

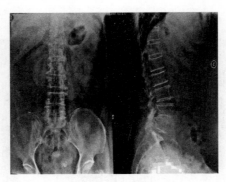

图 1 - 5 - 25　治疗前

【诊断】腰椎滑脱症（腰 4 向前 Ⅰ 度滑脱）并腰椎间盘突出症。

【治疗经过】

1. 理筋：腰背肌拔罐；骨空针刺，取腰夹脊为主；平衡针灸，选腰痛穴、痔疮穴进行干预治疗。

2. 调曲：上午行三维调曲法，下午佩戴腰围行四维调曲法。

3. 正脊骨法：行胸腰旋转法、提胸过伸法和屈髋屈膝滚盆法。

4. 功能锻炼：练习点头哈腰式、床上起坐式。

以上治疗，隔天治疗1次，1个月后症状、体征消失。2016年11月30日复查腰椎X线片（图1-5-26）：腰曲由Ⅲ级恢复至Ⅱ级，腰4向前滑脱基本复位。

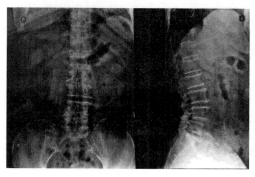

图1-5-26 治疗后

【体会】腰椎滑脱症的治疗多采取手术复位，钢板内固定，但这种疗法的后遗症较多。韦以宗教授认为，腰椎滑脱是慢性病，其滑脱是逐年积累损伤，现在发生腰腿痛是肌力失衡，椎曲紊乱，小关节错位，腰椎后关节卡压神经引起的。因此，"调曲"是治疗滑脱的关键，应用理筋法改善腰背部肌肉功能，通过正脊骨、调曲，纠正腰椎旋转、移位，恢复椎曲，患者临床症状消失。嘱患者坚持功能锻炼，以巩固疗效。

（张汉卿、陈建龙）

腰椎滑脱症（腰4向前滑脱Ⅰ度）

余某，女，66岁，新疆乌鲁木齐市人。于2015年7月3日住院，7月11日出院。

【主诉】腰痛伴右下肢无力、间歇性跛行5年。

【现病史】患者5年前劳累后感腰部疼痛，并伴右下肢行走无力，逐渐加重，到当地多家医院诊治，诊断为"腰椎滑脱症"，建议手术治疗，患者拒绝。后在当地医院行针灸、推拿、牵引治疗无效。经人介绍来诊。

【体检】腰椎曲度加深，腰2~骶1棘突旁压痛（+），腰4、腰5棘突间触及阶梯样改变。直腿抬高试验及加强试验双侧（-），膝腱反射双侧减弱，跟腱反射双侧消失。下肢肌力右侧Ⅳ级，左侧正常。右下肢肌张力下降，并肌肉萎缩，髌上缘上10cm，右侧41cm、左侧42cm；髌下缘下10cm，右侧33cm，左侧33.5cm。腰椎活动度：前屈

60°，后伸 10°，右侧屈 10°，左侧屈 20°，左旋 10°，右旋 20°。

【辅助检查】2015 年 7 月 3 日腰椎 X 线片（图 1 – 5 – 27）：腰椎棘突右偏，左侧弯 10°；腰椎呈上弓下曲型，椎曲Ⅲ级，腰 4 向前Ⅰ度滑脱，腰 2、腰 3 向后半度滑脱。

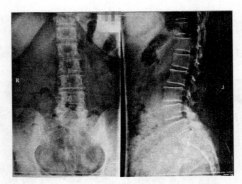

图 1 – 5 – 27　治疗前

【诊断】腰椎滑脱症（腰 4 向前Ⅰ度滑脱）。

【治疗经过】

1. 理筋：常规腰部药熨；骨空针刺，取腰夹脊、八髎、环跳、委中。

2. 正脊骨法：行胸腰旋转法和提胸过伸法。

3. 调曲：上午行一维调曲法，配合两端加压，下午行三维调曲法。3 天后改上午行三维调曲法，下午佩戴腰围行四维调曲法，每次 30 分钟。

4. 功能锻炼：练习点头哈腰式、床上起坐式（3 式）、拍墙松筋式（2 式），每天锻炼 30 分钟。

上述治疗每天 1 次，6 天后在腰部行铍针松解、复位。经治疗 8 天，症状、体征消失，腰椎活动正常。2015 年 7 月 9 日复查腰椎 X 线片（图 1 – 5 – 28）：腰椎滑脱及旋转侧弯纠正，腰椎曲度改善，呈Ⅱ级椎曲。

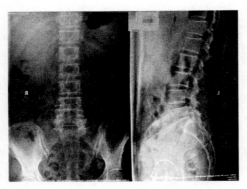

图 1 – 5 – 28　治疗后

【体会】腰椎滑脱由于椎弓峡部不连、退化或断裂，使小关节不稳，导致椎体向前或向后移位，使脊神经受压，导致右下肢无力，临床上多采用手术治疗。韦以宗教授认为，腰椎滑脱是陈旧性滑脱，产生症状是突发性椎体后关节紊乱所致，不能把腰椎滑脱当成新鲜骨折来处理。本案经理筋、调曲，恢复腰椎旋转侧弯及腰椎曲度，症状、体征随即消除，坚持功能锻炼则不易复发。

（戴国文）

腰椎滑脱症（腰3向左侧滑脱Ⅱ度）并腰椎管狭窄症

黄某，女，56岁，上海人。于2014年7月8日入院，9月10日出院。

【主诉】腰痛伴左下肢痛、间歇性跛行3个月。

【现病史】患者3个月前无明显诱因出现持续性腰骶部疼痛，站立、行走时加重，步行100米即可出现腰及左下肢痛、无力。在上海多家医院就诊，诊断为"腰椎管狭窄症"，建议手术治疗，患者拒绝。经人介绍来诊。既往有慢性腰痛病史10年，未行就治。

【体检】腰背肌肉僵硬，脊柱后凸。腰3～骶1棘突两旁压痛（＋），直腿抬高试验双侧（－），加强试验左侧（＋），膝腱反射、跟腱反射左侧消失，右侧减弱，下肢肌力左侧Ⅲ级，右侧Ⅳ级，肌张力下降，无肌肉萎缩。左足姆背伸肌力Ⅳ级，跖屈肌力Ⅴ级，左小腿外侧浅感觉减退。腰椎活动度：前屈80°，后伸10°，右侧屈20°，左侧屈30°，左右旋转为20°。

【辅助检查】

1. 2014年4月20日腰椎MRI：腰2～腰3及腰3～腰4椎间盘膨出，腰4～腰5及腰5～骶1椎间盘突出，椎管狭窄。

2. 2014年7月8日腰椎正侧位X线片（图1－5－29）：胸12～腰3棘突明显右偏，左侧弯65°，腰3向左侧滑脱Ⅱ度，腰4～腰5棘突左偏，骨盆左低右高；腰曲呈全弓型，腰2～腰3椎板炎并可见明显骨刺，各椎体下缘现双边征，椎间隙狭窄，腰骶轴交角88°。

【诊断】腰椎滑脱（腰3向左侧滑脱Ⅱ度）并腰椎管狭窄症。

【治疗经过】

1. 理筋：腰部常规药熨膏摩；拔罐及走罐疗法；骨空针刺法，取腰夹脊、八髎、秩边、委中、承山、光明穴，加电针，每次30分钟。

2. 正脊骨法：用胸腰旋转法、腰椎旋转法、提胸过伸法。

3. 调曲：先行一维调曲法，配合中间加压手法，1周后改每天上午行三维调曲法，下午佩戴腰围行四维调曲法，每次10～20分钟。

4. 功能锻炼：练习顶天立地式、剪步转盆式、拍墙松筋式和前弓后箭式。第2周

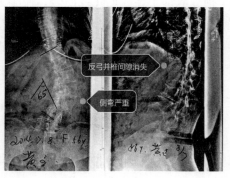

图 1 - 5 - 29　治疗前

后，增加床上起坐式，每天锻炼 30 分钟。

以上治疗方法，每日 1 次，经治疗 3 周后，腰腿痛减轻，于腰部行小针刀松解，并行韦氏内功复位术。继续每周 3 次治疗，1 个月后症状消失，步行 1 千米无不适，下肢肌力恢复至 V 级。2014 年 9 月 10 日复查腰椎片（图 1 - 5 - 30）：腰椎旋转侧弯明显好转，侧弯恢复至 35°，腰 3 侧滑恢复至 I 度，腰椎反弓明显改善，腰骶轴交角 95°。

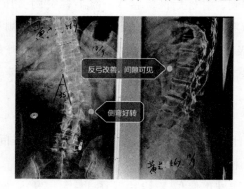

图 1 - 5 - 30　治疗后

【体会】韦以宗教授认为，腰椎滑脱是慢性病，其滑脱是逐年积累损伤，现在发生腰腿痛是肌力失衡，腰椎后关节卡压神经引起的。也就是说，有些病人长期有腰椎滑脱，但不一定会有腰痛。引起滑脱的主要原因是椎曲紊乱——椎曲加大，向前滑脱；椎曲消失、反弓，向后滑脱。故调曲就可以复位。腰椎管狭窄症，是因为椎曲消失或反弓，多个椎间盘突入椎管，后纵韧带、黄韧带折叠增厚，前后夹击导致狭窄。通过调曲法整体改善椎曲，使其突入的椎间盘随椎骨退出，打折的后纵韧带、黄韧带张开，椎管扩容。因此，在理筋的基础上，给予胸腰椎正骨治疗，使胸腰段各椎体、小关节对点对线，再通过四维调曲法使腰椎曲度恢复，椎管狭窄及滑脱症自然解决。

（高腾、李明亮、王丽英）

腰椎滑脱症（腰 4 向前滑脱Ⅰ度）

周某，女，65 岁，上海人。于 2015 年 8 月 17 日初诊，9 月 28 日结束治疗。

【主诉】腰痛伴左下肢麻痛 2 年，加重半年。

【现病史】患者 2 年前无诱因出现腰痛，左下肢疼痛、麻木，就诊于上海某三甲医院，诊断为"腰椎滑脱症"，予以针灸、推拿及输液等治疗，症状好转。近半年症状加重，至多家三级医院就诊，均建议手术治疗，患者拒绝。经介绍来诊。

【体检】腰背部肌肉僵硬，腰 4、腰 5 棘突左侧（＋），腰 4、腰 5 棘突间可触及阶梯样改变。直腿抬高试验左侧 60°（＋）、右侧（－），加强试验双侧（－），左侧膝腱反射及跟腱反射下降，右侧正常，左下肢肌力Ⅳ级，左小腿外侧浅感觉减退。腰椎活动度：前屈 60°，后仰 0°，左侧屈 10°，右侧屈 20°，左旋 10°，右旋 20°。

【辅助检查】2015 年 8 月 17 日腰椎 X 线片（图 1 - 5 - 31）：腰椎棘突左偏，腰 4、腰 5 椎间隙变窄；腰曲呈上弓下曲型，椎曲Ⅲ - 1 级，腰 4 向前滑脱Ⅰ度。

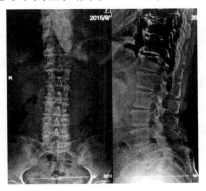

图 1 - 5 - 31　治疗前

【诊断】腰椎滑脱症（腰 4 向前滑脱Ⅰ度）。

【治疗经过】

1. 理筋：胸腰部常规药熨；骨空针刺，取腰夹脊、左侧环跳、委中、承山。

2. 调曲：先行二维调曲法（左下肢），配合两端加压手法，3 天后佩戴腰围改行四维调曲法，腹下垫枕。

3. 功能锻炼：练习床上起坐式、抱膝滚腰式和点头哈腰式。每式 1～2 分钟，每天 2 次。

以上治疗 2 天做 1 次。2 周后于腰部行针刀松解术，术后每天予以腰部激光、四维调曲治疗各 1 次，3 天后继续行理筋、调曲治疗。经治疗 6 周后，患者临床症状、体征消失。2015 年 9 月 28 日复查腰椎 X 线片（图 1 - 5 - 32）：腰椎棘突侧偏消失，椎曲恢复至Ⅱ级，腰4向前滑脱不足半度。

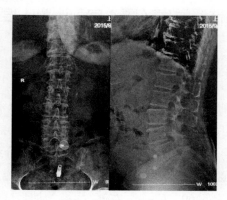

图1-5-32 治疗后

【体会】腰椎滑脱症是临床常见病，多发于妇女。韦以宗教授教导我们，临床医生对腰椎滑脱症的治疗有两大误区：一是有滑脱就误当创伤骨折脱位，告诉病人必须手术复位固定，不然就会大小便失禁等，吓坏病人；二是不明白腰椎滑脱的病因病理，把病人腰腿痛误认为是滑脱压迫神经。首先要明白，腰椎滑脱是慢性病，其滑脱是逐年积累损伤，发生腰腿痛是肌力失衡，腰椎后关节卡压神经引起的。这就是有些病人长期腰椎滑脱，但不一定会有腰痛的原因。椎弓峡部裂是腰椎滑移的病理基础，但腰椎峡部断裂不一定有椎体滑脱。引起滑脱的主要原因是椎曲紊乱——椎曲加大，向前滑脱；椎曲消失、反弓，向后滑脱。所以，调曲就可以复位。

本案患者有两年的腰腿痛病史，曾通过针灸、推拿及输液等治疗对症处理，没有恢复脊柱力学平衡，导致日后复发加重。因此，遵循整脊"理筋、调曲、练功"三大治疗原则，通过调曲、复位，配合功能锻炼，使患者得到满意的疗效。

（顾膺）

腰椎滑脱症（腰4向前滑脱Ⅰ度）

侯某，女，66岁，河北丰润人。于2016年10月11日初诊，11月13日结束治疗。

【主诉】腰痛伴双下肢疼痛、间歇性跛行3年。

【现病史】患者3年前劳累后出现腰及双下肢疼痛，行走困难，行走大约100米即要蹲下休息，曾在当地医院就诊，经行X线片检查，诊断为"腰椎滑脱"，建议手术治疗，患者拒绝。期间曾在多家医院治疗而疗效不佳，遂来就诊。

【体检】腰4~骶1棘突间及椎旁压痛（+），腰4、腰5棘突间触及阶梯样改变。直腿抬高试验及加强试验（-），膝腱反射及跟腱反射双侧消失。下肢肌力、肌张力正常，无肌萎缩。腰椎活动度：前屈70°，后伸10°，左旋转10°，右旋转15°，左右侧屈10°。

【辅助检查】2016 年 10 月 9 日腰椎 X 线片（图 1 - 5 - 33）：腰椎棘突右偏，稍向左侧弯，腰 3 ~ 腰 4 及腰 4 ~ 腰 5 椎间隙消失；腰曲增大，椎曲 V - 2 级，腰 4 向前滑脱 I 度。

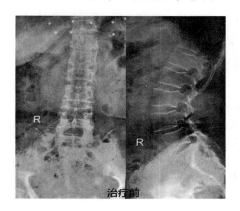

图 1 - 5 - 33 治疗前

【诊断】腰椎滑脱症（腰 4 向前滑脱 I 度）。

【治疗经过】

1. 理筋：常规胸腰部药熨；骨空针刺，取腰夹脊、环跳、秩边、委中等穴。

2. 正脊骨法：用胸腰旋转法、提胸过伸法和屈髋屈膝滚盆法。

3. 调曲：先行一维调曲法，配合两端加压手法，1 周后改行三维调曲法。

4. 功能锻炼：练习床上起坐式、抱膝滚腰式、点头哈腰式，每天锻炼 30 分钟。

以上治疗方法，每天 1 次，每周休息 1 天。经治疗 2 周，腰腿痛症状消失，继续按上述方法巩固治疗 2 周。2016 年 11 月 13 日复查 X 线片（图 1 - 5 - 34）：腰椎旋转侧弯明显改善，椎曲恢复至 III 级，腰 4 滑脱基本复位。

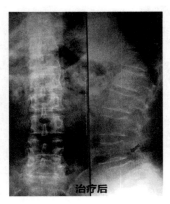

图 1 - 5 - 34 治疗后

【体会】韦以宗教授对腰椎滑脱的分析：肌肉劳损，生理平衡失调，椎体旋转移位，椎曲改变（多为曲度加大），腰骶角变小，椎弓峡部受上关节突压力导致慢性充

血 – 缺血 – 脱钙 – 断裂崩解而造成滑移。腰椎滑脱是慢性病，其滑脱是逐年积累损伤，现在发生腰腿痛是肌力失衡，腰椎后关节卡压神经引起的，也就是说，有腰椎滑脱不一定会有腰痛。本案依据椎曲变化，抓住枢纽关节，整体调整脊柱，针药及手法结合，内鼓元气，外调脊柱，"理筋、调曲、练功"，从而改善或消除临床症状，并恢复脊柱的动态平衡，以保障临床疗效持续。

（任鸿、孙永红）

腰椎滑脱症（腰 4 向前滑脱 I 度）并腰椎间盘突出症

方某，女，55 岁，贵阳市云岩区人。于 2016 年 12 月 10 日住院，2017 年 1 月 14 日出院。

【主诉】腰痛 10 余年，加重伴左下肢麻痛 6 月余。

【现病史】患者 10 多年前无明显诱因出现腰酸胀痛，久坐及活动后加重，反复发作。近 6 个月疼痛加重，行走 100 米即出现左下肢麻痛，就诊于多家医院，诊断为"腰椎滑脱症"，经治疗效果不理想。经人介绍来诊。

【体检】腰 3 ~ 腰 5 椎体旁压痛，左臀部压痛，腰 4、腰 5 棘突间可触及阶梯样改变。左侧直腿抬高试验 50°（＋），加强试验（＋），膝腱反射及跟腱反射左侧减弱。左下肢肌力 IV 级，肌张力正常。腰椎活动度：前屈 40°，后伸 10°，左右侧屈及左右旋转均为 15°。

【辅助检查】2016 年 12 月 10 日腰椎 X 线片（图 1 – 5 – 35）：腰椎棘突左偏，腰 4 ~ 腰 5 椎间隙变窄；腰曲呈上弓下曲型，椎曲Ⅲ级，腰 4 向前滑移 I 度，腰骶角 100°。

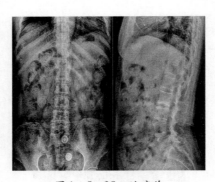

图 1 – 5 – 35　治疗前

【诊断】腰椎滑脱并腰椎间盘突出症。

【治疗经过】

1. 理筋：常规腰部药熨；骨空针刺，以腰夹脊为主，配环跳、委中、光明，加电针。

2. 正脊骨法：胸腰旋转法、提胸过伸法、腰椎旋转法和屈髋屈膝滚盆法。

3. 调曲：先行二维调曲法（左下肢），1 周后改每天上午行三维调曲法，下午佩戴腰围行四维调曲法。

4. 功能锻炼：练习前弓后箭式、床上起坐式、拍墙松筋式。

以上治疗方法，每天 1 次，每周休息 1 天。经治疗 4 周，腰腿麻痛消失，直腿抬高试验及加强试验（－），可以步行 1000 米。2017 年 1 月 13 日复查腰椎 X 线片（图 1－5－36）：腰椎棘突侧偏消失，腰 4 向前滑脱改善，恢复至半度，腰骶轴交角 110°。

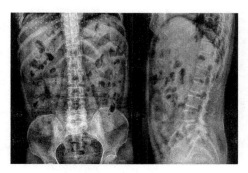

图 1－5－36　治疗后

【体会】患者为老年女性，多年腰痛，未行系统治疗，腰椎旋转、侧弯与日俱增，椎曲紊乱，神经根触碰突出的椎间盘而出现下肢疼痛症状。随着病情的发展，治疗不到位，小关节紊乱加剧，椎弓峡部受上关节突压力导致慢性充血→缺血→脱钙→断裂崩解而致椎体移位，椎曲加大，向前滑脱。在韦以宗教授"一圆一说两论"的理论指导下，应用理筋调曲整脊法治疗腰椎滑脱症，取得了较好的临床疗效，解除了患者 10 余年的病痛。

（韦春德）

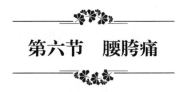

第六节　腰胯痛

骶髂关节错缝症

蒋某，女，28 岁，常州人。于 2016 年 4 月 18 日初诊，5 月 28 日结束治疗。

【主诉】腰骶部疼痛 2 月余。

【现病史】患者在生完孩子后 2 个月感腰骶部疼痛难忍，活动不利，不能负重，弯腰、翻身、仰卧均困难，左下肢放射性疼痛无力，偶有麻木感，经人介绍来诊。

【体检】腰骶部压痛（＋），左骶髂关节处压痛（＋），单腿站立试验（＋），骨盆分离试验（＋），"4"字试验（＋），床边试验（＋）。直腿抬高试验及加强试验（－），下肢肌力及肌张力正常。腰骶部活动障碍，各个方向活动度为0°。

【辅助检查】2016年3月18日腰椎及骨盆X线片（图1-6-1、图1-6-2）：腰4、腰5棘突微右侧偏，腰曲呈上弓下曲型，椎曲Ⅲ级。骨盆片：骶髂关节处发白，骨盆略有旋转，两侧骶髂关节不对称，髂骨右侧高。

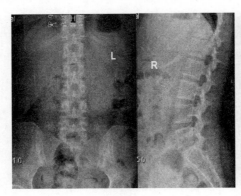
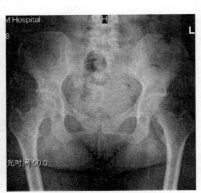

图1-6-1　治疗前（1）　　　　图1-6-2　治疗前（2）

【诊断】骶髂关节错缝症。

【治疗经过】

1. 理筋：常规腰部、骶髂关节推拿放松，针刺局部压痛点加拔罐。

2. 正脊骨法：腰骶部旋转侧扳法加骨盆侧扳法。

3. 调曲：行四维调曲法。

4. 功能锻炼：练习前弓后箭式、金鸡独立式、过伸腰肢式，每天锻炼30分钟。

以上治疗方法，每周3次，治疗1月余，症状消失。2016年8月24日复查腰椎和骨盆X线片（图1-6-3、图1-6-4）：腰椎曲度恢复至Ⅱ级，两侧骶髂关节对称。

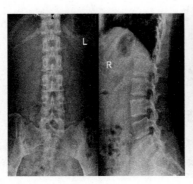
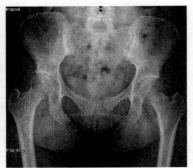

图1-6-3　治疗后（1）　　　　图1-6-4　治疗后（2）

【体会】患者因生完孩子后，骶髂关节张开，加上腰椎曲度消失，肌力失衡，导致骶髂关节错位，出现急性疼痛，活动艰难，将腰椎曲度恢复，骶髂关节复位，疼痛自然消失。

（陈剑俊）

骶髂关节错缝症合并慢性前列腺炎

周某，男，45 岁，湖南省益阳市人。于 2014 年 10 月 3 日住院，10 月 24 日出院。

【主诉】反复腰痛伴尿频、尿急 7 个月。

【现病史】患者已婚已育，平素久坐，7 个月前出现尿频、尿急，夜尿 3 ~ 4 次，小便前后尿道口有白色分泌物排出，并感腰骶部坠胀酸痛，可放射至会阴部、阴茎，劳累时疼痛加重，下肢不温，阴囊湿冷，曾口服坦索罗辛等药物治疗半年，无明显改善。经人介绍来诊。

【体检】腰肌紧张，髂后上棘不对称，右高左低，右下肢较左下肢短约 1cm。腰 5 ~ 骶 1 棘间压痛，叩击痛（＋），右臀中区压痛（＋）。直腿抬高试验及加强试验双侧（－），双下肢肌力、肌张力及感觉正常，膝腱反射及跟腱反射正常，巴宾斯基征（－）。

【辅助检查】

1. 直肠指诊：前列腺稍大，质欠软。前列腺液和精液细菌培养呈阴性。尿常规未见明显异常。

2. 2014 年 9 月 7 日腰椎 DR（图 1 - 6 - 5）：腰椎棘突右偏，左侧弯；腰曲呈全直型，椎曲Ⅳ级。骨盆 DR（图 1 - 6 - 6）：两侧骶髂关节不对称，双侧闭孔不对称。

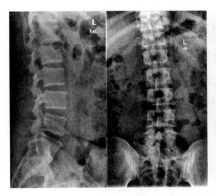
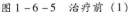
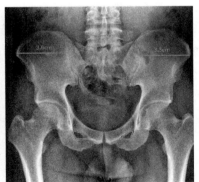

图 1 - 6 - 5　治疗前（1）　　　　图 1 - 6 - 6　治疗前（2）

【诊断】骶髂关节错缝症合并慢性前列腺炎。

【治疗经过】

1. 理筋：腰部和前列腺部位行中药熏蒸和中药热奄包治疗；用推擦手法刺激背部

督脉、膀胱经腧穴，重点是腰骶部，以推擦部位有温热感为度，对腰背部、臀中肌、髂腰肌等进行按、揉、压等手法；骨空针刺，以腰夹脊和八髎穴为主，配合温针。

2. 正脊骨法：运用按脊松枢法、腰椎旋转法、腰骶侧扳法和整盆法。

3. 调曲：行四维腰曲法，每次 20 分钟。

4. 中药内服：辨证口服济生肾气丸加减。

5. 功能锻炼：选取"健脊强身十八式"中的第 11 式、第 13 式、第 14 式、第 16 式进行锻炼。

以上治疗每天 1 次，10 次为 1 个疗程，休息 1 天。治疗两个疗程后，患者腰骶部坠胀酸痛及尿频、尿急等症状全部消除，双侧髂后上棘等高，双下肢等长。2014 年 10 月 23 日复查腰椎 DR（图 1 - 6 - 7）：腰椎棘突无偏歪，腰曲明显改善，椎曲由Ⅳ级恢复至Ⅰ级。骨盆正位片（图 1 - 6 - 8）：双侧闭孔及骶髂关节对称。

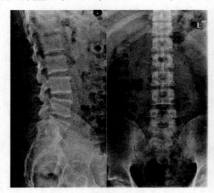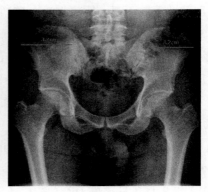

图 1 - 6 - 7　治疗后（1）　　　图 1 - 6 - 8　治疗后（2）

【体会】本案在未针对前列腺炎对症用药的前提下，腰痛和前列腺炎症状同时消失，说明部分前列腺炎可能跟脊椎及骨盆错位有关。韦以宗教授认为，百病皆生于脊。腰椎力学紊乱，骶髂关节错位，造成骶神经受压，出现尿频、尿急感。因此，运用中医整脊技术纠正腰椎旋转、骨盆错位，改善腰曲形态，使椎骨对位、对线、对轴，恢复脊柱力学平衡，进而解除骶神经压迫，恢复括约肌、逼尿肌的正常功能，则尿频、尿急症状自消。

（林远方、佘瑞涛）

腰椎间盘突出症并骶髂关节错缝症

王某，女，38 岁，新疆呼图壁县人。于 2016 年 8 月 23 日住院，9 月 3 日出院。

【主诉】腰骶部酸困 3 年，加重伴左下肢放射痛 2 天。

【现病史】患者于 3 年前无诱因出现腰骶部酸困，劳累后加重，口服腰痛灵胶囊症状缓解。近两天劳累后，自感腰骶部酸痛加重，左下肢疼痛剧烈，不能久行，遂来就诊。

【体检】腰背部肌肉僵硬，腰4~腰5、腰5~骶1椎间隙及椎旁压痛（＋），轻度叩击痛，右侧骶髂关节处压痛明显。直腿抬高试验左侧30°（＋）、右侧50°（＋），加强试验（＋）。"4"字试验右侧（＋）、左侧（－）。屈膝屈髋试验右侧（＋）。右下肢较左下肢短1.5cm。下肢肌力左侧Ⅳ级，右侧Ⅴ级，肌张力正常，双侧膝腱反射、跟腱反射均正常。左侧小腿后外侧及足外侧浅感觉减退。腰椎活动度：前屈30°，后伸0°，左侧屈10°，右侧屈10°，左侧旋转5°，右侧旋转5°。

【辅助检查】2016年8月23日腰椎X线片（图1-6-9）：腰椎棘突右偏，向左侧弯33°；腰椎呈全弓型，椎曲Ⅴ-1级，腰骶轴交角144°。骨盆正位片：骨盆右高左低，髂骨面右侧小，耻骨联合右侧高，骶髂关节两侧不对称。

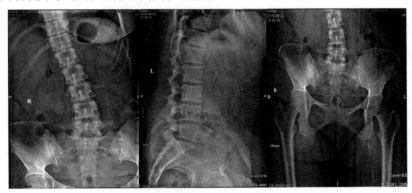

图1-6-9 治疗前

【诊断】腰椎间盘突出症合并骶髂关节错缝症。

【治疗经过】

1. 理筋：常规腰骶部药熨；艾箱灸、拔罐疗法；骨空针刺，取腰夹脊为主；运用拿、捏、滚、揉手法放松腰背部、腰骶部肌肉。

2. 正脊骨法：腰骶侧扳法、过伸压盆法。

3. 调曲：先行一维调曲法，1周后改行四维调曲法。

4. 功能锻炼：练习顶天立地式、拍墙松筋式、前弓后箭式和金鸡独立式。第2周后增加腰背过伸式，每天锻炼30分钟。

以上治疗每天1次，经治疗12天，腰腿痛症状明显好转，门诊继续治疗两周，症状、体征消失。2016年9月22日复查腰椎X线片（图1-6-10）：腰椎侧弯消失，椎曲恢复正常，骶髂关节结构正常。

【体会】腰椎两侧的肌肉、韧带失去原有的平衡，继发椎体旋转、倾斜，椎间孔位移和椎间盘突出，导致神经根刺激、腰大肌痉挛，波及髂腰肌痉挛，股内收肌痉挛引起腰椎侧弯，骨盆倾斜，下肢内收。这才是骶髂关节错缝症的病因病理。因此，纠正

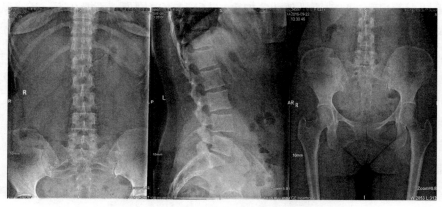

图 1 - 6 - 10　治疗后

腰椎侧弯，才能纠正骨盆倾斜和下肢长短腿。本案通过理筋、调曲，解决了腰椎侧弯、椎曲变直反弓，恢复了脊柱的对位、对线、对轴，骶髂关节错位和骨盆倾斜引起的长短腿得到纠正，临床症状及体征消失。

（王云江、梅江）

骶髂关节错缝症并骨盆不正

叶某，女，44 岁，广东省广州人。于 2016 年 10 月 22 日住院，10 月 30 日出院。

【主诉】双膝疼痛 1 个月，腰背痛伴左小腿外侧麻痛 2 周。

【现病史】患者诉 1 个月前在外按摩后出现双膝疼痛。2 周前感觉腰背部及左小腿外侧麻痛，夜间较重，双膝疼痛，右侧重，自觉右腿较左腿短，经休息后无缓解。拍腰椎片未见异常，为求系统诊治而入院。

【体检】腰椎旁压痛（＋），右肩较左肩高约 1cm，双膝关节周围压痛（＋），跟臀试验（－），直腿抬高试验及加强试验双侧（－），"4"字试验双侧（－），下肢肌力、肌张力正常。双侧膝腱、跟腱反射对称正常，病理征未引出。腰椎活动正常。

【辅助检查】2016 年 10 月 22 日腰椎正侧位及下肢全长正位 X 线片（图 1 - 6 - 11）：腰椎棘突右偏，腰曲正常。骨盆右高左低，两侧骶髂关节欠对称。

【诊断】骶髂关节错缝症。

【治疗经过】

1. 理筋：常规腰臀部中药封包外敷；腰部激光、红外线照射治疗，腰部手法推拿；骨空针刺，以腰夹脊为主，加风门、环跳、委中、承山、后溪等穴。

2. 正脊骨法：提胸过伸法、腰部斜扳法、骨盆松解法。

3. 调曲：四维调曲法。

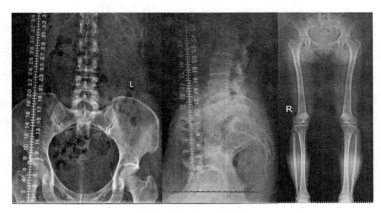

图 1-6-11 治疗前

4. 功能锻炼：练习顶天立地式、前弓后箭式、剪步转盆式。

以上治疗每天 1 次，经治疗 1 周，腰部酸痛症状缓解，左下肢麻痛症状减轻，继续按上述方法治疗至第 2 周，腰痛消失，左下肢仍有少许麻痛，好转出院。2016 年 10 月 28 日复查腰椎和骨盆片（图 1-6-12）：腰椎棘突侧偏改善，骨盆无明显倾斜。

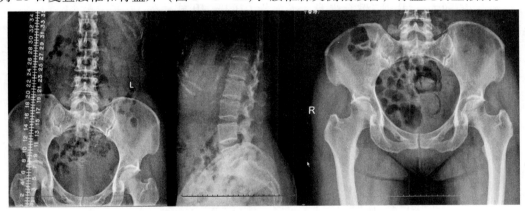

图 1-6-12 治疗后

【体会】本案患者主要因双膝疼痛，行走时双下肢用力不均，导致骨盆倾斜、骶髂关节错缝，继发腰椎旋转、侧弯，产生腰痛及左下肢麻木疼痛症状。通过放松腰臀部肌肉后行四维调曲法，充分调动双侧腰大肌的力量，纠正腰椎旋转，调正骨盆。

（刘孝丰、陈文治）

骶髂关节错缝症

苗某，男，53 岁，山东省枣庄市山亭区。于 2016 年 10 月 13 日初诊，10 月 23 日结束治疗。

【**主诉**】腰及右髋痛 1 年，加重伴右下肢放射痛 1 个月。

【**现病史**】患者诉 1 年前自高处跳下后感腰背部及右髋部疼痛，休息后好转。近 1 个月感疼痛加重，翻身时疼痛加重，伴右下肢明显放射痛，昼轻夜重，遂来就诊。

【**体检**】右骶髂关节、右腹股沟及右梨状肌压痛明显，直腿抬高试验及加强试验均（－），左髋部较右髋部略高，右下肢较左下肢短 1.5cm。"4"字试验（＋），骨盆分离试验（＋）。双下肢肌力、肌张力正常，双侧膝反射正常。腰部活动度：前屈 50°，后伸 10°，左右侧屈 20°，左右旋转 15°。

【**辅助检查**】2016 年 10 月 13 日骨盆正位片（图 1－6－13）：耻骨联合错位，右侧耻骨略高于左侧，左侧髂骨高于右侧，两侧闭孔不等大，两侧骶髂关节欠对称。

【**诊断**】右骶髂关节错缝症。

【**治疗经过**】

1. 理筋：用活血化瘀、舒筋活络药物熏蒸骶髂关节部位，每次 30 分钟；针刺，以骶臀部穴位为主，每次 30 分钟；在骶臀部施行滚、拿、揉、拍打等推拿手法。

2. 正脊骨法：应用腰骶侧扳法和过伸压盆法。

3. 功能锻炼：练习"健脊强身十八式"中的第 10 式、第 11 式、第 14 式、第 16 式、第 17 式。

以上治疗方法，每日 1 次，经过 10 天的治疗，症状、体征消失。2016 年 10 月 23 日复查骨盆片（图 1－6－14）：两侧髂骨及骶髂关节对称。

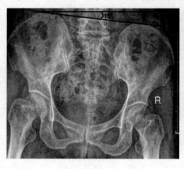 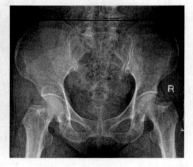

图 1－6－13　治疗前　　　　　图 1－6－14　治疗后

【**体会**】骶髂关节错缝症是骶骨与髂骨的耳状关节在外力及其他致病因素的作用下，超出生理活动范围，使耳状关节面产生移位而不能自行恢复，导致该关节内外力学平衡失衡和相关软组织损伤，并出现临床症状，为腰腿痛的常见病因之一。该病可分为前错位和后错位两型，治疗标准参考《中医整脊常见病诊疗指南》，主要运用理筋、正骨手法、功能锻炼相合，促进局部软组织损伤的修复，恢复骨盆的力学平衡，临床症状随之消失。

（冯华山）

腰骶后关节病（假性滑脱型）

高某，男，40岁，北京市昌平区人。于2015年3月17日住院，4月6日出院。

【主诉】下腰痛伴双臀麻木半年，加重3天。

【现病史】患者半年前劳累后出现腰骶部酸胀不适，休息后症状缓解。每因久坐、劳累、受凉后反复，且疼痛逐渐加重，间断口服止痛药物缓解症状，就诊于多家医院，经拍腰椎X线片及CT检查后，诊断为"腰椎间盘突出症"，反复针灸、理疗无明显好转。3天前因受凉症状加重，经人介绍来诊。

【体检】骶髂部压痛及叩击痛（＋），双侧臀部压痛，无下肢放射痛，腰4、腰5棘突间呈阶梯样改变。直腿抬高试验及加强试验双侧（－），双下肢肌力、肌张力正常，膝腱反射正常。腰部前屈后伸活动略受限，前屈80°，后伸15°。

【辅助检查】2015年3月17日腰椎X线片（图1-6-15）：腰椎棘突右偏，腰4、腰5小关节发白；腰曲加大，椎曲Ⅴ级，腰4、腰5阶梯样改变，腰4向前移位，腰5~骶1椎间隙变小，腰骶轴交角116°。

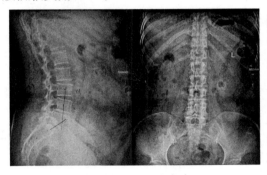

图1-6-15 治疗前

【诊断】腰骶后关节病（假性滑脱型）。

【治疗经过】

1. 理筋：常规腰臀部药熨；骨空针刺，取腰夹脊、环跳、秩边、八髎穴，加电针。

2. 正脊骨法：胸腰旋转法、提胸过伸法和腰椎旋转法。

3. 调曲：先行一维调曲法，1周后改行三维调曲法。

4. 功能锻炼：练习点头哈腰式、抱膝滚床式、剪步转盆式、拍墙松筋式、床上起坐式。

以上治疗方法，每日1次，10天为1个疗程，休息1天。经治疗两个疗程，患者腰痛症状明显改善，继续巩固治疗两个疗程，症状全部消失。2015年5月5日复查腰椎X线片（图1-6-16）：腰椎棘突侧偏已纠正，腰4、腰5阶梯样改变消失，腰曲正常，腰骶轴交角130°。

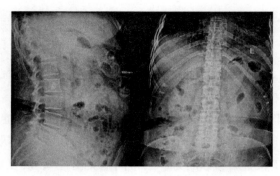

图 1-6-16 治疗后

【体会】腰骶关节属于微动关节，其关节面呈矢状方向，以增加其屈伸范围。腰曲正常时，脊柱的中心轴线经过第 1 骶椎后缘，腰曲加大时，中心轴线移向前缘，腰骶角变小，脊柱承重载荷力线落在腰骶后关节，使腰骶后关节的承重负荷增加，局部肌肉韧带缺血、渗出而劳损，刺激脊神经而出现下腰部及臀部疼痛。本病的治疗关键在于调整腰曲及腰骶角，恢复力线，减轻腰骶关节负荷。本案在充分理筋的基础上，给予腰椎一维调曲法和三维调曲法，改善椎间隙和腰骶角，应用正骨手法使错位小关节复位，从而消除神经卡压，解除临床症状。

（高腾、高尚）

腰骶后关节病

徐某，女，52 岁，贵阳市人。于 2016 年 11 月 17 日住院，12 月 14 日出院。

【主诉】下腰及双臀痛 10 年，加重 1 周。

【现病史】患者 10 年前无明显诱因出现腰骶部酸胀痛，久坐及活动后加重，反复发作，并伴双下肢麻木，就诊于多家医院，经拍腰椎 X 线片及 CT 等检查后，诊断为"腰椎间盘突出症"，经反复治疗，效果均不理想。经人介绍来诊。

【体检】腰 5、骶 1 椎间及椎旁压痛，双侧臀部压痛，右侧重，无放射痛。直腿抬高试验及加强试验（-），膝腱反射及跟腱反射双侧减弱。双下肢肌力、肌张力正常。腰部活动无明显受限。

【辅助检查】

1. 2016 年 3 月 10 日腰椎 CT：腰 3～骶 1 椎间盘膨出，腰 4～腰 5 椎间盘钙化，腰 5～骶 1 椎间盘突出（中央型）。

2. 2016 年 11 月 17 日腰椎 X 线片（图 1-6-17）：腰椎棘突微左偏，两侧腰骶关节欠对称，腰骶部明显发白；腰曲增大，椎曲Ⅴ级，腰骶轴交角变小，为 96°。

【诊断】腰骶后关节病（关节不稳型）。

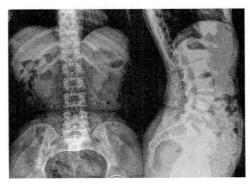

图 1 - 6 - 17 治疗前

【治疗经过】

1. 理筋：常规腰臀部药熨；骨空针刺，取腰夹脊、环跳、委中，加电针。

2. 正脊骨法：胸腰旋转法、腰椎旋转法和腰骶侧扳法。

3. 调曲：先行一维调曲法，配合两端加压手法，1周后改行三维调曲法。

4. 功能锻炼：练习点头哈腰式、抱膝滚床式、拍墙松筋式、床上起坐式。

以上治疗方法，每天1次，每周休息1天。经治疗1周，患者腰痛症状明显改善，继续巩固治疗1个月，症状基本消失。12月14日复查腰椎片（图1-6-18）：腰椎侧偏已纠正，两侧腰骶关节对称，腰曲恢复正常。

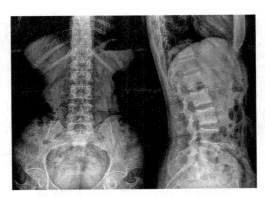

图 1 - 6 - 18 治疗后

【体会】腰骶关节是相对固定的，其关节面呈矢状方向，以增加其屈伸范围。在腰曲正常的情况下，脊柱的承重载荷力线经过第1骶椎前缘。当腰曲加大或腰骶轴角变小时，脊柱承重载荷力线落在腰骶后关节，使腰骶后关节的承重负荷增加。过高的负荷和过大的活动度使腰骶关节突关节易发生劳损，关节面变性硬化，边缘出现骨质增生、纤维化等退变。关节突关节松动不稳，骶椎的上关节突向椎间孔，可压迫神经根，出现下肢疼痛。本病的治疗关键在于，调整腰曲及腰骶角，恢复力线，减轻腰骶关节负荷。在充分理筋的基础上，给予腰椎一维调曲法和三维调曲法，改善腰曲及腰骶角，应用正骨手法恢复椎体旋转及小关节错位，从而消除神经卡压，解除临床症状。

（韦春德）

跟腱炎并腰骶联合部失稳

李某，男，35岁，浙江舟山人。于2021年8月13日初诊，8月27日结束治疗。

【主诉】右侧足跟后缘疼痛5年。

【现病史】患者于5年前无明显诱因下出现右侧足跟后缘疼痛，得热痛减，遇寒痛增，活动后疼痛加剧，辗转于舟山、杭州等多家三甲医院就诊，均诊断为：跟腱炎。并行内服外用药物、针灸、封闭针等治疗，经治疗稍好转，停止治疗后症状反复发作。

【体检】患者腰椎向左侧弯，右侧骨盆后倾，右侧腰骶联合区及右侧骶髂关节肌肉僵硬，压痛（+），右侧骨盆分离挤压试验（+），"4"字试验（+），右膝无红肿，屈曲15°，腘窝内侧可触及多枚条索状结节，压痛（++），右侧足跟部后缘略红肿，内侧压痛（++），右侧髋膝踝等关节主被动活动度正常，病理征未引出。

【辅助检查】2021年8月13日X线片（图1-6-19）：腰椎向左侧弯，上弓下曲，骨盆旋移症，跟骨后缘骨质增生。

【诊断】右侧跟腱炎并腰骶联合部失稳。

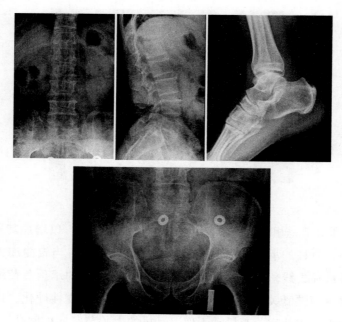

图1-6-19 治疗前

【治疗经过】

1. 理筋：小针刀松解骶髂关节和腘窝处条索状结节，每隔 3 天 1 次，共 3 次；腰骶联合加腘窝处药熨、中频松解每天 1 次，1 次 30 分钟；针刺加灸法治疗腰阳关、命门、委中、承山、飞扬等穴位。

2. 调曲：四维调曲，先行腰骶段调曲，4 次后改腰段，再 4 次后改胸腰段。

3. 功能锻炼：练习点头哈腰式、抱膝滚床式、拍墙松筋式、床上起坐式。

以上治疗方法，每天 1 次，每周休息 1 天，12 次为 1 个疗程。经治疗 2 次，患者足跟部疼痛明显缓解，继续巩固治疗 10 次，症状基本消失，无再次复发。2021 年 8 月 25 日复查 X 线片（图 1-6-20）：腰椎向左侧弯，椎曲恢复，跟骨后缘骨质增生。

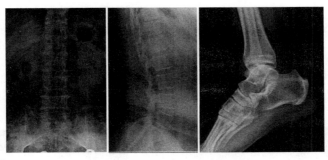

图 1-6-20 治疗后

【体会】随着社会和科技的发展，沙发、座椅和床等坐着越来越舒服，人们只要闲来无事，就会在沙发上或者床上半躺着坐，甚至半躺着坐的时候再将身子扭向一侧，这样的坐姿将颈、胸、腰、骶椎的生理曲度全部打乱，形成一个大写的"C"字，这就会出现驼背，颈腰椎生理曲度变直乃至反弓，将身子扭向一侧的，还会把胸腰段偏向一侧导致脊柱侧弯，坐姿不正，不通过坐骨承受重量而是通过骶骨或者腰椎承受重力来端坐的导致骨盆后倾。患者腰骶联合部失稳，导致人体后部筋膜肌肉韧带的被动拉紧，拉紧后于足跟部为着力点，故好发足跟痛。本病患者针灸、封闭等治疗均局限于跟骨及周边，所以症状反复发作。经中医整脊思维分析及诊治后，疼痛感越来越少。因此，我们要打破头痛医头，脚痛医脚的传统观念，要整体分析问题，规范诊疗，标本兼治。

（章科烽）

弹响髋

孔某，女，45 岁，广东省肇庆市人。于 2016 年 11 月 8 日入院，11 月 23 日出院。

【主诉】间断腰痛伴右臀部疼痛 5 年，右髋弹响 2 年。

【现病史】患者 5 年前劳累后出现腰部疼痛，伴右臀部疼痛，遂至深圳市某三甲医院就诊，经行腰椎 MRI 诊断为"腰椎间盘突出症"，予腰 5~骶 1 椎间盘摘除术后症状缓解。3 年后症状反复，并且走路时出现右髋弹响，间断在深圳多家三甲医院做推拿、牵引及右股骨大转子处针刀治疗，腰痛时轻时重，但右髋弹响一直无缓解，遂来就诊。

【体检】腰肌紧张，腰 4~腰 5、腰 5~骶 1 棘间、棘旁压痛，有叩击放射痛。直腿抬高试验右侧 40°（＋）、左侧 60°（＋），加强试验双侧（＋）。右髋关节屈伸、旋转时股骨大转子处明显弹响，髂胫束挛缩试验（＋），髂后上棘右高左低，右下肢较左下肢短 1.5cm。下肢肌力、肌张力均正常，无肌萎缩。腰椎活动度：前屈 45°，后伸 20°，左右侧屈约 15°，左右旋转约 20°。

【辅助检查】

1. 2011 年 11 月 3 日腰椎 MRI：腰 5~骶 1 椎间盘突出，腰 4~腰 5 椎间盘膨出。

2. 2016 年 11 月 9 日腰椎 DR（图 1 - 6 - 21）：腰椎棘突右侧偏，左侧凸；腰曲呈上弓下直型，椎曲Ⅳ级。骨盆 DR（图 1 - 6 - 22）：骨盆闭孔右大左小，髂骨翼右窄左宽，髂骨右高左低。

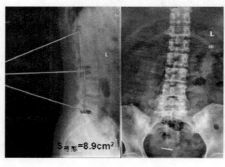 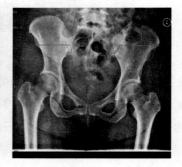

图 1 - 6 - 21　治疗前　　　　图 1 - 6 - 22　治疗前

【诊断】

1. 腰椎间盘突出症。

2. 骶髂关节错缝症。

3. 弹响髋。

【治疗经过】

1. 理筋：腰部行中药熏蒸和中药大封包治疗；用推、拿、按、摩、擦、揉等理筋手法对竖脊肌、腰大肌、腹肌、髂胫束、臀中肌、阔筋膜张肌进行松解；骨空针刺，配合电针，取腰夹脊、股骨上空（扶兔）、尻骨空（委中、承山、昆仑）、骱骨空（阳陵泉）、臂骨空（环跳）等穴。

2. 正脊骨法：运用定点腰椎改良斜扳法、过伸压盆法和上身后伸压椎法。

3. 调曲：先行二维调曲法（右下肢），3 天后改行四维调曲法。

4. 中药内服：辨证选取身痛逐瘀汤加减内服。

5. 功能锻炼：练习"健脊强身十八式"中的第 13 式、第 15 式、第 16 式。

以上治疗每天 1 次，10 次为 1 个疗程，休息 1 天。经过两周的治疗，临床症状、体征消失，右髋活动时无响声。2016 年 11 月 23 日复查腰椎 DR（图 1 - 6 - 23）：腰椎旋转侧弯消失，椎曲由Ⅳ级恢复至Ⅰ级。骨盆 DR（图 1 - 6 - 24）：骨盆闭孔等大，髂骨翼等宽。

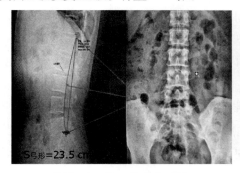
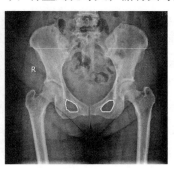

图 1 - 6 - 23　治疗后（1）　　　　　　图 1 - 6 - 24　治疗后（2）

【体会】既往认为，弹响髋是因阔筋膜张肌或髂胫束挛缩与股骨大转子间不断摩擦形成滑囊，屈髋、伸髋活动时滑动而出现弹响，多采用针刀治疗，但容易反复。韦以宗教授指出，腰椎侧弯而致骨盆旋转倾斜错位，骨盆力学失衡，导致阔筋膜张肌和髂胫束纤维组织增厚、挛缩而发生弹响。故治疗必须以正骨调曲纠正腰椎侧弯、恢复腰曲为首要任务，要通过纠正腰椎侧弯及椎曲改变来进一步调整骨盆旋转倾斜，而不是只见树木不见森林，只顾调整骨盆。只有这样，方能阻断引起阔筋膜张肌和髂胫束增厚挛缩的病理环节，从根本上解决弹响髋的问题。

（林远方、王书勤）

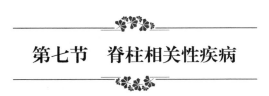

第七节　脊柱相关性疾病

脊柱相关性股骨头坏死症并腰椎间盘突出症

高某，男，69 岁，陕西省汉中市勉县周家山镇人。于 2013 年 9 月 28 日住院，10 月 15 日出院。

【主诉】腰及双髋痛 18 年，加重半个月。

【现病史】患者18年前无明显诱因出现腰痛，双髋关节疼痛，左侧较重，左膝痛，症状逐渐加重，就诊于多家医院，以腰腿痛、坐骨神经痛等治疗无效。10年前症状加重，髋关节活动明显受限，关节僵硬，跛行，在某二甲医院诊断为"双侧股骨头坏死"，建议行关节置换术，患者拒绝。半个月前疼痛加重来诊。

【体检】腰肌紧张僵硬，棘突两侧压痛。直腿抬高试验左侧20°（＋）、右侧30°（＋），"4"字试验双侧（＋），膝腱反射左侧消失，右侧减弱，跟腱反射双侧消失。下肢肌力左侧Ⅲ级、右侧Ⅳ级，双侧股四头肌萎缩，下肢左侧比右侧短约0.7cm。腰椎活动度：前屈40°，后仰10°，左侧屈20°，右侧屈15°，左旋20°，右旋15°。髋关节活动度：左侧屈90°，过伸0°，外展5°，内收10°，外旋15°，内旋20°；右侧屈110°，过伸0°，外展15°，内收20°，外旋15°，内旋15°。

【辅助检查】2013年9月28日腰椎及骨盆X线片（图1-7-1）：腰椎棘突左偏，向右侧弯10°，腰4～腰5椎间隙变窄；腰曲呈上直下曲，椎曲Ⅲ级，腰5～骶1椎间孔变小。骨盆平片：两侧髂骨不等宽，左高右低，骶骨中轴线左侧，双侧股骨头变扁，不规整、碎裂、塌陷，骨密度不均匀，可见囊样低密度影，髋关节间隙明显变窄。

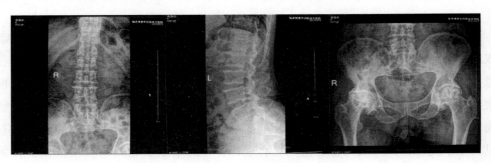

图1-7-1　治疗前

【诊断】脊柱相关性股骨头坏死症（双侧）并腰椎间盘突出症。

【治疗经过】

1. 理筋：在腰部、髋部、股部、膝部行药熨、熏蒸；在腰椎横突、棘突、臀中肌、臀小肌、大转子尖部软组织异常改变处、膝关节内外侧、髌骨周围软组织异常处针刺，加电针；行微波、中频、药物渗透等理疗技术，每天1次；抽取浓度为30的臭氧20mL，穿刺并抽取组织液后灌注在髋关节腔内，1周2次。

2. 正脊骨法：腰椎旋转法、过伸压盆法、手牵顶盆法，1周2次。

3. 调曲：先行二维调曲法（左下肢），1周后改行四维调曲法，1天2次。同时行双下肢（外展30°）皮套牵引，每天2次，每次1小时，下地扶拐减轻负重。

4. 功能锻炼：练习顶天立地式、前弓后箭式、过伸腰肢式，收缩股四头肌，每天2次。

5. 内服中药：桃仁、红花、三棱、莪术、香附、延胡索、三七、地鳖、地龙、接骨鱼、制马钱、白术、茯苓、胆南星、龙骨、牡蛎、何首乌、熟地黄、杜仲、黄芪、肉苁蓉、盘龙七、长春七、纽子七、血蝎、螃蟹等中草药熬成膏方，1个月剂量，每天3次，每次1汤勺，饭前温开水送下。

以上治疗方法，每周休息1天。经2周治疗后，患者腰椎活动自如，腰痛消失，髋膝关节疼痛、跛行症状缓解，"4"字试验（±）。2014年12月12日复查（图1-7-2）：腰椎侧弯消失，骨小梁密度增高。嘱其回去继续锻炼、口服中药。2016年12月4日复查（图1-7-3）：与2014年12月12日相比无改变。

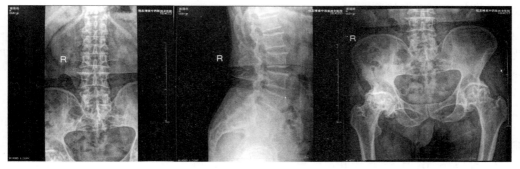

图1-7-2 治疗中

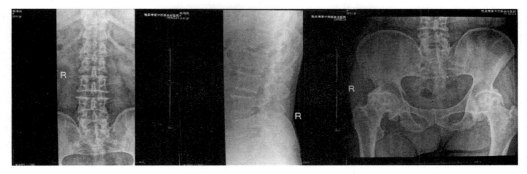

图1-7-3 治疗后

【体会】脊柱侧弯导致一侧股骨头承载力加重，继发股骨头缺血坏死，称为脊柱相关性股骨头坏死症。脊柱病变导致腰椎间盘突出引起腰椎侧弯，导致脊柱生理性中轴承载力出现两侧不平衡。一方面髋关节受压，关节腔变窄，股骨头软骨面反复磨损破坏；另一方面，侧弯之腰大肌痉挛，闭孔神经刺激内收肌群而致痉挛，髋内收内旋，穿越内收肌群之旋股内外动脉因肌痉挛而扭曲，长期供血不足，髋关节囊也因髋内收内旋而皱折，引起血液流通受阻，出现股骨头缺氧、缺血而发生坏死。

《中国整脊学》根据本病的病因病理，用理筋、调曲、练功三大原则调整脊柱的侧弯、旋转，恢复生理曲度，纠正脊柱生理性中轴承载力的不平衡，使痉挛的肌肉组织恢复，动静脉血液循环通畅，缺氧、缺血状态逐渐改善，故患者近18年的病情稳定并逐渐好转，功能恢复，生活自理，避免了手术置换关节的痛苦。

（曹龙、王和成、董丽、陈斌）

脊柱相关性不安腿

李某，女，33 岁，河北唐山人。于 2016 年 10 月 25 日初诊，11 月 3 日结束治疗。

【主诉】 双下肢酸痛伴失眠半年。

【现病史】 半年前患者因劳累出现双下肢酸痛，以夜间为甚，时伴心烦失眠，手足温，近期加重，遂来就诊。

【体检】 腰椎旁压痛，股神经牵拉试验（＋），"4"字试验（－），直腿抬高试验及加强试验（－）。腰椎活动度：前屈 80°，后伸 20°，左右旋转 30°。舌质淡，舌尖红，苔薄白，左关脉浮弦，尺脉沉。

【辅助检查】

1. 2016 年 10 月 25 日腰椎 X 线片（图 1-7-4）：腰椎棘突左偏，腰 4～腰 5 椎间隙变窄；腰曲呈全直型，椎曲 V 级。

2. 2016 年 10 月 25 日下肢血管彩超：未见异常。

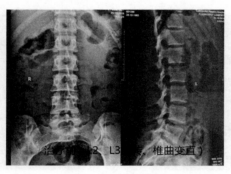

图 1-7-4　治疗前

【诊断】 脊柱相关性不安腿（心肾不交型）。

【治疗经过】

1. 理筋：常规腰腿部药熨；骨空针刺，取腰夹脊、环跳、委中、承山、悬钟等穴。

2. 正脊骨法：胸腰旋转法和提胸过伸法。

3. 调曲：先行一维调曲法，3 天后改行四维调曲法。

4. 中药辨证内服：交泰丸加减。

5. 功能锻炼：练习过伸腰肢式，3 天后增加前弓后箭式、金鸡独立式、顶天立地式和震天动地式。嘱其坚持锻炼 30 分钟。

以上治疗方法，每日 1 次，经治疗 3 次，患者下肢酸痛消失，睡觉安稳。巩固治疗 2 次后，2016 年 11 月 3 日复查 X 线片（图 1-7-5）：腰椎对位对线良好，腰椎曲度恢复正常。

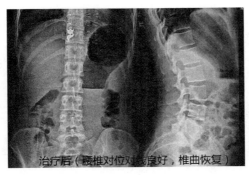

治疗后（腰椎对位对线良好，椎曲恢复）

图 1-7-5　治疗后

【体会】不安腿主要表现为夜间下肢感觉异常及不自主活动，严重时影响睡眠，其机理尚不十分清楚，可能与交感神经引发下肢血运障碍导致的代谢产物蓄积有关，或与患者体内的雌激素水平相关。《难经》言"阴跷为病，阳缓而阴急；阳跷为病，阴缓而阳急"，阴跷、阳跷脉均起于足跟，分别循内踝（足少阴）、外踝（足少阳）而上行交于目中，并与厥阴经、少阳经相通，与睡眠及下肢运动关系密切。所以，临床上一般从心、肝、胆、肾论治，并与阴跷、阳跷脉有关。

本案从调整脊柱小关节、恢复脊柱曲度入手，"理筋、调曲、练功"，3 次治疗后症状基本消失，疗效显著，值得临床借鉴。

（任鸿、孙永红）

脊柱相关性膝痛症

傅某，女，61 岁，吉林长春人。于 2015 年 10 月 4 日住院，10 月 26 日出院。

【主诉】左膝疼痛间作 10 年，加重 3 天。

【现病史】患者平素劳累，10 年前始左膝关节疼痛，活动受限，劳累后加重，休息后缓解，曾到深圳多家医院行推拿、针灸、膝关节注射玻璃酸钠等治疗，症状时轻时重。3 天前疼痛加重，蹲起受限，再次到某三甲医院就诊，建议手术治疗，因恐惧手术而拒绝，遂来就诊。

【体检】左膝微肿，膝内侧压痛（＋），髌骨研磨试验（＋），浮髌试验（－），挺髌试验（＋），髌骨摩擦感（＋），麦氏征（＋），左侧股四头肌较右侧萎缩 1cm。左膝活动受限：屈 90°，不能伸直 0°，内旋 5°，外旋 10°。

【辅助检查】2015 年 10 月 4 日腰椎 DR（图 1-7-6）：腰椎棘突右偏，向左侧弯；腰椎曲度呈全直型，椎曲Ⅳ级。骨盆片（图 1-7-7）：骨盆两侧骶髂关节及双侧闭孔不对称。膝关节 DR 片（图 1-7-8）：左膝关节骨质增生明显，膝关节间隙内窄外宽。

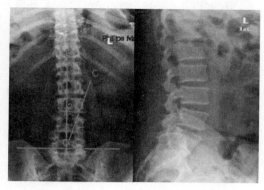

图 1-7-6　治疗前（1）

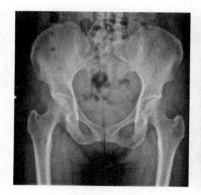

图 1-7-7　治疗前（2）

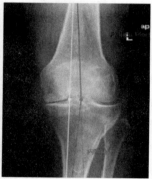

图 1-7-8　治疗前 1（3）

【诊断】脊柱相关性膝痛症。

【治疗经过】

1. 理筋：采用推拿手法松解局部肌肉、筋膜；针刺内外膝眼、犊鼻、血海、梁丘、阳陵泉、阴陵泉、鹤顶、足三里等穴，内外膝眼及双膝周边穴位加灸。

2. 正脊骨法：运用胸腰旋转法、过伸压盆法、手牵顶盒法调整腰椎旋转、骨盆倾斜。

3. 调曲：行四维调曲法恢复腰椎曲度，左下肢牵引改善膝关节间隙。

4. 内外用药：予独活寄生汤加减口服，配合活血化瘀、疏通经络中药外敷。

5. 功能锻炼：选取"健脊强身十八式"中的第 11 式、第 13 式、第 14 式、第 16 式进行锻炼。

以上治疗方法，每天 1 次，10 次为 1 个疗程。治疗 2 个疗程后，膝痛消失，可以蹲起。膝关节活动明显改善：屈 130°，伸 0°，内旋 10°，外旋 15°。2015 年 10 月 26 日复查腰椎及膝关节 DR（图 1-7-9、图 1-7-10）：腰椎侧弯明显改善，腰曲恢复至Ⅲ级，膝关节间隙基本恢复等宽。复查骨盆 DR（图 1-7-11）：骨盆双侧闭孔等大。

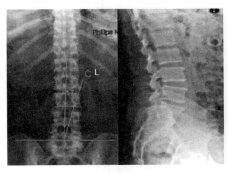

图 1-7-9 治疗后（1）

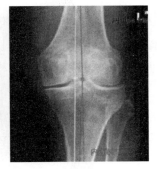

图 1-7-10 治疗后（2）

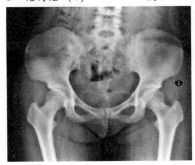

图 1-7-11 治疗后（3）

【体会】西医治疗膝关节骨性关节炎多以对症处理为主，有一定疗效，但副作用或并发症较多。韦以宗教授认为，膝关节骨性关节炎除了理化因素外，更常见的原因是脊柱侧弯导致正常下肢承重力线偏移而发病，因此又称"脊柱相关性膝痛"。治疗上以"下病上治"为原则，除膝关节局部手法外，调整腰曲，改善脊柱侧弯，纠正骨盆移位，从整体上、根本上恢复下肢力学平衡。据此，创立了"腰、盆、膝三点一线"整脊法治疗膝关节骨性关节炎，疗效显著，并指导膝关节及脊柱功能锻炼，巩固疗效，防止复发。

（林远方、张柳娟）

脊柱相关性跟痛症

周某，女，64 岁，河北秦皇岛人。于 2016 年 11 月 22 日初诊，12 月 6 日结束治疗。

【主诉】腰痛伴双足跟痛 1 年。

【现病史】患者 1 年前不明原因出现久立后或下午双侧足跟痛，曾在当地医院拍跟骨片未见异常，行局部封闭治疗，疗效不佳，经人介绍来诊。

【体检】双足跟部外形正常，轻度压痛，腰 4～骶 1 棘突间及棘突旁压痛，直腿抬高试验及加强试验双侧（－），"4"字试验（－）。腰椎活动度：前屈70°，后伸10°，左右旋转20°，左右侧屈15°。舌质淡暗，苔薄黄，右关脉濡滑，尺脉沉。

【辅助检查】2016年11月21日腰椎X线片（图1－7－12）：腰椎对位对线良好，腰4～腰5椎间隙变窄；腰曲加大，椎曲Ⅴ－2级，腰骶轴交角115°。

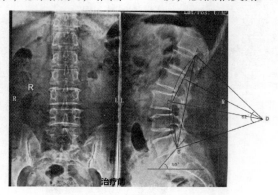

图1－7－12　治疗前

【诊断】脊柱相关性跟痛症（肝肾不足、夹湿夹瘀型）。

【治疗经过】

1. 理筋：常规胸腰部药熨；骨空针刺，取腰夹脊、环跳、秩边、委中等穴。

2. 正脊骨法：腰骶旋转法加提胸过伸法。

3. 调曲：先行三维调曲法，1周后佩戴腰围行四维调曲法。

4. 中药辨证内服：肾着汤合三妙散加减。

5. 功能锻炼：练习床上起坐式，第2周后增加腰背过伸式，每天锻炼30分钟。

以上治疗方法，每天1次，每周休息1天。经治疗2周，足跟痛及腰部酸痛症状消失。2016年12月6日复查X线片（图1－7－13）：腰椎曲度恢复正常。

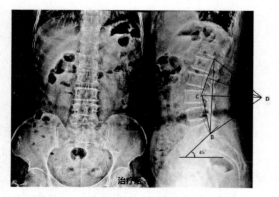

图1－7－13　治疗后

【体会】跟痛症常见跟骨骨刺并发的跖腱膜炎、跟后滑囊炎、脂肪垫炎及跟骨内高压等，其病因多为足底力线改变，继发异常应力刺激导致的局部无菌性炎症或者下肢静脉回流障碍导致的骨内压增高。本案主要病因为腰椎曲度过大，腰椎不稳，久立或劳累后关节突关节位移刺激神经根引发，此类患者临床并不少见，或与跟骨下跖腱膜炎并发。

依照韦以宗教授《中国整脊学》的理论，本案患者腰椎站立位 X 线片的椎曲改变状态可清晰判定脊柱前后二维肌群力学失稳方向及紊乱椎间关节，从而依据"椎曲论"及"脊柱四维动态平行四边形平衡理论"，科学选择腰椎牵引方式、矫正部位及薄弱肌群，利用个性化的等张收缩及交叉抑制，达到脊柱的稳定再平衡。同时，该患者需控制体重，加强腹肌力量训练，合理佩戴腰部支具，这也是治疗阶段不可缺少的辅助治疗方式。正如韦以宗教授所言："整脊不治肌，就是不懂医；整脊不正椎，问题一大堆；整脊不调线，症状反复见；整脊不练功，疗效会落空。"

（任鸿、孙永红）

脊柱相关性颞颌关节紊乱症

郑某，男，45 岁，湖北武汉人。于 2016 年 11 月 19 日住院，12 月 1 日出院。

【主诉】 颞颌关节疼痛伴活动受限半年。

【现病史】 患者半年前无明显诱因出现颞颌关节疼痛，伴咀嚼咬合受限，偶觉颈肩部疼痛，在深圳多家医院就诊。颈椎片提示颈椎病，予消炎镇痛药、颈椎推拿、局部封闭治疗，症状缓解。今病情反复，遂来就诊。

【体检】 后枕部、上段颈椎棘突旁及左侧颞颌关节压痛，张口、咀嚼受限，枕骨两侧乳突不对称。椎间孔挤压试验（＋），左臂丛神经牵拉试验（＋）。颈椎活动受限：前屈 30°，后伸 35°，左侧屈 35°，右侧屈 30°，左右旋转约 60°。

【辅助检查】 2016 年 11 月 19 日颈椎 DR（图 1－7－14）：颈椎棘突右偏左侧弯，钩椎关节明显不对称；颈曲呈上直下弓型，椎曲 V 级，项韧带钙化；枕骨向右侧移，寰枕关节紊乱，寰枢关节间隙不对称。腰椎 DR（图 1－7－15）：腰椎棘突右偏左侧弯；腰曲呈全直型，椎曲 Ⅳ 级，胸 11～腰 3 椎体后缘双边征，腰 5～骶 1 椎间隙变窄。

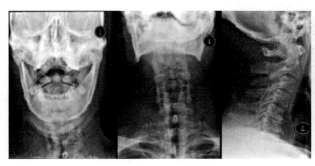

图 1－7－14 治疗前（1）

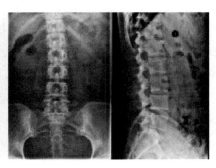

图 1－7－15 治疗前（2）

【诊断】

1. 颞颌关节紊乱症。

2. 颈椎病（神经根型）。

【治疗经过】

1. 理筋：用拇指点按风池、颊车、下关等穴，适当按揉松解枕下肌群、胸锁乳突肌、左侧咬肌；针刺加电针，选取颈夹脊、风池、完骨、颊车、下关。

2. 正脊骨法：用寰枢端转法、颈椎旋转法和牵颈折顶法复位。

3. 调曲：先行一维调曲法，配合中间加压手法，3 天后改行四维调曲法。

4. 中药内服：辨证口服蠲痹饮加减。

5. 功能锻炼：选用"健脊强身十八式"中的第 1 式至第 7 式和第 10 式、第 18 式进行锻炼。

以上治疗每天 1 次，10 次为 1 个疗程。治疗 1 个疗程后，颞颌关节疼痛消失。2016 年 11 月 30 日复查颈椎 DR（图 1－7－16）：枕寰枢复合关节已无位移，颈曲由 V 级恢复至 Ⅳ 级。复查腰椎 DR（图 1－7－17）：腰椎旋转侧弯已纠正，腰曲由 Ⅳ 级恢复至 Ⅱ 级，椎体后缘双边征消失。

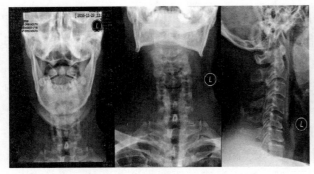 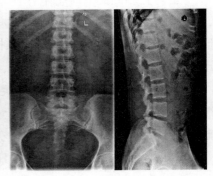

图 1－7－16　治疗后（1）　　　　　　图 1－7－17　治疗后（2）

【体会】 颞颌关节是人体运动中最活跃的关节之一，枕、寰、枢复合关节、颈深部筋膜张力、颞颌关节的活动之间存在着生物力学关系，因此，当寰枢关节紊乱、椎体错位时，颈椎稳定性被破坏，导致颞颌关节功能障碍。本案患者经外院手法及局部封闭治疗后病情依然反复，说明单纯颈部治疗并没有抓住疾病的本质。韦以宗教授认为，寰枢关节错位并不是局部的错位，而是颈椎旋转侧弯移位，在脊柱圆运动作用力下，头颅反方向倾斜或腰骶角变小，寰枢角位移（平行四边形原理）。所以，本案通过行颈椎手法调整寰枕关节错位，使枕骨平衡，颞颌关节恢复平衡，抓住枕寰枢关节错位的根本原因，颈腰曲同调，恢复脊柱整体平衡，达到临床治疗效果且不易复发。

（林远方、张柳娟）

脊柱相关性严重面肌抽搐症

陈某，女，53岁，福建龙岩市新罗区人。于2016年12月15日住院，2017年1月13日出院。

【主诉】左眼睑不自主抽动4年余。

【现病史】患者4年前无明显诱因出现左颜面不自主抽动，反复发作，时轻时重，每当情志变化，病情加重，多方求治，疗效不明显。现逐渐加重，严重时左眼睑不自主抽动伴左侧面部及耳后疼痛，发作次数频繁，左眼不自主不停跳动60～70次/分钟。间歇期不跳动时如常人，并有颈项酸痛，心烦，寐不安，纳少，偶有头晕、头痛。舌红，苔薄，脉细。

【体检】忧郁面容，形体偏瘦，左眼不自主跳动约40次/分钟，两侧风池穴不对称，局部压痛，颈上段椎旁压痛，桡动脉试验右侧（+），颈椎活动度尚可。

【辅助检查】2016年12月15日颈椎X线片（图1-7-18）：颈椎棘突左偏，向右侧弯；颈曲加大，椎曲V级，颈3、颈4不稳；寰齿间隙不对称。腰椎X线片（图1-7-19）：腰椎棘突右偏，轻度向左侧弯；腰曲变直，椎曲Ⅳ级，腰骶轴交角增大。

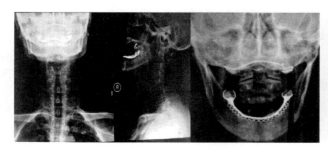
图1-7-18 治疗前（1）

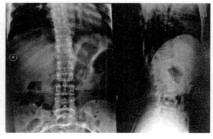
图1-7-19 治疗前（2）

【诊断】

1. 脊柱相关性面肌抽搐症。

2. 寰枢关节错位。

【治疗经过】

1. 理筋：先弹拨、搽揉颈部肌肉，待局部肌肉放松后点按风池、完骨、翳风、天柱、大椎各3分钟；在颈腰背部闪罐、推罐3～5分钟；平衡针灸，选取头三针、偏瘫穴、牙痛穴、光明穴、醒脑穴、胃痛穴、心病穴。

2. 正脊骨法：行牵颈折顶法、胸腰旋转法、挺胸端提法、寰枢端转法。

3. 调曲：先行三维调曲法，1周后改行四维调曲法。

4. 功能锻炼：练习"健脊强身十八式"中的抱头侧颈式、虎项擒拿式、抱头屈伸式及双肩松胛式。

以上治疗均每天 1 次，经治疗 4 周，面部抽动症状改善，抽动频率降低，次数减少，面部疼痛减轻。2017 年 1 月 13 日复查颈腰椎 X 线片（图 1 - 7 - 20、图 1 - 7 - 21）：寰枢关节基本对称，颈曲呈全直型，椎曲Ⅳ级，腰曲度正常。

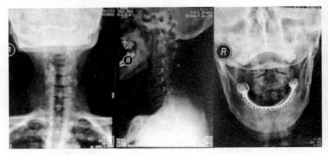 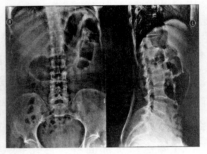

图 1 - 7 - 20　治疗后（1）　　　　　图 1 - 7 - 21　治疗后（2）

【体会】面肌痉挛，又称面肌抽搐，为一种半侧面部不自主抽搐的病症。首先，尽可能查找原发病灶（如脑部肿瘤），进行针对性治疗。就本案而言，在排除其他疾病时，仍未找到病因，则结合影像学检查，考虑寰枢关节错位及上颈段小关节紊乱而引发，颈神经受损，涉及耳大神经和面神经，故恢复颈椎的力学解剖结构后，有助于改善耳大神经和面神经的营养和血供。按韦以宗教授《中国整脊学》中的"一圆一说两论"，腰骶角与寰枕角对应平衡，若腰骶角紊乱，可继发寰枢关节错位。由此，采用韦以宗教授"理筋、调曲、练功"及"上病下治"，在理筋后行三维调曲法、四维调曲法，同时配合使用平衡针，改善心脑供血，从而有效消炎镇痛，缓解肌肉急性痉挛。经 3 周治疗后，患者症状明显改善。

（张汉卿、胡智超）

脊柱相关性三叉神经痛

廖某，女，64 岁，湖南省长沙市人。于 2014 年 9 月 25 日初诊，10 月 26 日结束治疗。

【主诉】右侧面部放射性疼痛 3 月余。

【现病史】患者 3 个月前出现右侧面部放射性、刀割样疼痛，触摸右侧面部、吃饭、喝水、漱口均可诱发，发作时难以忍受，伴失眠、头晕等症状，严重影响生活。外院治疗 3 个月未见明显效果，遂来就诊。既往有颈椎病和高血压病史。

【体检】颈项僵硬，双侧风池穴不对称，局部压痛，颈 3 ~ 颈 5 棘突旁压痛。颈椎活动度：前屈 25°，后伸 15°，右侧屈 20°，左侧屈 25°，右旋转 30°，左旋转 35°。

【辅助检查】

1. 2014 年 9 月 25 日颈椎 X 线片（图 1-7-22）：寰枢关节间隙左窄右宽；颈 2~颈 6 棘突左偏，钩椎关节不清晰；颈曲呈全直行，椎曲Ⅳ级，颈 3~颈 5 可见双凸双边影。

2. 2014 年 9 月 25 日腰椎 X 线片（图 1-7-23）：腰椎棘突右偏，向左侧弯 23°；腰曲呈上弓下浅型，椎曲Ⅳ级。

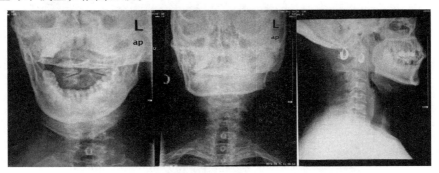

图 1-7-22 治疗前（1）

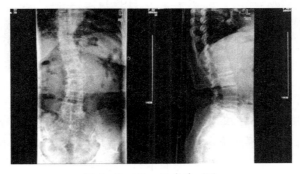

图 1-7-23 治疗前（2）

【诊断】 脊柱相关性三叉神经痛。

【治疗经过】

1. 理筋：常规颈背部、腰背部药熨；骨空针刺，取颈腰夹脊穴为主，配风池、风府、脑空，加电针；在寰枢椎部位及颈背部行理筋、分筋手法。

2. 正脊骨法：行牵颈折顶法、寰枢端转法、颈椎旋提法、过伸提胸法及胸腰旋转法。

3. 调曲：行四维调曲法及颈椎仰卧位布兜牵引，重量 3kg。

4. 功能锻炼：练习"健脊强身十八式"中的抱头侧颈式、虎项擒拿式、抱头屈伸式、侧颈双肩松胛式、顶天立地式和前弓后箭式，每天 30 分钟。

以上治疗方法，每日 1 次，每周休息 1 天。经治疗 2 周后，临床症状、体征消失，血压恢复至正常范围内。继续按上述方法治疗 1 个月，血压稳定，嘱其坚持每天锻炼。2015 年 1 月 29 日复查 X 线片（图 1-7-24、图 1-7-25）：寰枢关节对称，齿状突居中，颈腰椎曲较前均有明显改善，腰椎侧弯度数由之前的23°减小为15°。

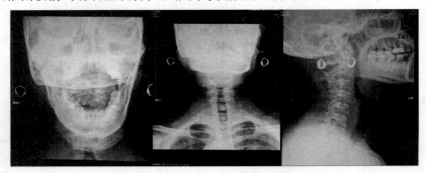

图1-7-24　治疗后（1）

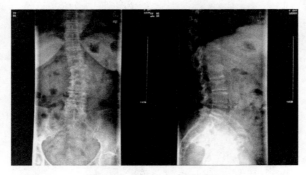

图1-7-25　治疗后（2）

【体会】颈椎因劳损，导致寰枢关节错位，颈神经受损，椎基底动脉供血不足，涉及三叉神经而引起此症。腰曲决定颈曲，韦以宗教授认为，"腰椎不正，胸椎不应；胸椎不响，颈椎甭想"，"颈椎骨关节紊乱的主要病因不在颈椎，而在腰椎"。在韦以宗教授《中国整脊学》的"椎曲论"及"上病下治"理论指导下，调整腰曲，从而改善颈曲，使颈椎骨关节归位，血供改善，神经刺激解除，神经功能恢复，进而临床症状改善。

（丁力）

脊柱相关性头痛1

袁某，男，53岁，湖南省长沙市人。于2015年8月18日初诊，9月20日结束治疗。

【主诉】反复右侧头痛20余年，加重1个月。

【现病史】患者20年前无诱因出现右侧头痛，以刺痛为主，每遇劳累、受寒、夜晚时加重，影响睡眠，痛甚时可通宵不寐。20年间头痛反复发作，多次于各大医院就诊，给予针灸推拿及改善循环等治疗后未见明显好转。1个月前因劳累后头痛加重，伴头晕、胸闷等，无恶心、呕吐，无视力模糊、耳鸣等症，经人介绍来诊。

【体检】颈背部肌肉僵硬，风池穴双侧不对称，局部有压痛。颈椎活动度：前屈10°，后伸5°，右侧屈10°，左侧屈15°，右旋转15°，左旋转20°。

【辅助检查】2015年8月18颈椎X线片（图1-7-26）：寰枢关节左宽右窄；颈3～颈6棘突右偏，钩椎关节紊乱；颈曲呈全直型，椎曲Ⅳ级，颈2、颈3显双边双凸影，颈3、颈4后成角。

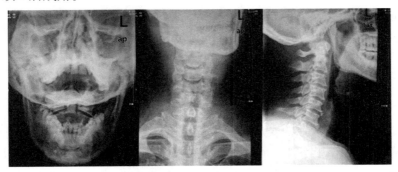

图1-7-26 治疗前

【诊断】脊柱相关性头痛。

【治疗经过】

1. 理筋：常规颈背部药熨；针刺三风、华佗夹脊等穴，配合电针，每次30分钟；在寰枢椎部位及颈背部行理筋、分筋手法。

2. 正脊骨法：行牵颈折顶法、寰枢端转法、颈椎旋提法和过伸提胸法。

3. 调曲：行颈椎仰卧位布兜牵引，重量3kg。

4. 功能锻炼：练习"健脊强身十八式"中的抱头侧颈式、虎项擒拿式、抱头屈伸式、侧颈双肩松胛式、拍墙松筋式，每天30分钟。

以上治疗每日1次，每周休息1天。经治疗3周后，诸症消失。2015年10月9日复查颈椎X线片（图1-7-27）：寰枢关节对称，齿状突居中，颈曲恢复至Ⅱ级。经1年随诊，患者头痛未再发。

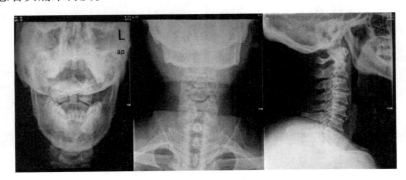

图1-7-27 治疗后

【体会】本案患者颈椎两侧肌肉韧带失衡，导致上段颈椎骨关节错位，颈神经受损，涉及枕大神经损伤而产生此症。韦以宗教授认为，颈椎骨关节紊乱的主要原因不在颈椎，而在腰椎和胸椎。"胸椎不响，颈椎甭想"，在此思路的基础上，结合《中国整脊学》中的"椎曲论"，在理筋的基础上运用牵颈折顶法改善颈曲，用寰枢端转法纠正寰枢椎位移，用颈椎旋提法纠正颈椎旋转倾斜，采用胸椎过伸提胸法纠正胸椎侧凸，颈椎骨关节对点对线，颈曲恢复，神经卡压解除，故能治愈 20 余年的顽固性头痛。

（丁力）

脊柱相关性头痛 2

方某，女，47 岁，陕西西安人。于 2011 年 12 月 26 日住院，2012 年 1 月 6 日出院。

【主诉】头痛间作 1 个月，加重伴颈肩部疼痛 1 周。

【现病史】患者 1 个月前劳累后出现头痛，偶有颈肩疼痛，到深圳某医院就诊，颅脑 CT 未见明显异常，血压正常，诊断为"神经性头痛"，口服药物对症处理，但症状缓解不明显。1 周前头痛加重，伴颈肩疼痛，到某中医院拍片提示"颈椎病"，予推拿针灸等治疗，症状仍未缓解，遂来就诊。

【体检】颈肌紧张，颈 2～颈 3、颈 5～颈 6 棘旁及双肩广泛压痛，椎间孔挤压试验（－），压头试验（＋）。颈部活动受限：前屈 30°，后伸 35°，左侧屈 35°，右侧屈 30°，左右旋转约 60°。

【辅助检查】2011 年 12 月 26 日颈椎 X 线片（图 1－7－28）：棘突左偏，钩椎关节紊乱；颈曲变小，椎曲Ⅲ级，颈 3、颈 4、颈 5 双边双凸征。腰椎 X 线片（图 1－7－29）：腰椎棘突左偏，轻度右侧弯；腰曲变小，椎曲Ⅲ级。

【诊断】脊柱相关性头痛。

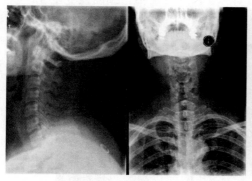

图 1－7－28　治疗前（1）

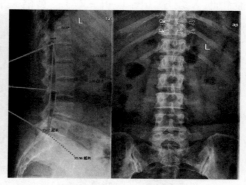

图 1－7－29　治疗前（2）

【治疗经过】

1. 理筋：在颈背部、腰部行中药熏蒸、中药热奄包治疗；用推、拿、按、摩、擦、揉等手法对双侧颈肌、胸锁乳突肌、斜方肌、斜角肌、竖脊肌、腰大肌及腹肌进行松解；骨空针刺配合电针，以颈腰椎夹脊穴为主。

2. 正脊骨法：用寰枢端转法、颈椎旋提法、胸腰旋转法和腰骶侧扳法对颈椎及腰椎进行复位。

3. 调曲：先行一维调曲法，3 天后改行四维调曲法。

4. 中药内服：辨证口服天麻钩藤饮加减。

5. 功能锻炼：选取"健脊强身十八式"中的第 1 式至第 7 式、第 14 式进行锻炼。

以上治疗每天 1 次，10 次为 1 个疗程。治疗 1 个疗程后，头痛症状完全消失。2012 年 1 月 5 日复查颈椎及腰椎 DR（图 1 - 7 - 30、图 1 - 7 - 31）：颈曲及腰曲均明显改善，椎曲由Ⅲ级恢复至Ⅱ级，棘突偏歪纠正。

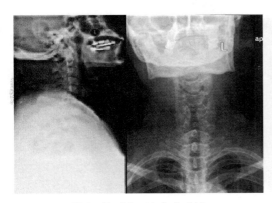
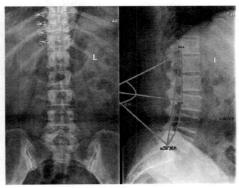

图 1 - 7 - 30　治疗后（1）　　　　图 1 - 7 - 31　治疗后（2）

【体会】 本案患者在外院行推拿等治疗而疗效甚微，主要是没有抓住疾病的本质。韦以宗教授认为，根据脊柱平行四维结构之平行四边形对角相等的力学平衡规律，腰椎关节紊乱常导致颈椎关节错位而引起头痛等症状。因此，运用中医整脊方法调整颈椎的同时重视调整腰曲，上病下治，取得了很好的疗效。

（林远方、刘特熹）

青少年脊柱相关性头痛

施某，女，15 岁，浙江省温州瑞安人。于 2016 年 12 月 7 日初诊，2017 年 1 月 10 日结束治疗。

【主诉】 反复头部及颈项部疼痛 1 年，加重 1 周。

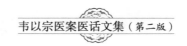

【现病史】患者 1 年前无明显诱因出现头部及颈项部疼痛，头痛部位多为右侧枕部及枕顶部，发作性胀痛为主，休息后可缓解。1 周前因备考长期伏案后症状加重，休息后不缓解，颈椎活动轻度受限，偶有右手麻木，遂来就诊。

【体检】颈部肌肉僵硬，颈 2 ～颈 7 棘间及棘突旁压痛（＋），双侧肩胛提肌、斜方肌、肩胛骨区域压痛。椎间孔挤压试验右侧（＋），压顶试验（－），臂丛牵拉试验右侧（＋），旋颈试验（＋），病理反射未引出，双上肢肌力及肌腱反射正常。颈椎活动度：前屈 15°，后伸 15°，左右侧屈 25°，左旋转 30°，右侧旋转 30°。

【辅助检查】2016 年 12 月 7 日颈椎 X 线片（图 1－7－32）：颈椎及上段胸椎棘突右偏，左侧弯；颈曲呈上直下弓型，椎曲 V 级，颈 2 ～颈 5 后关节可见双边征；寰齿间隙右窄左宽。

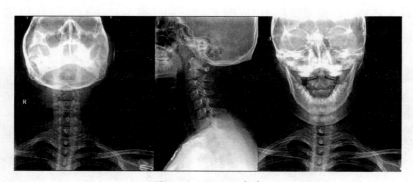

图 1－7－32　治疗前

【诊断】青少年脊柱相关性头痛。

【治疗经过】

1. 理筋：常规在颈背部行中药熏蒸；针灸治疗，取颈夹脊为主，配合电针；行颈项部肌群的推拿手法。

2. 正脊骨法：予牵颈折顶法、颈椎旋提法和提胸过伸法。

3. 调曲：颈椎仰卧位布兜牵引，重量 2.5kg。

4. 功能锻炼：练习"健脊强身十八式"中的抱头侧颈式、虎项擒拿式、抱头屈伸式、侧颈双肩松胛式、左右开弓式，每天 30 分钟。

以上治疗每日 1 次，10 天为 1 个疗程，休息 1 天。1 周后于颈胸段棘突右侧肌群行小针刀松解术。经治疗 4 个疗程，头部、颈项部疼痛等症状消失。2017 年 1 月 27 日复查颈椎 X 线片（图 1－7－33）：颈胸椎棘突右偏改善，侧弯消失，颈曲恢复至 Ⅱ 级。

【体会】由于社会的发展，人们的劳动逐步以坐姿为主。通过 X 线片动态研究，发现正常人坐位 1 小时后，腰椎的生理曲度消失，颈椎生理曲度也变小，说明脊柱劳损伤病是久坐引起的。避免"久坐"是最有效的预防方法。脊柱骨关节紊乱，脊神经和与其交汇的交感神经受损，可引起所支配的脏器、器官出现病变，而整脊的治疗目的

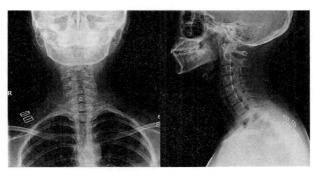

图 1 - 7 - 33 治疗后

是恢复脊柱的力学关系，对位、对线、对轴，所以在"椎曲论"及"理筋、调曲、练功"治疗原则的指导下，采用上述治疗，患者临床症状得到明显缓解。另外，正所谓"胸椎不响，颈椎甭想"，颈椎病常伴有颈胸段的侧弯，根据中医学整体观和上病下治的理念，不纠正颈胸段的侧弯，颈椎难以恢复正常的曲度。

（胡思进、林建南、施海东）

脊柱相关性耳鸣耳聋症

林某，女，39 岁，广东沙头人。于 2016 年 2 月 15 日住院，2 月 28 日出院。

【主诉】耳鸣伴听力下降 1 年，加重 2 个月。

【现病史】患者 1 年前出现耳鸣，伴听力下降、头晕，时有心慌胸闷，恶心欲呕，劳累后加重，多次到三甲医院就诊，诊断为"梅尼埃病"，口服多种药物治疗，均无好转。2 个月前上述症状加重，遂至深圳市某三甲医院脊柱外科就诊，经行颈椎 DR、MRI 及颅脑 MRA 后，诊断为"颈椎间盘突出症"，给予"经皮椎间盘低温等离子消融术 + 椎管神经根管减压术"治疗后，症状亦未见好转。经人介绍来诊。

【体检】颈肌紧张，颈 1 ~ 颈 5 横突两侧压痛，椎间孔挤压试验（－），压头试验（＋），后伸旋颈试验（＋），霍夫曼征（－）。颈椎活动度正常。

【辅助检查】

1. 2015 年 12 月 7 日颈椎 MRI 及颅脑 MRA：颈 3 ~ 颈 4、颈 4 ~ 颈 5 椎间盘突出。颅脑 MRA 未见明显异常。

2. 2015 年 12 月 7 日颈椎 DR（图 1 - 7 - 34）：颈椎及上段胸椎棘突右侧偏，颈曲上直下曲，呈Ⅲ级椎曲，颈 3 ~ 颈 4、颈 4 ~ 颈 5、颈 5 ~ 颈 6 呈阶梯样改变。

【诊断】脊柱相关性耳鸣耳聋症。

【治疗经过】

1. 理筋：颈背部行中药熏蒸和中药热奄包治疗；用推、拿、按、摩、擦、揉等手

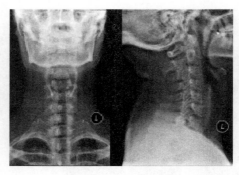

图 1-7-34 治疗前

法对斜方肌、胸锁乳突肌、斜角肌、头夹肌、半棘肌等肌肉进行放松；骨空针刺配合电针，取穴以颈夹脊为主，加翳风、听宫、听会、中渚、太冲、耳门、侠溪等穴。

2. 正脊骨法：行牵颈折顶法、寰枢端旋法和颈椎旋提法纠正颈椎旋转错位。

3. 调曲：行颈椎仰卧位牵引调整颈曲。

4. 中药内服：辨证口服耳聋左慈丸加减。

5. 功能锻炼：选用"健脊强身十八式"中的抱头侧颈式、虎项擒拿式、抱头屈伸式、侧颈双肩松胛式、左右开弓式、双胛合拢式、抱肩转胸式、拍墙松筋式等进行功能锻炼。

以上治疗每天 1 次，10 次为 1 个疗程，休息 1 天。治疗 1 个疗程后，患者耳鸣明显减轻，听力有所改善。2016 年 2 月 27 日复查颈椎 DR（图 1-7-35）：颈胸椎棘突无偏歪，颈曲明显改善，椎曲由Ⅲ级恢复至Ⅱ级。出院后继续辨证口服中药，坚持功能锻炼，1 周后复诊，诉耳鸣基本消失，听力明显改善。

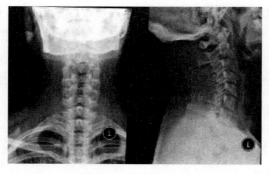

图 1-7-35 治疗后

【体会】耳鸣耳聋是五官科常见病，临证首先考虑神经性耳鸣，但很多不乏是颈源性所致。椎动脉左右各一支源自锁骨下动脉，大多进入第 6 颈椎横突孔，通过相应的横突孔向上，自枕骨大孔入脑内，约在脑桥下汇合成椎-基底动脉，其分支到达小脑、脑桥基底部、延髓、大脑枕叶及耳内。其中从小脑前下动脉分出的迷路动脉进入内耳道，主要供应内耳血液；其主干向前为耳蜗总动脉，一条分支向后为前庭动脉前支，耳蜗总动脉在内耳道里分为两个终末支，前后分别为螺旋蜗轴动脉与前庭耳蜗动脉。迷路动脉的各个分支在到达耳蜗和前庭器官之前，都要经过扭曲或螺旋状行走，这种解剖特点决定其较易发生微循环障碍，从而引起耳鸣和耳聋。韦以宗教授所言："脊柱骨关节紊乱导致脊神经、交感神经传导障碍，颈椎骨关节紊乱又导致椎动脉受压或扭曲，脑动脉供血不足，内耳血液循环障碍而出现耳聋耳鸣。"所以，临床上许多症状或疾病经常规治疗无效时，要想想是否与脊柱骨关节错位有关，经整脊治疗可收到奇效。

（林远方、李伟森）

脊柱相关性耳聋

黄某，女，27 岁，台湾地区云林县西螺镇人。于 2016 年 7 月 18 日住院，8 月 25 日出院。

【主诉】耳聋 17 年。

【现病史】患者 9 岁时被篮球砸伤头部，当时头晕头痛、耳鸣。经治疗后头晕头痛消失，但两耳听力下降，需助听器方能听到声音。经台北各医院检查，未发现耳部病变，曾在当地针灸治疗无效。自以为无法治疗，靠助听器生活，后经人介绍来诊。患者除耳聋之外，还伴有腰腿痛双下肢麻痹等症状。

【体检】颈背及腰部肌肉僵硬，两侧风池穴不对称，局部压痛，腰 3～骶 1 棘突旁压痛。直腿抬高试验左侧 40°（＋）、右侧 60°（±），加强试验（＋）。颈部活动受限：前屈 10°，后伸 0°，右侧屈 10°，左侧屈 15°，右旋转 10°，左旋转 20°。

【辅助检查】2016 年 7 月 18 日颈椎 X 线片（图 1-7-36）：寰枢关节不对称，颈 5、颈 6、颈 7 棘突右偏；椎曲消失、反弓，椎曲 V 级，颈 1～颈 4 旋转，颈 4、颈 5 呈阶梯样变，颈 3～颈 4 融椎。腰椎 X 线片（图 1-7-37）：腰椎棘突右偏，向左侧弯 10°；腰曲呈上弓下曲型，椎曲Ⅲ级。

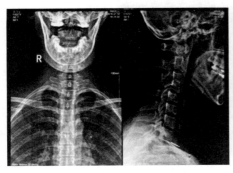

图 1-7-36 治疗前（1）

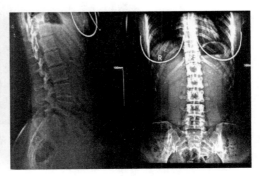

图 1-7-37 治疗前（2）

【诊断】

1. 脊柱相关性耳聋症。

2. 腰椎间盘突出症。

【治疗经过】

1. 理筋：常规颈、胸腰部药熨；骨空针刺，取颈腰夹脊穴、颈上三风、翳风、听宫、环跳、委中、光明等穴。

2. 正脊骨法：行胸腰旋转法、挺胸过伸法、颈椎旋提法、牵颈折顶法和寰枢端转法。

3. 调曲：行四维调曲法，颈椎仰卧位布兜牵引，重量3kg。

4. 功能锻炼：练习抱头侧颈式、虎项擒拿式、抱头屈伸式、侧颈双肩松胛式、顶天立地式、拍墙松筋式和前弓后箭式。第2周后，增加腰背过伸式，每天锻炼30分钟。

以上治疗方法，每天1次，每周休息1天。经治疗2周，听力逐渐恢复，可以不用助听器，腰腿痛症状消失。继续按上述方法治疗至第4周，听力完全恢复，痊愈出院。复查X线片（图1-7-38、图1-7-39）：颈腰椎曲均恢复正常，腰椎侧弯消失，颈椎棘突侧偏改善。

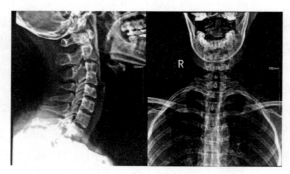

图1-7-38　治疗后（1）

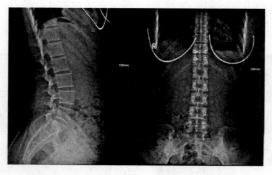

图1-7-39　治疗后（2）

【体会】本案患者颈椎因外伤导致上段颈椎骨关节错位，颈神经受损，涉及耳大神经损伤而致此症。颈椎骨关节恢复正常，神经功能也恢复，所以能治愈 17 年之耳聋症。

（张姗、王秀光）

脊柱相关性眩晕 1

张某，女，55 岁，新疆乌鲁木齐市人。于 2016 年 10 月 12 日住院，11 月 9 日出院。

【主诉】颈背痛伴体位性头晕 5 月余。

【现病史】患者 5 个多月前无明显诱因感颈背沉痛，体位性头晕，严重时不能睁眼，站立及行走需要搀扶，仰卧位时头部需垫高枕，不能平卧，恶心，无呕吐。曾至新疆某三甲医院就诊，诊断为"颈椎病（椎动脉型）"，住院治疗半月余，头晕日渐加重，生活不能自理，心情抑郁。2016 年 9 月 20 日经呼图壁县中医院专家诊治 7 天，症状稍有好转。为求进一步治疗，遂来就诊。

【体检】颈背及腰部肌肉僵硬，弹性差，风池穴右高左低，压痛（＋），颈 2～颈 6 及腰 3～骶 1 棘突两侧压痛（＋），霍夫曼征双侧（±），臂丛神经牵拉试验双侧（＋），桡动脉试验双侧（＋），直腿抬高试验及加强试验双侧（－），肱二头肌、肱三头肌肌腱反射双侧均减弱，膝腱反射双侧亢进，跟腱反射双侧消失。双上肢肌力Ⅳ级，双侧下肢肌力Ⅳ级。颈椎活动度：屈 10°，后伸 0°，左侧屈 10°，右侧屈 5°，左旋转 15°，右旋转 10°。腰椎活动度：前屈 70°，后伸 0°，左侧屈 15°，右侧屈 10°，左旋转 10°，右旋转 10°。

【辅助检查】

1. 2016 年 5 月 4 日头颅 MRA：未见明显异常。

2. 2016 年 5 月 4 日颈椎 MRI：颈 2～颈 3、颈 3～颈 4 椎间盘突出压迫硬膜囊，椎管狭窄。

3. 2016 年 9 月 18 日颈腰椎 X 线片（图 1－7－40、图 1－7－41）：颈 2～颈 6 棘突右偏；颈曲变浅，椎曲Ⅲ级，颈 2 向前移位 3mm；张口位：寰齿间隙不对称，左窄右宽，寰椎出现双边征。腰椎片：腰 1～腰 3 棘突左偏，腰 4、腰 5 棘突右偏，骨盆右侧高；腰曲变浅，椎曲Ⅲ级，腰 4、腰 5 后突，腰骶轴交角 124°，弓顶距离 1cm。

【诊断】脊柱相关性眩晕。

【治疗经过】

1. 理筋：颈、腰部药熨；骨空针刺加电针，取颈腰夹脊穴、风池、风府、列缺、后溪等穴；颈腰部肌肉常规推拿。

2. 正脊骨法：行胸腰旋转法、提胸过伸法、牵颈折顶法及寰枢端转法。

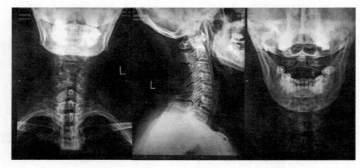

图 1 – 7 – 40　治疗前（1）

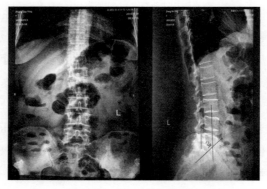

图 1 – 7 – 41　治疗前（2）

3. 调曲：先行三维调曲法，10 天后改每天上午行三维调曲法，下午行四维调曲法。

4. 功能锻炼：头晕改善后做扩胸、拍墙松筋式、虎项擒拿式和前弓后箭式功能锻炼，每天 30 分钟。

以上治疗每日 1 次，10 次为 1 个疗程，休息 1 天。治疗 2 个疗程后，头晕减轻，生活能够自理，颈椎活动度改善。继续按上述方法治疗至第 3 个疗程，头晕消失，痊愈出院。复查颈腰椎片（图 1 – 7 – 42、图 1 – 7 – 43）：颈腰椎旋转明显改善，颈 2 向前移位消失，寰齿间隙对称，寰椎双边征消失。

【体会】本案头晕与颈椎活动有关，因颈背部两侧肌肉力量失衡，导致颈椎骨关节紊乱、椎曲异常，刺激椎动脉、交感神经及本体感觉而引发。脊柱的寰枕角与腰骶轴交角为对顶角关系，在充分理筋的基础上，通过三维调曲法，调整腰骶轴交角，进而改善寰枕角，再通过四维调曲法改善腰椎曲度，进而调整颈椎曲度，行胸腰旋转法、提胸过伸法、牵颈折顶法及寰枢端转法调整颈腰椎旋转。如此，使颈腰椎恢复对点、对线、对轴，临床症状随之消失，此为上病下治法的典型实践。通过功能锻炼，加强复位后骨关节的稳定，巩固疗效。

（王秀光）

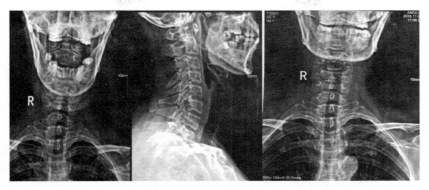

图 1-7-42 治疗后（1）

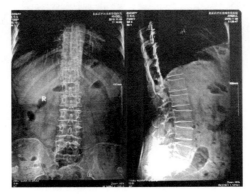

图 1-7-43 治疗后（2）

脊柱相关性眩晕并颈腰椎管狭窄症

张某，女，62 岁，上海人。于 2016 年 2 月 14 日来诊，5 月 3 日结束治疗。

【主诉】头晕伴右上肢麻木 2 年，加重伴双下肢麻木 2 个月。

【现病史】患者 2 年前自觉头晕，颈椎活动时头晕明显，伴右上肢麻木，未行诊治。近 2 个月头晕加重，颈部稍活动即头晕，上肢麻木明显，做家务时眩晕无规律发作，站立不稳，双下肢麻木、乏力，行走时脚底有踩棉花感，休息片刻后症状缓解。就诊于多家三级医院，诊断为"颈、腰椎管狭窄症"，建议手术治疗。后于几家医院行非手术治疗，均无明显疗效，经人介绍来诊。

【体检】颈腰部竖脊肌及冈上肌僵硬，颈 5～颈 7 棘旁两侧压痛（＋），椎间孔挤压试验（＋），霍夫曼征（＋），直腿抬高试验及加强试验双侧（－），膝腱反射减弱，跟腱反射消失。右踇趾背伸力量较左侧弱，四肢肌力正常，双小腿外侧浅感觉减退。颈椎活动度：前屈 20°，后伸 15°，左侧屈 10°，右侧屈 15°，左旋 30°，右旋 40°。

【辅助检查】2016 年 2 月 14 日颈腰椎 X 线片（图 1 − 7 − 44、图 1 − 7 − 45）：颈 4 ~ 颈 6 棘突右偏，颈 5 ~ 颈 6 椎间隙变窄，颈曲呈全弓型，椎曲 V − 1 级；胸 12 ~ 腰 4 棘突左偏，右侧弯 10°，腰 5 ~ 骶 1 椎间隙狭窄，腰曲呈上弓下曲型，椎曲 Ⅲ − 1 级。

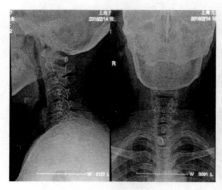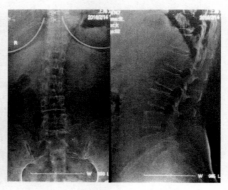

图 1 − 7 − 44　治疗前（1）　　　　图 1 − 7 − 45　治疗前（2）

【诊断】

1. 脊柱相关性眩晕。

2. 颈腰椎管狭窄症。

【治疗经过】

1. 理筋：常规颈、胸腰部药熨；骨空针刺，取颈腰夹脊穴、颈上四神聪、风池、风府、翳风、听宫等穴。

2. 正脊骨法：腰椎旋转法、提胸过伸法、牵颈折顶法和寰枢端转法。

3. 调曲：先行一维调曲法，3 次之后改行四维调曲法。

4. 功能锻炼：练习抱头侧颈式、抱头屈伸式、侧颈双肩松胛式、顶天立地式和抱膝滚腰式。每式 2 ~ 3 分钟，每日 2 次。

以上治疗每 2 天 1 次，治疗 2 周后，于腰部、颈部行针刀松解术，术后 3 天每天予以激光、四维调曲治疗各 1 次，之后隔天进行常规治疗 1 次。治疗 10 周后，眩晕改善，2 周左右偶发 1 次，眩晕发作时无站立不稳现象。2016 年 5 月 5 日复查颈腰椎 X 线片（图 1 − 7 − 46、图 1 − 7 − 47）：颈椎棘突侧偏消失，反弓纠正，颈曲由 V 级恢复至 Ⅲ − 2 级；胸 12 ~ 腰 4 棘突左偏好转，左侧弯为 5°，腰曲由 Ⅲ 级恢复至 Ⅱ 级。

【体会】患者颈腰椎旋转、椎曲异常，继发颈椎、腰椎椎管狭窄，对脊神经、椎动脉造成卡压，引起头晕、上肢麻木、双下肢酸胀麻木、行走乏力等症状。在治疗中，根据韦以宗教授《中国整脊学》所述的"理筋、调曲、练功"三大治疗原则，采取上

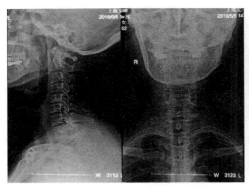
图 1 - 7 - 46 治疗后（1）

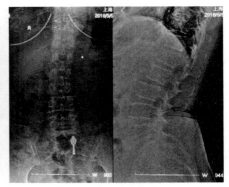
图 1 - 7 - 47 治疗后（2）

病下治、下病上治、筋骨并重等措施，予以针灸、药熨、骨空针松解、四维调曲治疗后，配合行之有效的功能锻炼方法，颈腰椎旋转、椎曲有了明显改善，收到了满意的疗效，改善了生活质量。

（顾膺）

脊柱相关性眩晕 2

林某，男，76 岁，广东省揭阳人。于 2016 年 10 月 12 日住院，10 月 25 日出院。

【主诉】反复头晕 4 年，加重半个月。

【现病史】患者 4 年前无明显诱因出现头晕，无恶心呕吐，至当地医院就诊，给予对症治疗后，症状稍减轻。近半个月来头晕症状加重，体位改变时头晕明显，不敢睁眼，行走时脚下有踩棉花感，伴颈肩部疼痛，偶有上肢麻木，遂来就诊。

【体检】颈背肌僵硬，弹性差，颈椎椎旁压痛（＋），两侧风池穴欠对称，压痛（＋），桡动脉试验（＋），臂丛神经牵拉试验双侧（－），旋颈试验（＋），霍夫曼征双侧（－）。腱反射正常，四肢肌力、肌张力正常。颈椎活动度正常。

【辅助检查】

1. 2016 年 10 月 12 日颈椎 X 线片（图 1 - 7 - 48）：颈椎棘突右偏，颈椎曲度呈上直下曲型，椎曲Ⅲ级，颈 4、颈 5 阶梯样改变，颈 5、颈 6 后成角。

2. 2016 年 10 月 12 日颈动脉彩超：颈动脉斑块形成。

3. 2016 年 10 月 15 日颈椎 MRI：颈椎未见明显椎间盘突出，颈 5、颈 6 后缘可见脊髓相应狭窄。

4. 2016 年 10 月 19 日腰椎 X 线片（图 1 - 7 - 49）：腰 4、腰 5 微右偏，椎间隙变窄，腰曲呈上直下弓型，椎曲Ⅴ级，腰 2、腰 3 椎体上缘及腰 4 椎体下缘有许莫氏结节。

【诊断】脊柱相关性眩晕。

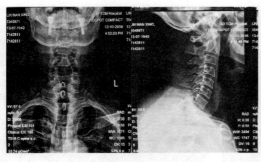 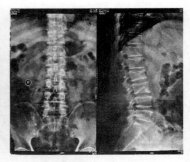

图 1 - 7 - 48　治疗前（1）　　　　　　图 1 - 7 - 49　治疗前（2）

【治疗经过】

1. 理筋：常规颈背部手法推拿；骨空针刺，以颈夹脊为主，加肩井、天柱、风池、天宗。

2. 正脊骨法：牵颈折顶法和颈椎旋提法。

3. 调曲：先行三维调曲法，3 天后改行四维调曲法，同时行颈椎仰卧位牵引。

4. 功能锻炼：练习虎项擒拿式、抱头侧颈式、抱头屈伸式、侧颈双肩松胛式、顶天立地式、前弓后箭式、过伸腰肢式。

以上治疗方法，每天 1 次，每周休息 1 天。经治疗 1 周，头晕症状缓解，可低头读书看字等，继续按上述方法治疗至第 2 周，头晕及颈痛消失。2016 年 10 月 25 日复查颈椎片（图 1 - 7 - 50）：颈椎棘突侧偏好转，颈曲恢复至 Ⅱ 级。

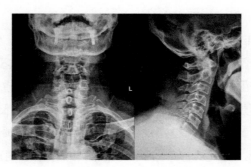

图 1 - 7 - 50　治疗后

【体会】 本案患者病程长，病情反复，发病的主要原因为颈椎两侧肌肉韧带失衡，导致颈椎骨关节错位，椎动脉扭曲，颈神经受损，涉及枕大神经损伤。韦以宗教授认为，颈椎骨关节紊乱的主要原因不在颈椎，而在腰椎和胸椎。"胸椎不响，颈椎甭想"，在此思路的基础上，结合《中国整脊学》中的"椎曲论"，在理筋的基础上，运用四维调曲法纠正腰曲异常，进而恢复颈椎曲度，通过牵颈折顶法和颈椎旋提法调整颈椎骨关节紊乱，使颈椎骨关节对点对线，颈曲恢复，神经卡压解除，椎动脉扭曲改善，故能治愈多年不愈的头晕。

（广东省中医院韦以宗名医工作室）

脊柱相关性眩晕3

刘某，女，32岁，广东省陆丰市甲西镇人。于2012年10月10日初诊，10月22日结束治疗。

【主诉】颈背痛、头晕2个月。

【现病史】患者诉2个月前生完小孩后，休息不好，夜间受凉后出现颈背痛难忍，不能转动，头晕目眩，颈部活动时头晕明显，恶心呕吐，呕吐物为胃内容物，双手麻木。在当地医院按眩晕治疗未见好转，经人介绍来诊。

【体检】颈背部肌肉僵硬，双侧风池穴欠对称，局部压痛，颈2、颈3、颈4棘突旁压痛。桡动脉试验双侧（＋），臂丛牵拉试验双侧（＋）。颈部活动度：前屈10°，后伸0°，右侧屈15°，左侧屈10°，右旋转15°，左旋转10°。

【辅助检查】2012年10月10日颈椎X线片（图1-7-51）：颈椎棘突右偏，左侧弯，钩椎关节不对称；颈曲呈全弓型，椎曲Ⅴ级。

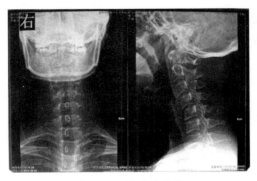

图1-7-51 治疗前

【诊断】脊柱相关性眩晕。

【治疗经过】

1. 理筋：用活血通络中药粉在颈背部熏蒸，每次40分钟；骨空针刺，取颈夹脊、肩井、内关、合谷穴；在颈部做点按疏理推拿手法。

2. 正脊骨法：行牵颈折顶法、提胸过伸法。

3. 调曲：眩晕缓解后做颈椎卧位布兜牵引，重量3kg。

4. 药物治疗：辨证口服八珍汤合葛根汤加减。

5. 功能锻炼：练习虎项擒拿式、抱头屈伸式、左右开弓式、双胛合拢式，每天30分钟。

以上治疗方法，每日1次，每周休息1天。经治疗5天，颈部疼痛、眩晕减轻，呕吐和手麻症状消失。继续按上述方法治疗 12 天，眩晕、颈痛等症状完全消失。2012 年 10 月 22 日复查颈椎片（图 1 - 7 - 52）：颈椎旋转侧弯消失，颈曲恢复正常。

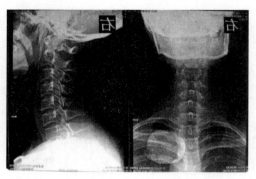

图 1 - 7 - 52　治疗后

【体会】在韦以宗教授"一圆一说两论"理论体系指导下，明确此患者颈椎病发生的原因是颈背部肌肉、韧带因劳损受凉，肌力失衡，导致颈椎骨关节紊乱、椎曲异常，刺激椎动脉、交感神经及本体感觉，引起头晕。运用理筋、正脊骨法恢复肌肉、韧带平衡，纠正椎体旋转，眩晕缓解后用颈椎卧位布兜牵引，颈椎骨关节恢复正常，椎动脉供血恢复，故能痊愈。

（何世超、朱鹏资）

脊柱相关性心悸

洪某，女，34 岁，广东深圳人。于 2015 年 8 月 25 日住院，2015 年 9 月 5 日出院。

【主诉】反复心悸、胸闷 2 年，加重半年。

【现病史】患者 2 年前劳累后感觉心悸、胸闷，休息后无明显缓解，呈阵发性，每次发作持续数秒。曾到多家医院心血管科就诊，心电图均提示：频发室性早搏，窦性心律不齐。予口服胺碘酮等药后，症状时轻时重。近半年症状加重，发作频繁，发作多与体位改变有关，时有后背部僵硬、酸痛等不适，予稳心颗粒及中药内服，但症状改善不明显。近日觉背部酸痛不适，遂来就诊。

【体检】心脏听诊：心律不齐，可闻及早搏，8～10 次/分钟，未闻及病理性杂音。胸 1～胸 5 棘突两侧压痛。

【辅助检查】

1. 2015 年 8 月 25 日心电图：窦性心律不齐，频发性室性早搏。

2. 2015 年 8 月 25 日胸椎 DR（图 1 - 7 - 53）：胸椎骨质增生，胸 2～胸 3 棘突左偏，胸 4 棘突右偏。

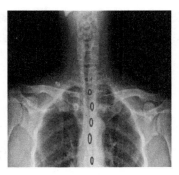

图 1 - 7 - 53　治疗前

【诊断】

1. 脊柱相关性心悸（频发性室性早搏）。

2. 胸椎小关节紊乱症。

【治疗经过】

1. 理筋：应用药熨、推拿手法对局部肌肉进行放松；针灸治疗，取颈胸夹脊穴、阿是穴、身柱、脊中等穴。

2. 正脊骨法：用按脊松枢法、提胸过伸法、胸椎旋转法纠正胸椎小关节紊乱。

3. 中药内服：用炙甘草汤加减口服。

4. 功能锻炼：选用"健脊强身十八式"中的第 5 式至第 10 式进行功能锻炼。

以上治疗每天 1 次，经过 10 天的治疗后，患者心悸、胸闷症状全消。2015 年 9 月 5 日复查心电图：已无频发室性早搏。2015 年 9 月 5 日复查胸椎 DR（图 1 - 7 - 54）：胸椎小关节紊乱已纠正。随访 3 个月，上症未再发作。

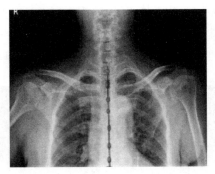

图 1 - 7 - 54　治疗后

【体会】心律失常属中医"心悸"的范畴，是常见的心血管疾病，病因较复杂。本案患者心悸，休息不能缓解，经多家医院心血管科对症处理，效果不佳，可排除心源性心悸。韦以宗教授常说：脊柱骨关节紊乱可导致脊神经、交感神经传导障碍而出现多种病症，正所谓"百病皆生于脊"。给患者做心电图检查的同时拍了胸椎片，证明患者心悸乃胸椎错位压迫相关脊神经所致，在"理筋、调曲、练功"治疗原则的指导下，通过整脊手法纠正胸椎关节紊乱，自然可解决患者多年不愈之苦。

（林远方、郑晓斌）

脊柱相关性心脏病

安某，女，30 岁，北京顺义人。于 2014 年 9 月 9 日住院，9 月 30 日出院。

【主诉】颈背痛伴头晕、胸闷、心慌 3 个月。

【现病史】患者 3 个月前因胸闷、阵发性头晕、心慌至北京某三甲医院急诊，心电图：窦性心动过缓，P－R 长间歇（最长达 2.6 秒），心率 33～67 次/分钟，平板运动试验（－）。诊断为"心律失常"，报病危。予注射异丙肾上腺素、万爽片、消旋山莨菪碱片、中药等治疗，1 周后血压 90/60mmHg，心率 50 次/分钟，但上症未缓解，伴颈肩沉痛及腰腿胀痛。经人介绍来诊。既往有颈椎病、腰椎间盘突出症病史。

【体检】心界不大，心率 50 次/分钟，心律不齐，早搏 2～3 次/分钟，未及病理性杂音。双侧风池穴不对称，压痛（＋），颈背肌僵硬，颈 5～胸 3 棘旁压痛（＋），桡动脉试验双侧（＋），臂丛神经牵拉试验右侧（＋），直腿抬高试验右侧 45°（＋），肱二头肌腱反射双侧减弱，肱三头肌腱反射右侧消失，左侧减弱。上肢肌力右侧Ⅳ级，左侧Ⅴ级。颈部侧屈、旋转受限：左侧屈 10°，右侧屈 15°，左旋转 10°，右旋转 15°。

【辅助检查】

1. 2014 年 9 月 9 日心电图检查：窦性心动过缓，心律不齐。

2. 2014 年 9 月 9 日颈胸椎 X 线片（图 1－7－55）：颈 4～胸 3 棘突右偏，颈曲严重反弓，椎曲Ⅴ级，胸椎上段向右旋转。腰椎 X 线片（图 1－7－56）：腰椎棘突右偏，腰 4～腰 5 及腰 5～骶 1 椎间隙变窄，腰曲呈上弓下曲型，椎曲Ⅲ级。

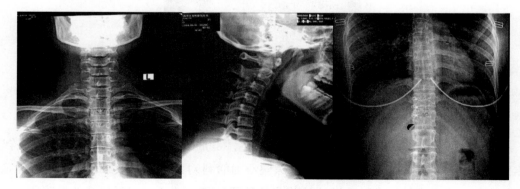

图 1－7－55　治疗前（1）

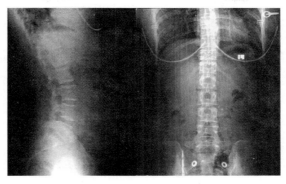

图 1 – 7 – 56　治疗前（2）

【诊断】

1. 脊柱相关性心脏病。

2. 腰椎间盘突出症。

【治疗经过】

1. 理筋：常规颈、胸腰部药熨；骨空针刺，取颈腰夹脊穴、上三风、翳风、听宫、内关、环跳、委中穴；颈背、腰部、下肢行点、按、揉推拿手法，疏通经络。

2. 正脊骨法：行牵颈折顶法、颈椎旋提法、提胸过伸法、胸腰旋转法调整颈胸腰椎旋转。

3. 调曲：行四维调曲法和仰卧颈椎布兜牵引 3kg。

4. 功能锻炼：练习虎项擒拿式、扩胸式和前弓后箭式。第 2 周后，增加侧颈双肩松胛式、拍墙松筋式及腰背过伸式，每天锻炼 30 分钟。

以上治疗方法，每日 1 次，经过 3 周的治疗后，症状消失，心率及血压正常。2015年 9 月 29 日复查颈胸腰椎片（图 1 – 7 – 57、图 1 – 7 – 58）：颈腰椎棘突无明显侧偏，颈椎椎曲恢复至Ⅳ级，腰椎椎曲恢复为Ⅱ级，胸椎上段旋转侧弯消失。

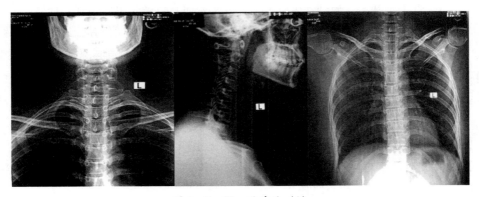

图 1 – 7 – 57　治疗后（1）

【体会】 心脏收缩受神经系统（主要是交感神经和迷走神经）调节，以适应全身

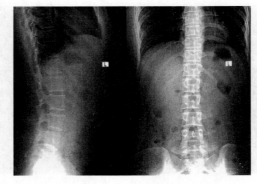

图 1 - 7 - 58　治疗后（2）

血液循环的需要。支配心脏的交感神经以颈胸交感神经为主。因此，当颈椎和上段胸椎骨关节错位而压迫颈交感神经节时，可刺激支配心脏的交感神经，引起脊柱相关性心脏病发作。脊柱是一个有机整体，颈胸腰椎之间互相影响，因此，在行颈胸腰部充分理筋的基础上，进行颈胸腰正骨调曲，纠正椎体旋转和椎曲异常，颈交感神经节受压解除，症状随之改善、消失。

（王秀光）

脊柱相关性心肌梗死

李某，男，47 岁，山西省临汾市尧都区人。于 2016 年 9 月 22 日初诊，2016 年 10 月 12 日停止治疗。

【主诉】突发胸闷、胸痛 2 周余。

【现病史】患者于 2016 年 9 月 5 日凌晨小便后突然感觉胸闷、胸痛，伴大汗、恶心，至山东枣庄某医院急诊，按"急性心肌梗死"治疗，至清晨 9：00 缓解，14：00 再次发作胸痛，持续半小时后缓解，后到临汾市某三甲医院心血管科继续抢救治疗，症状时有发作，并做"急性冠状动脉造影术及冠状动脉 PTCA 术"，择期准备做"前降支冠状动脉支架置入术"。患者除有以上症状外，还有头晕、颈项不适症状，于是建议排除颈椎病引起的胸闷、胸痛。近日来诊治疗颈椎病。既往有颈椎病病史 2 年，偶有胸闷、气短，未行诊治。

【体检】颈胸背部有明显的压痛点及硬结，尤以颈 2 ~ 颈 7 段明显。颈椎活动度：屈曲 15°，后伸 5°，右侧屈 15°，左侧屈 20°，右旋转 15°，左旋转 25°。

【辅助检查】2016 年 1 月 4 日颈椎 X 线片（图 1 - 7 - 59）：颈椎棘突左偏，右侧弯，钩椎关节明显不对称；颈曲呈上直下弓型，椎曲 V 级。

【诊断】颈脊柱相关性心肌梗死。

【治疗经过】

1. 理筋：于颈 2 ~ 颈 7 和胸 1 ~ 胸 7 棘突两侧 1.5 ~ 2.0cm 夹脊穴硬结痛点处行针

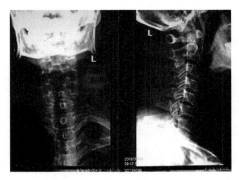

图 1-7-59 治疗前

刀松解,并用点揉手法行理筋术,每周 1 次。

2. 正脊骨法:牵颈折顶法和旋转解锁法,每周 2 次。

3. 调曲:颈椎卧位布兜牵引,重量 3kg,每天 1 次,每次 30~40 分钟。

4. 辨证方药:口服中药柴胡疏肝散加减。

5. 功能锻炼:练习抱头侧颈式、侧颈双肩松胛式、顶天立地式,每天 15~20 分钟。

以上方法治疗 3 周后,临床症状消失,颈椎活动自如,遂停止治疗,坚持功能锻炼,正常工作。2017 年 1 月 2 日复诊,诉停止治疗后未再出现胸闷、胸痛症状,复查颈椎 X 线片(图 1-7-60):颈椎棘突侧偏改善,侧弯消失,颈曲呈全浅型,椎曲Ⅲ级。

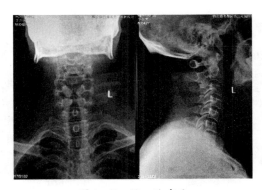

图 1-7-60 治疗后

【体会】本案患者因颈胸椎劳损,导致颈椎骨关节排列失常,椎曲异常,软组织劳损而形成结疤、粘连、挛缩和硬结,影响到颈胸段神经系统的信息传导,同时引起力平衡失调,诱发"脊柱相关性心肌梗死"。运用中医整脊理论的思维模式,结合针灸治疗的思路,通过整体调理而起到"同病异治"的特殊疗效,不用支架也能治愈"心梗",充分体现了中医整脊"理筋、调曲、练功"的广泛性和优越性,也证明了中医整脊的科学性和实用性。

(郑黎光)

脊柱相关性高血压 1

刘某，男，43 岁，广东茂名人。于 2016 年 4 月 12 日住院，2016 年 4 月 30 日出院。

【主诉】 头晕、头痛间作 3 年，加重伴颈肩部酸痛 10 天。

【现病史】 患者 3 年前无明显诱因出现头晕、头痛，余无不适，血压 160/100mmHg，辗转多家三甲医院就诊，均诊断为"高血压病 2 级（中危组）"，先后口服拜新同、络活喜等降压药治疗，但症状缓解不明显，血压控制不理想。10 天前患者劳累后症状加重，伴颈肩部酸痛，到某医院就诊，诊断为"颈源性高血压"，行颈椎牵引等治疗，症状及血压控制仍不理想，遂来就诊。患者有长时间伏案工作史。

【体检】 颈肌紧张，两侧风池穴欠对称，局部压痛，颈 3 ~ 颈 6 棘突旁及双肩广泛压痛。压头试验（+），桡动脉试验（+），霍夫曼征（-）。颈椎活动受限：前屈、后伸均为 20°，左侧屈 25°，右侧屈 20°，左右旋转约 60°。

【辅助检查】 2016 年 4 月 13 日颈椎 DR（图 1 - 7 - 61）：颈椎棘突右偏，左侧弯，钩椎关节紊乱；颈曲消失，轻度反弓，椎曲 V 级，颈 2、颈 3 阶梯样改变；寰齿关节间隙左窄右宽。腰椎 DR（图 1 - 7 - 62）：腰椎棘突右偏，轻度向左侧弯，椎曲呈上弓下直型，椎曲 V 级。

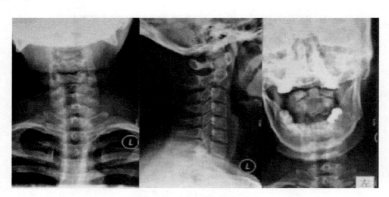

图 1 - 7 - 61　治疗前（1）

【诊断】

1. 脊柱相关性高血压。

2. 寰枢关节错位（侧偏型）。

【治疗经过】

1. 理筋：颈背部行中药熏蒸和中药热奄包治疗；以㨰、揉等手法放松颈部及肩背各肌群；用骨空针调压法加电针或温针灸，取脊骨上空（风府、百会）、髓空（哑

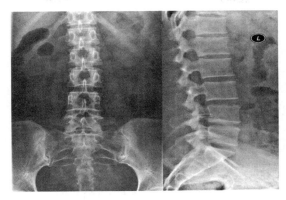

图 1 - 7 - 62　治疗前（2）

门）、髆骨空（天宗、天容）、臂骨空（三阳络）等穴。

2. 正脊骨法：用牵颈折顶法和寰枢端转法纠正颈椎错位，用腰骶侧扳法和胸腰旋转法纠正腰椎错位。

3. 调曲：行颈椎仰卧位牵引调整颈曲。腰椎先行一维调曲法，配合中间加压手法，1 周后改行四维调曲法调整腰曲。

4. 中药内服：辨证口服耳聋左慈丸加减。

5. 功能锻炼：选用"健脊强身十八式"中的第 1 式、第 2 式、第 4 式、第 8 式和第 10 式进行锻炼。

以上治疗每天 1 次，10 次为 1 个疗程，休息 1 天。治疗 1 个疗程后，头晕、头痛消失。2016 年 4 月 30 日复查颈腰椎 DR（图 1 - 7 - 63、图 1 - 7 - 64）：颈腰椎棘突无偏歪，颈腰椎曲由 V 级恢复至 Ⅱ 级，颈 2、颈 3 阶梯样改变消失，寰齿关节对称。随访半个月，血压监测稳定，（115 ~ 130）／（75 ~ 88）mmHg 之间（未口服降压药）。

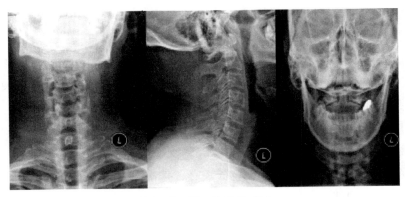

图 1 - 7 - 63　治疗后（1）

【体会】 高血压病患者一般都选择内科诊治，但不乏无效者，主要是因为该部分患者颈椎小关节错位刺激交感神经节，引起血管舒缩功能紊乱而致血压波动，韦以宗教

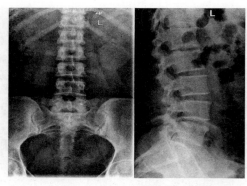

图 1 - 7 - 64 治疗后（2）

授称之为"脊柱相关性血压异常"。因此，临证治疗抓住疾病的本质，纠正颈椎关节紊乱，恢复颈曲才能奏效。

（林远方、李伟森）

脊柱相关性高血压 2

陈某，女，45 岁，广东省陆丰市南塘镇人。于 2015 年 3 月 11 日初诊，4 月 13 日结束治疗。

【主诉】颈背痛、头晕头痛及血压高 1 年。

【现病史】患者 1 年前出现颈背部疼痛，头晕头痛，血压偏高，经治疗后未见好转，经常发作，按高血压治疗无效。经人介绍来诊。患者有经常熬夜、长期看电视、玩手机的习惯。

【体检】颈背部肌肉僵硬，双侧风池穴欠对称，局部压痛。桡动脉试验双侧（＋），臂丛牵拉试验双侧（－）。颈部活动度：前屈 25°，后伸 15°，左侧屈 25°，右侧屈 20°，左旋转 35°，右旋转 30°。血压 160/98mmHg。

【辅助检查】2015 年 3 月 11 日颈椎 X 线片（图 1 - 7 - 65）：寰齿间隙不对称，右窄左宽，寰椎有双边征，颈 3 ～颈 6 棘突右偏，钩椎关节不对称；颈曲加大，椎曲 V 级，颈 2 ～颈 3 椎间隙前窄后宽。

【诊断】脊柱相关性高血压。

【治疗经过】

1. 理筋：用活血通络中药粉在颈背部熏蒸，每次 40 分钟；骨空针刺，取颈夹脊、外关、合谷穴；在颈部做点按疏理推拿手法。

2. 正脊骨法：用牵颈折顶法、提胸过伸法和寰枢端转法。

3. 调曲：颈椎卧位布兜牵引，重量 3kg。

4. 功能锻炼：练习抱头侧颈式、虎项擒拿式、抱头屈伸式、侧颈双肩松胛式、顶

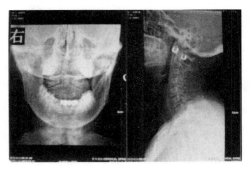

图 1-7-65　治疗前

天立地式、拍墙松筋式，每天30分钟。

以上治疗方法，每日1次，每周休息1天。经治疗1周，颈部疼痛、头晕头痛减轻，血压基本稳定。继续按上述方法治疗至3周，血压完全正常，颈背痛、头晕头痛消失。一年半随访无复发。2016年10月20日复查颈椎X线片（图1-7-66）：寰齿间隙不对称改善，颈椎旋转恢复，椎曲恢复近正常。

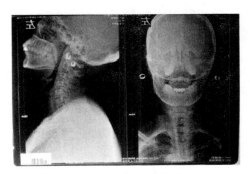

图 1-7-66　治疗后

【体会】本案患者因经常熬夜，长期看电视、玩手机，导致上段颈椎骨关节不正，颈部劳损，颈神经受损而致此症。颈椎骨关节恢复正常，颈部各项功能恢复，所以症状完全消失。

（何世超、何世铉）

脊柱相关性顽固性呃逆

郭某，男，45岁，广东汕头人。于2016年10月19日住院，11月1日出院。

【主诉】顽固性呃逆1年。

【现病史】患者1年前无明显诱因出现呃逆，伴食后呕吐、返酸，到广东省潮州市某二甲医院就诊，诊断为"浅表性胃炎"，予制酸护胃等药物治疗后，呕吐、反酸症状基本缓解，但仍呃逆不止。后辗转多家三甲医院诊疗，花费十几万但仍未能查清病因，且呃逆频发，声高有力，偶有心慌、胸闷、头晕。1 周前经人介绍来诊。

【体检】颈肌紧张，颈 3 ~ 颈 5 棘旁及双肩广泛压痛，椎间孔挤压试验（＋），双侧霍夫曼征（－），双侧上肢皮肤感觉正常。颈部活动受限：前屈、后伸均为 10°，左侧屈 25°，右侧屈 20°，左右旋转约 40°。

【辅助检查】2016 年 10 月 19 日颈椎和胸椎 DR（图 1 - 7 - 67）：颈 3 ~ 颈 6 棘突右偏，钩椎关节明显不对称；颈曲呈全弓型，椎曲 V 级；胸椎旋转侧弯。

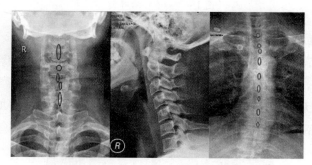

图 1 - 7 - 67　治疗前

【诊断】脊柱相关性呃逆（顽固性）。

【治疗经过】

1. 理筋：在颈背部、胸背部行中药熏蒸和中药热奄包治疗；运用推、拿、按、摩、擦、揉等理筋手法对胸锁乳突肌、斜角肌等肌肉进行松解；骨空针刺配合电针，取穴以颈夹脊为主，配合天突、中脘、内关等穴。

2. 正脊骨法：用牵颈折顶法、寰枢端转法纠正颈椎错位，用提胸过伸法纠正胸椎错位。

3. 调曲：行半卧位颈椎牵引，调整颈椎曲度。

4. 辨证用药：辨证选取丁香散加减内服。

5. 功能锻炼：练习"健脊强身十八式"中的抱头侧颈式、虎项擒拿式、抱头屈伸式，以加强颈部肌肉的锻炼，每天 2 次，每组动作做 10 次。

以上治疗每天 1 次，10 次为 1 个疗程，休息 1 天。治疗 1 个疗程后，呃逆明显减少。治疗两周后，症状、体征消失，颈椎活动自如。2016 年 10 月 31 日复查颈胸椎 DR（图 1 - 7 - 68）：颈椎棘突无偏歪，颈曲明显改善，椎曲由 V 级恢复为 II 级，胸椎旋转侧弯消失。

【体会】本案患者因呃逆多处求医均不得解，令其痛苦不堪，这是因为忽略了脊柱因素。韦以宗教授认为，脊柱相关疾病的发生，单纯以治疗症状本身而不纠正脊柱紊乱远不能解决问题。颈腰椎第一运动是旋转，所有骨关节移位首先是旋转移位，最终

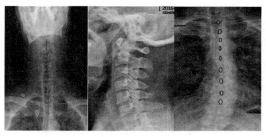

图 1 - 7 - 68　治疗后

造成椎曲紊乱，任何未能纠正旋转和椎曲的治疗方法，虽然能暂时缓解症状但最终留下隐患，迟早复发。膈神经由第 3、4、5 颈神经前支构成，颈椎旋转错位刺激膈神经则可引起膈肌痉挛而呃逆连连，因此，采用整脊手法纠正颈胸椎旋转错位，改善颈曲，神经刺激解除，顽固发作的呃逆消失，彻底解除患者的痛苦。

（林远方、张柳娟）

脊柱相关性胃肠功能紊乱症 1

许某，女，38 岁，山东省枣庄市人，公交车司机。于 2021 年 5 月 8 日入院，5 月 19 日出院。

【主诉】逆嗝、上腹部饱胀感半年，伴胸闷加重 1 个月。

【现病史】患者半年前感逆嗝、上腹部饱胀感，时有食欲不振、腹胀、上腹部隐痛等症状，进食后疼痛加重，空腹症状减轻。偶发口干口苦、反酸恶心。劳累后症状加重，休息后减轻。在多家医院以浅表性胃炎处理，治疗时症状缓解，治疗后症状反复发作，口服抑酸、抗炎等药物效果欠佳。今慕名来院就诊。

【体检】颈部及背部肌肉紧张，颈椎及胸椎棘突压痛感明显，尤以胸 5 ~ 胸 8 棘突压痛为甚，触诊可发现胸椎向左侧弯曲，胸椎右侧可扪及条索状的挛缩物，左肋下轻度压痛，无放射痛，舌苔发白，口腔无异味。

【辅助检查】2021 年 5 月 8 日颈椎、胸椎正侧位片（图 1 - 7 - 69）：颈椎曲度变直，双边征，向左侧弯，胸椎向左侧弯，胸椎小关节紊乱，椎间隙左窄右宽，外院查胃肠钡餐透视可见胃粘膜皱襞增厚紊乱。

【诊断】脊柱相关性胃肠功能紊乱症。

【治疗经过】

1. 理筋：于颈背部肌肉行中药熏蒸治疗，活血化瘀、温经通络。每日 1 次，每次 30 分钟。

2. 正脊调曲：颈背部采用牵引折顶法、颈椎旋提法以及按摩推拿基本手法松解挛缩肌群，达到筋柔骨正目的。再用俯卧牵引法，运用四维牵引整脊仪调理胸椎小关节

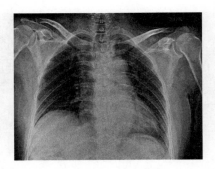

图 1 - 7 - 69　治疗前

紊乱，每日 1 次，每次 30 分钟以上。

3. 针刀松解法：患者取俯卧位，胸椎区域消毒，定位胸 5 ~ 胸 8 棘突间隙，用针刀逐一松解棘间韧带。

4. 功能锻炼：用健脊强身十八式之第六式至第十五式练功。

2021 年 5 月 28 日复查 X 线片（图 1 - 7 - 70）：胸 8 ~ 胸 10 棘突偏歪纠正。上腹胀满感消失，呃逆消失，食欲正常。

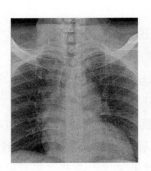

图 1 - 7 - 70　治疗后

【体会】本病属于中医胃脘痛范畴，临床上见于现代医学的慢性浅表性胃炎、胆汁反流型胃炎、慢性萎缩性胃炎、胃十二指肠溃疡等疾病，胃、十二指肠的交感神经在解剖学上受胸 6 ~ 胸 10 脊神经支配。当胸椎小关节紊乱或者是曲度改变神经根受压后所表现出来的饱胀不适、上腹部疼痛、反酸恶心等消化道症状，可运用手法正脊调整脊柱紊乱的小关节，解除神经根受压状态，临床症状消失。达到防病治病的目的，治疗时应当手法轻柔，尤其是针对老年患者，更不可粗暴用力，以防给患者造成伤害。

（冯华山）

脊柱相关性胃肠功能紊乱症 2

吴某，女，42 岁，广东汕头人。于 2016 年 4 月 16 日住院，2016 年 4 月 27 日出院。

【主诉】反复腹痛、便秘半年。

【现病史】患者半年前无明显诱因出现腹痛不适、便秘等症状，排便或休息后腹痛可缓解，当时未予重视。2016年3月19日上症复发，腹部B超检查及三大常规未见明显异常，诊断为"肠易激综合征"，予口服中药及饮食调理后，症状未见明显改善。4月16日上症再发，经人介绍来诊。追问病史，诉久坐后易出现上述症状，伴有腰部僵硬感及酸痛，诊断为"脊柱相关性胃肠功能紊乱症"。患者有久坐工作史。

【体检】胸11~腰3棘突偏歪，棘旁压痛，无叩击放射痛，腹肌压痛，腹部未扪及包块。直腿抬高试验及加强试验（－）。舌暗淡，苔白腻，脉弦涩。腰部活动受限：前屈40°，后伸20°，左右侧屈约15°，左右旋转约20°。

【辅助检查】

1. 2016年3月19日腹部B超：未见明显异常。

2. 2016年4月16日腰椎DR（图1-7-71）：胸11~腰3棘突右偏，左侧弯，骶椎裂；腰曲呈全直型，椎曲Ⅳ级。

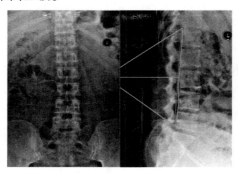

图1-7-71 治疗前

【诊断】

1. 脊柱相关性胃肠功能紊乱症（便秘型）。

2. 胸腰椎小关节紊乱症。

【治疗经过】

1. 理筋：在腰部行中药熏蒸和灸法；用按、揉、㨰、弹拨、推、拿、摩等理筋手法对腰背肌及腹肌进行松解；针刺疗法，取穴以胸腰夹脊穴为主，配合电针。

2. 正脊骨法：用胸腰旋转法、腰椎定点改良斜扳法进行复位。

3. 调曲：先行一维调曲法，配合中间加压手法，1周后改行四维调曲法。

4. 中药内服：辨证口服济川煎加减。

5. 功能锻炼：练习"健脊强身十八式"中的第11式、第14式、第16式、第18式。

以上治疗每天1次，治疗10天后，腹痛消失，大便稍软，两天一行。2016年4月

27 日复查腰椎 DR（图 1 - 7 - 72）：腰椎旋转侧弯消失，腰曲恢复至 Ⅱ 级。随访 3 个月，症状无复发。

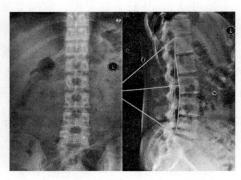

图 1 - 7 - 72　治疗后

【体会】胃肠功能紊乱症是一种常见的功能性肠道疾病，患者常去肛肠科首诊，但有一部分患者无论如何口服药物治疗均未能奏效。韦以宗教授说："百病皆生于脊，胸腰椎紊乱可导致肝、胆、胰、胃肠病变。"本案患者常常久坐，使腰背肌长期处于静力性牵拉，肌纤维缺血缺氧，形成慢性劳损，最终造成力学失衡，胸腰椎小关节错位，脊神经受压。胃肠神经起自胸 10～腰 1 交感神经节，胸腰椎骨关节错位使交感神经节前纤维受到压迫，引起自主神经功能异常而致肠平滑肌痉挛，肠蠕动减弱而诱发症状。因此，在治疗该类患者时，不能单纯考虑肠道因素，应抓住疾病的本质，依据中医整脊学八大策略之一"腹病治脊"，通过推拿、针灸等松解腹部及腰部肌肉，通过正骨手法纠正脊柱关节紊乱，四维牵引调整胸腰枢纽，使脊柱对位、对线、对轴，解除神经压迫，恢复脏腑功能而奏效。

（林远方、李成日）

脊柱相关性腹痛

王某，男，51 岁，河北唐山人。于 2016 年 11 月 17 日初诊，11 月 29 日结束治疗。

【主诉】腹痛 2 年余。

【现病史】患者 2 年前因肾结石行手法排石后出现左下腹隐痛，并时伴腹泻，经多次彩超及肠镜检查未见异常，脊柱 MRI：腰椎增生、腰 4～腰 5 椎间盘膨出。中、西药物对症治疗，未见明显疗效。经人介绍来诊。

【体检】腰部肌肉僵硬，胸 11～腰 3 横突部轻度压痛，叩击试验（±），跟臀试验（-），直腿抬高试验及加强试验双侧（-）。腰椎活动度：屈 80°，后伸 20°，左右侧屈 15°，左右旋转 30°。

【辅助检查】2016 年 10 月 27 日腰椎 X 线片（图 1 - 7 - 73）：腰 4、腰 5 棘突右偏；

腰椎生理曲度呈上弓下曲型，椎曲Ⅲ-1级。

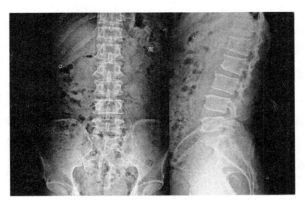

图1-7-73 治疗前

【诊断】脊柱相关性腹痛。

【治疗经过】

1. 理筋：常规腰部中频脉冲。

2. 正脊骨法：按脊松枢法和腰椎旋转法。

3. 调曲：先行一维调曲法，3天后佩戴腰围行四维调曲法。

4. 功能锻炼：练习腰背过伸式、前弓后箭式及金鸡独立式，每天30分钟。

以上治疗每天1次，每周休息1天。经治疗1周，腹痛明显缓解，2周后腹痛消失。2016年11月29日复查腰椎X线片（图1-7-74）：腰椎对位对线良好，腰椎曲度恢复至Ⅱ级。嘱患者在家继续加强腰背肌锻炼，注意保暖，忌弯腰负重。

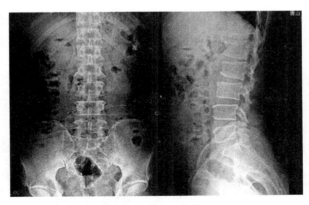

图1-7-74 治疗后

【体会】脊柱相关性腹痛常见于胸腰椎关节紊乱刺激椎旁相应的交感神经节引发。本案患者腰椎生理曲度明显消失，并在胸腰段出现反弓、压痛，腰2、腰3横突部也有压痛。根据韦以宗教授《中国整脊学》的"椎曲论"，依据患者腰椎椎曲上弓下曲的变化情况，先行腰椎一维调曲法，后佩戴腰围行四维调曲法，结果次日腹痛减轻，患者信心大增，经半个月动态牵引，结合胸腰部的按脊松枢法及腰椎旋转法，并坚持功能锻炼，腹痛、腹泻症状完全消失。

本案患者究其病因，可能为排石中手法刺激导致髂腰肌水肿，通过静卧及抗感染治疗后，水肿虽消退，但仍遗留周围组织的粘连及腰椎曲度改变。中医整脊通过四维调曲法调整腰大肌，改善腰椎曲度，从而改善与腰椎椎体前外侧、腰大肌内侧缘腰部交感神经节的位置关系，消除对神经节的异常刺激，而其节后纤维分布于结肠左曲以下的消化管及盆腔脏器，故能消除患者久疾之苦，这就是韦以宗教授整脊八大策略中"腹病治脊"的具体体现。

（任鸿、孙永红）

脊柱相关性月经失调

李某，女，36 岁，广东深圳人。于 2014 年 6 月 10 日住院，7 月 2 日出院。

【主诉】月经紊乱伴腰骶部疼痛 3 个月。

【现病史】患者已婚已育。3 个月前劳累后出现月经先期，量少，色暗淡质稀，腰骶部及左臀部疼痛，走路、转身时加重，伴腰膝酸软，头晕耳鸣，面色晦暗，激素水平等生化检查未见明显异常，口服中药治疗，但疗效欠佳，遂来就诊。

【体检】腰肌紧张，双侧髂前上棘、髂后上棘不对称，骶髂部压痛，左侧"4"字试验（＋），双下肢不等长，右下肢较左下肢短约 2cm。

【辅助检查】2014 年 6 月 10 日腰椎 DR（图 1 - 7 - 75）：腰椎棘突右偏，轻度左侧弯，腰 4 ~ 腰 5 椎间隙变窄；腰曲呈上弓下直型，椎曲 V 级，腰 1 ~ 腰 4 椎体下缘双边征。骨盆 DR（图 1 - 7 - 76）：骨盆左低右高，髋骨宽度与闭孔宽度不对称。

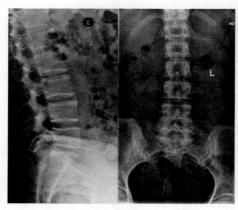
图 1 - 7 - 75　治疗前（1）

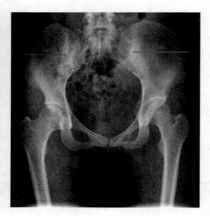
图 1 - 7 - 76　治疗前（2）

【诊断】 脊柱相关性月经失调。

【治疗经过】

1. 理筋：在腰部和髋部行中药熏蒸和中药热奄包治疗；对患椎棘突间及椎旁软组织行按、揉、压等手法，在髂腰韧带、髂前上棘、臀大肌等痛区施以点按法、揉法，按揉髂腰肌在股骨小转子的附着点；骨空针刺，取尻骨空（八髎、委中、承山、昆仑）、骱骨空（阳陵泉）、臂骨空（环跳）及肾俞、大肠俞等穴。

2. 正脊骨法：用腰骶侧扳法、过伸压盆法和手牵顶盆法纠正腰椎及骨盆错位。

3. 调曲：先行一维调曲法，配合中间加压手法，1 周后改行四维调曲法。

4. 中药内服：辨证口服固阴煎加减。

5. 功能锻炼：选取"健脊强身十八式"中的第 11 式、第 14 式、第 16 式、第 17 式、第 18 式进行锻炼。

以上治疗每天 1 次，10 次为 1 个疗程，休息 1 天。经过两个疗程的治疗，月经周期恢复正常，腰骶、左臀痛消失，双下肢等长。2014 年 7 月 1 日复查腰椎及骨盆 DR（图 1-7-77、图 1-7-78）：腰椎侧弯纠正，腰曲近正常；骨盆左右对称，髋骨宽度与闭孔大小对称。

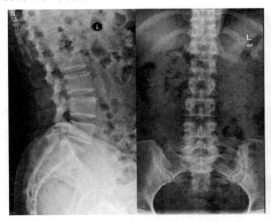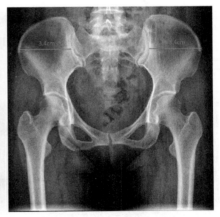

图 1-7-77 治疗后（1）　　　图 1-7-78 治疗后（2）

【体会】 本案患者中药调理疗效未显，月经先期且伴有腰骶部及左臀部疼痛，拍片提示腰椎旋转位移、曲度改变，说明病因是脊柱力学失衡。韦以宗教授认为，腰椎旋转错位则反向侧弯，在腰大肌、腰方肌及髂腰韧带的作用下，一侧髂骨旋转上升，腰大肌刺激闭孔神经，导致股内收肌群痉挛，股骨内收短缩，加剧一侧髂骨上移，出现骨盆旋移，进而刺激盆腔内神经，造成月经紊乱。因此，治疗以"纠正腰椎、骨盆旋转，调整腰曲"为主要目标，最终解决问题。

（林远方、佘瑞涛）

脊柱相关性不孕症

陈某，女，32 岁，湖北省襄阳市人。2014 年 7 月 4 日住院，7 月 27 日出院。

【主诉】 间断下腰痛 4 年，不孕 3 年。

【现病史】 患者平素工作劳累，4 年前出现腰骶部疼痛，间断推拿治疗，症状时轻时重。2011 年结婚，婚后有正常夫妻生活，但一直未能受孕，经检查男方生殖能力正常，患者有"右侧输卵管系膜囊肿、子宫内膜异位症"，经口服中药等治疗痊愈，期间行"体外受精－胚胎移植术"未成功。2 周前患者又出现腰骶部疼痛，行推拿治疗后缓解不明显，经人介绍来诊。

【体检】 腰肌紧张，腰 1～腰 3 棘旁压痛（＋），无叩击放射痛，直腿抬高试验及加强试验双侧（－），双侧髂后上棘压痛（＋），髂后上棘左高右低，双侧"4"字试验（＋），右下肢较左下肢长 1.5cm，下肢肌力、肌张力及深浅感觉均正常。腰椎活动度：前屈 60°，余方向活动正常。

【辅助检查】

1. 性激素 6 项：正常。

2. 2014 年 6 月 21 日腰椎、骨盆 DR（图 1－7－79、图 1－7－80）：腰椎棘突右偏，向左侧倾斜，腰 4～腰 5 椎间隙消失；腰椎呈全直型，椎曲 Ⅳ 级，腰骶、骶髂关节发白，骶髂关节不对称，耻骨联合左高右低。

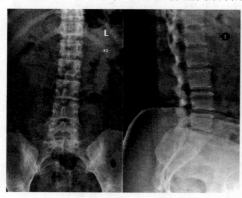 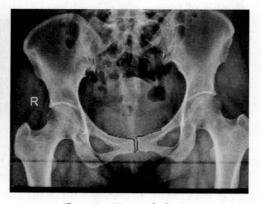

图 1－7－79　治疗前（1）　　　　　图 1－7－80　治疗前（2）

【诊断】

1. 骶髂关节错缝症。

2. 脊柱相关性不孕症。

【治疗经过】

1. 理筋：腰部和髋部行中药熏蒸和中药大封包治疗；用推、拿、按、摩、擦、揉等理筋手法对竖脊肌、腹肌进行松解；针刺治疗，取肾俞、气海俞、秩边、腰阳关、命门等穴。

2. 正脊骨法：用胸腰旋转法、腰骶侧扳法、过伸压盆法和手牵顶盆法纠正腰椎旋转侧弯及骶髂关节错缝。

3. 调曲：先行一维调曲法，配合中间加压手法，2 周后改行四维调曲法。

4. 中药内服：辨证口服独活寄生汤加减。

5. 功能锻炼：练习"健脊强身十八式"中的箭步转盆式、前弓后箭式。

以上治疗每天 1 次，10 次为 1 个疗程，休息 1 天。治疗 2 个疗程后，临床症状、体征消失，双侧髂后上棘等高，双下肢等长。2014 年 7 月 27 日复查腰椎和骨盆 DR（图 1 - 7 - 81、图 1 - 7 - 82）：腰椎旋转侧弯消失，腰曲正常；骶髂关节对称，耻骨联合等高。两个月后喜称受孕，于 2015 年 8 月顺利剖宫产下一健康女婴。

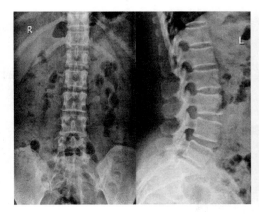

图 1 - 7 - 81　治疗后（1）

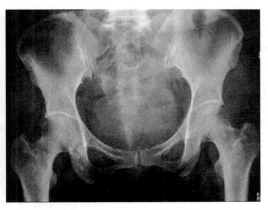

图 1 - 7 - 82　治疗后（2）

【体会】不孕症患者首先会到妇科就诊，但一些妇科检查排除器质性病变的不孕症患者，单纯口服中药或西药治疗往往一事无成，很多患者就此绝望。殊不知，这类不孕症大多与腰椎小关节、骨盆紊乱有关。韦以宗教授认为，脊柱的骨关节紊乱可导致脊神经、交感神经传导障碍，由此可导致妇科诸疾。所以，临床上遇到一部分腰腿痛且不孕的患者时，通过调腰曲和纠正骨盆旋转移位，在解除疼痛的同时，又使与生殖功能息息相关的骶丛神经解除压迫，并改善盆腔内环境，最终成功受孕。

（林远方、张柳娟）

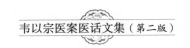

第八节　青少年脊柱侧弯症

青少年特发性脊柱侧弯症（腰椎主弧形）

王某，男性，16 岁。于 2015 年 10 月 6 日住院，11 月 5 日出院。

【主诉】发现双肩不等高 2 年。

【现病史】2 年前患者家长发现其双肩不等高，久坐后腰背部酸痛，未行诊治。近来背部畸形越来越明显，当地医院诊治后未见明显好转，遂来就诊。

【体检】右肩较左肩高，肩胛骨不对称，脊柱两侧肌肉不对称，腰椎向左侧弯，两侧髂嵴不等高，Adam 前屈试验（ + ）。

【辅助检查】2015 年 10 月 6 日 X 线片（图 1 - 8 - 1）：胸 8 ～ 腰 4 棘突明显右偏，左侧弯，Cobb 角 40°，骨盆左高右低。

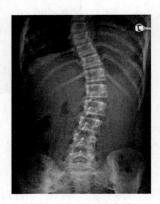

图 1 - 8 - 1　治疗前

【诊断】青少年特发性脊柱侧弯症（腰椎主弧形）。

【治疗经过】

1. 理筋：常规胸、腰部药熨；骨空针刺，取胸腰段夹脊穴，凹侧为重点；在肌肉萎缩部位行揉、按、推、拍打等推拿手法，促进萎缩肌肉恢复，配合捏脊疗法以强健脾胃，促进肌肉生长。

2. 正脊骨法：用胸腰旋转法和提胸过伸法。

3. 调曲：行四维调曲法。

4. 功能锻炼：练习俯卧撑、前弓后箭式、仰卧屈髋式（凹侧腿），每天 2 次，每次

30～60 分钟。

以上治疗每日 1 次，每周休息 1 天。8 天后行铍针松解配合韦氏内功复位，继续治疗 3 周。2015 年 11 月 5 日复查 X 线片（图 1-8-2）：胸 8～腰 4 棘突右侧偏较前明显改善，Cobb 角恢复至 15°。嘱其出院后每天行推拿、捏脊及四维调曲治疗，同时坚持功能锻炼 1 年。

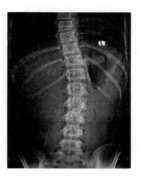

图 1-8-2 治疗后

【体会】韦以宗教授《中国整脊学》中论述，青少年特发性脊柱侧弯源自腰椎，主要是椎旁肌肉结构和病理改变，特别是腰椎旁四维肌肉腰大肌和竖脊肌结构和病理改变。四维肌肉中的一维或几维肌肉出现病理改变，腰椎受力不平衡，从而出现椎体旋转侧弯，腰椎生理曲度异常，为维持人体中轴平衡，胸椎必然反向旋转侧弯，颈椎也出现与胸椎相反的旋转侧弯，进而出现颈曲紊乱。另外，整个脊柱的椎曲紊乱又加重了椎旁肌的病理改变，形成恶性循环而症状日趋加重。可见，椎旁四维肌肉群病理改变既是脊柱侧凸的病理基础，又是病理改变结果。韦以宗教授临床试验发现，本症主要是一侧腰大肌不发育变小，导致腰椎双侧力学失衡，引起腰椎椎体旋转、侧弯，继发胸椎侧弯。因此，根据"一圆一说两论"思想，应用调腰曲法，纠正腰大肌力量，从而使脊椎四维力学结构平衡恢复，取得了较好的疗效。

（高腾、林建南、王丽英）

青少年特发性脊柱侧弯症（胸椎主弧形）

李某，女，14 岁，上海人。于 2014 年 11 月 27 日住院，12 月 14 日出院。

【主诉】发现脊柱侧弯、易疲劳 1 年。

【现病史】患者 1 年前体检时发现脊柱侧弯，久坐后容易疲劳并感腰背酸痛，无活动受限，无四肢放射痛，行支具矫正半年，复查后未见改善，经人介绍来诊。

【体检】双侧肩胛骨不对称，左背部隆起，腰椎向左侧弯，凹侧肌肉萎缩，皮温低。两侧髂嵴不等高，左高右低，Adam 前屈试验（＋）。

【辅助检查】2014 年 11 月 27 日脊柱 X 线片（图 1 - 8 - 3）：胸段棘突左侧偏，右侧弯，Cobb 角 46°，胸 7 ~ 胸 12 椎间隙右宽左窄。

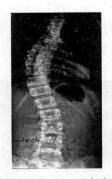

图 1 - 8 - 3　治疗前

【诊断】青少年特发性脊柱侧弯症（胸椎主弧形）。

【治疗经过】

1. 理筋：常规胸、腰部肌肉萎缩部位行药熨；骨空针刺，取胸腰段夹脊穴，凹侧为重点；于肌肉萎缩部位行㨰、按、推、拍打等推拿手法，促进萎缩肌肉恢复，配合捏脊疗法以强健脾胃，促进肌肉生长。

2. 正脊骨法：胸腰旋转法和提胸过伸法。

3. 调曲：行四维调曲法。

4. 功能锻炼：练习双胛合拢式、左右开弓式、挺胸后伸式、拍墙松筋式（1 式）、前弓后箭式及悬吊拉伸式（配合深呼吸）。每天 2 次，每次 30 ~ 60 分钟。

以上治疗每日 1 次，每周休息 1 天。8 天后行铍针松解配合韦氏内功复位。12 月 14 日复查 X 线片（图 1 - 8 - 4）：侧弯改善，Cobb 角恢复至 26°。嘱患者出院后每天行推拿、捏脊及四维调曲法，同时坚持功能锻炼 1 年。

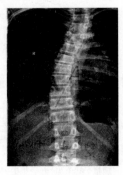

图 1 - 8 - 4　治疗后

【体会】韦以宗教授《中国整脊学》中论述，青少年特发性脊柱侧弯源自腰椎，主要是椎旁肌肉结构和病理改变，特别是腰椎旁四维肌肉腰大肌和竖脊肌结构和病理改变。四维肌肉中的一维或几维肌肉出现病理改变，腰椎受力不平衡，从而出现椎体旋转侧弯，腰椎生理曲度异常，为维持人体中轴平衡，胸椎必然反向旋转侧弯，颈椎也出现与胸椎相反的旋转侧弯，进而出现颈曲紊乱。另外，整个脊柱的椎曲紊乱又加重了椎旁肌的病理改变，形成恶性循环而症状日趋加重。可见，椎旁四维肌肉群病理改变既是脊柱侧凸的病理基础，又是病理改变结果。韦以宗教授临床试验发现，本症主要是一侧腰大肌不发育变小，导致腰椎双侧力学失衡，引起腰椎椎体旋转、侧弯，继发胸椎侧弯。因此，根据"一圆一说两论"思想，应用调腰曲法，纠正腰大肌力量，从而使脊椎四维力学结构平衡恢复，取得了较好的疗效。

（高腾、林建南、李明亮）

青少年特发性脊柱侧弯症（胸腰段主弧形）

汤某，女，13 岁，中学生。于 2014 年 7 月 27 日住院，8 月 28 日出院。

【主诉】 发现背部隆起畸形 1 年。

【现病史】 1 年前洗澡时母亲发现其背部右侧较左侧隆起，至当地医院就诊，诊断为"青少年特发性脊柱侧弯"，给予针灸、推拿、物理治疗后效果不明显。经人介绍来诊。

【体检】 右侧背部明显隆起畸形，棘突连线偏离中轴线，脊柱两侧肌肉不对称，胸部右侧高，腰部左侧高。Adam 前屈试验（＋）。

【辅助检查】 2014 年 8 月 21 日 X 线正位片（图 1 - 8 - 5）：胸腰段各椎体棘突偏左，向右侧弯，Cobb 角 30°。

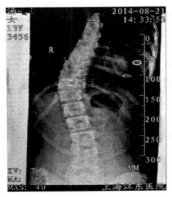

图 1 - 8 - 5　治疗前

【诊断】 青少年特发性脊柱侧弯症。

【治疗经过】

1. 理筋：常规胸、腰部药熨；骨空针刺，取胸腰段夹脊穴，凹侧为重点；于肌肉萎缩部位行滚、按、推、拍打等推拿手法，促进萎缩肌肉恢复，配合捏脊疗法以强健脾胃，促进肌肉生长。

2. 正脊骨法：行胸腰旋转法、提胸过伸法。

3. 调曲：行四维调曲法。

4. 功能锻炼：练习双胛合拢式、左右开弓式、挺胸后伸式、拍墙松筋式（1式）、前弓后箭式及悬吊拉伸式（配合深呼吸）。

以上治疗方法，每日1次，每周休息1天。于8月21日行铍针松解配合韦氏内功复位，侧弯改善。复查X线片（图1-8-6）：侧弯恢复至15°。嘱其出院后每天行推拿、捏脊及四维调曲治疗，同时坚持功能锻炼1年。

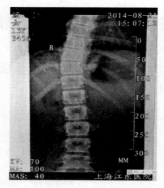

图1-8-6 治疗后

【体会】韦以宗教授《中国整脊学》中论述，青少年特发性脊柱侧弯源自腰椎，主要是椎旁肌肉结构和病理改变，特别是腰椎旁四维肌肉腰大肌和竖脊肌结构和病理改变。四维肌肉中的一维或几维肌肉出现病理改变，腰椎受力不平衡，从而出现椎体旋转侧弯，腰椎生理曲度异常，为维持人体中轴平衡，胸椎必然反向旋转侧弯，颈椎也出现与胸椎相反的旋转侧弯，进而出现颈曲紊乱。另外，整个脊柱的椎曲紊乱又加重了椎旁肌的病理改变，形成恶性循环而症状日趋加重。可见，椎旁四维肌肉群病理改变既是脊柱侧凸的病理基础，又是病理改变结果。韦以宗教授临床试验发现，本症主要是一侧腰大肌不发育变小，导致腰椎双侧力学失衡，引起腰椎椎体旋转、侧弯，继发胸椎侧弯。因此，根据"一圆一说两论"思想，应用调腰曲法，纠正腰大肌力量，从而使脊椎四维力学结构平衡恢复，取得了较好的疗效。

（高腾、李明亮）

青少年特发性脊柱侧弯症（胸椎主弧形）

邓某，女，21岁，广州市人。于2010年7月22日住院，8月12日出院。

【主诉】 发现脊柱侧弯1年余。

【现病史】 患者1年前出现腰背酸困，无活动受限及四肢放射痛，适量腰背部锻炼后症状可缓解。后常出现上述症状并逐渐加重，遂至当地医院就诊，行X线片检查，诊断为"青少年特发性脊柱侧弯症"，多家医院行针灸及推拿治疗均效果不佳，经人介绍来诊。

【体检】 双侧肩胛骨不对称，腰部左侧隆起，右侧皮温较左侧低，各棘突旁无明显压痛，Adam前屈试验（＋）。

【辅助检查】

1. 2010年7月22日腰椎MRI（图1-8-7）：胸段竖脊肌左侧较右侧变细，腰大肌右侧较左侧变细。

2. 2010年7月22日脊柱正侧位X线片（图1-8-8）：胸腰段棘突左偏，向右侧弯，Cobb角48°，椎间隙左右不等；骨盆旋转（髂骨翼左窄右宽），颈椎反弓，腰椎曲度加大。

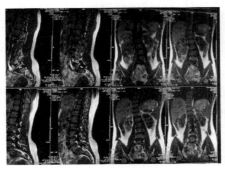 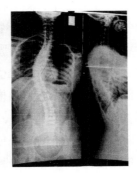

图1-8-7 治疗前（1）　　　1-8-8 治疗前（2）

【诊断】 青少年特发性脊柱侧弯症（胸椎主弧形）。

【治疗经过】

1. 理筋：常规胸、腰部药熨，促进萎缩肌肉恢复；骨空针刺，取胸腰段夹脊穴，凹侧为重点；于肌肉萎缩部位行擦、按、推、拍打等推拿手法，促进萎缩肌肉恢复，配合捏脊疗法以强健脾胃，促进肌肉生长。

2. 正脊骨法：行胸腰旋转法、提胸过伸法，纠正椎体旋转，进而改善侧弯。

3. 调曲：先行三维调曲法，1周后改行四维调曲法。

4. 功能锻炼：练习俯卧撑、前弓后箭式、仰卧屈髋式（凹侧腿），每天2次，每次30~60分钟。

以上治疗每日1次，每周休息1天。9天后行铍针松解配合韦氏内功复位，侧弯明显改善，腰背酸困症状消失。继续巩固治疗两周后拍片复查（图1-8-9）：Cobb角恢复至 32°。嘱其出院后每天行肌肉萎缩侧推拿、捏脊疗法及四维调曲法，同时坚持功能锻炼 1 年。

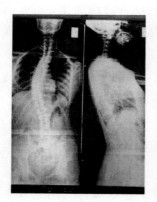

图 1-8-9　治疗后

【体会】当前，青少年脊柱侧弯的病因尚不清楚，《医宗金鉴·幼科杂病心法要诀》："龟背者，因婴儿坐早，被客风吹入脊膂，逐渐伛偻曲折，背高如龟。"韦以宗教授《中国整脊学》中论述，青少年特发性脊柱侧弯源自腰椎，主要是椎旁肌肉结构和病理改变，特别是腰椎旁四维肌肉腰大肌和竖脊肌结构和病理改变。四维肌肉中的一维或几维肌肉出现病理改变，腰椎受力不平衡，从而出现椎体旋转侧弯，腰椎生理曲度异常，为维持人体中轴平衡，胸椎必然反向旋转侧弯，颈椎也出现与胸椎相反的旋转侧弯，进而出现颈曲紊乱。另外，整个脊柱的椎曲紊乱又加重了椎旁肌的病理改变，形成恶性循环而症状日趋加重。可见，椎旁四维肌肉群病理改变既是脊柱侧凸的病理基础，又是病理改变结果。韦以宗教授临床试验发现，本症主要是一侧腰大肌不发育变小，导致腰椎双侧力学失衡，引起腰椎椎体旋转、侧弯，继发胸椎侧弯。因此，根据"一圆一说两论"思想，应用调腰曲法，纠正腰大肌力量，从而使脊椎四维力学结构平衡恢复，取得了较好的疗效。

（高腾、李明亮）

青少年特发性脊柱侧弯症（腰椎单弧形）

张某，女，14 岁，中学生，上海人。于 2016 年 7 月 10 日住院，8 月 14 日出院。

【主诉】发现脊柱侧弯 1 年余。

【现病史】患者 1 年前出现腰背酸困，无活动受限及四肢放射痛，适量腰背部锻炼后症状可缓解。后常出现上述症状并逐渐加重，遂至当地医院就诊，行腰椎 X 线片检查，诊断为"青少年特发性脊柱侧弯症"，多家医院行针灸及推拿治疗均效果不佳，经人介绍来诊。

【体检】 双侧肩胛骨不对称，腰部左侧隆起，右侧皮温较左侧低，各棘突旁无明显压痛，Adam 前屈试验（＋）。

【辅助检查】 2016 年 7 月 10 日 X 线正位片（图 1 - 8 - 10）：胸 10 ~ 腰 4 棘突右偏，向左侧弯，Cobb 角 40°，椎间隙左右不等；腰曲加大，椎曲 V 级，腰 1 ~ 腰 4 椎体后缘出现双边征，腰 5 ~ 骶 1 椎间孔狭窄。

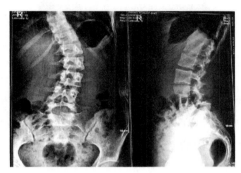

图 1 - 8 - 10　治疗前

【诊断】 青少年特发性脊柱侧弯症（腰椎单弧形）。

【治疗经过】

1. 理筋：常规胸、腰部药熨，促进萎缩肌肉恢复；骨空针刺，取胸腰椎夹脊穴，凹侧为重点；于肌肉萎缩部位行揉、按、推、拍打等推拿手法，促进萎缩肌肉恢复，配合捏脊疗法以强健脾胃，促进肌肉生长。

2. 正脊骨法：行胸腰旋转法和提胸过伸法，纠正椎体旋转，进而改善侧弯。

3. 调曲：先行一维调曲法，配合两端加压手法，1 周后改每天上午行三维调曲法，下午佩戴腰围行四维调曲法。

4. 功能锻炼：练习俯卧撑、前弓后箭式（左下肢在前）、仰卧屈髋式（凹侧腿），每天 2 次，每次 30 ~ 60 分钟。

以上治疗每日 1 次，每周休息 1 天。10 天后行铍针松解配合韦氏内功复位，侧弯改善。7 月 31 日复查 X 线片（图 1 - 8 - 11）：腰 1 ~ 腰 4 后缘双边征消失，腰椎左侧弯明显改善，Cobb 角恢复至 16°。继续治疗 2 周后出院，嘱其每天行推拿、捏脊及四维调曲治疗，同时坚持功能锻炼 1 年。

【体会】 当前，青少年脊柱侧弯的病因尚不清楚，《医宗金鉴·幼科杂病心法要诀》："龟背者，因婴儿坐早，被客风吹入脊膂，逐渐伛偻曲折，背高如龟。"韦以宗教授《中国整脊学》中论述，青少年特发性脊柱侧弯源自腰椎，主要是椎旁肌肉结构和病理改变，特别是腰椎旁四维肌肉腰大肌和竖脊肌结构和病理改变。四维肌肉中的一维或几维肌肉出现病理改变，腰椎受力不平衡，从而出现椎体旋转侧弯，腰椎生理曲度异常，为维持人体中轴平衡，胸椎必然反向旋转侧弯，颈椎也出现与胸椎相反的旋

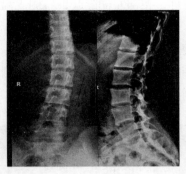

图 1 - 8 - 11　治疗后

转侧弯，进而出现颈曲紊乱。另外，整个脊柱的椎曲紊乱又加重了椎旁肌的病理改变，形成恶性循环而症状日趋加重。可见，椎旁四维肌肉群病理改变既是脊柱侧凸的病理基础，又是病理改变结果。韦以宗教授临床试验发现，本症主要是一侧腰大肌不发育变小，导致腰椎双侧力学失衡，引起腰椎椎体旋转、侧弯，继发胸椎侧弯。因此，根据"一圆一说两论"思想，应用调腰曲法，纠正腰大肌力量，从而使脊椎四维力学结构平衡恢复，取得了较好的疗效。

（高腾、李明亮）

青少年特发性脊柱侧弯症（胸椎主弧形）

纪某，女，14 岁，甘肃西安人。于 2014 年 7 月 29 日住院，8 月 30 日出院。

【主诉】 发现背部隆起、脊柱异常 4 年。

【现病史】 患者 10 岁时，家人无意中发现其两侧肩部不等高，胸椎右凸，弯腰时明显，至多家医院就诊，诊断为"青少年特发性脊柱侧弯症"，佩戴支具 1 年，侧弯加重，后取掉支具。近一年来侧凸更加明显，到上海某三甲医院就诊，建议手术治疗，未接受，经人介绍来诊。

【体检】 右肩较左肩高，颈胸段左凸，胸腰段右凸，肩胛骨右侧高，左侧低。

【辅助检查】 2014 年 7 月 29 日全脊柱正侧位片（图 1 - 8 - 12）：胸腰段明显右凸，以胸 8、胸 9 为顶点向右侧凸，Cobb 角 53°；腰曲呈全浅型，椎曲Ⅲ级。

【诊断】 青少年特发性脊柱侧弯症（胸椎主弧形）。

【治疗经过】

1. 理筋：常规胸、腰部肌肉萎缩处药熨；骨空针刺，取胸腰段夹脊穴（凹侧为重点）；于肌肉萎缩部位行捺、按、推、拍打等推拿手法，促进萎缩肌肉恢复，配合捏脊疗法以强健脾胃，促进肌肉生长，每天 1 次；走罐、拔罐，每周 1 次。

2. 正脊骨法：行胸腰旋转法和提胸过伸法，每天 1 次。

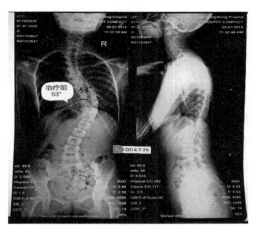

图 1 - 8 - 12　治疗前

3. 调曲：行四维调曲法，每天 2 次。

4. 功能锻炼：练习双胛合拢式、左右开弓式、挺胸后伸式、拍墙松筋式（1 式）、前弓后箭式、仰卧屈髋式（凹侧腿）及悬吊拉伸式（配合深呼吸）。每天上午、下午各做 1 次，每次 30 ~ 60 分钟。

以上治疗方法，每周休息 1 天。治疗 3 周后，复查胸腰椎正位片（图 1 - 8 - 13）：Cobb 角恢复至 45°。同时拍卧位胸腰椎正位片（图 1 - 8 - 14）：Cobb 角为 35°。当日行铍针松解、韦氏内功正脊复位。复位后拍胸腰椎正位片（图 1 - 8 - 15）：Cobb 角恢复至 25°。复位后巩固治疗 9 天，患者满意出院。嘱其回家后每天行推拿、捏脊疗法及四维调曲法，同时坚持功能锻炼 1 年。

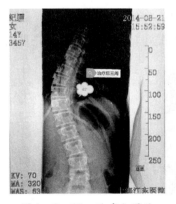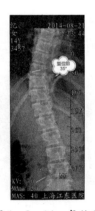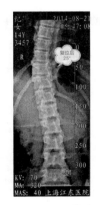

图 1 - 8 - 13　治疗 3 周后　　图 1 - 8 - 14　复位前　　图 1 - 8 - 15　复位后

【体会】当前，青少年脊柱侧弯的病因尚不清楚，《医宗金鉴·幼科杂病心法要诀》："龟背者，因婴儿坐早，被客风吹入脊膂，逐渐伛偻曲折，背高如龟。"韦以宗教授《中国整脊学》中论述，青少年特发性脊柱侧弯源自腰椎，主要是椎旁肌肉结构和病理改变，特别是腰椎旁四维肌肉腰大肌和竖脊肌结构和病理改变。四维肌肉中的一维或几维肌肉出现病理改变，腰椎受力不平衡，从而出现椎体旋转侧弯，腰椎生理曲度异常，为维持人体中轴平衡，胸椎必然反向旋转侧弯，颈椎也出现与胸椎相反的旋转侧弯，进而出现颈曲紊乱。另外，整个脊柱的椎曲紊乱又加重了椎旁肌的病理改变，形成恶性循环而症状日趋加重。可见，椎旁四维肌肉群病理改变既是脊柱侧凸的病理基础，又是病理改变结果。韦以宗教授临床试验发现，本症主要是一侧腰大肌不发育变小，导致腰椎双侧力学失衡，引起腰椎椎体旋转、侧弯，继发胸椎侧弯。因此，根据"一圆一说两论"思想，应用调腰曲法，纠正腰大肌力量，从而使脊椎四维力学结构平衡恢复，取得了较好的疗效。

（高腾）

青少年特发性脊柱侧弯症合并肋软骨炎

刘某，女，15岁，深圳市人。于2015年7月6日住院，7月27日出院。

【主诉】脊柱侧弯1年，胸骨右侧疼痛3个月。

【现病史】患者1年前发现脊柱侧弯，但无特殊不适，未治疗。3个月前无明显诱因出现胸骨右侧疼痛，痛处拒按，无发热等其他不适，自行外擦药物后症状无缓解。1个月前诊断为"肋软骨炎"，口服消炎镇痛药及外敷双柏散治疗，症状仍无明显改善，遂来就诊。

【体检】双肩不等高，胸椎向右侧凸，背部呈"剃头刀样"畸形，胸骨右侧第2至第5胸肋关节处压痛（＋），微肿，腰椎向左侧凸，无明显压痛。

【辅助检查】2015年7月3日脊柱DR（图1-8-16）：脊柱呈"S"形侧弯，胸段向右侧凸，Cobb角36°；腰段向左侧凸，Cobb角22°。腰曲呈上弓下曲型，椎曲Ⅲ级。

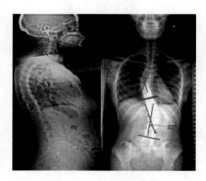

图1-8-16 治疗前

【诊断】

1. 青少年特发性脊柱侧弯症。

2. 肋软骨炎。

【治疗经过】

1. 理筋：于脊柱凹侧行中药熏蒸、中药热奄包治疗；运用推拿手法对胸腰段竖脊肌、肋间内外肌、腰大肌及腹肌进行松解。

2. 正脊骨法：用提胸过伸法、胸腰旋转法和定点腰椎改良斜扳法进行整脊复位。

3. 调曲：先行一维调曲法，1 周后改行三维调曲法。

4. 功能锻炼：练习"健脊强身十八式"中的第 5 式、第 6 式、第 7 式、第 8 式、第 9 式、第 10 式。

以上治疗每天 1 次，10 次为 1 个疗程，休息 1 天。经过两个疗程的治疗，胸骨右侧疼痛完全消失，脊柱侧弯明显改善，嘱患者坚持锻炼。9 月 7 日复查全脊柱 DR（图 1－8－17）：胸椎无侧弯，腰段轻度向左侧凸，Cobb 角 5°。

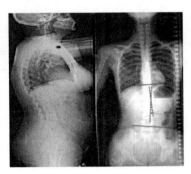

图 1－8－17 治疗后

【体会】肋软骨炎多被认为是局部无菌性炎症所致，一般给予口服或外用消炎镇痛药物对症处理，常迁延难愈。但临床发现，本病绝大多数因胸椎后关节紊乱导致肋椎关节位移，进而引起胸肋关节紊乱，关节囊牵拉，渗出、肿胀而致疼痛。本案未在痛处局部处理，而是通过理筋调曲，纠正脊柱侧弯，使胸肋关节恢复正常，炎症消退，疼痛症状消失。整脊治疗肋软骨炎体现了"腹病治脊"，是对韦以宗教授《中国整脊学》中"一圆一说两论"的具体实践。

（林远方、刘国科）

青少年特发性脊柱侧弯症（胸椎单弧形）

杨某，男，18 岁，新疆焉耆县人。于 2015 年 7 月 3 日住院，7 月 16 日出院。

【主诉】发现脊柱侧弯 2 月余。

【现病史】患者 2 个月前无明显诱因出现腰背酸困，无四肢放射痛，适量腰背部锻炼后症状可缓解。后酸困症状逐渐加重，于当地医院就诊，诊断为"青少年特发性脊柱侧弯症"。经人介绍来诊。

【体检】 两肩呈右高左低，肩胛骨不对称，脊柱两侧肌肉不对称，腰椎向左侧弯，两侧髂嵴不等高，双侧臀上区域压痛（＋），Adam 前屈试验（＋），腰椎活动度正常。

【辅助检查】 2015 年 7 月 4 日胸椎及腰椎 X 线片（图 1 - 8 - 18）：胸 1 ~ 胸 4 棘突明显右偏，胸 5 ~ 胸 12 棘突左偏，胸椎右侧弯，Cobb 角 40°；腰椎左侧弯，Cobb 角 6°。腰椎侧位：腰曲加大，椎曲 V 级，腰骶角 100°。

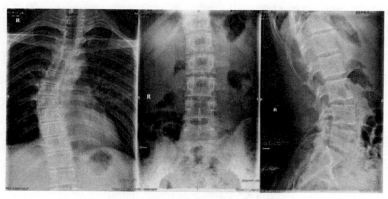

图 1 - 8 - 18　治疗前

【诊断】 青少年特发性脊柱侧弯症（胸椎单弧形）。

【治疗经过】

1. 理筋：常规胸腰部凹侧药熨；艾箱灸、拔罐疗法；骨空针刺，取胸腰椎夹脊穴为主；于肌肉萎缩部位行揉、按、推、拍打等推拿手法，配合捏脊疗法。

2. 正脊骨法：胸腰旋转法加提胸过伸法。

3. 调曲：每天上午行一维调曲法，下午行四维调曲法。

4. 功能锻炼：练习左右开弓式、双胛合拢式、抱肩转胸式、抱背转胸式、摸膝转胸式、挺胸后伸式、顶天立地式、拍墙松筋式、前弓后箭式及过伸腰肢式，每天 30 分钟。

以上治疗方法，每天 1 次，经治疗 12 天，腰背部酸困症状消失。7 月 16 日复查 X 线片（图 1 - 8 - 19）：胸椎侧弯，Cobb 角 26°；腰椎侧弯，Cobb 角 2°。

【体会】 韦以宗教授《中国整脊学》中论述，青少年特发性脊柱侧弯源自腰椎，主要是椎旁肌肉结构和病理改变，特别是腰椎旁四维肌肉腰大肌和竖脊肌结构和病理改变。四维肌肉中的一维或几维肌肉出现病理改变，腰椎受力不平衡，从而出现椎体旋转侧弯，腰椎生理曲度异常，为维持人体中轴平衡，胸椎必然反向旋转侧弯，颈椎也出现与胸椎相反的旋转侧弯，进而出现颈曲紊乱。另外，整个脊柱的椎曲紊乱又加重了椎旁肌的病理改变，形成恶性循环而症状日趋加重。可见，椎旁四维肌肉群病理改变既是脊柱侧凸的病理基础，又是病理改变结果。韦以宗教授临床试验发现，本症

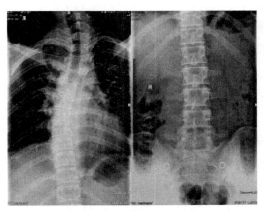

图 1 - 8 - 19　治疗后

主要是一侧腰大肌不发育变小，导致腰椎双侧力学失衡，引起腰椎椎体旋转、侧弯，继发胸椎侧弯。因此，根据"一圆一说两论"思想，应用调腰曲法，纠正腰大肌力量，从而使脊椎四维力学结构平衡恢复，取得了较好的疗效。

（王云江、梅江）

青少年特发性脊柱侧弯症（胸腰双弧形）

周某，女，15 岁，浙江绍兴人。于 2021 年 8 月 12 日入院，8 月 20 日出院。

【主诉】发现脊柱侧弯 2 年余。

【现病史】2 年前患者无明显诱因下出现腰背部酸胀不适，伴有头晕头痛、视物旋转、走路踩棉花感、间歇性跛行等不适，休息后可稍好转，长时间学习后症状加重。2 年来患者上述症状反复发作，遂至当地医院就诊，摄脊柱全长位片后，诊断为"青少年特发性脊柱侧弯症"。多家医院行针灸推拿等治疗，效果均不佳，经人介绍来我院就诊。

【体检】VAS 评分 3 分，双侧肩胛骨不对称，腰部左侧隆起，右侧皮温较左侧低，胸 11 ~ 腰 4 椎旁右侧竖脊肌、小关节压痛（＋）；两侧臀部压痛（＋）；腰椎活动无异常，挺腹试验（－），直腿抬高试验：L70°/R70°，膝腱反射（＋＋）、跟腱反射（＋＋）。

【辅助检查】2021 年 1 月 14 日 X 线（图 1 - 8 - 20）检查：全脊柱多节段侧弯呈"S"形畸形，胸段 Cobb 角约 30°，腰段 Cobb 角约 39°。

【诊断】青少年特发性脊柱侧弯症（胸腰双弧形）。

【治疗经过】

1. 理筋：常规胸、腰部药熨，促进萎缩肌肉恢复，每天 1 次，每次 30 分钟；骨空针刺，取胸腰椎夹脊穴，凹侧为重点，每天 1 次，每次 20 分钟；于背部行筋膜手法，松解短缩肌肉群，骨盆圆筒恢复骨盆上下倾斜，每天 1 次，每次 40 分钟。

2. 正脊骨法：用胸腰旋转法加提胸过伸法，隔天 1 次。

3. 调曲：四维调曲，先行腰骶段调曲，4 次后改腰段，再 4 次后改胸腰段。每天 2 次，每次 30 分钟。

4. 功能锻炼：练习抱头侧颈式、抱头屈伸式、双肩合拢式、拍墙松筋式和前弓后箭式。

以上治疗方法，每周休息 1 天。经治疗 7 天后，行脊柱微针松解术调整肌肉平衡，术后以后伸压推法复位侧弯的腰椎，弹力松筋腰围固定。经治疗 2 天后，患者腰背部酸胀不适明显缓解，继续巩固治疗 5 天，症状基本消失，2021 年 08 月 20 日复查脊柱全长位 X 片（图 1 – 8 – 21）：全脊柱多节段侧弯畸形，胸段 Cobb 角从 30° 恢复至 5°，腰段 Cobb 角从 39° 恢复至 23°。

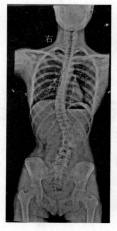
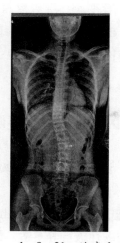

1 – 8 – 20　治疗前　　　　1 – 8 – 21　治疗后

【体会】韦以宗教授在《中国整脊学》中论述，青少年特发性脊柱侧弯源自腰椎，主要是椎旁肌肉结构和病理改变，特别是腰椎旁四维肌肉腰大肌和竖脊肌结构和病理改变。四维肌肉中的一维或几维肌肉出现病理改变，腰椎受力不平衡，从而出现椎体旋转侧弯，腰椎生理曲度异常，为维持人体中轴平衡，胸椎必然反向旋转侧弯，颈椎也出现与胸椎相反的旋转侧弯，进而出现颈椎曲度紊乱。另外，整个脊柱的椎曲紊乱又加重了椎旁肌的病理改变，形成恶性循环而症状日趋加重。可见，椎旁四维肌肉群病理改变既是脊柱侧凸的病理基础，又是病理改变的结果。韦以宗教授临床试验发现，本症主要是一侧腰大肌不发育而变小，导致腰椎双侧力学失衡，引起腰椎椎体旋转、侧弯，继发胸椎侧弯。因此，根据"一圆一说两论"思想，应用调腰曲法，纠正腰大肌力量，从而使脊椎四维力学结构平衡恢复，取得了较好的疗效。

（韦春德、章科烽）

青少年特发性脊柱侧弯症（胸腰双弧形）

李某，女，17岁。于2016年11月22日住院，12月30日出院。

【主诉】久坐后感下腰痛2年余。

【现病史】患者2年前久坐后出现腰痛，症状逐渐加重，就诊于多家医院，经相关检查后诊断为"青少年特发性脊柱侧弯症"，多方诊治无效，经人介绍来诊。

【体检】右肩高于左肩，脊柱呈"S"形侧弯，凹侧皮温较凸侧低，左侧髋部比右侧高，Adam前屈试验（＋）。

【辅助检查】2016年9月16日脊柱X线片（图1-8-22）：胸3～胸9棘突左偏右侧弯，Cobb角15°；胸10～腰4棘突明显右偏，左侧弯，Cobb角35°；骶椎腰化；腰曲呈上弓下曲型，椎曲Ⅲ级。

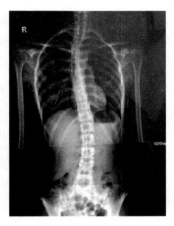

图1-8-22　治疗前

【诊断】青少年特发性脊柱侧弯症（胸腰双弧形）。

【治疗经过】

1. 理筋：常规胸腰部药熨，每天2次；骨空针刺，取胸腰夹脊穴，每天1次。

2. 正脊骨法：用胸腰旋转法加提胸过伸法，每天1次。

3. 调曲：行四维调曲法，每天2次。

4. 功能锻炼：练习抱头侧颈式、抱头屈伸式、双肩合拢式、拍墙松筋式和前弓后箭式。第2周后，增加腰背过伸式，每天30分钟。

以上治疗方法，每周休息1天。经治疗半个月后，久坐腰骶疼痛消失，继续按上述方法治疗1个月。12月14日复查X线片（图1-8-23）：胸3～胸9右侧弯改善，Cobb角由15°恢复至5°；胸10～腰4左侧弯改善，Cobb角由35°恢复至15°。

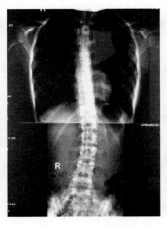

图 1 - 8 - 23　治疗后

【体会】韦以宗教授《中国整脊学》中论述，青少年特发性脊柱侧弯源自腰椎，主要是椎旁肌肉结构和病理改变，特别是腰椎旁四维肌肉腰大肌和竖脊肌结构和病理改变。四维肌肉中的一维或几维肌肉出现病理改变，腰椎受力不平衡，从而出现椎体旋转侧弯，腰椎生理曲度异常，为维持人体中轴平衡，胸椎必然反向旋转侧弯，颈椎也出现与胸椎相反的旋转侧弯，进而出现颈曲紊乱。另外，整个脊柱的椎曲紊乱又加重了椎旁肌的病理改变，形成恶性循环而症状日趋加重。可见，椎旁四维肌肉群病理改变既是脊柱侧凸的病理基础，又是病理改变结果。韦以宗教授临床试验发现，本症主要是一侧腰大肌不发育变小，导致腰椎双侧力学失衡，引起腰椎椎体旋转、侧弯，继发胸椎侧弯。因此，根据"一圆一说两论"思想，应用调腰曲法，纠正腰大肌力量，从而使脊椎四维力学结构平衡恢复，取得了较好的疗效。

（韦春德）

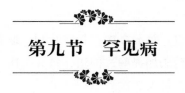

第九节　罕见病

颅底凹陷症伴寰枢关节半脱位

李某，女，59 岁，广西容县人。2011 年 8 月 9 日入院，9 月 1 日出院。

【主诉】头颈部疼痛伴颈部活动不利、抽搐 10 余天。

【现病史】患者 10 余天前无明显诱因出现颈部疼痛，以酸胀痛为主，颈部活动不利，持续性发作，偶有头痛。曾在当地医院治疗，上述症状加重，出现言语艰涩，伸舌困难，全身肌肉紧张。既往有"颅底凹陷"，断断续续头痛。

【体检】颈椎活动受限：前屈5°，后伸0°，左侧屈5°，右侧屈5°，左右旋转各0°。颈肌僵硬，颈1～颈2双侧横突处压痛，颈5～颈7棘突两旁压痛，臂丛神经牵拉试验双侧弱阳性，肱二、肱三头肌腱反射双侧亢进。霍夫曼征双侧（＋），闭目难立征（＋）。

【辅助检查】

1. 2011年8月10日头颅MRI（图1-9-1）：枕骨大孔狭窄，脊髓受压。测量颈椎矢状位齿状突距离枕骨大孔前外缘中点1.57cm，延髓最狭窄处0.62cm。颈椎三维CT：考虑先天性颅底凹陷症。

2. 2011年8月11日腰椎X侧位片（图1-9-2）：腰椎向左倾斜3.26°；腰曲呈上弓下曲型，椎曲Ⅲ级，第5腰椎向前滑脱1.2cm，Ⅱ度滑脱。

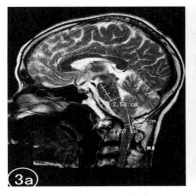

图1-9-1 治疗前

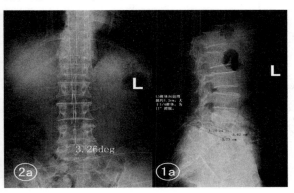

图1-9-2 治疗前

【诊断】

1. 颅底凹陷症伴寰枢关节半脱位。

2. 腰椎滑脱症（腰5向前滑脱Ⅱ度）。

【治疗经过】

1. 理筋：行小针刀松解颈腰部紧张的肌肉，每周1次；超声药物离子导入，颈部、腰部贴电极，每天1次，每周休息1天。

2. 调曲：先行一维牵引调曲，1周后佩戴腰围行四维牵引调曲，每天1次，每周休息1天。

3. 功能锻炼：练习肩胛合拢式、抱肩转胸式、前弓后箭式。

以上方法治疗20天后，临床症状及体征消失。2011年8月28日复查头颅MRI（图1-9-3）：测量颈椎矢状位齿状突距离枕骨大孔前外缘中点1.42cm，延髓最狭窄处0.66cm。腰椎片（图1-9-4）：腰椎向左倾斜1.41°，第5腰椎向前滑脱0.88cm，Ⅰ度滑脱。3个月后电话随访，效果稳定。

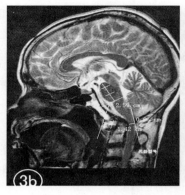
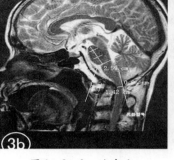

图 1-9-3　治疗后　　　　　　　　　图 1-9-4　治疗后

【体会】本案患者有先天性颅底凹陷，此是枕骨大孔狭窄之基础。以韦以宗教授"脊椎轮廓平行四边形平衡"理论及"寰枕角与腰骶轴交角为对顶角关系"，长期腰部劳累，肌肉损伤，腰椎曲度加大，腰骶角变小，继发寰枕角异常，寰枕枢纽紊乱，加重其枕骨大孔狭窄而引发临床症状。依据韦以宗教授"上病下治"策略，在充分理筋的基础上，在不同阶段给予一维、四维牵引（佩戴腰围）。经治疗后，患者临床症状明显缓解，复查头颅 MRI，颈椎矢状位齿状突距离枕骨大孔前外缘中点由 1.57cm 改善为 1.42cm，X 线片示腰椎滑脱较前改善。嘱患者坚持功能锻炼，巩固整脊效果。

（谭树生）

骨盆倾斜合并腰椎侧弯

于某，女，34 岁，山东济南人。于 2020 年 9 月 1 日就诊。

【主诉】产后 1 年，骶尾部疼痛 3 个月，加重有半月余，不能骑自行车。

【现病史】患者产后 1 年，骶尾部疼痛 3 个月，加重有半月余，患者骑上自行车如坐针毡，尾骨感针刺样疼痛难忍，立即下车。

【体检】左下肢较右下肢短，无其它阳性体征。

【辅助检查】2020 年 9 月 5 日 X 线片（图 1-9-5）：见髂嵴左高右低，闭孔右小左大，骨盆右旋，腰椎向左侧弯。

【诊断】骨盆倾斜合并腰椎侧弯。

【治疗经过】

1. 理筋：电针刺，腰椎华佗夹脊穴，肾俞、气海俞、大肠俞、关元俞、上髎、次髎、中髎，均双侧，低频脉冲治疗仪分别连两侧腰 5 华佗夹脊穴和中髎穴，强度适宜，每次 30 分钟；腰骶部超短波，每次 15 分钟。

2. 正脊骨法：过伸压盆法、腰椎定点旋转复位法。

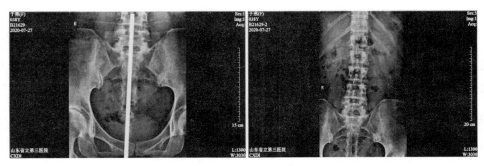

图 1 – 9 – 5 治疗前

3. 四维牵引：患者仍在哺乳期，保护乳房，无法配合。嘱病人每天练习 10 分钟"第十五式前弓后箭式"。

2020 年 9 月 21 日复查，共治疗 12 次，病人疼痛感基本消失。因家中事情较多，不再坚持治疗。

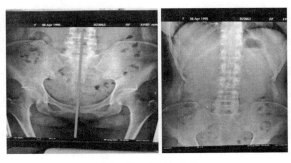

图 1 – 9 – 6 治疗后

【体会】患者治疗前，骶骨中线和耻骨联合部明显偏离，说明骨盆右旋，腰椎向左侧弓右侧弯，骨盆的旋转继发腰椎旋转、侧弯。经过放松腰骶部肌肉和调整骨盆、腰椎，使骨盆倾斜纠正。

（单衍丽）

胸腰椎骨折并不全截瘫

丘某，男，46 岁，广东梅州市人。于 2012 年 3 月 22 日住院，2012 年 4 月 30 日出院。

【主诉】摔伤致胸 12、腰 1 压缩性骨折并不全截瘫 20 年。

【现病史】患者 20 年前从高处坠下，致胸 12、腰 1 压缩性骨折并不全截瘫，依靠轮椅生活，当地医院行手术探查和钢板固定术，术后症状无改善。1 年后拆除钢板，行针灸、推拿治疗 1 个月，仍无好转，感觉站立不稳，步行无力，双脚拖地仅行走近 5

米，大便有力，小便无力，阳痿。

【体检】腰部肌肉僵硬，明显压痛，直腿抬高试验及加强试验均（－），膝腱反射及跟腱反射消失，下腹壁反射减弱，提睾反射右侧（＋）、左侧（－），肛门括约肌反射减弱，双小腿外侧触觉消失，痛觉存在。双下肢肌力屈肌Ⅲ级，伸肌Ⅱ级，双臀及双下肢肌张力下降，肌萎缩。腰椎活动受限：屈曲10°，后伸0°，右侧屈5°，左侧屈10°，右旋转5°，左旋转10°。

【辅助检查】

1. 2012年3月11日腰椎MRI（图1-9-7）：胸腰段脊髓挫伤、受压，未全中断。

2. 2012年3月22日腰椎正侧位X线片（图1-9-8）：腰曲呈全弓型，椎曲Ⅴ级，胸腰段反弓明显，后弓角为35°，胸12及腰1呈楔形改变，间隙消失；腰椎棘突明显右偏，左侧弯，约15°。

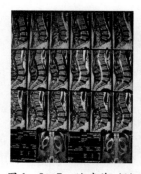
图1-9-7 治疗前（1）

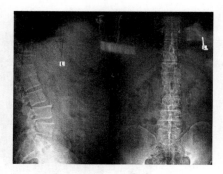
图1-9-8 治疗前（2）

【诊断】陈旧性胸腰椎骨折并不全截瘫。

【治疗经过】

1. 理筋：常规胸腰部行中药热敷；骨空针刺，取胸腰段及腰骶段夹脊穴，配八髎穴。

2. 正脊骨法：行胸腰旋转法加提胸过伸法，改善椎体旋转、侧弯。

3. 调曲：先行一维调曲法，1周后于胸10、胸11和腰2、腰3处行针刀闭合性松解术及椎骨复位术，后改行四维调曲法。

4. 功能锻炼：练习三点式，第2周后增加飞燕式、俯卧撑及前弓后箭式，每天做20~30个。

经过3周的治疗，患者站立平稳，腿能抬起，双下肢肌力屈肌Ⅳ级，伸肌Ⅲ级。治疗至第6周，患者能步行2千米，小便已能自控，阴茎勃起较前有力，右足可背伸。2012年4月29日复查腰椎X线片（图1-9-9）：腰曲明显改善，椎曲恢复至Ⅳ级，胸腰段后弓角从35°恢复至20°，腰椎棘突右偏及左侧弯好转，侧弯由15°改善到10°。

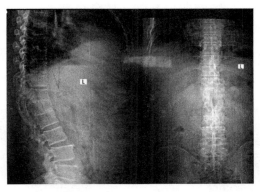

图 1 - 9 - 9　治疗后

【体会】该患者因胸腰椎骨折导致步行不稳、无力，行手术探查和钢板固定术后未能改善症状。患者下肢能够活动，就意味着脊髓尚未完全中断，手术探查未能解决椎骨骺移位问题，胸腰段反弓仍旧压迫脊髓，故临床症状无改善。其骨折及反弓位置正是腰膨大部位，采取中药热敷疗法及骨空针法松解局部肌肉粘连，针刀闭合性松解术、椎骨复位术和四维调曲法悬吊牵引改善胸腰段旋转、反弓，脊髓压迫缓解，故症状得以改善。

（王秀光、潘东华）

脊髓空洞症

杨某，男性，46 岁，北京昌平人。于 2012 年 2 月 28 日住院，4 月 10 日出院。

【主诉】颈背痛 10 年，加重伴四肢麻木无力 1 年。

【现病史】患者 10 年前无明确诱因感觉颈背疼痛，无其他不适，疼痛症状逐渐加重。1 年前感觉疼痛不能忍受，伴有四肢麻木、无力，逐渐发展到生活不能自理，至北京某三甲医院就诊，行颈椎 MRI：颈 3 ～颈 4、颈 7 ～胸 1 椎间盘向后方突出，颈 4 ～颈 5 椎间盘向右后方突出，颈 5 ～颈 6、颈 6 ～颈 7 椎间盘向左后方突出，颈 1 ～颈 7 层面脊髓可见条片状长信号影。诊断为脊髓空洞症，建议手术治疗，患者拒绝。经人介绍来诊。症见：颈背及双肩部疼痛，四肢麻木无力，不能独立步行，行走需要别人搀扶，不能超过 50 米，上肢不能上举。

【体检】颈 4、颈 5、颈 6 及胸 1、胸 2、胸 3 棘突两侧压痛，臂丛神经牵拉试验双侧（＋），双侧霍夫曼征（＋＋），双侧肱二、肱三头肌腱反射亢进，桡骨膜反射亢进，双侧膝腱反射亢进。上肢肌力Ⅲ级，下肢肌力Ⅲ级。颈腰椎活动均受限。

【辅助检查】

1. 2012 年 2 月 28 日颈椎正侧位片（图 1 - 9 - 10）：颈 3 ～颈 7 钩椎关节明显不对

称，椎体右侧旋转左侧凸，颈椎曲度异常，呈全弓型，椎曲Ⅴ级。上段胸椎向右侧弯20°。

2. 2012年2月26日腰椎正侧位片（图1-9-11）：椎体左旋，右侧弯，腰曲上弓下曲，呈Ⅲ级椎曲。

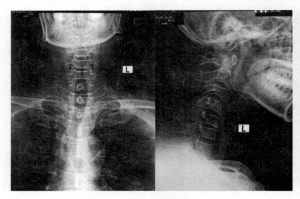
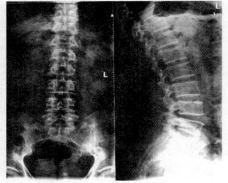

图1-9-10　治疗前（1）　　　　　　　图1-9-11　治疗前（2）

【诊断】

1. 脊髓空洞症。

2. 颈椎管狭窄症。

【治疗经过】

1. 理筋：常规颈、胸部行中药热敷疗法，每天1次；骨空针刺，取颈夹脊、曲池、手三里、合谷穴，每天1次。

2. 正脊骨法：行牵引折顶法、挺胸过伸和胸腰旋转法，每天1次。

3. 调曲：先行一维调曲法，两周后改行四维调曲法，每天1次。

4. 功能锻炼：练习侧颈双肩松胛式、拍墙松筋式，每天2次，每次20分钟。

以上治疗方法，10天为1个疗程，休息1天。治疗2个疗程后，患者能自己步行20米，上肢能抬起45°。继续治疗5周，患者能自己步行1千米，右上肢举起160°，左上肢举起60°，逐渐康复。2012年3月17日复查腰椎正侧位片（图1-9-12）：腰曲正常，椎曲Ⅰ级，椎体旋转消失。2012年4月6日颈椎正侧位片（图1-9-13）：颈3~颈7钩椎关节不对称改善，椎体旋转明显好转，颈椎曲度恢复至Ⅳ级，上段胸椎向右侧弯恢复至10°。

【体会】脊髓空洞症目前病因不十分明确，一般患者从小颈髓就有空洞，为什么不出现症状呢？韦以宗教授认为，出现症状的主要原因是患者颈椎两侧肌肉功能失衡，骨关节旋转移位后刺激颈神经、脊髓所致。脊髓空洞压迫颈髓，从小发育时就存在，颈髓对其已经产生了适应。出现症状是由于颈椎骨关节旋转、颈椎生理曲度异常后，

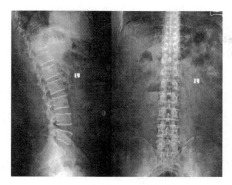

图 1 - 9 - 12　治疗后（1）

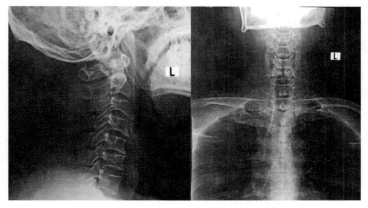

图 1 - 9 - 13　治疗后（2）

使得颈髓压迫加重。据此病机、病理，通过理筋调整颈椎旋转、改善颈椎曲度，可以缓解颈髓压迫。但是，颈髓有空洞、受压，不能对颈椎局部行牵引、正骨治疗，根据韦以宗教授提出的"上病下治"法，以调胸腰椎为主的整脊调曲复位法，可达到满意的效果。

（王秀光、潘东华）

骶髂关节错位致长短脚（产伤）

2007 年 6 月，随韦以宗教授到广东省潮州市中心医院协助该院开展中医整脊科。期间，该院院长郑佳坤主任医师说："市里有一老板的女儿，今年 16 岁了，但走路一跛一跛的，左脚短 2~3cm，是在 5 岁时去幼儿园发现孩子不能爬八字腿，才察觉孩子下肢有问题。曾到美国、新加坡、中国香港和北京、上海、广州各大医院求诊，说是先天性发育问题，唯一的办法是成年后做股骨外展截骨（沙氏截骨术），可延长 1~2cm，但没有绝对的保证。因而，家长未同意手术，拖延至今。是否还有别的办法？"韦教授说："先看看病人再说。"因该女孩已移民香港，于 6 月下旬，到深圳北大医院检查并照脊柱、骨盆、双下肢 X 线片。查体发现左下肢短缩 3cm，但肌肉萎缩不明显，走路跛行，略内收步态。X 线片显示骨盆左右髂骨不对称，左髂嵴上移 1.5cm，且内旋，两闭孔大小不对称，腰椎侧弯不明显，下肢骨关节正常，双侧股骨、胫腓骨长度一致。左股骨呈内收（因照片资料家属保管，未联系上，无法附上），检查及阅片后，韦教授问孩子的母亲："你的孩子是不是剖腹产？"孩子的母亲回答："是的。"韦教授又问："当时产科医生是不是将孩子提一侧腿和手出来的？"该母亲感到十分惊奇："是这样的！医生提左腿和左手出来给我看，说恭喜你得了个公主。"韦教授说："问题就出在这里了。"站在旁边的郑院长大惑不解，问："韦教授，你怎么知道她是被拉一个腿出来的？"韦教授笑笑说："我当年在县医院给人做过剖腹产，产科医生一般是用手托婴儿的头颅和臀部抱出来，但有时也有提一个脚的。这孩子现在从骨盆片看，明显是骶髂关节损伤，而孩子自小无外伤，唯一的解释就是产伤引起骶髂关节错缝了。"

根据此诊断，首先行股内收肌腱针刀松解。松解后，短肢即改善 1cm，并行二维牵引两周。后在 X 线定位下做骶髂关节复位术。当时家属在外看监控视频。当松解完髂腰韧带，在手法牵引下骶髂关节当场复位，家属在外响起一片掌声和欢呼声。复位后，双下肢对照左下肢长度尚欠 0.8cm，嘱其每天行一次三维牵引，一次二维牵引。4 周后复查，左下肢只短 0.5cm，且外展从原来的 15°到 70°，走路跛行消失。

（高腾、林廷章）

脊柱退行性侧弯症

林某，女，81 岁，广东省中山市人。于 2021 年 9 月 7 日就诊。

【主诉】 腰痛伴右下肢疼痛 3 年余，加重 2 月。

【现病史】 患者 3 年前开始出现腰痛，服药加外敷中药后缓解了半年，半年后无明显诱因腰痛加重，并逐渐出现右下肢疼痛，坐立不安，多家医院求医，曾行针灸等治疗，效果不明显，需经常卧床在家中。2 月前症状加重，无法行走，家人经熟人介绍，推轮椅送病人前来就诊。

【体检】 患者腰部小关节全部压痛明显，右侧凹陷，不能负重站立，右下肢麻痛，以小腿外侧为主，直腿抬高 20°，腱反射正常。

【辅助检查】 2021 年 9 月 8 日检查站立位 X 线片（图 1 - 9 - 14）：腰椎侧弯，椎曲紊乱，腰 4、腰 5 左倾，腰椎左侧突，上弓下曲改变，左侧髂后上棘压痛明显。

【诊断】 脊柱退行性侧弯症。

【病机分析】 脊柱劳损退变积累，致腰椎生物力学结构改变，不能正常负重，腰

4、腰 5 长期左倾斜，导致右侧神经受牵拉，引起右侧下肢疼痛。

【治疗经过】

1. 理筋：针刀松解左侧髂腰韧带髂骨部附着处，骨空针针刺右侧腰 4、腰 5 椎间盘上下关节囊。

2. 调曲：助手牵引左下肢及双侧腋下对抗牵拉，术者站于患者俯卧位的左侧，在指挥下协同用力，双掌推左侧髂骨，纠正脊柱椎曲改变的最根本原因"腰 4、腰 5 椎体左倾"。

3. 内治：独活寄生汤加减。

4. 功能锻炼：患者年龄大，骨质疏松严重，不能行牵引治疗，宜作韧带松解后行力所能及的功能锻炼。患者行针刀松解及骨空针后，症状明显减轻，可以下地站立，遂教导患者行左前右后的弓步压腿训练，嘱患者 1 小时做 1 次。

以上治疗每周 1 次，治疗 2 次后，患者症状明显减轻，每天站立行走时间逐渐增加，疼痛日渐减轻，坚持 6 次治疗及每小时 1 次的功能锻炼后，恢复如常。2016 年 11 月 20 日复查 X 线片（图 1 - 9 - 15）：患者侧弯及椎曲都有改善。

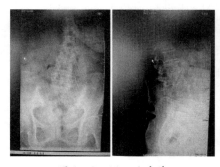
图 1 - 9 - 14　治疗前

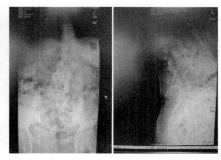
图 1 - 9 - 15　治疗后

【体会】本症治疗除中药效果外，主要是正骨手法运用，骨正筋柔，则疼痛减轻，加上功能锻炼，巩固疗效。

（陈世忠）

骶髂关节错位致尿频

【现病史】2009 年随韦教授到广州出诊，在一次朋友聚会中，一位高级公务员谈到了他的妻子（尤某），37 岁，每天晚上只要一睡下即感尿频、尿急，但排不出来，每 10 ~ 15 分钟便要起床去厕所，但不躺下则无此现象，所以只能坐位睡眠，极其痛苦。近 3 年来看遍了北京、上海、广州、香港等地各大医院，称使用过最先进的治疗方法，也尝试过口服中药及针灸治疗等，可以说各种治疗手段已经用尽，均无效果。

次日，患者在丈夫的陪同下登门求医，仔细询问并查体后发现：患者骨盆髂前上棘不对称，长短腿，且一下肢足外翻，"4"字试验（＋），直腿抬高试验（－）。X线片显示骶髂关节错位（因病人联系不上，找不到X线片）。

【诊断】 骶髂关节错位。

【治疗经过】 在理筋的基础上行骨盆复位，配合针刺八髎、关元、气海、曲骨穴。治疗10次，症状消失，能平卧安睡了。X线片复查，骶髂关节已复位。

【体会】 支配完成排尿反射的神经为交感神经和副交感神经。交感神经来自胸12及腰1、腰2、腰3脊髓段，它通过骶前神经（上腹下神经丛）在腰5处分为左右两支腹下神经，与腹下神经节接合后，进入膀胱，使膀胱平滑肌松弛，尿道内括约肌收缩而储尿。副交感神经是来自第1、2、3骶脊髓段，连合成为盆神经，供应膀胱及其颈部。体感神经来自第2、3、4骶脊髓段，以外阴神经为代表，其分支分别支配膀胱、前列腺、会阴及尿道外括约肌；在女性则支配膀胱、尿道及阴道，主要作用为控制尿道外括约肌的收缩。交感神经为感觉神经，而副交感为运动神经，起排尿作用。由于患者不正确的生活姿势，导致腰骶部肌肉劳损，肌肉生物力学失衡，骶髂关节错位，骨盆旋转，出现长短腿现象。骨盆旋转，骨盆内在肌肉受到牵拉、扭曲，使得副交感神经及体感神经受到刺激，尤其在卧位时骨盆接触床垫，因高低不平导致耻骨联合活动刺激外阴及尿道神经而出现尿感，出现上述临床症状。故通过理筋后骨盆手法复位，恢复骨盆的力学平衡，骨正筋柔，使得神经的异常刺激解除而治愈。

（高腾）

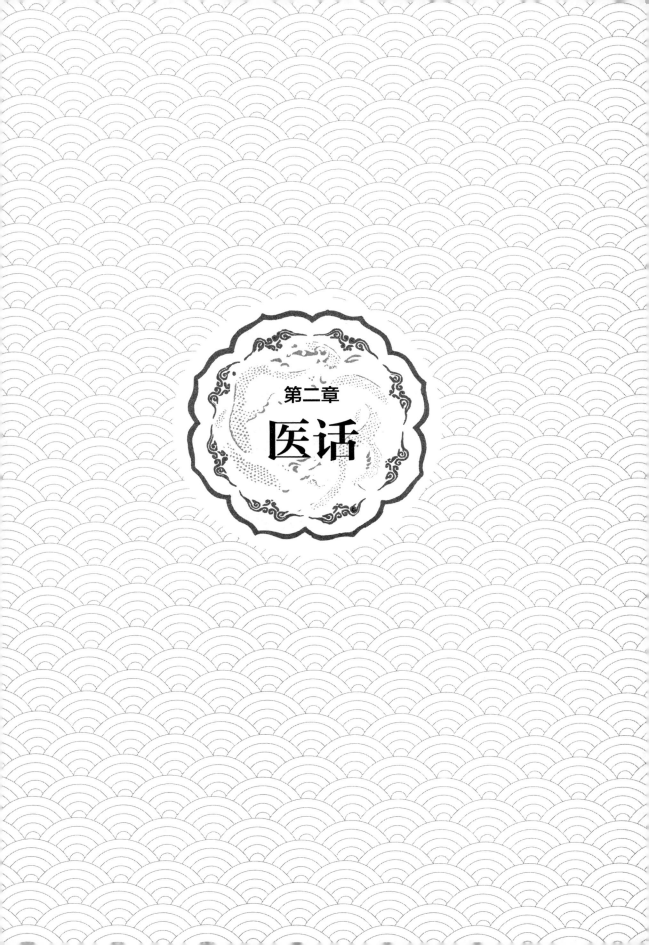

第二章

医话

第一节　一句医话

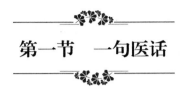

医生最大的成就感，就是治好了病人。（王秀光记录）

医生的高明在于诊断，这诊断不是简单的病名，而是病因病理。（王秀光、韦春德记录）

要发财，别当医生！（王云江、梅江记录）

医院一旦商业化，就失去其济世活民、救死扶伤的真正价值。（高腾、王秀光记录）

中医只要能解决西医解决不了或非要开刀不可的疾病，才是发展中医的方向。（陈文治、王慧敏记录）

中医技术低价贱卖，导致中医骨伤西化，针灸推拿大输液。（陈文治、林远方记录）

人体脊柱第一运动是伸缩，第二运动是角度旋转。旋转是伸缩下的旋转——引力+离心力＝运动力，任何的侧弯、椎曲改变都是源于此力。（高腾、王秀光记录）

颈椎骨关节紊乱，主要病因不是在颈椎。（陈剑俊记录）

颈椎曲反弓，一定要查膝腱反射及霍夫曼征，注意早期颈椎管狭窄症。（戴国文记录）

颈5、颈6椎间盘突出症发病率高，并非低头引起，而是颈、胸力的方向线交汇，瞬时旋转轴使然，就似腰4、腰5、骶1多发椎间盘突出一样的原理。（林远方、王慧敏记录）

中老年人的椎间盘突出是陈旧性突出，产生症状是关节紊乱。（王秀光记录）

腰肌劳损是病因，不能当作病名，中医整脊学科没有这个病名。（田新宇记录）

腰椎间盘突出症一般腰椎向左侧弯，如果向右侧弯者往往有椎弓峡部裂或骨关节变异。（高腾、戴国文记录）

腰椎滑脱是慢性损伤，引起疼痛是关节紊乱。（王慧敏记录）

腰椎椎弓断裂是滑脱的病理基础，但椎弓断裂不一定滑脱，滑脱也不一定有症状。（韦春德、林远方记录）

人体脊柱发育到 10 岁左右，腰椎横突出现三长四翘五扁，是运动力学改变形态，几乎是所有脊柱劳损病的源头。（林远方记录）

脊柱既能动歪，也能动正。（戴国文记录）

筋骨并重指的是：筋柔骨正，骨正筋柔。（戴国文记录）

手法是双刃剑，既能治愈病，也会误伤身。（陈剑俊记录）

骨空针法：针骨膜、针筋结、针周围神经。（戴国文记录）

铍针能松解粘连，但也会重新粘连，铍针松解的目的是为了理筋，但必须复位。（戴国文记录）

对脊柱力学紊乱的疾病，手术未能解决力学问题，且破坏结构力学关系。（林远方记录）

直腿抬高加强试验是诊断腰椎间盘突出症的金标准。（田新宇记录）

桡动脉试验是鉴别头晕、头痛是否是颈椎病引起的重要体征。（田新宇记录）

锁骨高低征，是判断颈椎生理曲度是否存在的重要体征。（田新宇记录）

肩周炎又名"五十肩"，要注意不是这年龄段的颈肩综合征误诊为肩周炎。（田新

宇记录）

人类站立在地球上形成的颈腰椎曲和脊柱圆运动规律，是人与四足哺乳动物的区别！（王松记录）

脊柱是以腰椎为重心的圆运动。（戴国文记录）

对脊柱伤病，整脊是战略，各种治疗方法是战术。（田新宇记录）

整脊的治疗目的是恢复脊柱的力学关系，对位、对线、对轴。（戴国文记录）

习仲勋副总理说过，中医中药来自民间。所以对民间技术要重视，但要研究其科学性和安全性。（孙永章记录）

运动力学是因，生物力学是果，而结构力学是核心。（王云江、梅江记录）

腰椎不正，胸椎不应；胸椎不响，颈椎甭想。（王秀光、高腾记录）

在中医整脊大题目下包装各种技术，但不能用技术包装整脊。 （王云江、梅江记录）

中国传统医学对脊柱的认识是整体的，不是局部的。治疗脊柱损伤，是整体调整为主，而不是局部调整。（戴国文记录）

百病皆生于脊。（王秀光记录）

"久坐"是脊柱劳损病的主要病因。（韦春德记录）

理论是不是科学用实践检验，而不是用名牌检验。（王云江、梅江记录）

整脊不治肌，就是不懂医；整脊不正椎，问题一大堆；整脊不调线，症状反复见；整脊不练功，疗效会落空。（王秀光记录）

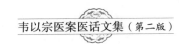

第二节　关于中医的发展

用现代科学方法深入持久地发掘、研究祖国医学，使之为人类健康服务，是新世纪生命科学工程的重要部分，是中华民族迎接新世纪的挑战、团结自身、自立于民族之林的重大决策，也必将是中华民族对人类的重大贡献。（《世纪语录》，知识产权出版社，2000 年）

作为一个中医人，肩负着两个使命：一是救死扶伤，为人民健康服务的社会使命；二是传承民族传统优秀文化并发扬光大的历史使命。（陈文治、韦春德记录）

中医药学是我国原创性的医学，是应用了几千年的成熟的理论医学、临床医学，是我国的古代文化瑰宝。近百年来，鸦片战争失败使不少国人失去了民族自尊心，出现彻底否定自己文化的浪潮，派生出万事万物都可以用科学方法加以认识的"科学主义"，于是作为中华文化的中医被视为"伪科学"，从此对中医明里暗里的质疑、羞辱、打击不断。处于当时背景下，不少先驱、贤达对中医也持反对态度，民国时期，中医更受到当政者的摧残而处于濒危境地，依靠百姓对中医的信赖和执业中医师们的奋力抗争，得以一息尚存。

历届国家领导以热爱文化科学的博大胸怀和崇高的民族精神，强有力地保护了中医。历届国家领导都力挺中医，对中医药文化高度赞扬，此乃中医之福！医学科学之福！天下百姓之福！

但是，在科学新技术不断涌现的今天，价值观念的变化和科学的冲击，造成了人们的心理危机，知识结构的异化使年轻中医陷入种种误区，一些对中医理论领悟不够，传统文化不甚了解的中老年中医也产生了许多困惑，甚至有中医有识之士惊叹，中医其实已成为西医化的中医！冷眼看来，确有见地！

当代中医药学的发展需要更多的睿智与反思！（林远方、王秀光记录）

此文（指《中国中医药报》于 2015 年 4 月 16 日发表的"中医骨伤亟须去'西化'"）的本意并非反对中医开刀，本人 1970 年就开始开刀，只是手术比例不宜太大，否则会造成一些过度医疗。中医开刀就似中医用 X 光一样是现代化的与时共进，无可非议。问题是长期收费过低，会造成中医技术消亡的。

在一次专家会上某领导说现在针灸只有用于医治颈肩腰腿痛，内科儿科妇科都不用了。为什么？其实不仅针灸如此，与国外相比，美国15分钟脊柱矫正手法150美元，针灸一次100美元，韩国15分钟脊柱矫正手法6万韩元（约400元人民币）。目前，我国的中医技术收费过低，只有改变这种技价背离的现状，中医发展才有希望。（陈文治、王慧敏记录）

希望各位弟子扎扎实实做学问，不要当市侩，不要追星出风头，周身刀无一利刃则不是专家。深入把椎曲论等理论理解透，调曲复位就是恢复生理解剖关系。至今没有任何方法能超越此法，这是中医整脊学科的灵魂和基石。当前，高发病率的老年椎管狭窄症几乎都是当年对症治疗未恢复椎曲的后遗症。所以，真正的苍生大医应以病人健康为目的，不要给病人一时舒服却留下终生痼疾。（王云江、梅江记录）

人行世间，社会给你的都是别人的看法。只要你认定你的目标是有益于人民的，你就不应为别人的评判去左右你的情绪，权衡你的得失。特别是科学技术，有时候是靠后人去评价的。（孙永章、王秀光记录）

模仿是改良，但不能叫发明。这些年学风腐败，冒出不少发明家，不少流派。可只要一查古籍文献，全是古已有之，骗一些不读医学史喜欢猎奇的人而已。继承创新是正确的，但不要贪祖先之功为己有。这是学者大忌！我们中医整脊十大正脊骨法和六大牵引调曲法，都是出自古人，我们只是发扬提高而已。（王云江、梅江记录）

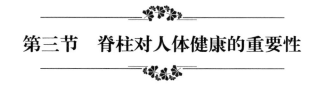

第三节 脊柱对人体健康的重要性

百病皆生于脊——人体生命活动是各器官细胞的新陈代谢，而这所有细胞的新陈代谢的活动皆受神经支配。脊柱是支配全身细胞活动的脊神经的通路，脊神经又与脊柱旁的交感神经相汇。因此，脊柱的骨关节紊乱导致脊神经、交感神经传导障碍，颈椎骨关节紊乱又导致颈椎动脉、小脑、大脑供血不足，颈椎椎动脉供血障碍，可导致血压波动，高血压、脑梗、老年痴呆症（帕金森综合征）、颈椎骨关节紊乱并胸椎上段侧弯，可导致心肌缺血、心律不整，继发冠心病，胸椎紊乱可导致肝、胆、胰、胃肠病变，腰椎紊乱可并发妇科疾病。就是当前威胁人类生命的癌症发生，都与脊柱脊神经关系密切。美国脊骨神经医学研究报道，因脊柱骨关节紊乱可以继发108种内脏疾

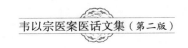

病。由此可以说，百病皆生于脊。（韦春德、王秀光记录）

"久坐"引起脊柱劳损病——由于社会发展，人们的劳动逐步以坐姿为主。我们通过 X 线照片动态研究，发现正常人坐位 1 小时后，腰椎的生理曲度消失，颈椎生理曲度也变小，因而表明，脊柱劳损伤病是久坐引起的。避免"久坐"是最有效的预防方法。（韦春德、王秀光记录）

脊柱伤病已是常见病、多发病——由于人们的生活习惯及劳动以坐姿为主，因此，颈腰病的发病率是各类疾病之首，占医院骨伤科、推拿科门诊 70% 以上，北京市曾统计占老年病的 48%。世界卫生组织已将颈椎病列为威胁人类健康的十大病种之一。（韦春德、王秀光记录）

医学界对脊柱劳损伤病的诊疗现状——当前，西医脊柱外科以椎间盘学说为指导理论，从椎间盘切除到微创，以及对椎管狭窄、腰椎滑脱、青少年脊柱侧弯均以局部扩容、复位固定及矫形为主要治疗手段，中医界也主要以对症处理为主。因此，脊柱劳损伤病处于高发病率、高复发率、高手术率和高致残率状态。（韦春德、王秀光记录）

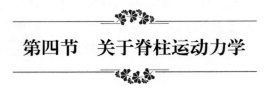

第四节　关于脊柱运动力学

什么叫运动力学——简单地说，运动产生于两个力，即地心引力和离心力，两个力作用产生的活动，这是运动力学的基本原理。（林远方记录）

脊柱外科泰斗葛宝丰院士指出："脊柱伤病是影响人们健康的常见病、多发病，由于脊柱是人体运动的中枢，运动力学问题始终是脊柱外科的热门课题。"

西方医学自 1982 年法国的 Dousset 提出三维矫形概念，建立脊柱的"笛卡儿坐标"，学术界曾一度引申为脊柱运动力学。但众多学者指出，其三维六个自由度实质是物理学机械工程学的概念。因为运动力学必须具备引力和离心力，而三维六个自由度是纯粹的离心力，脱离了地球引力就不能称为运动力学。（林远方、韦春德记录）

《格氏解剖学》和医药院校教科书有关人类脊柱四个弯曲是 300 万年进化结果的描述，指的是进化到四足哺乳动物。研究观察发现，同是人类的先天性脑瘫儿童，从 2 ~

6岁只能爬不能坐和站立行走，X线照片显示既无腰曲也无颈曲，和刚出生的儿童及四足哺乳动物脊柱一样。而能坐不能站立行走的2~6岁脑瘫儿童有腰曲但无颈曲。这证明人类脊柱四个弯曲除胸曲、骶曲是进化遗传之外，颈椎、腰椎向前的弯曲是人类坐、站立行走之后运动力学作用形成的，与进化遗传关系不大。也就是说，如果人类不能坐和站立行走，则没有颈曲和腰曲。（林远方、韦春德记录）

人类站立在地球上形成的颈腰椎曲，随着发育成熟，椎曲决定了椎体的序列，椎间盘的动力，椎管、椎间孔的容积，脊髓脊神经以及所附着肌肉韧带的长度，内脏的位置。因此说，脊柱的功能解剖决定了人体的结构。从这个观点来说，颈腰椎曲不仅仅是脊柱伤病的病因病理，全身的疾病都有可能与其有关。这是中医整脊学对人类医学有待开发的贡献！（应有荣、林远方记录）

根据Wolff定律：骨的每种功能改变，都有与数学一致的、确定的内部结构和外部形态的变化。儿童6个月坐后腰曲出现。此腰曲是以腰3为曲顶，也是起自胸12至腰4后穿出盆腔止于小转子的腰大肌随腰曲形成而呈弓形的弓顶。当儿童站立行走后，腰大肌在向前的拉力作用下，附着腰3的横突应力最大——距离越短应力越大，肌肉纤维附着越多，横突越长。腰4的髂腰韧带是斜向上附着横突的。在站立位下盆腔须承受内脏重力而又要维持腰4不因骨盆下垂力而下沉，故附着韧带之横突上翘以拮抗垂力；至于腰5已经是髂嵴下行近似和椎体平行，其扇形韧带对应扁平横突使应力平衡。因此说，三长四翘五扁的形态结构都是人类站立行走后功能决定的。从此可见，这三个骨性标志在腰椎运动力学是何等重要。腰椎的旋转位移首先表现在这三个骨性标志上。（韦春德、林远方记录）

西医手术疗法对人类医学有很大的贡献。但在脊柱外科却走入了三大误区：一是椎间盘学说——只见树木不见森林；二是椎管狭窄——只知静态狭窄不知是动态的椎曲移位；三是腰椎滑脱——误当创伤脱位，不知是因椎曲改变。概而言之，缺少控制论知识。这给中医整脊学科留下横空出世的空间——椎曲论，一个脊柱四维弯曲体圆运动规律，令上述三大误区迎刃而解。这归功于中国传统文化——中医的原创思维：脊柱是整体的、系统的、动态的！（王云江、梅江记录）

一圆一说两论，即脊柱圆运动规律，脊柱圆筒枢纽学说，脊柱轮廓平行四边形平衡理论和椎曲论，是人类站立行走后形成的脊柱后天自然系统，是人与动物的区别。（王松记录）

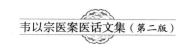

运动力学（肌肉韧带）、结构力学（骨、关节）、生物力学（微循环、神经功能）三者相互影响，是脊柱劳损病的发病机理，特别强调重力对脊柱病的影响。（戴国文记录）

竖脊肌肌力减小，腰曲加大；腰大肌肌力减小，腰曲减小。竖脊肌的主要作用是抗拒腰大肌向前的拉力；双侧腰大肌肌力下降，椎曲可随高张力的竖脊肌作用力导致椎曲变小或消失，竖脊肌萎缩或肌力下降会导致椎曲加大，由竖脊肌导致的椎曲改变，一般椎体旋转不明显。（戴国文记录）

人类脊柱功能解剖有以下几个表现：①脊柱上小下大——地心引力。②腰椎横突在9~10岁时形成三长四翘五扁——地心引力。③颈腰椎站立行走后形成向前的弯曲——地心引力 + 离心力。④腰曲决定颈曲——地心引力 + 离心力。⑤颈腰椎间盘髓核前后左右滚动——地心引力 + 离心力。⑥脊柱的四个枢纽关节，即颅椎枢纽关节、颈胸枢纽关节、胸腰枢纽关节及腰骶枢纽关节——地心引力 + 离心力。（陈文治、王慧敏记录）

医生的高明在于诊断。这个诊断不是简单的病名，而是病因病理：其一，脊柱劳损病的主要病因是力学失衡，关节紊乱是因，椎间盘突出是果。责其果而不咎其因，则病痛缠身。其二，中老年人椎间盘突出是陈旧性的，导致腰腿痛的主要原因是关节紊乱。其三，治疗颈腰痛，调曲是关键。即整脊不治肌，就是不懂医。整脊不正椎，问题一大堆。整脊不调线，症状反复见。整脊不练功，疗效会落空。此之谓也。治疗方法来自对病因病理的认识。看书要弄明白，脊柱四维弯曲体圆运动规律是说什么的？腰曲为什么消失？运动力学原理是什么？什么肌力是主要的？用什么牵引解决？颈曲消失是什么原因？弄明白了方法就有了。死读书读死书是不行的。一圆一说两论都是用于指导临床的，是用于阐明脊柱病因病理的。把理论吃透则一理通百理通。（韦春德、林远方记录）

我们祖先为什么把脊柱称为脊梁——大梁，喻所有骨头都以其为轴。引申人之正气谓之脊梁骨气。这就是伟大中华文化的生命观、脊柱观。中医是讲天人合一的。道法自然，道常无为无不为。讲的就是顺应自然规律。人体脊柱的健康也必须顺应自然。这个自然有先天的——脊柱的结构及其与脊髓脊神经肌肉韧带遗传的关系。有后天的——颈腰椎曲及脊柱四维弯曲体圆运动规律。这是人站立行走决定的。后天的自然状态是我们中医整脊学的发明。这两种自然状态一旦遭损害就产生疾病。因此，正确的治疗就是必须恢复这两种自然状态。中医整脊理筋、调曲、练功及其四大疗法八项策略就是道法自然的系统工程在脊柱伤病诊疗的运用。真正的苍生大医是人的健康守护神。当看到他的病不仅要千方百计解除他的痛苦，还要预见疾病的转归，让病人防病于未然。例如，处理腰椎间盘突出症，你可以用各种方法解除其腰腿痛，但是如果你未能改变其腰椎侧弯，椎曲消失，就应告诉病人：一会复发，二晚年可能出现椎管狭窄症。若此才是人类健康卫士。反之，自吹一针治愈，手到病除，一贴就灵，则是孙思邈批判的含灵巨贼也。（韦春德、林远方记录）

中医整脊科的核心精神就是道法自然。脊柱两大自然系统：一是先天的父母禀赋的脊柱骨关节结构及脊髓脊神经肌肉韧带系统，二是后天的运动功能形成的颈曲、腰曲以及圆运动（中轴）平衡系统。一切疾病的发生都是后天自然系统紊乱继发先天系统失衡。既然不慎会动歪，精研得法可动正。十年磨一剑，终得成果。中医整脊道法自然，通过调整后天自然系统维护先天自然系统，而决不破坏先天自然系统。这就是中医整脊学的生命真谛！

人类后天自然系统之一——颈腰椎曲度。腰曲因坐形成，颈曲因站立行走出现。从人类的发育过程来看就是腰曲带动颈曲。人类站立在地球上，地心引力决定了腰椎是承载力和运动力的基础。因此说，颈椎骨关节的序列决定于腰椎。腰椎一旦旋转侧弯、椎曲消失，在地心引力作用下，颈胸椎为维持中轴平衡必须相互反向旋转侧弯，椎曲紊乱。所以说，颈椎骨关节紊乱的主要原因不是颈椎——腰椎不正，胸椎不应；胸椎不响，颈椎甭想。

这是师父多年对人类自然系统细心观察、深入研究的结晶，也是我们中医整脊的核心理论基础！（王秀光、高腾记录）

应当把脊柱伤病的病因病理弄明白，把结构力学与运动力学原理及其在脊柱表现深入分析，才能得出真实的病因病理。古训治病求因，审因论治，急则治其标，缓则治其本。标者痛也，本者椎曲也。什么理筋派、靶点派、针刀派、骨盆派都逃不出理筋、调曲、练功三大法则的如来佛手掌。（王云江、梅江记录）

中医整脊学的观点是：中医讲究天人合一，按照自然规律，人类在出生后6~7个月会坐起，此时腰椎曲度出现；到一周岁后站立步行，颈椎的曲度才随之形成，从而否定了人类脊柱四个弯曲是进化的说法，确认是功能需要——即站立行走才形成颈椎和腰椎向前的弯曲。这两个弯曲，决定了脊柱内椎管的容积、脊神经的分布，以及附着于脊柱所有肌肉韧带的走向和张力，也决定了颈、腰椎的运动功能和椎间盘的位置及运动。（王云江、梅江记录）

在运动力学中，骨骼是力的杠杆，关节是力的支点，肌肉是力的动力。根据整个脊柱运动力学的结构可分为整体的四维弯曲体和局部的四维结构，即矢状面（侧面）、冠状面（正面）、横轴面（切面）和纵轴轴向（垂直向）。脊柱的轮廓应力也是四维结构。（戴国文记录）

脊柱立体的四维动力结构及其运动：脊柱骨关节纵轴结构伸缩运动的动力，除了椎间盘纤维环和前后纵韧带及关节囊之伸缩之外，主要来源于纵轴走向的肌肉。尤以颈椎和腰椎前后左右四维组合的肌肉，承载纵轴运动的负荷和动力。（戴国文记录）

头及四肢运动带动椎体旋转的圆运动：椎体旋转运动，是脊柱最频发（常用）的运动。如头部的旋转，必带动颈椎的旋转；左右上肢的摆动，带动胸椎的旋转；站立步行带动腰椎的旋转。椎体的旋转是以旋转轴（物体绕其旋转轴的瞬时线）可恒定的垂直线的圆运动。（戴国文记录）

椎体旋转必倾斜，两侧椎间孔和椎间隙失衡：就物体旋转而言，要在一定时间内转过一定的角度，这种旋转角度是平面角度。由于椎体与椎体之间的关节结构是三角形的结构，椎体向左旋转，关节突关节左低右高——倾斜。（戴国文记录）

旋转与侧弯：颈腰椎体是椭圆形结构，椎体相互之间有中垂线的旋转轴。当椎体旋转时，旋转角会偏移旋转轴，椎体向旋转方向凸出，由于每一椎体都有上下关节突关节与上下椎体相连，在旋转角（平面角与纵向角）带动下，关节结构近似的上下椎体也同时旋转，形成临床上常见的侧弯。（戴国文记录）

脊柱四维弯曲体的骨关节结构及其四维动力组织，以腰椎为重心的脊柱运动，决定其围绕一个中轴垂线轴心旋转及相互调节的左右侧屈、前后屈伸。（戴国文记录）

根据圆运动规律，一个部位、一个椎体的骨关节错位，会继发相应的骨关节紊乱，尤其是脊柱运动以腰椎为重心，腰椎的骨关节错位，必然影响到胸椎、颈椎。（戴国文记录）

根据圆运动规律，颈、胸椎的病变，必须调整腰椎的平衡，这就是临床上的"上病下治"方法的理论依据。腰骶关节的病变，通过调整上段腰椎才可解决其移位，也就是"下病上治"。（戴国文记录）

脊柱的旋转运动，受到枢纽关节的调控。其调控主要是反方向旋转，以维持脊柱中轴力线平衡。（戴国文记录）

临床上一般腰曲增大，颈曲也随之增大；腰曲变直，颈曲也反弓；腰骶角紊乱，寰枢关节也错缝；以及腹肌、腹内压对腰椎的稳定性作用等。这些病理改变，受病程长短、病情轻重和年龄等因素影响，因此不是绝对的。（戴国文记录）

脊柱劳损病发病机理：运动力学失衡（肌肉韧带）—结构力学紊乱（骨、关节结构）—点变转线移（椎曲轴线四边形）—生物力学紊乱（微循环、神经功能）。（戴国文记录）

中医整脊学研究人体的脊柱是从动态观研究的。由于脊柱是人体运动的中枢，脊柱的劳损病是运动不协调损伤导致力学失衡引起，因此，研究脊柱的运动生物力学是探讨脊柱劳损病的病因、病理基础。（戴国文记录）

功能解剖指功能需要和运动力学作用而改变形态，而且，形态随运动力学改变而改变。例如：人类颈腰曲的形成，颈胸枢纽关节、胸腰椎关节的特殊结构，以及腰曲带动颈曲及其脊柱轮廓平行四边形平衡状态等，这是中医整脊学研究人类脊柱功能解剖运动力学的发现。（戴国文记录）

人体实验证明，右上肢上举，肩胛提肌、斜方肌及菱形肌和斜角肌收缩，颈椎棘突向右旋转，颈椎关节右高左低，向左侧弯。同样，左上肢上举颈椎棘突向左旋转，颈椎关节左高右低，向右侧弯。

左跨步，腰椎棘突向右旋转，向左侧弯；因腰大肌、腰方肌、骶棘肌收缩。同样，右跨步，腰椎棘突向左旋转，向右侧弯。因此，练功时颈椎棘突向右旋转，需举左手；反之亦然。腰椎棘突向右旋转，向左侧弯，应左腿在前，反之右腿在前。

（韦松德、韦东德）

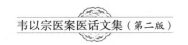

第五节　关于脊柱疑难病诊疗

师父椎体板块移动论：肌力失衡（颈椎为肩胛提肌，腰椎为腰大肌）—椎体旋转—倾斜—椎间孔狭窄＋纤维环撕裂—椎间盘突出—神经根双向受累（即两个靶点受刺激），继而激发上下椎体同步旋转反向侧弯，由点变到线变，椎曲消失。严重者多个椎间盘突出—后纵韧带和黄韧带皱折增厚—椎管狭窄。这基本上是所有颈腰病的规律。因此，单一处理椎间盘，并未能解除病因病理改变。（田新宇、高腾记录）

导致颈椎旋转移位主要是肩胛提肌，导致胸椎旋转侧弯主要是菱形肌前后锯肌，导致腰椎旋转移位是腰大肌和髂腰韧带。

颈腰椎第一运动是旋转，所有骨关节移位首先是旋转移位。任何未能纠正旋转的治疗方法，虽然能暂时缓解症状但最终留下隐患，迟早加重复发。（王松记录）

寰枢关节错位（紊乱综合征）不是局部的错位，而是颈椎旋转侧弯移位，在脊柱圆运动作用力下，头颅反方向倾斜（侧方型）或腰骶角变小，寰枢角位移（前倾型）（平行四边形原理）。因此，要复位必须纠正颈椎的侧弯或腰骶角的变化，才能达到复位的目的。而寰枢关节内是小脑、延髓、椎－基底动脉，解剖十分复杂，且风险很大。师父训诫："中医整脊科医师严禁在此部位做小针刀。"已经有多起医疗事故报道。（高腾记录）

颈椎骨关节紊乱的主要原因不在颈椎，而在腰椎和胸椎。中老年人椎间盘突出是陈旧性突出，引起症状的主要原因不是椎间盘，而是椎体位移继发椎间孔侧隐窝位移，神经根碰到椎间盘形成卡压。腰椎滑脱是陈旧性滑脱，产生症状是突发性椎体后关节紊乱。（王松记录）

中医整脊学的治疗学三大原则、四大疗法和八项措施，是师父运用整体方法论总结历代经验及近代各家之长形成的，独具开放性和包容性。师父特别重视天台道家正骨法，他说："有荣的腰椎旋提法很有科学性和实用价值。"因此，多次在会议上让我演示。他还说，远方学到朱其广的武当推拿手法也十分实用，让我好好总结提高。（应有荣、林远方记录）

没有 X 线照片诊断，禁止做颈椎旋转手法。没有腰椎左右斜位 X 线片，慎用腰椎侧扳法。（陈剑俊记录）

只要你们熟悉了脊柱解剖、运动力学、生物力学规律，你们自己就能创造很多手法，真正做到手随心转，法从手出。（杨宗胜记录）

关于椎间盘，随着 CT、MRI 的应用，椎间盘突出几乎家喻户晓，成为通病。实际上，椎间盘是无辜的，它是人体生命基质。所有脊椎动物最早的形态结构是脊索。胚胎发育 2~3 周脊索形成，第 4 周骨节出现形成软骨脊柱，此时残留在椎体之间脊索成为髓核。儿童出生后坐位腰曲出现，将位于椎体之间的髓核推向前，原来的位置水分进入形成液态静力。如此髓核随着椎体纵轴压应力在纤维环内滚动。颈曲形成亦如此。因此说，没有后天站立形成颈腰曲，髓核是不能活动的。髓核的动力源于上一个椎体的压应力。椎间盘的水分到 30 岁左右开始消失，髓核逐渐退变纤维化，与纤维环粘连在一起。所以说，中老年椎间盘不可以突出了。目前 CT、MRI 见到的突出均是青春期的突出。

椎间盘突出有三个归宿：一是未突破纤维环可以自动复位。二是突破纤维环但未突破后纵韧带，可以吸收变小。三是突破后纵韧带进入椎管接触水分增大，小血管进入可增长如蘑菇状，也可因后纵韧带运动而游离。中医整脊学认为，中老年人椎间盘突出是陈旧性突出，引起症状是椎体移位，椎曲紊乱，侧隐窝、椎间孔位移是主要原因。除了椎间盘突入椎管游离之外，均无必要手术破坏先天自然系统！（王秀光、韦春德记录）

需要强调的是，椎间盘突出是年轻的时候由于用腰不科学即脊柱两侧肌肉力量不平衡（急性或慢性损伤，或受凉所致），导致腰椎骨关节移位，把位于两个椎体之间没有动力的椎间盘也引入"歧途"，带离了其应该所在的位置（此时称为突出），即发病原因是椎体移位，而椎间盘突出则是由此产生的结果。再有，中老年人的椎间盘突出是陈旧性的（年轻时就突出了），此阶段的椎间盘已经退变缺少水分、没有弹性（固定了），疼痛等症状同样是骨关节错位或椎曲紊乱所致（此时是神经根去触碰已经突出的椎间盘），所以在治疗方法上要从病因着手，纠正紊乱的脊椎曲度（骨关节移位），而不用理会突出的椎间盘，只要拨乱反正，把脊柱的曲度恢复正常或接近正常，就可以达到椎间盘与神经根的分离即井水不犯河水的目的，消除临床症状，再通过正确的方式锻炼，即可长治久安。（梅江、王云江记录）

除了椎间盘突入椎管游离之外，均无必要手术破坏先天自然系统！切除髓核是切

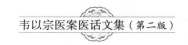

除生命最早的形态基质、生命元素！（梅江、王云江记录）

椎间盘突出的主要原因是椎体旋转移位，而不是前屈后伸。神经受压，一是椎间孔侧隐窝的狭窄，二是椎间盘的挤压，诊断的金标准是直腿抬高加强试验。影像只是参考，治疗以复位为主，使腰椎对位、对线、对轴，才能康复。这是中医整脊的诊疗观。（王松记录）

直腿抬高加强试验是诊断腰椎间盘突出症的金标准，当前医疗界普遍以 MRI 显像作为椎间盘突出症的诊断，造成众多误诊误治。曾到一中医院查房，11 例诊断为椎间盘突出症，而有 6 例青年妇女是骶髂关节错位，3 例椎管狭窄症，只有 2 例诊断正确。腰椎侧弯导致骨盆倾斜，其动力源一是腰大肌，二是髂腰韧带。这是中医整脊区别于美国、日本及各流派的重要理论观点。（王秀光记录）

脊柱劳损伤病的主要病因是力学紊乱，椎间盘学说的发明地美国骨科学会都说切除椎间盘只能缓解坐骨神经痛，但不能解决力学问题。（王松记录）

对椎管狭窄症，中医整脊治疗以调曲为目标而不是以椎间盘为目标。此症普遍是椎曲消失、反弓，多个椎间盘突入椎管，后纵韧带、黄韧带折叠增厚，前后夹击导致狭窄。调曲法整体改善椎曲，使其突入的椎间盘随椎骨退出，打折的后纵韧带、黄韧带张开，椎管扩容，症状、体征改善。其疗法技术优势是微创、手术后路开窗无法可比的。（陈文治、王慧敏记录）

关于骨盆移位与腰椎侧弯的因果关系的问题，学术界讨论并不多，大概是由于椎间盘学说的影响，也就是对骨关节的位移未引起足够重视，什么问题都归咎于椎间盘。

1987 年，日本学者西圆寺正幸出版了《骨盆矫正疗法》。他认为："骨盆移位有先天性和后天性之别。根据现在的观点来看，每个人或多或少都存在着骨盆移位的现象。而骨盆移位是导致腰腿不适的根本原因。骨盆的移位可使脊柱弯曲压迫神经，结果使肌肉、关节和脏器发生功能障碍，出现使许多人烦恼的腰痛肩酸以及其他内脏疾病，其根本原因就是骨盆移位。"显然，西圆寺正幸否定了椎间盘学说，提出了他的"骨盆学说"。为此，他在继承传统的按摩正骨法基础上，创立一套诊断骨盆移位、矫正骨盆的方法。这一学说及方法在国内影响甚广。

近年来，继 20 世纪 70 年代宣蛰人教授的软组织损伤学说之后，产生经筋流派。该流派也吸收了日本人的骨盆学说，除了矫正骨盆之外，还增加垫足疗法——由于骨盆倾斜、下肢长短不等，让患者对短脚在足底加垫，企图使双下肢等长的方法。

矫正骨盆、垫足底，不能有效纠正骨盆移位和长短腿；而采用纠正腰椎侧弯的方法，骨盆也正，长短腿也平衡。（陈文治、王慧敏记录）

除了骶髂关节局部错位之外，所有骨盆倾斜高低皆因腰椎侧弯引起。因此，腰椎必然旋转反向侧弯，在腰大肌、腰方肌、髂腰韧带作用下，一侧髂骨旋转上升，腰大肌刺激闭孔神经致股内收肌群痉挛，股骨内收短缩，加剧一侧髂骨上移，下肢短缩。因此，临床上下肢短缩的主要问题不是骨盆而是腰椎侧弯。只有四维牵引纠正腰大肌等长收缩，纠正腰椎侧弯，长短脚问题、骨盆问题迎刃而解。这是数百例临床经验证明的。因此，奉劝各位做学问要深入分析，用证据说明其是不是科学。不要道听途说，人云亦云。（王云江、梅江记录）

椎体旋转—倾斜—椎间孔位移、椎间盘突出—神经根刺激—腰大肌痉挛—波及髂腰肌痉挛、股内收肌痉挛—腰椎侧弯、骨盆倾斜、下肢内收。这才是病因病理。纠正腰椎侧弯才能纠正骨盆倾斜和下肢短缩。整骨盆和垫脚永远解决不了问题。这个理论观点是考验其是不是中医整脊科医师的试金石。（王云江、梅江记录）

关于腰椎侧弯并发骨盆倾斜、下肢长短脚问题。中医整脊学认为，腰椎侧弯、腰大肌痉挛诱发髂腰肌及股内收肌群痉挛所致。日本学者认为，因骨盆倾斜引起腰椎侧弯、下肢短缩，此观点影响甚广。由此还称引进澳大利亚技术——垫脚技术，误人不浅。任何理论必须用实践证明其是否科学，不管进口的还是国产的。（王云江、梅江记录）

腰椎旋转侧弯导致骨盆旋转高低、下肢长短是运动力学作用——以腰大肌为首的肌力作为。而下肢短缩导致骨盆高低，骨盆旋转不明显，是结构力学作用。据此，所谓整骨盆或者垫高脚底等就可以调整腰椎侧弯，均是不懂病因病理的行为。（王云江、梅江记录）

骶髂关节错位多见于中青年经产妇女。其原因为妊娠后骶髂韧带松弛，加上骨盆运动，导致错缝。此症很容易与腰椎间盘突出症混淆，特别是一些患者，一旦腰胯痛就做 MRI，而 MRI 往往报告椎间盘突出。如果做 X 线照片，可以发现腰曲基本正常，两髂骨不对称或高低不等。检查：直腿抬高试验阴性，"4"字试验阳性，下肢长短不对称。一般做手法即缓解，长短腿也恢复，配合三维牵引可治愈。（王秀光记录）

关于腰椎滑脱症问题：腰椎滑脱症是临床常见病，好发于中年妇女。目前，临床医生对这一病症有两大误区：一是一看见有滑脱就误当创伤骨折脱位，和病人说必须手术复位固定，不然就大小便失禁和坐轮椅等，把病人吓傻了。二是不明白腰椎滑脱的病因病理，把病人腰腿痛误认为是滑脱压迫神经。首先要明白，腰椎滑脱是慢性病，其滑脱是逐年积累损伤。现在发生腰腿痛是肌力失衡，腰椎后关节卡压神经引起的。也就是说，有些病人长期有腰椎滑脱，但不一定会有腰痛。其二必须知道，椎弓峡部裂是腰椎滑移的病理基础，但也要知道，腰椎峡部断裂，不一定有椎体滑脱，因为其椎曲基本正常。而引起滑脱的主要原因是椎曲紊乱——椎曲加大，向前滑脱；椎曲消失、反弓，向后滑脱。所以，调曲就可以复位。（王秀光记录）

有医生问："腰椎滑移，大都因椎弓根断裂，能调移过来？就算有搭积木般的整骨技术，能固定吗？"韦以宗教授答："你先弄明白搭积木的椎体是靠什么稳定的，椎体之间有纤维环，前有前纵韧带，后有后纵韧带，左右还有左右纵韧带，牢牢把24节积木稳定在圆轴线上。所以椎弓峡断裂，椎曲正常，椎体也不会滑脱。椎曲改变了才引起滑移。"问："滑移是否存在后纵韧带的撕脱呢？"答："此症是慢性病，不是创伤，急性创伤可以撕脱。"问："后纵韧带的慢性劳损也会撕脱吧？"答："与膝关节骨关节炎髌骨滑移一样的病理。"

昨天有来自乌鲁木齐的病人，坐轮椅，年前因为Ⅰ度滑脱手术固定，但是上段腰曲消失、椎管狭窄。因此不要形而上学，要动态不要静态，要整体不要局部，要系统不要机械。这是祖先教给我们的思维。调曲复位后靠自主屈曲功能锻炼维持稳定，就算不稳定可以再调。而且钢筋水泥一旦破坏固定死了，复发也无能为力了。这就是道法自然观。（王秀光记录）

腰椎滑脱症多见于中年妇女，原因之一是穿高跟鞋导致骨盆后翘，腰骶轴交角变小后，后椎弓峡部受上关节突压应力导致慢性充血—缺血—脱钙—断裂崩解。在椎曲正常的情况下，可以没有椎体滑移，椎曲一旦变异——加大或变小，椎体就会逐渐滑移而滑脱。（王秀光、吴树旭记录）

国外没有"整脊"。"整脊"是中医特有的医学术语，出自唐代《理伤续断方》一书的"整理补接次第口诀"，由于该书专论接骨，后世又称为"整骨"。20世纪80年代出版我国首部中医骨伤科教材《中国骨伤科学》十卷本列卷四《中国整骨手法学》，20世纪90年代有学者将用于脊椎的整骨手法名为"整脊手法"。21世纪初，《中国中医药报》和《健康报》发表"中国传统医学整脊技术史"，到2006年中华中医药学会经国家中医药管理局、中国科学技术协会和民政部批准成立整脊分会。之后"整脊"一词逐步进入大众视野。

如果说国外有，很可能是指美国的脊骨神经医学（chiropratic），于 1895 年由 D. D. Palmer 创立的，至今才 100 多年。美国没有"整脊"（Integrated Adjust the Spine）之词。根据《英汉医学词典》第二版，chiropratic 的中文翻译是"脊柱按摩术"。chiropratic 一词 2005 年 WHO 明确中文译为"脊骨神经医学"。该专业在香港称为脊骨医学，韩国称为脊椎神经医学。脊骨神经医学（chiropratic）在美国又称脊骨矫正师，是保健行业，不是医疗职业，没有处方权和诊断权（除了有部分是双重学历之外），所以与我国的"整脊"完全不是一回事。因此说，社会上泛滥的"美式整脊"是盗用中医整脊的名词，是错误的。（任鸿记录）

筋膜损伤是疼痛根源，但从严谨的学术来看，这句话不对，根源——神经是从筋膜来的吗？谈到此问题，顺便和大家交代《中国整脊学》一版、二版及《诊疗指南》为什么没有第三腰椎横突综合征？首先，这个病名是 20 世纪 70 年代天津医院陶甫院长提出的，其根据是局部隆起压痛。后来韦教授研究整脊发现，腰 3 横突为什么长，因为它是拮抗腰大肌长度中间力的支点。其隆起是椎体旋转所致，腰背筋膜张力增大，疼痛是椎体旋转后椎间孔紊乱，使脊神经受刺激（臀上皮神经卡压）所致。病因不是横突，所以认为此病名不成立。（任鸿记录）

师父论斜角肌与颈胸椎紊乱的关系：首先了解前、中、后斜角肌分别起于颈 1 ~ 颈 6 横突前缘与肩胛提肌前后拮抗，而止于肋骨 1 ~ 肋骨 2。这组肌肉血运好，且在体前，一般不易损害，当右肩胛提肌向后转动颈椎，它必须向前，其等张收缩（长度不等）失衡，久而久之，在肋骨作用下出现胸椎向左侧弯，锁骨高低不对称。可以这样说，凡上段胸椎左侧弯，表明左侧斜角肌痉挛——颈椎必然旋转，椎曲变异。这是单纯颈部肌肉损伤导致颈椎骨关节紊乱的机理，但一般较轻。严重的椎曲反弓必定是腰椎侧弯诱发胸椎旋转侧弯继发。因此，调整胸椎很重要，也就是师父常说的"胸椎不响，颈椎甭想"之理。（任鸿记录）

师父论椎间盘突出的病因：日积月累的两侧肌力不平衡（单侧劳累或受凉），导致脊柱椎体（尤其是腰 4 ~ 腰 5 或腰 5 ~ 骶 1）两侧压力不均而出现椎体旋转移位，而非以往的观点所认为的脊柱前屈后伸之故。也就是说，椎间盘突出的主要原因是来自椎体的旋转力，椎间盘随着椎体的移位而突出。而此时神经受压，其一是由于椎间孔侧隐窝的狭窄，其二才是椎间盘的挤压。腰椎间盘突出症诊断的金标准是直腿抬高加强试验是否阳性。影像表现只是参考，因为 40% 或更多正常人的 MRI 都有椎间盘突出（即没有临床症状），如果在中老年的年龄段检查 MRI 则突出的比例甚至可以达到70% ~ 80%，注意仅为突出而非突出症，在治疗上要求以椎体复位为主，使脊柱旋转

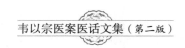

移位的椎体复原（对位）、异常的力线恢复正轨（对线）、偏离的上下纵轴恢复正常（对轴），这样才能康复。这就是中医整脊的诊疗观。（任鸿记录）

腰椎间盘突出症的侧扳法非常有效，其作用在于使短缩的髂腰韧带得到拉伸而复位，前提是排除峡部裂。二维牵引的目的也是如此。（高腾记录）

腰椎管狭窄症严格地说，就是在疾病的早期没有纠正脊柱的侧弯、旋转和曲度异常等，即未能恢复腰椎的力学平衡，而是以止痛为目的，反复如此留下的累积性病症。（高腾记录）

骨盆倾斜即骶髂关节错位所出现的长短腿可以遵循如下的规律处理：如果是后错位（该侧下肢多短缩），牵引复位时应按压髂骨；反之，如果是前错位（有问题的肢体长），则要在牵引的时候按压骶骨。但是，必须要知道，只有纠正腰椎的侧弯才能真正稳定骨盆的倾斜。（高腾记录）

脊柱劳损病的主要病因是肌力失衡后椎体旋转，一旦旋转必倾斜，继发上下及同一力线的椎体旋转倾斜，进而发生椎间盘突出及椎间孔狭窄。近年脊柱外科推广的脊柱内窥镜开展椎间盘、椎间孔和椎板微创手术疗法，可以缓解症状。但由于是局部疗法，未能改善力学——椎曲线的问题，所以复发率高。（王秀光记录）

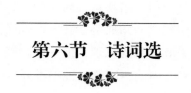

第六节　诗词选

《骨史》初稿感怀

1978 年 9 月 14 日

于广西平南县平山长岗岭茶厂

彻夜不眠六十宵，千年国宝慧眼瞧；

故纸索来为今用，尘埃翻落露汉骄。

青灯照壁人已睡，酷暑迫身笔未丢；

主席遗言①犹在耳，誓将热血作水浇。

①主席遗言：毛主席说，中国医药学是一个伟大的宝库，应当努力发掘，加以提高。

满江红

首届世界骨联大会召开

丁丑（1997 年）重阳节于吉隆坡

千年盛会，吉隆坡，三百精英。
十八路，穿云突雾，众志成城。
中医骨伤出国界，异域他乡有共鸣。
听国际论坛百家语，学坛惊。

中医药，贵传承；在海外，受欢迎。
总理一握手，思绪难平。
洪流直下冲腐朽，鹍鹏展翅搏云青。
看骨联大旗遍五洲，谢天京。

沁园春

昌平颂

2000 年 2 月 5 日

大寒于燕山为昌平区书法展写

燕岭横空，腾飞北国，拱拥昌平。
有青山绿水，幽州古迹，居庸雄关，十三皇陵。
佳果满坡，百业初成，民风淳朴重义情。
君来也，投资兴科教，有利有名。
撤县设区英明，要广招天下精英。
任群雄用武，开发资源，普及科技，广纳园丁。
万众一心，中央号令，国有民营同兴。
新纪里，看民富国强，辉映长城。

念奴娇

回乡感怀

2003 年 1 月 23 日

从广东揭阳往湖广西路浔州府武陵郡

八百千米，溯珠江源头，急急奔驰。

浪迹天涯多少梦，难了故地情思。

山河依旧，街景朦胧，此地曾相依。

生面乡音，庆幸尚存故知。

身怀家国情谊。

老态春心，恨学识来迟。

旧情浔江流未尽，新意西山雾露痴。

凭此才识，晚霞余晖，惜黄金时机。

倾注血汗，谱写生命真谛。

谒张衡墓·武侯寺

2009 年 5 月 2 日

张衡墓前无香火，庭院冷落游人稀；

卧龙岗上人头涌，青烟弥漫武侯寺。

儒家文化重官政，民族劣根轻科技；

不见百年积贫弱，国人终于醒沉迷！

沁园春

谒达摩洞感怀

2009 年 10 月 17 日

千古嵩山，五乳峰巅，少室山丘。

正天高云淡，秋风习习，路径崎岖，山清水秀。

百三石级，顺翁意坚，挺直腰肢步步高。

感达摩，面壁九载，人去影留。

抬头！

达摩何求？

大乘禅宗苇作舟。

念慧可断臂，英雄气概，禅医武功，福荫神州。

先贤业绩，激励老骥，需把功名谈笑收。

传薪火，慧可精神，志在千秋！

咏荷

赠永章弟子

2010 年 11 月 20 日

中通梗直无节枝，花开百蕊香芳菲。
出于污泥尘不染，擎天荷叶绿满池。

西江月

韦以宗步启功吊颈词

2010 年 12 月 10 日

原载于《中国中医药报》

人老颈椎生刺，自然退变更牢；
颈胸腰脊是一条，有病不必乱套。
上病下治爽快，扩胸跨步晨操；
中华整脊另眼瞧，无需再去上吊。

附：启功大师老年患颈椎病，
后行颈椎牵引术，吟诗一首

2010 年 12 月 10 日

原载于《中国中医药报》

七节颈椎生刺，六斤铁饼拴牢；
长绳牵系三两条，头上数根活套。
虽不轻松愉快，略同锻炼晨操；
《洗冤录》里每篇瞧，不见这般上吊。

谒汉中武侯墓

为诸葛亮"士为知己者死"精神震撼

2011 年 4 月 13 日

士为知己第一人，鞠躬尽瘁报使君。
明知三分是天意，累死沙场葬定军。

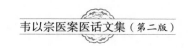

谒拜将台

2011 年 4 月 13 日

人生最惧不自知，拜将台埋千古悲。
既为猎狗勿震主，韩公得意杀头时。

拜张良庙

2011 年 4 月 16 日

子房无意觅封侯，矢志灭秦报国仇；
为求书简三拾履，功成退隐柏山沟。
拐竹成林好添寿，石牛驼经宜身修；
世人若有张良道，知成知足品自高。

谒关羽春秋庙

2012 年 6 月 4 日于许昌

知恩报德显义忠，封金挂印追难兄；
温酒未凉斩猛将，华容狭路放曹翁。
樊城有水囚于禁，荆襄无地葬英雄；
民族之魂集一体，举世华人敬关公！

观黄河花园口扒口处志

2012 年 6 月 17 日

花园口涌黄河水，此水曾酿华夏灾；
欲阻倭寇西进路，却害同胞万户哀。
百万乡亲葬洪水，千顷良田变砂台；
官贪国弱千古恨，祈求此水莫再来。

《指南》兰州发布感怀

2012 年 10 月 18 日赴中川机场路上

白塔山下黄河水，千川汇成金城滩；
丝绸之路从此启，东西文化放灿烂。

贵地发布学科法，神州推介技术难；

不见天上黄河水，九曲迂回十八湾。

读《明史》时珍传

2012 年 12 月 22 日

太医院判拂袖去，攀崖登险验药真；

三十春秋苦心志，纲目撰成无印津。

手稿留存草根地，巨著传遍地球人；

超前志士少人识，青史高歌李时珍。

赴美讲学写之

2014 年 2 月 13 日于纽约

人生本无不老松，救伤起废岂从容；

间盘学说蒙天下，椎曲理论方英雄。

东方文明重整体，西域科技轻动功；

夕阳虽短霞光美，传教何区西与东。

手法双刃剑

赠贵州省中医整脊科同道

2015 年 5 月 20 日

手法治疗双刃剑，既能愈疾也伤身；

疾病本来积年患，别把手法吹成神。

医生高明在诊断，术者糊涂终沉沦；

博极医源贵专一，治愈难病功夫真！

新疆整脊班志

2015 年 6 月 8 日

发表于盈香文苑

丝绸之路传整脊，百余学者同研修；

脊柱本是圆运动，椎曲归根病源由。

四维调曲超手术，八项高技胜开刀；
瑶池又开蟠桃会，禅心侠骨谱春秋。

游天池二首

2015 年 6 月 10 日

发表于盈香文苑

（一）

雪山云绕美天池，天蓝水绿泛涟漪。
王母诚邀神仙会，哈族奶茶胜咖啡。

（二）

王母娘娘创足疗，瑶池泡脚美身娇；
采来蟠桃长寿果，赏奖众仙共逍遥。
王母爱心千年颂，百姓感恩万人朝；
学习娘娘传整脊，祈求病患挺起腰！

应厦门医学会之邀讲学志

2015 年 6 月 26 日于厦门宾馆

厦门高楼接群峰，鼓浪屿存百年踪；
海峡难挡民心向，两岸交流日益浓。
中华同胞皆兄弟，闽台人民是同宗；
民族脊梁今挺直，如今又兴整脊风。

沁园春

花溪重游

2015 年 7 月 9 日

发表于盈香文苑

贵阳高速，飞桥穿洞，雨雾朦胧。
览花溪胜境，龟山蛇岭，流水淙淙。
周公住址^①鸟语花香，绿树成荫护苍松。
三十六年，故地重游故人老，百岁仙翁^②。

光阴如此匆匆。忆当年追随前辈意浓。

倡中西结合，草药接骨，手法复位，固定练功。

经济浪潮，叹骨伤西化不姓中。

挽狂澜，挺脊梁骨气，整脊英风！

①周公住址：周恩来夫妇抗日时住此地。

②百岁仙翁：36 年前时光达教授受邀参加全国中医药治骨折会议曾游此，现时老已经百岁。

念奴娇

谒遵义会址

2015 年 7 月 9 日

发表于盈香文苑

仰慕经年，遵义会议胜地，驱雾飞奔。

凤凰①涅槃圣人出，力挽狂澜救红军。

娄山天险，赤水滔滔，突破重围北循。

中国革命，从此日月更新！

惊赞当年志士，信仰坚定，无畏渡艰辛。

遵德行义赴国难，舍生忘死救苦贫。

今日九州，民富国强，感恩遵义山神。

①凤凰：遵义城中有座凤凰山。

水调歌头

职业大典发布次日京城暴风雨即景

2015 年 7 月 30 日

发表于盈香文苑

暴雨倾满城，湖波难自平。

北国忆往是旱，今夏雨未停。

乐见燕山披绿，喜看江河水盈，蝶蛹攀花樱。

凉风送酷暑，空气日日清。

天作美，事无为，人有情。

大典发布，整脊之路得新程。

久旱能逢时雨，遇霾才惜天晴。

迎风推普及，学术求发展，精益再求精。

鹧鸪天

《指南》制修订专家论证会有感

2015 年 9 月 13 日于兰州

北国金城凉清秋，黄河曲折向东流；

整脊精英喜相聚，学科建设势未休。

数据化，标准高，一方一法严要求；

自觉精力衰多少，奈何责任在肩头！

为腾讯新闻题

2015 年 10 月 21 日

九九重阳节，腾讯出新闻；

中医整脊学，凤凰涅槃身。

古来为今用，洋技耀华文；

坚冰已打破，矢志为人民。

谒医圣祠感怀

2015 年 11 月 11 日

发表于《中国中医药报》2017 年 3 月 1 日 8 版

为扶贫贱救宗亲，弃政从医第一君；

痛斥企踵权贵族，鞑靼追逐名利人。

心怀百姓求古训，志存济世勇创新；

官民同祭张仲景，医圣墓前自省身。

继往开来

贺十一次全国整脊大会暨换届和表彰国家职业大典

中医整脊科医师调研工作先进单位大会

2015 年 11 月 27 日于台州

道法自然在天台，整脊盛会胜利开。

学术传承有贤达，六零七零继开来。

论证会

《中医整脊诊疗指南》制修订专家论证会记

2015 年 12 月 17 日于合肥

整脊精英聚合肥,脊病诊疗论是非;
道法自然成共识,仁心仁术是大医。
间盘学说成历史,四维理论得天时;
椎曲一歌同起舞,中国整脊要腾飞。

咏黄山迎客松

2015 年 12 月 19 日于黄山

千年古树迎客松,顶天立地傲苍穹;
晨迎旭日东升起,暮送夕阳下群峰。
风霜雨雪总葱翠,春夏秋冬自从容;
无需沃土能挺立,人生若此是英雄。

丙申清明游平南思回山志

2016 年 4 月 6 日

思回畅岩山不高,少见宣传少人游;
北宋经学三夫子①,古迹依稀尚存留。
承上启下史可鉴②,继往开来世难求;
明阳心学传天下,此山却是水源头。

①三夫子:北宋大理学家程颢、程颐少年时代延师周敦颐在此讲学读书处。
②史可鉴:《宋史》高度评价三夫子对中华文化的传承功绩。

七律

参观深圳市中医院中医整脊科感怀

2016 年 6 月 6 日于深圳市中医院

鹏城盛开英雄花,中医整脊出名家;
道法自然尊医德,仁心仁术众人夸。
三招调曲残伤起,四法治疗痼疾瘥;
妙手回春脊梁挺,顶天立地兴中华。

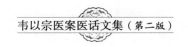

水调歌头

2016 年 7 月 15 日

世中联脊健委成立大会志

当年兴正骨①，今朝挺脊梁。

三十一年过去，南北易战场。

二十三国共舞，更有五百精英，技艺共参详。

东西文化汇，彼此习优良。

制标准，育保健，再开张。

不逾规矩岁月，古有子牙姜。

老中青少上阵，更有徒儿共战，奋发再图强。

中华好文化，世界必传扬！

①正骨：1985 年 6 月创办光明函大骨伤学院，中国中医骨伤科杂志，至今三十一年矣。

一带一路中医整脊行

献给中医整脊专家的礼赞

2016 年 8 月 10 日发表于冰山网

登上西飞的航班，迎着夕阳的霞光。

沿着一带一路的战略部署，支援边疆巩固国防。

仿佛，看到了两千年前，张骞通西域的身影；

仿佛，看到了大唐帝国，历尽八十一难西天取经的玄奘。

看到了，千里草原上的羊群；

看到了，牧羊犬正在驱逐野狼！

又隐约，听到了丝绸路上骆驼的碎步；

又隐约，听到了随风飘响的铃铛！

那是，历史的神圣使命！

那是，民族的勇敢担当！

那是，华夏的浩然正气！

那是，中华民族的襟胸豪放！

那是，先贤的热血传承！

那是，在炎黄子孙血脉中流淌！

要响应，党中央的号令：

拿起打开中华文化宝库的锁匙，努力发掘祖国医学宝藏！

加快现代化研究，让古老的医学，插上现代科学的翅膀！

道法自然的中国整脊，以其独特的疗效，正在遏制乱砍脊柱的猖狂！

学习先贤，一带一路传文化；

祖国在召唤，三十整脊精英来自四面八方。

同心同德大义诊；

仁心仁术，为新疆人民挺直脊梁，身健体康！

七律
游浙江长兴唐代陆羽著茶经之顾诸山记
2016 年 10 月 30 日

曾读陆羽著茶经，未知茶经出长兴；

今朝一览圣贤地，方知茶道此启程。

陆羽生平少书载，茶经版本众语评[①]；

世人只识有龙井，贡茶原是紫笋名。

①茶经版本众语评：《茶经》有宋版、四库全书版、日文版、英文版、法文版和俄文版及评论。

再谒岳王庙
2016 年 11 月 1 日于杭州

再拜岳王庙，岳王千古悲。

还我河山志，甘受奸佞欺。

风波亭冤案，众叛亲亦离。

皇朝从此没，崖山投海时。

精忠忠何类，后人发深思。

澳大利亚新西兰游志
2016 年 11 月 14 日于罗托鲁瓦

中医出国往南巡，

随机览胜游澳新。

异国风情游客众，

满眼都是中国人。

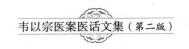

瞻仰王阳明贵州龙场讲学古迹有感

2017 年 3 月 28 日于龙堡机场

古今圣贤非神明，志向阅历定功名。
文王牢狱著周易，守仁流放出心经。
知行合一心即理，天地共参民是情。
惊世名言启后学，助我中华再复兴。

赡仰孙中山故居记

2017 年 3 月 11 日于中山市

翠亨村出一伟人，中华从此大翻身；
弃医从政救国难，造反举旗十一轮。
三渡东瀛图兴国，四下南洋酬军款；
不求权位求国富，天下华人谢孙文。

祝河南省中医药学会整脊分会成立

2017 年 4 月 9 日于郑州东站

中医整脊定中州，调曲复位技术优。
间盘原是生命体，旋转方是病原由。
东方文化需传承，西域科技亦兼收。
普及犹如黄河水，峰回曲折亦东流。

丁酉年清明节祭尚天裕老师墓志

尚师诞辰一百年，清明祭扫在墓前。
恩师毕生为事业，不图虚名品清廉。
洋为中用扬国粹，中西结合谱新篇。
滴酒谢师九泉慰，传承弟子意志坚。

西江月

深圳三名工程感怀

2017 年 5 月 18 日于深圳市中医院

当年蔽护犬子，今朝又荐高徒，二十五年总相扶，四海唯推劲夫。
三名工程下榻，两脊学会描图，八千弟子应不辜，畅饮人生沉浮。

游归元禅寺记

2017 年 5 月 29 日

携孙拜谒归元寺，总理护寺^①后人知。

五百金身免劫难，佛光文化不断离。

罗汉普渡多和善，菩萨传扬总慈悲。

汉水^②南来今北济，因果报应在天时。

①总理护寺：文革期间，周恩来总理下令解放军保护归元禅寺。

②汉江：南水北调主要水源。

文登讲学即兴

2017 年 5 月 27 日于山东文登

传说秦皇登昆嵛，为求长生召文人。

北齐始设文登县，唐宋登州名可循。

山青水绿风光美，人寿年丰景色新。

今朝兴建健康市，直向世界寿乡奔。

轮台义诊记

2017 年 6 月 4 日于轮台

大汉宣帝都护府，轮台西域第一城。

匈奴从此西循去，乌孙月氏得文明。

垦荒放牧传科学，屯田戍边播和平。

今朝又兴中医热，脊健体壮民康宁。

塔里木盆地观光四首

2017 年 6 月 6 日于轮台

（一）

启蒙就知塔里木，七旬方睹盆地河。

流水淙淙腾细浪，南疆人民乐欢歌。

（二）

三个千年胡杨树，沙漠绿洲监护神。

二叶同株随水份，阻挡风沙善献身。

（三）

沙漠公路好壮观，路旁植树接云端。

现今已无死亡海，护路工人笑脸宽。

（四）

茫茫千里戈壁滩，丝绸路上多艰难。

今日喜有高速路，轮台且未一日还。

小诗三首

2017 年 6 月 4 日赴美讲学于首都机场

（一）

望七孤身越重洋，为传整脊疗残伤。

中国梦非靠空喊，疗效真功见市场。

（二）

洋医学艺确认真，专心听课好咨询。

示范小技惊四座，频竖拇指乐欢欣。

（三）

赞宋阿丽

德才双优志气高，传播中医勇当头。

身兼翻译脱口秀，为兴中华不辞劳！

游世界地质公园织金洞

2017 年 6 月 26 日

世界奇观在织金，洞高宽广长又深。

目不暇接千姿态，宛似人间仙境临。

毕节精准扶贫义诊记

2017 年 6 月 28 日

鸡鸣三省毕节州，倒天河水向北流。

红军推山路此地，贫困疾病是源由。

审因论治方精准，调曲正骨才技高。

脊梁挺直体壮健，共奔小康是英豪。

沉痛哀悼沈志祥教授

2017 年 7 月 13 日零时

惊悉沈兄逝去了，悲伤难忍泪涟涟。
四十春秋恩义重，痛失长兄夜难眠。
针联需君再掌舵，中医要你续新篇。
功业未成身先卒，后继有人志更坚。

游雷锋塔有感

2017 年 7 月 1 日上午 8 点

雷锋塔下西子湖，许仙爱情并不孤。
法海霸行源妒忌，娘子义行人欢呼。

翰冲赋

2017 年 8 月 1 日
曾发表于《今日中国》

时逢中华民族复兴盛世，岁次丁酉，党中央亲民爱民，精准扶贫，弘扬中医，济世活民。

吾授首都国医名师，不忘初心。

范夫子曰："居庙堂之高，则忧其民，处江湖之远，则忧其君"。

又曰："先天下之忧而忧，后天下之乐而乐"。

老骥伏枥，不敢忘志；古稀之岁，岂可忘根。

召弟子亲朋，集资修路，养植药园，为故里脱贫。

词赋以颂，生养之恩。

俯瞰华夏神州，八桂东南，大容山脉，东行百里，突起翰冲。

三狮雄立，率领群峰。

寨顶一狮，襟三村四屯；二狮石井，领罗迪华封；三狮尖峰，红塘南冲。

爬坡穿洞，扑面清风。

天然氧吧，泉水叮咚，风境宜人，多有寿翁。

至如罗宥清溪，朱雀源头，自东向西。

汇大冲、石井，青奇之水北去，傍上水鳖鱼，过下水寿龟。

若遇暴雨山洪，波涛汹涌；至孔水石挡，水击浪飞，山谷隆隆。

民谣曰：波行十里润无声，一旦遇挡发轰鸣。

巨石阻拦穿孔过，直奔南海作卫兵。

此之谓也。

乃此翰冲，虽无陶渊明世外桃源之风景美誉，却有三狮六凤九麒麟之名。

观肉桂成林，松杉森森。

翠竹遍野，油茶包金。草药满山，随处可寻。

大冲登丰，林密冲深。

沃田百亩，旱涝无侵。

然垦荒百载，贫困至今。

是山高阻了视线？

是冲窄挡住胸襟？

俱往矣。

今天时、地利、人和。

开发资源，市场目光；种植草药，逢山开荒；养鱼育蚧，储水筑塘；传统产品，现代包装；扬长避短，团结互帮；村邻和睦，共奔小康。

其诗曰：乐见扶贫路畅通，党政支持民用功；群众觉醒尽努力，团结奋斗战贫穷。

回乡感怀

2017 年 9 月 10 日于北京

三狮六凤九麒麟，资源丰富为何贫。

以邻为壑劣根性，只见秋冬不见春。

主席传言重众教，支书表率轻自身。

祈祷一代英才出，翰冲直向小康奔！

咏秋分

2017 年 9 月 23 日

秋分节令到，需着长袖衣。

祖先观天象，农耕总适宜。

气候随令转，先贤得天机。

中华古文化，世界是宗师。

第二届世界脊柱健康论坛胜利召开志

2017 年 9 月 29 日于纽约卫生职业大学

脊健大会纽约开，中医整脊主讲台；

百余学者同研习，十国精英展奇才。

无药疗法除疾苦，有效技能消病灾；

东方文化成正果，世界人民福祉来。

观赏尼亚加拉大瀑布即景

2017 年 10 月 3 日

李白昔观庐山瀑，疑似银河落九天。

尼亚加拉大瀑布，宛如已遇李诗仙。

百丈飞瀑飘双布，数尺彩虹挂两边。

游船载客穿帘过，欢呼淋赏雨云烟。

丁酉中秋感怀

2017 年 10 月 4 日于美国伏牛城

首居美国渡中秋，中美原同一月球；

世传美国月更亮，皆为崇洋媚外由。

国情有别有差异，制度不同不强求；

相互包容补长短，今日睡狮已昂头！

丁酉寒露即景

2017 年 10 月 8 日

不与群芳争，瓦盆也能生。

立足小土地，蓝天足扬帆。

枝叶有雨露，花蕊蜂来耕。

硕果结累累，韧茎勇支撑。

人生能如此，不枉渡平生。

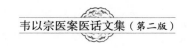

读二届世脊论坛纪要感怀

2017 年 10 月 9 日

中医整脊出西洋，道法自然好主张。
呵护后天自系统，脊梁无病体自强。

参观世界七大名胜古迹之吴哥窟感怀

2017 年 10 月 18 日

高棉大民族，古贤很聪明。
巍巍吴哥窟，工艺超长城。
埃及金字塔，仅叠三角埵。
吴哥千年石，块块有图形。
石屋供大佛，信仰最虔诚。
壮哉大吴哥，高棉微笑迎。

十四届世界中医大会志

2017 年 10 月 23 日下午 8 时于曼谷素万那普机场

刚别自由女神像，又谒高棉佛笑容。
湄南河畔千人会，环球刮起中医风。

首都机场感怀

2017 年 10 月 25 日晨 7 时

古稀之年何猖狂，展翅翱翔东西方。
纽约高棉暹罗国，今朝又往邕州航。
机遇难求争朝夕，责任易得勇担当。
先贤事业需传承，老马识途善开荒。

北帝山游记

2017 年 10 月 31 日

平南北帝山，巍峨云雾间。

群峰如骏马，奔腾去不还。

峰峦似刀削，奇石叠灿烂。

山中有国宝①，溪水响潺潺。

胜景须高眺，老翁勇登攀。

①国宝：指山中有花梨树。

香港讲学记

2017 年 11 月 19 日下午 9 时回深圳路上

维多亚港百年洋，民族文化须自强。

二百学子齐研习，中医整脊又开张。

游玉龙雪山有感

2017 年 12 月 17 日

玉龙雪山处女峰，悬崖峭壁傲苍穹。

九命①殉情惊天地，百对情侣赴玉龙。

爱情悲歌千古唱，婚姻幸福万年风。

不见月谷雪水泪，碧蓝透沏诉情浓。

①九命：传说古代美女名九命，爱上一男青年，但男青年父母反对，九命于雪山殉情，后男青年也随九命而去。后有 200 名情侣也因家庭反对婚姻而仿九命殉情玉龙天国。

深圳机场即兴

2018 年 1 月 12 日上午 6 时

岁末从南往北奔，并非旅游或探亲。

不敢偷闲图安乐，一心牵挂伤病人。

中医整脊需推广，弟子医技要更新。

老骥伏枥岂忘志。业无止境可青春。

新疆会诊讲学记

2018 年 1 月 15 日于呼图壁

（一）

新疆人民爱中医，笃信整脊疗效奇。

轮椅推来站立走，亲属宽心笑微微。

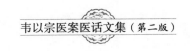

（二）

人间风水有轮流，甘肃病人新疆求。

千里迢迢为腰病，只图整脊不开刀。

注：轮台，呼图壁两地两天诊病两百多人。甘肃两腰椎管狭窄症患者到呼图壁中医院诊治。

公司引进国家地理标志产品洋县黑谷种子发放志

2018 年 3 月 7 日于广西平南县平山镇

人老归乡享晚年，吾却扶贫来攻坚。

引入国家长寿谷，党政支持民争先。

一塘五岭①植药圃，二蓝三黑②种稻田。

待到乡亲脱贫日，七旬老翁笑开颜。

①一塘五岭：指汶塘和五个山岭。

②二蓝三黑：指蓝莓，蓝岗梅，贵州黑猪，洋县黑米和黑肉鸡（乌鸡）。

沁园春

医疗扶贫宁夏固原义诊感怀

2018 年 4 月 20 日于银川河东机场

始皇长城，泾水之源，六盘高峰。

昔毛爷到此，清平乐赋，气吞山河，缚住苍龙。

三座大山，摧枯拉朽，国人站立地球东。

党中央，四进固原市，扫除贫穷。

响应领袖号召，率赤诚弟子来支农。

行医疗扶贫，整脊特技，理筋正骨，调曲练功。

培育人才，传承国粹，脊梁挺直展英风。

拼余晖，见病人康复，乐在其中。

整脊之歌

2018 年 4 月 20 日往银川路上

人始生，腰椎平。

长六月，腰曲成。

一岁多，颈弧形。

椎曲护，脊神经。

脊柱挺，筋脉清。

勤锻炼，无病症。

形体美，神气精。

生命根源在脊梁，颈腰椎曲需康强。

伤病多因久坐起，运动平衡保无殃。

防治颈病背撞墙，弓步压腿免腰僵。

仰卧起坐调腰腹，腰椎无曲拱桥良。

中医整脊好主张，道法自然不损伤。

理筋调曲把功练，中华国粹要弘扬。

注：本歌词曾在《中国中医药报》发表，并组织40多名弟子合唱。荣获"认识中医药——全国中医药科普短视频大奖中'最具影响力奖'"。

读春德胡杨林有感

2018 年 12 月 3 日

娇子自翊肥又壮，戈壁滩上见真神。

落伍方知攀扶贵，饥渴始晓滴水恩。

文出心灵情切切，书自意境义真真。

不惑之年多珍重，承前启后善献身！

祝贺世界中联脊柱健康专业委员会盆底专业组成立
暨首届中医盆底整脊培训班开班

2019 年 4 月 27 日于浙江杭州富邦丽佳国际大酒店

盆底障碍苦难言，病魔折磨半边天。

中医整脊有妙术，培育人才举能贤。

局部治疗循旧法，整体康复谱新篇。

丈夫欢呼中医好，妻子健美笑连连。

轮台与奇台义诊志

2019 年 5 月 19 日于乌鲁木齐地窝堡机场候转机库尔勒

仲夏展翅到二台[①]，天山南北两分开。

古为宣帝都护府[②]，屯田垦荒匈奴衰。

当年文明需志士，今朝中医要人才。

维汉伤病盼整脊，七旬老翁飞过来。

①二台：指天山南轮台，北奇台。

②古为宣帝都护府：汉宣帝设轮台（公元前 60 年）奇台（公元前 68 年）为西域都护府。

诊余游天山大峡谷即兴

2019 年 5 月 23 日于轮台

天山大峡谷，世上有美名。

雅丹地貌壮，神仙叠砌成。

千姿兼百态，石石有奇形。

巍巍一线天，裁裁二山迎。

人人抬眼望，个个吓心惊。

山风吹习习，溪水响声声。

胜境览不尽，老翁忘年龄。

祝贺全国整脊换届大会暨第四届世界脊柱健康论坛胜利召开！

2019 年 7 月 28 日于深圳

民族文化需弘扬，二位市长来捧场。

中医整脊有奇效，道法自然不损伤。

港澳台新齐叙会，美韩澳日涉重洋。

盛会空前新班子，薪火传承护脊梁。

游贵港南山寺、玉林云天宫即兴

2019 年 8 月 18 日于贵港市

晨游南山寺，午览云天宫；

观音多慈祥，如来好笑容。

南山千年迹，云天十载功；

莲盆托大佛，凤凰伴飞龙。

　尽见人工艺，惟有罗汉松；

　辉煌古文化，瑰集云天中。

清平乐

甘肃省中医药学会整脊专业委员会换届大会志庆

2019 年 8 月 31 日于兰州

　五进金城，传整脊特技。

　调曲复位是真知，涌现十数名医。

　黄河之都兴中，文化自信氛浓。

　换届才俊二百，推广业绩更丰。

祝贺新疆中医药学会整脊专业委员会成立

2019 年 9 月 7 日于新疆奇台

　天山绽放整脊花，救伤起废百姓夸；

　今日普及西北角，来年传遍大中华。

清平乐

贵州遵义播州义诊记

2019 年 9 月 22 日

　三进播州，整脊情未休；病人闻讯蜂拥至，脊柱伤病需求。

　关键培育人才，建立规范平台；普及护脊知识，健康中国快来。

自吟

70 周年国庆日前夕

　九月九城苦奔波[①]，飞行万里意为何？

　　责任担当整脊业，庶翁乐唱夕阳歌。

①九月九城苦奔波：9 月 1 日兰州到北京，2 日北京到南京，6 日北京到乌鲁木齐到奇台，11 日奇台到富康，12 日乌鲁木齐到南京，14 日南京到北京，20 日北京到贵阳到遵义播州，23 日贵州茅台到北京，27 日北京到广州到中山。

青玉案
戊戌年中秋喜赋

举国欢腾庆丰收。
中秋夜，明月高。
相聚自古念未休。
多少团圆难相求，光景西驰流。

东坡曾叹伤离别，千里婵娟唱开头。
义重何苟朝夕留。
久别重逢，量子纠缠，另具一风骚！

浪淘沙
咏雾
已亥年清明于邕州

大雾漫邕州，难见高楼。
朦胧路况笛未休。
江水后波推前浪，逶迤东流。

成败有原由，满目坟头。
人间总有志未酬。
最大抱负惟呼吸，贵在无忧。

念奴娇
出席十六届世界中医药大会感怀
2019 年 11 月 8 日于布达佩斯

多瑙河畔，大汉风，汇聚近千精英。
中医大会，三十国，共奉黄帝内经。
传承精华，守正创新，八百人同声。
丝绸之路，重发再长征。

遥想李广当年，匈奴西去了，百万雄兵。

今匈国人，多黑发，亚裔之征。

血统遗传，思中原文化，办会豪情①。

炎黄伟业，全球必扬威名！

①匈牙利是为中医立法首个欧洲国家。

忆秦娥

多瑙河

2019 年 11 月 10 日于布达佩斯中医大会后游多瑙河

多瑙河，喜看蓝色唱欢歌。

唱欢歌，中匈友谊，千载情科。

流经十国二千八，一战二战生杀多。

生杀多。

命运共同，远离干戈。

忆秦娥

兰州出诊记

2019 年 11 月 25 日往固原高速公路上

征西北。

病人闻讯过道塞。

过道塞，企求整脊，疗效独特。

推广脊病三治则。

轮椅推来放一侧。

放一侧，健步自如，笑容默默。

雨淋铃

庚子年春节感赋

庚子春节，冠状病毒，肆虐未歇。

武汉疫区暴发，封城了，援军出发。

国民宅居斯守，不恐慌悲切。

党中央，英明果断，一扫乌云蓝天阔。

自古庚子多灾结，更有禽兽难区别。

从今吸取教训，长知识，只争年月。

历此经年，应是国泰民安建设。

便纵有千种灾难，强国世界说。

观党史系列电视剧感怀

庚子年春

人生一辈无如果，

上苍安排是天机。

知遇面临失交臂，

厄运将来无避时。

发达福兮祸所伏，

落泊祸兮福所依。

智者遇难不折服，

窥探沙场图腾飞。

采桑子

北京蓝

2020 年 3 月 6 日

万里晴空北京蓝，宅居避疫。

天高气新，庆幸咱有党中央。

白云飘过太阳灿，光芒照壁。

举国齐心，华夏精神世无敌。

五言古风

庚子年清明前于邕州国宾 1 号凭窗观光即兴

静静邕江水，默默南山峰。

此江曾汹涌，彼山也招风。

风吹走南北，潮弄跑西东。

风水轮流转，时运有定踪。

福兮祸所依，祸兮福伏中。

人生无如果，健康有苍松。

笑看往昔事，潇洒一老翁。

游邕江公园随感

庚子年谷雨前三日

虽无标杆却有根，枝叉叶翠长此身。

历经风霜百枝茂，曾阅狂澜万木春。

烈日遮阴游人歇，风和太极老年勤。

观树由思人生态，若似此根是仁君。

水调歌头

重回平南故里

2020 年 9 月 12 日于广西平南城区水果七街 117 号

中华好文化，落叶必归根。

京华飞越故里，亲友乐欢欣。

县城高楼林立，三桥飞架浔江，改革日日新。

当年交通闭，三条高速奔。

兴科技，人群奋，争脱贫。

四十二年过去，岁月已蒙尘。

洒上平生余热，传授整脊特技，健康众乡亲。

一慰平生愿，醉梦第二春。

蒲公英赞

2020 年 5 月 29 日

只求有坭土，不拘瘦与肥。

春来叶繁茂，夏到花子飞。

健康解热毒，养生避疫宜。

区区一小草，助人康乐时。

清平乐

庚子正月二十一日即景

雨雪京都，避疫困宅庐。
二版三版编脊学，不为国难添堵。

坚信党和国家。
廉政清理残渣。
明日毒魔灭后，再赏百草千花。

清平乐

庚子年中秋国庆感怀

十九年遇，国庆同中秋。
多少个革命烈士，换来家国无忧。
传承革命意志。
建设社会主义。
老翁虽弱无能，奋斗不言放弃。

江城子

中国中医药出版社录像志

2020 年 10 月 14 日于六环路上

少林正骨史可循。
要传承，勇创新。
文化自信，弘扬见精神。
召来一线有志士，摄录像，编视频。

推广普及义务勤。
贵宣传，技术真。
正骨绝技，妙术可脱贫。
千年国宝得承继，君莫笑，老翁身。

青玉案

深圳市三名工程出诊讲学志

2020 年 11 月 17 日于深圳市高铁北站

深圳改革急先锋。

四十年，建奇功。

三名工程爱心浓。

深圳党政，百姓拥载，健康最至重。

发展中医攀高峰。

脊病疑难有妙工。

引来先进技术丰。

文化自信，治疗三则[①]，壮哉中国龙！

①治疗三则，指整脊治疗原则：理筋，调曲，练功。

渔家傲

广西梧州市世界中联中医盆底整脊培训班结业志

2020 年 11 月 23 日于梧州南高铁列车上

葛洪行医此地前，留下《肘后》千六年。

继承发扬学先贤，半边天，产后病痛苦难言。

八名专家齐心传，六十医师责在肩。

正脊调曲练功先，筋骨坚，妇女盆底病痛痊。

游伏羲庙即兴

2020 年 12 月 12 日于甘肃整脊年会后

蜿蜒渭河水，

巍峨伏羲城。

伏羲年年祭，

女娲岁岁情。

中华好文化，

神州源流清。

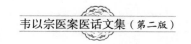
八千年文明，

当今世界惊。

游卦台山感怀

2020 年 12 月 13 日

昨谒伏羲庙，

今访卦台山。

庙是后人建，

八卦出此间。

伏羲登此境，

渭水绕湾湾。

观天再察地，

玉帝急下凡。

钻木取真火，

鱼肉烧熟馋。

结庐人居住，

别离洞穴争。

结绳造文字，

牛羊畜在栏。

种植谷麦蔬，

开始有农耕。

伟哉伏羲氏，

人文始祖生。

清平乐

祝贺甘肃省整脊三届年会暨整脊培训班胜利召开

2020 年 12 月 14 日于甘肃天水麦积山机场

秦川渭河。

八百里欢歌。

二百精英中医热，志向整脊专科。

理筋调曲练操。

传承创新提高。

病人健康至上，老骥何惧辛劳。

西江月

祝贺齐鲁名医高峰论坛胜利召开

2020 年 12 月 23 日于淄博黛溪山庄

淄博松龄故里，聊斋志异乡亲。

齐鲁名医高峰会，专家聚集如云。

脊柱力学议议，骨伤理论纷纷。

远离鬼异不信邪，健康中国同奔。

贺新郎

祝贺辽宁整脊学会成立

2020 年 11 月 26 日

东三省兴中。

辽宁省，中医大学，二院称雄。

中医整脊专委会，世轩主委推崇。

贵传承，敢于发扬，守正创新建功。

新理论，指导多实践，育人才，普及风。

一圆一说和两论，动态观，系统整体，点线之工。

正骨调曲针推上，首要理筋放松。

到来年，普及地市，建设健康大中华，团队里，交流学术浓。

百姓赞，功德丰。

一剪梅

翻见 2009 年贵阳标准任务会相片而作

2021 年 1 月 2 日于北京

十年标准不白忙，老骥伏枥，初心不忘。

事业发展靠弟子，立志传承，整脊上岗。

理筋调曲是良方。不为名利，病人健康。
大典发布有法据，不求上帝，只靠沧桑。

虞美人

新西兰葡萄酒

2021 年 2 月 1 日

天涯南国寄洋酒。
情义天长久。
念君异乡不容易。
思念我夫妇常常惦记。

岁月蒙尘记忆在。
只有容颜改。
祝君事业步步高。
武当功夫锻炼身体优。

清平乐

庚子年除夕

庚子瘟疫，防控多积极。
京城大兴有冠肺，官民同建业绩。

祈祷辛丑牛年。
瘟神远上西天。
百业兴旺民健，神州捷报连连。

西江月

辛丑年元宵

辛丑元宵欢庆，庚子疫疬已清。
百业从此高水平，重来瘟疫不惊。
七八个工作室，二三次再出征。
中医整脊治难症，病人需求必应。

游青山感怀

2021 年 3 月 13 日于邕州国宾 1 号

别离青山三十秋，
今日偷闲到此游。
角梅红红映路景，
绿树亭亭木荫高。
游人结队爬山远，
老翁率众坐车头。
菩萨喜迎不速客，
登高一览邕水流。

忆秦娥

2021 年 5 月 5 日于南宁中南医院整脊中心

惊天雨，飘洒南宁车辆堵。
车辆堵，义诊伤病，传承宗古。

整脊理筋不痛苦。
发扬传统精华笃。
精华笃，乐见伤病，体康健楚。

看看可可托海的姑娘

2021 年 5 月 12 日上午 7 时于首都机场

登上西飞的航班，目送身后远去的朝阳。
想到可可托海，探望那美丽动人的姑娘。
她移情别恋，认定了曾救她性命的牧马人，嫁给伊犁国门做新娘。
因为伊犁有喀拉峻大草原，盛产宝血马是马中优良。
因为伊犁有可爱的马拉提，因为伊犁有梅花盛开的清香。
这只是开个玩笑，可可托海是在天山北麓，实际上我去的是新疆的南疆。
我是应新和县政府邀请，为百姓挺起脊梁。

诊余游龟兹国古迹感怀

2021 年 5 月 13 日于新和县铭缘大酒店

天山南麓库车东，

龟兹古国残垣中。

都护班超开府邸，

高僧罗什译汉风[1]。

百姓难觅文明史，

人群喜见舞乐功[2]。

民众支持兴整脊，

邀请都城一庶翁。

[1]高僧罗什译汉风：高僧罗什精通汉语，将玄装带回所有佛经翻译成汉语。

[2]舞乐功：龟兹舞影响欧亚两洲，至今犹存。

三名工程出诊记

2021 年 6 月 25 日于深圳北站

深圳疫区侬逆行，

只为伤病求医难。

查房讲学解疑惑，

病人康复乐开颜。

92 期中医整脊科医师培训班结业志

2021 年 6 月 28 日上午 11 点于南宁吴圩国际机场

中医整脊能扶贫，

脊柱健康众乡亲。

求医病患专心治，

培育人才无区分。

贵邕弟子亲手教，

鲁浙学员操练勤。

健康中国在行动，

医师结业乐欢欣。

庆祝中国共产党成立一百周年——
伟大的，正确的，光荣的中国共产党

韦以宗（北京昌平区光明骨伤医院）（平南籍）

我从小立志跟共产党走，现在我所有的一切，没有党就没有我自己。

我出生在贫农家庭，童年就被饥饿驱使。

早年母兄重病，庸医无钱不医，使我幼小的心灵，为此咬牙切齿。

从此立志长大学医，是伟大的中国共产党培育，现在我虽然已是专家，但坚决拒绝金钱财富，与商业行为各异。

是正确的中国共产党，培育和政策，使我荣获知识分子重奖，让我编著了中国骨科技术史。

是正确的中国共产党政策，支持科技人员业余兼职，成立光明中医函授大学骨伤科学院，历四年培养四千多名传承志士。

是光荣的中国共产党培育和鼓励，让我上了中央电视台，东方之子。

是正确的中国共产党培育和支持，在本世纪初，见脊柱病人，被病魔折磨，而西医开刀效果不佳，作为中医人，深感羞耻。

逐按前贤教诲，遵脊柱外科老前辈指导，运动力学，是皇冠上的名珠，能解决脊柱伤病的圣旨。

创立一圆一说两论，那是从功能解剖研究开始。

感谢正确的中国共产党，党领导下的国家中医药管理局，使中医整脊科医师，填补了中医领域内，空白之纸。

我虽然已是古稀之年，但是不忘初心，牢记使命，支持全国各地，开展中医整脊专科，奋斗不止。

即兴

辛丑年国庆节

春来撒种子，秋收大南瓜。

无需肥沃土，夏到开金花。

蔓头花共炒，美味可口佳。

最宜老人用，润肠无结巴。

既可作瓜饼，也能熬粥粑。

健康好食材，益寿人人夸。

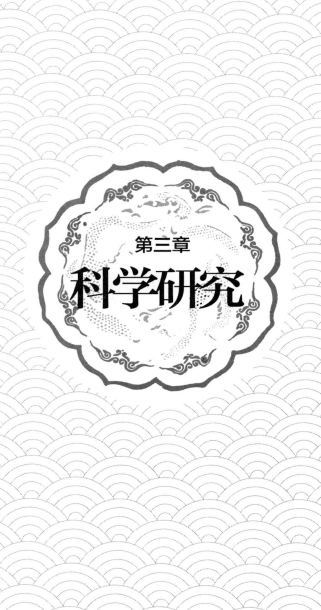

第三章

科学研究

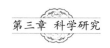

第一节 技术史与古籍文献研究

中国骨伤科手术疗法史——清创术

中国医学骨伤科在其形成和发展的历史进程中，创造运用的手术疗法有清创手术、骨折切开复位术、内固定术和植骨术等。尽管这些疗法还比较朴素，仍然值得重视，并加以总结。

1. 清创手术

清创手术起源于人类对开放创伤继发感染的认识，而这种认识是来源于对感染创口治疗经验的积累。

远在公元前11世纪到公元前8世纪的西周时期，当时的"疡医"对"金疡""折疡"（指开放创伤和骨折），已运用外敷药物包扎，对感染的创口采取搔刮法和药物追蚀法等治疗，称为"劀杀祝药之齐"，"五毒攻之"。

战国时期，对感染创口创造了药水洗涤疗法。据近年出土战国时代的《五十二病方》记载："如脬久伤者痛……治之煮水二（斗）……几三物汤中，即炊汤，汤温适，可入足。"此为小腿创口感染的药水洗涤治疗法。

可见，公元前11世纪到公元前4世纪这段历史时期，人们对开放创伤感染的病因已有了认识，并从一般包扎到对感染病灶的扩创、药水洗涤，逐渐认识到早期处理伤口的意义。这是清创手术疗法的萌芽，也是创口消毒法的雏形。

汉代继承了战国时期形成的对感染创口的药水洗涤法、药物追蚀疗法。三国时期，当时的外科医生也运用"刮骨疗毒"的扩创手术治疗毒箭伤所致感染。

约公元330年，葛洪著《肘后卒救方》总结了自战国以后用药水洗涤创口的经验，并特别强调对被野兽咬伤的伤口，必须在初期用药水洗涤，才能避免"肿痛烦热"。对狂犬咬伤，葛洪还认为要在早期对伤口"嗍却瘀血"，对感染的创口，主张用盐水洗涤治疗。

到了7世纪初叶，古人对开放创伤认识产生了一个飞跃。《诸病源候论》（610）一书，分析了创口感染的原因，指出了"遇水、中风，寒温失调；疮内异物，死骨，包扎不严"等都是创口感染的病源，运用早期清创伤口、去除异物和缝合包扎的清创缝合手术疗法。《诸病源候论》之"金疮伤筋断骨候"载："夫金疮始伤之时，半伤其筋……若被疮截断，诸解身躯，肘中及腕、膝、髀若踝际，亦可连续，须急及热，其血气未寒，碎骨便更缝连，其愈后直不屈伸。若碎骨不去，令人痛烦，脓血不止。"明确提出对开放骨折必须在早期进行清创，特别强调去除不能"缝连"的碎骨；对有箭头、异物的"须令箭镞出，仍应除骨尽，乃敷药。不尔永不合"（箭镞金刃入肉及骨不出候）。而且，书中还较详细记录了当时的缝合技术，在"金疮成痈肿候"中载："凡始缝其疮，各有纵横，鸡舌膈角，横不相当，缝亦有法，当次阴阳，上下逆顺，急缓相望；阳者附阴，阴者附阳；滕理皮肤，复令复常。"这是对创口一种分层连续缝合法。对血管出血，书中还介绍"当以生丝缕绝其血脉"的结扎止血法。

唐朝末期，蔺道人约于公元 841 年著《仙授理伤续断秘方》，对开放骨折主张煎水、冲洗伤口，然后复位骨折，外用药物敷伤口并包扎、小夹板外固定治疗。他把这一疗法总结为十四法，而把煎水洗放在首位，可见，他也十分重视伤口的早期清创。蔺道人外洗、外敷创口的药物，有消炎杀菌、止血止痛的功能，如生葱、土荆芥、白矾、百草霜、土当归和丁香等药。至此，中国骨伤科的清创手术疗法业已形成。这种清创手术是在创伤早期行冲洗创口去除异物、碎骨，分层缝合或者不缝合而用药外敷包扎等方法。

这一清创手术法，到宋元时期仍继续应用。如《圣济总录》认为，对开放性创伤骨折，在清创中要去除异物；并且十分重视在创伤早期处理，强调"要在血气未寒，急施治法，用桑白皮擦为线，或用麻线缝合伤口"。对用药敷贴，主张先用盐水洗涤，《圣济总录·金疮门》："每用药贴，先以盐水洗过，烧葱汁涂疮上，然后干掺药之。"《世医得效方》："如伤大，先以冷盐水洗过，却以黄桑浆涂四周。"盐水洗创口法，是继承了葛洪的方法。

明代《跌损妙方》（1523）一书，运用清创缝合术处理喉断裂和阴囊撕裂，开放性骨折运用清创手术疗法又有新的发展。到了清代，《救伤秘旨》（1852）一书所记载的治疗方法："夫刀伤虽易实难，筋断腹破，皮连骨削，刺入骨间，箭镞断在肉内……皮开而长者，必用细针将两边新破皮慢慢扯合，以针拴好……箭镞断骨间，须用麻药服之，使不知痛，庶可钳出。指节或骭（足趾骨）被伤而偏者，或连皮屈折者，必要伤时理正。"这里强调用麻醉后行清创术，并对不全新指（趾）主张早期缝合接正。清创缝合术，到明清时期还发展到对毁损或坏死肢体的截肢术。16 世纪薛己著《正体类要》（1529），记载了他运用上肢截肢术治疗手外伤感染坏死。

中国骨伤科的清创手术疗法，在今天看来虽然是简朴的，但在世界医学史上是较早的。西医学到 10 世纪才运用酒处理伤口；到 16 世纪才运用药物煮水冲洗伤口；到 1898 年，才由 Fricdrick 提出早期清创伤口而实施清创手术疗法。

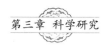

2. 骨折切开复位术

中国骨伤科应用切开复位术治疗骨折始于唐朝，即8世纪前后。

中国医学发展到唐代，全身麻醉法已经应用于临床，据《酉阳杂俎》记载当时荆州的一位外科医生，对一小腿骨折施行全身麻醉后切开复位手术治疗。唐末蔺道人在《仙授理伤续断秘方》中，明确指出："凡伤损重者，大概要拔伸捺正或取开（即切开）捺正。"《仙授理伤续断秘方》记载了当时应用的全身麻醉方药，蔺道人的这段话明确表示对骨折的复位（捺正），有闭合的手法复位（拔伸捺正）和切开复位（取开捺正）两大法。而且，他还指出，当手法复位不成功时，可行切开复位法，他说："拔伸不入，搏捺相近，差一二分，用快刀割些，捺入骨。不须割肉，肉自烂碎矣，可以入骨……所用刀，最要快，剃刀、雕刀皆可……却用针线缝合其皮。"《仙授理伤续断秘方》的这段记载，较《酉阳杂俎》的传记更为具体。

早在隋朝的《诸病源候论》中已载有对开放骨折行线缝合骨折片的内固定疗法。但切开复位骨折，文字记载较确切者，是公元841年的《仙授理伤续断秘方》一书。而欧洲最早是在1775年才由Lapuyade和Sicre二氏试用金属线做骨折内固定。这一方法虽不能与西医用金属线做内固定相比，但其治疗思想则要早得多。

宋代《医说》（1189）记载宋代的军医应用切开复位法治疗小腿多段骨折。元代《世医得效方》也主张骨折在手法复位困难时，可行切开复位法。

由于切开复位法的实施，对一些骨缺损的骨折，又创造植骨填接治疗。据宋代《夷坚志》所载，当时的外科医生已用植骨的方法治疗颐骨缺损。到明代，《云南通志》记叙当时的名医陈凤典有换骨的技术称"易骨术"，也就是骨骼移植。清代江考卿的《江氏伤科方书》（1840）记载："凡人骨跌出，内外跌肉中，用十二号宝麻药一服，将肉破开，取骨整。""若骨碎者，即以别骨填接。"这是施行麻醉后行切开复位术，并指出用植骨术。

然而，这些手术疗法仅仅是一种尝试和意识到一些骨折仅靠手法复位有困难。由于口服的麻醉药毒性大、风险高，另一方面没有取得无菌操作、止血等技术，所有的手术尝试都同西方医学一样，在19世纪之前处于蒙昧时代。

1846年美国人发明乙醚麻醉。1892年法国人发明可卡因浸润麻醉，随后有了止血、输血技术的应用。1929年青霉素的发明，西方医学取得了手术疗法的三大突破，为人类医学科学发展做出了划时代的贡献。

（《中华医史杂志》1981年第11卷第3期，作者韦以宗）

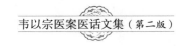

中医骨伤科疾病诊断史

中医骨伤科对骨折与关节脱位的诊断，有辨证和辨病（骨折部位和类型）两方面的内容。本文主要介绍骨折脱位在部位诊断和分型分类方面的诊断经验及其形成发展的历史过程。

（一）

商时期（公元前 16 世纪），甲骨文已有"疾骨""疾胫""疾手""疾肘"等病名。甲骨文中的"骨"字写作，字中线条示骨折的形状。西周时期（公元前 11 世纪至公元前 8 世纪），对创伤开始分类，如《周礼·月令孟秋》："命理瞻伤、察创、视折、审断。"轻者曰伤，深者曰创，骨骼折裂曰折，肢体离断曰断。《周礼·天官》又将刀刃所伤称为"金疡"，骨折脱位称为"折疡"，把一般软组织开放创伤和骨折脱位进行了鉴别诊断，也就是将创伤分为两大类型。

"折疡"也是骨折脱位最早的病名。春秋战国时期（公元前 8 世纪至公元前 3 世纪），《五十二病方》和《阴阳脉死候》等著作有"折骨绝筋"和"折骨裂肤"（开放性骨折）的描述；《左传》有"折肱""折股"的病名。说明这一时期对开放性骨折和一些部位的骨折已有初步诊断知识。至《黄帝内经》记载了包括六大关节（髋、膝、踝、肩、肘、腕）在内的 26 个部位骨骼、关节的名称，描述了骨骼和关节的大体结构，从而为骨折脱位的诊断分类提供了理论依据。《内经》还描述"跌仆""堕坠"等损伤，是以病因作为病名。又如秦汉时期把骨折称为"腕折"，是指四肢骨骼因屈转跌伤堕坠所致弯曲折断受伤的统称。

晋代，葛洪（公元 4 世纪）提出了骨折和关节脱位的鉴别诊断，如：凡脱折折骨诸"疮肿""腕折、四肢骨破碎及筋伤蹉跌""失欠颌车蹉张口不得还"等，葛氏所称"脱折"是指蹉跌引起的关节脱位，"失欠颌车蹉张口不得还"即指下颌关节脱位；"折骨"以及"腕折四肢骨破碎"属于骨折一类。而且，葛氏对"腕折、四肢骨破碎"应用竹夹板固定，而对"失欠颌车"用手法复位后不用固定，说明他对关节脱位和骨折已进行了鉴别诊断。他还描述了粉碎性骨折。

隋代《诸病源候论》（610）对开放性骨折的诊断从病因、症状方面论述甚详，"金疮候"中记有开放性骨折继发红、肿、热、痛、化脓、溃疡和长期不愈合的症状表现，指出这些证候是因伤口清创不彻底、遇风水，或包扎不严、寒温失调、有异物死骨等所致。《外台秘要》（752）将创伤的证候分为 14 种类型，其中有"折骨""伤筋""筋骨俱伤""内伤""金疮"等。841～846 年，蔺道人在《仙授理伤续断秘方》（以下称《秘方》）一书中总结的诊断骨折脱位的方法，有"相度损伤""揣摩""相度骨

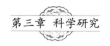

缝""撚捺""忖度"等。这是望诊、切诊（触诊）和闻诊在骨折诊断的具体运用，也是中医骨伤科早期诊断骨折的主要方法。

《秘方》提出了现代称为陈旧性骨折的概念，书中写道："凡损一月尚可整理，久则不可。"说明蔺道人对陈旧性骨折脱位已有认识，指出了超过一个月的骨折脱位"不可"用手法整复。

中医骨伤科发展到 9 世纪，对骨折和关节脱位、闭合性骨折和开放性骨折、新鲜骨折脱位和陈旧性骨折脱位已进行了分类诊断，并运用于临床指导治疗。

（二）

对各部位骨折、关节脱位的诊断及其分型分类，自 9 世纪后迅速发展。

《秘方》一书描写的骨折脱位就有颅骨、肋骨、股骨、胫腓骨、尺桡骨、趾（指）骨和肩关节、髋关节脱位和类型。到元代，危亦林的《世医得效方》（1337）又描写了脊椎骨折脱位和肘、腕、踝关节骨折脱位。《世医得效方》谓："凡脚手各有六出臼四折骨"，"骨节损折，肘臂腰膝出臼蹉跌"。明代《普济方·折伤门》（以下称"折伤门"）（1406）记载的骨折、关节脱位有 15 个部位，包括颈椎、胸腰椎、锁骨、肩胛骨、肱骨、尺桡骨、桡骨远端、股骨、髌骨、胫腓骨、足踝骨以及肩、肘、髋、膝、踝等关节脱位，描写了一些部位骨折脱位的受伤机理和不同类型。清代《医宗金鉴·正骨心法要旨》（以下简称《要旨》）（1742）和胡廷光《伤科汇纂》（1815）等书，对骨折脱位的诊断分型都有较大的进步，如《要旨》一书记载的骨折脱位的部位有 30 多个。现简介主要的骨折和关节脱位在诊断分类方面的历史经验。

1. 颈椎骨折脱位

唐代《许仁则方》记载："因坠打压损，或手足肢节，肱、头项伤折骨节，痛不可忍。""头项伤折骨节"是指头部和颈椎骨折脱位。"折伤门"诊断颈椎骨折脱位则依据受伤、颈部短缩以及颈椎局部有作用侧凸移位。书中记载："颈骨捽进者……看按人浅深（作者注：指短缩多少）……如在左从左边掇出，如在右从右边掇出。"其运用的兜颈坐罂法整复，就是根据颈椎骨折脱位是一种危重症，主张先服人参汤补元气后再服活血药："颈项打断……先服人参汤，后服红药。""颈项骨跌断，用双手断定耳门，抬往上掇。"

《要旨》对颈椎骨折脱位诊断描写较详，强调要首先了解伤员是"坠车马踏伤，或高坠折伤，或打重跌倒"。对颈椎骨折合并脊髓损伤的截瘫和合并颅脑损伤也有认识，如："或不能起坐行走"，"或昏睡不语"，意思是指有些伤员是不能起坐行走即瘫痪的，有些病颅脑损伤是"昏睡不语"的。《要旨》还将颈椎骨折脱位分为四种类型："一曰从高坠下，致颈骨入腔内，而左右尚活动者，用提项法治之；一曰打伤，头低不起，用端法治之；一曰坠伤，左右歪斜，用整治法治之；一曰仆伤，面仰，头不能垂，

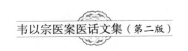

或筋之骨错，或筋聚，或筋强，骨随头低，用推、端、续、整四法治之。""旋台骨"这四种类型：第一类"颈骨插入腔内，而左右尚活动者"指寰椎骨折脱位；第二类和第三类是属于屈曲型骨折脱位，"头低不起"是屈曲型损伤的体征，"左右歪斜"是指骨折脱位有侧方移位；第四类是典型的颈椎过伸损伤。"仆伤"是说暴力来自前方，导致"面仰"颈椎过伸，骨折脱位（前脱）后不能屈曲而有"头不能垂"的体征。由于颈椎前脱移位，引起颈肌松弛（筋长）或痉挛收缩（筋强、筋聚）。其四种各不相同的治法，是依据受伤的原理和骨折脱位移位方向而施治。"旋台骨"指第5、6颈椎部位。《要旨》把颈椎骨折脱位统类于旋台骨，是指其好发部位，而现在临床中颈椎骨折脱位也是第5、6颈椎多发。可见，18世纪中医骨伤科对颈椎骨折脱位的认识已有相当的科学水平，已经对合并脊髓损伤、颅脑损伤的鉴别诊断有了认识，对寰椎骨折脱位、屈曲型骨折脱位和过伸型骨折脱位进行了鉴别诊断和分型论治。

2. 胸、腰椎骨折脱位

危亦林首先提出脊柱骨折的诊断和治疗。他已认识到脊椎骨折脱位屈曲性损伤的原理。他运用的过伸性悬吊复位法，强调要脊柱过伸才能复位骨折。他说："吊起坠下身直，其骨使自归窠。未直未归窠。"《世医得效方》记载，他应用脊柱夹板固定时也强调："莫令屈。""折伤门"和《要旨》还强调腰椎骨折脱位在复位固定后，"但宜仰睡，不可俯卧或侧眠，腰下以枕垫之，勿令左右移动"（器具总论），说明对骨折脱位的移位特点和稳定性有了认识。屈曲型脊椎骨折脱位主要是后凸和侧方移位，《要旨》指出："腰骨……若跌打损伤，瘀聚凝结，身必俯卧，若欲仰卧，仰卧皆不能也，疼痛难忍，腰筋僵硬。"

胡廷光在《伤科汇纂》中描述了伸直型椎骨折脱位，把脊椎骨折分为"突出"和"陷入"两大类型。书中载"整腰骨陷入用枕缸法图"，治折断陷入之腰骨，是一种用屈曲的方法复位。胡氏描述的陷入之腰骨即"指伸直型骨折脱位"。他指出另一种"突出"的类型即屈曲型。胡氏根据骨折脱位的移位特点进行分型论治，与现代对脊椎骨诊断分型的原则相似。

3. 肩关节脱位和肱骨骨折

蔺道人在《秘方》里描述了肩关节脱位，并应用靠背椅式复位法治疗。危亦林把肩关节脱位分为上、下脱位两种类型。他认为："肩胛上出臼，只是手骨出臼，归下；身骨出臼归上。"手骨指肱骨，身骨指肩胛。"手骨出臼"意为肱骨头脱出腋下，所以说"归下"，指盂下脱位。"身骨出臼归上"，意思是肩胛骨脱出，肱骨头还在上方，即肱骨头滑脱于关节盂前上方的喙突下脱位。这两种类型也是现在临床最常见的肩关节脱位。蔺氏和危氏对肩关节脱位运用杠杆原理复位后，都不用夹板固定，说明他们对脱位和骨折已进行鉴别诊断。后来胡廷光又发明一种诊断肩关节脱位的方法。《伤科汇纂》载："折转实验其手，上至脑后，下过胸前，反手于背。"胡氏应用这一检查法，是肩关节不脱位的情况下才能做到，所以他说能做如此运动"方是归原"，即没有脱位。

《左传》已有"三折肱知为良医"的记述，说明当时对肱骨干骨折已有认识，"折伤门"指出肱骨干骨折侧方移位和旋转移位，认为要"用手按捏骨正，依法用药扎缚。凡病人手面于仰看可为妙"。胡廷光又指出骨折重叠移位是肌肉收缩所致，他说："其手断缩不能归原者，此筋脉急弦劲之故也。"还应用"合掌验之"的诊断方法，说："骨接骨秘法要将两手比较，合掌验之，毋使稍有长短歪斜，贻害终身。"胡廷光还指出："然而筋急手短易医，筋宽手长难治，此又不可不知也。"（《伤科汇纂》）"手短"指骨折重叠移位；"筋宽手长"指肌肉松弛，骨折分离移位。这是胡氏宝贵的临床经验总结。肱骨骨折分离移位是骨折不愈合的重要因素。

"折伤门"还描写了肱骨外科颈骨折，指出其有前角、后角移位的类型。书中载："凡左右两肩骨坠失落，若其骨叉出在前，可用手巾系手腕在胸前；如出在后，用手巾系在背后。"

《要旨》依据暴力方向鉴别诊断骨折断的形状，认为："打断者有碎骨，跌断者无碎骨。"胡廷光记载了"掰腕子"骨折的医案："有两友赌力，手挽手而拗之，用力过猛，一友臑骨（肱骨）戛然一声而断之。"这是肌肉突然收缩所致的螺旋形骨折，与现代所称的"投弹"骨折是同一机理。

肱骨骨折并发血管损伤等严重并发症，在《要旨》中已有记述。《要旨》载："已（以）上若被跌伤（指肱骨及肩胛部），手必屈转向后，骨缝裂开，不能抬举，亦不能向前，惟忸于肋后而已。其气血皆聚于肘，肘肿如椎，其肿不能过腕，两手筋（指经脉）凡胀，瘀血凝滞。如肿处痛如针刺不移者，其血必化而脓，则腕掌皆凉或麻木。"（《髃骨》）这是肩胛颈骨折或肱骨骨折严重移位压迫腋、肱动静脉引起循环障碍、缺血性坏死典型的症状和体征的描述，也类似骨折合并软组织广泛挫伤所致的肌间隔综合征。

4. 肘关节脱位、肘部骨折和前臂骨折

危亦林对肘关节的结构和脱位机理已进行确切的描述。《世医得效方》载："凡手臂出臼，此骨上段骨是臼（指鹰嘴窝），下段骨是杵（指鹰嘴），四边筋脉锁定，或出臼亦判损伤，所以出臼。"危氏用牵引挤按方法复位肘关节脱位，说明他已认识肘关节脱位的特征，即鹰嘴脱出后上方移位。他提出："此骨须拽手直，一人拽，须用手把定此间骨，搦教归巢。"并要"看骨出哪一边"，指诊察清除鹰嘴有否侧方移位，然后施治。胡廷光还运用"使伸屈两手，合掌并齐"的检查诊断法（《伤科汇纂·肘骨》）。

对肘部损伤的鉴别诊断，《伤科汇纂》进行了记述，指出："若骨碎，或上连臑骨（指肱骨踝），或下连臂骨（指鹰嘴），须用正副夹板。如进出臑（脱位），其筋受伤，以手揉挪平复，不必夹缚，用布裹足矣。"（《肘骨》）胡氏虽未详述其鉴别诊断的方

法，但他已指出肘部损伤除了有脱位之外，还有"上连臑骨"（即肱骨踝骨折）和"下连臂骨"（即鹰嘴骨折）。由于有了正确的诊断，因而发明了类似现代所用的肱骨踝骨折的夹板固定方法。

前臂骨折，蔺道人称为"手骨出"，并指出"皆有两胫"，即尺骨和桡骨，骨折后有作用侧方移位和重叠移位，所以主张用牵引复位（《秘方》）。"折伤门"又主张用"揣捏"的手法整复。"揣捏"是一种分骨的手法，说明当时已认识到尺桡骨折后尺桡两骨合拢移位的特点。

5. 桡骨远端骨折

危亦林记载的"手掌根出臼"是指桡骨远端骨折。《世医得效方》载："手掌根出臼，其骨交互锁，或出臼则是剉出锁骨之外……或出外则须搦入外，方入窠臼。若只用手拽（牵引），断难入窠，十有八九成痼疾也。"危亦林虽未能分辨清骨折和脱位，但他已指出这部位损伤的特征是向内、外移位，并分为"出外"和"出内"两种类型而施行不同的反向搦复位法。"出外"是指近端向背侧移位的屈曲型骨折，"出内"是指近端向掌侧移位的伸直型骨折。"折伤门"也描述伸直型骨折的整复方法和类似现在的小夹板外固定法。《要旨》指出："若坠车马，手掌着地，只能伤腕。"说明是传导暴力所致。

6. 髋关节脱位

蔺道人首先描写髋关节脱位，并分为"臀上出者"和"裆内出者"，即后上方脱位和前下方脱位两大类型。危亦林又指出髋关节是杵臼关节，其脱位是"或出前，或出后"。"折伤门"运用了功能检查法鉴别诊断前、后脱位。书中载："凡辨腿胯骨出，以患人比，并之如不粘膝（将患者双膝并拢，而两膝不能合拢者），便是出向内（前方脱位）；如粘膝不能开（两膝常拢难以分开），便是出向外（后上方脱位）。"髋关节前脱位患肢外翻外屈，所以不粘膝，后脱位则内旋内收而粘膝。这一诊断方法是符合髋关节前、后脱位后的病理特征的科学方法。

7. 膝关节脱位、髌骨脱位和骨折

危亦林首先指出膝关节脱位，并指出有内侧脱位和外侧脱位的类型以及再发脱位的现象。《世医得效方》载："脚膝出臼……或出内出外……此处筋脉最多，服药后时时用屈直，不可定放，又恐再出窠，时时看顾，不可疏慢。""折伤门"记载了髌骨跌剉开者，可用竹箍箍定，敷药夹定，要四截缚定制。膝盖不开者，按直，要贴药夹一月。若膝盖跌出臼，牵合不可太直，不可太曲，直则不见其骨棱，曲则亦然，只可半直半曲，以竹箍箍住膝，以帛缚之。""剉开者"指骨折移位，"不开者"指骨折骨伤无移位。

8. 股骨干和胫腓骨折

《左传》已有"卫侯折股"的记载。蔺道人运用复位和夹板固定治疗，他认识到

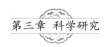

股骨骨折移位倾向力大，因而提出要较大的外固定力，在《秘方》里特别记载要用穿线绳作扎带固定股骨骨折。"折伤门"介绍检查诊断股骨和胫腓骨折的方法是将伤肢和健肢对比，以"脚跟对齐，脚头抵正"为骨折复位或不复位的标准。这说明当时在诊断和治疗上已经注重下肢骨折的短缩和旋转移位。

胫腓骨双骨折是蔺道人首先在《秘方》中记述，但还没有治法。宋代张杲《医说》（1189）记载一例胫骨多段骨折切开复位治疗。"折伤门"始用手法整复夹板固定治疗胫腓骨折。

9. 足踝部骨折、脱位

《世医得效方》载："脚板上交牙处出臼……或骨突出在内，用手正从此骨头拽归外；或骨突向外，须用力拽归内，则归窠。"危亦林虽未能鉴别踝部的骨折和脱位，但他已将这部位的损伤分为内翻和外翻两大类型，提出合理的牵引反向复位法。后"折伤门"又应用超踝关节的夹板固定法，说明当时已对这部位的骨折有了认识。其分类现在临床上还在运用。

上述是一些主要部位的骨折脱位历史上的诊断分类的经验。还有不少部位骨折的诊断，如"折伤门"记载的锁骨骨折、胸骨骨折、胸肋关节脱位，以及《要旨》记载的骶骼骨、尾骨等骨折，也就从略了。

（三）

中医骨伤科骨折脱位的诊断分类法，是在整体观念、辨证论治的精神原则指导下，依据其一定的骨骼系统的解剖生理知识，通过望、闻、问、切（触）四诊方法，尤其是注重受伤的原因、机理、损伤后局部功能的表现，骨折脱位的移位方向，进行诊断和分辨不同的类型，用以指导整复法和固定法。这种诊断分类的方法和经验，是中华民族在人类历史长河中对骨折脱位的认识、实践，反复的长时间的观察，点滴的积累经验，反复的检验而再总结，从而不断地丰富发展起来的。这种方法及其经验现在看来虽然是简朴和粗糙的，但在当时来说却是举世无双的。西方医学对骨折脱位的部位诊断和分型分类，是到 19 世纪之后才逐渐发展起来。例如，科雷（Colles）描写桡骨远端伸直型骨折是 1814 年，史密斯（Smith）描写桡骨远端屈曲型骨折是 1847 年。到 X 线发明（1895 年）之后，对各部位骨折脱位的诊断才丰富发展起来。然而，西医对脊椎骨折的认识，较之中医要晚，到 20 世纪之后才开始提出运用过伸法（危亦林式）处理脊椎骨折，而对颈椎过伸性损伤则是近 30 年来才引起重视，较之《要旨》的记载晚两个世纪。

诚然，近世纪发展起来的西方医学的骨折脱位诊断方法，由于依靠了精细的解剖生理学知识和现代的科学技术，较之 18 世纪前中医骨伤科的经验要先进和准确。但由于中医骨伤科的诊断是以整体观念、辨证论治为指导，重视受伤机理和功能表现，因此其一些检查诊断的方法并没有过时，对骨折损伤的分类以及诸如脊椎、桡骨远端、髋、肩、膝、足踝等部位骨折脱位的分类法，至今还有着临床意义。因此，我们总结中医骨伤科骨折脱位诊断分类的历史经验，既可正本清源，加深对中医骨伤科的认识，也可吸取其中有益的经验。

（《中华医史杂志》1982 年第 12 卷第 1 期 5－9 页，作者韦以宗）

试论跌打点穴治伤法

"跌打点穴"治伤法流传民间，素为技击家所秘，实是中医学伤科遗产的组成部分，据文献记载已有 400 多年的历史，由于被传授者蒙上神秘的色彩，因而对它的研究整理甚少。然其在临床上确有一定的疗效，所以在民间还颇有影响。本文试图从中医学理论来探讨其理论和客观实际意义，以供进一步研究参考。

1. 学术观点和治伤法

跌打点穴是根据"血头行走穴道"和"三十六致命大穴"的说法治伤的。

"血头行走穴道"最早记载于异远真人的《跌损妙方》（1523）一书中的血头行走穴道歌："周身之血有一头，日夜行走不停留，遇时遇穴若伤损，一七不治命要休。子时走往心窝穴，丑时须向泉井求，井口是寅山根卯，辰到天心巳凤头，午时却于中原会，左右蟾宫分在末，凤尾属申屈井酒，丹肾俱为戌时位，六宫直等亥时来，不教乱缚撕为贵。"歌词中的子、丑、寅、卯、辰、巳、午、未、申、酉、戌、亥，指十二时辰；心窝、泉井、井口、山根、天心、凤头、中原、蟾宫、凤尾、屈井、丹肾和六宫，指十二穴位。按其说法，人身气血循环的"血头"是在十二时辰中运行到其相应的穴道上，因此在治疗上就有"点穴法"和"点穴用药法"。

所谓"点穴法"，是对遇时遇穴受到的伤损进行解救。如子时心窝受伤，即用指功点击丑时的泉井以疏通气血。其余穴道受伤也是按十二时辰的顺序行点穴法，俗称"点脉"。

"点穴用药法"是以"少林寺秘传内外损伤的主方"为通用方，然后依据不同的穴位加入引经药内服治疗。赵廷海的《救伤秘旨》（1852）和江考卿的《伤科方书》（1840）还载有随症加减法。

"三十六致命大穴"原载于《伤科方书》，后《救伤秘旨》又辑录并列"三十六大穴图说"，在治疗上主要以"十三味总方"为主方，重症加"七厘散""飞龙夺命丹"，还有随穴位、证候加减用药法。

2. 理论依据和科学性

跌打点穴治疗伤法实际上是经络学说结合气功现象在伤科的运用。

宋、元时代，由于经络学说的发展，对临床各科产生普遍的指导作用。如外科方面，朱丹溪以经络辨证论治痈疽，后又有以十二经络为诊断依据的外科专著《痈疽神秘灸经》（1354）流传。发展到明代以经络穴位为诊断依据的伤科方书，这亦是当时医学发展的趋向。

元代滑寿的《十四经发挥》发展了《灵枢》关于人体营气循行脉中，一日一夜按时流注并与卫气会于太阴的经络气血流注的学说。《十四经发挥》认为手足三阴三阳经的气血运行是相互交接的，从而奠定了针灸学应用"子午流注"的理论基础。其按十二经络气血流注的时间，以脏腑、阴阳、五行、天干地支以及经穴的井、荥、输、经、合的穴位五行属性，结合六气的变化，以推算时穴的开合，指导针灸迎随补泻手法的配穴疗法，对伤科产生了影响。跌打点穴所依据的"血头行走穴道"的时辰，穴位与滑寿所论十二经气血流注是一致的。

根据经络学说，任、督两脉都与十二经有联系，故有"诸阴之海"之称。在气血运行方面，《灵枢·卫气行》记载："故卫气之行，一日一夜五十周于身。是故平旦阴气尽，阳气出于目，目张则气行于头，循于项，下足太阳，循背下，阳尽于阴，阴受气矣。"这段论述为气功现象所证实，如李时珍在《奇经八脉考》中指出："任、督二脉，人身之子午也，乃丹家升降之道。"又说："内景隧道，惟返观者能照察之。"近代的气功家也证明练气功到一定程度进行运气时，下腹部有热气向尾骶部推动，并延脊背上升通头顶、达额顶，复至胸中而下归丹田，称"小周天"。可见，"血头行走穴道"之说是在"子午流注"的影响下，结合气功现象而提出的。

至于十二个穴道，主要是依据任、督二脉与十二经循行有联系的部位而定的。按照经络学说有关经络气血流注的说法，子时气血流注于足少阳经，而足少阳经络肝、贯膈、属胆，"心窝穴"（剑突部位）位于横膈之中，是以足少阳经交会的部位。丑时气血流注足厥阴，而足厥阴经络于膻中，即"泉井"穴。寅时气血流注手太阴经，而手太阴经从肺系，鼻门（即井口穴）为肺之开窍。卯时气血流注手阳明经，手阳明经根结是颃颡，"山根"穴亦位于此。辰时气血流注足阳明经，足阳明经行于前额于督脉交于发际正中的"天心"穴。巳时气血流注足太阴，足太阴与足阳明经别并行上络头顶，会诸经之气，与督脉交于后枕部的"凤头"穴。午时气血流注于手少阴心经，而心肾是互交的，故下交于命门穴的"中原"穴。未时气血流注于手太阳经，手太阳经交会于肾俞，即"蟾宫"穴。申时气血流注足太阳经，而足太阳筋结于臀，与督脉交于长强穴，即"凤尾"穴，酉时气血流注足少阴经，足少阴经属肾、络带脉，通过带脉与任脉交会于"屈井"穴（即脐部）。戌时气血流注手厥阴经，手厥阴经络三焦，而与任脉交会于下焦之"丹肾"穴（即关元）。亥时气血流注手少阳经，手少阳经属三焦，故与下焦、任脉交会于曲骨（耻骨联合）的"六宫"穴。

可见，血头行走十二个穴道，纯属经络学说的推理。但是，十二穴道都位于人体躯干部位，受伤易损及内脏或脑髓，从这点来看，确是人体的要害部位。

另一个观点就是"三十六致命大穴"说，《跌损妙方》记受伤的穴位（多是针灸穴位名）65 穴，后《伤科方书》记 108 穴，并分为 72 不致命穴，36 致命穴。确是经验的总结，也依据法医学上"检查验伤"的知识。清乾隆三十五年（1770），刑律部颁《检骨图格》，标出受伤致死的骨骼标志共 24 处。这些骨骼部都属于三十六穴内，如头顶、囟门、左右额角、左右太阳穴、结喉、左右肩井骨、胸前骨、剑突、左右耳门、后枕、左右耳根、寰椎、第七胸椎、第六胸椎、腰椎、骶骨等。可见，这些穴位都是人体的重要部位，如受伤，则是比较危险的。

跌打点穴所依据的"血头行走穴道"学说，是基于气血学说的理论，用经络、穴位作为诊断方法，在治疗上，"点穴法"无疑是一种振击活血散瘀法，所用的方药，都是理气活血的药物。而且，按不同部位、不同的症状表现而加减用药，是中医学辨证论治的经验。然而有关"血头行走穴道"的说法，是依据经络学说的一种推理，也无多大临床实际意义。气功家发现的现象，也只有在练功到一定程度后发功时才体察到，人体内平衡虽然受到环境、时间的影响，但是否就如"血头行走穴道"的说法那样，至今尚未发现。因此，对跌打点穴治伤法，我们应摒弃其玄虚之说，继承其按部位、按证候辨证用药的经验，更好地为今天临床服务。

（《上海中医药杂志》1982 年第 9 期，作者韦以宗）

中医骨伤科手法整复疗法史

中医骨伤科运用手法整复骨折和关节脱位的治疗方法，源远流长，经验丰富。了解手法整复疗法形成和发展的历史，从中发掘其宝贵的经验，吸取其历史的教训，对今天的临床和科研不无意义。现分三个历史阶段概括地介绍其发展过程和主要内容。

一、按摩推拿导引疗法时期

手法整复疗法在 6 世纪以前的医学文献里，属于按摩推拿导引疗法的范畴。

按摩推拿导引疗法是中医最古老的疗法之一。据《史记·扁鹊仓公传》所载，远在新石器时代晚期的原始人，已经运用推拿按摩治疗创伤、疾病。考古发现战国时代的《五十二病方》，也有按摩治病的记载。公元前 3 世纪成书的《黄帝内经》，已把按摩推拿导引作为主要的治疗大法。到公元前 2 世纪~3 世纪的汉代，按摩推拿导引成为当时主要的医疗手段。《汉书》记载有《黄帝岐伯按摩十卷》著作流传。马王堆汉墓发现的《帛画导引图》，就有图像和文字注明应用导引练功疗法治疗骨、关节疾病。

到 4 世纪，葛洪在《肘后救卒方》一书中，记载了用竹帘式夹板局部外固定治疗骨折，还记载用牵、推手法整复下颌关节脱位，既写下了中医骨伤科骨折、关节脱位治疗史新的一页，手法整复疗法也有了新的内容。

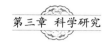

二、手法整复疗法奠基时期

7~14 世纪的隋、唐、宋、元代，是骨伤科手法整复疗法奠基时期。对其做出重要贡献的是唐会昌年间（841~846）蔺道人著的《仙授理伤续断秘方》（以下简称《秘方》）以及元至正五年（1345）刊行的危亦林《世医得效方》等著作。

1. 复位治疗原则的确立

7 世纪初期，对骨折脱位进行整理复位已成为治疗骨折损伤的原则大法。隋代巢元方《诸病源候论》（610）一书载："夫腕伤重者，为断皮肉骨髓、伤筋脉皆是。卒然致损，故血气隔绝，不能周荣，所以善系缚，按摩导引，令其血气复也。"指出治疗骨折损伤，必须通过"按摩导引"（包括整复练功），使筋骨皮肉恢复，气血流通。唐代"太医署"规定所属"按摩博士"的职责之一，就是"若损伤折跌者正之"。这里既表明"按摩博士"也是骨伤科医生，还说明了对骨折进行复位已确立为治疗原则，从而促进了整复疗法的成长。

2. 手法整复疗法基础的奠定——蔺道人的整复技术

蔺道人《秘方》一书，是中医骨伤科第一部骨折诊断治疗学。书中首论"医治整理补接次第口诀"（整复一词，源出于此），对骨折脱位采用了手法整复和切开复位两大复位法，而重点论述手法整复的方法。并且首次应用以草乌为主的麻醉镇痛药，作为复位前止痛用药，成为"常用整骨药"。书中强调复位要明确诊断，整复时要用软物如绢片之类保护皮肤，整复和固定之后要进行功能活动。其具体的手法整复方法有：

手摸心会："医治整理补接次第口诀"所论第一步是对开放性骨折煎水洗，第二步就是"相度损处"，指检查诊断骨折脱位的移位情况；还有"凡左右损处，只要相度骨逢……付度便知大概"及"凡认损处，只要揣摩，骨头平正不平正便可见"的论述。这和现代所称的"心摸心会"同一含义。"相度损处"是蔺氏第一步手法复位法，也是诊断的方法。

拔伸牵引：《秘方》载"相度损伤"后的整复法就是"拔伸"。书中还指出："凡拔伸，或用一人，或用二三人，看难易如何。""拔伸，当相近本骨节损处，不可别去一节骨上。""凡拔伸，且要相度作用骨如何出，有正拔伸者，有斜拔伸者。"这是蔺氏依据骨折整复的难易而用力量多少、在近骨折端对抗牵引以及顺向拔伸的经验记载。

揣挤提按：《秘方》载"拔伸"之后的手法就是"用力收入骨"，还说："搏捺相近，要骨头归旧；要搏捺皮将就入骨。""用力收入骨"和"搏捺"手法，也就是现代所谓"揣挤提按"法。此是第三步手法。

捺正：第四步手法是"捺正"，即"要骨头归旧"。此法后世称为接法。（《医宗金鉴》）

这四步手法，都是依顺次第排列的。

按摩推拿：此法是唐代以前整复疗法的统称，《秘方》始与整复手法区别，而称之为"撚捺"，还强调要"仔细撚捺"，即反复推拿按摩，顺筋理骨。

上述五大手法，是中医骨伤科整复疗法的基本方法，至今还是临床常用的。

《秘方》首次描写了肩关节脱位，记载了髋关节有前后脱位两种类型，并且分别采用了手法整复。

肩关节脱位靠背椅式复位法：《秘方》载对肩关节脱位的整复方法，是让伤员侧身坐于靠背椅上，让椅背靠伤肢一侧的肋部，并用衣被盛垫腋部，将上肢置于椅背外，然后一人扶定伤者和椅，两人将伤肢向外拔伸，再慢慢将伤肢在拔伸下内收、下垂，即可复位。复位后，屈肘用绢布包扎固定。这种复位法是借助机械杠杆原理，可是，如果运用不妥，特别是内收伤肢时容易造成肱骨外科颈骨折，现在已很少应用，但却揭示了肩关节脱位的复位原理。

髋关节后脱位手牵足蹬复位法：《秘方》载："凡胯骨，从臀上出者，可用三两人，挺定腿拔伸，乃用脚踩（蹬踏）人。"（图1）

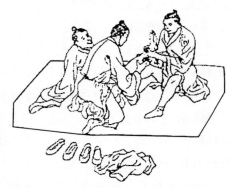

图1　蔺道人髋关节脱位手牵足蹬整复法（9世纪）（原载《伤科汇纂》）

蔺道人开拓了中医骨伤科肩、髋关节脱位的治疗史，也首次运用杠杆力学原理于整复骨折，对后代影响深远。特别是《秘方》论述整复，以手法为主，切开为辅，之后一千多年，都是循蔺道人的经验发展，从而形成了以手法整复为主要复位法的中医骨折疗法。

3. 手法整复疗法的进步——危亦林等人的整复技术

蔺氏的治疗经验经五代十国、宋、辽、金三百多年的实践，到元代又有了革新，《世医得效方》进行了总结。此外，约与危亦林同时代的李仲南撰《永类钤方》（1331），除了介绍蔺道人的经验外，还有新的方法记载。

元代应用麻醉法整骨已比较有经验。《世医得效方》应用闹羊花和乌头等组成麻醉剂内服用于整复骨折，并总结有用麻药的适应证和禁忌证。由于麻醉法的实施，也促进了整复疗法的进步。危氏等发明的整复技术主要是：

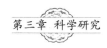

（1）运用过伸法复位脊椎骨折

悬吊法：《世医得效方》载："背脊骨折法：凡剉脊骨，不可用手整顿，须用软绳从脚吊起，坠下身直（过伸）其骨使自归窠；未直未归窠，须要坠下，待其骨直归窠。"这事危氏记载用悬吊法复位脊柱屈曲型骨折。危氏还主张骨折复位后，用衫皮夹板固定于过伸位（莫令屈）。

牵引过伸法：此法是《永类钤方》介绍治疗腰椎屈曲型骨折的方法。其复位法是让伤员俯卧门板上，医者两人捉双足牵引、抬起（伤者双门攀门板一端，形成对抗牵引），一医者用手按压骨折处。这一方法与危氏悬吊法原理相似，也是过伸复位法之一。

过伸法复位脊椎屈曲型骨折，是 14 世纪中叶骨伤科的创举，其他国家到 1927 年才由 Davis 氏应用悬吊法治疗脊椎骨折，比危亦林氏晚 580 年。而且过伸法复位固定于过伸位，到现代还是脊椎屈曲型骨折的治疗大法，只是具体方法不断改进而已。

《世医得效方》还介绍应用悬吊法复位髋关节脱位。这种方法虽然也可复位，但暴力太大，因此，近代已不应用。

（2）拽搦法复位近关节部位骨折

《世医得效方》介绍整复腕、膝、踝等关节的骨折或脱位的手法，即用顺向牵引、反向的拽搦法。危氏还强调要在牵引（拽）的同时进行揣按抖（搦）。他指出："手掌根出臼，其骨交互相锁，或出臼，则是剉出锁骨之外。需是搦骨下归窠；或出外，则须搦入内；或出内，则须搦入外，方入窠臼。若只用手拽。断难入窠，十有八九成痼疾也。"危氏这种对关节部位（或近关节）骨折的治法，是利用了关节囊和韧带的拉力纠正骨折的侧方移位和旋转，因而至今还是临床常用的方法之一。

（3）肩关节脱位的两种复位法

《世医得效方》还介绍用"杵撑坐凳法"和一种"挂梯法"整复肩关节脱位。前者是用一杵棒，撑顶伤肢腋部，伤员坐小凳上，一人用力牵引伤肢，另一助手把坐凳抽掉，使伤员身体坠地，通过杵棒顶回脱位之肱骨头。后一法是用两把小梯，中穿一木棒，把伤员抱起，置伤肢于木棒上，再把伤员放下坠地，通过木棒挂腋，垂地之身体重力使肱骨头复位。这两种方法都是暴力方法，很容易引起肱骨骨折，因而后人多不应用。

中医骨伤科手法整复疗法，自 7 世纪初复位治则的确立，经蔺道人的奠基，危亦林的发展，其常用的手法应用常见骨折脱位的整复，已取得了经验（蔺氏五法和危氏拽搦法）；对一些大关节及特殊部位如脊椎等，也创造了整复的方法，为后世的发展打下了基础。

三、手法整复疗法提高时期

明、清两代（14～19 世纪）手法整复疗法在理论、手法技巧和具体方法上，都有较大的提高和发展。

明代朱棣《普济方》（1406）在"折伤门"中专列"手法总论"一章，强调手法整复的重要性。后来，王肯堂《疡医准绳》（1608）特别指出："用药固不可差，而整顿手法尤不可孟（猛）浪。"提倡轻巧的手法，反对暴力的方法。至清代吴谦等《医宗金鉴·正骨心法要旨》（1742）（以下简称《要旨》）在"手法释义"中更强调："但伤有轻重，而手法各有所宜。其痊可之迟速，及遗留残疾与否，皆关乎手法之施得宜，或失其宜，或未尽其法也。""法之所施，使患者不知其苦，方称为手法也。"还认为手法运用得当，"较之器具从事于拘制者，相去甚远矣"。这些观点，至今还有着指导意义。

1. 常用复位手法的发展

明、清时期，整复疗法在继承前人的方法上又有新的方法，如：

伸舒揣捏：此法是《普济方》介绍整复胫腓骨折和前臂双骨折的复位法。现在临床应用的"折顶回旋"和"夹挤分骨"法，也是"伸舒揣捏"法的一种手法。

拽摇动捼：《普济方》在危氏"拽搦"法的基础上发明"拽摇动捼"法整复足踝部骨折脱位。所谓"搜"，指寻找；"捼"，形容摇动后皮肉皱褶。现在临床运用的"摇摆碰触"法源出此法。

《要旨》在"手法总论"中总结的手法有：摸、接、端、提、按、摩、推、拿八大法，并介绍其运用技巧和应用范围，还有图谱多幅。胡廷光《伤科汇纂》（1815）又描绘了十四幅手法整复图谱，形象地介绍了常用的整复手法，促进了其发展。

2. 手法整复效果检查法

根据肢体的生理特征，检查骨折脱位整复后的效果，是中医骨伤科最早所发明，也是整复疗法的宝贵经验。其主要有：

脚跟对齐，脚头抵正法：此法是《普济方·折伤门》介绍检验下肢骨折整复后效果的方法，对股骨或胫腓骨折整复后，要求达到"脚跟对齐""脚头抵正"。"脚跟对齐"指双足跟并拢，无前后短缩；"脚头抵正"指双足趾向上，无左右歪斜。这是伤肢和健肢相比，若没有短缩和旋转畸形，其复位可达到功能位。

上至脑后，反手于背法：这是《伤科汇纂》介绍检查肩关节脱位整复效果的方法，其方法是于整复之后，"折转试验其手，上至脑后，下过胸前，反手于背，方是归原"。这一方法，至今还为伤科医生所习用。

曲肱合掌对齐法：此法是《伤科汇纂》介绍整复肘关节脱位或肘部骨折整复后，"却试其曲肱（指屈肘），使屈伸两手，合掌并齐方好"。这一动作，需要上肢等长，前臂能旋前才能合掌五指并齐，如果肘关节脱位则无法达到此要求。

上述方法，在现代有 X 线辅助诊断的条件下，也还有临床价值。

3. 各部位骨折脱位整复法

15世纪以后，手法整复除了运用上述的常用方法之外，对一些用一般手法难以复位的部位，采用了多种的复位方法。

（1）颈椎骨折脱位整复法

兜颈坐罂法：《普济方·折伤门》介绍治疗颈椎骨折脱位的整复法，是让伤员坐于一瓦罂上，瓦罂的高度与颈椎短缩长度一致。然后以布兜兜起下颏及后枕，上系于房梁；医者扶定伤员，手按颈椎损伤处，再用脚踢去瓦罂，使下垂的身体重力与布兜对抗牵引，迅速复位。

牵头踏肩法：《普济方·折伤门》介绍让医者坐于伤员仰卧的头侧，双手牵拉头部，双足踏伤员双肩，对抗牵引复位。《伤科汇纂》又改进用布兜兜起伤员头部，布兜另一头系于医者脖子上，伤员坐位，医者双足踏伤双肩；然后医者伸起脖子，双足推肩，对抗牵引复位。

这两种复位方法，显然是相当危险的，在今天是不堪应用，却是颈椎牵引疗法的最早记载。而且，其所应用的布兜，与1677年Cllisson氏吊带相类似。到1933年，才由Crutchfield始用颅骨牵引治疗颈椎骨折脱位。

（2）胸腰椎骨折脱位整复法

攀索叠砖法：《要旨》介绍整复胸、肋、脊椎骨折脱位的方法，让伤员站起，双足各踏三块砖，双手高攀绳索；然后一医者逐一将左右足所踏之砖抽去，使伤者先一侧身悬空，后又一侧身悬空，最后全身悬空，从而使伤员产生提胸、左右侧弯后脊椎过伸的活动。另一医者乘机按压骨折局部，使之复位（图2）。这一方法，可使躯干所有肌肉包括椎间盘和韧带都得到运动，是利用了肌肉的内动力和内在平衡力为主，外力为辅整复骨折的，但伤员较痛苦。其理可循，其法难用。

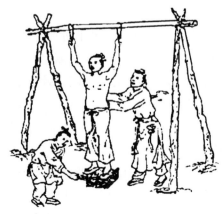

图2 攀索叠砖法整复胸、肋脊椎骨折脱位（1742年）（原载《医宗金鉴》）

腰背垫枕法：《要旨》介绍应用"攀索叠砖法"后，伤员仰卧于床上，于腰背骨折处垫一枕。使骨折赖以维持其复位效果，保持脊椎的过伸法。

这两种方法，是元代应用悬吊法、牵引过伸等过伸法整复胸腰椎屈曲型骨折的发展。其中的"腰背垫枕法"已成为目前中西医结合治疗屈曲型压缩性脊椎骨折的主要方法之一。顾云伍近年还通过动物实验，证实这种过伸法能通过前纵韧带和椎间盘的拉力，促使骨折的复位和稳定。

腹部枕缸法：《伤科汇纂》应用此法整复脊椎凹陷骨折脱位（即伸直型骨折脱位）。其方法是让伤员俯卧于一条凳上，将上、下肢绑于两凳头，然后躬起腰背，于腹下垫一圆缸，使脊椎屈曲，医者按压骨折脱位部位（图3）。伸直型脊椎骨折脱位，多是直接暴力来自背部引起，椎体向前移位（多合并有关节突骨折脱位）。"腹部枕缸法"原理是使脊椎屈曲，这样，上下小关节及椎间隙后缘距离拉开，有利于向前移位的椎体复位。可见，这种复位法虽然是有些粗暴，但其原理是科学的，对今天的临床还有启发意义。

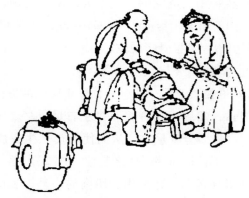

图3　腹部枕缸法整复腰椎伸直型骨折脱位（1815年）（原载《伤科汇纂》）

（3）肩胛、锁骨骨折脱位整复法

披肩法：《要旨》介绍用牛皮制成披肩，夹于肩胛骨或锁骨骨折处，绑于两肩，并于背后用一横木板披肩扎牢，再通过木板将上半身悬吊于床上，"不使其肩下垂"。此法与近代应用的"十字架"式相似，但其复位和固定效果要比"十字架"为优。

提肩揣捏法：《普济方》载："缺盆骨（锁骨）损伤法：令病者正坐，提起患人胳膊，用手揣捏平。"提起胳膊指将上肢牵拉外展，这就可把重叠之锁骨骨折拉开，再加以揣捏按压复位。此法现在还有些临床医生运用。

8字带法：《伤科汇纂》介绍整复和固定肩胛骨及锁骨骨折法："用手按正于臼脓包中归原，转折试手后贴膏药（双手后伸挺胸），其腋下实棉絮一团……布带一条，从患处绑至那边腑下缚住，又用一条从患处腋下绑至那边肩上。"近代应用8字绷带方法与此相似。

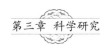

（4）肩关节脱位和外科颈骨折整复法

手牵足蹬法：《普济方》介绍由一人应用蔺道人整复髋关节脱位的手牵足蹬法整复肩关节脱位。蔺道人的方法是用二三人。此法与古希腊 Hippocratic 氏相似。

捐法：《伤科汇纂》介绍把肩关节脱位之伤肢，置于医者肩部（当顶到腋下），然后把住伤肢，将伤员捐起，由可复位。

拉肩顶膝法：《伤科汇纂》还介绍将医者屈转之膝，顶住伤员脱位之肩关节腋下，再牵引外展伤肢，并逐步内收复位肩关节脱位。

这两种方法与蔺氏靠背椅式相似，但很容易造成外科颈或肱骨干骨折，特别是捐法。因此，近代多不应用。然而其复位原理是可取的。

胸前后布巾悬吊法：《普济方·折伤门》记载："凡左右两肩骨跌坠失落（指肱骨外科颈骨折），若其骨又出在前（向前成角），可用手巾系手腕在背后。"近代 Caldwell 氏就是应用这一方法，纠正肱骨外科颈骨折的成角移位的，而中医骨伤科在 15 世纪已应用于临床了。

（5）桡骨远端骨折整复法

搏捺法：《普济方·折伤门》首次记载了桡骨远端伸直型骨折的移位特别，创造了与现代小夹板固定法相似的起腕关节固定法："手盘出向下，将掌向上，医用手搏损动处，将掌曲令外（背）捺令平正。"这种反向搏捺法，在现代来说还适用于单纯向掌侧成角移位的桡前远端伸直型骨折的整复。

牵抖法：《伤科汇纂》描写了桡骨远端骨折有向掌侧移位和背侧移位的两种类型，即伸直型和屈曲型，应用牵、抖、按压的方法复位。

关于桡骨远端伸直型骨折，1814 年才由 Colles 记载，而中医骨伤科在 1406 年已描写了其移位特别，并应用了合理的整复方法和外固定方法。到 1815 年，胡廷光又记载了屈曲型骨折，应用了牵抖复位方法。

（6）髋关节脱位整复法

内收法：《疡医准绳·阴门伤》记载，把伤肢在牵引下内收的方法整复髋关节前下方脱位。此法现在还在临床上应用。

提膝屈髋伸足法：清代钱秀昌《伤科补要》（1818）载："胯骨出臼，必得力大者三四人，一人抱住其身，一手捏膝上拔下，一手拿其髂头（股骨头）送进，一手将大膀（大腿）屈转，使膝近其腹，再令舒直，其髂骨有响声者已上。"这种复位是吸取了蔺氏的经验，其原理与近代的 Bigelow 氏法相似。但此法没有问话符号式的转动，可减少损失。

此外，《普济方》还介绍用按压复位抱膝圈固定法治疗髌骨骨折（图 4）。

中医骨伤科发展到 19 世纪，对临床常见的骨折脱位治疗都有其手法整复方法。

从中医骨伤科手法整复疗法的历史，可以看到今天一些疗法的源流所在，使我们

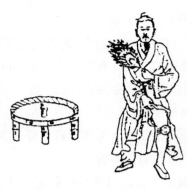

图4　15世纪《普济方》整复固定髋骨骨折图（原载《医宗金鉴》）

加深对中医骨伤科的认识。这些古老的方法，大多已被新的方法淘汰了，但也有不少至今还为临床所应用。而且这些整复方法所提示运用的生物力学和机械力学的原理，是我们祖先在2000多年的临床实践中所观察、认识的客观现象。其内在规律性的东西、科学的原理，有的已由于近代医学科学的发展得到了说明，也有的有待进一步深入研究，使之去粗取精，以利于继承和发扬，为今天的临床服务。

（《中华医史杂志》1982年第12卷第2期65-70页，作者韦以宗）

《中国骨科技术史》自序

此书是我所习专业的一个课题。本着历史唯物主义和辩证唯物主义的立场、观点和方法，我力图从那浩如烟海的古籍文献中，对经考证属当代文化遗产的资料，无论名家专著、其他学科，或无名氏的"验方""秘抄"，凡有关骨科的技术资料都尽力涉猎，并去粗取精，去伪存真，"而从倒行的、杂乱的作品里寻出一条进行的线索来"。试图在尊重中医学民族特点的基础上，从现代骨科角度出发，探索本学科的基本理论、诊疗技术的形成发展史；从病因、病理（病机）、诊断和治疗方面阐述其主要疾病史；发掘整理历代对创伤骨科的诊疗经验；以便较系统、较全面地了解本学科观点的演变过程，从中窥视其理论和经验的内在联系和发展的客观规律，为今天的临床、科研提供历史的借鉴。

这个课题，是中医研究院副院长、中医研究院骨伤科研究所所长兼天津市骨科研究所所长尚天裕教授和天津医院创伤骨科副主任（原广西壮族自治区人民医院外科副主任）顾云伍副主任医师于1977年秋对我提出来的；1980年后，中国医史文献研究所副所长李经纬教授又给予鼓励和指导。现粗成此稿，由于条件和自己的知识水平有限，资料收集顾此失彼者有之，挂一漏万者不少，所述观点也未必正确，错谬之处，重复抵牾的地方，盼同志们批评指正。

本书是以时代顺序阐述骨科的技术发展史，而时代的自然科学发展水平必然影响

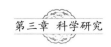

到骨科的发展。所以，古今的学科概念有名同而实异者，也有名异而实同者，这其中还有西方文化影响的因素。为了贯彻古为今用、中西医结合的方针，本书在保留传统医学概念连贯性的基础上，对一些古今不同的名词概念，也依据近代研究发展或疾病的客观表现，相应提及现代医学的名词概念，但这仅仅是说明当时对今天所说的理论概念或某疾病的认识，不能等同视之；同样，所介绍的一些诊疗技术，也是为了说明今天某些技术的源流。所以，如果从临床参考出发，对于书中所介绍的某些技术，诸如疾病的诊断标准、暴力的复位法是过时了的；至于有哪些历史经验是值得继承和发扬的，相信广大读者自会理解。另外，本书对至今还是学科边缘的疾病和临床少见病的资料则未行收集整理，对《永类钤方》《回回药方》也未系统整理。

在骨科方面、医史方面我还是个学生，深感对中医学骨科遗产必须继承，并以其为基础去接受西医骨科，学习老前辈开创的新骨科。愧力不从心，今奉献给读者，引玉之砖而已。

在此书编写及出版过程中，不少单位和个人予以大力支持和帮助，如：广西玉林专署卫生局、玉林地区医药研究所和平南县人民政府有关单位支持印发本书初稿；我所在单位党委和广西壮族自治区卫生局中医处支持印发本书第二次征求意见稿，并推荐出版，尚天裕、李经纬和顾云伍等老师始终关怀、支持和指导，并建议出版；国内不少老前辈和同道对征求意见稿提供了宝贵意见；上海科技出版社张晟星和上海中医学院施杞主任对此书出版的推荐；中国医史文献研究所王致谱、中医研究院骨伤科研究所董福慧、福建中医学院张安桢、王和鸣和广东省中医院肖劲夫、广州中医学院何振辉等同志，几年来或千里寄言，指点迷津；或假借古籍罕本，提供珍贵资料。在此均一一致谢！还要感谢与我一起工作的同事们的帮助，特别是有七八位同志利用业余假日助以收集整理资料、缮写和校勘！我更要衷心感谢此书的责任编辑朱国章同志和上海科学技术文献出版社的同志们为本书的出版付出了辛勤劳动！

本书经尚天裕、李经纬、顾云伍审阅。由甘遇康、雷居谱、胡旭宁插图，也一并致谢。

（《中国骨科技术史》自序，上海科技文献出版社，1983年，作者韦以宗）

孙思邈对骨伤科的贡献

我国伟大的医学家孙思邈在骨伤科方面的学术成就很突出。在他所著的《备急千金要方》（以下简称《千金方》）和《千金翼方》中提出骨愈合的病理生理概念，高度总结了前人治骨伤的用药经验，奠定了骨伤科药物疗法的基础，提倡用复苏、止血、补血和化瘀疗法救治危重创伤；推广了葛洪的骨折疗法和前人的功能体育疗法以及按摩疗法，促进了骨伤科的发展，为中国骨伤科做出了卓越的贡献。

一、提出骨愈合的病理生理概念，奠定骨伤科药物疗法基础

中医学对骨折损伤的药物疗法，在孙思邈之前已积累有一定的经验，而把这些药物进行理论性总结归类，这是孙思邈首创。孙氏在《千金翼方》中开列了"补骨髓""坚筋骨"和"长肌肉"的药物 50 余种（《千金翼方·药录纂要》卷一），提出了用药物促进骨髓、肌肉的生长修复，使筋骨坚强有力。

孙思邈所归类的"补骨髓""坚筋骨"的药物，都是后世称为补肝肾的药物。"长肌肉"的药物是健脾胃养气血理气活血药。也就是说，孙氏认为，骨、筋和肌肉的生长修复以及由活动功能，必须通过调补肝肾，从而补益骨髓，通过调补脾胃、理气活血而补养气血才能达到。这是孙思邈对骨、筋、肌肉组织的生理概念，也是他对这些组织愈合修复的病理概念。

孙思邈对骨、筋和肌肉的生理病理观点，是源于《内经》有关"肾主骨""肝主筋""脾主肉"（《素问·宣明五气》）的理论概念。《内经》论述"肾主骨"包括了"肾生骨髓"（《素问·阴阳应象大论》），"髓海有余，则轻劲多力"（《灵枢·海论》），以及"髓伤则销铄胻酸"（《素问·刺要论》）等肾与骨髓、骨髓与骨的生理病理的联系。《内经》还指出"肝藏血""脾统血"，说明肝、脾对气血的生长的关系。所谓"肝主筋""脾主肉"，即气血对筋、肌肉生长发育和修复的营养关系。孙氏基于《内经》的这些理论观点，首次提出应用药物补肾养骨髓以促进骨的生长修复，调补肝脾以补养气血和理气活血以促进筋、肌肉的生长修复。从而，他不仅高度发展了《内经》的有关理论，首次把《内经》的理论与实践相结合。他的补肾养骨髓以促进骨生长修复，健肝脾养气血以促进筋、肌肉的生长修复的理论，成为后世骨伤科生理病理的圭臬。其所用的相应药物，也成为后世治骨伤病的主要药物的基础。一千多年来，骨伤科从气血论治、从肾论治的治疗观的基石，是孙思邈奠定的。没有他的实践，《内经》的理论将还是一句空话。

孙氏对骨愈合的病理生理概念，并非纯属推理。从上所述，他的基石源于前人的认识，也有源于他长期对骨愈合实践认识的。近年来的研究初步说明，中医学所说的"肾"的功能，包括了内分泌系统的功能。补肾药有调节内分泌激素、生长激素和性激素的作用。而众所周知，骨的生长修复，是受到内分泌激素等调节的。肌腱、神经和肌肉等组织必须依赖血液循环输运营养才能有正常的生理发育和功能。从这个角度来看，孙思邈在 7 世纪对骨等组织生理病理的宏观认识，正为近代微观所说明是科学的。他所归类的 50 种药物，不仅是一千年来骨伤科从气血调治、从肾论治的常用药，至今还是临床所常用者。

我们再看看与孙思邈同时代的西方医学，当时古希腊、古罗马医学已开始衰退，欧洲大陆已处于神学统治时代，医学受到摧残。古希腊、古罗马的医学从 6 世纪后逐

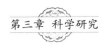

渐传到阿拉伯，并与古埃及医学融为一体。阿拉伯医学虽源于古希腊、古罗马医学，但古罗马盖伦（Galen）等应用植、矿物药物的经验，由于没有得到理论的总结，以及药物来源等原因，已大部失传。虽然阿拉伯医生在发明创造药物方而做出了卓越的贡献，但自然界药物知识的失传，不能不说是一个损失。而我们今天能以丰富的中药贡献于世界医学者，不能不归于像孙思邈等伟大的古代医学家对中药所进行理论性的总结以指导临床应用，使一代一代相传至今。

另一方面，同孙思邈时代的阿拉伯医，没有一个人提出类似孙思邈对骨等组织愈合的认识。他们对骨的修复，还是信奉古希腊波克拉底（Hipporates）的"自然愈合因素"。乃至19世纪，随着自然科学的进步，开始对骨愈合进行研究。到20世纪30年代，随着肾上腺皮质激素等内分泌激素的发现，才逐渐认识到内分泌系统对骨生长修复的调节作用。从这点来说，孙思邈在7世纪有关骨愈合病理生理的认识以及其治疗观点，用药经验是十分可贵的。遗憾的是，由于我国长期封建主义禁锢，以及新中国成立前近百年来民族的灾难，严重阻滞了科学的发展，医学科学也得不到发展，乃至像孙思邈等中华民族的祖先的创造发明，未能得到应有的发扬。这不能不说是深刻的历史教训。

二、提倡复苏、止痛、止血、补血和化瘀救治危重创伤

孙思邈于《千金方》中列"被打"一门（卷二十五）论治跌打坠损。他对于因跌打压撞等损伤所引起的昏厥、内脏损伤出血等创伤的危重症，运用了复苏、止痛、止血、补血和化瘀五大疗法。

1. 复苏和止痛法

孙思邈推荐了张仲景发明的人工呼吸复苏术救治"卒死"，首倡用人尿灌服抢救。"被打损或坠车马碾木打击闷死（即昏厥）"（《千金方》）：应用净泥土蒸熟后外敷，多层布包裹救治跌伤危重症。他介绍："治从高坠下，及为木所迮，或因落马。凡伤损血瘀凝积，气绝欲死，无不治之方，取净泥土五升，蒸令温，分半，以故布数重裹之，以熨病上。勿令大热，恐破肉，冷则易之，取痛止即已。凡有损伤，皆以此法治之，神效。已死不能言者（指昏厥）亦活。"（《千金方》卷二十五）"气绝欲死"和"已死不能言者"的证候，为现在临床所见的创伤休克的证候十分类似。孙氏这些复苏的方法，从文字记载可知他源于成功的经验，况且尿所含的尿酸氨对中枢神经系统有强烈的刺激作用。热土熨是物理疗法之一种，可使局部组织循环改善，既能镇痛也能改善血容量。这仅仅说明，孙思邈这种虽是粗糙的、简朴的复苏、止痛疗法，但他的治疗思想却是今天复苏技术的萌芽。在《千金方》和《千金翼方》中，孙思邈还介绍用炒葱白热敷止痛，用炙肥猪肉或新鲜羊肉外敷止痛。这些治疗经验，一直为后世骨伤科的医家所推崇。

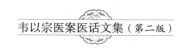

2. 止血、补血和化瘀法

孙思邈治疗危重创伤，对有出血的开发损伤或内出血的内脏损伤，提倡用止血、补血和化瘀疗法。他主张用烧烙法处理创口出血，用蒲黄、阿胶、当归、大黄、侧柏叶、生地黄等内治内伤脏腑所致的便血、尿血。对出血病昏厥的危重症，孙氏应用"大胶艾汤"（阿胶、地黄、白芍、当归、艾叶、川芎、干姜、甘草）内服，以补血为主，活血化瘀为辅治疗。他记录大胶艾汤所治的证候是："男子伤绝（指跌伤昏厥欲绝）或从高坠下伤五脏，微者唾血，甚者吐血。"（《千金方》卷二十五）孙氏对有出血的创伤危重症应用的止血、补血和化瘀的治疗思想是科学的。这些方法至今还是对出血性休克以及创伤休克的救治原则之一，只不过治疗措施较7世纪具体和先进而已。

三、推广葛洪的骨折疗法和前人的功能体育、按摩疗法

孙思邈对骨伤科的另一重大贡献，就是推广了4世纪葛洪创造的小夹板局部固定骨折疗法，介绍葛洪诊治骨折脱位以及整复下颌关节脱位的经验，推动了骨折诊断治疗学的进步。笔者在此基础上用小夹板治疗骨折近10万例。通过临床实践，总结出一套中西医结合治疗骨折的三个原则，即无损伤的正确的手法复位，不包括上、下关节的小夹板局部外固定及恰当的功能锻炼。并提出小夹板治疗骨折的适应证，具体实施，手摸心会、拔伸牵引、旋转迴绕、屈伸收展、成角折顶、端挤提按、夹挤分骨、摇摆触碰、对扣捏合、按摩推拿。我们分两次复查：1958～1978年共13000例，全部愈合；1973～1978年共44793例，仅0.4%不愈合，效果良好，比单纯西医治疗愈合快1/3，疗程缩短，病人舒适，减少了骨折的并发症。

孙思邈于《千金方》的"七窍病上"和"被打"卷次中转引了葛洪论治骨折的经验，使4世纪的骨折治疗技术得以传世，在他之后一百年，蔺道人《仙授理伤续断秘方》一书问世，所应用的骨折固定技术，与葛洪是一脉相通的。而孙思邈在《千金方》对葛洪经验的继承，起到了承前启后的历史作用。

孙思邈在《千金方》中还介绍了"老子按摩法"。如"两手空拳筑三遍，两手反叉，上下扭肘无数单用十呼"，"两手拳反背上，掘脊上下亦三遍"，"两手反捉，上下直脊亦三遍"，锻炼腕、前臂旋转和肘、肩的功能。又如："直脚（踢腿）""扭膝（屈伸）""捩足""掘脚"，锻炼下肢关节的功能。又如："细腰（屈伸）""左右挽（侧弯）""屈腕筑肋（双手叉两肋左右侧弯）""推却挽（脊柱过伸）"等，锻炼背肌力及脊柱功能。概括其练功的方法为：扭、托、顿、挽、直纵（跳跃）。按摩的手法为：擦、捻、抱、打、推、振、捩、捺八大法。练功的五大法，至今还是骨伤科功能锻炼的方法。只不过是结合了局部解剖生理特点以及损伤愈合时期而更具体和合理运用而已。诸如腰背的"前推却挽"法，今天治疗胸腰椎压缩骨折的练功法即是此法的发展。笔者曾用10个猴子做动物解剖实验，动态观察胸腰段压缩骨折过伸复位原理（即前推

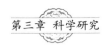

却挽法），是由于椎间盘的拉力及前纵韧带的紧张，两者只要有一方完整均可达到良好的对位。首次在国内用现代医学知识研究古人治疗脊椎损伤的复位原理，并通过实践，在临床应用治疗 153 例，功能良好达到 97%。通过临床研究又对此法垫枕的高度进行了生物力学的探讨，将此中医学的历史成就，发扬提高到一定的学术水平。其按摩八大法，现在治疗软组织损伤手法诸多，但都离不开孙氏的这八大手法。可见，孙思邈的功能按摩疗法影响之深远。

综上所述，孙思邈在骨伤科方面，做出了卓越的贡献。我们今天纪念他，就是要进一步整理发掘他的宝贵经验。用现代医学科学的方法加以研究，使之发扬光大，为创造我国特色的新骨科学而努力。

（《中华医史杂志》1983 年第 13 卷第 1 期 42 - 44 页，

作者韦以宗、顾云伍、尚天裕）

《跌损妙方、救伤秘旨、救伤秘旨续刻》校释说明

《跌损妙方》《救伤秘旨》《救伤秘旨续刻》三书，是明清时期流传的中医骨伤科方书。《跌损妙方》是明代异远真人编著，成书于嘉靖二年（1523）。至清道光十三年，江苏省高邮人孙应科获其刻本，于道光十六年（1836）辑校刊印。《救伤秘旨》和《救伤秘旨续刻》则是清代浙江省天台的赵延海收集到后，连同自编的《救伤秘旨》《救伤秘旨续刻》交由印书家黄严管于咸丰二年（1852）合刊印行。这就是我们现在见到的这三本方书的版本。1958 年，上海科学技术出版社（原上海卫生出版社）在清咸丰版的基础上，经断句后排印发行。

这三本中医骨科方书虽然是临证医学的内容，但也似中医学其他方书一样，都是在一定的理论指导下形成的实践经验的总结。通览全书，则不难看出三书是以《内经》《难经》的气血学说和经络学说为理论基础的，受到元明时期发展起来的子午流注学说和气功学说的影响，可谓子午流注在中医骨科的应用。其诊疗经验，则是继承了唐代蔺道人《理伤续断方》和元代危亦林《世医得效方》等中医骨科著述的经验的发展。本书重在经络辨证、按穴论治为其特色。

创伤外科（伤科）是此三书主要内容，论及全身各部位及体表器官的创伤，如颅脑外伤、胸腹损伤、各部位开放创伤以及骨与关节损伤等。所介绍的诊疗技术，在今天看来有的虽已是历史陈迹，但不少既是今天某些技术的发源，也有值得研究提高，俾可古为今用者。古书中主要篇幅的方药疗法及点穴疗法，则大部分还是至今行之有效的。特别是其在整体观念指导下，按不同穴位、不同部位（据解剖特点）而行辨证论治的法则，以及对骨折治疗所主张的动静结合、内外用药的治疗观点和方法，对今天的临床、科研尚有使用价值和启发。

至于书中所述的关于血头行走穴道的说法，目前尚难以做全面解释。但必须看到的是，这一说法也有其理论观点和客观实际为依据的。虽不尽然，我们且为尊重历史、尊重我们中医祖先长期实践观察的发现，而予以继承下来，留待进一步去研究。而对于书中一些观点受到道教、佛教方面的影响，还有武术方面的影响，这和原书作者的世界观及所处的社会背景分不开。所有这些，只要我们坚持去其糟粕、取其精华的批判继承原则，就可使这份宝贵的医学遗产得以继承发扬，为今天的人民健康事业服务。这也是整理研究这三本古籍的首要目的。

《跌损妙方》的作者异远真人生平已无法查考。《救伤秘旨》《救伤秘旨续刻》的编者赵延海是清道光、咸丰年间人，生卒年限不详。赵延海，字兰亭，系武术技击家兼伤科医生，曾在武昌学西洋种牛痘法。此二人是他"薄游四方"广泛收集武术界及民间的治伤经验编辑而成。《跌损妙方》自1836年孙应科刊印时曾进行过一些校注，但赵延海得到此书后则未经校注就连同他自编的二书交黄严管刊印。自咸丰版以来，此三书均未进行过校注整理。鉴于现存的中医骨科专著不多，类似此三书有如此学术价值的更少。为适应现代临床、科研的需要，特对此三书进行一次整理研究于校释。现将这次校释的方法、体例说明如下：

1. 关于书名

原排印本名《救伤秘旨》《跌损妙方》，现根据成书的年代顺序及实际内容更名为《跌损妙方》《救伤秘旨》《救伤秘旨续刻》。

2. 全书分别以【原文】【校释】【按语】列述

（1）原文

以上海科学技术出版社1958年排印本为蓝本。编排除将《跌损妙方》一书排前外，余均按原文排列，并将原竖排改成现在通行的横排本。各节将按照原有标题冠以序数一、二……或【一】、【二】……个别地方原文无标题而又必须加上标题以求层次、大意分明者，则于所加的标题文字用【】以示与原有标题相区别。书中内容将按照文章划分段落，文字用简体字，并在原排印本断句的基础上经勘误后加上国家统一的标点符号。原文中的小号字，有两种情况：一是原文所有；一是孙应科、赵延海在编辑时的注释。凡疑为孙、赵所注者，则加"原注"二字。力求既恢复原书内容，又使全书层次明了，文理清晰，易于读懂。

（2）校释

根据本书特点，校勘、训诂和注释需同时进行，在体例上三者内容均列于【校释】内。

在校勘方面，《跌损妙方》现尚未发现有其他抄本或版本，现行版本乃孙氏原刻。而《救伤秘旨》及《救伤秘旨续刻》现见的版本亦为管氏原刻。因而此三书的校勘暂不进行对校。但是，由于此三书在刊印之前均经多次传抄，特别是《跌损妙方》自异

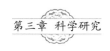

远真人著成后到孙应科刊历三百余年间，其传抄之众人已难计矣！

而孙氏刊行时加注释又未与原文区别，导致孙注、原文混为一体。至于三书在传抄过程中的错漏，夹杂的方言，及至传抄都为了秘不传人而故弄玄虚，或用一些古怪偏僻的名词，或夸大其词，诸如孙应科序语中所述及"抑视为奇货可居而去籍与"等均须认真加以鉴别。有的虽然文字、文意上无错可校，但从全书的学术观点及科学实际分析，却是应予校勘的。如何通过校勘以反映原著精华之本质，进而提高其理论性和科学性，这就得求助于活校和理校了。

为此，在活校方面，则以所引前人之书而旁校之。主校本以《素问》《灵枢》《难经》《十四经发挥》《世医得效方》《正体类要》等；主参本以《医宗金鉴·正骨心法要旨》《伤科汇纂》《江氏伤科方书》等同时期的著作以互校。

至于理校，自古认为是校书者艰难之举，然而为了使中医学这一宝贵遗产更适应现代临床、科研的需要而不得不为之。为慎重起见，凡属校勘的学术名词、专有名词和内容，均保留原文不变。必要的理校，均加用按语言说明。有的校释一时未能确定而又非注释不可者，在注释中均用"疑"以示人待进一步考证。个别的伪文与误文，将直接于原文中勘正，再加以注释说明。

在注释方面，字、词难明的加以训诂，注以汉语拼音和同音汉字。一些费解的名词、术语，在解释的同时加以必要的引证。对一些有方无证治的方剂名，则依据组成药物性能及前后文意注以适应证。凡药名，属方言别名者均注以通用名词；其中某些属少用或属民间中草药者，一般只注释一次。对于穴位名词，如果属于针灸学上通用名词，且其位置也相同者，则不作注释；如是其他名称，则注以别名、具体的体表、解剖位置。根据此三书文字特点，一般不作语译。而对某些费解的语句，则加以必要的语译或意译。

（3）按语

有如下情况者则加按语：①除校释外，尚需进一步解释者；②学术观点、诊疗技术、方剂用药需要阐明渊源者；③主要的方剂需行方义解释，或批出适应证、禁忌证者；④需引证有关文献阐明某些学术观点或诊疗经验的理论依据者；⑤某些学术观点或诊疗经验需运用现代医学（包括现代中医、中西医结合和西医）的理论和诊疗技术去论证以阐明其科学性或时代局限性者。

按语的体例根据实际情况以两种格式列出：一是在某项校释之后，再加按语，并以【按】标明；一是每一章节内容类似者校释后作综合性按语，以【本节按语】标明。

以上是对这三本古籍校释的大体方法。

对于古籍文献的整理研究工作，笔者还在学习、探索之中。由于此三书所涉及的学问不仅仅是医学方面，还有佛教、道教的哲学方向及武术、气功和地域方言等方面。因此，要做好其校释，对我这个地处祖国边陲、学识疏浅的临床医生来说，是很难胜任的。幸得施杞主任为此稿进行字斟句酌、捡陋补缺、查证典籍，使本稿质量有了提高，在此谨致衷心的感谢！

作为一部古籍校释本，现将其求教于中医骨科同道，也祈望哲学界、气功界、针灸界、武术界和广大读者多多给予批评，正其谬误，教我不知，共同努力，使我中华民族这一宝贵文化遗产得以发扬光大。

此校释本初稿完成之岁，正值异远真人著成《跌损妙方》四百六十周年。四百六十周年前，异远真人传下"妙方"，揭示人体另一生命现象，奠定了中国武术伤科的基础，开拓一大伤科学派，为我们民族的繁衍昌盛做出了贡献，为中医学宝库增添了一份绚丽的瑰宝。我们今天奉上这个校释本，就作为对他的纪念吧。

（《跌损妙方、救伤秘旨、救伤秘旨续刻》校释说明，

上海科学技术出版社，1985 年，作者韦以宗）

《回回药方》的骨伤科学术成就及渊源初探

北京图书馆藏的《回回药方》（以下简称《回方》），现存四卷八门残本中，就有"折伤门""金疮门""汤火伤门""棒疮门""人齿所伤门"五门是外科骨伤科学的内容，另外"针灸门"也多是论述外科感染疾病。

《回方》成稿于元代末年（约 1368 年），是广惠司医官仿《圣济总录》编写的，在"折伤门"中，无论是在理论上还是在诊疗技术上都有突出的成就，有当代中医没有的理论和技术，也有当代中医、阿拉伯医未有的创造发明，充分反映了 14 世纪中国的回医在骨伤科学方面丰富的临床经验和技术创新。

由于《回方》传世甚罕，现已是海内孤本，自 1939 年《北京医药月刊》连载其"众风门"内容后，四十余年来，对其在骨伤科方面的内容尚无介绍。为了把 14 世纪中国回医所取得骨伤科学方面的光辉成就公之于世，为了继承发扬中医学这一宝贵遗产，现将《回方》"折伤门"内容做概括简介，并对其学术渊源做初步探讨。

一、外伤的诊疗成就

（一）外伤的诊断分类——十等损伤分类法

《回方》依据伤口的形状、深浅、损伤肌肉筋骨的程度把外伤分为十等，前四等是分别伤口，"直裂纹""圆裂纹""周廻裂纹"（指环形伤口），或皮肤肌肉缺损；后六等是鉴别有无闭合的皮肤剥脱伤，谓"浮皮不显""打烂皮肉"之软组织挫伤，或是血肿、肌肉、筋骨损伤。

这十等分类诊断，主要用于辨别刀刃伤、切割伤以及挫、压伤的轻重。宋慈的

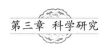

《洗冤集录》（1247）于元代至大元年（1308）重刊，时流传甚广。《回方》的十等损伤分类法在该书卷四有所论述，"浮皮"一词也出自该书卷二。

（二）对危重创伤的认识

《洗冤集录》卷四"验他物及手足伤死"项的论述。《回方》也指出，"脑经、腰子、尿泡"及"心经"等挫伤容易致死。

（三）对心脏和血液循环关系和动脉损伤的认识以及止血带的作用

《回方》记："盖血脉常有动，其动有二说：一等是开的动（舒），一等是收的动（收缩）。收的动是血脉挤沓者（收缩），平日能将心内旧热烟气推出去，故亦能将血拨出去。因此是其血流要拴住、止住，皆难。"指出了血管有动脉和静脉以及其血液流动与心脏的联系，特别明确指出动脉血是直接由心脏输送出来的，认为动脉出血止血比较困难。因而提出应用"止血带"的止血法，谓"将伤的一体离伤稍远处拴，此体比别体要放高（抬高伤肢），令血来的力不能到伤处。拴系的方法：从伤的一体稍远处拴，将宽带子自伤处往后紧缠去，复缠回拴定，则血流可止。若有于拴处返后再拴一次，如前法，令血倒回拨去更可，此则血的力自然减去，而流血者自止矣"，这是应用止血带止血的临床经验之谈。书中还介绍用石灰以及止痛、止血的药物。

对于动脉、静脉，古罗马医盖伦（Galen）已有认识。但他仅仅是区别了动脉和静脉。他还认为肝是血液循环的中心。13 世纪，阿拉伯医有一学者即埃尔·可拉喜（el·korrashi）的著作提到心脏和血液循环的关系，而在《回方》中记载了这一重大的科学发现，表明可拉喜的成就已传到中国。到 16 世纪，与维萨留期（Vesalius）所使用的相似。

二、颅脑损伤诊断治疗学成就

（一）颅脑损伤诊断学上的成就

《回方》对颅脑损伤引用了外族医学的诊断名词共 14 个，把颅脑损伤分为头皮损伤、颅骨粉碎、线状骨折、凹陷骨折、脑膜损伤（称"脑的内皮"）和脑挫裂伤。

对颅骨骨折的诊断，《回方》吸取了《洗冤集录》滴墨验伤的经验，《回方》记："又骨损折者最少，是一面有裂纹显未到那一面者……亦比裂甚难见，因其裂细如发故也……若要知裂纹多少，滴墨水等少许即见矣。"

对脑硬膜损伤引起的中枢神经症状，《回方》已有描述，并提出鉴别诊断。书中记载："又要看脑盖骨的皮（指脑膜）若无脱离（指脑膜无撕裂剥脱），则肿与疼，发热发昏智乱皆稍少；如有脱离，则肿的证颇多。"还指出凡颅骨折无论有否皮破，都可以引起脑的损伤。书中记载："又或头上骨损折，皮却不裂，然有肿。庸医但治其肿，不治其损伤，将久肿虽瘥，其骨反作坏，因此生极发热证、浑身颤、智昏乱、凡脑经等的证皆显出。"

《回方》还描写了类似现在临床多见的颅脑损伤所致颅内血肿、脑疝形成或脑干挫伤的证候，并把这些证候称为"中风"。如说："又凡头上有挫伤后证是中风，无知觉，声音哑，浑身颤（抽搐），智昏乱。"颅脑损伤所致的这种证候，葛洪《肘后救卒方》（341）曾有记载，但无治法。而《回方》却明确指出这种证候是颅骨凹陷骨折，或粉碎骨折的骨折片刺伤脑膜，引起脑挫伤，说"若有挤沓并签（指骨刺）必是肿或筋缩或中风不省人事证候等"。

（二）颅脑损伤治疗学上的成就

《回方》对颅脑损伤的治疗运用了扩创术、病灶清除术、开颅减压等手术疗法。

1. 早期扩创术

《回方》主张对颅骨开放性骨折应早期扩创清除碎骨，避免碎骨感染或损伤脑膜。书中记载："治头上损伤等并各体骨损折，当刮去及取碎骨时，必忌冷气、冷天、地面等。""又若要取骨时，速取则可，迟则有伤；夏六七日不过，冬天不过十日。此等取骨之法，若脑经上的皮（指脑膜）无挤沓，碎骨头儿损折处不签（意为不穿刺）脑皮（指脑膜），可停至数日；若有挤沓并签，必生肿或筋缩或中风不省人事证候等，宜即时取出，勿令生的上证候。"主张施行扩创术时注意气候、环境的适宜和清洁，并且要在受伤早期，特别指出碎骨刺伤或压迫脑膜者，必须及早取出。

2. 病灶清除术

对颅骨骨折并发感染化脓而产生一系列证候，《回方》主张进行死骨摘除扩创引流的病灶清除手术。书中记载："要知头上骨与各体骨不同，头上骨损折平复后，头出所生的物不坚实……因此恐脓流入内去作伤。此一体必取出者碎骨，待脓去净，方可伤处拴系，令生肌……若其余的骨拴系了，骨里显出脓来。须知此等脓在病处生，流入髓里去，必开其矮接处，显出骨，用物拭去脓来，且勿令伤处生肌。至脓无，方治以生肌之药。"除死骨后，还强调要引流，不要过早用生肌收口药。

3. 开颅减压术

《回方》主张对颅脑损伤后引起"中风"证候的患者施行开颅手术，这种手术类似现代的颅内血肿清除减压术。书中详细介绍了开颅手术的方法和步骤：用刀十字切开头皮，暴露颅骨。这时如出血则用"干净布片塞之"，或用浸过酒或梅桂油的布片填塞；然后用骨钻钻孔，"钻排钻数窍"，"钻头利处要与骨厚薄相同，临钻时以钻比量骨的厚薄多少，于钻头上止留合用的分寸，余即以物限全，不令速透骨伤脑皮"，钻孔后再用镊子或钳轻取骨块，显露脑膜，并注意到用骨锉把骨的边缘锉平滑，同时要保护好脑膜。

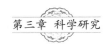

书中在介绍开颅手术之后，提到"先贤卜黎西"，曾指出这种手术疗法的并发症及其处理方法。"卜黎西"可能就是古罗马外科大师保罗斯（Paulus）之译音，他曾做过开颅手术。《回方》中详细介绍了开颅手术的方法，表明回医已继承了他的手术疗法，并取得了成功的经验。

《回方》对颅脑损伤的诊断和治疗取得了光辉的成就，这些成就虽源于前人，但也是回医在实践中取得的成功。从其十分贴切的文字、类别似现代手术记录的叙述可知，《回方》作者是亲自多次施行了颅骨折手术。其精细的开颅方法和步骤，原则上几乎与现代的一致。

《回方》对颅骨、脑的解剖、生理方面也已把颅骨、脑硬膜和膜的层次分清，指出脑与神经相连贯，认识到脑硬膜损伤或脑损伤可引起"中风"的危重症；认识到颅骨的生长愈合较其他骨骼容易。这些都是十分科学的见解。

三、骨、关节损伤诊断治疗学成就

（一）对骨折愈合的认识

《回方》描述了骨折愈合过程和四肢骨折愈合的日程：指出儿童骨折容易愈合是由于其生长发育能力较成人旺盛之故，说："凡人骨损折，小儿童子的可望再生。盖因初生的力还在其身内。若既壮年老的人，虽然辏接（愈合）了，必无再生之力，却生一等物如脆骨（指骨痂），在其周围把定，如焊药一般。"《回方》记载的骨折愈合日程也是符合实际的，如说："臂骨三十日至四十日，大腿骨五十日，又或一等人至三月四月者。"还指出肱骨干是最难愈合的骨折："凡人身骨头等最难平复者是膊上的骨。"认为影响骨折愈合的原因有四个方面，即外洗过多、去除固定过早和活动过早及饮食不当等。这去除固定过早和活动不合理，在现代临床还是引起骨折延缓愈合或不愈合的因素。

有关骨折愈合的记载，唐代陈藏器在《本草拾遗》中介绍"赤铜屑"治骨折的作用中，曾述及骨折愈合的情况，认为铜屑"能焊人骨"。9世纪蔺道人于《理伤续断方》中也指出骨折一个月后难以复位，也认识到骨折愈合时间在一个月左右。这说明《回方》对骨折愈合的认识，既继承了前人的经验，也有丰富的实践体会。

（二）诊断方法和治疗大法

《回方》论述骨折的诊断，强调要了解肢体的活动功能和解剖生理状态，用"动静"这个词进行概括，说："凡伤损的动静要知。"对损伤后的肢体则依据局部畸形、功能障碍进行诊断，说："凡骨平日无陷入处，忽然有陷入，则知是脱出（移位）的显验；第二等是凡骨辏接处平日能动者，若忽然不能动亦知是脱出。"

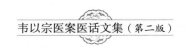
对骨折的形状，《回方》也进行了描述，认为："凡人骨的损有直理损折者，有横理损折者，有碎损折者。"指斜形、横形和粉碎等类型的骨折。这些描写源于《洗冤集录》一书。

对骨折的治疗，《回方》也是用复位、外固定和内外用药的方法。书中多处提出治骨折之法："一者扯拽，二者拴缚。拴者且至两边相合还回（回）旧迹。"对各部位骨折、关节脱位的治疗，在论述复位方法后都介绍应用中药或回药外敷外洗或内服。这种骨折方法，与危亦林等方法是一脉相承的。

（三）各部位骨、关节损伤的诊断和治疗技术

1. 鼻梁骨

《回方》描述鼻梁骨损伤，指出这部位可跌、磕引起凹陷骨折，导致局部畸形和嗅觉迟钝，主张用手法端正，并用"铜筋"（铜管）或"鸡翎管"插入鼻道，使之保持通畅至骨折愈合。如果是鼻中隔损伤，《回方》介绍用手指拨正、内塞纸条或"鸡翎管"，再用布条粘在鼻梁上拴到脑后以纠正侧弯畸形的治法。

2. 颌骨骨折和下颌骨关节脱位

对颌骨骨折，《回方》介绍用手法复位，根据上下牙齿对位情况诊察骨折复位与否，复位后用四头带扎于后脑固定。书中描述下颌关节脱位，介绍类似葛洪的方法整复，即用手指伸入口腔内牵拉复位，此法希波克拉底医学已介绍。

3. 锁骨骨折

锁骨，《回方》称为"项圈骨"。书中描写此骨折后同侧肩关节下垂的畸形，指出应注意避免损伤胸膜；主张用手抬起患侧肩臂，或置一布球于腋下，上臂内收，然后揣控局部复位；对于陷入的骨折，主张使病人仰卧，于肩胛之间的背部垫枕，再用手法揣捏复位。

4. 肩锁关节脱位

《回方》描写了肩锁关节，认为这个部位损伤可脱位，患者手不能上举到头，后伸不能到背。

5. 肩胛骨

《回方》称肩胛骨为"锨骨"，指出这部位骨折可用手触摸诊断，且伤侧上肢运动障碍；介绍用"哑血杓儿"吸附陷入的骨以复位。

6. 胸骨

对于胸骨损伤，《洗冤集录》曾有描述，《回方》指出胸骨部位损伤有凹陷骨折和胸肋关节脱位。

（《光明中医骨伤科杂志》1985年第1期第1卷20－26页，作者韦以宗）

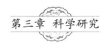

《回回药方》学术渊源、作者和著述年代探讨

北京图书馆藏的明代手抄本《回回药方》（以下称《回方》），是四卷残本，无作者署名和著述年代，一般认为是元代回医的遗著。本文将对此书稿的学术渊源、作者和著述年代做初步探讨，错谬之处，请同志指正。

一、《回方》作者——回医在元代的境况

"回回"之称，始于宋代。自 7 世纪伊斯兰教在阿拉伯地区兴起并迅速向亚洲传播，到 10 世纪后已有不少信奉伊斯兰教的民族进入中国，当时宋朝人称这些民族为"回回"人。

"回回"人的祖先为世界医学做出过卓越的贡献。自 4 世纪后，欧洲处于神学猖獗的年代，继承了古希腊、古罗马医学的学者被迫南逃，并接受了阿拉伯文化；6 世纪后，随着阿拉伯文化的兴起，古希腊、古罗马的医学文献被翻译成阿拉伯文。当时的医学专家还广泛吸取了古埃及、古印度和中国的医学经验，在 6 ~ 12 世纪，形成了阿拉伯医学的全盛时期。

13 世纪，蒙古族兴起并先后征服欧洲东部和阿拉伯的亚洲地区，最后灭南宋建立元帝国（1270 年）。在这个时期，欧亚文化得到广泛交流，阿拉伯医学专家有被元皇朝录用，有的也随之来到中国。当时元朝把这些来自阿拉伯地区的医学者称为"回医"。这其中也包括信奉基督教（景教）的欧洲学者和信奉伊斯兰教的西北部民族的医药专家。

元世祖忽必烈自 1260 年灭金之后，承袭金制，设立了中医组成的全国最大的医疗行政机构——太医院。1270 年，随着来华的回医增多，并首先在军队中发挥了其医疗作用，因此，专设置回医的医疗行政组织"广惠司"，并命在元朝任职较早的、精通西域诸国语言文字的天文、医药专家爱薛（1226—1308）为"广惠司"首领。后 1292 年（至元二十九年）又在大都（北京）和上都设专门从事回药收集、炮制的"回回药物院"。据《元史·百官志》所载，时"回回药物院""广惠司"和传统中医组成的"御药院""惠民司"都是太医院下属的医药行政机构和药物征集加工机构。由此可知，元皇朝虽以中医为国医，但对回医也采取了行政措施予以兼收并蓄。

元皇朝在中国历史上是少数民族入主中华。然而，在文化教育方面却沿袭宋、金的教育制度。于至元二十四年（1287）首先仿宋制成立"国子学"，进行中国传统文化教育，培养人才。当时规定于"国子学"中蒙古人和"回回"人占学员的3/4（《元史》卷八十一第 2029 页）。这就使他们的后代在中国有机会接受中国传统文化的教育。后来，又于至元二十六年（1289）和延佑元年（1314）设置"回回国

子监"，进行蒙古族和回族传统文化教育，其目的是"以其文字便于关防取会数目……凡百司庶府所设译吏，皆从本学取以充焉"（《元史》卷八十一第 2228 页）。这些教育措施，使回族后代在接受中国文化教育同时，也有机会学习继承本民族的传统文化。

在医学教育方面，元皇朝以推行中医教育为主。据《元曲章》所载，忽必烈接位不久，即通过太医院下令全国设立医学教育机构，对全国医生进行考核，严令未经考试合格者不得为医。中统元年（1263），太医院制订的下至州、县级医生的考核条令中规定："各说所行业科业，治过病人，讲究受病根因，时月运气，用过药饵是否合宜……呈本路医学教授者较优劣，备申擢用，以革假医为名之弊。"（《元典章》卷五）当时太医院设十三科，考核章程规定各科都必须攻读《素问》《难经》《神农本草经》《圣济总录》，否则，"不精本科经书禁治不得行医"（《元曲章》卷五）。而太医院所制定的所有医政政策中，既没有提及用阿拉伯医药文献作教材，也未提到对回医考核另有规定。看来，来华回医的后代在元皇朝中统年间以后要取得医生资格，必须经过学习中医，接受太医院太医的训教和考核。实际上，阿拉伯医学自1258 年巴格达被攻占大量图书被焚毁之后就一蹶不振。类似爱薛等来华的阿拉伯医是否携有医药文献就不得知了，但至今未见史料提及有阿拉伯医学文献流传中国。如当时的阿拉伯医仅仅以自己的医药经验培育后代，那么在有丰富理论经验和大量医学文献的中医面前则是独家之见了。太医院所制订的医学教育措施，大概也是面对如此的现实吧。

有元一朝，"回回"人虽"遍及全国"，但回医的人数不足以改变中国的医学。据《元史·百官志》所载，太医院自至治二年（1322）起置院使 12 名（二品），三至五品官员 10 名，七至八品官员 26 名，共 48 名；而"广惠司"于至治二年置三品司卿 4 名，五至七品的官员 11 名，共 15 名。且太医院以下全国十七路还有五品的"提举司"和"惠民司"，而"广惠司"仅于大都，上都设置，各路并无其下属机构。这是从当时的医官编制来看，可知回医在数量上无法与传统中医相比。另据 1322～1328 年来华旅行的欧洲人鄂多立克的《游录》描述，当时元皇朝的御医队伍 409 人，仅有 9 名是回医。他写道："我，僧侣鄂多立克，在他的那座城市（指北京）整整住了三年；因为吾人小级僧侣在王宫中有指定的一席之地，同时我们始终必须尽责地前去为他祝福。于是我抓住机会勤勉地询问基督徒、撒剌逊人（伊斯兰教人）和各色偶像教徒（指汉人的和尚、道士等），也询问皈依吾教的信徒，其中有些是该宫廷中的大王公，且仅与皇帝本人发生联系。"现在这些人都异口同声地告诉我说："给御体看病的医师是四百偶像教徒、八名基督教徒，及一名撒剌逊人。"（《鄂多立克东游录》）鄂多立克是 1322 年从海上到中国的，在北京逗留时间有三年之久。他对元廷医疗队伍的纪实，从另一个侧面反映了元皇朝时

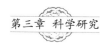

还是依靠传统中医为主。

由此可见，元代回医在华，且不说其学术上，在人数上就远不如中医，所以不能取代中医；在元皇朝的文化、医学教育制度下，他们的后代要取得中医的地位，就必须学习中医。这样，使14世纪后的回医成为继承了一些阿拉伯医学知识的回族中医，或者谓中医和阿拉伯医结合的学者。

二、《回方》的文化特点和学术渊源

1. 文化特点

《回方》是用中文为主编写的。中文的文化已是半白话文，使用了大量的民间口语、俚语，如"××的×""××了呵""××儿""××者么"等。这些文法语气在元、明时代的戏剧、小说中常见，元代地方官员的奏折也常用。例如《元曲掌》卷五所载奏折就多处应用"的""来""呵""了者么"以及"有一等××人"等文法语气词（包括形容词和助语词等）。这表明《回方》作者不仅精通中文，且对当代民间语言也十分熟识。

《回方》中出现阿拉伯文有两种情况：一是一些药名直接用阿拉伯文书写；二是部分诊断名词（病名）用阿拉伯文读音而以中文译出（音译）。值得注意的是，阿拉伯文写的药名有的既有中文音译，还有的译成当时通用的中药名，而诊断名词中却无阿拉伯原文，仅仅是中文音译（有个别注明意译）而已。深入推究这些诊断名词，不难看出不少是拉丁文或古希腊文语系。如"折伤门"中对头部损伤使用的14个外族语诊断名词（也是《回方》残本使用外语诊断名词最多），其中称头部损伤为"沙哲"，与拉丁语"injurid"（意损害）读音相似；称骨折为"哈失麻"，与拉丁语"Foveol""Granular"读音类同。在14个诊断名词中，有关出血的病名读音均有拉丁文"Hae-moptysis"的音素。可见，《回方》既有阿拉伯文化，也有当时阿拉伯医学所袭用的拉丁文古希腊语系文化，只不过在全部书稿中应用不多罢了。但是，《回方》全稿未出现拉丁文和希腊文原文，仅仅用其音译，这可能是作者对这两门文字的缺失，也缺乏有关的著述转录。而使用阿拉伯文（回文）者，说明作者受过这种文字的教育，具备这种文化知识。

《回方》残稿反映的另一个文化特点，就是现见书稿是经过与原稿作者不是同一民族的人整理过的。现见书稿中不少地方有小字注释且都是对回文或音译名词的中文意译；另外，多处注以"回回药""古回回医人"，其语气与大字原文完全不同。例凡述及一些医家名称则注有"是古回回医人"。这可能原文作者是回医，因此称"卜剌忽忒"为"先贤"；而注释者是汉人或其他民族学者，因而注以"是古回回医人"。不过，可以肯定的是，无论这位注释者是什么民族，他是懂得回文和回医知识的学者，否则他无法进行这些注释。

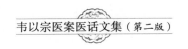

2. 学术渊源

了解一册医学著作编写的模式，可以窥视作者的学术宗旨。

《回方》原书有三十六卷（现存四卷八门），据现见残卷分析，其编写方式是卷中分门，门下分类，类中论证立方药。这种编写形式方法，与宋代《圣济总录》（成书于1111年）及明代《普济方》（成书于1406年）相似，而且《回方》分门的名称也与此二书的名称雷同，不难看出《回方》作者受当时中医学术的影响（表1）。

表1　《回方》残本分门名称和《圣济总录》及《普济方》的比较

书名	《回回药方》	《圣济总录》	《普济方》
分门名称	众风门	诸风门	众风门
	杂病门		
	金疮门	金疮门	金疮门
	烫火门	火伤门疮肿门下	火疮（诸疮肿门下）
	折伤门	伤折门	折伤门
	棒疮门		杖疮门
	人齿所伤门		诸虫兽伤门
	针灸门	针灸门	针灸门
	※众疮肿毒门	疮肿门	诸疮肿门

*《回回药方》于"折伤门"后述及，内容缺。

《回方》所存八门包括了内科、外科和针灸，如果是全书三十六卷，理应包括理论和妇科、儿科、五官科等内容。八门之中，除药名之部分及个别诊断名词用阿拉伯文或译音外，所有学术名词均为元代以前中医固有的名词。在学术上，所见八门除"折伤门"有效突出成就外，其余各门对疾病的论述及治法，与《圣济总录》及元代医学文献所反映的学术水平相差不远。其特别之处，则是应用了回回药方。若从全书来看，却是以中医传统方药为多，中药和回药联合组方也占一部分，其中一些方剂还是中医传统处方加减化裁的。

《回方》残本主要是各种疾病的论治，是临证医学的内容，有关基础理论方面，未见有专门的论述。但是，我们知道，宋元时期是中国医学在临证医学方面全面发展的时期，基础理论以五运六气兴盛一时，元气、气化等理论成为这时期医学理论的核心。各家医学综书对阴阳五行、脏腑学说和六经辨证都少立专门，而突出运气学说，如《太平圣惠方》和《圣济总录》等书。至于《回方》，因现在所见已是残本，有否上述基础理论的专门论述尚未可知。不过，我们从所存四卷八门对有关疾病的论述及治法方药中，可以了解到此书的理论圭臬是脏腑学说、气血学说和经络学说，并吸取了阿拉伯医学在解剖学方面的知识，可谓是以中医理论为主，阿拉伯

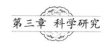

医学理论为辅的一册中医、阿医学结合的著述。例如，"众风门"中对"左瘫右痪口眼㖞斜类"的论述，秉承了中医对瘫痪病症属肾精不足、心脾血虚、肝不养筋和痰湿内盛的病因病机学说。书中记载："此病动止不随，意思是动止，相缠短了。动止，有动有止，相缠变成此病。为因力微了，动止亦微。若因力微者，病必久矣。如人多有房事，或做重事，或有惊恐，或上高处，或逢大喜，必经壮跳身战。若七窍都微，筋中有余湿，筋性随意出者，必冷松了。为因重醉多吃冷水，不消之食，因近生浊病根，闭住气力不通，不能到其身。若因重怒，起者多半筋中有湿，却着怒火毁其方动或（成）瘫痪。病症多在头手之筋。（筋）是动魄之器，筋头是脑，头是脑之巢。手近着湿，脑筋亦近有软。因此，此病多在头手。下半浑身筋硬，因离头远，其身也硬沉，为因担着浑身，因此不生瘫痪疾病。若病根到者，也无利害。治瘫痪病证，病根是湿者，或因失饥伤饱者，治必吐痰若因酒重醉者，一发便索断其醉。"这段记载，作者运用了中医的脏腑辨证和六淫、七情的病因病机学说；指出瘫痪有因肾精内耗、心肾不交、脾阳不振致湿痰内盛引起；有因盛怒伤肝、肝阳上逆、引动痰湿、蒙闭清窍所致。书中虽未用文字述及这些病理机转，但所列病因已是十分明确，如说"力微者，病必久矣""房事""重事""惊恐"，这都是中医认为伤肾精的原因。"恐伤肾""喜伤心""怒伤肝"，这些情志因素伤及内脏，是中医特有的理论；"肝藏魂""肝主筋"，所以说"筋是动魂之器"。又如，饮食不节，醉酒冷食伤脾胃，导致痰湿内盛成中风瘫痪，更是中医关于中风瘫痪的病因病机学说。在论治中强调从"病根"论治，体现了中医辨证求因、审因论治的精神原则。所有这些，与《圣济总录》有关论述同出一辙。所不同的是，《回方》指出了疾病的病变部位是脑、筋、述及"筋头是脑"（这里的"筋"包括神经），这是盖伦（Galen）的解剖知识，是当时中医理论较少提及的，是回医把中医理论和阿拉伯医学解剖知识的巧妙结合。

在"金疮门""汤火伤门"和"折伤门"中，《回方》作者也是以中医的气血学说来分析各种证候，也是运用活血化瘀的疗法辨证论治的。而在运用气血学说时，特别强调"气"的作用，这与宋元时代气化学说的影响分不开的。至于"针灸门"，固然是以经络学说为指导。所有八门，基本上运用了八纲辨证，所用方剂用药上也是辨证论治，并非是对症治疗的验方集。关于这些例子，全书皆可见到。

至于"折伤门"中在外科正骨方面的突出成就，有关其技术源流，本文作者已另有专文讨论。

总的来说，《回方》类似唐代孙思邈的《备急千金要方》一样，是一册吸取了外族医药经验的中医学论著，是回医依据中医的理、法运用回回药方的经验总结，并尝试把中医的理论和阿拉伯医的理论进行结合的临床心得集。

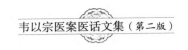

三、《回方》作者、著述年代考

（一）作者考

根据上述史料，《回方》的作者是阿拉伯医的后代——土生土长的中国回医，即继承了部分阿拉伯医经验的回族中医写成的。根据《回方》内容涉及临床各科来看，该作者（也可能几人合编）起码是相当于"医学提举司"职位，即"广惠司"的医官编写的。而在作者之中，有一位是以外科正骨为专长者。

元代在"广惠司"任职较著名的回医除爱薛之外，他的第五个儿子鲁合继承了他的事业，约于 1285 年任"广惠司提举"。爱薛是 20 岁即来华在元皇朝中任职，可见，鲁合已是土生土长的中国人，他能出任"提举"，表明他已是一个回族中医，并有条件继承了其父辈阿拉伯医的经验，鲁合约生于 1260 年，到至治三年（1322）"广惠司提举"改名"司卿"时已 62 岁。《回方》不可能出自他父子之手，因为爱薛来华后从事政事较多，常常出使西域各国；而鲁合虽具备《回方》编写的文化条件，但如果是鲁合所处时代的医学状况，与《回方》反映的学术倾向不同，所以不可能是鲁合所编。

鲁合之后较著名的回医是"广惠司卿"聂只耳，聂只耳约生于 1300 年，是一位以外科正骨为专长的外科医生。据杨瑀《山居新语》所载，元统甲戌（1344）杨瑀在内署遇到聂只耳时，听他介绍了治疗哈剌咱庆王坠马致伤的经过。时聂只耳已是"广惠司卿"，但杨瑀未提及聂只耳有著述之事，看来《回方》是聂只耳晚年主编的。根据《回方》文化和学术上的特点，阿拉伯医来华后，他们的医学经验必须经过一段时期的实践，方能和当时的中医结合成为《回方》所反映的学术状况。另一方面，聂只耳编写或主编《回方》，还有以下三个条件：

1. 聂只耳生活于元代中后期，已是爱薛之后第三、四代更为汉化了的回人；由于在中国土生土长，熟识通俗汉语；也由于是回族子弟，有条件得到"回回国子学"教育，懂得一些回族文字；又得到较汉人为优先的"国子学"中国传统文化教育，使他具备了《回方》作者的文化条件。

2. 聂只耳生活年代的医政措施，促使他较其前辈更要精通中医。元皇朝自元仁宗年间（1312～1320 年）以后，在医学界进一步强化了中医教育；就是任了"医学提举司"的，也要经太医院严格考核，不合格的只能当行政管理而不能作为医生。《元曲章》载："关延佑三年（1316）三月二十六日奏过下项事件，关请钦依施行，准批。本部议得太医院试验医人提领、提举等，逐一议拟，如蒙准呈移咨行者，签付本部钦依，相应具呈，照详都省，咨请依上施行。提领提举不在这里的依礼例，除将去到任时，限百日课将医义来的、替的、解由连将医义来。试得中呵委付；试不中的由提领内酌定夺，止（只）管医户，不得行医，若有诈冒，听从廉访礼察……奉圣旨，那般者么，

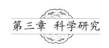

道：圣旨了也。"聂只耳于 1334 年已是"广惠司卿"，是在元皇朝颁行考核提举司的政策之后，也是元成宗 1305 年御赐《圣济总录》"以惠天下"并大批刊行《圣济总录》一书之后。他能任与提举一类职称的"司卿"并能行医，表明他对中医是熟识的，能通过太医院考核。皇上所赐的《圣济总录》给他很深的影响。这样，聂只耳具备主编（或主持讲授）或者集天下医术于一家而编《回方》的职权和业务能力，也有编书的模板《圣济总录》。

3. 据杨瑀所记，聂只耳是当代著名的外科跌打医。而《回方》作者的特长表现在外科正骨方面，这一点与聂只耳的业务专长相吻合。

因此，从《回方》所反映的文化特点、学术特点，以及当时的社会背景分析，此书是"广惠司卿"医官所编，聂只耳可能是主要作者之一。

（二）撰写年代

对于《回方》的撰写年代，现在有认为成稿于元末，约 1368 年，这是比较符合实际的。

一般来说，历史上任何一册医学著述，都从一些方面反映作者所处时代的学术倾向。详细研究《回方》残本全文，即可了解到此书稿在中医方面有三个学术上的特点，一是论述疾病强调从病的"根"论治；二是针灸方面偏向于治疗外科病症（"针灸门"中论治外科病症较多）；三是论述正骨方面内容十分丰富。这三个倾向，正是元末医学界的动态。元代医学，是继承了宋代临床医学经验在发展的。由于宋代方剂学兴起，大量的验方涌现，因此，使元代医学家注重了辨证求因、审因论治，就是《元曲章》所载太医院对医生的考核也强调要医生"讲究受病根因"。元末医学家朱丹溪于 1347 年著《格致余论》也强调了"治病必求其本"。在针灸学方面，运用灸法治疗外科病，在宋代已十分盛行，专著不少。朱丹溪更进一步论述"治痈疽当分经络"，而且还有专论灸治疗痈疽的《痈疽神秘灸经》（1354 年印行）一书流传。在正骨方面，自 1331 年李仲南总结唐宋时期的正骨经验编《永类铃方》后，1337 年危亦林总结其祖传五代的经验，著《世医得效方》。此二书对正骨方面的论述从理论到临证经验已十分丰富。且这些著作都先后经太医院刊行，广为流传。而《回方》正反映了元末学术上这些倾向。

另一方面，如果聂只耳是作者之一，据杨瑀所记，1334 年他遇聂只耳时，并未提到《回方》此书。杨氏对聂只耳的治验病案都记述了，如果聂只耳有专著，恐怕他不会不知道。从杨氏所记聂只耳治疗刚哈剌咱庆王受伤的一段话分析，聂只耳当时在医学界还是晚辈。《山居新语》载："元统甲戌（1334）三月二十九日，瑀在内署，退食余暇，广惠司卿聂只耳（原注也里可温人，即基督景教徒）言去岁在上都有刚哈剌咱庆生，今上皇姐之驸马也，忽得一症，偶坠马，扶起则两眼睛俱无，而舌出至胸，诸医束手。司卿曰：我识此证。因以剪刀剪之。"这段记述反映出当时刚哈剌咱庆王得病后非仅聂只耳一人治疗，而是在"诸医束手"之后聂只耳才毛遂自荐。而且，聂只耳还能巡回于京都、上都二地。说明他当时乃青壮年时期，到1368年约60岁，正是一般临床医学家总结经验的年纪。

元末的社会背景是：朱元璋于1367年10月挥戈北伐，但直至元都覆没之日，京都还是比较安定的。据《明史纪事本末》所载1369年6月，朱元璋大军攻克元都（北京），"破都之日，市不易肆"。明军首领徐达进都后即下令"封存府库图籍及故宫殿门，以兵守之……号令士卒无侵暴，人民安堵……元朝大小诸臣，皆令送告于官，署民籍中，违者有罚"。元都未克之前，元朝众将均为主张坚守，但元主不听，"命淮王贴木儿不依监国，丞相庆童留守，是夜（二十七日）三鼓，元主及后妃、太子开健德门，由居庸北走如上都"。可见，当时元皇朝弃都，并非倾巢撤走。明军入都后也采取一系列保护文化，安定元官（仅削职为民）的政策。因而，类似聂只耳这五品医官及"回回药物院"是能得到保存下来的，乃至清代嘉庆年间清理的"回回药物院"遗下药物有120种之多，此是最好的物证。由于朝代更替，聂只耳等人流落民间，以至《回方》未能刊行而有散失，是可以理解的。

现在所见《回方》残稿是明代红格纸抄写的，且此书分门标题有明代《普济方》的痕迹。《普济方》是历史上汇集方书最多者，但从该书"折伤门"引用方书多达31家，唯独无《回方》。可见，《回方》在明初流传甚罕。另一方面，从《回方》中的注解分析，现在所见残本，可能是明代永乐年间（1403~1424年）《普济方》问世后的抄本。

四、结语

1. 历史资料初步证实，13世纪来华的阿拉伯医药学者带来了其医药知识。他们的后代自14世纪后，在元朝的文化、医学教育政策下，接受了中国文化和医学教育，成为回族中医，并能继承部分阿拉伯医药经验，为丰富和发展中国医学做出了贡献。

2. 《回方》残本反映的文化和学术观点，表明此书是吸取了阿拉伯医学部分理论和临床经验的一册中医临证医学论著。全书是以中医基本理论为基础，兼收并蓄了元代以前中医的经验和阿拉伯医的经验，记载了回族中医在长期临床实践中的体会和创新。

3. 《回方》是"广惠司卿"所编，主要作者可能是聂只耳；编写于元朝末年，约1368年；现在所见残本是明朝永乐年间经过整理的手抄本。

（中国中医药出版社，作者韦以宗）

对"筋"一词注解的商榷

诊余翻阅新版《辞海·医药卫生分册》，见对"筋"一词的解释为"统指大筋、小筋、筋膜等"，包括近代所称韧带、肌腱、筋膜等内容。筋与人体运动功能有密切关系，赖肝脏供给营养，以维持正常活动。《素问·六节藏象论》："肝者……其充在筋。"再查近年出版的《简明中医辞典》，对"筋"的解释是："肌腱。附于骨节的叫筋，包于肌腱外的叫筋膜。筋性坚韧刚劲，对骨节肌肉等运动器官有约束和保护的功能。"两书对中医学生理解剖方面一个重要的名词"筋"的解释基本是一致的。笔者不敢冒昧说其有差错，然对"筋"的解释，确有些不同看法，现复习中医学有关文献，提出商榷。

"筋"在战国早期的《足臂十一脉灸经》《阴阳十一脉灸经》已有记载。如："臂泰（太）阴温（脉），循筋上兼（廉），以秦（溱）臑内……臂少阴口（注：此处脱简）循筋下廉……臂钜阴胍（脉），在于手掌中，出内阴两骨之间，上骨下廉，筋之上。"这两部灸经是中医学早期的文献，这里描述的"筋"与骨一样是作为解剖形态的，是肉眼能看到的实际组织，与经脉是有实质区别的。

《内经》中有关"筋"的论述，内容丰富，有"经筋""宗筋""筋膜"等，又统称"诸筋"。这说明此"筋"已有广、狭二义。值得指出的是，《内经》所论述的"筋"之一——经筋，已包括了对周围神经的认识，如《灵枢·经筋》："足少阳之筋，起小趾、次趾，上结外踝，上循胫外廉，结于膝外廉。其支者，别起外辅骨，上走髀，前者结于伏兔之上，后者结于尻。"这段描述与坐骨神经、膝神经和腓总神经的循行部位十分相似。又如："手太阳之筋，起于小指之上，结于腕，上循臂内廉，结于肘内锐骨之后，弹之应小指之上，入结于腋下。"这段描述颇似尺神经的循行路线。《灵枢》对十二经筋的描述，显然是受到经络学说的影响，所以今天难以找到其形态组织，但毋庸置疑，古人对周围神经已有一定认识，不过在肉眼下未能与肌腱加以区别而已。又如，《内经》对痿、痹的病变部位的论述，几乎都责之于"筋"，这两种疾病在今天看来，也是神经和肌腱的病变，这表明《内经》所称的"筋"，实质上包括神经、肌腱、筋膜、韧带等组织。

《内经》之后，《诸病源候论》对"筋"的损伤从病因、病机、症状、体征上论述甚详。《金疮伤筋断骨候》："夫金疮始伤之时，半伤其筋，荣卫不通，其疮虽愈合，仍令痹不仁也。"认为"筋"受伤后可导致感觉传导障碍而致麻痹不仁。《金疮筋急相引痛不得屈伸候》："夫金疮愈已后，肌肉充满，不得屈伸者，此肉伤绝经筋，荣卫不得循行也。其疮虽愈，筋骨不得屈伸也。"指出"经筋"离断伤后，金疮虽然愈合，肢体仍不能屈伸而丧失功能。《诸病源候论》所描述的"筋"，既有传输使肢体有感觉的功能，也有主宰运动的作用，很明显是指我们今天所说的神经作用。

后世医家有关"筋"的论述，几乎都是遵循《内经》和《诸病源候论》的定义，不一一列举。

医学科学是在自然科学的基础上发展的，与文化科学亦息息相关，今天对中医名词的解释，不仅受古、今汉语的影响，还受外来语（主要是英语）的影响。

西方医学发现神经并较确切描述者，是 2 世纪古罗马的盖伦（Galan）。盖伦的神经学说最早传入中华的是 14 世纪《回回药方》。该书吸收了阿拉伯医学传入的盖伦的神经脊髓解剖知识，把脊神经脊髓称为"筋""经筋"。如书中记载："人之生脑后有白筋两条，下贯于脊梁骨节内，其筋外有一层皮裹。"到明代以后，约 16 世纪，意大利传教士艾儒略著《性学描述》，当时的汉译本也把"Nereus"译为"筋"，例如："论闻之具，人脑中有二细筋，以通觉气至耳。脑内有二筋通目，而授知觉之气，与其能视之力。"18 世纪后，西方医学大量输入中国，汉译本也多把"Nereus"译为"经筋""脑筋"或"筋经"。20 世纪初的英汉医学词典里，对今天译为"肌肉""肌腱""韧带"的词，几乎都带一个"筋"字，译为"筋带""肌筋"，可见当时对"筋"的概念还是比较全面的。在谢观编的《中国医学大辞典》中，对"筋"的解释还是比较符合中医的含义，他认为："筋，肉之有力者……按：人体外皮红色柔软之物，周于全身或围绕内脏之壁，分为两种：（甲）有横纹，成大小束，联结诸骨，因其收缩力以关节运动者；（乙）无纹，不成束，由本体之收缩力为运动者。古医书所言诸筋，多指成束而有收缩力者言。"谢氏这一注解，其甲可能指肌腱、韧带；其乙似指周围神经，在一定程度上说明"筋"的含义。

概言之，"筋"是一个广义名词，笔者认为，它的解释应包括神经、肌腱、韧带、筋膜等内容，如此才符合历代对"筋"的论述的本意。如果认为"筋"只指肌腱、韧带、筋膜，则不难发现，中国医学对周围神经似乎毫无记载。因为，"经络"代表某部分神经功能而非形态组织的观点已成定论。

上述管见，实有感于对中医学继承发扬之大事，特提出商榷，望同道攻吾之谬，就正于先贤。

（《中国骨伤科杂志》1986 年第 2 卷第 2 期 37 - 38 页，作者韦以宗）

《理伤续断方》研究

内容提要：本文介绍《理伤续断方》一书有关版本研究以及对书中序言提供的地名、人物的实地考察研究，论证了此书的书名、成书年代、作者的学术思想及学术成就。认为此书是成书于公元 841—846 年。书中提出的动静结合的骨折治疗观点，既是来源于临床经验，也有作者受道教的动静观影响因素。所运用整复、固定、练功和内外用药的四大疗法以及对骨折创伤等辨证治则和方药，是中国骨伤科学的基础。

唐代蔺道人（约 700—846）著的《理伤续断方》，是中国医学史上第一部中医骨科专著，也是中医骨科学的经典著作。

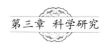

对这位不愿留名于世的中医骨科学家，除了从《理伤续断方》的序中提及他的姓氏及晚年生活外，则别无史料可考。从序言得知，蔺道人是长安人氏，于唐会昌年间（841—846 年）在江西宜春钟村，将他所著的《理伤续断方》传授给当地姓彭的人，而自己过着自食其力的隐居生活。彭氏用他传授的书行医于民间，因而后人"由是言治损者宗彭氏"。

一、关于《理伤续断方》有关版本研究

《理伤续断方》明以前已有手抄本传世。北宋熙宁年间（1069～1077 年），民间流传载有"治伤折内外损神授散"的方书，据宋代《苏沈良方》所录出此方书中的神授散，与《理伤续断方》的接骨散完全相同。到元代，李仲南与孙允贤搜集方书编《永类钤方》，于书中"风损伤折卷二十二"辑录注以"彭氏口教"或"彭氏方"的论述和方药。据明代洪武版的《理伤续断方》列"医治口诀二十四条"。而《永类钤方》所列计有二十二。洪武版在治伤损论中为二十条，《永类钤方》则收录了十八条。由于江西宜春一带"由是言治损者宗彭氏"，因此，江西青原（今吉安）孙允贤校定此书时冠以"彭氏口教"是有根据的。这表明《永类钤方》中的"彭氏口教"即彭叟传下的《理伤续断方》。《永类钤方》刻于元至顺二年（1331），书中所载"彭氏口教"及"彭氏方"则成为现在所见到的《理伤续断方》的最早记载了。可惜，《永类钤方》未能全部收录《理伤续断方》。

到明代后，外科医家赵宜真广泛收集外科方书，于洪武二十八年（1395）印书家谢安达将赵氏所辑的两册方书《仙传外科集验方》《秘传外科方》和《理伤续断方》合刊印行，世称洪武版。正统年间（1446～1449 年）有《道藏》刊本，弘治年间（1483～1505 年）有崇德堂刻的《青囊杂纂》本及明代的写刻奉。1957 年人民卫生出版社据洪武版为底本复核了《道藏》本并句读后排印，也是三书合刊的。这是历史上流传下来，我们目前见到的本书的有关版本。

此书虽经人民卫生出版社初步整理，但由于自成书以后至洪武刊本，历四百余年，传抄有脱讹。依据不同抄本刻印的版本又各有异同。因此，必须做一次较系统全面的整理研究，使此书更好地发挥其对医学科学事业应有的贡献。

此次整理是把有关本书的所有版本收集后，进行了校勘和必要的训诂，并标以现行标点符号。校勘是以洪武版本为蓝本的，以《永类钤方》本为主校本，《杂纂》本、《明刻》本和《道藏》本为旁校本，以《普济方·折伤门》和《疡医准绳》为他校本。在校勘过程中，主校、旁校和他校均结合理校。

由于《永类钤方》是一册汇纂性类书，所收录的《彭氏口教》未概括《理伤续断方》的全部内容。因此，其出现年代虽较洪武版为早，但却不能作为这次校勘的底本。而以其作为主校本者，一方面《永类钤方》所载是《理伤续断方》最早的文字记载；

另一方面，从理校的角度来看，也是很有必要以其为佐证的。对此，在校勘中，严格尊重底本即洪武版内容，一般结合理校用出注形式引录《永类钤方》所载。例如，"医治整理补接次第口诀"中"凡皮里有碎骨"条，洪武版作"其碎骨必然自出来，然后方愈"，而《永类钤方》本无此句，作"碎骨自生"。若结合临床，"皮里有碎骨"是指粉碎性骨折。按粉碎性骨折，则《永类钤方》本所述"碎骨自生"是正确的。而洪武版所述，则是开放性骨折感染了"皮肉自烂"后碎骨从创口流出方能愈合，也是符合临床实际的。二者都不可否定。因此，用出注的方式引述《永类钤方》所论。

有关训诂，则是从严、从难进行，力求做到训诂确切，释词无讹，校不脱漏，勘必有理有据，使原著恢复原有的医理文理水平，使之成为此书较好的版本。

关于本书的书名，除了《永类钤方》以"彭氏口教"为名外，洪武本目录用《仙授理伤续断方》，但在书后却是用《理伤续断方终》，与《杂纂》本相同。只是《道藏》本用《仙授理伤续断秘方》为名。朝鲜人金礼蒙等于明正统年间（1445年）编纂《医方类聚》收录本书，也是名《理伤续断方》。很明显，"仙授"和"秘"字，是印书家杂加的。因此，这次校勘据洪武本书后之名，删去"仙授""秘"字，即《理伤续断方》。

明代的四个版本，有目录者是洪武本和《杂纂》本。而明刻本和《道藏》本则无目录。此次目录的校勘，以洪武版本为底，按内容和《永类钤方》增加了"风流散"。

二、关于《理伤续断方》序

《理伤续断方》成书年代和作者，是根据其序言所叙述而知。然而，此序言从现代见到的四个版本（即洪武版、道藏版、青囊杂纂版和明写刻本）均无序的年代和写序人。《永类钤方》是辑录该书部分内容，又无序言。因此，此序言的真伪也就直接关系着《理伤续断方》写作的年代及作者的真伪了。为了考证此序言，进而考证《理伤续断方》的成书年代及作者，我们对序言中述及的地名、人物姓氏进行了实地考察。现将考察情况及有关史料简介如下：

宜春位于江西省西南，与湖南省相邻，东北是宜昌，南是吉安，西临萍乡，是一座文化古城，于西汉高祖四年（前203）置县，唐朝隶属江西道袁州："袁州宜春郡……有铜坑一，户一万七千九十三，口十四万四千九十六。县三，宜春、萍乡、新喻。"（《新唐书·卷四十一》）于唐代先后有宰相房琯贬官宜春为太守（746），韩愈、李德裕遭谪贬袁州任刺史。韩愈是唐宪宗元和十四年（819）因反对崇佛而遭谪贬潮州转到袁州任刺史。他到任后即释放奴隶与兴办教育。宰相李德裕则是唐文宗太和八年（834）遭贬到袁州任长吏的。这三个人当时都为宜春的文化教育做出贡献，故后人立祠纪念。

宜春市的《宜春县志》是据明代《正德袁州府志》开始编纂的。《理伤续断方》

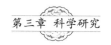

序中所称的钟村和所易名的巩村，经考察，宜春境内以钟村为村名者有八个；而名为"巩村"者有一个，在今温汤乡境内。离巩村五千米有一山，名邓尖峰，又名小仰山，山上有一紫云观。

据《宜春县志》（1940年版）载："宜春道教其可考见者，晋、唐以来，杨慧、陈耽结庐萍乡九凝山练气朝真，历二十年，而邓表继之，炼丹于小仰山，上有星坛石臼、药灶，又称邓尖峰。盖以表得名也。"小仰山与萍乡相邻，至今山上还有炼丹遗迹。

又该县志还载："邓峰寺在城南二十五里邓尖峰，昔邓表修炼道场。明代袁忠设公捐买前后山场田土，上建白云庵，下建狮庵，施僧供奉香火，永禁盗卖。载胡冈台略。"此史料证实"序"中所称"邓先生"确有其人，确有易其村名曰"巩"之巩村。

巩村至今居住有彭姓、邓姓居民，相邻有蔺家坊，有蔺姓居民。

据《易氏族谱》记载："原巩村名钟村，于唐会昌年间易为巩村。"且该族谱唐代有以"叟"字取名者有二人。此与"序"中述及钟村名为巩及彭叟取名叟相符。巩村相邻有蔺家坊。此与"序"中钟村居民姓氏也吻合。据调查，彭姓原住于谢家坪村，后迁徙各处，故序中称彭叟为"村氓"。彭姓善治骨伤，至今未断。此与"序"中"由是言治损伤者宗彭氏"相符。

序言中有"江西观察使"欲访蔺道人之事。地方官名"观察使"者，是"唐代初期，派遣朝官分赴各道访察州县官吏功过及民间疾苦，或名巡察使，或名按察使，或名采访使，最后定名为观察处置使……安史之乱后未设节度使者，即以观察使为其地区（在唐代名为道）之最高长官……在唐代中期，河南北及关中皆已设节度使，惟江南地区，如江西、福建、鄂上、湖南、黔中皆只设观察使"（《历代职官表》）。这表明此序言写于唐代。

由此可证，序言所述并非谬传。据"序"中述及："彭叟之初识道人三十许，今老矣，然风采无异前时。"说明写序者是彭叟晚辈，写序时，彭叟还活着。依此推算，此序是写于会昌年间后四十年左右，即彭叟七十余岁的唐朝末年，约乾符年间（875～879年），是彭叟将此书传授时，追述此书来历，由承接此书的人进行记述而成。

在调查中得知，彭氏原籍居与巩村相邻的谢家坪。谢家坪至今还是谢氏村落。至于吉安谢安达是否是自谢家坪迁去之谢氏家族，有待进一步考证。

《宜春县志》为我们提供了宝贵的史料，佐证了《理伤续断方》著述年代和作者。此史料并无《理伤续断方》之书名，无蔺道人传记。就是长期从事县志编纂工作的文史馆同志，也对此书及作者一概不知。当我们考察组同志出示此书时，他们才知道本县的先民有如此伟大贡献。也就是说，《宜春县志》虽为近代再版，但没有半点为迎合《理伤续断方》的作者真伪而杜撰，包括巩村以及温汤乡民，其淳朴的、原始的传记、传说，为我们今天考察提供了可靠的证据。

晋、唐时期，九凝山已是道家活动中心，而小仰山离九凝山不远，故邓仙人与蔺道人志同道合，修道于小仰山，传书给彭氏，确为史实。及至元季，与宜春相邻之吉安人氏孙允贤辑《永类钤方》时，显然是未见《理伤续断方》全书，只据彭氏家族传授记录了其中大部分内容，冠以"彭氏口教"辑于《永类钤方》中。至明代，也是吉安人的印书家谢安达，再将《理伤续断方》全书与《仙传外科集验方》和《秘传外科方》合刊印行，成为我们今天见到的最早版本。

宜春考查到的情况与序言中所述相符，据此，序言是可信的。《理伤续断方》是唐会昌年间流传于世也是可信的。另一方面，我们还可以从此书中得到内证。例如，此书在文字学及学术名词应用上，也与唐代文献诸多相似，如"傅"字及"胯骨""肩胛骨""打扑""跌坠"等，与《备急千金要方》《外台秘要》所用相同。此外，书中论及选用药材时，述及"有外道者，有当土者"，称地方名为"道"，是"唐沿隋制，选将州郡县之三级建制改为州县之二级制……至于州以上再分为道"（《历代职官表》）。宋代则将"道"改为"路"。

三、关于蔺道人及其学术思想

根据序言介绍蔺道人年龄推算，他青壮年生活的时代，值唐皇朝兴盛时期，即史称开元盛世的时期。这段时期，社会比较稳定，医学也迅速发展，继孙思邈的《备急千金要方》和《千金翼方》问世后，唐玄宗颁行的《广济方》《外台秘要》也相继刊行。中医骨科时名"按摩科"，是太医署中主要科门之一。

唐皇朝是崇奉神仙道教的。神仙道教的宗旨：一是幻想有个清净恬愉的神仙世界；二是宿命论，害怕生命有限，相信利用药物特别是炼制金丹和导引练功可以达到长生不死。这种观点，很自然地影响到医学界。所以，唐时医、道一家甚多，如孙思邈也是真人。蔺氏为医为道者不足为奇。

序言中说蔺氏是长安人，但为何来到宜春钟村，则未见述及。遗憾的是，现在宜春市温汤乡蔺家坊群众也不知道他们的祖宗源于何处。但序中述及的蔺、邓、彭三姓氏至今子孙兴旺。假如蔺家坊的蔺氏子孙是蔺道人之后，那么，他们的"根"是源于长安了。可是蔺道人为何从长安迁到宜春呢？如果只因为九凝山为道家向往之所是不足为据的。况且，从序言所反映他"买数亩垦畲种粟以自给"的苦行僧生活，恐怕不是他自愿的。

我们了解一下蔺道人生活的社会背景可知，由于唐代道、佛、释教十分活跃，教徒、寺院日益增多，他们占据大量的农田。唐朝末期，社会动荡，经济日益破产，而自唐宪宗于元和戊戌年"迎佛骨于凤翔"，大兴佛教后，僧尼释道之徒更加增多，"京师游手数万家，无生业者仰官市以活"。如此，加速了经济破产和社会矛盾。武宗即位后，于841年废除寺院，使数十万不务农桑的僧尼还俗农耕。是时，"天下毁寺四千六百，招捉兰若四万，籍僧尼为民二十六万五千人，奴婢十五万人，田数千万顷……上

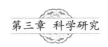

都、东都每街留寺二，每寺僧三十人，诸道僧以三等不过二十人。膍田鬻钱送户部，中下田给寺家奴婢丁壮者为两税户，人十亩。以僧尼既尽，两京悲田养病坊，给寺田十顷，诸州七顷，主以耆寿"（《新唐书·卷五十二》）。在这样的行政措施下，在寺院兴办的养病坊一类的医院中，从事医疗的道士僧尼，因养病坊的削减或关闭，纷纷还俗或另谋生计。

熟识唐史的都知道唐代有两次大规模的向南方移民。唐代末年的移民多因中原动乱而南方偏安，不少知识分子纷纷南下。蔺道人是否因此南迁，留待分析。但从他的人生观看来，由于宜昌曾是房琯、韩愈和李德裕等人任过官的地方，且其相邻之九凝山有杨慧等道家活动。因此，当京城大举削僧还俗之际，蔺道人作为一名学有专长的道士，很自然就想到迁到远离京城，贬官所往的宜春了。但是，由于武宗对此一政策执行十分坚决，"遣御史分道督办之"。因此，如九凝山之寺院田亩，将同样遭到关闭削减。如此，蔺道人投靠无门，怀才不遇而悲观厌世。因生活所迫，而徙至钟村"买数亩垦畬种粟以自给"，并埋名避俗，借酒浇愁潦以度日，其即序言所述他晚年生活的境况。这些遭遇，对蔺道人晚年是沉重的打击。

但他毕竟是有渊博学识和丰富临床经验的医学家。其学术思想和学术成就，在《理伤续断方》中充分反映出来。蔺道人与所有虔诚的道教徒一样，他们的仙圣在追求长生不死而自发探索人体科学的实验中，所反映的朴素的唯物主义科学观，不能不对他发生影响。蔺道人治伤注重气的调治。他说："凡伤重……先服气药。""且先匀气血。"这和王充的"天地合气，万物自生"（《论衡》），葛洪的"自天地至万物，无不须气以生者也"（《抱朴子·至理》）的观点是一脉相承的。历代道家为了保养这"气"，提倡导引吐纳练功。气可以化为神，而精神是依附于形体的，所谓"形者，神之宅也"（《抱朴子·至理》）。这种形神合一，相互为用的思想影响到他的治学观点。如七七、九九之数，青龙、白虎、朱雀、玄武、六甲禁讳，炼丹术中的黄、白之词，于《理伤续断方》中也有反映出来。如治伤损方论的治伤方法分七步，治骨折用七的倍数分次第，用七、龙、虎、黑（玄武之色）、黄、白等字作方名，都离不开神仙道家言。

另一方面，道家的"动静"观，对蔺道人的学术影响甚大。老子说："夫物芸芸，各复归其根。归根曰静。"又说："反者道之动。"认为世界一切事物都是处于永恒的变化之中。但这些变化是受"根"即道支配的，道的本质是虚静，静是万物的根源和归宿。但事物要发展，则要"动"。所以，"动"是道之反。王充继承老子的动静观，强调指出"静"虽然是万物的根源和归宿，但没有运动，万物也无生机。他说："天之动，行也，施气也。体动气乃出，物乃生矣。由人动气也，体动气乃出，子亦生也。"（《论衡·自然篇》）又说："不动，气不施，气不施，物不生。"（《论衡·说日篇》）在这种思想指导下，蔺道人对骨折的治疗十分强调正确的复位，要"捺正"，"要骨头归旧，要束缚"，"毋令动摇，候骨生牢稳方去夹，则复如故"，也就是"归根曰静"。而另一方面，骨折复位固定后，又"要时时转动使活"，"将绢片包之，后时时运动，或屈或伸，时时为之方可"。蔺道人治骨折，一方面强调要固定，要"静"；一方面在固定、"静"之中又要运动。运动的目的是"使活"。活，也就是"归根曰静"。动和静，既是矛盾的，也是辩证统一的。蔺道人科学地把道家的动静观应用到骨折治疗中。这种动静结合治疗骨折的观点，经蔺道人之后一千多年的实践，不断丰富和发展，从而成为中医骨科学主要的治疗观和原则方法。

此外，道家认为天地间物类是变化无穷的，一些人工的变化可以代替自然，"云、雨、雪，皆天地之气也，而以药作之，与真无异也"（《抱朴子·黄白》）。葛洪可用药物连已断之指。蔺道人认为"便生血气，以接骨耳"，指出骨折是可以通过药物作用而再生。

总而言之，所有这些个别的、自发的、朴素的辩证唯物主义观点和辩证思想，有些虽是受到道家思想的影响，更多的是受到《内经》等医学理论的指导，以及源于蔺道人自身实践的觉醒。然而，一方面他试图超脱尘间，另一方面又担心"经世学成无用着"，这充分暴露了宗教唯心论者自相矛盾的复杂心理状态。正由于此，使蔺道人仅有《理伤续断方》传世。

在当时的社会里，蔺道人可谓一小人物矣，不见经传，致使我们今天很难进一步了解他的生平。虽是道教的信徒，但他自己的实践最终证明，自己是唯心宿命论的叛逆者。从《理伤续断方》中，我们可以看到他丰富的临床经验和卓越的科学见解。他的实践，他的揭示和总结，使中国中医骨科学作为一门医学的分科需具备的理法方药形成了。千百年来，《理伤续断方》使千千万万的人免于残废和丧生，乃至今天，还闪烁着光辉。蔺氏道人，堪称中国医学史上杰出的中医骨科大师、骨伤科的奠基人。

四、关于《理伤续断方》主要学术成就

《理伤续断方》似中国医学其他学科方书一样，基本理论都是源于《内经》《难经》的，整体观念和辩证论治贯彻全书始终。蔺道人在论骨折损伤局部处理的同时，又强调全身气血和脏腑功能的调整。在具体方法上，无论是对损伤局部治法或全身气血的调治，无论是对新鲜的创伤的处理，还是对创伤后遗症的治疗，都实施了辨证求因、审因论治的法则。对骨折处理，既主张复位外固定，又主张固定后要运动；既应用外治法、外用药，又介绍内服方药；既重视骨折的治疗，也反复论述筋的损伤和内伤调治。这种在整体观指导下的动静结合、筋骨并重和辨证论治的治疗观，至今还指导着临床实践。

蔺道人发扬前人经验，对骨折实施了整复、固定、练功、内外用药四大疗法，对开放性骨折所采取的清创缝合或开放引流、骨折复位后小夹板外固定和内外用药的方法，

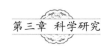

都成为中医骨科的传统疗法。蔺道人还首先应用了药物麻醉整复骨折，介绍了现代称之为手摸心会、拔伸牵引、端挤提按、按摩推拿的"相度""忖度""拔伸""搏捺""捻捺"等骨折诊断和复位法。值得指出的是，他也主张在整复不成功的情况下，运用开刀复位。虽然其方法是简朴的，但却是切开复位疗法的萌芽。书中论及四肢长干骨骨折、手指骨折、肋骨骨折、近关节部位骨折与肩、髋关节脱位、颅脑损伤和腹部损伤、损伤危重症以及破伤风的治法和方药。诸如肩关节脱位的靠背椅复位法，至今还应用于临床。所介绍七步辨证治伤、内外用药的经验，成为后世辨证、立法、处方、用药的楷模。所创造的四十六首方剂，不仅是今天中医骨科临床的主要方药，有些如四物汤、五积散、活血丹等，也是临床各学科的主要方药。书中所论述的生气血、补肝肾、长筋骨以促进创伤修复的理论，是中医骨科的主要理论。可见，《理伤续断方》不仅是千多年来中医骨科赖以发展的基础，对今天的学科发展，也还有着实践价值和指导意义。

　　按：此文是韦以宗教授研究《理伤断续方》的实录，也是一篇值得细读的文献研究佳作。该书是我国骨伤科学的第一部专著，被历代医家推为经典，是骨伤科医学工作者必读之书，历来有不少评论。但是，对该书的一些基本问题却缺少阐述。诸如其出书年代、作者生平、书中学术思想的形成及其与当时社会联系等，均是需要进一步深究的。中国医药学的特色和优势既体现在生动的临床实践中，也蕴藏在丰富的古代文献里。因此，认真刻苦地研究历代文献是继承和发扬祖国医药学的一项重大战略任务。韦以宗教授以振兴我国骨伤科事业为己任，怀着高度的历史责任感，长期来潜心于骨伤科文献的研究，成绩卓著。在该书的研究中，韦以宗教授以严谨的作风、探本求源的精神，汇通历代版本，索求相关文献，通过勘校与训诂，融合主校、旁校、他校及理校于一体，层层推敲。尽管该书言简意赅，经韦以宗教授之手，终将其阐明透彻、理义顺达。在研究中，韦以宗教授走出书斋，深入社会调查，这样不仅弄清了出书的年代，肯定了我国骨伤科学在世界医学上的历史地位，而且提供了许多鲜为人知的有关蔺道人的生平轶事。尤其重要的是，韦以宗教授清晰明了地把该书的学术思想及技术专长的特点做了肯定的论述，同时多方考证，对蔺道人的学术渊源及其与当时道家学说的联系做了深入的分析，并提出了自己的独到见解。这种研究文献不沉沦于故纸、调查社会不莫衷一是的精神，是我们应该加以推崇和倡导的。

（《中国中医骨伤科杂志》1987 年第 3 卷第 3 期 3 – 9 页，作者韦以宗）

<h2 align="center">对中西医名词术语的几点看法</h2>

　　《中国骨伤科学辞典》收录的名词（辞条），大部分是现代常用的，包括现代医学名词。现代医学的名词，也是中国传统骨伤科学发展到 20 世纪与现代医学科学渗透和同步发展的必然。至于说什么是"中医"、什么是"西医"，笔者肤浅之见有三：

一、何谓中医

中医一词，是19世纪初西医传入中国时，把中华民族延续了2000多年的、在当时来说占主导地位的传统医学，为了和西方医学区分而得名，又称"国医"。这是传统文明和现代文明交汇时，一种人为分界的特有名词。当时的西医学者，除了西方人外，我们的国人留学回来者，称为"西医"。但是到20世纪后半叶，新中国成立后，我们国家自己培养出来的现代医学的医师，都是中国的医生。另一方面，以继承中国传统医学为主，吸收了现代医学科学的医师，只不过在对疾病的认识和治疗方法上有所区别而已。因此说，中国医学发展到20世纪末，有以现代医学为主的流派，有以中国的传统医学为主的流派。传统医学是用阴阳五行的哲学思想为指导认识人体生命的科学，对疾病的诊断治疗，是以八纲辨证为论治法则，运用传统医学的经验方法为主要治法。这是中国医学的特色，也是中国医学立足世界医学之林的竞争力所在。实际国际上也没有叫我们"中医"（Chinese Medicine），而是叫我们"中国传统医学"（Traditional Chinese Medicine，简称 T. C. M）。

二、关于用名词术语区分中西医

例如：以用"腰痛"作为诊断名词者为中医，以用"腰椎间盘突出症"作为诊断名词者就是西医。但是，科学技术发展史表明，传统的科学文化如果不和现代的科学文化渗透并取得同步发展，传统的文明得不到现代人的认同，必然会被淘汰。如果把中医——中国传统医学，定格在1742年出版的《医宗金鉴》的水平上，用《医宗金鉴》的病名和术语就是中医，用现代名词术语就是西医，这只能说明中医100多年无发展。目前，现代医学在我国的普及已到了家喻户晓的程度，老百姓都知道百日咳是怎么回事，我们还称"顿咳"，就会失去群众的认同。在《五十二病方》中，我国医学就已对类似腰椎间盘突出症的症状和体征有了描述，晋代的葛洪还创造了独活汤内治。虽然在18世纪以前未认识到腰痛是腰椎间盘突出压迫神经根引起（西方医学也未认识），但近百年来国人的解剖学也会知道（就算不知道也可以"西为中用"）。要是这些已清楚认识了腰椎间盘的"中医师"，倒退到18世纪去，是作茧自缚。就像运用现代汉语一样，这是现代化的问题，绝不是什么"西化"。

三、西方医学发展

西方医学发展到20世纪，已经是汲取了当代的自然科学技术。一个世纪以来，西方医学几乎是与自然科学同步发展的，这是人类所共有的。以英语为主要语言的现代医学进入中国后，必须融入中华民族的传统文化，才能被中国人所接受。在20世纪20年代，第一本英汉对照《医学名词汇编》出版，经历了20多年的反复修校，其中开始

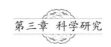

曾借鉴日本的英日医学辞典。但是，英语翻译成日语，也是以汉医术语为基础的（日本明治维新之前，是以汉医为国医）。20世纪30年代的英汉《医学名词汇编》及以后的辞典，笔者虽没有详细统计过，但可以肯定，80%以上的汉语是源于中国的传统文化和中国的传统医学。譬如：如果没有《黄帝内经》描述"腰椎"，就不可能把"Lumbar"译为"腰椎"；如果没有"椎间盘"，就不可能把"Interbertebral Disc"译为"椎间盘"；没有"突出"这个汉语，就不可能把"Prolapse"翻译成"突出"。因此，把腰椎间盘突出症界定为西医名词，是欠妥的。诸如此类，不再赘述。

对中国骨伤科学来说，老一辈医学家已为我们创出了一条光明之路，现代化的中国接骨学派——CO（Chinese Ostcosynthcsis）学派已涌现在世界的东方，并已为国际公认。在各种骨关节慢性疾病中，现代骨科学并未能解决所有问题，而中国传统骨伤科学在气血学说、肾主骨学说、经络学说等理论指导下，以内外用药、整骨、针灸疗法，在骨坏死、骨关节炎、骨感染等疾病治疗中已取得可喜的成果。只要我们不断地以现代医学科学方法和传统的科学方法，继承发扬传统医学的优势，特别是"无痛、不见血"疗法的技术优势，坚持"古为今用、西为中用"，推陈出新，中国骨伤科学将在新世纪为中华民族的伟大复兴，为世界人民的健康事业做出贡献。

（《中国中医药报》2000年10月30日第3版，作者韦以宗）

中国传统医学整脊技术史

中国传统医学对脊椎损伤疾病的认识有2000多年的历史，有丰富的诊断治疗技术。为了更好地继承和发扬中医学这方面的宝贵遗产，古为今用，推陈出新，现简介如下：

一、早期对脊椎损伤疾病的认识（前2~6世纪）

1. 对脊椎发病症状、体征的描述和病因病机的认识

目前临床常见的颈椎病、腰腿痛，早在公元前2世纪成书的《五十二病方》中已有描述。《五十二病方·足臂十一脉灸经》中描述"肩脉"病："不可以顾，肩似脱，臑似折……颔痛、喉痹、臂痛、肘痛。"此类症状、体征似现代常见的颈椎病的症状和体征。又如，该书描述足太阳脉所发病，"病足小趾废，喘痛、脚挛、睢痛、腰痛、夹脊痛、项痛"，与现代的腰椎间盘突出症或腰骶神经根损伤的症状和体征相似。公元前1世纪的《黄帝内经》和3世纪成书的《针灸甲乙经》均有类似的描述，或将颈肩臂痛称为"臂厥"，腰腿痛称为"踝厥"。《素问》列"刺腰痛"专篇，论述腰痛的各种症状和体征，如"项脊尻背如重状"，"循循然不可以俯仰，不可以顾"，"腰痛，腰中如张弓弩弦"，"腰下如有横木居其中"，"侠脊而痛至头几几然"等。并指出腰腿痛由外感湿邪、外伤劳损和肾虚等病因引起，"衡络之脉，令人腰痛，不可以俯仰，仰则恐

仆，得之举重伤腰，衡络绝，恶血归之"。

特别是现代研究已证实，《内经》所论的"肾"，其功能包括现代医学所称的内分泌系统，包括生长激素、性激素等功能。而《内经》特别强调"肾"功能与"腰脊"的关系，认为"腰者肾之府，转摇不能，肾将惫矣"（《素问·脉要精微论》），"因而强力，肾气乃伤，高骨乃坏"（《素问·生气通天论》），"故肾为腰痛之病也"（《素问·病能论》）。《内经》中有关腰脊与肾关系的理论，贯穿历代文献，成为中国传统医学认识脊椎疾病的重要理论，为今天研究脊椎骨质疏松症、退行性病变提供十分珍贵的历史经验。

2. 功能体育、按摩、针灸、内外用药疗法应用

功能体育疗法，属古代"导引"范畴。中国传统医学应用此法防治脊椎疾病，据史料记载：公元前 2 世纪刘安《淮南子》已介绍"六禽戏"，有"熊经、鸟伸、猿跃、鸱视、虎顾"的锻炼动作。据考古发现马王堆汉墓出土的《导引图》，绘制年代也是公元前 2 世纪前后，图中运动式样多为锻炼颈、腰、背的屈曲、过伸、侧弯、左右旋转的运动（图 1）。3 世纪华佗的"五禽戏"更明确："熊经、鸱顾，引挽腰体动诸关节。"这种名为"导引"的功能体育疗法一直延续 2000 多年，成为中国传统医学防治脊椎疾病的主要康复方法之一。

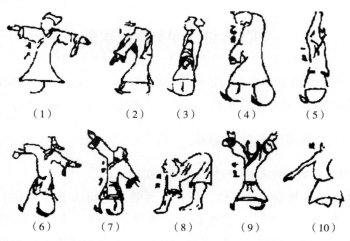

（1）　　（2）　　（3）　　（4）　　（5）

（6）　　（7）　　（8）　　（9）　　（10）

图 1　公元前 2 世纪的脊椎练功导引图

按摩是中国传统医学最古老的疗法之一，《史记·扁鹊仓公列传》记载："臣闻上古之时医者俞拊，治病……镵石跻引。"即按摩法。《内经》已将按摩作为与针灸并列的两大疗法："按摩勿释，著针勿斥，移气于不足，神气乃得复。"（《素问·调经论》）黄帝时代，岐伯著有《按摩十卷》。《演系露》说："医有按摩法，按以手控捏捺病处也，摩者搓之也。"当时宫廷富人家中常有牙雕，妇人按摩时，用牙雕指出疼痛部位（图 2）。

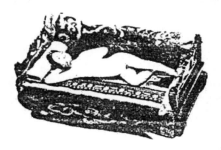

图2　公元前1世纪的牙雕

针灸治疗脊椎病，始自《五十二病方·足臂十一脉灸经》对臂厥、踝厥运用灸法，《内经》"刺腰痛"专篇论述针灸治腰背痛。特别是《素问·缪刺》中载："令人拘挛背急，引胁而痛，刺之从项始，数脊椎侠脊，疾按之应手如痛，刺之傍之，立已。"华佗治"足辟足不能行"，"点背数十处，相去或一寸……灸此各一壮，灸创愈即行"。后世名为"华佗夹脊灸"。《针灸甲乙经》更详尽地论述脊椎疾病的辨证选穴和针灸疗法。如："腰痛快快不可以俯仰，腰以下至足不仁，入脊，腰背寒，次主之。"针灸疗法是治疗腰腿痛行之有效的疗法，至今还应用于临床。

药熨疗法也是当时的治疗方法，如《素问·调经论》："病在骨，火卒针药熨。"2世纪，张仲景在《伤寒杂病论》中已介绍药物内服治"肾着腰痛""虚劳腰痛"，创著名的"肾气丸"。4世纪，葛洪著《肘后方》介绍用药物配合按摩治疗颈腰痛，称为"摩膏"，还发明了多种"摩膏"。同时，葛洪首创后世称为"独活寄生汤"之药物内服，治"肾气虚衰、腰脊疼痛或当卧湿，为冷所中。不速治，流入腿膝为偏枯冷痹"。还介绍用捣烂杜仲酒调外配治外伤腰痛。内服外配药物治疗脊椎疾病，张仲景、葛洪的辨证论治内服药物和外敷摩膏疗法，成为后世治疗脊椎疾病的重要疗法。

二、整脊疗法形成（7~16世纪）

7世纪，隋、唐时代，国家太医署设立"按摩科"，"掌教导引之法以除疾，损伤折跌者正之"，后宋、元、明时代（10~16世纪）将按摩科分为按摩推拿科、折疡科（宋）、正骨兼金镞科（元）、接骨科（明）。中国传统医学骨伤科学及其诊疗脊椎损伤疾病的整脊疗法形成独特体系。

1. 整脊手法的应用

公元610年，巢元方编《诸病源候论》，书中"养生方导引法"，介绍用引、伸、摇、振、压、努、挽等治疗颈腰病痛。公元640年，孙思邈著《备急千金要方》，书中载"老子按摩法"，介绍推、捺、捻、掘、捩、细、抱、托、筑、挽、振、摇、搦、伸等手法治脊椎病及四肢病痛（图3），这些手法一直延续发展至今。

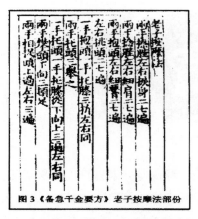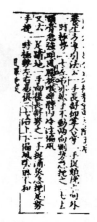

图3　《备急千金要方》老子按摩法部分　　图4　《诸病源候论》旋转法治颈椎病原文（卷一）

2. 脊椎牵引法、旋转法等整脊疗法的发明

公元610年，《诸病源候论》首次指出应用旋转法治疗颈椎病（图4），后人将巢氏此法绘图传授（图5）。公元640年，孙思邈在"老子按摩法"中也介绍用抱头旋转法治腰背痛（图3），并介绍牵引屈伸法治疗急性腰扭伤（图6）。

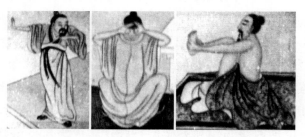

图5　绘于《按摩导引养生秘法》的旋转捏颈法（7世纪）

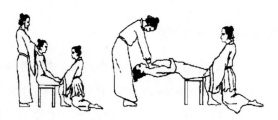

图6　7世纪《备急千金要方》牵引屈伸法治疗腰扭伤（卷十九）

1331年，李仲南著《永类钤方》，首次报道应用"兜颈坐罂法"的布带悬吊牵引快速复位颈椎骨折脱位（图7、图8）。而法国人Glisson氏应用布带牵引颈椎是17世纪，比李仲南的发明晚400年。到1937年，Crutchfield才应用颅骨牵引快速复位法。同时，《永类钤方》还报道"攀门拽伸"的过伸牵引复位腰椎骨折（图9）。美国外科医生Watson–Jones报道应用类似方法治疗脊椎骨折，是20世纪40年代，较李氏晚600多年。

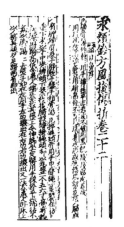

图 7 《永类钤方》兜颈坐罂法布带悬吊牵引快速复位颈椎骨折脱位原文

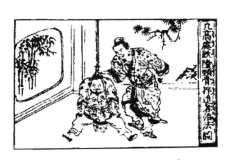

图 8 《骨继疗法重宝记》
绘兜颈坐罂法图

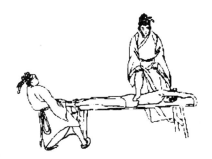

图 9 1331 年，李仲南首次报道"攀门
拽伸"的过伸牵引复位腰椎骨折

　　1337 年，危亦林著《世医得效方》，报道应用悬吊牵引复位法治疗脊椎损伤（图 10），并主张对脊椎骨折复位后，用腰围夹板外固定（图 11）。危氏的悬吊牵引即过伸法之一，而美国外科医生 Davis - graft 于 1927 年报道悬吊复位脊椎骨折，较危亦林晚600 年。

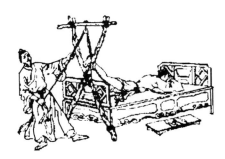

图 10 1337 年，危亦林首次应用悬吊牵引复位法
治疗脊椎损伤（原载《中国骨科技术史》）

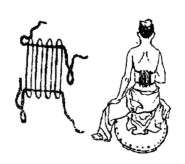

图 11 危亦林腰围夹板固定法治疗脊椎
骨折（原载《医宗金鉴》）

1368 年，元代太医院回医编《回回药方》，介绍卧位牵引颈椎损伤，《回回药方·折伤门》："若脖项骨节脱了，其治法：令病人复卧，一人扯其头向前，一人于骨节上缓揉令至软，然后入本处。"（图 12）《回回药方》首次描述了脊椎骨折脊髓损伤合并截瘫。对脊椎骨折复位，主张杠抬按压法（图 13），用夹板固定或腰背垫枕保持过伸位（图 14）。英国外科医生 H·O Thomas 应用此法是 19 世纪中叶，较《回回药方》晚 500 年。中国中世纪系列的整脊疗法，充分利用脊椎的解剖生理、生物力学的原理，已发展到相当的科学水平。因此，至今还在不同程度上运用于临床。

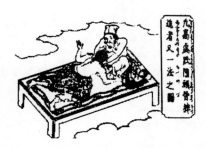

图 12　《回回药方》牵引缓揉法治疗颈椎损伤（原载《骨继疗法重宝记》）

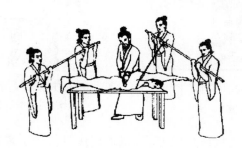

图 13　《回回药方》杠抬按压治疗脊椎骨折

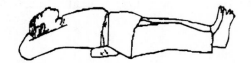

图 14　《回回药方》腰背垫枕法治疗腰椎骨折

三、整脊疗法的发展和传播（17 世纪以后）

1608 年，王肯堂编《证治准绳》再次推荐危亦林的整脊疗法。

17 世纪的明代，政府设立"接骨科"，又名"正体科"，不少整脊医生行医时摇铃召集患者，因此，社会上称之为"铃医"。明代画家的"铃医图"，生动描绘了整脊医正为腰痛病人整脊（图 15、图 16）。这一时期的画家绘制了《按摩导引养生秘法》，继承了《备急千金要方》的"老子按摩法"（图 17）。

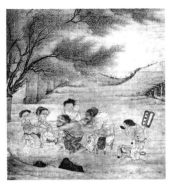

图 15 铃医图（明代）

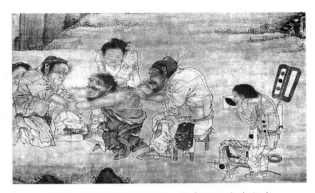

图 16 铃医图局部显示，整脊医为患者整脊

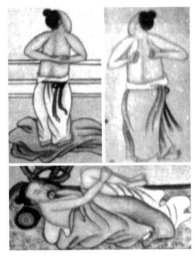

图 17 《按摩导引养生秘法》腰背功能锻炼导引康复图（18 世纪）

1742 年，吴谦等编《医宗金鉴·正骨心法要旨》，该书介绍治疗脊椎骨折用"攀索叠砖法"（图 18）、"腰柱固定法"（图 19）和"背垫枕法"。

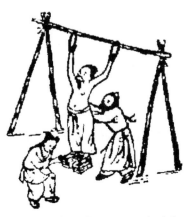

图 18 攀索叠砖法治疗脊椎骨折（1742 年原载《医宗金鉴》）

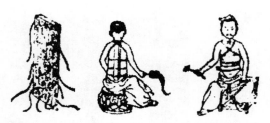

图19　通木固定治疗脊椎骨折（原载《医宗金鉴》）

1815年，胡廷光著《伤科汇纂》，介绍牵头踏肩法治疗颈椎损伤（图20），并首次报道脊椎伸直型骨折脱位用"腹部枕缸法"屈曲复位（图21）。中国传统医学发展到19世纪初，对脊椎的复位既有过伸法，也有屈曲法，形成了一套完整的整脊疗法。

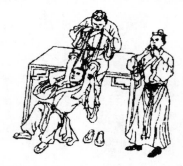

图20　1815年，胡廷光牵头踏肩法治疗颈椎损伤

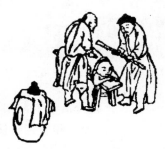

图21　胡廷光腹部枕缸法复位伸直型脊椎骨折（原载《伤科汇纂》）

中国的整脊疗法最早传入日本，是18世纪移民日本大阪的高志凤。他于1746年编著《骨继疗法重宝记》，介绍了《永类钤方》的"兜颈坐罂法"（图8）和《回回药方》的"颈椎牵引复位法（图12）。

19世纪初，日本著名柔道整骨大师吉原元栋，派他的弟子二宫彦可到中国学习整骨术。二宫彦可于1808年著成《中国接骨图说》（又名《正骨范》），介绍了自《诸病源候论》《备急千金要方》传下的颈椎、胸腰椎的旋转复位法（图22、图23）。

20世纪60年代后，随着中国中医骨伤科的振兴，中西医结合治疗骨折和软组织损伤的兴起，中国学者用现代解剖生理学、生物力学等研究传统的整脊疗法，用科学理

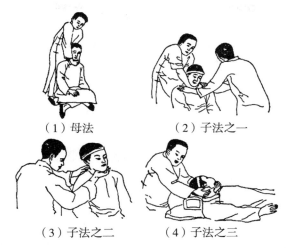

（1）母法　　　　（2）子法之一

（3）子法之二　　（4）子法之三

图22　1808年，《中国接骨图说》牵引旋转复位法治疗颈椎损伤

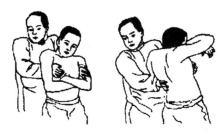

图23　《中国接骨图说》旋转法治疗胸腰椎损伤

论阐明其机理。例如，尚天裕、顾云伍对攀索叠砖法、腰背垫枕法的生物力学研究，冯天有等对旋转复位法的研究等，使传统的整脊疗法得到了发扬光大。还有不少学者依据"肾主骨""肾主腰脚""腰为肾之府"的理论，在颈椎病、腰腿痛、骨质疏松症、退化性病变、椎管狭窄症的治疗中，取得了新的成果。概而言之，中国传统整脊疗法，包括了整脊手法（辅助器具）、练功疗法、针灸疗法、内外用药等综合疗法，经2000多年的丰富发展，已成为现代中医骨伤科学的诊断学、治疗学的重要组成部分。

富有中国特色的整脊疗法，随着国际学术交流已传入欧洲、美洲、非洲及澳大利亚等世界各地，正在为各国人民健康做贡献。

（《中国中医骨伤科杂志》2002年第2卷第10期150－155页，作者韦以宗）

中国传统医学脊源性疾病史略

源自脊柱骨关节错位并发脊髓、脊神经、交感神经等损伤引起内脏、器官的疾病称为脊源性疾病，也有称"脊柱源性疾病"或"脊柱相关疾病"。

中国传统医学有史以来，就有按摩踩跷治病，《史记·扁鹊仓公列传》记录上古之时，治病用"跻引案（按）抚"，汉墓帛画《导引图》绘多个脊柱导引法。对脊源性疾病，历代文献均有论述。为继承传统医学这方面的理论经验，特整理简介如下：

一、对脊源性疾病的认识

2000 年前《内经》对脊柱、脊椎、脊髓形态已有认识，但对脊神经及行走于脊柱旁的交感神经是用"经脉"的名词论述的。《灵枢·经脉》："经脉为始，营其所行，制其度量，内次五脏，外别六腑。"意思是说，经脉有长短，是营养支配五脏六腑的。而督脉行走于脊柱中线，《素问·骨空论》："督脉者，起于少腹以下骨中央……绕篡后，别绕臀，至少阴与巨阳中络者，合少阴上股内后廉，贯脊属肾，与太阳起于目内眦，上额交巅上，入络脑，还出别下项，循肩髆内，侠脊抵腰中，入循膂络肾。"《灵枢·经脉》："督脉之别，名曰长强，挟膂上项，散头上，下当肩胛左右，别走太阳入贯膂。"《难经·二十八难》："督脉者，起于下极之俞，并于脊里，上至风府，入于脑。"指出督脉行走的方位以及与足太阳经、足少阴经的相互联络。由于督脉是总督手足之阳经，而手足阳经行走方位与现代脊神经支配区基本一致。

《素问·气府论》在论述"脊椎法"中，还指出"督脉气所发者二十八穴，项中央二，发际后中八，面中三，大椎以下至尻尾及旁十五穴"，明确指出脊柱旁开的十五穴是"督脉气所发"，因此，《内经》以后，历代文献论述督脉穴位及足太阳膀胱经于脊柱旁的穴位主病，为督脉所发的疾病。同时，还指出督脉与脑、头面、五官、咽喉、胸、肺、心、肝、脾、肾、胃肠及生殖器官的联系，这些部位病变都与督脉、脊椎有关。《灵枢·经脉》在论述经脉走向时指出："循喉咙之后，上入颃颡，连目系，上出额，与督脉会于巅。"《灵枢·四时气》："小腹控睾，引腰脊，上冲心，邪在小肠者，连睾系，属于脊，贯肝肺，络心系。"又如，《素问·刺热》论述热病："三椎下间主胸中热，四椎下间主膈中热，五椎下间主肝热，六椎下间主脾热，七椎下间主肾热。"《灵枢·杂病》："厥挟脊而痛者至顶，头沉沉然，目𥉉𥉉然，腰脊强，取足太阳腘中血络……心痛引腰脊，欲呕，取足少阴。"

在《内经》的基础上，4 世纪的《针灸甲乙经》对脊柱、督脉源性病变有更详细的记载，已认识到某些疾病是源自督脉及脊柱旁足太阳膀胱经穴位的病变引起，主张对这些穴位施行针灸治疗。如卷十一："头痛项急，不得倾倒，目眩，鼻不得喘息，舌急难言，刺风府。""伤寒热感烦呕，大椎主之；心胀者，心俞主之，亦取列缺；肺胀者，肺俞主之，亦取太渊；肝胀者，肝俞主之，亦取太冲；脾胀者，脾俞主之，亦取太白；肾胀者，肾俞主之，亦取太溪；小肠胀者，中髎主之。"明确指出内脏的病变与脊柱督脉及督脉旁之穴位的关系。《针灸甲乙经》对督脉及督脉旁之太阳经所有腧穴与脏腑、器官病变的关系都有了明确论述。后世在此基础上不断丰富发展，形成了中国传统医学的经络穴位学说论述脊源性疾病的独特理论。

现代医学的研究是从脊神经及交感神经与内脏器官的关系来认识脊源性疾病的。督脉的途径类似脊神经的走向，足太阳经行走于脊柱 1.5 寸旁线，类似交感神经在脊柱旁的位置；其 3 寸的旁线，几乎与脊神经后支的皮神经通路相一致。可见，中国传统医学有关督脉、足太阳经（背部）穴位与相关脏腑器官病变的关系的论述，应是中国传统医学脊源性疾病的认识史。我们可根据总结历代经验确认的督脉、足太阳经穴位的主治病变，与现代脊源性病变相对照，即可发现其是大同小异的。

二、对脊源性疾病的治疗

对脊源性疾病的治疗，《内经》就有"脊椎法"（《素问·气府论》），认为"督脉生病治督脉，治在骨上"（《素问·骨空论》），明确指出调整脊椎骨关节治疗督脉病变。同时，还实施"刺之从项始，数脊椎侠脊，疾按之应手如痛"（《素问·缪刺论》），针刺后加以手法按压脊旁穴位。《灵枢·背俞》还明确如有病变对背俞穴施行"皆挟脊相去三寸所，则欲得而验之，按其处，应在中而痛解，乃其腧也"，背俞穴病变疼痛"按其处，应在中而痛解"，指用按压相应穴位治病乃按脊法之一。

《内经》的脊椎法，到隋唐时期的《诸病源候论》和《备急千金方》发展为脊柱的导引法和"老子按摩法"等系列整脊疗法。明清时期，对儿科运用"捏脊疗法"治疗疾病，如 1846 年的《理瀹骈文》载："无论风寒、外感及痘疹，皆可用……背后两饭匙骨及背脊骨节间，各捏一下，任其啼叫，汗出肌松自愈。"有关各种整脊手法的运用，笔者已在"中国传统医学整脊技术史"一文中介绍。

《内经》对督脉、太阳经背俞穴源性疾病，更多的治疗方法是针灸疗法，如《素问·骨空论》："大风颈项痛，刺风府，风府在上椎。"又如："腰痛不可以转摇，急引阴卵，刺八髎与痛上。"到《针灸甲乙经》，对督脉各穴及足太阳经背俞穴源性疾病，均有详细记载，后代医家在此基础上沿用并丰富发展，形成了以针灸为主治疗脊源性疾病的丰富经验，在此从略。

膏摩药熨疗法，源自战国时期的摩法和熨法，按摩药熨是《内经》的主要疗法，《素问·至真要大论》："摩之浴之。"《史记·扁鹊仓公列传》："疾之居腠理也，汤熨之所及也……为五分之熨，以八减之剂和煮之，以更熨两胁下。"《灵枢·寿夭刚柔》治寒痹"以药熨之"。《素问·调经论》指出"病在骨，焠针药熨"，"按摩勿释"。到 3 世纪的晋代，王叔和在《脉经》中论述痹痛的治疗："以药熨之，摩以风膏，灸诸治风穴。"介绍了按摩配以药膏的治疗方法。葛洪在《肘后方》中将"摩以风膏"的药膏称为"摩膏"，即专供配合按摩的药膏，此疗法经唐、宋、元、明的发展，"膏摩"疗法不仅应用于筋骨痹痛的治疗，而且注重"治脊"，如《理瀹骈文》中记载"寒邪在太阳膀胱，用羌活擦背"等。

膏贴疗法，在《灵枢·经筋》中即介绍用白酒和桂制成"马膏"贴治筋痹。唐代

《备急千金要方》将膏药贴法名"薄贴"。历代方书均有膏贴背俞穴治病的记载。《理瀹骈文》一书介绍诸多膏药贴督脉穴、背俞穴治病。如书中载："膏药贴法：玉枕、天柱、天杼、膺俞、缺盆、背俞即风门穴八者，泻胸中之热；五脏俞旁五十者，泻五脏之热；贴心俞与心口对，命门与脐眼对……外症除贴患处外，用一膏贴心口以护其心，或用开胃膏使进饮食，以助其力，可以代内托。治外病亦不必服药者。"

用整脊（按穴位、捏脊）、针灸、膏贴药熨治疗脊源性疾病，是中国传统医学的宝贵经验。

三、西方医学对脊源性疾病的认识及与我国医学界的交流

19 世纪末，在美国兴起的按脊医学，源自民间的踩背疗法。在巴尔默（D·D·Palmer）之前，英国的马普夫人（Mrs. Mapp）用手法整脊引起英国皇家的重视。巴尔默在无意中用按脊手法治愈一名听力障碍的患者后，他认真学习了脊神经解剖生理的知识，提出了用按脊方法治疗因脊椎骨关节错位引起脊神经功能紊乱并发的疾病。这是巴尔默提出"Chiropractic"（按脊疗法）一词的立论依据。巴尔默及其继承人根据此理论及临床的按脊手法，成立了学校、学会，至 20 世纪 70 年代，美国的整脊疗法被确立其医学的地位而取得迅速发展。

美国的按脊疗法，在 20 世纪 50 年代，我国学者赵凤源译成一册《慢性病按脊疗法》，惜未刊行。至 1983 年，美国整脊学会的专家应邀到广州做学术报告，介绍脊柱错位后引起神经根、交感神经、椎动脉及脊髓损害出现相应的内脏病变，之后引起我国学者对脊源性疾病的重视，有关"脊柱相关疾病"的著述陆续问世。

然而，由于东西方文化的差异，有关脊源性疾病，在中国传统医学文献里是以经络学说论述的。我们发掘整理祖国医学这方面的理论经验，目的是更好地发扬其针灸疗法、膏贴药熨疗法和整脊疗法相结合治疗脊源性疾病的经验，更好地为今天的临床服务。

（《中国医药学报》2004 年第 8 卷第 19 期 466 – 467 页，作者孙永章、韦以宗）

中医诊疗指南编制要重视古籍文献研究

中医古籍文献，是中医之"根"，尤其是治疗方法，主要是继承前人的经验。老百姓都懂得，不管你挂什么招牌，你的治疗方法是不是老祖宗（中医）传下来的，是，那是中医；不是，那是西医。可见，中医诊疗指南的编写制订，是不是中医的，不在乎你用什么病名，什么诊断技术，是体现在你的治疗方法上。而辨证诊断、治疗方法，绝大部分是古籍文献传承下来的。因此，指南的制订，如果脱离了古籍文献研究的基础，则是无根之树、无源之水。相信，每一位研究指南的作者，都会有同感。如何做好古籍文献研究，现略表个人看法，供批评指正。

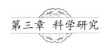

一、以疾病史研究为基础

在浩如烟海的中医古籍文献中，去研究一个疾病的诊疗史，对作为临床医师的指南编写专家来说，可能望而生畏。但实际上，功夫不怕有心人。不过，单纯依赖图书馆为你检索，可能是"瞎子点灯"。因为据了解，当前文献检索对古籍文献尚未发展到疾病诊疗技术方药的程度。这需要依靠我们医史文献研究的成果——李经纬主编的《中国医学通史》，该巨著各中医药大学图书馆应必备。该书已有各个学科各历史时期的诊疗技术发展史，将为你提供各历史时期有关医家的著作名称、学术成就。有了这条重要线索，再找相关的文献。如果专著不好收集，可以从《古今图书集成·医部全录》或分科编纂的《中国医学大成》（中国中医药出版社 1997 年出版）中查阅，深入了解疾病诊疗史。

研究疾病史要注意不可用现代的病名去找古籍文献，就如查"高血压""糖尿病"，会永远查不到，但查"眩晕症""消渴症"，则各个时期都有大量文献记载。同样，查"颈椎病""腰椎间盘突出症"也是查不到的，但类似颈椎病或腰椎间盘突出症在《五十二病方》中就有描述。因此，查疾病史应从症状、体征类似的描述去查找，确认其类似记载后，将其辨证方法、治疗方药、技术记录下来，如此，疾病史的研究可顺利完成。

同样，除方剂名之外，一些治疗技术也是从古籍文献的描述中去分析其操作方法。例如，我们现代称"颈椎旋转法"的主要操作方法，在隋朝的《诸病源候论》中就有描述。又如，现代称之"小针刀技术"，就可以从《灵枢》的"铍针"到唐代的"锋针"，明代的"针刀""剑针"，了解到这门技术历代先贤的操作方法及其适应证、禁忌证，从而成为今天临床的重要借鉴。但古籍文献并没有我们现代命名的技术名称，而是从其描述的方法去理解，这当然要有扎实的古汉语基础了。也就是说，在疾病史的基础上，进一步将辨证诊断史、方药史、治疗技术史完成。

在疾病史研究的基础上，结合现代文献检索的文献研究，你将发现哪些是继承传统，哪些是继承创新，哪些是在古代文献原创思维下结合现代医学科学研究的发明创造。如此，你编写的指南，就真正是有根之树，有源之水，真正的中医诊疗指南。

二、警惕"小白鼠现象"

所谓"小白鼠现象"，指中药研究中强调用小白鼠实验其毒性及药理作用。中医界曾抱怨说，中医用了千年，多少人服用还不如一个小白鼠，批评那种用西医手段来验证中医药的错误行为。同样，在文献研究中，也不应套用西医的研究方法来研究中医文献，尤其是古籍文献。现在推介的"中医文献依据分级标准"就存在一定问题，该分级标准将古籍文献分为 3 级，笔者有不同的看法。这个分级标准出自一篇论文，但不难看出这篇文章几乎是西医有关文献评价的学术论文。文章中讨论古籍文献甚少。中医文献中，古籍文献占相当重要的地位，如果将其评价为 3 级文献是把根丢了。

另一方面，评价过度依赖现代论文，也不符合现代中医的学术状况。现代的中医论文虽多以数千篇计，除了少数获得省部级以上科技成果奖的论文之外，不排除不少低水平重复，不少是为了评称职，有目的（这目的不是学术目的，而是名利目的）地去杜撰。如果中医界有那么多 A 级、B 级论文，中医就不至于西化，县级中医院就不至于发不出工资了。相比之下，古籍文献都是先贤毕生心血，为了黎民百姓和子孙后代而编著的。他们不是为评职称，真正是无私奉献。就似李时珍呕心沥血编著的《本草纲目》，他逝世后十年才能出版，而成为世界名著一样。因此，古籍文献的学术价值要比现代的中医学术论文重要得多。因此，建议对古籍文献研究也进行分级评价，例如，将四大经典《神农本草经》《黄帝内经》《难经》《伤寒杂病论》列为 A 级，历代太医院组编的及著名医家编著的，如《诸病源候论》《外台秘要》《太平圣惠方》《圣济总录》《普济方》《医宗金鉴》和类似《针灸甲乙经》《脉经》《肘后方》《备急千金要方》，以及金元四大家的名家著作等列为 B 级，其他各家列为 C 级等，分类评价，作为疾病史研究的参考。

警惕小白鼠现象的另一问题，就是有关循证医学问题。

循证医学是 1992 年由 MC. Master 大学 Gordon Guyatt 领导的一个小组巩固长期存在的循证医学思想并命名为 EVidemce – basedmedicine（简称 EBM），陆续在 JAMA 上发表文章介绍循证医学，我国于 1999 年成立中国循证医学中心。循证医学在港台地区又译为证据医学。

（新华网·新华健康栏目 2015 年 9 月 2 日，作者韦以宗）

中国武术伤科与少林武术伤科的学术成就（一）

应上海科技出版社之邀，对少林寺武术伤科方书做一收集校释，为使读者更好地了解这些方书的学术经验是如何形成的，对中国武术伤科和少林武术伤科形成的社会及学术背景做一探讨。

1. 武术伤科的形成

武术是战争的技术。古代战争是冷武器时代，刀、戈、剑、矛、戟、锤、箭等所谓十八般兵器，是依赖人的体力和技巧操作的。在没有金属武器的情况下，则是依靠拳、脚的力量和技巧或借助于棍棒以制敌。

中国历史上历代皇朝的兴衰，都离不开战争。因此，战伤救护的需要，成为中医骨科发展的社会基础。笔者在研究《中国骨科技术史》时，对历代创伤骨科技术发展已做介绍。宋朝后，朝廷将折疡科列为医学九大分科之一。到元朝，更进一步明确将"折疡科"名为"正骨兼金镞科"。所谓"金镞"，指金属武器致伤和箭镞致伤，即战伤外科。可见，武术伤科在宋元时期已经形成。当时的学术代表著作有李仲南的《永类钤方》（1331）和危亦林的《世医得效方》（1337）。《永类钤方》在"风损伤折卷"

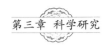

中首次收录唐代《理伤续断方》，名曰"彭氏口教"，使《理伤续断方》开始公开传世。《世医得效方》又进一步发展《理伤续断方》的正骨技术和战伤外科的经验方药，特别是《理伤续断方》的44首治伤方剂以及危亦林治伤"二十五味药"，成为后来少林武术伤科的主要经验方药。可见，在元代之前，武术伤科不仅是朝廷的医学专科，在学术上也具备临床经验。

另一方面，由于唐代在创伤外科的发展，到宋代后，外科学形成。宋、金、辽、元时代，是一个战乱的时代。因战伤救护的需要，进一步促进战伤外科的兴盛。由于连年征战，战地外科医生需求量激增，形成了一派以外治法为主的外科医生，他们多未经系统医学训练，而靠一技一方治伤。主要运用当时盛行的针刀扩创除异物切割排脓，以及角法、烙法、对骨折复位固定和丹药外敷、外洗等疗法，治疗痈疮、跌损、创伤和骨折。陈自明在《外科精要》（1628）的序言中称："凡痈疮之疾，比他病更酷，圣人推为杂病之先。自古虽有疡医一科，及鬼遗等论，后人不能深究，于是此方沦没，转乖迷途。今乡井多是下甲人，专攻此科……况能疗痈疽，持补割，理折伤，攻牙疗痔；多是庸俗不通文理之人，一见文繁，即便厌弃。"这些"不通文理"的外科医生，却为人民解除了病痛，其技术虽然难以见之于书籍，然而通过师授家传，一代一代地继承下来，并在社会上产生了影响。就连当时的画家李唐（1066—1150）也绘出形象生动的"村医治脊图"，在著名的《清明上河图》（张择端，约1085—1145）中也可以看到专门接骨的诊所。因此，可以说外科骨科上的两派，在宋元时期已出现；随着学派的流变，伤科于宋、元时期出现"各承家技"，发展到明代，武术伤科独树一帜。

2. 武术伤科的学术成就

明洪武二十八年（1395），《理伤续断方》出版，蔺道人的正骨治伤经验的传播，为武术伤科的形成奠定了基础。随着中国武术到明朝以后的兴盛，武术伤科的专著《跌损妙方》在嘉靖二年（1523）由异远真人编著问世。《跌损妙方》首创按部位、穴位用药法，根据道家导引"小周天"出现的气功生命现象，结合经络学说有关任、督流注的理论，创立"血头行走穴道论"，开创"穴位时辰不同致伤轻重有别"的时间医学之先河。是书对创伤用药继承发扬《理伤续断方》之经验，所介绍的"用药歌"上、中、下三部用药法以及70多个重要穴位的治疗方药，成为后来少林武术伤科的主要方药。书中所载诸如"七厘散""八宝丹""生肌散万应膏""英雄丸""刀口生肌散"等，至今还是临床上常用的有效方药。《跌损妙方》是中国武术伤科的代表作，也可以说是中国传统医学战伤外科的经典医著。

清道咸年间，安徽婺源伤科名医江考卿著《江氏伤科方书》（1840）。同一时期，浙江天台武术伤科名医赵廷海广泛收集伤科方书编成《救伤秘旨》和《救伤秘旨续刻》。江、赵二人的著述，既是将《理伤续断方》的理、法、方、药结合武术致伤特点的临床运用，也是进一步发展《跌损妙方》穴位时辰时间医学的理论和实践，将异远真人的穴位论治，发展到 36 致命大穴、72 小穴的辨穴治伤法，并首次介绍致命大穴致死的时间，在临床实践上发展了《跌损妙方》的按穴位论治法。后来少林武术伤科的所谓"秘方"，大部分出自江、赵二人所著。江考卿的正骨技术，基本上沿袭《理伤续断方》和《世医得效方》，其主要的发明是应用"植骨术"治疗严重粉碎性骨折。

（《中国中医药报》2007 年 8 月 17 日，作者韦以宗）

中国武术伤科与少林武术伤科的学术成就（二）

一、关于少林武术

笔者于《中国骨科技术史》研究明清伤科流派时，提出"伤科少林学派"。要探讨有关少林武术伤科流派的产生，须先了解少林寺和少林寺武术（以下简称"少林武术"）。

少林寺的实际地址位于河南登封市西北、少室山北麓，为后魏太和年（477~499 年）时修建，北周静帝时改名"陟岵"，隋文帝又复名"少林"。寺内有唐武德（唐高宗李渊年号）初，秦王（即唐太宗李世民）告少林寺主教碑，寺右有面壁石。西北有面壁庵，即"达摩面壁九年处"。还有一说法是，天竺迦佛陀师于隋文帝时来到中国，隋文帝为迦佛陀师建少林寺。后来，迦佛陀师的徒弟昙宗等人，于唐初协助唐太宗平定王世充，有功者十三人（即十三太保，又称十三棍僧）。自此以后，少林寺僧徒常常练习武艺，训练学徒。这些少林寺僧，善于技击，独以拳棍见长，江湖上称为"少林寺派"。

少林武术应该说在唐朝就已经形成，不然就不可能有十三棍僧助唐皇之举了。但有著述传世的，却是明朝之后。

明代嘉靖年间是一个不安定的社会。北方有鞑靼入侵，东南沿海有倭寇侵扰。当时抗倭名将俞大猷著《剑经》一书，介绍其擅长的"荆楚长剑—棍法"。时有少林寺僧宗擎、普从随军，俞大猷的棍法是否是二位少林寺僧传授，就难说了。但有一事实是俞大猷将《剑经》传授给二人。二人回寺后广传寺僧，逐渐成为名扬天下的"少林棍"。

到万历年间，武术家程宗猷到少林寺学习少林棍十余年，于万历四十四年（1616）编著《少林寺棍法阐宗》，天启元年（1621）刊行。此书成为少林武术的经典之著。少林武术并非单一的棍法，在《少林棍法阐宗》中就包括了当时各家各派的武术。如在"问答篇"中写道："长枪则有杨家、马家、沙家之类，长拳则有太祖、温家之类，短打则有绵张、任家之类，皆因独步神奇，故不泥陈迹，不袭师命。"又据《中国武术百科全书》（1898 年版）所载少林寺各种拳法包括：少林八卦拳（按八卦相生之数，暗藏先天无极之象）、少林十三抓（由龙行、蛇变、凤展、猴灵、虎坐、豹头、马蹄、鹤嘴、鹰抓、牛抵、兔轻、燕抄、鸡蹬等十三趟仿生动作而成）、少林五行柔术（模拟蛇、虎、龙、鹤、豹五种动物形象）、少林五行八法拳（包括龙、虎、豹、鹤、蛇五种拳法和内功），这些拳法显然是汲取了道家武术的经验，因此说少林武术已是兼收并蓄各家之长，是"仙佛合一"，并非牵强。

少林寺在唐朝，虽然已经是"佛、道、儒"三教合一，但少林寺僧始终是以信奉佛教为主。一方面，历朝历代统治者是不允许民间存在铁制的刀、戈、剑、戟等兵器的，因此，少林寺僧除了拳脚之外唯一的武器就是长棍了。兵器的受限，使拳、棍成为少林寺武术的专长。另一方面，佛教宗旨是慈悲为怀，不杀生。因此，少林武术讲究"武德"。所以，在清咸丰五年的手抄本《少林衣钵真传》中有"八打八不打"之说："一打眉头双睛，二打唇上人中，三打穿腮耳门，四打背后骨缝，五打肋内肺府，六打撩阴高骨，七打鹤膝虎头，八打破骨千金。"八不打为："一不打太阳为首，二不打对正锁口，三不打中心丙壁，四不打两肋太极，五不打海底撩阴，六不打两肾对心，七不打尾闾风府，八不打两耳扇风。"《重订增补罗汉行功短打序》又称："兵刃之举，圣人不得已而为之，而短打宁可轻用乎？故即不得不打，仍示以打而非打不打之，而分筋截脉之道出焉。而圣人之用心若矣夫。所谓截脉者，不过截其血脉，壅其气息，使心神昏迷，手脚不能动，一救而苏，不致伤人。短打之妙至此极矣。有志者细心学之，方不负圣人一片婆心也。"《短打十戒》亦称："横逆相加，只可理说排解，勿妄动手脚。即万不得已，亦须打有轻重，宜安穴窍，免致伤人。"

少林武术在其发展过程中，已汲取了道家《易筋经》的内功经验，其中包括导引、练气、行功、排打等，成为静功、动功合二为一，"仙佛合一"的少林武术。《易筋经》卷下"玉环说"述及："铜人针灸图，载脏腑一身俞穴有玉环，余不知玉环是何物。"

道家发展为道教，则是追求长生不老以成"仙"的宗教，用现代观点可以说是研究人体生命科学的。中国传统医学不少学者都是道家。如晋代葛洪、唐代孙思邈、《理伤续断方》作者蔺道人、《跌损妙方》作者异远真人，均是道家。

在武术界，道家青城派（四川青城山）善用三十六打穴法和二十四游龙拳，对少林武术也产生了影响。

"仙佛合一"的少林武术要讲究武德，须了解人体的穴位，"斯乃拳家秘要，跌打拳者必知其穴，不知其穴坏身之本也；不知其拳而徒知其穴，坏名之源也"（《少林跌打内外伤秘方》）。而什么地方会致命（不可打），什么地方不会致命（可打），宋代的铜人针灸图、经络气血运行的十二经和任督流注、道家的任督流注导引的时辰，自然成为其依据。武打点穴、截脉之说也就应运而生。因此，到明末清初，擅长拳、棍，讲究点穴、截脉的少林武术自成派系。

鸦片战争以后，中国已沦为半封建半殖民地社会。腐败的满清皇朝，外不能御帝国列强之侵略，内不能保护百姓之安居；太平天国、天地会和白莲教等农民起义此起

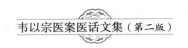

彼伏，中华大地无处不狼烟。在这样的社会背景下，老百姓为了自保，村村习武，族族练功，享有盛名的少林武术名僧，纷纷开设武馆，传教门徒，使得少林武术进入了全盛时期。

二、少林武术伤科流派的形成

少林武术伤科的出现，最早见于文字记载的是清嘉庆二十年（1815）胡廷光编纂的《伤科汇纂》所载"少林寺秘传内外损伤主方"，系胡廷光辑自其祖传《陈氏秘传》，原名"内外损伤方"。该书还介绍有少林寺僧传授的"里东丸"。经考证，"里东丸"实际是《跌损妙方》的"七厘散"。但这说明在19世纪初，少林寺已汲取武术伤科的经验，有了自己治伤的"秘方"了。

从少林寺僧的"里东丸"系由《跌损妙方》的"七厘散"改名可窥见少林寺可能已据有《跌损妙方》一书。此外，我们从清道光丙申年（1836）江苏高邮人孙应科刊印《跌损妙方》的记录可知，孙氏也是在高邮一神庙异人手中获取该书的。经考证，江苏省高邮市有一镇国寺，据清乾隆年间《高邮州志》记载："镇国禅寺，在州城西南隅，寺外有断塔。唐举直禅师建。国朝顺治丙申（1656）寺毁于火。今据举直禅师本传及现存寺名更正。"孙应科是"侨寓于邑之南二十五里神庙，少遇异人，授秘书一卷，疗折伤甚验……书昉于明嘉靖二年，署名异远真人，亡所考"（《跌损妙方·孙应科序》）。孙应科是个"日颂金刚经"的佛教徒，所称"神庙"与镇国寺巧合，可证《跌损妙方》一书，当时已传播到佛教界，少林武僧能据有也是顺理成章的事。

《江氏伤科方书》和《救伤秘旨》出版后，即19世纪末清咸丰年间，随着武术伤科的兴起，冠以"少林寺秘传"的伤科方书大量涌现，少林武术伤科开始自成流派。

有一点值得注意的是，少林寺武术伤科源自少林寺，但从各种秘方作者及抄本出处来看，却是形成发展于广东、广西、福建，这可能与当时的战乱有关。

三、少林武术伤科的学术成就

如果说《跌损妙方》《江氏伤科方书》和《救伤秘旨》是中国武术伤科的专著的话，少林武术伤科有别于上述三书者，有以下五大特色：

1. 武医同术

讲究武德的少林武僧习武必须熟知人体的穴位才能分清"八打八不打"。因此，他们仿针灸铜人，并依据武术伤科的108穴，绘成"铜人部"。有了穴位的知识，武术伤科著作所载方药基本上是按穴论治。因此，少林武僧既是武术师也能治伤疗症。如赵廷海以及《少林寺秘方铜人簿》以下各种少林武术秘方的作者、传抄者，20世纪初著名的少林武术大师黄飞鸿，在广东佛山、广州等地既开武馆，也开医馆。至今佛山祖庙黄飞鸿的纪念馆中还陈列有他和夫人十三姨所开的"宝芝林跌打医馆"。武医同术，

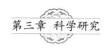

成为少林武术伤科一大特色。

2. 重视穴位时辰致伤

少林武术以点穴截脉著称，重视三十六大穴致命的诊治，尤其是任、督脉的穴位。在致对方于死地时，按十二时辰气血行走十二穴位的时、穴打去（截脉）。同样，若需解救时，除按时辰穴位配方用药外，再按致伤穴位流注经过的下一个穴位进行点穴（或称点脉、解脉）解救。民间称此为少林武术之"绝招"，一般秘不传人。这一治伤法，用时间医学理论理解，具有一定科学性。由于是"秘传"，所以一般不见于文字。而相应的处方用药，也多列为"秘本"，不是忠诚厚道之徒弟不可传授。这就造成了少林武术伤科秘方传抄秘本甚多，而印刷刊行者少。

3. 善用民间草药

少林武术伤科治伤，善于汲取民间经验。在本集释收集近十册少林武术伤科秘方中，应用广东、广西、福建的民间草药200多种。成为现代临床常用药物者，如接骨草、刁了棒、十大功劳、透骨消等有20多种，丰富发展了中药学。

4. 观察眼睛、指甲辨伤轻重

观察眼睛五轮及指甲是否红活，判断伤情轻重，有否瘀血，是少林武术伤科临床诊疗方法之一。这种观察微循环的方法，至今还有临床实用价值。

5. 具备各种急救经验

少林武术伤科不仅包括创伤急救，在其他如内、外、妇、儿、五官科急症等方面均积累了丰富的方药经验，是今天研究中医急症诊疗的借鉴。

四、少林武术伤科对日本医学的影响

少林武术伤科在清乾隆年间已流传日本。笔者所著的《中国骨科技术史》于1986年被日本柔道接骨学会译成日文后，日本武医学会创始人中山清先生，于1986年7月到南宁访问并做点穴治伤的表演，赠给笔者《武医同术》一书，所载穴位与《江氏伤科方书》相似。柔道接骨学会和武医学会，均是武医同术的医学流派。可见，少林武术伤科影响深远。

概而言之，少林武术伤科为我们积累了丰富的治伤方药经验，所揭示的时间医学理论及临床经验是值得进一步研究的课题。虽然时代不同，武术可作为健身，而且跌打损伤也是日常生活劳动所常见。所以，少林武术伤科的经验值得继承发扬，这也是集释本书的目的。

（《中国中医药报》2007年8月23日，作者韦以宗）

中医整脊技术古籍文献考

中医整脊科是一门继承创新的学科，调曲复位是其主要技术。而调曲复位所运用的正脊骨十法和牵引调曲法，部分是古籍文献已有记载而世代传承下来的，部分是在整理古籍文献过程中发现，加以研究提高而应用于临床的。这些技术经过科学研究和临床实践总结，明确其操作规范、适应证、禁忌证及注意事项，辑录于2006年出版的《中国整脊学》。之后又经全国专家论证，作为《中医整脊常见病诊疗指南》的主要技术。这些技术都是源自中医传统文献记载，既不是什么现代人发明的，更不是外国传来的，其中一些技术发明比西医早几个世纪。现将这套技术的古籍文献记载做一简介。

一、正脊骨十法

正脊骨法，又称正骨法，临床常用有以下十法。

1. 按脊松枢法

按脊松枢法是按压脊椎，松解颈胸、胸腰枢纽关节的手法。此法最早的文献记载是《黄帝内经》中的《素问·气府论》："督脉生病治督脉，治在骨上。"《素问·缪刺论》："数脊椎侠脊，疾按之应手如痛。""按摩勿释，著针勿斥，移气于不足，神气乃得复"，"病在筋，调其筋，病在骨，调其骨"（《调经论》）。清咸丰年间，刘闻一著《捏骨秘法》，其专列"捏脊骨法"，"凡背骨疼，何处疼，一定何处高。治法：用大指向脊骨高处略略一按，与高低脊骨相平，即愈"。

2. 寰枢端转法

此为用于整复寰枢关节错位的方法，即用手指端提轻轻旋转复位的手法。此法源于治颈椎创伤，最早记载为元代李仲南的《永类钤方·风损伤折》（1331）："凡摔进颈骨……医用手按捺平正。"按，即按、揉。清代，日本人二宫献彦可在中国学习中医正骨后编成《中国接骨图说》（又名《正骨范》，1807年出版），该书将寰枢椎称为"旋台骨"，"此骨伤共分五证……而左右废活动者，用熊顾子法第一提之。左右歪邪，项强不能顾者，熊顾母法提顿之……徐徐抢解整理之"。

3. 牵颈折顶法

取仰卧位，医者用手掌牵头颅，另一手沿颈椎推拿折顶的手法。此法源自《永类钤方》对颈椎损伤的"按捺法"。元代《回回药方》："若脖项骨节脱了，其治法一人托向前，一人于骨节上缓揉令其软，然后入本处。"清代《捏骨秘法》："捏头项法（二条）

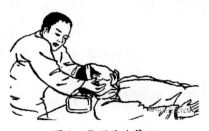

图1　熊顾子法第三

凡脖错捩（伤跌），俱是向后错头，必俯而不直。治法：用左手托住前边，右手向疼处略稍按，按左手稍有知觉即止。”《中国接骨图说》名“熊顾子法第三”（图 1）。

4. 颈椎旋提法

颈椎旋提法，指将颈椎旋转并向外上方提起的手法，又称“颈椎旋转法”。此法最早的文献记载是公元 610 年，隋代巢元方的《诸病源候论·风病诸候》描述养生方导引法：“一手长舒，仰掌合掌。一手提颏，挽之向外，一时极势二七，左右亦然。手不动，两向侧势，急挽之，去颈骨急强，头风脑旋，喉痹，膊内冷注，偏风。”这是自我旋转颈椎的手法，其治疗疾病是今天称为“颈椎病”的典型证候。后来，明代的《按摩导引养生秘书》绘图说明，《中国接骨图说》的熊顾法即是此法。言：“熊顾母法：使患者开两踵于臀外而安坐，医在其背后，践开两脚而直立，低头视患者之额上，安右手于额中央，翻左手以虎口挟持其项骨，指头用力把定发际玉枕骨下陷处，翻右手截其颐于掌上，前后相图。左手自肩用力提之，右手应左手之提，自下抬之，务勿不正左右齐一，令右顾三次，然后当患者头后于胸膛。以左手按额中央，翻右手拉持项骨，载颐于左手掌上如前。令左顾三次（图 2）。”

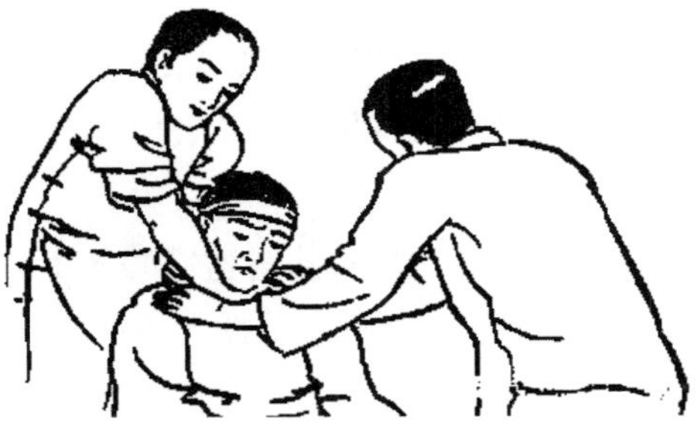

图 2　熊顾母法

5. 提胸过伸法

患者端坐，术者站在背后用膝顶上段胸椎，双手抱胸后伸，或仅用双手抱起过伸胸椎的手法。此法源自唐代孙思邈的《备急千金要方·老子按摩法》：“两手相叉头上过，左右申肋，两手拳反背上，掘背上下三遍。两手反提，上下直脊三遍。”元代《永类钤方·风损伤折卷二十二》：“胸胁伤：凡胸前跌出骨，不得入，令患人靠突处，用两脚踏患人两脚，却用双手抬其肩胸起，其骨自入。”清代《中国接骨图说》：“糜风母法：使患者叉手盘立，医坐其背后，立右膝跂左踵，置臀于跟上，右腕当脾俞，其指头向胁肋骨横推之，其肘尖架住膝头，以为用力地。插入左手于腋下，屈臂如轩，伸五指横左乳上，掌后腕骨在胸肋拥抱之，使患者体微仰，而挠于后。右手承载患者体，以微推出意转回之。其回也，左手从肩，右手从腰，徐徐为之，勿疾速焉。”

6. 胸腰旋转法

胸腰旋转法，指旋转胸腰段的手法。此法源自《备急千金要方·老子按摩法》：

"两手相叉头上过，左右申肋十遍，两手拳反背上，掘脊上下三遍。两手反提，上下直脊三遍。"《中国接骨图说》称之"糜风法"："糜风子法第二：使患者正立，佐者一人在前趺扈，以两手搭住患者两肩上，医蹲患者背后中央，跗两手肘尖于两膝头。两腕骨横当胛骨下。四指斜向两腋拥之，佐者推右肩，则医捺右胛承之，推左肩则捺右胛承之，如被糜风状，左右数次。"

7. 腰椎旋转法

腰椎旋转法，指旋转腰椎的手法。此法源自《备急千金要方·老子按摩法》："两手搭左右捩身二七遍，两手捻，左右扭肩，两手抱头，左右扭腰二七遍。"捩：旋转、扭转之意。《中国接骨图说》称为"燕尾法"："燕尾母法：使患者上其右髀侧卧而半屈其膝，医立其腰后，趺扈折腰，以左手掌，捺鼍髀枢尖骨。右手屈四指，钩住膝头举试之。要髀骨尖头入于掌心，若不入则更为焉。更屈承举膝头，托送患者乳下季肋间，乘势向下顿挫回转之。当其回转曳伸也。左掌以推髀枢尖，带自外面向于背之意，以掌推臀则应机而复焉。"

8. 腰骶侧扳法

患者侧身，术者按压骨盆及上胸段，反向侧扳的手法。此法源自《中国接骨图说》之"骑龙法"："骑龙母法：使患者俯卧，而伸脚屈右膝，医立在腰侧，开两脚跋入其右足于患者胯间，屈腰下左手探求腰间脊骨之合缝处。逆掌押其骨尖，下右手持膝头，屈上如燕尾法，乘势回转曳伸之。当其回转曳伸时，以左掌紧捺骨尖，要在中其肯綮焉。"

9. 过伸压盆法

患者俯卧，术者将患侧下肢后伸，用肘按压骨盆髂峰的手法。《中国接骨图说》称为"燕尾法"："燕尾子法第二：使患者侧卧如母法，插入叠被于裹帘所缚伤股间，佐者对立患者面前，两手持被前端，医右手斜合持补后端。而提举之，左手紧捺髀骨尖。回转如母法。其右手不及脚，只被中将送之也。亦要徐迟其曳也，乘势而复其位（图3）。"

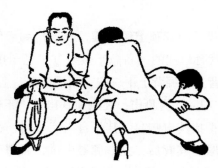

图3　燕尾子法第二

10. 手牵顶盆法

患者仰卧或侧卧，术者一手牵患肢，用足跟顶压骨盆的手法。《中国接骨图说》称为"燕尾法"："燕尾母法：使患者上其右髀侧卧而半屈其膝，医立其腰后，趺扈折腰，以左手掌，捺罨髀枢尖骨。右手屈四指，钩住膝头举试之。"

二、牵引调曲法

1. 颈椎牵引法

颈椎牵引法，指用颈颌四头带牵引颈椎的方法，是颈椎病常用的治法。此法源自元代《永类钤方》治颈椎骨折脱位，该书"风损伤折卷二十二"载："凡摔进颈骨，用手巾一条，绳一茎，系在杠上，垂下来，以手巾兜下颏下方令脑后绷接绳头，却以瓦罨一个，五六寸高，看木凳浅深，斟酌高低，令患人端正坐其罨上，令伸脚坐定。医用手按捺平正，说话不觉，以脚踢去罨子。在左，用手左边掇出；在右边右边掇出。又一法，令患人卧床上，以手挤其头，双足踏两肩即出。"后世《骨继疗法重宝记》据此文绘图（图4）。清代胡廷光编《伤科汇纂》（1808），将此法名为"汗巾提法"。而法国人加利森（Glisson）吊带应用是17世纪。1937年，Crutchfield才报道应用快速牵引复位颈椎骨折脱位。由于社会因素，导致医学界认为颈椎牵引是西医的发明，实际上"加利森吊带"较中国医学晚300多年。

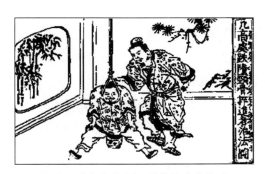

图4 《永类钤方》颈椎快速复位法

2. 骨盆牵引法

骨盆牵引法，指用布兜绷骨盆和上半身进行对抗牵引的方法。中医整脊主张青年人可用仰卧位牵引，中老年人用俯卧位牵引，称"一维牵引"。此法源自14世纪元代的《永类钤方》，该书"风损伤折卷二十二"载："腰脚臀盆两腿膝伤，凡腰骨损断，先用门扉一片，放斜一头，令患者复眠，以手捍止（即双手攀门板边上），下用三人拽伸，医以手按损折处三时久。"意思是让伤者俯卧于头低脚高的门板上，双手攀门板，用三人拔伸双下肢，医者用手按压损伤处。这是一种过伸牵引复位法，而西方医学应用此法在20世纪，称华生-琼斯氏法（Watson-Jones），较中国医学晚6个世纪。《回回药方》也记载这种过伸牵引复位法，该书卷三十四载："治脊梁骨的法……凡是近臀的平骨有损折，其治法极佳。若损伤向里疼与签，尤其大小腿的骨皆麻了。此等治法，令病人覆卧，用有力者二人扯其大腿，又令一人扶其胸膈，并乎，医人用力揉其臀辇

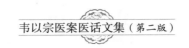

接碎骨，后缚揽药拴系之，方令病人仰卧，以一硬枕放脊背骨下。"这是过伸牵引手法复位后行腰背垫枕法。此法至今还应用于临床。该书还记载："若此骨损折，近臀将一长布片内贮棉花或毯子多少相匀缝一带如捎子入胯内，用有力者二人前后各举一头向上扯拉。"这是用布兜牵引骨盆的最早文献记载。

3. 二维牵引调曲法

此法用于腰椎间盘突出症并单下肢痛的方法。二维指骨盆和痛肢两个方向的牵引调曲法。此法源自《永类钤方》的过伸牵引复位法，将牵双下肢改为仅牵引痛肢。

4. 三维牵引调曲法

此法用于治疗腰椎前滑脱症，仰卧位悬吊双下肢及骨盆的方法。所谓三维，指骨盆和双下肢三个方向，源自清代胡廷光《伤科汇纂》（1815）的"腹部枕缸法"："夫腰骨断者令患人伏卧凳上，又缚其两足两腿于凳横木，如此则鞠曲其腰，折骨自入窠臼矣。是治折断陷入之腰骨。"胡氏此法用于治疗过伸型腰椎骨折（即骨折向前移位），而临床常见的腰椎前滑脱与骨折前移位同理，因此，改良此法让患者仰卧，悬吊双下肢和骨盆，可使滑脱复位。

5. 四维牵引调曲法

此法通过牵引双下肢，使腰背过伸悬吊，达到牵引两侧腰大肌和竖脊肌（四组肌肉）调整椎曲的方法。此法源自《永类钤方》的过伸牵引复位法及危亦林《世医得效方》的悬吊法："背脊骨折法，凡剉脊骨不可用手整顿，须用软绳从脚吊起，坠下身直，其骨使自归窠，未直则未归窠，须要坠下，待其骨直归窠。"

（《中国中医药报》2016 年 9 月 19 日第 4 版，作者韦以宗）

中医整脊技术古籍文献考

中国中医脊柱手法，自《黄帝内经》始，经历代世医学家的创造发明，代代相传，至 1807 年《中国接骨图说》，已经形成一整套治疗、保建的正骨推拿手法和牵引调曲法。而美国的脊骨神经医学 Chiropractic，是 1896 年由 D. D. Palmer 创立，并于 1897 年在美国爱荷华州成立第一所脊骨神经医师培训学校，至今已发展 17 所院校，并于 2005 年得到世界卫生组织认可，全球推广其脊柱手法。因此，国际上错误认为中国中医没有脊柱手法，甚至一些人还错误认为中医的脊柱手法是从美国脊骨神经医学传入的，颈椎四头带牵引和骨盆牵引也误解是西医的。这是不了解中医的历史，不了解中医2000 多年来丰富的脊柱治疗、保建的手法及其牵引法。因此，必须认清历史，继承发扬，才能树立文化自信，为建设健康中国，为世界人民健康作贡献。

中医整脊科是一门继承创新的学科，调曲复位是其主要技术。而调曲复位所运用的正脊骨十法和牵引调曲法，部分是古籍文献已有记载而世代传承下来的，部分是在整理古籍文献过程中发现，加以研究提高而应用于临床的。这些技术经过科学研究和临床实践总结，明确其操作规范、适应证、禁忌证及注意事项，辑录于2006年出版的《中国整脊学》。而后又经全国专家论证，作为《中医整脊常见病诊疗指南》的主要技术。这些技术都是源自中医传统文献记载，既不是什么现代人发明的，更不是外国传来的，其中一些技术发明比西医早几个世纪。现将这套技术的古籍文献记载作一简介。

一、正脊骨十法

正脊骨法，又称正骨法，临床常用有以下十法。

1. 按脊松枢法

是按压脊椎，松解颈胸、胸腰枢纽关节的手法。此法最早文献记载是《黄帝内经·素问》的《气府论》："督脉生病治督脉，治在骨上。"《缪刺论》："数脊椎侠脊，疾按之应手如痛。""按摩勿释，著针勿斥，移气于不足，神气乃得复"，"病在筋，调其筋，病在骨，调其骨，"（《调经论》）。清代咸丰年间，刘闻一著《捏骨秘法》，其专列"捏脊骨法"，"凡背骨疼，何处疼，一定何处高。治法：用大指向脊骨高处略略一按，与高低脊骨相平，即愈。"

2. 寰枢端转法

用于整复寰枢关节错位的方法，用手指端提轻轻旋转复位的手法，此法源于治颈椎创伤，最早记载为元朝李仲南《永类钤方·风损伤折卷二十二》（1331）："凡摔进颈骨……医用手捘捺平正"（捘即按、揉）。清朝，日本人二宫献彦可在中国学习中医正骨后编成《中国接骨图说》（又名《正骨范》，1807年出版），该书将寰枢椎称之为"旋台骨"，"此骨伤共分五证……而左右废活动者，用熊顾子法第一提之。左右歪邪，项强不能顾者，熊顾母法提顿之……徐徐抢解整理之"。

3. 牵颈折顶法

取仰卧位，医者用手掌牵头颅，另一手沿颈椎推拿折顶的手法。此法源自《永类钤方》对颈椎损伤的"捘捺法"。元代《回回药方》（约1368）："若脖项骨节脱了，其治法一人托向前，一人于骨节上缓揉令其软，然后入本处"。清代《捏骨秘法》："捏头项法（二条）凡脖错揞（伤跌），俱是向后错头，必俯而不直。治法：用左手托住前边，右手向

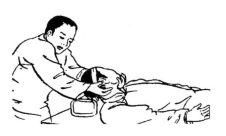

图1 熊顾子法第三

疼处略稍按，按左手稍有知觉即止"。《中国接骨图说》名"熊顾子法第三"（图1）。

4. 颈椎旋提法

指将颈椎旋转并向外上方提起的手法，又称"颈椎旋转法"。此法最早文献记载是

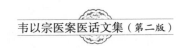

公元610年，隋代巢元方的《诸病源候论·风病诸候》描述养生方导引法："一手长舒，仰掌合掌。一手提颏，挽之向外，一时极势二七，左右亦然。手不动，两向侧势，急挽之，去颈骨急强，头风脑旋，喉痹，膊内冷注，偏风"。这是自我旋转颈椎的手法，其治疗疾病是典型的今天称之为"颈椎病"的症候。后来，明代的《按摩导引养生秘书》绘图说明。《中国接骨图说》熊顾法，即是此法。言："熊顾母法：使患者开两踵于臀外而安坐，医在其背后，践开两脚而直立，低头视患者之额上，安右手于额中央，翻左手以虎口挟持其项骨，指头用力把定发际玉枕骨下陷处，翻右手截其颐于掌上，前后相图。左手自肩用力提之，右手应左手之提，自下抬之，务勿不正左右齐一，令右顾三次，然后当患者头后于胸膛。以左手按额中央，翻右手拉持项骨，载颐于左手掌上如前。令左顾三次"（图2）。

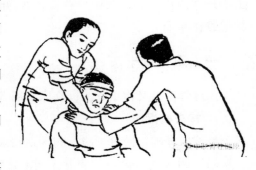

图2　熊顾母法

5. 提胸过伸法

患者端坐，术者站在背后用膝顶上段胸椎，双手抱胸后伸，或仅用双手抱起过伸胸椎的手法。此法源自唐代孙思邈《备急千金要方·老子按摩法》（652）"两手相叉头上过，左右申肋，两手拳反背上，掘背上下三遍。两手反提，上下直脊三遍"。元代《永类钤方·风损伤折卷二十二》："胸胁伤：凡胸前跌出骨，不得入，令患人靠突处，用两脚踏患人两脚，却用双手抬其肩胸起，其骨自入"。清代《中国接骨图说》称为"糜风法"："糜风母法：使患者叉手盘立，医坐其背后，立左膝跂左踵，置臀于跟上，右腕当脾俞，其指头向胁肋骨横推之，其肘尖架住膝头，以为用力地。插入左手于腋下，屈臂如轩，伸五指横左乳上，掌后腕骨在胸肋拥抱，使患者体微仰，而挠于后。右手承载患者体，以微推出意转回之。其回也，左手从肩，右手从腰，徐徐为之，勿疾速焉"。

6. 胸腰旋转法

指旋转胸腰段的手法。此法源自《备急千金要方·老子按摩法》："两手相叉头上过，左右申肋十遍，两手拳反背上，掘脊上下三遍。两手反提，上下直脊三遍"。《中国接骨图说》称之"糜风法"："糜风子法第二：使患者正立，佐者一人在前跂扈，以两手搭住患者两肩上，医蹲患者背后中央，跗两手肘尖于两膝头。两腕骨横当脾骨下。四指斜向两腋拥之，佐者推右肩，则医捺右胛承之，推左肩则捺右胛承之，如被糜风状，左右数次"。

7. 腰椎旋转法

指旋转腰椎的手法。此法源自《备急千金要方·老子按摩法》："两手搽左右捩身二七遍，两手捻，左右扭肩，两手抱头，左右扭腰二七遍"。挼：旋转、扭转之意。《中国接骨图说》称为"燕尾法"："燕尾母法：使患者上其右髀侧卧而半屈其膝，医立其腰后，跋扈折腰，以左手掌，捺罨髀枢尖骨。右手屈四指，钩住膝头举试之。要髀骨尖头入于掌心，若不入则更为焉。更屈承举膝头，托送患者乳下季胁间，乘势向下顿挫回转之。当其回转曳伸也。左掌以推髀枢尖，带自外面向于背之意，以掌推臀则应机而复焉"。

8. 腰骶侧扳法

患者侧身，术者按压骨盆及上胸段，反向侧扳的手法。此法源自《中国接骨图说》之"骑龙法"："骑龙母法：使患者俯卧，而伸脚屈右膝，医立在腰侧，开两脚跋入其右足于患者胯间，屈腰下左手探求腰间脊骨之合缝处。逆掌押其骨尖，下右手持膝头，屈上如燕尾法，乘势回转曳伸之。当其回转曳伸时，以左掌紧捺骨尖，要在中其肯綮焉"。

9. 过伸压盆法

患者俯卧，术者将患侧下肢后伸，用肘按压骨盆髂嵴的手法。《中国接骨图说》称"燕尾法"："燕尾子法第二：使患者侧卧如母法，插入叠被于裹帘所缚伤股间，佐者对立患者面前，两手持被前端，医右手斜合持补后端。而提举之，左手紧捺髀骨尖。回转如母法。其右手不及脚，只被中将送之也。亦要徐迟其曳也，乘势而复其位"（图3）。

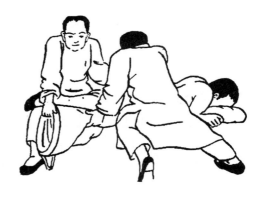

图3 燕子尾法第二

10. 手牵顶盆法

患者仰卧或侧卧，术者一手牵患肢，用足跟顶压骨盆的手法，源自《中国接骨图说》称为"燕尾法"："燕尾母法：使患者上其右髀侧卧而半屈其膝，医立其腰后，跋扈折腰，以左手掌，捺罨髀枢尖骨。右手屈四指，钩住膝头举试之"。

二、牵引调曲法

1. 颈椎牵引法

指用颈颌四头带牵引颈椎的方法，是颈椎病常用的治法。此法源自元代《永类钤方》治颈椎骨折脱位，该书"风损伤折卷二十二"载："凡摔进颈骨，用手巾一条，绳一茎，系在杠上，垂下来，以手巾兜下颏下方令脑后绷接绳头，却以瓦罂一个，五六寸高，看木凳浅深，斟酌高低，令患人端正坐其罂上，令伸脚坐定。医用手揉捺平正，说话不觉，以脚踢去器子。在左，用手左边掇出；在右边右边掇出。又一法，令患人卧床上，以手挤其头，双足踏两肩即出"。后世《骨继疗法重宝记》据此文绘图示（图 4），清代胡廷光编《伤科汇纂》（1808），将此法名"汗巾提法"。而法国人加利森（Glisson）吊带应用是 17 世纪。1937 年 Crutchfield 才报导应用快速牵引复位颈椎骨折脱位。由于社会因素，导致医学界认为颈椎牵引是西医的发明，实际上"加利森吊带"较中国医学晚 300 多年。

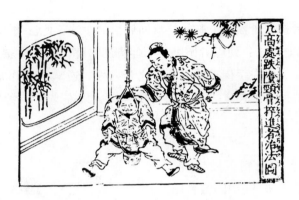

图 4　《永类钤方》颈椎快速复位法

2. 骨盆牵引法

指用布兜绷骨盆和上半身进行对抗牵引的方法。中医整脊主张青年人可用仰卧位牵引，中老年人用俯卧位牵引，称"一维牵引"。此法源自 14 世纪元代的《永类钤方》，该书"风损伤折卷二十二"载："腰脚臀盆两腿膝伤，凡腰骨损断，先用门扉一片，放斜一头，令患者复眠，以手捍止（即双手攀门板边上），下用三人拽伸，医以手按损折处三时久"。意思是让伤者俯卧于头低脚高的门板上，双手攀门板，用三人拔伸双下肢，医者用手按压损伤处。这是一种过伸牵引复位法，而西方医学应用此法在 20 世纪，称华生－琼斯氏法（Watson－Jones），较中国医学晚 6 个世纪。《回回药方》也记载这种过伸牵引复位法，该书卷三十四载："治脊梁骨的法，……凡是近臀的平骨有损折，其治法极佳。若损伤向里疼与签，尤其大小腿的骨皆麻了。此等治法，令病人覆卧，用有力者二人扯其大腿，又令一人扶其胸膈，并乎，医人用力揉其臀轹接碎骨，后缚揭药拴系之，方令病人仰卧，以一硬枕放脊背骨下。"这是过伸牵引手法复位后，腰背垫枕法。此法至今还应用于临床。该书还记载："若此骨损折，近臀将一长布片内贮棉花或毯子多少相匀缝一带如捎子入胯内，用有力者二人前后各举一头向上扯拉。"这是用布兜牵引骨盆的最早文献记载。

3. 二维牵引调曲法

此法用于腰椎间盘突出症并单下肢痛的方法。二维指骨盆和痛肢二个方向的牵引调曲法。此法源自《永类钤方》的过伸牵引复位法，将牵双下肢改为仅牵引痛肢。

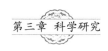

4. 三维牵引调曲法

此法用于治疗腰椎前滑脱症，仰卧位悬吊双下肢及骨盆的方法。所谓三维，指骨盆和双下肢三个方向，源自清代胡廷光的《伤科汇纂》（1815）的"腹部枕缸法"："夫腰骨断者令患人伏卧凳上，又缚其两足两腿于凳横木，如此则鞠曲其腰，折骨自入窠曰矣。是治折断陷入之腰骨"。胡氏此法是治疗过伸型腰椎骨折（即骨折向前移位），而临床常见的腰椎前滑脱与骨折前移位同理，因此，改良此法让患者仰卧，悬吊双下肢和骨盆，使滑脱复位。

5. 四维牵引调曲法

此法通过牵引双下肢，使腰背过伸悬吊，达到牵引两侧腰大肌和竖脊肌（四组肌肉）调整椎曲的方法。此法源自《永类钤方》的过伸牵引复位法以及危亦林《世医得效方·卷十八》（1337）的悬吊法："背脊骨折法，凡剉脊骨不可用手整顿，须用软绳从脚吊起，坠下身直，其骨使自归窠，未直则未归窠，须要坠下，待其骨直归窠"。

三、结束语

中医整脊学的诊疗技术是传承精华，守正创新的技术，包括：

1. 创新性

例如，《内经》的脊椎法，结合解剖特点，按压脊椎重点在脊柱的"枢纽关节"上，而名"按脊松枢法"。又如《诸病源候论》的颈椎旋转法，我们通过实验研究和临床经验教训，明确适应症为颈曲存在者，颈曲反弓者列为禁忌症。

2. 科学性

《永类钤方》的"骨盆牵引法"是用人力操作，经实验研究证明此法只能牵拉到腰4、5椎，因此改进为机械牵引代替人力，同时改为四维悬吊牵引，解决椎曲变直或反弓的临床难题，提高其科学性。

3. 实用性

《备急千金要方》的腰椎旋转法，其方法是靠自身运动到《中国接骨图说》"燕尾法"虽然改进为人力，但缺少适应症和禁忌症。我们通过总结临床经验教训，特别是骨质疏松的病人是禁用此法，明确为禁忌症。

概而论之，中医整脊学的手法及牵引调曲法，是出自古籍文献，但经数十年临床实践和科学研究，成为临床安全、实用的诊疗技术，并通过世界中医药学会联合会发布的国际标准《中医整脊科医师专业技术职称分级标准》，正影响到全世界，将为世界人民健康作出贡献。

（《中华中医药杂志》2021 年 4 月第 36 卷第 4 期 1832 – 1835 页，

作者韦以宗、林远方、韦春德）

第二节　创伤骨科研究

小夹板加创口局部拱桥式夹板外固定治疗小腿开放性骨折

1973 年以来，我们采用小夹板加创口局部拱桥式夹板外固定治疗小腿开放性骨折 10 例，全部病例均达功能对位，平均愈合时间为 60.8 天。现介绍如下：

一、拱桥式夹板的制作

取细铝丝网为材料，折叠 8～10 层（约等于普通夹板厚度），长度和宽度根据创口所处位置的原来夹板长度及宽度而定，再按照伤口的长短制成拱桥形。拱桥形夹板中央的跨度，应以跨越过创口的长度为宜。拱桥的高低，视骨折移位情况而定。一般拱桥的高度等于跨度的 1/2，呈半月形。如果复位后还有成角移位，拱桥的高度可适当加高。拱弧弯好后，外用棉花绷带包绕。

二、应用方法

制好的拱桥式夹板置伤口侧，拱桥两支点放置距离伤口 1～2cm 为宜，其他侧置普通夹板后，再用扎带一起捆扎固定。扎带的松紧度以上下能移动 1cm 为宜。另在拱桥顶加一扎带（名为压力带），松紧度根据骨折复位后成角程度而宜。压力带一般扎在拱桥中间，如断端有侧方移位，可将压力带偏移位侧扎，以增加该侧压力，纠正侧方移位。

三、病例介绍

患者男性，25 岁。1974 年 8 月 19 日右小腿被车压伤，右胫腓骨中 1/3 开放性骨折，创口 5cm×3cm 大小。入院清创、复位后，用小夹板加创口局部拱桥式小夹板外固定，并置托架抬高患肢，功能锻炼。第 3 天创口感染，给予抗生素及内服解毒消疮饮，伤口每天换药。第 12 天创口分泌物减少，肉芽增生，改用生肌膏外敷，内服托里排脓汤。治疗 31 天，创口愈合。第 5 周持双拐下地活动。第 7 周检查骨折对位对线良好，局部无压痛，无纵轴叩击痛，X 线显示有中等量骨痂生长，骨折线模糊。第 8 周步行出院。1975 年 5 月 23 日复查，患者肢节功能正常，已参加劳动。

四、体会

1. 拱桥式小夹板适用于长骨干开放性骨折的外固定，创口面积不超过伤骨长度的

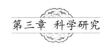

1/3、周径的 1/2。

2. 拱桥式夹板局部外固定，既能固定骨折两断端，又能功能锻炼，而且能暴露创口，方便换药，有利于创口早日愈合。

3. 铝线网制成的拱桥式夹板弹性较差，有待今后进一步研究改进。

（《广西医学》1976 年 6 期第 38 页，作者韦以宗、黎林德、莫日石）

中草药促进骨折愈合研究动态

——全国首届中草药治疗骨折科研协作会议资料简介

根据卫生部 1978～1985 年医药卫生科研项目规划要求，由中医研究院骨伤科研究所、贵阳中医学院和山西医学院等单位主持，于 1979 年 10 月 8 日至 13 日在贵阳中医学院召开了全国首届中草药治疗骨折科研协作会议。参加会议的有全国 22 个省市自治区医院、科研机构和高等医药院校代表和人民解放军、工矿企业的医疗科研单位的代表共 86 人。会议介绍了 20 世纪 70 年代以前国内外研究骨折愈合的概括，交流了经验，制订了 1980～1985 年中草药治疗骨折的科研协作规划。

会议发言交流的学术论文共 37 篇，其中包括骨折愈合基础理论的研究，中草药促进骨折愈合的动物实验研究和临床效果报告，还有中草药治疗感染性开放骨折骨不连等临床报告。现综合简介如下：

一、动物实验情况

贵阳中医学院分别报道了中药"接骨Ⅱ号"（自然铜、地鳖、川续断、骨碎补），草药"团结药"；电力工业部第八工程职工医院和贵阳中医学院等报告，用九节茶 Srcandraglabra（Thunb.）Nakai（又名鸡骨香、九节风山茶鸡）等 5 组药物促进骨折愈合的动物实验情况。实验的方法是：将家兔股骨人工骨折后，分为内服药物的"实验组"和不用药物的"对照组"，然后定期将两组家兔杀死，分别运用 X 线照片、病理切片、对折力试验、组织化学和血液化学观察，对九节茶组的实验还增加了放射性同位素 P32 脉冲检查。五组实验结果基本相同的是：血肿的吸收、机化和骨内外膜的形成较对照组明显提前；与对照组比较，髓腔毛细血管增强充血，骨内膜成骨细胞增生较快，软骨较少，破骨细胞或多核巨细胞活动明显，骨痂桥接快。骨折愈合（组织学显示骨痂密度与骨皮质接近，新生骨皮质形成，骨髓再通），均比对照组提前 5～7 天。其中，"刺老包"对骨折断端间毛细血管及成纤维细胞增生作用较好。"水冬瓜"能促进骨外膜、骨内膜成骨细胞生长。"团结药"则能促进骨痂迅速成熟，加速骨痂的改建，新骨皮质形成及股髓腔再通。而九节茶促进骨折愈合尤为显著，愈合时间较对照组提前 10～14 天，且还有增进健康和抗感染的作用，经用放射性同位素 P32 脉冲检查，脉冲在整个病变过程中都高于对照组，这些结果提示了内服九节茶可促进血磷增加，使骨折断端间 P32 含量增加，有助骨痂的钙化。

电力工业部第八工程职工医院和贵阳中医学院等报告，用九节茶的三种提取液（酒提液、挥发油和水提液）分组肌注，与对照组做详细的比较，利用同位素、X 线对活体骨折区做研究，对骨痂经脱水标本做同位素定量测定（169Yb－枸橼酸盐），观察不脱矿物质的骨磨片、脱钙骨病理切片，以及对骨折区远、近端做四环素标记的骨形成观察，血液生化（做碱性磷酸酶和血沉）和生物力学测定等实验。结果发现：同位素测定、活性体测试和骨标本测试，用药组脉冲数均高于对照组，其中以水提液更明显。骨磨片形态学观察到，术后 14 天骨皮质哈氏系统有不同程度增大，皮质边缘 Volkmann 氏管增多，断端间骨痂形成连接，皮质断端血管伸入至折断断间去术后 28 天，骨痂侧骨皮质哈氏系统完全改变，与骨痂融合在一起。这种形态变化，对照组的出现较用药组迟 14 天。四环素标记测试结果，用药组荧光环较大，且数目多，而其 Volkmann 氏管均显有线形荧光以及散在哈氏系统之间的荧光点。后者对照组则不明显。其他实验方法所见与贵阳中医学院报告相同。认为九节茶对骨折愈合确有促进作用，尤以九节茶的水提液明显。

海南农垦第一医院骨科，报告了运用接骨草（又名小驳骨）酒外敷促进骨折愈合的动物实验。实验动物用家兔，经人工骨折后湿敷结骨草酒，设对照组，分别运用 X 线、组织学和血液化学观察的方法，发现接骨草酒组血碱性磷酸酶明显升高，血肿吸收快，骨外膜、骨内膜成骨细胞生长活跃，骨痂的质和量都较对照组高，破骨细胞或多核巨细胞活动较对照组增强，骨折愈合时间也较对照组提前 10～14 天。

昆明医学院第一附属医院报告了运用草药"小棕包"对骨折愈合作用的研究，运用类似贵阳中医学院对"接骨Ⅱ号"实验的方法，结果发现"小棕包"对骨折愈合的促进作用与"接骨Ⅱ号"相似，骨折愈合时间较对照组提前 10 天。

河南省医学科学院正骨研究所报告，用"平乐接骨丹"（象皮、象牙、乳香、没药、龙骨、地龙、地鳖、天冬、川续断、自然铜、木瓜、无名异、三七、麝香、梅片、儿茶）外敷家兔实验骨折，运用病理解剖学、组织学实验观察，发现此药能加速骨折后血肿机化，刺激骨内、外膜增生，促进骨痂形成和钙化，使骨折愈合提前。

二、临床报告简况

贵阳中医学院附属医院外科、贵阳市第二医院、国营 301 医院、3427 医院和郑州市骨科医院等报告，用九节茶内服治疗四肢骨折共 214 例，骨折临床愈合时间平均较不服药组提前 3～7 天，均认为九节茶对骨折愈合有促进作用，还认为股骨干骨折疗效更为显著。海南农垦第一医院骨科报告，应用接骨草酒外敷治疗骨折 425 例，并与 207 例不用药组对照，结果显示：接骨草组的骨折临床愈合时间较不用药组平均提前 10 天；广西壮族自治

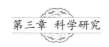

区人民医院骨科报告，带感染植骨手术、中药内外应用治疗开放性骨折后骨髓炎骨不连13 例，治愈 12 例；广州中医学院报告，用中药治疗骨折延缓愈合 55 例，临床全部治愈，均认为一些中药能提高机体抵抗力，改变局部血运，有促进骨折愈合的作用。

此外，贵州省交通医院报告用水冬瓜、母猪藤根、野葡萄根、五加皮、草乌、泽兰等外敷治疗四肢骨折 144 例，取得消肿止痛快、骨折愈合时间稍有提前的单位，如福建省中医学院、江西省洪都中医院和河北省新医大三院等，共报告治疗骨折 4500 多例。

三、中草药治疗实验性骨折，对骨组织形态学上变化的观察

贵阳中医学院在多次的中草药对骨折愈合动物实验中，观察到骨皮质在骨折愈合过程中起着重要的作用，多核巨细胞在整个骨折修复过程中活动增强，从而加速了骨折的愈合。

例如，运用不脱矿物质的骨磨片形态学上观察到，应用中草药内服组的骨磨片的骨皮质在骨折后并不是静止的，而是从初级到次级的哈氏系统，从 Volkmann 氏管带板层骨，乃至哈氏系统和板层骨中的骨细胞，于骨折后都持续地进行着形态上的变化。其表现在骨折前期，哈氏管逐渐增粗变形，个别靠近内外环骨板的哈氏管开口通向皮质外，Volkmann 氏也相应增粗增生，并沿哈氏管侧面进入到皮质，在骨折中期，骨皮质的血管增生延长，从哈氏系统进入骨质外组织的血管迅速增殖，且分枝繁多，并向骨折端延伸，血管中途分枝自行阻断，周围可见形状不定的暗色肥胖细胞。哈氏系统的骨细胞越靠近断端，变形越明显，并可见到皮质外骨与部分哈氏系统融合成片。骨折后期，增生延长的骨皮质血管在分枝层中途阻断，周围可见明显的多边形细胞，并渐缩小为骨细胞。组织间隙清晰，部分细胞形成不典型的哈氏系统，其血管残枝尚可见。此时骨折间隙已不清，骨折已愈合。基于血管是间胚叶细胞，血管外为间叶细胞，并可变为成骨细胞。哈氏管内层细胞为成骨细胞，Volkmann 氏管道为中胚叶细胞，因而在成骨方面有着丰富的来源，兼之哈氏系统对骨质的营养及新陈代谢的作用，因此，认为骨皮质的活动，与骨内、外膜同时对骨折的愈合起重要作用，并认为骨皮质是物质基础。中草药促进骨折愈合的作用，正是它能激活骨的血循环，促进骨皮质在骨折修复过程中的活跃性。

在动物实验的组织学观察时，发现多核巨细胞在整个骨折修复过程中，中草药组的骨髓腔内有大量的多核巨细胞活动。其表现在骨折早期从骨髓腔出现并向骨折端转移动，起到巨噬细胞的作用；到晚期，显示破骨细胞的作用，加速骨痂的再建和髓腔的再通，促进骨愈合。因此，多核巨细胞活动是机体非特异性免疫反应的表现，说明中草药能提高机体的免疫功能。在骨折晚期多核巨细胞增多，显示破骨细胞的作用加强，加速了骨痂的改建和髓腔再通，促进骨折愈合。

（《广西卫生杂志》1980 年第 10 卷 5－7 页，作者韦以宗）

垫枕练功法治疗胸腰椎屈曲型骨折疗效观察

自 1972 年至 1978 年 3 月，我们运用垫枕练功法治疗胸腰椎屈曲型骨折 153 例（其中合并脊髓神经不全损伤 46 例），进行了疗效观察，现将结果报告如下：

一、临床资料与疗效

153 例皆为住院病人，男 116 例，女 37 例，年龄 14～20 岁 4 例，21～40 岁 106 例，41～66 岁 43 例，21～40 岁占 69%。

致伤原因：高处跌坠伤 90 例，重物压伤 51 例，车撞致伤 12 例，高处跌坠伤占 59%。

骨折的椎体以第 1 腰椎最多，共 60 例，占 38%；胸 12 次之，为 32 例；其次是腰 2，为 22 例。腰 1、腰 2 同时骨折有 12 例，胸 12、腰 1 同时骨折有 9 例，其余胸 10、胸 11、腰 3、腰 4、腰 5 各椎体骨折合计 18 例。

按 Nicoll 分类法：稳定性 97 例，其中椎体压缩不及 1/3 者 81 例，压缩 1/3 至 1/2 者 16 例。不稳定性 56 例，其中并脱位 32 例，并椎板、棘突骨折者 24 例。56 例不稳定性骨折中合并脊髓神经不全损伤者 46 例。

二、治疗方法

153 例都是运用中西医结合治疗胸腰椎骨折的治疗方法，也就是对受伤胸腰段垫枕、四步练功的疗法。对于合并脊髓神经不全损伤或者合并下肢骨折和骨盆骨折而致下肢活动不自如者，也同样垫枕，早期仅做上半身练功治疗，以后逐步行四步练功。

三、治疗效果

153 例全部治愈出院。经随访进行功能和 X 线照片复查，接受首查者 85 例（随访率 55%），复查时间是出院后 3 个月到 2 年 6 个月不等，平均为半年。依据脊髓骨折功能恢复标准评定：无神经症状者 51 例中，功能恢复良好者 37 例（72%），尚可者 12 例（24%），差者 2 例（4%）。合并脊髓神经不全损伤者 34 例中，功能恢复良好者 18 例（53%），尚可者 11 例（32%），差者 5 例（15%）。总计 85 例中，功能恢复良好者 55 例（64%），尚可者 23 例（27%），差者 7 例（9%）。

四、讨论

垫枕练功法是过伸复位结合功能锻炼腰肌的新疗法。过伸复位法，是中医学治疗脊椎骨折历史悠久的方法。早在 14 世纪，危亦林就记载运用悬吊复位、腰椎固定治疗

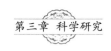

脊椎骨折；18世纪的《医宗金鉴》一书，记载应用"攀索叠砖"和"腰部垫枕"通木固定方法治疗。西方医学在1927年也应用和危亦林相同的"悬吊复位法"（Davis）。之后Bohler和Watson－Jones等，也主张过伸复位、过伸位石膏背心固定治疗。然而，无论是通木固定或石膏背心固定，都难以维持骨折的复位效果，更不利于腰背肌的锻炼，疗效不理想。Nicoll等在1949年曾提出功能疗法治疗脊椎屈曲型稳定性骨折，认为这个部位骨折不易复位，且复位后也难以保持。所以，他们强调练功为主，放弃复位。结果是骨折的椎体后凸畸形得不到恢复，生理前凸加大，遗患腰骶疼痛，功能不佳。至1975年，Herber等为解决后凸畸形和骨折复位不稳定，又主张用石膏背心固定于生理前凸位12～14周，然后改用腰围固定2个月，但20%的病人仍然有不同程度的功能丧失。

中西医治疗脊椎骨折的历史经验表明，保持骨折复位的效果是一个有待解决的问题。近年我国中西医结合治疗脊椎屈曲型骨折的垫枕练功法，既能复位，保持复位效果，又能锻炼腰背肌，促进功能的恢复。根据我们对153例的治疗观察，功能差者仅占9%。但是，要掌握好这一疗法，在临床中必须注意以下两个关系：

1. 垫枕和练功的关系

受伤椎体部垫枕，是过伸复位的一种方法。通过垫枕，骨折复位后，脊椎仍然保持在过伸位，受伤的椎体持续得到垫枕的挤压，从而保持复位的效果。练功是辅助垫枕复位并使之保持的内动力，关于其作用机理，我们在动物实验中已得到了说明。如果只垫枕不练功，骨折虽能复位，但不能发挥脊椎前纵韧带和椎间盘的牵拉力，不能发挥腰背肌所起到的肌肉夹板作用，更不利于腰背功能的恢复。如果只练功而不垫枕，则骨折因得不到必要的外来力而不能复位。我们在临床中体会到，垫枕不够高，则达不到过伸位，骨折复位就不理想，往往残留后凸畸形。因而，我们主张要早垫枕、垫高枕，位置一定要对准受伤的椎体。在复查病例中，7例功能差者，其中3例是垫枕不好而残留后凸畸形，2例是练功不好、腰骶疼痛而影响功能。可见，垫枕和练功，缺一不可。

临床中往往有些病人因疼痛而拒绝垫枕或上下移动垫枕者。对于这一情况，我们采取受伤的上下椎板注射普鲁卡因的办法，缓解疼痛，以取得病人合作，保证垫枕和练功顺利进行。

2. 下地时间和功能恢复的关系

运用垫枕练功法治疗胸腰椎屈曲型骨折，病人一般经过3～4周治疗，疼痛即可消失。但是，如果认为疼痛消失就能起坐或下地，则往往导致骨折重新移位而前功尽弃。在153例治疗过程中，曾有18例因下地过早（伤后4周），导致骨折移位反而延长了疗程，甚至还影响功能的恢复。根据临床观察，下地时间一般要到治疗8周以后。如果是不稳定性骨折或合并脊髓神经不全损伤者，必须3个月后方能下地。在下地之前，必须参阅 X 线照片，如果 X 线照片出现以下两种情况之一者，可考虑下地。①椎体间隙变窄且相互融合者；②椎体前出现连续骨痂连接上或下健椎者。据 153 例观察，出现这两种情况一般要在治疗 2 个月后，到 3 个月后则更为明显。下地后要挺胸，卧床，继续垫枕练功半年以上，才能保证功能的恢复。因此，我们主张晚下地、晚负重。

（《中华骨科杂志》1981 年第 1 卷第 4 期 237 - 238 页，

作者顾云伍、肖冠军、韦威侃、黄国智、韦以宗）

紫色生肌膏对开放性骨折并发骨髓炎溃疡创面的愈合作用

自 1978 年至 1982 年 9 月，我们应用"紫色生肌膏"外敷治疗开放性骨折并发骨髓炎 41 例 42 个肢体的溃疡创面或瘘道，不用植肢，全部愈合，特予报道。

1. 临床资料

41 例均为陈旧性开放性骨折，由于软组织感染、骨感染而形成骨髓炎并有经久不愈溃疡创面或瘘道，其中男性 29 例，女性 12 例，年龄最小 14 岁，最大 68 岁，以20 ~ 45 岁者多（34 例）。从受伤到接受治疗，时间最短者是伤后 33 天，最久者是 14 个月。其中，有 1 例为双下肢胫腓骨开放性骨折并发骨髓炎，故 41 例有 42 个肢体，其中溃疡创面 30 个，慢性瘘道 12 个。

2. 治疗方法

本组病例入院后经抗感染 1 周左右，待局部炎症静止，即行病灶清除手术。对感染的骨髓行搔刮髓腔，清除死骨，切除坏死组织，并视骨折愈合情况，如已畸形愈合，行切开复位，植骨，克氏钢针交叉固定。对溃疡创口或瘘道行搔刮，切除坏死至出血，术后放置引流，24 小时拔除，然后用紫色生肌膏外敷或瘘道填灌，每天更换 1 次，术后伤肢的固定，视情况行石膏托或小夹板加创口侧拱桥式夹板外固定，如属骨不连，也同样做上述处理。

3. 治疗效果

30 个溃疡创面未经植皮全部治愈，平均治愈时间 34 天。12 个瘘道也全部愈合，平均治愈时间 42 天。41 例患者的骨折治愈 40 例，失败 1 例。

临床治愈后，半年到两年内随访了其中 28 例，均无复发感染，原溃疡创面或瘘道新生皮肤疤痕柔软，较正常皮肤稍娇嫩，但无溃烂或湿疹现象，骨折愈合也良好。

4. 讨论

运用早期手术疗法处理陈旧性开放性骨折并发骨髓炎，是近年来中西医结合治疗骨折的新疗法之一。对于这类骨折的慢性溃疡创面或瘘道，传统的西医疗法疗程长，易复发感染而导致骨的手术失败，近年虽应用显微外科的手段采取血管肌皮瓣移植，但手术难度及感染问题不易解决，我们采用中医疗法，直接外敷紫色生肌膏，方便简便，疗效也满意。

对陈旧性开放性骨折并发骨髓炎的治疗，中医学有丰富的经验，早在 7 世纪初，《诸病源候论》就指出："夫金创（泛指开放性创伤），有久不瘥者，脓汁不绝，肌肉不生者，其疮内有破骨断筋，伏血腐肉，缺刃竹刺，久而不出，令疮不愈，喜出青汁。当破之，疮则愈。"又："金刃中于经络者，下血必多，脏腑空虚，津液竭少，无血气荣养，故须补之。"16 世纪的《外科枢要》认为："凡疮聚于筋骨之间，肌肉之内，皆血气虚弱……夫肌肉者，脾胃之所生；收敛者，气血之所使也。"根据先贤这些论述，结合临床所见，陈旧性开放性骨折之创口多是肉芽晦暗不鲜或淡红，皮色苍白或紫暗，分泌的脓液多是清稀、淡黄或淡白相兼等虚的形证，我们汲取明代外科大师陈实功的经验，从他的"生肌玉红膏"（紫草、白芷、当归、甘草、血竭、轻粉、铅粉、麻油，见《外科正宗》）中选用养血活血的药物，而依据明代汪机的经验，即："溃疡后收敛迟速者，乃气血衰虚使然。世人但知生肌用龙、竭（血竭），止痛用乳、没，予谓不然。生肌之法，当先理脾胃助气血为主。"（《外科理例》）结合陈旧性开放性骨折骨髓炎的创口虽经手术搔刮清除，但还有坏死组织脱落的病理阶段，去掉原方的矿物类收敛药，选其紫草、白芷、当归、甘草、麻油制成"紫色生肌膏"，以"助气血为主"，刻意于改善创口的血液循环，以速生肌收口。

在临床上我们观察到，应用紫色生肌膏外敷后第 2 天，溃疡创面或瘘道即分泌黄色水样分泌物，并逐渐增多，第 5 天后，脓液转黄色白色相兼，并逐渐黏稠，肉芽开始生长，如果外露骨骼，则见骨骼上面有一层被膜，用药第 2 周后，脓液转胶黏纯白如牛奶一样，这时肉芽生长很快，迅速逐日向中间相互填补创面，并自皮肤边缘长出新皮，新皮逐日向中间蔓延，有时在肉芽面上出现皮岛，逐步扩大。第 3、4 周后，肉芽生长如已填满创口（或瘘道），则自行静止生长，而渐皮生长加速，出现了"无肉长肉，无皮长皮，肉满皮长"的现象。如此，一般经 4～6 周的治疗，$6cm^2$ 的中、小创面部自行愈合，大一点的创面也不需植皮而自行修复。

1976 年，我们曾做紫色生肌膏治疗感染创面的动物实验，观察到药物能改善创面局部的 pH，促进毛细血管的增殖。而紫色生肌膏的几种药物，是中医学传统用于治伤生肌药。《神农本草经》已指出紫草有"补中气，利九窍，通水道"的作用，《名医别录》已用"以合膏疗小儿疮，面皶"。白芷有活血化瘀、排脓祛腐的作用，李时珍认为是"治金疮、痈疽诸疮……主药"（《本草纲目》）。当归能补血，活血化瘀。因此，紫色生肌膏的作用，主要是改善创口的血液循环，即补气血，促生肌，是治疗陈旧性开放性骨折并骨髓炎手术后的溃疡创口或瘘道的有效药物。

（《上海中医药杂志》1984 年第 10 卷第 5 期 10－11 页，作者顾云伍、韦以宗）

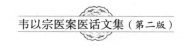

前臂几种复杂骨折中西医结合疗法原理探讨

发生于前臂的一些骨折，如桡骨中下 1/3 骨折、肱下尺桡关节脱位、桡尺骨上 1/3 双骨折、尺骨上 1/3 骨折并桡骨头脱位以及鹰嘴骨折并尺桡骨前脱位等，在闭合手法整复和外固定治疗上是比较困难的。近年中西医结合的疗法已取得了成功，但在推广过程中尚需有一定的临床经验和技巧。为了提高中西医结合疗法的效果，我们进行了前臂应用解剖、创伤病理解剖动态观察使用，结合临床体会，试图阐明中西医结合疗法在大体解剖生理和创伤病理解剖方面的理论依据，这些研究是初步的，供同道指正。

一、实验报告

材料：取成年人的自肩关节离断的新鲜上肢标本（本组右上肢 4 个，左上肢 3 个）。
方法：

（一）应用解剖观察

切除自腕关节以上皮肤组织，并自腕位切断伸屈肌。小心钝性剥离其骨间膜附着部，翻转至其附着之内外髁并切除之。

1. 桡骨中上段

测量桡骨长度为 26.4~26.8cm（此数字为本组标本最长者），桡骨头 1.4~2.5cm 至 4.3~5.5cm 之尺侧稍前为肱二头肌附着，下 4.3~7.5cm 至 10.5~12cm 之后方为旋后肌附着，下 6.8~7.2cm 至 12.6~13.8cm 之前方为旋前圆肌附着，下 15cm 桡侧为肱桡肌肌腹止点（以下为肌腱）。桡骨中上段处于肌肉包绕之中。

2. 尺骨上 1/3

尺骨长度自关节而下与桡骨相同，超长部分为鹰嘴。关节面下背侧 8~12cm 为肘后肌附着，其前缘关节面下至 4~6cm 为肱二头肌附着。肱桡肌附着点下即关节面下 6~8cm 处为尺骨从圆柱变棱状以及向背成角弧度之起点。

3. 桡骨下段

自桡腕关节面上 1~1.4cm 至 7.5~8cm 处前面为旋前方肌覆盖，横向止于尺骨侧。

4. 骨间膜

起自尺骨粗隆即肱桡肌止点下方斜向桡骨之旋前圆肌止点上方，并于旋前圆肌附着处反折斜向尺骨。此部分呈交叉结构。其中较粗大之纤维韧带——斜索起于肘后肌止点，自尺骨背侧延伸至桡侧斜伸向桡骨之旋前圆肌止点下方，与尺、桡骨成 10° 夹角。自斜索以下之骨间膜即反折向，有 1.5~2.5cm 宽之骨间膜和较丰厚之纤维韧带与

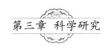

桡骨成 10°～15°夹角，起于桡骨中部即旋前圆肌止点下，止于尺骨中下 1/3，其余均为稀薄之纤维。

在动态下，前臂中立至旋后 20°时，旋前圆肌止点下骨间膜最宽，而旋后超过 20°或旋前 20°以上，每旋转 20°骨间距减少 0.1～0.2cm（表 1）。旋后位时，斜索以下骨间膜紧张；旋前位时，斜索及其以上之骨间膜紧张。当旋前 70°，斜索最紧张，起到控制旋前之作用力。

斜索及其后下中部之骨间膜能控制其上、下 1/3 骨间距。当按压这部分骨间膜时，桡尺骨上 1/3 和下 1/3 都可分开。

表 1　旋前圆肌止点下缘水平前臂旋转及其骨间距的变化　　（单位：cm）

标本号	中立位	旋前				旋后				
		20°	40°	60°	70°	20°	40°	60°	80°	100°
1	1.74	1.73	1.70	1.60	1.57	1.70	1.60	1.53	1.52	1.43
2	1.53	1.44	1.43	1.35	1.33	1.50	1.42	1.41	1.30	0.80
3	1.43	1.25	1.10	0.98	0.74	1.35	1.30	1.22	1.12	1.10
4	1.90	1.70	1.44	1.25	1.50	1.84	1.80	1.63	1.60	1.43
5	1.60	1.22	1.08	0.95	0.95	1.46	1.44	1.15	1.04	0.89
6	1.37	1.06	0.85	0.81	0.79	1.37	1.38	1.33	1.30	1.23
7	1.92	1.71	1.49	1.32	1.11	1.90	1.74	1.70	1.67	1.53

（二）创伤病理解剖观察

此标本为完整标本。

1. 人工做成桡骨上 1/3 骨折，其骨折线分别为旋前圆肌止点以上、旋前圆肌止点和止点以下，并做前臂旋前旋后，屈伸肘关节，轴向挤压，解剖观察骨折之移位情况，观察各肌肉韧带的紧张度，得出内在的骨折移位作用力所在（表 2）。

表 2　各部位骨折断端移位方向及其内在力源

部位			旋后	旋前	掌侧	背侧	桡侧	尺侧
桡骨上 1/3	旋前圆肌止点以上	近端	旋后肌	—	肱二头肌	—	肱桡肌	—
		远端	—	旋前圆肌	—	—	—	骨间膜
	旋前圆肌止点	近端	旋后肌	旋前圆肌	肱二头肌	—	—	—
		远端	—	旋前方肌	—	背成角倾向力	—	骨间膜旋前圆肌
尺骨上 1/3	近端		—	—	肱桡肌	—	骨间膜	—
	远端		—	—	—	背成角倾向力	骨间膜	—
桡骨中下 1/3	近端		—	—	—	背成角倾向力	肱桡肌	骨间膜
	远端		—	旋前方肌	—	—	—	旋前方肌

2. 人工做成尺骨上 1/3 骨折，以及尺骨上 1/3 骨折并桡骨头前脱位，观察其移位作用力（表2）。

3. 人工做成桡骨中下 1/3 骨折，骨折线分别为旋前方肌起点以上和旋前方肌起点部位，并使下尺桡骨关节脱位，观察其移位作用力（表2）。

（三）小夹板分骨及分骨垫分骨观察

将完整标本分别于关节上 5cm、13cm、20cm 横断，保留近端，并于近端缚扎掌背夹板，则见于 5cm、13cm 处有明显分骨作用，如加上掌侧分垫于中部，其分骨作用更明显，若分骨垫置于近端 1/3 则作用不显著；然而 20cm 之分骨作用不明显。将完整标本缚扎背夹板后，分别于下 1/3、中 1/3、上 1/3 放置掌、背分骨垫，做解剖直视观察，则见中 1/3 分骨垫分骨作用明显，可同时使上、下 1/3 的分骨垫分骨作用甚微，尤其是上 1/3 分骨垫无分骨作用。

二、讨论

（一）整复手法

对于前臂双骨折，中医学早于 15 世纪就运用了揣捏分骨手法整复。到 19 世纪，又提出"拉推翻托"即旋转屈伸法整复。中西医结合的整复手法也是在这一基础上的改革。在具体运用上，依据不同部位、不同类型的骨折而施加不同手法，现结合实验结果分析如下。

1. 桡骨上 1/3 骨折

尺桡骨双骨折复位主要以桡骨为主。目前对桡骨上 1/3 骨折复位的手法是在牵引下"捏骨归窠，旋转屈伸，夹挤分骨"。

由于桡骨上 1/3 是被肌肉所包绕着，骨折后，两断端的移位往往是肌肉运动不平衡所致，而原有的力平衡还是存在的。另一方面，肌肉因骨折的移位虽一时失去了其杠杆的支点，但一旦得到理想的杠杆支点，即可恢复其力的平衡。因此，对上 1/3 骨折我们采用"捏骨归窠"方法，即沿着背侧挟持桡骨两断端，掌侧的指力按压控制了肱二头肌和旋前圆肌的活动，使向前上移位的倾力消减；背侧按压控制了旋后肌的活动，若此即可使近端稳定，也可纠正部分侧方移位。在"捏骨归窠"手法基础上，再视骨折线部位而分别施行旋转幅度，即若骨折线于旋前圆肌止点以上，因近端旋后移位较大，所以应把远端以旋后为主，旋前为辅，如可旋后 40°~60°，旋前 20°~30°，反复旋转，即可调整旋转肌群的动力而使之平衡，又可通过旋转活动，在旋转肌群的动力下使骨折对线对位。如果骨折线在旋前圆肌止点以下，则近端是上部旋后，下部旋前并向前移位，此应使远端同样幅度地旋转，或稍加大旋前，其目的也是调整肌肉动力的平衡协调而达到复位。

不施行旋转手法则难以复位，勉强复位也不稳定，临床中常常是在 X 线下看到复位了，然而一绑夹板骨折就移位了。其原因就是未能纠正旋转移位。我们从处理陈旧性前臂双骨折中也体会到此类骨折畸形愈合的主要原因是旋转未能纠正。然而盲目、粗暴地旋转，不仅达不到复位目的，往往因此而致骨折端肌肉嵌插，或导致骨断端磨滑，给复位和稳定带来不利。所以，施行旋转手法宜准、稳、轻、巧。

挟挤分骨是继旋转法之后为纠正侧方移位和进一步恢复骨间膜的张力而施的重要手法。在实验中观察到，前臂骨间距的控制力在于中部骨间膜即斜索及其下方反向骨间韧带。因此，分骨手法着力点应在前臂中部为宜。实践和实验均证明，近端的分骨不仅起不到作用，反而有时把以往复位了的近端推向移位。

2. 尺骨上 1/3 骨折

向掌侧、桡侧的移位倾向力如表 2 所示，因此目前施行屈肘复位方法，其原理是使肱肌松弛，使肘后肌紧张抵抗前移位力。

但是，当在伸直型孟氏骨折的情况下，由于桡骨头的脱位，桡骨近端失去了关节囊和环状韧带的维系力（虽然复了位，但破裂的关节囊和环状韧带未能修复到有效控制）。因此，在创伤早期，桡骨前方的移位倾向始终存在。若此，导致桡骨通过骨间膜斜索的作用力迫使已断之尺骨上 1/3 向桡骨成角，特别是当 90° 以下半屈或伸直肘关节位置时这种倾向力尤为明显，因为这体位还是肱桡肌对尺骨近端的前上方拉力，肱二头肌对桡骨的前上方拉力，这就是孟氏骨折复位后 90° 屈肘位固定而尺骨向桡侧成角临床现象的原因。李、苏氏提出屈肘 120° 位固定两周，其原理就是通过高度屈肘，肱二头肌松弛，并使桡骨头在高度屈肘位下完成稳定于肱桡关节前缘，使桡骨稳定。从临床效果就可以看到，这种方法处理孟氏骨折，尺骨极少向桡成角。这一复位固定法，不需置分骨垫也可使两骨间距恢复正常距离。

同样，在处理鹰嘴骨折合并尺桡骨前脱位时，采取了屈肘复位固定的方法，也得到了满意的效果，不仅尺桡骨可理想复位，鹰嘴也因肘后肌的张力和屈肘位肘关节囊前松后紧的拉力，使鹰嘴处于功能位置。

3. 桡尺骨下 1/3 骨折及尺骨下 1/4 骨折

这两类骨折的移位方向有时因暴力方向而异，但是复位时，也必须行旋转手法，尤其是单骨折其作用是调整旋前方肌的内平衡。

（二）小夹板分骨垫外固定和练功

从实验观察到，小夹板分骨垫对前臂间距的作用力是显著的，特别是中部分骨垫，可以对上、下段 1/3 起遥控分骨作用，其遥控作用是因为中部骨间膜分别斜向尺骨上

1/3 和下 1/3，形成分骨力的传导带。骨间距的恢复为骨间膜生理性张力的恢复创造了条件，使骨折得以稳定。

中西医结合治疗前臂骨折的小云手和大云手练功法，是通过活动肘关节、上臂，对前臂各旋转、伸屈肌群起微调作用，恢复其生理的内在平衡。

（《上海中医药杂志》1985 年第 1 卷第 28 期 1 - 8 页，

作者韦以宗、韦绍仁、李启生、顾云伍）

中西医结合治疗肱骨髁间骨折

——35 例报告及解剖实验动态观察

肱骨髁间骨折的治疗方法虽多，但选择什么样的方法以防止影响肘关节功能的骨阻碍形成，肱骨窝消失和关节粘连，还是值得探讨的。1966 年，顾、尚二氏介绍的中西医结合方法，使疗效有所提高。在此基础上，我们于 1973 年至 1982 年 12 月，采用骨牵引自动复位、小夹板外固定和练功的方法，治疗 35 例，效果满意。为探讨其机理，进行了解剖实验研究，现并报告如下：

一、临床报告

（一）临床资料和诊断分类

10 年间治疗肱骨髁间骨折 35 例，其中男性 15 例，女性 20 例，年龄为 12～65 岁，平均年龄 41 岁。致伤原因除了 3 例为挤压伤外，余 32 例均为跌伤。

表 1　35 例肱骨髁间骨折二型四类分布表

分型＼分类	一	二	三	四	合计	%
屈曲型	1	1	2	2	6	17.1
伸直型	0	3	14	12	29	82.9
合计	1	4	16	14	35	100
%	2.9	11.4	40	45.7	100	—

1969 年，Riseborough 与 Radin 提出以 X 线片为依据的分类诊断法。我们将 35 例分类如下：

一类：肱骨髁间骨折无移位。本组 1 例。

二类：肱骨髁间骨折，肱骨小头与滑车有分离，但在额状面上无旋转。本组 4 例。

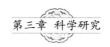

三类：肱骨髁间骨折，骨折片分离，并有旋转移位。本组 14 例。

四类：肱骨髁间骨折，关节面严重粉碎，肱骨髁分离移位严重。本组 16 例。

这四种分类的病例，属于屈曲型骨折 6 例，伸直型骨折 29 例。

并发症：于伸直型中，有三类 1 例、四类 3 例为小伤口开放性骨折。另外，伸直型四类中有 3 例为多发性骨折，其中并同侧桡骨远端骨折 1 例，并锁骨骨折 1 例，并肋骨、第 2 腰椎骨折和休克 1 例。

（二）治疗方法

1. 手法整复、小夹板纸压垫固定和练功法

应用这一方法，第二类骨折 4 例，第三类骨折属于 1978 年以前的 10 例，另一例一类骨折单行小夹板纸压垫外固定和练功，共 5 例。

2. 骨牵引自动复位、小夹板纸压垫外固定和练功法

此法是本文主要介绍的新方法，是在顾、尚二氏中西医结合方法上的改良。应用此法，1978 年后的三类骨折 4 例，其余为四类骨折 16 例，共 20 例。使用此法操作的关键是骨牵引穿针的部位。我们采取尺骨上端、鹰嘴末端以下 2cm 处横形穿针，不可偏上、偏下。肘关节需屈曲 90°。牵引重量视骨折移位情况酌情增减，即：如骨折重叠或嵌插，开始牵引重量以 3 ~ 3.5kg 为宜，并牵引后 6 ~ 12 小时在 X 线下观察或照 X 线片，待重叠或嵌插拉开，即减为 2kg 维持 3 ~ 4 周。

骨折重叠或嵌插拉开后，即可用纸压垫、小夹板外固定，开始练功。练功时在 1 ~ 2 周内，行 10° ~ 20° 范围内的屈肘活动和屈伸腕关节及握拳，避免前臂旋转，以防肱骨髁旋转。而且，在治疗 4 周以前，均不宜做肘关节强行伸直的活动，以免鹰嘴迫使前倾角减小。

（三）治疗效果

35 例全部治愈，其复位效果见表 2（无移位 1 例不计）。1978 年底和 1981 年 3 月、1982 年 12 月分别进行随访。复查时间距离临床治愈后半年至两年，供复查 26 例，占全部病例的 74%。功能恢复情况按《骨折疗效标准》评定，属优、良二级者占 80.8%，而优、良、尚可占 92.3%（表 2）。

随访 26 例中，三类骨折 10 例，有 6 例是 1978 年前用第一种疗法治疗的；而功能恢复良好者 4 例，尚可 1 例，差 1 例。四类骨折 14 例，均用第二种疗法治疗。而功能尚可和差的病例，是开放性骨折的病例，因用夹板固定是 3 周以后伤口愈合才施行，且未能早期练功所致。据这二例分析，肘关节功能差，主要原因是关节粘连，骨折复位是近解剖复位的。

表 2　4 例复位情况和 26 例功能恢复情况

项目 例数 骨折分类	复位效果				功能恢复				
	解剖	近解剖	尚可	合计	优	良	尚可	差	合计
二类	2	2	0	4	1	1	0	0	2
三类	3	9	2	14	2	5	2	1	10
四类	1	16	0	17	4	8	1	1	14
共计	6	26	2	34	7	14	3	2	26
%	17.6	76.5	5.9	100	26.9	53.9	11.5	7.7	100

二、解剖实验动态观察报告

为了探讨第二种疗法的原理，我们用成年人新鲜离体的上肢标本，自肩胛带离断后剥除自腕关节以上皮肤，然后分别做以下几项工作：

（一）保留肘关节囊的肱骨干力线观察

将上臂肌肉切除，保留完整肱骨及其与尺桡骨相连之关节囊。将肘关节屈曲 90°，从侧面观察肱骨干力线，可见肱骨自解剖颈以下有两个弯曲：中段（于肱桡肌 7 点）向背，下交界处向前。中段后倾角有 5°~6°，下前倾角有 3°~4°。下前倾角至髁部加大形成肱骨髁前倾角。而上肱骨干垂直力线之中轴线至下偏于骨干前，至髁部经过外上髁，延伸至尺骨（90°屈肘位），则经过上段离鹰嘴端 1.6~2.2cm 处（表 3）。

表 3　肱骨干的后倾角及上段中轴垂线于 90°屈肘时经尺骨部位

标本号	1	2	3	4	5	6
性别	男	男	男	女	女	男
年龄	20	49	68	50	47	28
中段后倾角（度）	5.2	6	5.8	5.4	5	6
中轴垂线经尺骨部位（cm）	21	1.8	1.6	2	1.8	2.2

注：肱骨上段中轴垂线经尺骨部位，指距离鹰嘴端的距离。

（二）创伤解剖动态观察

标本保留上肢各肌群，人工做成肱骨髁间"Y"形骨折，暂时不移位，然后观察以下情况：

1. 可见肱骨髁间骨折为关节囊内骨折，肘关节未予 80°~100°屈伸时，骨折局部处于稳定状态。

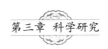

2. 将关节伸直80°以下，则见骨折近端开始向前或成角移位，两髁骨折向前张开分离及倾斜。这种移位力来自肱肌、肱桡肌、肱二头肌因伸肘时张力作用把肱骨近端拉向前下方；尺骨鹰嘴在肘关节伸直时上移前靠鹰嘴窝，而产生似"楔子"一样的作用力于两髁间，致使两髁分离及前倾。这种移位倾向力，在肘关节越处于伸直位越明显，骨折移位越大，形成伸直型的骨折。

3. 如将肘关节屈曲100°以上，可见骨折近端向后成角，两髁骨折向后张开、倾斜移位。其作用力主要在于尺骨冠状突当关节屈曲时于肱窝产生的压力；关节囊也因关节屈曲时后紧前松，后侧关节囊对两髁的压力，导致骨折片向后位移，形成类似屈曲型的骨折移位。

4. 当肱骨两髁分离移位后，如果旋转前臂，则两髁随之旋转移位。其移位动力因素是附着于内、外髁之旋前圆肌、旋后肌的作用力，以及因旋转带动关节囊的牵拉力所致。

5. 骨牵引穿针点观察：将上述移位之骨盆标本，固定上臂近端屈肘90°，按治疗要求做骨牵引装置，分别于鹰嘴端、鹰嘴端下1cm、2cm、3cm、4cm处于尺骨横穿克氏钢针。分别做3kg的牵引，并在20°范围内活动肘关节，可见以下情况：

（1）鹰嘴端牵引后，关节囊后紧前松，如果两髁骨折片向前移位者可拉向后；若向后移位者，则越向后倾；而两髁分离无改变，骨折近端与远端拉开并向后成角。

（2）鹰嘴端下1cm处牵引后，关节囊仍后紧前松，骨折局部动态与鹰嘴牵引类似，骨折两断拉开，向后倾斜成角。

（3）鹰嘴端2cm处牵引后，关节囊前后及两侧处紧张状态，骨折两断端拉开，反复做肘关节屈伸10°内活动后，两髁倾斜、旋转及分离逐渐复位，近端无论向后或向前移位也逐步复位。

（4）鹰嘴端下3cm处牵引后，可产生类似2cm处的效果，但关节囊明显的前紧后松，骨折逐渐向前成角移位。

（5）鹰嘴端下4cm处牵引后，出现类似3cm处的效果，骨折向前成角加重。

以上实验结论：①肱骨干侧位垂直中轴力线通过肘关节，当屈曲90°时，是经过尺骨鹰嘴端下1.6～2.2cm处。②肱骨髁间骨折移位倾向力在于肘关节于80°以下的伸直位和100°以上的屈曲位，关节以及前臂的旋转情况下，屈曲肌群和旋转肌群、关节囊的拉力以及鹰嘴、冠状突作用于肱骨两窝的压力。③尺骨上端骨牵引穿针位于鹰嘴下2cm处时，骨折可自动复位，偏上1cm则后倾，偏下1cm则前倾移位。

三、讨论

顾、尚二氏治疗肱骨髁间骨折的中西医结合疗法，在1978年以前，我们实施于

二、三类骨折。后来，从复查的 X 线片观察到，有 5 例肱骨髁前倾角变小并骨突形成。其中 1 例肱骨髁后倾 20°，致肘关节屈伸仅 50°范围，且因髁部旋转而前臂旋前不达 50°而属尚可。另一例肱骨髁后倾 10°，肘内翻 25°（肱骨髁旋转且尺偏）。肘关节仅有 30°活动范围，属差级。然而，从这些病例复查的 X 线片与整复后及临床治愈的 X 线片对比分析，发现自复位后至临床治愈时间里，骨折有不同程度的移位，其主要表现是肱骨髁前倾角的变小，分析其原因，并非小夹板纸压垫外固定力不够，而是单纯的夹板纸压垫外固定力未能抵消肱肌、肱桡肌及肱二头肌对肱骨近端向前下方的拉力，结果在练功活动中，这种拉力导致了肱骨近端向前下。

（《中华骨科杂志》1985 年第 5 卷第 263 期 1－12 页，

作者韦以宗、顾云伍、白崇恩、李战友、林毓汉）

点穴舒筋法治疗膝关节病
——112 例临床报告及功能解剖生物力学研究

膝关节炎可分为化脓性和非化脓性两大类。在非化脓性关节炎中，髌骨软骨软化症、老年增生性关节炎和创伤性关节炎，临床十分常见。在中医学里，膝关节的这三种病变，属骨痹、骨痿等"痹痿症"之类。在治疗方面，《灵枢·杂病》载有："痿厥，为四末束悗，乃疾解之，日二。不仁者，十日而知，无休，病已止。"据此，笔者自 1985 年 2 月开始，运用点穴舒筋法治疗此类疾病，取得了较好的疗效。为了阐明这一疗法的机理，试图在功能解剖和创伤病理解剖方面，模拟股四头肌肌力不同程度的减弱对髌骨作用力的实验，进行生物力学分析。现报告如下：

一、一般资料

本组共 112 例，其中男 26 例，女 86 例，以女性居多。年龄最小 38 岁，最大 68 岁，平均年龄 51.6 岁。病程最短 4 个月，最长 12 年。

属髌骨软骨软化症者 62 例，占 55.4%；老年增生性关节炎者 30 例，占 26.8%；创伤性关节炎或混合上两种者 20 例，占 17.9%。病情较重者 18 例（关节肿胀，功能障碍严重，走路跛行）。

二、诊断依据

112 例患者，均根据临床症状和体征、专业检查以及参考 X 线片确诊。

1. 发病缓慢，症状由局部隐痛，乏力打软到疼痛，劳累或较长时间行走后加重，上下楼疼痛明显，间歇或持续疼痛，影响关节功能，使跑、跳、跪、蹲不同程度受到限制（表1）。

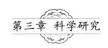

表1　112例膝关节病患者症状、体征统计

症状、体征	人次	%
酸胀乏力	104	92.9
关节活动受限	98	87.5
疼痛	110	98.2
滑落感	16	14.2
关节弹响、摩擦音	72	64.3
关节肿胀	78	69.6
股四头肌萎缩	42	67.9
失稳症	24	21.4

2. 专有检查：表2中有两项以上阳性者。

表2　112例膝关节病患者专有检查

专有检查	人次	%
挺髌试验阳性	78	69.6
半月板重力试验阳性	84	75
折磨试验阳性	78	69.6
髌骨摩擦试验阳性	78	67.9
阿普莱氏试验阳性	70	62.5
压痛点	104	92.9

3. 本组112例患者，均有不同程度的X线阳性表现（表3）。

表3　112例膝关节病患者X线阳性征统计

X线阳性征	人次	%
胫股骨内外髁增生模糊	50	44.6
胫骨髁间突变尖	74	66.1
股胫骨关节面模糊、密度增高	64	57.1
髌股关节面变窄	62	55.4
膝关节有钙化游离体	28	25.0
髌骨边缘骨质增生	24	21.4
髌骨软骨面剥离	10	9.0
髌骨边缘发白、密度增高	56	50.0
韧带钙化	18	16.1

三、治疗方法

（一）点穴舒筋法操作步骤

甲：上病下取，通经活络法

患者仰卧，医者双拇指指腹分别点按太冲、三阴交、绝骨、阳陵泉、阴陵泉，由轻揉到重按，以患者自觉酸胀、麻木为度，使局部血液流畅，经络疏通，筋肉弛缓，也可使患者初步适应于手法的治疗。

乙：下病上取，定痛舒筋法

用双拇指点按相当于五里穴处的闭孔神经部位 1 分钟，用力由轻至重，患者自觉麻胀为度。

丙：束悗疾解，直取宗筋之会法

令患者屈膝（被动亦可），用拇指按压气冲（股动脉），由轻至重，至足背动脉微弱，股部皮肤改变，逐令助手伸膝，突放气冲之指。

丁：活血化瘀，分筋理络法

紧接丙法。即以掌代刀，自上而下叩打股四头肌。打一遍后，反刀为掌按一遍（自下而上）。后顺肌间隙做分筋理络，反复推拿。至此，手法完毕。

丙法和丁法交替进行，每一次手法可做 2 ~ 3 次轮回。整个手法自始至终不动膝关节。上述手法每天 1 次，每 5 天为 1 个疗程，隔 3 天再进行第二个疗程的治疗。

（二）功能锻炼

嘱患者做蹬空增力，行者下坐、和膝、弹膝、叩膝导引，以增强股四头肌、髌韧带等肌力，缓解肌肉萎缩以及关节腔粘连。每日 3 次，每次 10 ~ 15 分钟。

四、治疗效果

（一）疗效评定标准

1. 无效

手法治疗两个疗程后，临床症状、体征无改善。

2. 好转

手法治疗后，各项主要症状、体征显著解除或明显减轻。恢复跑、跳、跪、蹲等动作，能坚持正常工作。有复发者，症状比原来大大减轻。

3. 治愈

手法治疗后，临床症状、体征基本消失或明显消失，功能恢复正常。能正常工作、

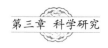

正常生活。远期疗效经半年至一年随访无复发。

（二）结果

本组 112 例，手法治疗最少 2 个疗程，最多 8 个疗程，平均 4 个疗程。第二次疗程手法完毕，做一次近期疗效观察；以后自接受治疗起，做半年、一年两次随访，共 78 例，占随访观察率的 69.6%（表 4、表 5）。

表 4 112 例膝关节病患者近期疗效观察

无效		好转		显效	
例数	%	例数	%	例数	%
4	3.6	68	60.7	40	35.7

注：近期疗效总有效率为 96.4%。

表 5 78 例膝关节病患者远期随访统计

无效		好转		显效	
例数	%	例数	%	例数	%
9	9	45	57.7	26	33.3

注：近期疗效观察累计入此表，停止手法治疗后原症状复发者，做无效统计（3 例）。本随访组总有效率为 91.0%。

五、实验报告

（一）实验设计

1. 股四头肌不同肌力的模拟

本组临床报告，在 112 例膝关节患者中，股四头肌呈现不同程度萎缩的有 76 个患肢，占 67.9%。然而在同一患者肌容积与其产生的肌张力成正比。在膝关节的功能解剖中，股四头肌所产生的肌张力，可以大到占作用在膝关节上的全部肌力的大部分。当其肌肉粘连或萎缩时，肌力亦随之减弱。

根据这一原理，我们在尸体上通过对股四头肌分别做不同程度的切断来模拟不同大小的肌力，观察髌骨浮力与滑动力学的关系。

2. 股四头肌对膝关节作用力显示法

正常的股四头肌腱，自全侧方包绕着髌骨，附着于胫骨结节上，收缩时，使膝关节伸直，产生一种向上的力，并通过髌骨为支点起作用。由于髌骨的作用，关节腔压力增高，且作用与压力成正比。

（二）实验方法和结果

材料：取死亡 48 小时内成人新鲜双下肢标本。共 3 对，血压计 1 副（表 6）。

表6　死亡48小时内成人新鲜双下肢标本

标本（号）	性别	年龄	死因	时间（小时）
一号	男	23	暴死	25
二号	女	21	服毒	36
三号	女	27	服毒	48

方法：

1. 解剖观察

切除上自腹股沟、下至小腿中段的皮肤组织。充分暴露半膜肌、半腱肌、缝匠肌、阔筋膜张肌及股四头肌，记录股四头肌与髌骨的关系。做膝关节 0°～150°屈曲活动数次。沿股四头肌腱两侧切开，在肌腱后方与髌骨底上方之间，寻找与关节腔相通的髌上囊。在保留膝关节伸肌群、髋外展肌群以及髌韧带、胫股内外侧副韧带前提下，切除关节囊，暴露关节腔，以髌骨的压力变化为依据，做股四头肌肌力减弱的模拟实验。

2. 做髌骨压力测定

将血压计气囊穿过关节腔，包绕固定于髌骨下，以膝关节伸直位血压计水银柱100mmHg为基数，依次切断股四头肌，做45°、90°膝关节被动屈曲位，测定髌骨压力（表7）。

（1）髌骨上6.5cm横截面自上向下切开股内侧肌2cm。

（2）髌骨上5.5cm横截面，切断股外侧肌2cm。

（3）全切断股外侧肌。

（4）全切断股内侧肌。

（5）髌上5cm横截向下切开骨直肌1cm。

（6）全切断股中肌。

表7　正常与切断股四头肌45°、90°屈膝时压力变化　　（单位：mmHg）

类别	45°			90°		
	标一	标二	标三	标一	标二	标三
股四头肌完整	126	122	112	174	162	160
髌上6.5cm切股内肌2cm深	110	106	108	162	152	152
髌上5.5cm切股外肌2cm深	106	100	106	154	146	142
全切断股内肌	106	100	104	150	144	140
全切断股外肌	108	102	104	144	140	136
髌上5cm切股直股2cm深	104	100	100	138	136	136
全切断股中肌	104	142	100	120	118	116

注：同一标本的两膝取其平均值。

3. 做髌骨运动试验

以膝关节伸直位髌骨边缘中点及股骨内髁连线做基点，模拟股四头肌肌力在不同的屈伸活动度情况下，观察髌骨上下移动范围试验（表8）。

表8 模拟股四头肌肌力减弱时做45°、90°髌骨运动的变化 （单位：cm）

类别	45°			90°		
	标一	标二	标三	标一	标二	标三
股四头肌完整	2.7	2.6	2.5	4.3	4.1	4.0
髌上6.5cm切股内肌2cm深	2.4	2.2	2.2	3.8	3.6	3.5
髌上5.5cm切股外肌2cm深	2.2	2.0	2.1	3.3	3.0	3.1
全切断股内肌	2.0	1.9	1.9	3.3	2.8	2.9
全切断股外肌	1.5	1.4	1.3	2.5	2.2	2.2
髌上5cm切股直股2cm深	1.2	1.0	0.9	2.0	1.8	1.8
全切断股中肌	1.0	0.8	0.8	1.6	1.5	1.5

六、讨论

（一）

膝关节是由胫股关节和髌股关节所组成的双关节结构，关节的活动同时发生在三个平面内，其中胫股关节面的活动范围较大，构成了关节活动的大部分。膝关节的肌肉力虽由多块肌肉组成，但股四头肌所产生的力可以大到占作用在膝关节上的全部肌力的大部分。然而，它们构成了膝关节屈曲时的静力平衡。

正常的膝关节腔，是人体最大的一个关节腔，其内容物是组成膝关节的主要结构，既可承受体重力，也可缓解关节间的冲击力，以及保持膝关节活动和静止时的稳定。

膝关节的稳定，其力学上是通过股四头肌及股二头肌、半膜半腱肌等来拮抗而维持正常关节间隙。当股四头肌萎缩、肌力下降，其向上拮抗力减弱，势必造成关节腔变窄（图1）。

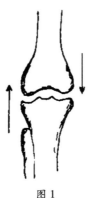

图1

根据骨、关节、肌肉的这些关系及解剖实验，以膝关节半屈曲位时分析，当股四头肌腱跨过髌骨，固定于胫骨结节，产生了主动张力 T1 和 T2，因髌骨只改变张力的方向而不改变张力的大小，也就是 T1 = T2。另外，关节系统中股骨产生约束反力 Rc 的作用，使关节处于静力平衡（图 2）。

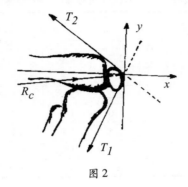

图 2

由平面共点力系平衡原理，得：

$$T1 + T2 - Rc = 0$$

根据计算，此时髌骨受到股骨作用力的大小与股四头肌张力的大小大致相等。而张力的作用点，则在髌骨关节之间的软组织内容物上。

同样，股骨干前凸抛物线对髌骨的拉力，弧度越大，髌骨的前后活动度和接触面也越大，摩擦力越小。相反，股四头肌萎缩时其抛物线弧度减小，髌骨运动时的摩擦力相对增大。

实验表明，在股四头肌减弱的情况下，髌骨对关节内的压力下降，表明其关节腔距离缩小，对周围韧带的维系力减弱，引起整个关节间隙的变窄。

（二）

本文讨论的三种关节炎，中医学认为，一方面由于慢性劳损，久行伤骨以及年老肾衰，肾虚则骨痿。另一方面，由于气血为病邪闭阻而引起。当人体肌表经络遭受风寒湿邪侵袭后，气机阻滞，血行不畅而致筋骨。肌肉、关节处的疼痛、酸楚、重着、麻木或关节肿胀，屈伸不利，痹或痛，或不痛，或不仁，"痹在于骨则重，在于脉则血凝而不流，在于筋则屈不伸……凡痹之类逢寒则急，逢热则纵"（《素问·痹论》）。若外邪缠绵，日久不愈，影响气血的运行，则致肢体筋脉弛缓，软弱无力，因之成痿弱不能步履。在治疗上，历代医家都推崇"治痿独取阳明"为痹痿病的治疗大法。《素问·痿论》："阴阳者，五脏六腑之海，主润宗筋。宗筋主束骨而利机关也。冲脉者，经脉之海也，主渗灌溪谷，与阳明合于宗筋，会于气冲，而阳明为之长，皆属于带脉，而络于督脉，故阳明虚则宗筋纵，带脉不行，故足痿不用也。"本手法亦以取足阳明胃

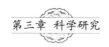

经和足太阴脾经为主，重在束悗解疾，舒筋定痛。

（三）

膝关节是人体中最大而且最复杂的关节。其由骨关节面、肌肉、韧带以及关节腔内容物等组成，它的整个功能活动都是机械运动过程。本文的膝关节痛症，文献并不多见，原因还未完全明了。根据实验结果表明，膝关节痛症的病因虽由诸多因素所致，但应首先考虑膝关节的机械因素。

1. 机械性积累性损伤

本组资料统计，膝关节痛症多发于肥胖的中老年女性。由于超负荷等因素，关节受此异常冲击性负荷的反复持久刺激，使关节内容物的减震作用减弱，其相互碰撞的能量等于或超过减震能力，引起关节软骨面和相邻软组织的慢性积累性损伤。

2. 膝关节内容物的磨损

由于股四头肌萎缩或关节积累性损伤，使作用于关节的张力和股骨对抗应力的组织功能失调。软骨及关节内容物的耐受应力降低，应用集中，加之跑、跳或持久的行走，使关节应力集中的部位受到过度的磨损。

3. 膝关节腔压力增高

由于以上因素，使关节腔变窄，关节腔内容物相互摩擦，产生炎性改变，使腔内压增高，异常的腔内压刺激局部血管、神经，使之反射性地调节减弱主动力（图2），应力下降、从而使关节腔内压暂时维持于正常。

股四头肌肌力减弱的模拟实验得出的结果提示：要使股四头肌的主动力减弱，只有通过肌腱的萎缩或粘连来实现，根据牛顿第三运动定律，张力和应力相互作用时，其大小相等，方向相反，股四头肌萎缩或粘连后，其作用于髌骨上的力减小。同样，股四头肌的粘连或萎缩，使作用于髌骨上正常的力系平衡时期，T1 = T2，T1 = T2 ≠ Rc。由于应力集中，摩擦力较大，使关节内容物充血、渗出和粘连，腔内压增高。此病理性刺激股四头肌，使两者形成了一种病理上的恶性循环。

一些学者认为，当膝关节的骨质增生，特别是髁间隆突变尖，关节出现的疼痛是不可逆的。根据实验，我们认为人体机能的退化、增生，是一种代偿性生理现象。X线观察，同是一种膝关节增生现象，一些人出现临床症状，致关节疼痛、乏力；而另一些人则无临床症状。究其原因，关节局部的软组织特别是膝关节腔内容物，在致病因素上起到一定作用。我们运用点穴舒筋手法治疗膝关节炎，主要恢复股四头肌的肌力，从而达到恢复髌骨的活动力，使膝关节达到力学平衡。经半年的随访观察，有效率达91%。而其中的骨质增生患者，X线片示骨质并未改变。因此，老年膝关节的机能退化、骨质增生是不可逆的，而其出现的临床症

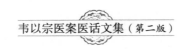

状、体征则是可逆的。

点穴舒筋法通过重复按压，放松闭孔神经、股动脉、股静脉，使变扁的血管、神经、肌肉得以调节，增加局部毛细血管的开放数，加速局部血运的供给和回流，改善关节腔内压，促进关节腔内容物组织的修复，恢复关节的应力和张力的平衡。更重要的是，使粘连的股四头肌得以松解，并逐渐因血运障碍恢复而恢复肌力及肌容积。由于股四头肌力的恢复，使膝关节的运动力得以恢复平衡。

（《中医骨伤科杂志》1986 年第 2 卷第 4 期 13 - 18 页，作者韦以宗、韦国荣）

前臂应用解剖实验研究

——尺骨、骨间组织及其生理、创伤病理研究

1406 年，《普济方》一书介绍屈伸并揣捏分骨复位前臂骨折。1815 年，胡廷光提出复位固定后逐步在肩肘关节带动下旋转活动上肢治疗前臂双骨折。方先之、尚天裕、顾云伍和鸟居良夫等学者继承和发扬这一传统经验，主张对前臂双骨折在复位外固定后，采取在肩肘关节带动下逐步活动前臂，称为"小云手""大云手"。尺桡骨断端的残留移位得到逐步纠正。显然，这一作用仅仅是肱肌、肱二头肌、旋前圆肌、旋后肌、旋前方肌和肱桡肌等参与前臂旋转活动的肌肉内在动力，尚不足以解释。还有临床遇到的一些问题，诸如尺桡骨骨折治疗时"分骨容易，对位难"，"复位容易，外固定难"；在外固定问题上，是用四块夹板好，还是用二块夹板好？要不要分骨垫？分骨垫置于何处？这些问题的焦点，还是前臂的旋转力无法控制问题。为了进一步探讨影响前臂旋转的内在因素，我们自 1985 年起，对前臂进行了应用解剖实验观察，并用动物猴做活体实验，现报告如下：

一、材料与方法

尸体 15 具，其中死亡 48 小时以内 10 具，防腐固定者 5 具。男性 7 具，女性 8 具，其中儿童 2 具。共 30 个前臂，死亡前无创伤及畸形。

标本均从肩关节离断，然后进行解剖、测量和实验，并对部分标本进行照片录像和病理活检。

同时，用 3～5 岁的动物猴做活体实验，观察骨间隙的生理功能。

二、结果

（一）尺桡两骨之间的组织

1. 形态解剖观察

标本分层解剖，在上臂首先暴露尺神经、正中神经和桡神经。分开前臂各肌群，

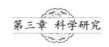

可清楚看到正中神经在肘关节下方的重要分支——骨间神经。骨间神经紧贴骨膜中部直达旋前方肌。骨间动脉与此神经伴行，可见两骨之组织是受正中神经支配，其营养来源于骨间动脉。

（1）斜索：肉眼观斜索呈圆柱状的纤维组织，起于尺骨粗隆（即肱二头肌止点的上缘）。斜索在旋前 10°～20°时处紧张状，旋前越大，越紧张，至 70°则最紧张，控制前臂旋前活动。

（2）骨间膜：分上、下两个部分，中间相隔着"骨间韧带"。骨间膜是稀薄的膜状纤维组织，呈半透明状。上部起于斜索的下缘，由尺侧斜向桡骨粗隆下方的骨间嵴，与肱二头肌同一附着点。在尺骨下 1/3 处，即骨间韧带与旋前方肌之间，称为下段骨间膜。其纤维走向与骨间韧带平衡，下方即为旋前方肌。

（3）骨间韧带与骨间膜之中部，儿童期为膜状组织，与上下之间膜相似，但随年龄增长至成年人，则形成一束致密坚韧的纤维韧带组织，我们称为"骨间韧带"。骨间韧带起于旋前圆肌止点的下缘桡骨骨间嵴。其部分肌纤维与旋前圆肌相连。当前臂呈中立位情况下，骨间韧带与桡骨形成 20°夹角（此时旋前圆肌与桡骨的夹角也是 20°左右）。骨间韧带呈扇形状向下直达尺骨中下 1/3，此韧带厚 1～3mm，宽度平均为 4.47cm。其纤维韧带最下部分止于尺骨中下 1/3 交界处（即尺骨由三角形变为圆状交接处，并向外、向掌侧成角度）。骨间韧带附着点，下面即是旋前方肌。

骨间韧带在前臂旋后 20°位时是等强的，旋后越大，越紧张。相反，旋前则松弛。

2. 功能解剖实验和动物实验观察

实验 1

取死亡 12 小时内的新鲜尸体标本 4 具，共 8 前臂。剥离前臂肌群，保留上下关节囊及关节韧带，用交流电刺激骨间韧带，可见其收缩并带动桡骨头向尺骨旋转，尺骨头向上移动。

实验 2

在死亡 48 小时的标本解剖中，保留旋前圆肌、旋后肌、骨间膜、骨间韧带、旋前方肌，切开肘关节囊，暴露桡骨头，按压骨间韧带，桡骨头向尺骨旋转可达 20°～30°，尺骨头向上滑动 0.5～1cm，而按压上、下骨间膜，桡骨头仅转动 3°～5°。

实验 3

标本切开前臂皮肤，暴露并保留肱二头肌、肱肌、肱桡肌、旋前圆肌、旋后肌、旋前方肌、骨间膜、骨间韧带。当前臂旋前时，斜索及上骨间膜逐渐紧张，桡骨头随着桡骨切迹滑动。由于斜索是止于桡骨粗隆的后上缘，因此，当尺骨粗隆向后旋转 70°后斜索则强有力的拉力，控制了其极度向后，同时，肱二头肌因桡骨粗隆前转而张力加大。因此，前臂的旋前在上部是受斜索和肱二头肌控制的。

当前臂旋后时，骨间韧带逐渐紧张，旋后至 60°～80°，骨间韧带最紧张。因为骨间韧带下缘的附着处是在尺骨的 1/3 掌侧面，此处恰恰也是尺骨下 1/3 向掌侧和外侧成角的部位。当前臂旋后时，桡骨中上 1/3（即骨间韧带的起点）随着旋后活动，中上 1/3 桡曲向外旋后加大了弧度，中下 1/3 尺曲向后转也加大了弧度，导致骨间韧带起止点增宽，正常的韧性到了极限而牢牢地将下尺桡关节控制，转动功能停止。

由于骨间韧带止于尺骨中下 1/3 的掌侧面，所以它是控制前臂旋后的主要动力。

另一方面，由于尺骨上 1/3 有 10° 向桡骨成角，桡骨向尺侧 13° 成角。当前臂旋后时，桡骨向尺骨靠拢，两骨合拢，控制了前臂的再旋后。

实验 4

同实验 3 标本，做尺骨下 1/3 骨间韧带止点以下人工骨折。骨折后，可见因骨间韧带的牵拉，尺骨的近端向桡侧旋前移位。

当前臂旋后时，保留尺骨完整，在旋前圆肌止点以下骨折，由于肱肌及骨间韧带的带力，桡骨向尺骨合拢并向前移位。

骨折在旋前圆肌以上，远端受骨间韧带的拉力，向尺骨合拢。

实验 5

取动物猴子 3 个共 6 前臂骨间膜解剖，实验猴子在麻醉后充分剥离前臂掌背侧肌群，暴露骨间膜，采用 G6805 治疗仪，两极用毫针直接刺激骨间膜，观察可见骨间膜收缩，并带动桡骨上段向尺骨旋转，尺骨下端向上向桡侧移动。

3. 骨间韧带病理学、组织学观察

（1）前臂骨间韧带，属薄层结缔组织，由基质、纤维组织和细胞三部分组成。结缔组织纤维由结缔组织基质"结晶"形成。纤维一般宽大，与长轴平行排列的原纤维组成细胞。不成熟的称成纤维细胞，成熟的为纤维细胞。

前臂骨间韧带为横纹肌肌腱韧带组织，呈扁平的束状结构。

（2）不同年龄组的组织学检查

①少年：左右两侧无明显差别。

近侧端：起端有成纤维细胞较丰富，以下为纤维细胞，束排列平直，中间有交叉。

中间部：均为平行排列的纤维细胞束，中间有裂隙，有成纤维细胞。

远侧部：末端束变窄狭，中间有弹力纤维，有与肌纤维交叉排列处。

②中年：左右两侧无明显差别。

近侧部：起端有少量成纤维细胞，纤维束平直，中间有少量交叉。

中间部：纤维束宽大平直，中有裂隙，有少量成纤维细胞存在。

远侧部：纤维束与中部相同，束端有少量成纤维细胞。

③老年：左右两侧无明显差别。

近侧部：束平直，纤维细胞细长，裂隙不多，成纤维细胞很少。

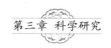

中间部：纤维束宽大平直，中有裂隙。

远侧部：纤维束宽大平直，中有裂隙，边缘有弹力纤维。

（3）结论

①前臂骨间韧带是由横纹肌肌腱韧带组织构成。

②年龄的不同与骨间韧带活动力承受而进化有关。

③骨间韧带本身有一定的收缩力和修复能力。

（二）尺骨和尺桡骨间距

桡骨的生理角度已被人重视，即上 1/3 向尺侧成 13°弧度，中段向外成 9.3°弧度，向背成 6.4°弧度。本文重点探讨尺骨的形态解剖和生理功能。

1. 尺骨形态解剖

从冠突下至中 1/3 交界处，形成 4 个棱状面，外侧宽，内侧窄，即鹰嘴背侧面、外侧面、内侧面和前面。

鹰嘴的正面与冠突形成滑车，冠突居于鹰嘴内、外侧面之间，冠突的外侧与鹰嘴外侧平行，其内侧面与掌面之间有桡骨头切迹，切迹下方至中上 1/3 交界处形成桡侧面。此面随着尺骨上 1/3 从大到小而逐渐消失，逐渐缩小形成骨间嵴，从此尺骨变为三个面。

鹰嘴的背面到冠突的后方消失成为尺骨后嵴，此嵴呈"S"状，直达尺骨头。其延伸部分即为尺骨茎突。此嵴无论是纵切面或横切面，均是骨皮质最坚厚的。

中上 1/3 的桡侧面在中上 1/3 交界处即形成骨嵴，随着此面的消失，尺骨至此形成三角形，骨间嵴与尺骨后嵴形成桡侧面，为骨间膜和前臂伸肌的附着点。

冠突的正面延伸至上 1/3 交界处形成尺骨前嵴，前嵴与骨间嵴形成掌面。

前嵴和后嵴形成尺骨的外侧面。

此三角形至尺骨中 1/3 与下 1/3 交界处，其骨间嵴逐渐消失，尺骨逐渐形成圆柱形。

尺骨并非直线。正面，从尺骨鹰嘴的中点沿尺骨中上段做一纵轴线，可见尺骨中上 1/3 向桡侧成角弯曲 11.6°±1.53°，中下 1/3 向外侧弯曲 5.2°±1.75°。侧面，从侧位的鹰嘴中点至尺骨头做一纵轴线，中上 1/3 向背弯曲 17.4°±9.49°，中下 1/3 向掌弯曲 3.8°±1.36°。

2. 骨间距

保留旋前圆肌、旋前方肌、肱肌、肱桡肌、肱二头肌、骨间膜、上下关节束。在旋前圆肌止点下缘测定不同旋转度、骨间距的变化。在动态下，前臂中立位至旋后 20°位时，旋前圆肌上点下骨间韧带最宽，而旋后超过 20°或旋前 20°以上，每旋转 20°，骨间距减少 0.1~0.2cm。

三、讨论

（一）骨间韧带的生理作用

1. 骨间韧带的收缩力和维系作用与前臂的旋转功能

一般认为，骨间膜在前臂之作用，主要是对尺、桡骨起维系和力的传导作用，也有学者认为骨间膜有收缩力。

我们的解剖实验证明骨间膜、骨间韧带有自主的收缩功能。特别是骨间韧带的收缩能带动桡骨向尺骨转（旋前），尺骨同时向上移动。

在动物实验中，骨间膜的收缩主要是带动桡骨的旋前活动。

正中神经的骨间支是支配骨间韧带和旋前方肌，它的前支支配旋前圆肌，因此前臂的旋前时旋前圆肌、骨间韧带和旋前方肌三种肌力的协调作用。

关于前臂的旋前活动，一般认为在屈肘位时是旋前方肌的力为主，只有在逐渐的伸肘位，旋前圆肌才起旋前功能。但这在尺桡骨远端的旋前方肌运动力传导到桡骨上段，Steindler's 认为肱桡肌参与了旋前。我们观察到骨间韧带参与了旋前方肌的旋前活动。前臂的旋前时尺骨绕着桡骨转，并呈交叉状。骨间韧带在旋前活动中，既是此活动的轴心杠杆、动力来源，也是旋前方肌旋前圆肌二者的力传导桥梁。

骨间韧带在旋后活动中的张力，是由于桡骨中上 1/3 的桡曲向外旋后时，加大了弧度，中下 1/3 的尺曲向后加大了弧度，导致骨间韧带起止点距离加大，正常的生理韧性到了极限，而牢牢地控制了前臂的旋后活动。

骨间韧带在尺桡骨的维系作用，在前臂旋转活动中起到稳定的轴心作用。正常情况下，旋前旋后肌作用于桡骨的力，无论是旋前还是旋后活动，仍同时有向上向外的动力，而起于此二旋转肌止点下方的骨间韧带，由于它是斜向尺骨中下 1/3 的，对桡骨而言，有其向内向下的维系力。此维系力可拮抗二旋转肌在旋转过程中的稳定性。因此，当桡骨骨折发生在旋前圆肌止点以下（即骨间韧带止点以下）时，近断端处于稳定状态的，如骨折发生在骨间韧带止点之上，则远断端随骨间韧带的强有力牵拉而向下方旋转移位，近断端也随旋后肌、肱三头肌肌作用力而旋后移位。

2. 骨间韧带力的传导与尺桡骨骨折创伤病理

骨间韧带另一重要功能为力的传导。手腕受力后，力的传导途径如施于手腕的载荷，约有43%经腕部（包括下尺桡关节）韧带直接传导到尺骨。同时，传至桡骨的载荷使桡骨向近侧移位并使其中段发生桡曲，从而增加骨间韧带中部的张力再将部分负荷转至尺骨。当桡骨小头移位而肱骨小头直接接触时，部分负荷经关节面直接传至肱骨。这是力的传导方式。骨间韧带对力的传导能力，与其原始紧张度有关。当前臂在中立位时，骨间韧带处于等张状态。旋后位时，骨间韧带的紧张度高于中立位，但加载后二者的紧张度均立即增加。反之，在旋前位，骨间韧带在任何情况下均不紧张而基本上不参与力的传导。

在创伤的病理过程中，当尺骨受载后，其中上 1/3 段弓形增加，由于身体的重力通过尺骨向下传导，手腕部的力通过地面向上传导，至尺骨上 1/3 骨折。由于骨折地面的反作用力，不能通过尺骨向上传导，那么就通过骨间韧带把力传给桡骨，继续向上走，因而发生上尺桡关节脱位。反之，桡骨复载后，其中下段的弓形增加，称为桡曲。由身体重力向下走，而地面反作用力向上走，至桡骨中下段骨折，还有余力继续向下行走，通过骨间韧带把力传给尺骨，造成下尺桡关节分离。

前臂旋后，使骨间韧带处于紧张状态，与尺桡骨的起止点，都有 20° 的夹角，这时候力的传导作用特别明显。它的旋转传导分离大约 34.2kg。

当前臂伸直，腕部着地时，上肢与地面的角度决定暴力的大小。

假设上肢与地面的角度为 90°、40°、30°、20°时，暴力 T 为 50kg、100kg。当 T 为 100kg 时，其各角度的力为：

T1 = sin90° × 100kg = 100kg

T2 = sin40° × 100kg = 64.3kg

T3 = sin30° × 100kg = 50kg

T4 = sin20° × 100kg = 34.2kg

当 T 为 50kg 时：

T1 = sin90° × 50kg = 50kg

T2 = sin40° × 50kg = 28.5kg

T3 = sin30° × 50kg = 25kg

T4 = sin20° × 50kg = 17.1kg

如下图：

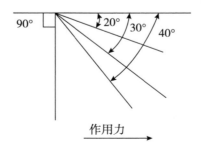

当前臂旋前时，由于一方面张力小，另一方面桡骨移到尺骨的前面，骨间韧带的夹角变小或消失，力的传导作用也随之减小或消失。

（二）尺骨的创伤病理

尺骨在上 1/3 向桡、向背侧弯曲，在中 1/3 向外、向掌侧弯曲，由于有这两个弯曲，在轴线暴力载荷时，易发生骨折。骨折移位往往由成角方向移位。在结构上，中上 1/3 交界处，由四边菱形变为三角形，在中下 1/3 交界处由三角形变为圆形，造成结构上力学的弱点。此外，中段三角形结构也是力学弱点，这些部位在承受暴力时，易发生骨折。

骨折后移位倾向，除暴力外，与肌肉韧带附着点有关，特别是中下 1/3 段，当骨折在骨间韧带止点之上，远端因骨间韧带拉力，收缩力而向桡侧移位并旋前，同样在骨间韧带止点以下骨折，近端向桡侧双骨折的原理。

（三）中医治疗尺桡骨双骨折原理

骨间韧带在前臂中的位置，占据了整个前臂的中 1/3。它和斜索、旋前方肌形成了上、中、下三支内在的旋转内动力，和横跨肘关节的肱肌、肱二头肌、肱桡肌、旋前圆肌、旋前方肌、旋后肌形成一个旋转外动力，相互协调，相互拮抗。而骨间韧带成为两者之间的轴心力。中医整复前臂双骨折，是在牵引的同时，采取旋转分骨手法，其目的主要是恢复这两组旋转肌力的力平衡。

形态解剖表明，尺桡骨无论是形态或生理弧度都不是一致的。当骨折发生后，它们自身或者相互之间要恢复原来的解剖位置，其重要的标志就是骨间嵴。骨间韧带以及上下骨间膜都附着于骨间嵴，因此中医整复前臂上骨折的端捏分骨手法，实际是理顺因骨折移位而紊乱了得骨间韧带及骨间膜。由于骨间膜相当薄弱，容易受损伤，而相对的比较粗大的骨间韧带就不容易撕脱（我们曾做过实验，在上下关节完全断离的情况下，保留尺桡骨附着的骨间韧带，牵引 5kg，骨间韧带没有被撕脱）。因此，理顺骨间膜，主要是理顺骨间韧带。我国著名的中医骨伤科专家苏宝恒大夫，他的前臂双骨折的整骨手法，被国内外学者誉为"魔术式整骨法"。其方法的要点，就是在牵引下，用大拇指按压前臂两骨之间的中部（即骨间韧带的中部），反复地旋后（旋后骨间韧带紧张）。他的这一手法，是依赖骨间韧带的张力，使骨间嵴恢复，即达到满意的整复效果。

一些学者主张前臂外固定的体位是稍旋后位。这一体位也是骨间韧带等张位。对于分骨垫，大多学者认为分骨的作用，主要是维持固定，用塔形的分骨垫，置于前臂中段掌侧为宜。此法也是保持整骨复位后骨间韧带等张状况。

"大云手、小云手"的练功活动，通过肱肌、肱二头肌、肱桡肌的活动，调动了斜索和骨间韧带的内在动力，通过自身的自主收缩以及力的传导，使前臂在两骨之间产生了微调作用，从而使骨间嵴的正常关系得到恢复，残留的移位得以纠正。国内外学

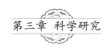

者都认为，骨间膜在前臂活动和前臂双骨折的治疗中起着重要作用。我们认为应更具体一点，是其中部增厚的骨间韧带起着关键的作用。

（《中国中医骨伤杂志》1988 年第 4 卷第 3 期 8－15 页，

作者韦以宗、任丰涛、党广林、马志芳、高腾）

震伤复杂骨折正骨复位技巧

汶川大地震造成的受伤人员骨折，不少因其复杂性，给正骨复位带来困难。临床救治应在 2 周以内抓紧时间进行复位，以减少手术痛苦。

1. **肱骨外科颈骨折——俯卧复位法**

让伤员俯卧，医者双拇指沿内臂端挤复位，然后抱紧前伸上举，小夹板固定。

2. **尺骨上 1/3 骨折并桡骨头脱位（孟氏骨折）——屈肘法**

先拔伸牵引、内旋复位桡骨头，然后将肘关节屈曲，即可复位。用"8"字绷带包扎，维持肘屈曲 145°，2 周后改为 90°，4 块小夹板外固定。

3. **前臂双骨折（尺桡骨双骨折）——旋转法**

此类骨折以复位桡骨为主。上 1/3 桡骨骨折旋后复位，旋后（掌心向上）加分骨垫小夹板外固定。中 1/3 桡骨骨折，中立位（即拇指向上位）加分骨垫、小夹板外固定。下 1/3 桡骨骨折，旋前复位（掌心向下），旋前位加分骨垫小夹板外固定。

4. **桡骨下 1/3 骨折并下尺桡关节脱位（盖氏骨折）——旋前复位法**

先牵引复位尺桡关节，后捏紧桡骨断端，旋前复位，然后旋前位（掌心向下）小夹板外固定。

5. **单纯胸腰椎屈曲型压缩性骨折（或并不全瘫的腰椎骨折）——过伸悬吊复位法**

将伤员俯卧，用毛巾将双踝绷起，用一绳子将双下肢及下腹吊起（可用床头支架），悬吊 30 分钟后，用手轻轻按压骨折突起处，反复多次即可复位。复位后仰卧骨折部垫枕（高 5cm），嘱伤员屈膝挺腹练功，不能翻身，6～8 周后方可下床。

6. **足踝骨折（双踝或三踝骨折或并脱位）——袜套牵引法**

用袜套将患肢悬吊，嘱伤员自主伸展，可达解剖复位后，小夹板纸压垫外固定。

7. **胫腓骨骨折——跟骨牵引法**

此类骨折手术最易导致骨不连，因此，非手术疗法是最佳疗法。可用跟骨牵引，如缺乏钢针，可用布巾将踝关节包起，床头牵引 4～5kg（如无重锤，可用砖头和塑料袋装水），骨折复位后再用小夹板外固定。

8. **股骨骨折——滑动牵引复位法**

股骨踝上穿针骨牵引 6～8kg（复位后维持 6kg），小夹板外固定配合练功，这类骨折手术往往需输血，因此，能不手术是最佳疗法。特别目前伤员多手术室缺乏的状态

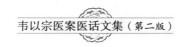

下，在帐篷内均可实施。

中医正骨的原则是骨折功能复位（即对位 2/3 以上、对线、对轴），实践证明这种复位效果功能好、创伤少，不需手术室，也不需输血、抗生素及内固定钢板螺钉。

对防治伤口感染，现介绍行之有效的两首古方：

如意金黄散：大黄、黄柏、姜黄、白芷各 250g，南星、陈皮、苍术、厚朴、甘草各 1000g，天花粉 5000g，共研细末。葱捣汁，酒、油等调敷。本方可清热除湿、散瘀化痰、止痛消肿，用于溃疡红肿热痛期。

生肌玉红膏：当归 5 份，白芷 1.2 份，白蜡 5 份，轻粉 1 份，甘草 3 份，紫草 0.5 份，血竭 1 份，麻油 40 份。先将当归、白芷、紫草、甘草四味，入油内浸 3 日，慢火熬微枯，滤清，再煎滚，入血竭化尽，次入白蜡，微火化开。将膏倾入预放水中的盅内，候片刻，把研细的轻粉末放入，搅拌成膏。将膏匀涂纱布上，敷贴患处。并可根据溃疡局部情况的需要，掺撒提脓、祛腐药在膏的表面上外敷，效果更佳。本方可祛腐生肌收敛。用于各种创口溃疡期，新肉不生者，煨脓长肉。应用时对溃疡疮口用干棉球吸干脓液后敷上生肌膏，每天换 1 次，不必用酒精、碘酒消毒。

（《中国中医药报》2008 年 5 月 23 日，作者韦以宗）

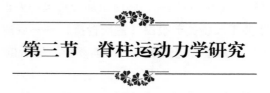

第三节　脊柱运动力学研究

揭开中医整脊术的神秘面纱

中医整脊术治疗椎间盘突出症、椎管狭窄症等颈腰疾病，其疗效是众所周知的，但其治疗机理长期以来却没有一个科学的解释，由于得不到科学的解释，所以在外行看来，中医整脊术就很"神秘"。最近，在北京举行的全国中医骨科高级研修班——整脊专题研修班上，专家提出的"一说两论"，即"脊柱圆筒枢纽学说""椎曲论"和"椎体板块移动论"，科学地诠释了中医传统的六大整脊疗法，即旋转法、牵引法、悬吊法、垫枕法、枕缸法和整盆法的治疗机理，自此揭开了中医整脊术的神秘面纱，为中医整脊技术进一步数据化、标准化和科学化开辟了道路。

专家在深入研究中医整脊术历史文献的基础上，结合对 800 多例颈腰痛病例进行临床治疗的体会，认为中医传统整脊技术是依据中医整体观的脊柱认识论作指导的，而中医的脊柱认识论与现代机能解剖学的主要观点不谋而合。机能解剖学是现代新兴

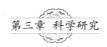

的解剖学的一个分支学科，它从机能的角度认识人体解剖，认为人体的机能与形态结构是统一的。韦以宗的"一说两论"，就是从脊柱机能解剖学的整体观、系统论着手，在将脊柱系统分为静态骨结构系统、静态关节结构系统、动力肌肉韧带系统和神经调控系统四大系统的基础上，发挥中医传统的"体相观"，对中医整脊术的治疗机理进行深入研究后提出的。

一、圆筒枢纽学说

中医自《内经》的"内有阴阳，外亦有阴阳"之说，到明代名医汪机的"有诸中，必形诸外"，都是认为人体内部结构会反映在体表，所以可从体相来认识人体内在结构，这就是中医的"体相观"。《医宗金鉴》指出，正骨需"素知体相，识其部位"，韦以宗据此将中医整脊术与中医的"体相观"紧密联系起来，提出了"三圆筒四枢纽"说，即将躯体比拟为由脊柱作为轴心支柱的三个圆筒，这三个圆筒分别为头颅、胸廓和骨盆，连接这三个圆筒的脊柱上有四个"枢纽关节"，它们是头颅与颈椎连接的"颅椎枢纽关节"，颈椎与胸椎相邻的"颈胸枢纽关节"，胸椎与腰椎相邻的"胸腰枢纽关节"，腰椎与骶椎相邻的"腰骶枢纽关节"。

"圆筒"在脊柱运动中起到了起点和支点的作用，因为人体的脊柱运动，首先是"圆筒"在肌肉带动下产生运动，然后通过相关的枢纽关节带动各段椎体关节，产生脊柱的屈伸、旋转、左右侧弯的六大运动功能。对于枢纽关节的作用，韦以宗结合临床实际，运用局部解剖学和生物力学原理，阐述了枢纽关节在脊柱运动中相互协调、相互制约的调控功能。他根据国际上公认的脊柱直立时中轴垂线经过的椎体和为适应功能而形成的脊柱的四个弯曲，绘出了四大枢纽关节力的作用线，并根据局部解剖学所揭示的枢纽关节力的作用线范围内椎体结构的近似性和功能活动的适应性，指出了枢纽关节结构的特殊性及正是由于其结构上的特殊性决定了它在脊柱运动中相互协调、相互制约的调控功能。枢纽关节的调控功能从临床上脊椎侧弯的病例也可以得到证实，如临床上脊椎侧弯的病人颈胸、胸腰均是"S"状，也即腰椎侧弯到了胸腰枢纽则反向侧弯，颈椎侧弯到了颈胸枢纽也反向对方倾斜。这充分证明了枢纽关节在脊柱关节中占有的重要地位。

中医整脊术运用的旋转复位法，实质上是通过"滚圆筒"，即通过旋转头颅以旋转颈椎、旋转胸廓以旋转胸腰椎、旋转骨盆以旋转腰椎达到治疗目的。临床上，如果注意到枢纽关节力的作用线，科学地利用此作用线施行旋转复位则更科学，也可避免误伤；如果明白枢纽关节的协调和制约功能，就能进一步运用调胸整颈法、调胸整腰法进行治疗，达到更好的治疗效果。例如：用调胸整腰法对Ⅱ～Ⅲ度腰椎滑脱可复回到Ⅰ度。中医整脊运用的牵引法、悬吊法等，也可通过圆筒枢纽学说得到圆满的解释并能更好地指导临床应用。

二、椎曲论

人体组织的结构决定了其功能，而功能反过来又影响结构，特别在人体的生长发育期，运动系统的结构是与功能相辅相成的。

基于这一科学理论，在长期临床观察的基础上，专家们对脊柱矢状面的一个中轴线、四个弯曲，从生长发育到微细解剖、生物力学进行了深入研究，指出椎曲的排列决定了椎管和椎间孔的排列，也决定了脊神经及其各分支以及颈椎动脉的排列。如果一旦椎曲改变，椎间孔、椎管长度和宽度（如果是颈椎并发椎动脉循环改变）就会发生变化。椎曲改变久而久之，其椎体间突和椎体板块会向椎管突入，同时，椎管内容物后纵韧带、黄韧带由于长期的张力充血而变性、增厚，会导致继发性椎管狭窄。因此，临床常见的椎管狭窄症，其主要病因病理改变是椎曲的改变，椎间盘突出和椎管内容物增多仅仅是并发症和诱因，并非是不可逆的。根据这一理论，韦以宗认为，椎管狭窄症非手术也能治疗。近年来他就采取非手术疗法，通过用中医传统的整脊法调整椎曲到正常形态，成功地治愈了 28 例严重椎管狭窄症。这更进一步证明了椎曲改变是脊柱运动力学及结构力学病理改变的主要体征，是诊断及康复的主要依据。

胸曲和骶曲的形成源于胚胎发育的自然位置，而颈曲和腰曲则不同，颈曲形成开始于胎儿第 7 周后伸头"喘息反射"的出现，而腰曲则是婴儿出生后从坐到站立行走过程中逐渐形成的，所以颈曲和腰曲的形成是人体发育进化的肌肉动力所决定的。中医整脊很重视"理筋"，即要恢复椎曲的正常生理曲度，首先要恢复肌肉动力，这就是中医"正骨先理筋，筋柔骨正，骨正曲还"的科学性所在。

三、脊椎椎体板块移动论

脊椎的椎体是椭圆形的板块结构，脊柱通过椎体间的三角形关节组合，完成其三维空间活动。因此，椎体板块是脊柱的核心结构。根据生物力学研究表明，脊椎椎体运动是以旋转、平动为主，但其旋转、平动时，由于关节突关节结构作用均可同时出现成角活动，也即同时有两个轴心方向移动和转动。所以椎体一旦旋转超越生理限度，即可发生椎体倾斜、脊柱侧弯。

任何一个椎体板块发生位移，都会发生椎曲、椎管及椎间孔的变形，进而伤及椎动脉和脊髓、神经，而中医整脊的六大疗法，都是以恢复椎体板块的位移为治疗核心的，特别在腰椎，由于关节突关节的侧突关节，椎体一旦旋转、倾斜，即出现侧弯，而且是铰链式的旋转侧弯。中医的悬吊复位法、攀索叠砖法就是通过恢复椎体的旋转、倾斜来解决这种铰链式旋转侧弯。由于枢纽关节对脊柱运动有调控作用，当椎体板块发生位移时，枢纽关节可起到制约其位移的作用。中医整脊术依据此原理，采用调胸整颈法、调胸整腰法恢复椎体位移，取得了良好的治疗效果。

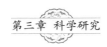

椎间盘就像两个椎体板块之间的气囊，正常情况下可随板块运动而前后左右伸张和缩小，当椎体位移超过了正常的生理限度，椎间盘就向外突出，一旦椎体板块的位移得到纠正，椎体的旋转、倾斜恢复，其突出的椎间盘也就能恢复到原来位置。这就是所谓的"还纳"现象。韦以宗说，椎间盘的"还纳"只有在青壮年时期才发生。人到了中老年，椎间盘退化、纤维环变性、髓核纤维软骨化后，整个椎间盘弹性减弱乃至消失，突出的椎间盘（有资料证明 60% 的人有椎间盘突出，但没有症状）不可能随椎体转动而伸缩，也就不可能通过整脊术"还纳"，一旦椎体板块因外伤、劳损等原因发生位移，诱发椎间孔变窄，原有突出的椎间盘因突发的椎间孔变形而刺激到神经根，即引起急性腰腿痛。根据"既能动歪，就能动正"的原理，对中老年急性腰腿痛采取俯卧位，痛肢外展牵引，后旋转将位移的椎体板块复位，俾"骨正筋柔"，最终"抬进来"的患者，就能"走回去"。

（《中国中医药报》2002 年 9 月 16 日，作者韦以宗）

脊柱机能解剖学研究

对脊柱的认识，中国传统医学有 2000 多年的历史，其由此形成的系列整脊技术，至今还为临床应用。近年来，不少学者尝试用现代局部解剖学、微细解剖学和运动力学、生物力学的理论去解释中医的整脊技术，取得了一定的进展，例如：对悬吊复位法的研究，腰背垫枕法的研究和旋转复位法的研究等。笔者在深入研究中国传统医学脊柱的认识论的基础上参考现代解剖学、运动力学，提出脊柱机能解剖学，试图解决以无痛不见血疗法见长的中医整脊学理论问题，也是中医整脊学现代化的探讨。

人体的结构，虽然为遗传基因所主导，但在发育过程中的机能，也可改变结构。因此，机能解剖学是以进化发展的观点，形态与机能统一的观点，局部与整体统一的观点来研究和认识人体的。1892 年 Wolff 在他的著作《骨变化的定律》中指出："骨的每种功能改变，都有与数学定律一致的确定的内部结构和外部形态的变化。"这种科学观，也是中国传统医学对人体的认识论，尤以整体观的系统论和体相论内容丰富。因此，继承中国传统医学机能解剖学的观点，吸取现代脊柱的发生解剖学和微细解剖学，进行脊柱机能解剖学的研究，作为指导整脊诊疗学的理论基础。

一、进化发育与机能的统一性

遗传基因和机能的需要决定人体的结构，达尔文认为进化的动因在于自然选择的作用。也就是说，如果某一种变异对生物的生存是有利的，具有这种有利形状的个体可以获得更多的存活下来的机会，由于有利变异通过遗传而在后代逐渐积累，使一个原有物种演变成新的物种。这与中医的"天人相应生化观"是不谋而合。人体的脊柱结构，在胚胎时期，可以体现其遗传特性，也即从节肢动物的海马到四足脊椎动物和胎儿的外观，均可看到遗传的影子（图1a、图1b）。

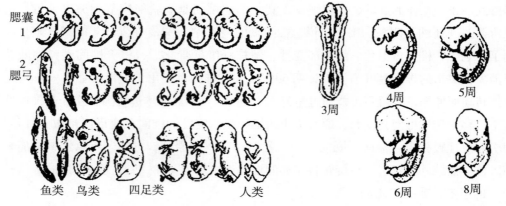

上排为早期胚胎，中排为中期胚胎，下排为晚期胚胎

图1a　几种脊椎动物胚胎的比较（仿人类生物学）

图1b　人类胚胎期的发育（仿 DeWitt）

人类为了"生存有利"，所以其结构，在进化过程决定的遗传基因条件下，机体的功能可以"使一个原有物种演变成新的物种"。在人类脊柱，机能对结构影响乃至决定性的有以下几方面。

1. 颈曲和腰曲的形成

颈曲，在一定程度是脊椎动物进化遗传。人体的颈曲出现在胚胎第 7 周，开始"喘息反应"时，逐渐形成向前的弯曲，但头颅是与脊柱在一轴线上。胚胎整个发育时期，脊柱与四足动物是一样的（图2a、图2b、图2c）。新生儿似胎儿一样，腰椎与胸椎、骶椎是在同一弯曲度上。人类的腰曲产生，完全是由坐位到直立后才出现（图3），猴子经训练直立后，也可出现腰曲，就是最好的说明。儿童一般 6 个月坐位后，腰曲逐渐产生（图4），因此，脊椎四个曲度中，颈曲和腰曲均是为适应功能需要而出现的。

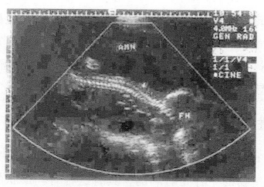

自颈椎、胸椎、腰椎、骶椎至尾骨，脊柱与两条排列整齐的平行光带清楚可见，颈曲已经形成，四足动物类似（仿 Gray's Anatomy）

图2a　胎儿脊椎纵观（孕 20 周 FH－胎头）

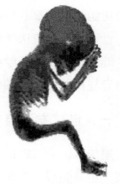

图2b　14 周人胚茜素红染色透明标本

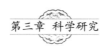

脊柱

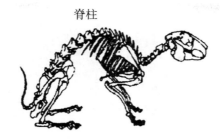

图2c　四足运动（兔）的脊柱（仿Roberts）

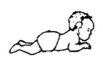

3个月
俯卧伸直，抬头良好，肘支撑

6个月
手支撑坐，抓站时体重负荷在双足上

9个月
独坐，伸手，放在立位时
自己能支持

12个月
抓东西可拉向站立，
爬得好

18个月
独立和独走，移向坐位或从坐位
移向其他位，直坐，使用双手

图3　儿童出生后对脊柱发育影响的运动

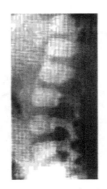

图4　站立后腰曲形成（2周岁）

2. 脊柱椎体呈塔形排列的形成

　　四足动物的脊椎骨和人类新生儿一样，除颈椎略小之外，胸椎和腰椎大小是一样的（图5），当儿童起坐到站立行走之后，胸腰椎椎体受上半身重力的应力需要，发育即随重力大小而上小下大，是发育成熟形成颈椎小，胸椎往下一个比一个大，到腰椎为最大的"塔形"结构排列（图6），这是椎体结构发育与机能的适应性。

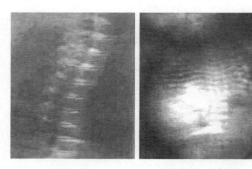

图 5　四足动物和人类新生儿的脊柱

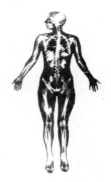

图 6　站立后脊椎骨进化（标本仿 Gray's Anatomy）

3. 椎体骨骺环排列与机能适应性

根据物理学板块振动定律，即其振动数与板块厚度成正比，与其面积成反比。脊椎在出生后站立、生长发育期、椎体成骨过程中，骨小梁的排列及骨骺软骨的发育，均受振动效应力影响，椎间盘纤维环在软骨面的附着，也受振动效应的影响，似 Kraderi 图形排列（图 7）。

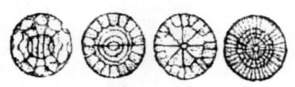

图 7　Kraderi 图形

儿童自站立行走之后，椎体板块之间随步行跑跳，产生震荡。在振动效应下，椎体骨骺环随髓核在椎体之间的位置，出现不同的离心性排列。骨骺环的大小随重力应力震荡而随椎体上小下大（图 8）。由于椎曲的关系，自第 9 胸椎以下，骨骺环出现前宽后窄。这表明机能运动对骨骺环及其所附着的纤维环排列的影响，也就是说，随应力的需要和震荡效应力的作用，而改变其结构，这就是机能影响结构、以维持其相互的统一性。

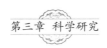

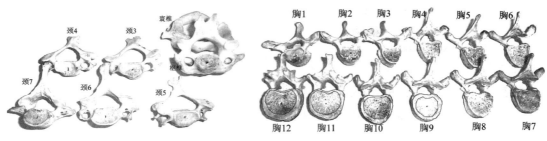

颈椎上缘骨骺软骨环　　　　　　　　　　胸椎上缘骨骺软骨环

图8　颈椎、胸椎上缘骨骺软骨环

骨骺环发育成熟后，即成为软骨环，是纤维环附着点，前宽后窄的软骨环，纤维环也是前厚后薄，这也是髓核向后外侧突出原因之一。因此说，无论是椎体的骨骺环，还是连结椎体之间的纤维环，其结构都是受机能的影响，与机能相适应。

4. 椎曲与椎间隙的排列相互影响

相辅相成，颈椎在胚胎时形成椎曲，所以，从脊柱矢状观察椎体之间的距离是前宽后窄，而胸椎椎曲向后，椎体间隙是前窄后宽。儿童站立后，逐渐腰椎椎间隙形成前宽后窄，至发育成熟更为明显（图9）。椎体间隙的上下距离，也决定了椎间盘的大小高度，其前后距离也是椎间盘的前后距离。这种距离均是椎曲排列的机能需要的。椎间盘根据此距离维持其正常的内压关系——特别是髓核位置排列的关系。一旦此距离变异，其椎间盘内压紊乱，髓核也产生位移。所以，椎间盘突出、椎间盘退化，可出现椎间隙的上下、前后距离的变异。临床上从椎间隙的变化，即可了解椎间盘的动态。

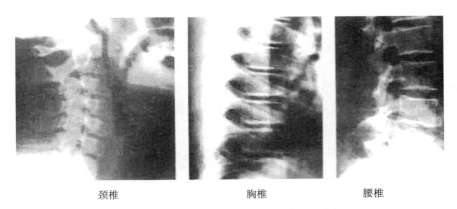

颈椎　　　　　　　　胸椎　　　　　　　　腰椎

图9　椎曲与椎间隙的关系（X线侧位片）

从进化论的观点，上述是人体脊椎结构随机能而发育形成的一部分。其余的结构，既有遗传基因的关系，也有机能影响因素。

二、脊柱整体观的系统论

中国传统医学和现代机能解剖学的观点一样，都是用整体观认识人体，认为形态与机能是统一的，局部与整体是统一的。从人体整体来说，脊柱为一个大系统。以脊柱的各组织要素组成及相互联系而产生特定的功能，是一个必然的联系，也即"系统"。但在脊柱系统中，依据其组织形态实体概念，动态和制约又可分为多个子系统。而各子系统内或各子系统之间，都是相互依存、相互为用、相互制约、协调统一，共同完成整个脊柱的功能（图10），这就是脊柱整体观的系统论。从系统论阐明脊柱的整体统一性。

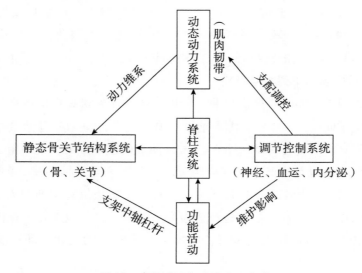

图 10　脊柱系统与子系统示意图

（一）静态骨结构系统

静态的骨结构系统分别由椎骨、椎管和关节三部分组成，共同协调以完成支架、中轴杠杆，保护脊髓神经、脊液，并为之提供通道的主要功能（图11）。

1. 椎体结构与功能的统一性

静态骨结构系统是以椎体叠加形成脊柱主要结构，承受脊柱所承受力的80%。椎体呈椭圆形，也即冠状径大于矢状径，是为适应脊柱以旋转为中心的运动力学。

2. 椎管结构与功能的统一性

椎管是各椎体的椎孔叠加。神经根孔也是上下椎体叠加后由上一个椎体的下关节突与下一个椎体的上关节突组合形成。也即每一个椎体都与其上下椎体组成左右各一的椎间孔，是完全为适应脊柱前缘上肢胸腔、腹腔、盆腔和下肢的分段的支配神经走向。这就是结构是为功能而形成的结构与功能的统一性。

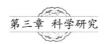

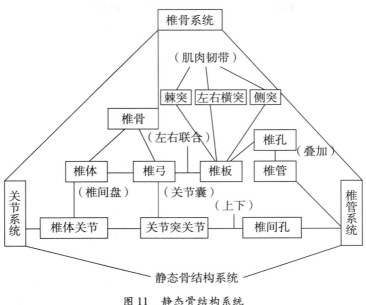

图 11　静态骨结构系统

（二）静态关节结构系统

我们习惯上把脊柱的关节分为颈段、胸段和腰段，一是部位，二是关节结构和动力学的一致性。如果从脊柱整体的运动力学观察关节分类，无论如何划分，脊柱的关节是由椎体关节和左右各一的关节突关节构成三角力学关系，成为脊柱三维力学空间运动的轴心（图 12）。

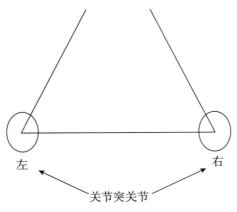

图 12　脊柱关节的三角力学关系

1. 椎体关节结构与功能的统一性

上下两个椎体依靠椎间盘为关节囊组成椎体关节，除颈椎之外，胸、腰椎大体类似。颈椎上面的冠状径凹陷，矢径凸隆；下面冠状径凸隆，矢径凹陷。这样椎体上下呈鞍状，椎体边缘上方有嵴样隆起形钩突，与上位椎体下侧面的斜坡形成钩椎关节。这样椎体结构便相互更稳定，特别其椎旁的钩突与椎体上面形成100°夹角，限制旋转和侧屈。胸椎椎体后部有一对肋凹和肋骨小头相连接，由于肋骨组成的胸廓，限制了其旋转；另一方面，椎体与左右的关节突关节是位于同一圆周上，如此相互旋转范围甚微，此均为结构决定了其运动（图13）。

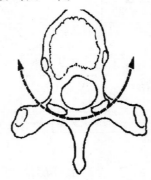

图13　胸椎的关节突位于圆周上（仿临床骨科解剖学）

腰椎椎体关节适应其负重，因此较大。其前宽后窄的椎间隙，可使腰椎前屈范围大于后伸。

2. 关节突关节结构与功能的统一性

颈椎关节突关节是钩椎关节，除枢椎之外，下部颈椎的上关节突与椎体呈40°～45°，便于前屈和后伸。下关节突呈圆柱状，上关节突关节呈卵圆形，处中轴线冠状位排列，此结构决定了其左右、前后屈伸的旋转范围。胸椎关节突关节面"近似冠状"，其上关节突朝后外，下关节朝前内。这种矢状位的前后排列，限制了其冠状面的旋转范围和屈伸。

腰椎关节突关节处于矢状，方向为腰1、腰2的斜位至腰3、腰4、腰5的矢状位（腰5、骶1有变异），因此，腰椎的屈伸、旋转，以下腰段范围较大。

腰椎关节突关节的排列，从整体来看，是一铰链状，也即上关节突受下关节突之侧突的限制。旋转必定成角，椎体倾斜，上关节突带动上一个椎体，旋转倾斜，形成临床上常见的侧弯。

（三）动态动力系统

1. 肌肉动力系统

运动脊柱的肌肉，脊柱的运动既依赖附着于本身的肌肉，也间接依赖附着于其他骨的肌肉。重力也常起一定作用。屈双侧颈长肌、斜角肌、胸锁乳突肌和腹直肌。伸：双侧竖脊肌复合体、夹肌、头半棘肌、斜方肌和肩胛提肌。侧屈：最长肌、颈髂肋肌、腹外斜肌、腹内斜肌和一侧的屈肌。旋转：多裂肌、颈夹肌、腹外斜肌和腹内斜肌。

伸主要发生在腰部。一般从弯腰位开始，开始伸主要是在髋部和膝部，继而是腰部脊柱，竖脊肌的作用很小或无。举重物要考虑到首先是腰部椎间盘的压迫，伴随胸部和腹部压力的提高，它们可以抵抗屈的作用。

2. 韧带维系动力系统

脊柱的韧带有不同的功能，首先，要保证准确的生理运动及固定相邻椎体的位置姿势。其次，限制过度的活动以保护脊髓。最后，在快速高载荷的创伤环境中保护脊髓。这些不仅需要韧带限制椎体的位移，而且需要吸收突然施加的大量负荷能量。

（1）韧带组成

椎体借前纵韧带、后纵韧带和透明软骨板之间的纤维软骨性椎间盘共同形成联合。关节突之间的关节（关节突关节）属滑膜性关节，不同水平椎骨形状各异；椎弓板、棘突和横突由韧带连结。借黄韧带、棘间韧带、棘上韧带、横突间韧带和项韧带连接。

（2）韧带结构与功能的统一性

韧带结构的厚薄，也是与脊柱的功能相适应。例如，前后纵韧带，虽然都是连贯整个脊柱前后的，但由于前面是胸腔、腹腔、肌肉少，所以相应前纵韧带较粗大且厚。它的强度是后纵韧带的 2 倍。后有颈、腹、腰背肌，还有椎板之间的黄韧带，棘突之间的棘上韧带，所以，后纵韧带较前为薄。

棘上韧带也是与脊柱功能协调的，腰椎有屈伸活动较大的前曲，所以其棘上韧带较粗，纤维较微密。而胸椎屈伸较小，所以其棘上韧带也较小。同时，棘上韧带是连接居于脊柱中轴线的棘突，一旦棘突发生偏歪，其韧带扭曲，长时间会导致剥离，并发小关节不稳。

（3）项韧带对颈椎稳定的重要性

自颈 7 棘突开始的棘上韧带移行于项韧带。郭世绂研究发现，项韧带为三角形弹力纤维膜。底部向上，附着于枕外隆凸和枕外嵴；尖向下，附着于寰椎后结节及颈 2～7 棘突的尖部；后缘游离而肥厚，斜方肌附着其上，作为两侧项肌的纤维隔。人类项韧带的弹性远较四足动物为小，属于退化结构。

项韧带含有很多弹性纤维，可以含纤维软骨小结，X 线片显示项韧带内有致密体，女性占 3.5%，男性占 11.3%，年龄越大越多。项韧带内钙化纤维软骨小结，可为子骨，骨化性肌炎或小骨，一般不引起症状，有时感不适。项韧带钙化可呈分节、棒状、条状或小斑点状，其粗细、长短不等，最长可达 3～4cm，多发生于退变椎间盘后方 1～2cm 处，且常在颈 5 棘突后方。项韧带钙化应与棘突的额外骨化核相区别。

项韧带的倒三角结构是为适应颈椎 2～5 棘突的分叉，使其相互衔接。项韧带从进化遗传下来的含纤维软骨的弹性纤维，形成了支撑头颅重力和屈伸力的坚韧结构。特别是项韧带在叉形棘突中，使颈椎相互间有一轨道式的连接，对颈椎椎体的旋转起到轴心制约作用。如果项韧带损伤，即可导致颈椎关节不稳，出现旋转、倾斜。这一作用，可能和进化遗传基因有关。四足动物头部运动，主要靠坚强的项韧带。

（4）关节囊

关节突关节是简单的（颈和胸）或复杂（腰）的滑膜性关节；相互对应的关节突关节面上有透明关节软骨覆盖。其大小、形态和部位随脊柱的不同水平而异，关节囊薄而疏松，附着于相邻关节突关节面的周缘；颈部较长而疏松。

腰椎关节突关节的特化，Williams 已证实有三种类型的腰椎关节突关节囊内结构。

脂肪组织脂肪垫位于前上或后下，或两处均有。

纤维脂肪的半月板位于上极或下极，或两处均有。

结缔组织缘是关节囊的返折；脂肪垫与许多其他关节内的脂肪垫类似；类半月板有膨大、血管化的纤维脂肪底，它附着于关节囊，有时穿通关节囊，即血管化不良的脂肪核心及其周围致密扁平的纤维尖，它们突入到两个不一致关节面的裂隙之间，但其功能是推测的，可能具有临床意义。全部82例标本中，至少出现上述3种类型之一，半数以上出现2种或多个类型。

（5）韧带力学的性能及其影响因素

韧带力学的性能决定韧带强度的因素，两个主要因素决定了在载荷作用下的韧带强度：韧带形状和大小以及加载速度。韧带的截面面积也影响韧带的强度。与载荷方向一致的纤维数目越多，这些纤维越宽越厚，则韧带的强度就越大。韧带破坏时的关节位移，当韧带受到载荷时，在达到屈服点之前微小破坏就已发生。超过屈服点之后，韧带开始产生明显破坏。在这同时，关节开始出现不正常的位移。由于韧带破坏引起关节大幅度位移，关节周围组织如关节囊和其他韧带也要受到损害。

韧带力学受环境温度影响，《灵枢·经筋》曾论述："经筋之病，寒则反折筋急，热则筋弛纵不收。"胡流源研究得出狗内侧副韧带温度在 $2 \sim 37℃$ 之间，依赖温度的定量关系。实验的温度范围由 $2 \sim 37℃$。在预先加载2N之后，试件在 $0 \sim 2mm$ 之间循环拉伸（韧带应变 $0\% \sim 3\%$）。对每一循环，其拉伸率为 $2cm \cdot min^{-1}$。

在每种温度条件下，记录每次循环的载荷且以22℃时载荷为标准，使其归一化，以便通过松弛来说明，依赖温度的特性。用相对于22℃的值作为标准来确定滞后环面积。另外，对任何一个特定的试验温度，每次循环的载荷都可用在特定温度下的第一次循环载荷来归一化。

结果证明，温度对软组织的性质有很大影响，当温度下降时通过循环载荷，韧带反映出刚度降低的变化（即在同样变形下荷载下降）。

年龄（成熟程度）对腱、韧带和它们的嵌入部分影响已得到论证。随着年龄的增长韧带的强度和刚度明显下降。韧带力学性能的这种变化同许多因素有关，包括变性作用、活动量减少或其他附加疾病。

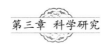

韧带组织其应变力－应变关系在骨骺融合之前就反映出成年的性质，然而嵌入处由于直接受到生长活动影响，并且在骨骺融合前一直保持结构上的低劣性。所以年轻时韧带组织与韧带－胫骨接合处相比，强度和刚度都要高。

功能适应和内环境稳定固定对软结缔组织的影响是显著的，许多实例表明对软骨、腱和韧带的形态学以及生物化学和生物力学方面均有显著退化。另一方面和骨一样，正常的韧带可进行重建以适应对力学的需要。即当应力增加时，韧带的强度和刚度也增加；而应力减小时强度和刚度也减小。

在关节完全或部分固定之后，可能需要很长的一段时间，如在一年以上才能使韧带强度和刚度恢复正常。同时也表示，关节不动的肌肉等长收缩练习并不等于正常的生理载荷，因而也就无法阻止韧带强度的下降。

剧烈运动会使韧带的机械应力增加，从而使韧带肥大。

（四）调控系统

对脊柱功能和运动的调节和控制，主要是神经系统的脊神经以及交感神经，此外，也受血液循环和内分泌系统的调节。现主要介绍对脊柱功能关系较大的脊神经，以及相关联的交感神经和肾的调控作用。

1. 脊神经系统

人类的脊神经有31对，即颈神经8对，胸神经12对，腰神经5对，骶神经5对及尾神经1对。它们在左右对称排列，每对均以前根和后根与脊髓相连。前、后根在椎间孔附近合成一干（即脊神经），经椎间孔离开椎管。

脊髓和脊神经依靠脊柱的结构获得通道和被保护，但其运动却是受脊髓和脊神经所支配和调控的。

肌肉韧带的动态结构，是脊柱运动功能的动力来源。支配肌肉韧带则是脊神经，一旦脊髓或脊神经受损伤，肌肉韧带失去指挥，其动力则随神经传导的减弱或终止而无力或瘫痪，从图14可以了解脊神经对脊柱功能的调控。

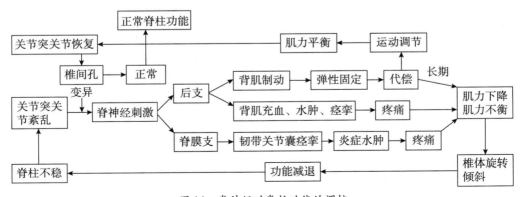

图14　脊神经对脊柱功能的调控

2. 交感神经

对脊柱运动功能调控，除脊髓神经之外，附于脊柱旁的自主神经系统，即交感神经，也间接起到调控脊柱功能的作用，尤以颈上交感神经节对脊柱功能影响较大。张培林等研究阐明颈上交感神经节对心血管及各器官的调节作用。从图15可见，颈神经受损刺激到交感神经节，可引起各器官特别是心血管的病变，而作为人体组成部分的脊柱，特别是心血管系统的病变，同样可影响脊柱的功能。因此，对脊柱解剖生理、病理的认识，必须从整体的机能与结构统一的观点去认识。

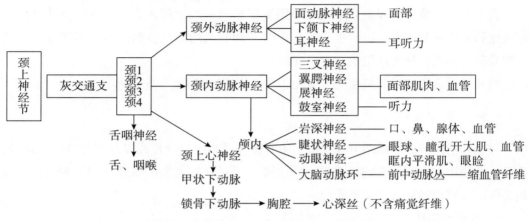

图15 交感神经颈上神经节相交之神经分布

3. 肾对脊柱功能的调控

中国传统医学认为，肾主藏先天之精和五脏六腑之精以营养骨骼髓脑，如果肾精不足，则骨髓空虚，腰脊失养而功能障碍甚至疼痛。《灵枢·五癃津液别》说："五谷之津液，和合而为膏（一作高，指头脑）者，内渗入于骨空，补益脑髓，而下流于阴股（下流是营养之意）。阴阳不和，则使液溢而下流（外泄）于阴，髓液皆减而下，下过度则虚。虚，故腰背痛而胫酸。"7世纪的《诸病源候论》论述腰痛有五种，即腰寒、风寒、劳伤、外伤和湿邪腰痛，提出了"肾主腰脚"的论点。在"腰痛不得俯仰候"中论及："肾主腰脚，而三阴三阳十二经八脉，有贯肾络于腰脊者，劳损于肾，动伤经络，又为风冷所侵，血气击仆……阳病不能俯，阴病者不能仰，阴阳俱受邪气者，故令腰痛而不能俯仰。"在"虚劳病诸候"中指出："强力举重，久坐湿地伤肾，肾伤少精，腰背痛，厥逆下冷。"还提出："肾弱髓虚为风冷所搏故也，肾居下焦主腰脚，其气荣润骨髓。今肾虚受风寒，故令膝冷也，久不已，则脚酸疼，屈弱。"还认为："虚劳髀枢痛候，劳伤血气，肤腠虚疏，而受风冷故也。""劳于肾，风水相搏，乘虚偏发，风邪留止，血气不行，故半身手足枯细，为偏枯也。"这些论述，都说明了腰背、腰腿痛是先因肾虚，后感寒湿邪，外困经络之血运行，内郁肾阳之宣通，腰背足膝之经络气血运行受困而痛；肾阳不能输布，腰背足膝失养而痛，甚则"血气不行"而发

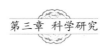

偏枯。

近代研究表明，中国传统医学有关肾的论述，包括了现代医学内分泌系统的功能。实际上也是如此，内分泌功能紊乱，同样可导致脊椎骨骼病变，如椎间盘退化、软骨钙化、骨质疏松等，也影响脊柱的功能。

三、临床意义

分析了脊柱机能解剖学的特点，就可以理解中国传统医学对脊椎损伤的治疗，为何不用手法接骨而用悬吊法为主。这因为悬吊法是利用身体的重力，通过肌肉韧带作用于椎体以调整椎曲，从而达到复位目的。

脊椎损伤的病理核心，是椎体位移、椎曲改变，并发椎间孔和椎管变形。而椎体的稳定源于肌肉韧带。因此，无论外伤、慢性劳损或风寒湿邪，都是首先损伤肌肉韧带。特别是慢性颈、腰痛，是动力系统的肌肉韧带力平衡失调后导致椎体位移的。因此，临床上要纠正椎体位移、椎曲变异，首先需理筋——恢复肌肉韧带力的平衡。所以，整脊法以理筋为首位，筋柔骨才能正。

从整体观认识脊柱，一个椎体位移，可导致一段椎曲改变；一段椎曲改变，可导致整个脊柱变异，所以，临床调椎，需从整个脊柱进行。有必要上病下治、下病上治；同时，也需考虑到肾的调理而内外兼治。机能运动决定了脊柱的内在结构，运动是维持其正常解剖结构的主要方法。当脊柱产生结构病理改变，同样可通过合理的运动来调整。

根据脊柱机能解剖学理论和总结传统的整脊疗法和现代临床的经验，现代整脊术应以理筋、调椎、功能锻炼为治疗大法。

（《中国中医骨伤杂志》2003 年 2 月第 11 卷第 1 期 1 – 9 页，作者韦以宗）

脊柱运动枢纽的研究

——椎体与下关节突关节面夹角测量及整脊法原理探讨

一、结构形态与运动功能

头颅与寰枢组成的颅椎关节对颈椎运动的带动、制约的调控作用以及腰骶组成的腰骶枢纽对腰椎运动的带动、制约的调控作用，已有学者论述。如 Williams 指出，颅椎关节是颅骨和脊柱之间具有更大的运动范围。附着于头部的头颈部肌肉，通过头枕关节、寰枢关节带动颈椎的所有运动。郭氏也指出，腰骶关节为人体躯干和下肢的桥梁，负重大，活动多；也是从活动的腰椎到相对固定的骨盆的衔接处，通过下肢的骨盆活动，经腰骶关节作用于腰椎；骨盆的倾斜，可导致腰椎前倾或胸椎后凸等，有关论述已从不同方面论证了颅椎关节和腰骶关节对脊柱运动的枢纽关系。本文将重点讨论颈7、胸1和胸12、腰1组成的运动枢纽作用。

1. 下关节突关节面夹角的测量

Humphrey 指出，脊柱运动的主要原因可能在于动关节连接的形状和位置，正是这些关节面的位置和定向作用影响着脊椎的力学性能。脊椎的椎体关节在脊柱运动中主要是轴心和载荷作用。而左右各一的关节突关节形态和关节突与椎体轴线的定向（夹角），则影响其运动范围。

郭氏等测出下颈椎的上关节突与椎体呈 40°～45°角。笔者从脊柱的屈伸应力作用考虑，测量下关节突与椎体的夹角，并观察其关节形态结构。

（1）测量方法

随机抽样 20 副成年人（未分性别）干燥脊柱骨骼。分别测量下关节突（颈椎为下钩突）关节面与椎体后缘中轴线夹角（表1）。方法：取椎体上缘作水平 AB 线，并延伸至横突基底部 C 点，沿椎体后缘作 BD 线并与 AB 线成直角。后作与 BD 线平行之 CF 线。下关节突起于椎弓与横突交接之 E 点上；沿下关节突关节面作 EG 线，GEF 角即为下关节突关节面与椎体轴线夹角（图1）。

表1 20 例椎体后缘与下关节面间夹角的平均值

颈椎	角度	胸椎	角度	腰椎	角度
C2	39.85°	T1	15.44°	L1	17.78°
C3	36.06°	T2	13.36°	L2	15.47°
C4	35.87°	T3	13.26°	L3	16.29°
C5	30.06°	T4	12°	L4	14.88°
C6	27.61°	T5	10.55°	L5	16.12°
C7	26.39°	T6	8.95°		
		T7	8.40°		
		T8	7.60°		
		T9	6.88°		
		T10	8.50°		
		T11	9.45°		
		T12	16.68°		

（2）下关节突夹角

从颈2至腰1下关节突夹角的度数，与标本研究所示椎体活动度大体符合。下关节突夹角大小，与椎体前后弯曲度有关。上段胸椎是由颈椎的前凸向胸椎的后凸过渡。因此，自颈6开始，其角度逐渐下降至胸5，自胸5～胸10下关节突几乎与椎体垂直平

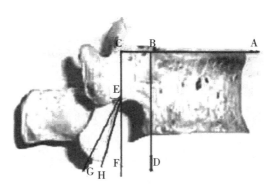

图 1　椎体后缘中轴与下关节突关节面夹角测量示意图

行，大于颈 6、颈 7 的上部颈椎活动和小于颈 6、颈 7、胸 1、胸 2 的胸椎活动，到此受到制约，胸椎相对活动范围小。而胸 1～胸 4 下关节突夹角临界颈、胸椎之间，所以颈椎的活动到上胸椎得到代偿。

胸 11～胸 12 角度开始进入腰椎范围，其活动度也逐渐增高。因此，胸腰活动上可影响胸椎，下可带动腰椎。腰椎大于胸 11、胸 12 的夹角，其活动范围到此受到制约。由于受椎体肋凹肋头关节及肋横突关节的影响，胸椎的侧弯、旋转，必须与肋头关节及肋横突关节协调才能完成。因此，临床上胸椎侧弯的出现，侧弯一侧胸廓隆起。

由于胸 1～胸 5 关节夹角较其他胸椎大，而又小于颈椎，因此，胸椎的侧弯，至颈胸枢纽段受调控——随关节突关节面转冠状面而平衡，并为了维持中轴位，颈椎出现反向的倾斜（图 2）。另一方面，颈椎曲度改变，自颈 6、颈 7 开始作用于外内朝向的胸椎关节，而产生上部胸椎的侧弯（图 3a、图 3b）。

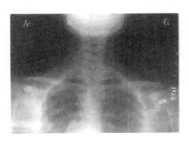

图 2　女，16 岁，胸椎向左侧弯，颈椎向右倾斜

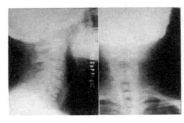 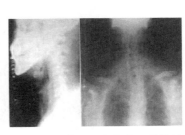

图 3a　男，38 岁，颈曲加大，颈椎侧弯至　图 3b　男，40 岁，颈曲变直，颈椎侧弯至
　　　颈胸枢纽，胸椎反向侧弯　　　　　　　　颈胸枢纽，胸椎反向侧弯

2. 关节突关节形态结构与运动

既往的研究都已描述了关节突关节的形态，现结合笔者观察以枢纽关节为主讨论。

（1）颈胸枢纽

颈椎钩椎关节是冠状的水平，利于高度的屈伸、旋转、侧弯运动。但到颈6，其关节下关节突关节面已出现内高外低的倾斜，至第7颈椎其内高外低朝前内的倾斜已近似胸椎，并受胸椎向上的横突嵴阻隔。自胸1～胸10的关节突关节面是"近似冠状"，由于其上关节突是朝后外，下关节突朝前内的，所以实际整个关节面有2/3是冠状，1/3是矢状。同时，由于关节面短而平坦，其关节突夹角小，所以胸椎的屈伸范围小，而向外平坦的1/3矢状面，有利于其侧弯。但由于受附着于肋头关节和肋横关节影响，其侧弯多随胸廓运动。

（2）胸腰枢纽

1955年Davis PR指出，自第11胸椎，关节突的方向已从胸椎型改变为腰椎型。过渡椎骨的上关节突为胸椎型，即面朝向后外侧，而下关节突关节面凸朝向前外侧，标志着自旋转到非旋转功能突然转变的位置。并指出胸腰椎之间是一个特殊化的"插笋关节"，即上一个椎体的下关节突被下椎体的上关节突外侧的乳突所形成的插笋所紧握。多出现在胸12、腰1的关节突关节。

关节突夹角也是自胸10开始转向腰椎型夹角，Dais PR所描述的关节面方向，自胸10下关节突开始出现，胸12关节面已转为矢状方面，其下关节夹角与下腰椎的夹角相近似。此矢状面结构到第5腰椎（腰5可有冠状变化）。胸椎的薄扁平关节突至胸11、胸12增厚，至胸12下关节突为三棱状圆柱并到腰椎增粗，以适应承重下的运动力。上关节也从第1腰椎之夹角形而转为椭圆半窝形。此关节面的结构导致腰椎侧弯，上下椎体旋转。如果从关节突关节面的纵轴力线观察，则呈铰链状扭曲性侧弯（图4）。腰椎的矢状关节面利于屈伸，其旋转度由于受下关节突外侧隆起乳突的影响，至一定极限，则椎体倾斜。由于胸腰段关节的特殊性，所以，腰椎的侧弯，至胸腰段受到制约和调控——矢状关节面一旦侧弯，椎体需倾斜旋转，至胸腰段受插笋关节的制约，至第12胸椎以上，近冠状关节的调控，躯干平衡的应力作用下而产生反向侧弯（图4）。

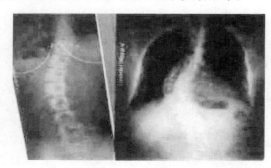

图4　女，18岁，腰椎侧弯至胸腰枢纽开始胸椎反向侧弯

同样，胸椎的侧弯，通过插笋关节的作用，也可出现腰椎的反向倾斜（图5）。腰椎椎曲的改变，由于插笋关节的作用力，也可导致胸椎的侧弯（图6）。

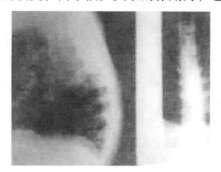
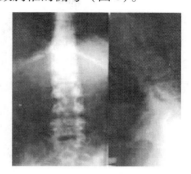

图5 休门氏病的胸椎侧弯，　　　　图6 腰曲加大，腰椎侧弯，至胸椎
　　　并腰椎反向倾斜　　　　　　　　　枢纽，胸椎反向侧弯

3. 椎体结构的特殊性

Williams 描述了第7颈椎的胸椎型和第1胸椎的颈椎型，以及第12胸椎的腰椎型的"过渡椎骨"的形态结构。郭氏也指出第7颈椎棘突已不似颈椎有分叉，且似胸椎一样特长，横突长且少有横突孔，无椎动脉通过；第12胸椎的横突已与腰椎相当。胥少汀则认为胸11、胸12、腰1段脊柱有三个特点，即上部较固定之胸椎下为较活动之腰椎之间的转换点，躯干应力集中于此；其次是胸椎的生理后突和腰椎的生理前突两曲度的衔接点；再者是关节突朝向移行处，可受旋转负载的破坏，因此，临床胸腰段脊柱损伤发生于此占75%。

椎体结构如此，脊柱运动力的肌肉韧带的附着，也决定了颈胸段和胸腰段的枢纽作用。带动头颈运动和胸廓运动的斜方肌头棘肌、胸半棘肌、多裂肌和棘间肌，均附着第7颈椎棘突结节，并和起于此结节的颈项韧带相连接。肋提肌是肋间运动的主要肌肉，是起自胸1～胸11的横突，也起自第7颈椎横突，另起于项韧带的上后锯肌止于颈7、胸1、胸2棘突，因此，第7颈椎对颈胸运动的有调控的作用。胸11、胸12和腰1、腰2棘突同为下后锯肌起点；除最长肌和棘肌在背深层肌肉中是附着各椎横突棘突之外，坚韧的腰背筋膜其中也附于腰椎横突尖，向上附于第12肋，在下附于髂嵴。因此，胸腰段的运动可带动和制约其上下胸腰段的运动。

4. 胸廓衔接头颈及下半身的中轴骨关节

胸1～胸10连接的10根肋骨与前面的胸骨相连，和第11、12软肋一起组成骨性胸廓。胸廓系肌肉与头颈及腰骶相连之处，中轴骨骼的衔接，则上靠第1胸椎与第7颈椎，下靠第12胸椎与第1腰椎胸廓的任何运动，都必须通过上颈椎关节及第12胸椎的插笋关节，带动其颈椎及腰椎。因此说，这两个部位的椎关节是胸廓衔接头颈及下半身的枢纽。

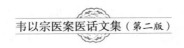
二、运动力学及整脊原理

1. 运动枢纽力的作用线

根据 1999 年 Williams PL 认定的身体直立平衡状态下，脊柱的重心线是自枢纽齿突，第 2 胸椎前方，第 12 胸椎椎体中心，再经第 5 腰椎椎体后缘到骶骨前面，生理性颈曲顶是颈 4、颈 5 椎间，胸曲顶是胸 6～胸 9 椎间，腰曲顶是第 3 腰椎（图 7）。按此标准，在脊柱矢状面作几何平面图，沿运动枢纽力的作用线延伸，结果如下：

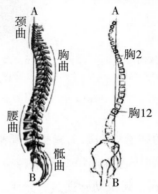

图 7 脊柱矢状面中轴垂线（AB 线）示意图

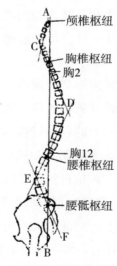

图 8 枢纽关节力的作用线示意图

从脊柱的四大弯曲来看，这四个运动枢纽是四大弯曲延伸点，也即弯曲力线的起点。如颅椎枢纽，其传导力线延伸至第 5 颈椎前缘（AC 线）。而以第 7 颈椎为中心的颈胸枢纽，其传导力线上延伸至第 5 颈椎与上一延伸线交叉，下延伸至第 8 胸椎，与下一延伸交叉终点（CD 线）。而以第 12 胸椎为中心的胸腰枢纽，上可延伸至第 8 胸椎与上延伸线交叉终点，下可延伸至第 3 腰椎前缘（DE 线），与以第 5 腰椎和骶椎关节

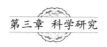

为中心的腰骶枢纽的上延伸线（EF 线）交叉点（图 8）。力的方向是力的三大要素之一。通过力的作用点沿力的方向的直线称为力的作用线。四大枢纽力的作用线如图 9，各枢纽力的作用线通过的椎体，是四大枢纽力的作用线的延伸。从 X 线片可以观察到，脊柱的曲度改变和侧弯，基本上是按枢纽力线改变的（如图 2 ~ 图 6 所示）。枢纽力的作用线是为中医整脊手法主要的力学依据。

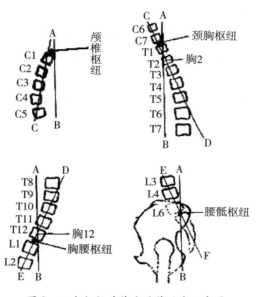

图 9　四大枢纽关节力的作用线示意图

2. 圆筒枢纽说

　　传统的中医整脊疗法，如牵引法、悬吊法、旋转法、侧扳法、整盆法和枕缸法，至今还为临床广泛应用。这六大中医整脊法有一共同的原理，即医者手法（或牵引器具）通过作用于头颅、胸廓和骨盆（有时下肢配合）而作用于脊柱骨关节，达到调整脊椎关节紊乱，椎曲变异的整脊目的。从体相观察，人体的头颅、胸廓均为椭圆形，骨盆外观结合臀部也呈椭圆形。因此，笔者曾用物理学观点将头颅、胸廓和骨盆比拟为三个"圆筒"，提出"圆筒枢纽学说"，试图阐明中医整脊手法的理论问题，脊柱运动枢纽的研究表明，整脊法是通过转、扳、压头颅、胸廓、骨盆三圆筒（如旋转法、侧扳法、整盆法、枕缸法）或牵、吊圆筒（如牵引法、悬吊法）为基础的。通过圆筒力作用于相应的枢纽——头颅圆筒作用颅椎枢纽，下可达颈胸枢纽；胸廓圆筒上为颈胸枢纽，下为胸腰枢纽；骨盆圆筒为腰骶枢纽。通过这四大运动枢纽力的作用线，作用于力的作用线到达的椎体，从而调整椎体的旋转、倾斜、侧弯或相互位移的。整脊的牵引法，自 14 世纪危亦林提出"倒吊式"悬吊复位至 19 世纪的"攀索叠砖法"，其科学性在于能解除腰椎的"铰链式"侧弯倾向，并充分利用四大枢纽对脊柱的调控，从而达到复位骨折和关节错位。

三、小结

通过对椎体与下关节突关节面夹角测量数据分析，关节和椎体结构形态观察，X线片显示及力的作用线原理，并结合既往的研究，揭示颅椎枢纽、颈胸枢纽、胸腰枢纽和腰骶枢纽对脊柱的生理弯曲，动态屈伸、侧弯、旋转的带动、制约的调控作用，运用圆筒枢纽学说初步分析中医整脊法的科学依据。

（《中国中医骨伤科杂志》2003 年 4 月第 11 卷第 2 期 5 - 9 页，作者韦以宗、赵敏生、汤耿民、韦春德、孙永章、王秀光、韦云锋）

脊柱轮廓应力平行四边形平衡原理探讨

一、概述

中国传统医学对脊柱的认识，是从天人相应观和整体观进行解释的。《灵枢·刺节真邪》指出："腰脊者，身之大关节也。"认为腰脊是全身的中轴枢纽。脊柱内含督脉，总督诸阳经，五脏六腑病变均可涉及督脉、脊柱，而脊柱、督脉病变也涉及五脏六腑，《难经》还将脊柱 24 节按一年四季 24 节令归类，以上下分阴阳（图 1）。

在天人相应和阴阳学说的理论指导下，《内经》认为脊柱疾病可上下传输，上下相互影响。"头痛，目似脱，项似拔，脊痛腰似折。"（《灵枢·经脉》）"厥头痛，项先痛，腰脊为应。"（《灵枢·厥病》）

1990 年 White 氏提出影响脊柱力学稳定的缓冲带（Neutral zone）问题，1999 年 Przybylski 氏、Welch 氏和 Jacobs 氏认为影响脊柱稳定，还有一个"边缘性区域"（Boundary region）。前者是脊柱模型，已有学者指出其意义有限，Przybylski 的"边缘性区域"尚无明确位置。

本文目的是在整体观启示下，试图揭开"厥头痛，项先痛，腰脊为应"此上病下应2000 年之谜，同时探讨脊柱运动的边缘性区域及影响脊柱稳定的缓冲带所在，并对颈、胸、腰的症状和体征相互影响及中医整脊法进行解释。基于颈腰曲形成的生理因素是病理的依据，因此，首先探讨人类有别于四足动物之颈曲、腰曲形成的机能解剖脊柱力学。

人体的结构，遗传基因起决定作用。根据达尔文进化论，人类是从四足动物进化，人体的结构形态都有四足动物遗传的影子。因此，四足动物脊柱轮廓应力图有助于了解人体的脊柱轮廓应力。

四足动物脊柱在矢状面呈稍向上弯曲，整个轮廓呈长方形（图 2），依靠垂直轴的四足站立与运动。从运动力学观察四足动物脊柱长方形轮廓应力在运动中按平行四边形的合力、分解的三角形法则运动（图 3）。因此，四足动物行走（匀速直线运动），左前足向前，右后足必须也跟着向前（图 2），如此维持动态稳定平衡。矢状面的垂直

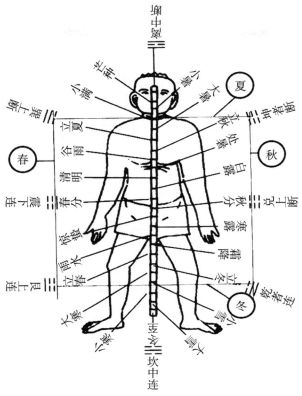

图 1 《难经·二难》将脊柱 24 节按一年四季 24 节令和
八卦归类（春、夏、秋、冬四线是笔者所加）

运动的合力，也是重心力。当人体站立后，长方形矢状面的重心力靠双足支持冠状面的二个合力，在静态下可维持（图 4）；但当人体双足直线运动时，则是矢状面的矢状轴向运动，从起步的一足站立，另一足悬空的瞬时运动，其长方形冠状面的两个合力的重心将发生改变——合力分解。

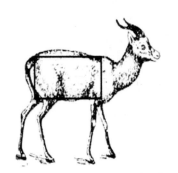

图 2 四足动物黄羊（四边形为笔者所加）

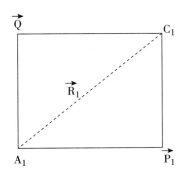

图 3 四足动物矢状面轮廓平行
四边形及三角形法则

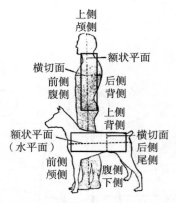

图4　四足动物进化到站立的人类长方形平行四边形示意图（四边形为笔者所加）

　　长方形立体的平行四边形 AC 合力 R 线，做矢状轴方向运动，AC 合力线成为垂直轴线。根据牛顿第一定律——压应力同等反向负荷，以及牛顿第三定律——力的作用与反作用定律，其长方形之平行四边形合力 AC 线沿矢量线分解，形成图5所示。根据脊柱椎曲力的作用线延伸（图6），可绘成图7。其 A2 的合力点可能是矢状轴运动时，身体前倾的重心点。人体步行动作重心计算机图像（图8）也显示其重心在下腰部是移动的。

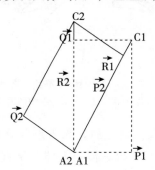

图5　长方形平行四边形 A1C1 合力 R 线，做矢状轴向运动，成为 A2C2 中轴垂线示意图

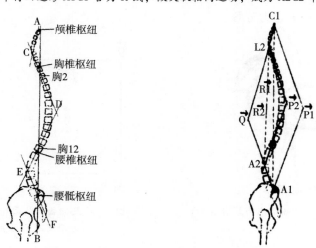

图6　脊柱中轴垂线 AB 及其椎曲力作用线　　图7　人类脊柱轮廓平行四边形应力图

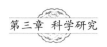

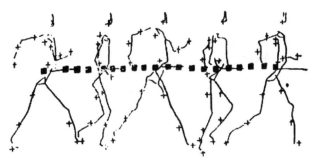

图8　由计算机算出的人体运动过程中重心位置的变化（图中"＋"
为身体各部分的重心，"■"为人体总重心）

　　四足动物的颈椎虽然和人类一样是7块，但形态结构与人类不同。椎体之间有前、后关节突，即上下组成四个关节突关节，椎体上凸下凹，形成前高后低的斜面（图9）。因此，没有人类的颈4~5椎前凸的颈曲，四足动物整个颈椎几乎是一直线运动，与头及胸椎相连如"Z"状（图10），大范围的屈伸主要发生于颈6、颈7及胸椎相邻之关节，胸椎有向背之椎曲，其曲度延续至尾椎。

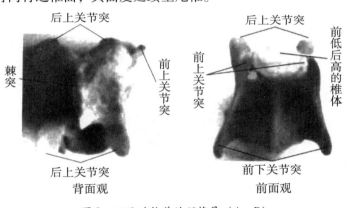

图9　四足动物羊的颈椎骨（A、B）

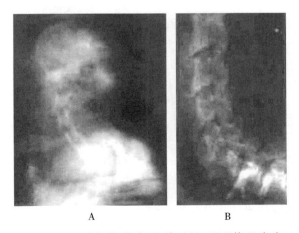

图10　四足动物狗（A）和羊（B）的颈椎X线片

429

　　笔者曾探讨人类腰曲是在人站立后形成，颈曲在胚胎时抬头呼吸开始出现。实际胚胎抬头呼吸产生的不一定是椎曲，也可能是动物遗传基因的本能——仅做颈胸枢纽活动而已。因为新生儿的颈椎并没有椎曲。

　　如前述，脊柱轮廓应力图从四足动物的长方形进化为双足站立的平行四边形，根据 Wloff 定律，人类颈曲和腰曲的形成，是"骨的每种功能改变，都有与数学定律一致的确定的内部结构和外部形态的变化"，也即在出生后 1 周岁开始站立行走时，随适应平行四边形的数学规则形成的。笔者在研究脊柱运动枢纽时已探讨了脊柱椎曲的力的作用线，根据牛顿第三定律，椎曲力的作用线与其反作用线所构成的平行四边形，组成人类脊柱轮廓平行四边形应力图（图7）。

二、脊柱轮廓平行四边形应力线之形态结构

　　在正常人体的矢状面（侧面）观，可绘出脊柱轮廓平行四边形应力图（图 11），Lindsay 氏指出，人体骨骼、关节作为杠杆系统是在肌肉的驱动下进行运动的。骨骼中的杠杆，关节是支点，肌肉提供使负荷移动的力。他将杠杆系统分为三类，认为第一类杠杆是把支点置于动力与负荷之间。既是动力，也具承载的稳定力，可维持平衡。脊柱轮廓平行四边形应力的结构，主要是依靠躯干的肌肉组成，即 Lindsay 氏所说的"第一类杠杆"（First－class levers）。

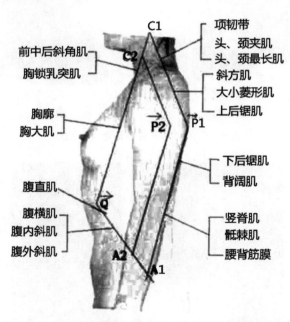

图 11　人体矢状面（侧面）脊柱轮廓平行四边形应力图及其第一类杠杆组织

1. 颈曲与胸曲轮廓应力线之第一类杠杆

颈曲轮廓应力线前方 C1Q 线由起止于颈 3～6 横突和第 1 肋骨面之前、中、后斜角

肌为主组成，前借助胸骨肋骨构成的上小下大之胸廓，延伸至腹直肌。起于后枕乳突斜向前，止于锁骨前面的胸锁乳突肌，起到了协同作用。后方 C1P1 线及胸曲 C2P2 线则由坚强之项韧带及起于上部颈椎止于上部胸椎之头、颈夹肌，头、颈最长肌和表层之斜方肌为主，下延伸与大小菱形肌、前锯肌及背阔肌交汇。胸曲前方之 C1Q 线则由胸大肌及其骨性胸廓稳定。

2. 腰曲轮廓应力线之第一类杠杆

腰曲轮廓应力线 A1Q 由起于髂嵴及腹股沟横韧带之腹内、外斜肌和起于髂嵴、胸腰筋膜之腹横肌并交汇腹直肌之下腹部肌肉组成，其由后下方向前上方之肌纤维走向（腹内外斜肌）顺应骶椎及腰 4、5 椎前倾之 A1Q 力线。此外，起于腰椎横突前下缘，止于股骨的腰大肌，加固了腰曲前凸之应力（图 11）。

腰曲后方轮廓应力线 A1P1 由起于髂嵴之骶棘肌和竖脊肌组成，上段与背阔肌及下后锯肌交汇，共同组成 A1P1 及 A2P2 之轮廓应力线（图 11）。

三、讨论

对脊柱力学的研究，是 20 世纪 80 年代兴起的。1982 年，Cotrel 氏和 Dubousset 氏研究脊柱侧弯的矫形，剖析了脊柱的冠状面、矢状面和轴状面三维结构产生的屈曲——拉伸、侧弯和轴向旋转六个运动自由度，提出三维空间（three-dimensions）理论（图 12）。1983 年，Louis 氏从脊柱形态解剖的稳定性观点，提出"三柱理论"，他认为双侧的关节突关节和椎体关节内的椎间盘连接着每一个脊柱（图 13）。

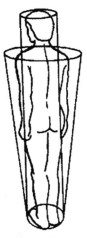

图 12　Dubousset 提出的脊柱三维人体平衡模型
（图中英文字母示平行四边形的合力与分力）

一些学者从形态解剖和生物力学的观点描述脊柱的力学，如 Liansay 氏认为脊柱依靠肌肉如四根线一样拉紧稳定的一个塔（Four guy Wires erect this tower）（图 14）。

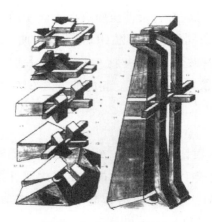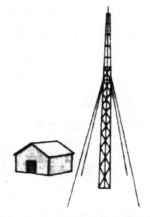

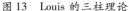

图 13　Louis 的三柱理论　　　　　　　图 14　Lindsay 氏的四根线拉紧的塔

　　郭世绂则认为脊柱可比喻为一个旗杆，其周围众多的肌肉则如同向周围放射具弹性及收缩力的绳索，索引使其伸直，如其中一部分绳索特别是相邻者被切断，则脊柱必将倾斜。1999 年，美国学者 Przybylski 氏、Welch 氏和 Jacobs 氏在讨论脊柱力学、脊柱不稳定性以及手术介入适应证问题时，他们按 Dubousset 氏的三维理论分析了脊柱各段的稳定性后，认为由于"脊柱运动学的复杂性，使得针对不稳定性进行定义变得非常困难"。他们指出，虽然有学者提出，脊柱运动存在着位能小的区域缓冲带。在此区域内，当外力被解除时，脊柱有能力复原，维持脊柱运动的正常范围。当不稳定性增加时，缓冲带宽度增加，机体系统做出反应，维持运动限值。"然而，由于该试验脊柱模型中包括肌肉（但未包括脊柱旁肌肉），这可能会明显削弱缓冲带的意义。"因此，他们认为："脊柱运动正常范围的存在意味着还存在一个边缘性区域（Boundary region）。超出此区域，抵抗运动发生的结构，在不产生永久变形的情况下，不能再度适应导致运动发生力的作用。"他们尚未讨论此边缘性区域实质所在，但对脊柱的不稳定性定义问题，认为还有退化性病变所致的"迁延性不稳定性"（Chrenic inseability），因此说，"由于保持正常运动范围也可能会观察到迁延性不稳定性，所以定义不稳定的标准是不充分的。必须考虑到损伤机制，神经性缺损是否存在，脊柱旁肌肉的功能性状态"等因素。

　　荷兰学者 R. Bedzinski 和 V. Wall 曾以模型研究为基础，试图测定腰部脊柱的运动，他们根据等色花纹绘制作用于腰脊柱轮廓上主要应力分布图，发现腰脊柱轮廓应力分布取决于腰椎前凸指数和骶骨的倾斜性，并观察到伴尾骨倾角增加，腰 5 较高应力值，而腰椎前凸指标较大时腰 4 应力增加。德国学者 Ch. Ulrich 等通过对脊柱旋转离体标本实验也发现"矢状面不稳定以及显著旋转不稳定性是腰脊柱传统骨折的特有体征"。

　　几乎所有学者研究脊柱力学都围绕着一个如何维持脊柱稳定性问题，三柱理论、三维空间理论以及四根绳塔和旗杆论，都是从脊柱、椎体局部的力学、运动力学研究，虽有学者指出运动力学的缓冲带和边缘性区域的概念，但无确切位置为未知数。Bedzinski 氏的轮廓应力，已揭示了椎曲改变对椎体应力的关系。笔者从中医对脊柱整体观认识论以及达尔文进化论观点，结合数学平行四边形定律，初步列出脊柱轮廓平行四边形应力图，认为平行四边形应力线的组织影响到脊柱的稳定。脊柱轮廓平行四边形应力范围，可能是 Przybylski 氏、Welch 氏和 Jacobs 氏所寻找的脊柱运动力学的缓冲带和边缘性区域。根据平行四边形法则，可解释脊柱颈曲、胸曲、腰曲、骶曲相互影响的临床现象，也可进一步演算出影响其稳定性的力学数据，也是中医"厥头痛，项先痛，腰脊为应"的上病下应及其整脊疗法的力学理论依据。

四、小结

根据机能解剖学进化论、整体观探讨影响脊柱运动力学稳定的"边缘性区域"及"缓冲带"，认为人体矢状面脊柱椎曲力作用线，按牛顿第三定律延伸构成平行四边形。其轮廓应力是按平行四边形力线数学定律排列，并初步指出人类颈曲、腰曲的产生，是为适应此平行四边形数学定律而形成。脊柱轮廓平行四边形应力之形态结构是第一类杠杆组织。

（《中国中医骨伤科杂志》2003 年 8 月第 11 卷第 4 期 1－7 页，作者韦以宗）

颈椎病病因新说——胸背损伤

——韦以宗提出扩胸运动预防颈椎病

长期以来，人们都认为颈椎病是由于长期低头工作引起，并认为是一种"职业病"。最近，北京光明骨伤医院院长韦以宗提出了颈椎病的病因主要是胸背损伤：胸椎旋转侧弯，继发颈椎旋转、侧弯、关节紊乱、椎间盘突出、椎动脉扭曲等引起系列颈椎病症状和体征。为此，通过以扩胸运动为主的自我练功法，可以预防，也可以治疗。

自 2001 年以来，韦以宗通过观察 394 例各类颈椎病，发现占 82.7% 的颈椎病患者，同时有胸 3、4、5、6 超过 10°以上的侧弯（正常人胸椎有 3°～5°向右侧弯）。临床治愈的病例中，颈椎椎曲改善，胸椎的侧弯也同时改善。

韦教授在长期临床中观察到，一般颈椎病患者，都有肩背一侧肌肉萎缩，锁骨出现一侧高一侧低的不对称，通过 X 线分析才清楚是胸椎侧弯后，继发侧弯一侧肋胸廓升高，而表现出锁骨突起。而占 98% 的颈椎病患者有胸背肩背不适，其中有 36% 曾误诊为肩周炎。

伏案工作的人习惯用右手工作（如书写、鼠标操作或握方向盘），长期一侧上肢运动，肩胛带内大小菱形肌、斜方肌慢性劳损，在早期由于肌肉紧张痉挛，可导致胸椎向右侧弯；如长期充血、粘连，可导致肌肉萎缩、肌力下降，对上段胸椎的牵拉作用力减弱，使上段胸椎容易向左产生侧弯。侧弯的上段胸椎通过棘上韧带、头颈夹肌、颈胸棘肌和胸长肌力的传导，继发颈椎侧弯、旋转。而且，维系颈椎的肌肉韧带，几乎都是起止于胸廓的胸椎、肩胛骨、锁肋骨，胸廓紊乱均可导致颈肌肌力不平衡而出现钩椎关节紊乱。颈椎椎体的旋转、倾斜，逐渐导致椎间盘损伤——突出或退化而致神经根孔受压，出现肩背痛或上肢麻痹、椎动脉供血不足等颈椎病症状和体征。

另外，肩背肌受凉、粘连，也同样可导致胸椎关节紊乱、胸椎侧弯，除诱发颈椎紊乱之外，还因刺激胸神经，引起胸闷、心跳或胃肠功能紊乱等。

病因找到了，韦教授不仅在治疗上采取了措施，还研究了一套以扩胸运动为主的自我锻炼方法，既可配合治疗，也可以预防。例如：抱头屈伸颈椎式、屈颈耸摇双肩式、扩胸肩胛后拢式、双手抱肩转胸式，这四个较易行的扩胸运动，每天坚持锻炼10~20分钟，可调整胸背肌力平衡，防止胸椎单向侧弯。

北京市西城区一位出租车司机，38岁，患颈5、6椎间盘突出症，右手麻痹痛，久治不愈，反复发作，影响工作。2003年3月，他找到韦教授诊治。韦教授指导他做上述扩胸运动的练功法，坚持锻炼一年，至今颈椎病没有再发作。

（《中国中医药报》2004年5月21日）

中国整脊学的椎曲论

从中国传统医学整脊技术史可以了解到，古人对脊柱创伤、损伤的治疗是应用牵引法、悬吊法、旋转法、斜扳法、过伸法、屈曲法、整盆法和推拿按摩为主要治疗方法等。根据古人的启示，应用现代科学研究，就可发现中国传统医学的整脊术，是依靠脊柱的生理曲度的运动力学原理，调整因椎曲出现病理改变，从而达到治疗脊柱伤病的目的。

人体正常脊柱侧面观有颈曲、胸曲、腰曲和骶曲四个生理曲度，来维持躯体支撑头颅、内脏的功能。依据达尔文进化论，人类是从脊椎动物的四足动物进化而来，人类在胚胎发育至出生，其脊柱的曲度与四足动物是一致的。也就是说，新生婴儿既无腰曲，也无颈曲（图1）。

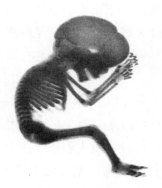

图1　婴儿脊柱

　　笔者在研究脊柱机能解剖学及脊柱轮廓平行四边形平衡理论中，已论证了人类颈曲和腰曲的形成，是儿童6个月开始坐，12个月开始站立行走后，按照 Wolff 定律的平行四边形的数学法则逐步形成的（图2、图3），颈腰曲的出现就决定了椎体之间的距离——椎间隙的前后距离。也就是颈、腰曲向前弯曲，椎间隙是前宽后窄（图4），从而决定了椎间盘在椎间隙的高低及其所承受脊柱压应力之大小。另一方面，椎管是靠每一个椎体的椎孔叠加组成。椎体的叠加方位决定于椎曲——即向前倾斜的方向。神经根行走所经过的椎间孔，是由上下椎体的关节突组合而成。向前弯曲的椎体序列（椎曲），决定了椎间孔的大小及方位。

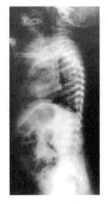 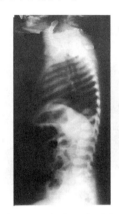 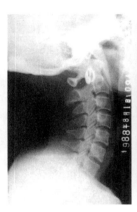

图2　6个月儿童（女）开始坐、爬的脊柱侧位观（腰曲开始出现）

图3　12个月儿童（女）站立习步的脊柱（腰曲形成，颈曲出现）

A. 颈椎　　　　　　B. 腰椎

图4　椎曲与椎间隙的关系（X线侧位象，示前宽后窄）

　　在颈椎而言，行走于横突孔的椎动脉的弯曲度也为椎曲所决定。概而言之，脊柱所内含之脊髓、脊神经、颈椎之椎动脉，以及椎体之间的椎间盘，均依靠在生长发育期形成的颈曲、腰曲的形态结构，决定其容积、方位及压应力。这也是人体形态结构与机能的统一协调性。

　　脊柱的连接，是靠椎体相互组成的椎体关节，以及椎体后缘左右各一的关节突关节（在颈椎称钩椎关节）。三个关节构成三角形的三维结构，以完成屈伸、侧屈、旋转的六个运动自由度。屈伸和侧屈（左右）范围决定于椎体之间和关节突关节的距离；而椎体相互之间的旋转度，则取决于维系椎体关节之椎间盘宽度及弹性。如果从脊柱整体而言，其轴向旋转，则取决于椎曲之弧度。运动力学研究表明，椎曲的半径越大，旋转范围就越大（图5）。

　　椎管是椎体的椎孔叠加组成，并按其正常椎曲排列，每一椎体的椎孔下缘直径大小与相连之下一个椎孔上缘直径大小是相一致的。笔者通过 CT 扫描所证实。因此，一旦椎曲改变，椎体相互之间序列紊乱，椎体位移突入椎管，可出现椎管狭窄。笔者通过腰椎椎曲造模，椎管的容积随椎曲改变而改变（图6）。

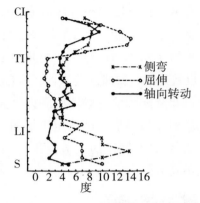

图5　脊柱不同椎曲之间内运动的范围

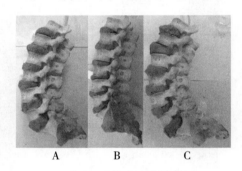

图6　腰椎的三种模型
A. 正常弓顶指数 1.8cm
B. 变直弓顶指数 2.5cm
C. 加大弓顶指数 0.5cm

　　笔者统计 280 例颈椎不同程度曲度改变的患者，发现椎曲变直后，颈椎之长度（高度）均有 0.2～0.5cm 不同程度之短缩，表明椎曲改变，椎间隙和钩椎关节孔均可变窄，同时穿越颈 1～6 横突孔之椎动脉也因之皱折，可导致血流障碍。

　　椎曲改变源于椎体之间之椎间隙改变，椎间隙的空间位置则是椎间盘的位置，椎间隙一旦紊乱、变窄，则椎间盘承受的内压升高——这是临床常见椎间盘突出诱因之一，也是临床上 X 线诊断椎间盘突出——椎间隙变窄、椎曲改变的依据。

　　可见，临床上脊椎错位所致的运动障碍，脊髓、脊神经和椎动脉之损害，主要的病理体征是椎曲改变。

　　椎曲是椎体相互排列方位组成，任何一个椎体位移（旋转或倾斜）均可导致椎曲改变。由此，中国传统整脊学运用旋转法等八大疗法，都是通过调整椎体的位移整体调整椎曲的。

　　旋转法是重要的整脊方法，但是当椎曲消失后或椎间盘退化后，就丧失了旋转的内在动力，如果靠外力强行旋转，则可导致脊椎的损伤（骨折或脱位）。同样，侧扳法也需靠椎曲的存在和椎间盘的能动性，而其他的整脊法如牵引、悬吊、屈曲、过伸和

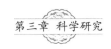

整盆法，则视椎曲的实际情况，通过调整脊柱的枢纽关节来调整。因此说，椎曲也是临床整脊手法适应证、禁忌证的重要依据。

中国整脊学，是继承中国传统整脊医学的理论经验，并用现代科学方法加以研究提高，以脊柱机能解剖学和运动力学为理论基础，以理筋、调曲、练功为三大治疗原则，以整脊手法、骨空针灸调压法和内外用药为主等八大疗法，对脊柱骨关节错位并发脊髓、脊神经、椎动脉损伤以及脊源性疾病的诊断和治疗的学科。椎曲论是它的主要理论。

（《世界中医骨科杂志》2004 年 6 月第 6 卷第 1 期 78－81 页，作者韦以宗）

颈椎病病因探讨

——颈曲与胸椎关系 X 线片测量分析

颈椎病，是指由于慢性劳损等原因，引起颈椎骨关节力平衡失调，出现钩椎关节紊乱、椎间隙及颈曲变异，导致椎动脉、脊髓、神经，以及相邻之交感神经、附着之肌肉韧带损伤，引起系列症状和体征，所以也称颈椎综合征。

对颈椎病的认识，2000 多年前的《五十二病方》和《黄帝内经》已有类似记载，并认为是经络气血紊乱所致。7 世纪的《诸病源候论》提出通过自我旋转头颈的旋转导引练功法治疗。20 世纪 40 年代，国外学者 Seookey 首先报道了颈椎间盘病变引起压迫脊髓神经，从而开拓了颈椎间盘病因学说的纪元。但椎间盘突出或退变，国内外学者在近半个世纪来，都围绕着负荷应力平衡学说（即肌肉损伤或外伤致椎间盘退化或骨关节紊乱）、内病源学说（指髓内及椎间盘高压及颈椎骨关节炎症）而众说纷纭，但负荷应力平衡学说占主导地位。

在负荷应力平衡学说中，又是什么原因、什么样的压应力引起颈椎不平衡呢？一般认为是颈肌劳损或椎间盘退化。但这些病因并不能完成解释颈椎病的病理改变。

为解决颈椎病的病因和治疗问题，笔者在临床中发现，一般颈曲改变了的颈椎病患者，都有左右肩不对称、锁骨左右高低不等的征象。患者自觉有胸背疼痛、麻痹或不适的症状。为此，用随机抽样方法，对自 2003 年 6 月至 2004 年 6 月，本院放射科存档的所有颈椎 X 线片进行分析，观察颈曲变化与上段胸椎正位像的变化关系。现报道如下：

一、资料情况

随机抽样病例 X 线片共 448 例，最小年龄 10 岁，最大年龄 85 岁，各年龄组发病率以 31 岁至 45 岁为最高，占 54.45%，详见表 1。

表1　448 例颈椎病发病年龄分布统计

年龄（岁）	例数			占总数（%）
	男	女	小计	
10～30	38	40	78	17.41
31～45	114	121	235	52.45
46～60	51	63	114	25.44
61～85	9	12	21	4.68
合计	212	236	448	100

二、测量方法

1. 根据目前国内外公认的颈椎侧位像标准

即在二目平视下投射，双颌角重叠并对应第 2 颈椎下缘。此侧位像自第 1 颈椎棘突基底部向下作垂线至第 7 颈椎后下缘，此垂线中点经过第 4、5 椎间隙，为正常颈椎侧位像之标准颈曲。如此曲前弯加大，即垂线中点下移，为"颈曲加大"；如此曲减小或消失，或部分消失，即垂线中点移动或连线已连到椎体，为"椎曲变直"；如椎曲消失并向后成角，为"椎曲反弓"。

2. 胸椎侧凸测量法

投照颈椎包括上段胸椎正位像，自颈 5、6、7 棘突作连线并向胸椎延伸，即 AB 线；自下部胸椎棘突起向上连接 3 个胸椎棘突以上的延伸线，即 CD 线；AB 线与 CD 线交接的夹角为 AC 角，即胸椎侧凸角。

三、测量结果

上表说明，在 448 例颈曲改变中，共有 394 例合并上段胸椎超过 5°以上的侧凸，占全部病例 87.95%，其中颈椎反弓并胸椎侧凸占 57.59%。在胸椎侧凸中，以向左侧凸为多，占 68.97%，而超过 10°以上的胸椎侧凸占 37%。

（《中华中医药杂志》2005 年 2 月第 20 卷第 2 期 118－120 页，

作者孙永章、韦以宗、韦春德）

"久坐"导致腰椎间盘突出

《黄帝内经》有"久坐伤肉"之说，常人坐久了也感到腰酸、腰痛。一般认为，因为久坐后腰肌血液不流畅而产生酸痛。我们最近研究发现：久坐后腰椎整体下沉短缩，身体中轴垂线也从原来的骶椎前缘落到后缘。因此，腰椎间盘突出或退化引起的

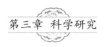

腰腿痛，往往是久坐导致的。

人体脊柱是由 7 节颈椎、12 节胸椎、5 节腰椎和骶椎构成。在颈、胸、腰椎的椎骨之间由椎间盘相互连接。人体的椎间盘是含有水分和富有弹性的，特别是在青春发育期。有研究表明，人体在 1 天内椎间盘总的变化长度在 6.3 ~19.3mm，平均为 15.7mm。这是由于人睡下后，垂直的地心吸力消失，椎间盘不再受身体重力挤压，水分充盈到椎间盘内，椎间盘厚度增加。这样，人的身高也比站立位要高 1%，儿童为 2%，老年人为 0.5%。这是站立和睡平位身高的变化。

我们观察，站立位和端坐位 1 小时后，人的身高还有变化，主要发生于腰部，即腰椎整体发生下沉、短缩。我们通过对 28 个自愿参加实验的男女青年（17~25 岁），进行 X 线照片动态观察，结果发现坐位 1 小时后较站前整体腰椎平均短缩 12mm，腰椎的曲度也从原来的弯曲而变直，脊柱的中轴垂线（负重线）也从原来在第 1 骶椎前缘到坐位后转到后缘（图 1、图 2）。

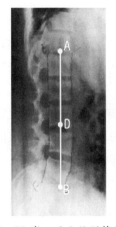

图 1　男性，20 岁，站立位腰椎侧位片，其中轴垂线（AB）止于第 1 骶椎前缘，椎间隙前宽后窄，椎曲正常

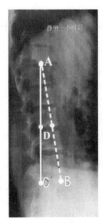

图 2　同一人，坐位 1 小时后腰椎侧位 X 线片，其中轴垂线从原来的 AB 线后移到 AC 线，止于第 1 骶椎后缘，而且较站立位短缩，椎间隙前后等宽，椎曲变直

椎间盘后壁是最薄弱的。椎体的后缘是腰椎的后关节。躯体的中轴力线后移，也就说明原来在站位时负重的力线，到坐位后转到了腰椎的后关节和椎间盘的后壁，结果导致椎间盘的后壁充血，长时间充血易损伤变性；其后关节的关节腔也同时变窄（因腰椎整体距离变短），关节滑膜充血，刺激脊神经，轻者感觉腰部不适，重者腰酸腰痛，甚至腿痛。

我们是在研究人类腰曲形成机理时，发现人体腰椎这种活动变化的。坐位为何导致腰椎整体下沉，主要是坐后髋关节屈曲，而止于大腿双股骨小转子并连接 5 个腰椎和第 12 胸椎的腰大肌也处于松弛位，整体腰椎失去了前缘的支撑力和牵拉力，椎体相互之间的椎间隙由前宽后窄变成了前后等宽，而椎间隙内含的椎间盘在重力作用向后方蠕动突出。长期久坐使椎间盘后凸，其纤维环变性而导致椎间盘突出椎孔，或者是退化、骨质增生。因此，我们呼吁从事久坐职业的人们，如办公室工作、电脑工作、驾车司机等，应该每30分钟左右活动一下腰肢，有条件的站立起来恢复腰大肌的支撑力，避免腰椎的下沉，这是预防腰腿痛的良方妙法。

（《健康报》2005年4月14日，作者韦以宗）

韦以宗破解人体腰曲"玄机"

——四维调曲法治疗腰椎管狭窄症有依据

2004年11月，一位50岁的赵姓妇女，不能行走已半年。在北京多家医院诊断为腰椎管狭窄症，均建议手术治疗，但患者不愿手术，后经朋友介绍，来到北京光明骨伤医院。此时患者双下肢关节不能活动，只有Ⅰ级肌力，也不能大小便，留着导尿管。在该院用非手术的四维牵引调曲法治疗，1周后病人能自排大小便，拔去了导尿管，下肢也能活动了；2周后双下肢已能抬起，第3周开始在搀扶下步行，第4周自己可拄双拐走路。在该院治疗的一些病人目睹了该患者的迅速康复，都惊叹四维牵引调曲法的疗效。

实际上，北京光明骨伤医院自2002年以来治疗椎管狭窄症106例，临床治愈率达87%，有效率达94.6%，平均疗程28天。2年随访，复发率仅为10%。该院此项研究成果与整脊史研究、整脊法机理研究一起，荣获了2004年度中华中医药学会科技成果奖。近日，记者采访了该院院长、著名整脊专家韦以宗教授。

一、从"久坐伤肉"找到久坐腰椎下沉、椎曲紊乱的规律

熟读《黄帝内经》的人都记得《素问·宣明五气》中的名句："五劳所伤，久坐伤肉。"历代医家注解，都认为长久坐位使血脉灌输不畅而伤肉，韦以宗教授则认为不那么简单。他在临床中发现：腰椎的曲度在站立位照的X线侧位片较坐卧位照的X线片要大，这让他意识到，人在站位和坐位时腰椎在产生伸缩运动。为证实这一点，他在查阅了国内外研究资料基础上，对自愿接受实验的28位（17～25岁）男女青年做动态X线照片观察。结果显示，站立位腰椎侧位X线片与坐位1小时后腰椎侧位X线片比较，坐位1小时后出现整体腰椎下沉、短缩，平均为1.2cm；腰椎椎间隙也从站立的前宽后窄变为坐位1小时后的前后等宽，椎间隙变窄，椎曲变小；脊柱中轴垂线站立时经过第1骶椎前缘，而坐位1小时后却后移到第1骶椎后缘——腰椎的后关节部位。

椎间隙变窄意味着椎间隙内的椎间盘受压，而椎间盘后壁较薄，这样就可导致椎间盘向后突出；腰椎的曲度变小，中轴垂线后移，后关节腔及其所组成的神经根孔也

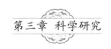

变小。椎间盘突出、椎间孔变小会刺激脊神经，另外，整体腰椎下沉、短缩，那么支撑腰椎的竖脊肌挛缩，从而出现久坐腰痛、腰酸的感觉。这些才是"血脉灌输不畅而伤肉""久坐伤肉"的主要机理。

韦以宗教授认为，久坐导致形态学上的主要病理改变是腰椎曲度变小（变直），主要损伤表现为椎间盘突出、退化、腰骶关节病。所以在临床上，调整腰椎的曲度就可以改变椎间隙的距离，也可以松解神经根孔、后关节腔的宽度，从而找到治疗腰椎管狭窄症等疾病的方法。同时，也提醒长期久坐的人们，要尽量避免长时间坐位以预防腰痛。

从危亦林的"悬吊法"找到被忽略了的腰大肌作用。1337 年，元代危亦林著《世医得效方》，创立著名的"悬吊法"复位脊椎骨折脱位。危亦林提出脊椎骨折脱位不必用手整复，只要把伤员倒吊起来，骨折脱位就可以自动复位。危亦林的悬吊法至今还是复位脊椎骨折脱位常用的方法，也有人用这种方法治疗腰椎间盘突出症并取得疗效。

那么，"悬吊法"的复位原理是什么呢？一般多认为，悬吊法是利用身体的重力将椎间隙拉开，脊柱过伸（悬吊位是过伸位）可使前纵韧带张力增加而使骨折复位。但脊柱的骨折脱位多是向后移位，仅以前纵韧带向前的拉力能有这么大的复位力吗？为什么骨盆牵引也是利用身体的纵轴拉力，却无法达到悬吊法的疗效呢？

韦以宗反复揣摸危亦林的"悬吊法"，危亦林提到"须用软绳从脚吊起"的"吊脚"，令他茅塞顿开。他想到了腰大肌。腰大肌附着于第 12 胸椎和所有腰椎椎体、横突前缘，位于腹腔后、腰椎前，左右各一，穿越盆腔，止于下肢股骨小转子。韦以宗认为危亦林的"吊脚"实际是对腰大肌进行了牵引，强劲的、有向前下方牵拉力的腰大肌，将其附着点的 12 胸椎和 5 个腰椎向后移位，都能使脊椎骨折脱位牵拉复位。又因为人类的腰椎是向前弯曲的，只有腰大肌是附着在所有腰椎的前缘，所以悬吊时对腰大肌进行的牵引发挥了作用。这就是仅做骨盆纵轴牵引无法达到的双向调整法。许多解剖书都忽视了腰大肌对腰椎曲度的作用力，但中医早在 14 世纪就揭示了腰大肌的作用："须用软绳从脚吊起"，"坠下身直，其骨使自归窠"。

二、从人类腰曲成因找到四维调曲法

新生儿的脊柱与四足脊椎动物的脊柱一样，是没有腰曲和颈曲的。许多人认为，人类腰曲、颈曲的出现是站立后出现的，对于其形成的机理，韦以宗有自己的看法。

韦以宗认为，要调整腰椎曲度，首先要弄清楚人类的腰椎曲度是怎样形成的，是什么运动力促使人类站立后逐渐产生了腰曲呢？他查阅了许多解剖和生理学方面的书，还去有关信息中心查新，都没有明确的答案，于是下决心解开这个谜。

腰椎管狭窄症，是因多个椎间盘突出或腰椎滑脱，导致椎间隙变窄、椎曲紊乱、腰椎侧弯，或椎体位移继发椎管狭窄，压迫脊髓马尾神经而引起症状。椎曲紊乱的力学基础是椎体位移，椎间隙空间变异，其内之椎间盘必然向侧后方椎管突出；椎体排列序列紊乱，椎体也后移，形成椎管前缘变窄，并且其后缘的黄韧带相继出现皱折、肥大、增厚而突入椎管，形成了椎管后缘狭窄。这就是椎管狭窄症病理解剖形态学的改变。韦以宗比喻说，就如一个多节段组成的弯曲管道，一旦变直，各节段必产生位移，管腔容积自然缩小。

韦以宗从观察 28 位青年人坐位 1 小时后，整体腰椎下沉变短、腰曲变直得到了启示。人体坐位时髋关节是屈曲的，那么止于股骨小转子的腰大肌同样处于屈曲位而松弛，对腰椎前缘的牵拉力也缓解。所以，整体腰椎受背后的竖脊肌、腰背筋膜牵拉而向后，同时出现了椎间隙由前宽后窄变为前后等宽的椎间盘、椎体的蠕动。

为了认证腰大肌对腰曲的作用，他又观察了青年人在站位左右跨步运动下的腰椎 X 线片，结果发现，在年轻人左右跨步下，侧位的 X 线片都出现腰曲加大。当右腿向前跨步时，上段腰椎出现向右旋转，向左倾斜；当左腿向前跨步时，上段腰椎的动态改变与右跨步相反。这两种动态 X 线片观察，也支持了腰大肌的作用力与腰曲关系的推断。

为了进一步证明这个初步结论，韦以宗又用家兔做动物实验，结果发现将家兔双后肢后伸模拟人体站立的姿势时，双侧的腰大肌张力加大，长度增长，所附着的腰椎均向前弯曲，其原来等宽的椎间隙出现了前宽后窄；当切断腰大肌，再做双后肢的后伸时，家兔的腰椎不再出现向前的弯曲。因而，韦以宗得出初步结论，腰大肌对腰椎不仅有支撑作用，更重要的是腰大肌的运动——收缩或牵拉，可以使腰椎整体向前弯曲。人类为什么站立后能出现腰曲？就是站立后在行走、跑步的下肢运动状况下，下肢牵拉腰大肌，腰椎在腰大肌向前的牵拉力作用下，逐渐形成了向前的弯曲。

韦以宗找到了人类腰曲形成的玄机，也找到了影响腰曲的主要运动力学根源，并针对腰椎管狭窄症出现的各种腰曲紊乱，实施四维牵引调曲法。

他首先调查了 399 例腰曲紊乱的腰腿痛患者，将紊乱腰曲分为全直型、全弓型、上弓下直型、上弓下曲型、上直下曲型和全曲型。针对这六种椎曲紊乱的类型，采用了四维牵引调曲法。传统的骨盆牵引为第一维牵引，骨盆牵引加外展患肢牵引为第二维牵引，仰卧屈曲悬吊双下肢牵引为第三维牵引，俯卧过伸悬吊双下肢为第四维牵引。他还设计了具有四维牵引的整脊仪，获得了国家专利。这种四维牵引调曲法主要是以牵引下肢为主，即重点调整腰大肌的作用力。

用四维牵引调曲法除了治疗腰椎管狭窄症之外，还可治疗腰椎间盘突出症、腰椎滑脱症引起的腰曲紊乱和腰椎侧凸等。3 年来，他治疗了 269 例椎曲紊乱的腰腿痛患者，结果使椎曲复位率达 84%，侧凸的复位率达 87.6%，解决了腰腿痛治疗中腰椎侧凸、腰曲紊乱等让医生棘手的问题，也为整脊学对这类疾病的诊治提供了客观的指标。上例腰椎管狭窄症妇女，就是用四维牵引调曲法治疗的，不到 1 个月就能

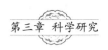

扶杖行走。

2004 年 12 月，一位 68 岁的高级工程师，因为腰椎 Ⅱ 度滑脱，导致腰椎管狭窄、马尾神经压迫而到某医院进行了 2 次手术治疗，结果钢板松脱，腰椎重新滑脱 Ⅱ 度。韦以宗教授用四维牵引调曲法治疗 1 个月后，症状明显改善，椎体滑脱也复位了。这种腰椎滑脱的椎管狭窄症，韦以宗教授治疗了 41 例，复位率达到 75.6%。

记者结束访问时，看到 20 多年前韦以宗的老师顾云伍教授为《韦以宗整脊术》作序写的一段话："后来回想到他对开放性骨折治疗上的突破，我悟出了一个道理：一个临床医生，只要对工作高度地负责任，就会为解决病人的痛苦去吸取前人的经验，而且，当发现前人的经验有不到之处时，就会想办法去研究它，解决它。"

正是这样，韦以宗在腰椎管狭窄症的治疗上，走出了一条无痛、无创疗法的新路子。

（《中国中医药报》2005 年 4 月 11 日）

颈腰曲病理改变类型调查研究

——849 例 X 线照片分型报告

颈曲和腰曲，是人类直立行走运动过程中，为适应四维平衡结构，在发育过程中形成的，因此，颈曲腰曲的形态结构，决定了椎管、椎间孔的大小和方位，也决定了颈椎动脉孔的相互关系。不少学着在研究颈腰病中都十分重视颈曲、腰曲的紊乱。中国整脊学是以调整椎曲为主要治疗方法。为了解椎曲改变的类型，笔者对本中心自 2003 年 1 月到 12 月，颈腰椎病来诊所存的 X 线片，共 849 例，进行 X 影像形态改变分类，报告如下。

一、临床资料

本组 849 例，颈腰侧位片中，颈椎 450 例，其中男 213 例，女 237 例，年龄 17～78 岁；腰椎 399 例，男 187 例，女 212 例，年龄 19～85 岁。

二、观察测量方法

1. 颈椎 X 线投照标准

颈椎侧位一律采取左侧立位，焦 – 片距离为 120cm，保持身体直立，两眼向前平视，注意防止不良姿势的影响；其侧位片下颌角平第 2 颈椎下缘。腰椎侧位取左侧卧位，双手抱头，双下肢髋关节、膝关节微屈，焦 – 片距同颈椎。

正常颈椎椎曲采用弓轴线测量法，即从第 1 颈椎结节下缘与第 7 颈椎椎体后下缘作一连线，此线中点经第 4、5 椎体之间为正常椎曲；正常腰椎椎曲采用 Seze 测量方法，在侧位片上，自第 12 胸椎后下角至骶 1 的后上角作一连线，此线与腰椎各椎体后缘的弧线形成一弓，弓顶即此弧线的顶点。正常腰 3 的弓顶距离是 1.8～2.2cm。参照正常颈腰曲度，详细测量了相关每一椎体的弓顶距离（表1）。临床上，颈腰曲的改变远远不止是曲度加大或变直，通过大量的临床观察，发现了颈腰曲改变的多样性，并发现其与发病年龄、发病特征（所引起的疾病、症状）有联系。

表1　正常颈腰椎弓顶距离范围

颈椎	弓顶距离（cm）	腰椎	弓顶距离（cm）
C2	1.0±0.2	L1	0.7±0.2
C3	1.5±0.2	L2	1.5±0.2
C4	1.7±0.2	L3	2.0±0.2
C5	1.6±0.2	L4	1.1±0.2
C6	1.4±0.2	L5	0.5±0.2
C7	0.5±0.2	—	—

2. 分型法

根据侧位片的形态改变，以及上表的弓顶距离标准，凡是颈曲加大者分 3 型，即颈前曲 I 型（前曲重）、颈前曲 II 型（上曲下正）、颈前曲 III 型（上正下曲）（图 1～图 3）。颈曲变小或反弓者分 8 型，即颈后弓 I 型（全直）、颈后弓 II 型（全弓重）、颈后弓 III 型（全弓重）、颈后弓 IV 型（上直下曲）、颈后弓 V 型（上弓下曲）、颈后弓 VI 型（上弓下直）、颈后弓 VII 型（上曲下直）、颈后弓 VIII 型（上曲下弓）（图 4～图 11）。腰曲改变分 6 型：曲度变直、消失为 I 型（全直）；曲度往后反弓为 II 型（全弓）；腰4、腰5 变直为 III 型（上弓下直）；腰4、腰5 正常为 IV 型（上弓下曲）；腰1、腰2 向后反弓，腰4、腰5 正常为 V 型（上直下曲）；腰1、腰2 向后反弓，曲度加大为 VI 型（全曲）。腰1、腰2 弓顶距离变小，如图 12～图 17。

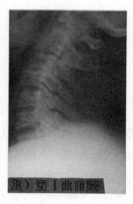 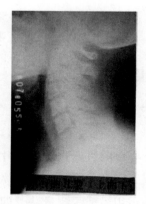

图 1　颈前曲 I 型（前曲重）　　图 2　颈前曲 II 型（上曲下正）

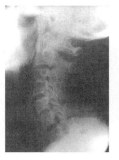 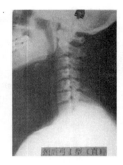

图3　颈前曲Ⅲ型（上正下曲）　图4　颈后弓Ⅰ型（全直）

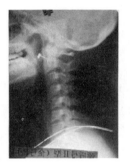 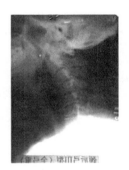

图5　颈后弓Ⅱ型（全弓重）　图6　颈后弓Ⅲ型（全弓重）

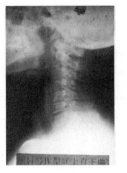 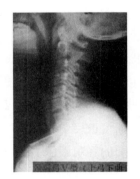

图7　颈后弓Ⅳ型（上直下曲）　图8　颈后弓Ⅴ型（上弓下重）

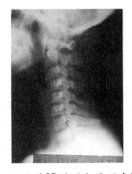 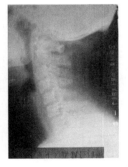 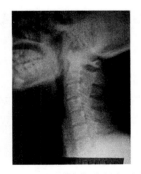

图9　颈后弓Ⅵ型（上弓下直）　图10　颈后弓Ⅶ型（上曲下直）　图11　颈后弓Ⅷ型（上曲下弓）

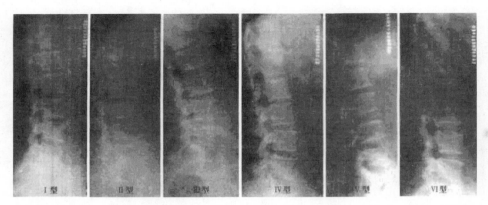

图 12　Ⅰ型　图 13　Ⅱ型　图 14　Ⅲ型　图 15　Ⅳ型　图 16　Ⅴ型　图 17　Ⅵ型

三、讨论

颈曲改变主要有：颈后弓Ⅰ型（全直），占总数 55.55%；颈后弓Ⅳ型（上直下曲），占总数 12.9%；颈后弓Ⅴ型（上弓下曲），占 9.82%。发病以 36 ~ 50 岁患者居多。腰曲改变主要有：Ⅰ型（全直），占总数 40.85%；Ⅳ型（上直下曲），占 24.81%；Ⅲ型（全曲），占 13.03%。发病以 51 ~ 85 岁为主。

颈腰曲的紊乱，都是脊柱运动力学上的改变。任何一个颈曲或腰曲的改变，轻者引起后关节（颈椎的钩椎关节）紊乱，刺激神经，引起疼痛，重者引起相应附着肌肉的力不平衡，导致关节错缝，椎体旋转、倾斜，椎间盘内压力变化，继发椎间盘突出。由于后关节紊乱、椎间盘突出，导致椎间孔变窄，从而引起一系列的临床症状。有人认为颈腰曲紊乱的主要原因是椎间盘突出或椎间盘退化引起。就颈曲而言，笔者研究发现，占 87% 之颈曲紊乱是胸椎侧弯引起的。由于脊柱是一个整体，相互之间的力学改变均可并发相应的曲度改变。总而言之，颈腰曲的改变，是颈腰椎慢性疾病的病理改变，也是临床上重要的客观影像学指征。

颈腰曲改变的同时，其相应附着肌肉的张力发生改变，随着肌力的传导，其他椎体位置、关节的对应性也将改变。因此，详细观察颈腰曲的改变类型，对诊断、治疗颈腰椎病有很重要的意义。

四、结果

450 例颈曲改变分型与年龄分布

分型	17 ~ 35 岁	36 ~ 50 岁	51 ~ 78 岁	合计	占总数(%)
颈前曲Ⅰ型（前曲重）	3（30.00）	6（60.00）	1（10.00）	10	2.23
颈前曲Ⅱ型（上曲下正）	9（37.50）	7（29.16）	8（33.33）	24	5.35
颈前曲Ⅲ型（上正下曲）	－	1（50.00）	1（50.00）	2	0.44

续表

分型	17~35 岁	36~50 岁	51~78 岁	合计	占总数(%)
颈后弓Ⅰ型（全直）	56（22.40）	130（52.00）	64（25.60）	250	55.55
颈后弓Ⅱ型（全弓重）	13（39.39）	15（45.45）	5（15.15）	33	7.33
颈后弓Ⅲ型（全弓重）	1（33.33）	1（33.33）	1（33.33）	3	0.66
颈后弓Ⅳ型（上直下曲）	19（32.75）	24（41.37）	15（25.86）	58	12.95
颈后弓Ⅴ型（上弓下曲）	15（34.09）	21（47.72）	8（18.18）	44	9.82
颈后弓Ⅵ型（上弓下直）	-	3（60.00）	2（40.00）	5	1.11
颈后弓Ⅶ型（上曲下直）	-	2（66.66）	1（33.33）	3	0.66
颈后弓Ⅷ型（上曲下弓）	4（22.22）	8（44.44）	6（33.33）	18	4.01

注：括号内为该年龄组占该类型之百分比（%）。

399 例腰曲改变分型与年龄分布

分型	19~35 岁	36~50 岁	51~85 岁	合计	占总数（%）
Ⅰ型（全直）	52（31.90）	74（45.39）	37（22.69）	163	40.85
Ⅱ型（全弓）	11（36.66）	10（33.33）	9（30.00）	30	7.51
Ⅲ型（上弓下直）	17（40.47）	18（42.85）	7（16.66）	42	10.52
Ⅳ型（上弓下曲）	1（7.69）	6（46.15）	6（46.15）	13	3.25
Ⅴ型（上直下曲）	16（16.16）	52（52.52）	31（31.31）	99	24.81
Ⅵ型（全曲）	4（7.69）	13（25.00）	35（67.30）	52	13.03

注：括号内为该年龄组占该类型之百分比（%）。

1. 诊断意义

笔者曾提出将颈椎病按部位、椎曲改变分型，实际临床上也是如此，例如：颈椎全曲型、全弓型、上弓下曲型、上直下曲型多见于椎动脉型颈椎病；其中全曲型、上直下曲型以寰枢错缝为主；上曲下直型、上直下弓型多见于神经根型颈椎病；全弓型、上直下弓型在青壮年多见于椎动脉型颈椎病，在中老年多见于椎管狭窄症。

在腰曲的变异中，全直型、上弓下直型在年轻人多见于椎间盘突出症，老年人多见于椎管狭窄症；全曲型往往发生腰椎滑脱；全弓型在老年人多见于椎管狭窄症；上直下曲、上弓下曲多见于中老年人椎间盘卡压症或旋移型腰椎滑脱（又称假性滑脱）。

2. 治疗意义

中国整脊学治疗脊柱疾病的目标就是调整椎曲，椎曲恢复是临床治愈的重要客观依据。临床上不少的颈腰病仅仅是症状恢复，而椎曲无恢复者很容易复发。因此，根据颈腰曲各种类型的改变，找出其主要病变的几个椎体，从而分析它所附着的肌肉以及其相互椎体关系，通过调整肌力平衡，从而达到恢复椎曲的目的。从这个意义上说，

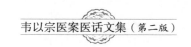

由于运动力学的关系，导致了椎曲的病理改变，所以通过运动力学的调整，达到恢复其椎曲，是整脊的主要疗法。

（《中医正骨》2005 年第 17 卷第 8 期 8 - 10 页，作者韦以宗、陈连勇、孙永章）

颈腰椎曲改变与脊柱伤病关系 11932 例调查报告

随着经济的快速发展，人们的工作、生活方式发生巨大变化，尤其是电脑、手机的普及带来方便的同时，也使得各种疾病的发病率逐年上升。脊源性疾病作为其中的重中之重日益受到重视。随着对脊源性疾病研究的逐渐深入，认识逐渐加深，不管是生理学、病理学还是中国传统医学方面，已经取得了很大的进步，但仍有很多问题需要进一步深入研究。笔者团队通过对全国 8 家医院的患者基本情况调查、分析，记录发病个体的年龄、性别、疾病类型、脊柱曲度，力求证明脊源性疾病的发病特点及其与脊柱曲度的关系，寻找潜在的规律及特点，以期更好的服务临床，为临床诊疗提供数据参考，现报道如下。

一、材料与方法

1. 研究对象

从全国 13 家医院（深圳市中医院、广东省中医院、中山市中医院、北京光明骨伤医院、湖南湘潭市中西结合医院、浙江省台州市路桥医院、新疆呼图壁县中医院、新疆阜康市中医院、广西民族医院、广东潮州市中心医院、新疆轮台县人民医院、宁夏固原市中医院和广西骨伤医院）选取 2018 年 1 月至 6 月的半年内门诊、住院脊柱伤病患者共 15932 例，并按照《中医整脊常见病诊疗指南》中的诊断依据明确诊断后，筛选出 8 家医院（包括 5 家三级甲等医院：深圳市中医院、广东省中医院、中山市中医院、广西民族医院、新疆阜康市中医院；3 家二级甲等医院：北京光明骨伤医院、浙江省台州市路桥医院、新疆轮台县人民医院），共 11932 例患者，其中颈曲 5376 例（男性患者 2159 例，女性患者 3217 例），腰曲 6556 例（男性患者 2596 例，女性患者 3960 例）所有患者均已签署知情同意书。从病例的统计资料来看，无论是颈曲或腰曲的患者，女性的患病率均高于男性。

2. X 线照片条件

所选颈腰曲 X 线片均为常规站立位 X 线照片，即颈椎侧位，双肩自然下垂，两目平视，投照距离 1m，中心对第 4 颈椎的标准侧位；腰椎侧位取站立位，两手抱头，收腹挺胸，两目平视，投照距离 1m，中心对第 3 腰椎。

3. 颈腰椎曲分级

按照《中国整脊学》颈腰椎曲分级标准将颈腰椎曲分级。

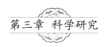

二、结果

1．颈腰椎曲级别情况

颈椎椎曲分级中，Ⅳ、Ⅴ占所有疾病人数一半52%，Ⅰ级最少只有4%。通过分析各级椎曲分布比例，颈椎曲度与脊柱伤病的关系呈正相关，即椎曲级别越高，其发病率也越高（表1、表2）。

腰椎椎曲分级中，Ⅲ级占所有疾病人数36%，Ⅰ级最少只有4%。通过分析其余各级椎曲分布比例，各级别所占比例基本相同。腰椎伤病比例中，Ⅲ级所占比例最大。

2．颈腰椎曲改变与年龄关系

通过分析颈椎发病的分布年龄，31～50岁占总人数49%，51～65岁占总人数33%，说明颈椎伤病的发病人群以中老患者为主，这可能与现代社会的工作方式及脊柱退变有关（表3、表4）。

通过分析腰椎发病的分布年龄，31～50岁占总人数49%，51～65岁占总人数26%，与颈曲相似，腰曲的发病率同样集中于中老人，占发病总人数的75%。从侧面印证了颈曲与腰曲两者相互影响，这就为我们上病治下及下病治上提供理论支持。

表1 颈椎椎曲分级统计表

级别	例数	比例（%）
Ⅰ	190	4
Ⅱ	840	16
Ⅲ－1	697	13
Ⅲ－2	876	16
Ⅳ	1428	27
Ⅴ－1	947	18
Ⅴ－2	398	7
合计	5376	100

表2 腰椎椎曲分级统计表

级别	例数	比例（%）
Ⅰ	277	4
Ⅱ	1387	21
Ⅲ－1	1243	19
Ⅲ－2	1147	17
Ⅳ	1383	21
Ⅴ－1	571	9
Ⅴ－2	548	8
合计	6556	100

表3 5376例颈曲患者各年龄段分布

级别	例数	比例（%）
3~18 岁	176	3
19~30 岁	431	8
31~50 岁	2622	49
51~65 岁	1794	33
66 岁以上	353	7

表4 6556例腰曲患者各年龄段分布

级别	例数	比例（%）
3~18 岁	235	4
19~30 岁	828	13
31~50 岁	3181	49
51~65 岁	1677	26
66 岁以上	635	10

表5 颈曲改变与颈椎伤病关系 （单位：例）

名称	I	II	III-1	III-2	IV	V-1	V-2	合计［例（%）］
颈椎椎曲异常综合征	–	331	803	449	678	437	156	2854 (53.1)
寰枢关节错位	102	155	59	85	88	47	40	576 (10.7)
钩椎关节紊乱症	73	151	97	–	–	–	–	321 (6.0)
颈椎管狭窄症	–	–	48	60	465	123	60	756 (14.1)
颈腰椎间盘病	–	–	–	114	120	102	2	338 (6.3)
急性颈椎间盘突出症	–	60	50	102	73	18	3	306 (5.7)
颈脊源性血压异常	–	45	26	38	37	40	12	198 (3.7)
急性斜颈	15	4	–	–	8	–	–	27 (0.5)
总例数	190	746	1083	848	1469	767	273	5376 (100.0)

表6 腰曲改变与腰椎伤病关系 （单位：例）

名称	I	II	III-1	III-2	IV	V-1	V-2	合计［例（%）］
腰椎间盘突出症	–	169	1033	827	231	106	64	2430 (37.1)
退变性腰椎管狭窄症	–	–	28	234	876	1003	86	2227 (34.0)
腰椎滑脱症	–	–	43	45	42	520	361	1011 (15.4)
腰骶后关节病	220	162	81	56	29	14	47	609 (9.3)
骶髂关节错缝症	48	53	10	7	9	–	–	127 (1.9)
骨质疏松脊椎并发症	–	–	2	71	23	14	3	113 (1.7)
脊源性髋膝痛	–	–	3	33	2	1	–	39 (0.6)
总例数	268	384	1200	1273	1212	1658	561	6556 (100.0)

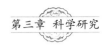

3. 颈曲改变与颈椎伤病关系

颈曲改变引起的各种颈椎伤病中颈椎椎曲异常综合征所占比例最高，达到患者总数53.1%。其他常见的颈椎伤病为颈椎管狭窄症、寰枢关节错位分别位列第二、第三。发病率最低的为急性斜颈，仅为0.5%。按照椎曲分别法，Ⅲ级、Ⅳ级所占比例超过50%。颈椎伤病中椎曲级别越高，其发病率越高，但是到Ⅴ以后发病率下降可能与患者自身适应或者神经感觉减退有关（表5）。

4. 腰曲改变与腰椎伤病关系

腰椎疾患中腰椎间盘突出症、退变性腰椎管狭窄症分别以37.1%、34.0%位列第一、第二位，两者发病率占总人数的71%，成为腰椎疾患的中的常见病、多发病。脊源性髋膝痛以0.6%排在最后。腰椎曲度的改变与腰椎疾患的发病率密切相关，椎曲退变越严重，疾病发生率越高，Ⅴ级的总人数高达2219例（表6）。

三、讨论

1. 腰曲、颈曲形成的力学原理

既往认为，人类腰曲、颈曲的出现是人类在300万年进化过程中遗传下来的。郭世绂认为："脊柱的曲度从前后看，成一直线，如从侧面看，则有四个曲度。是由于发育和生理上的需要而形成，曲度虽大小不同，但重力垂线应通过各段曲度交界处"。在胚胎晚期和新生儿，整个脊柱只有一个向后凸的曲度，当时头和膝相接近，呈虾米状，俟婴儿开始坐位时，头逐渐抬起，颈段脊柱就形成一个向前凸出的曲度，至9个月、10个月，婴儿练习行走时，髋关节开始伸直，由于髂腰肌将腰脊柱向前牵拉，就形成了腰段脊柱向前凸的曲度。笔者通过动态下在X线照片观察和动物实验，得到结论：是人体站立行走后由于腰大肌的牵拉作用形成了腰曲。腰曲出现后，脊柱轮廓为适应平行四边形结构的数学规律，在前后纵韧带应力作用下，逐步出现了颈曲，即是颈曲出现较腰曲为晚。从功能决定形态的观点来说，腰曲对颈曲有直接的力学关系。

2. 椎曲论的临床意义

（1）诊断的依据：颈曲、腰曲随功能发育，决定了其椎孔及相互组成的椎管、神经根孔的大小及方位；在颈椎而言，也决定了横突孔及所穿越之椎动脉在横突孔之间相互距离和曲度。脊髓、脊神经及颈椎椎动脉的分布，均受发育过程中形成的颈曲、腰曲的骨形态结构所决定其容量及方位。脊柱伸缩、屈仰、侧弯和旋转，均取决于颈腰曲组成的弧度、椎体关节突关节的关节距和关节孔的方位。脊柱为人体的中轴，颈腰曲的形成，也决定了躯体与脊柱相关组织的形态结构及与脊柱的相互关系。正常发育形成的颈腰曲，是正常生理功能所必须依赖的形态结构。此结构一旦紊乱，必影响到脊柱运动功能，影响到脊柱所内含之脊髓、脊神经及颈椎椎动脉与脊柱、脊神经相关联的组织功能。研究发现颈椎病颈曲改变与腰曲改变的关系，提示在临床诊疗中，一旦发现颈曲改变，应注意到腰曲的变化。反之亦然。避免漏诊或误诊。可以说，颈腰曲是脊柱的生理基础、病理基础，伤病诊断的依据。

（2）治疗的目标和疗效评定的标准：脊柱劳损病大部分是椎曲紊乱引起，因此，临床治疗以调曲为治疗的目标。椎曲恢复的程度也是脊柱的生理解剖关系恢复的程度，因椎曲紊乱造成的骨关节错位、脊髓神经的压迫或刺激，所附着的肌肉韧带力学失衡，也因椎曲的改善或恢复而得到相应的改善或恢复。中医整脊学的椎曲论将指导脊柱伤病的诊断和治疗。

（3）脊柱劳损病的预防意义：以上研究表明久坐是导致颈腰椎曲改变的主要原因。颈椎病目前发病率高，其致病原因虽多，但颈椎结构力学失衡始终是主要的病因病理。颈曲紊乱的颈椎病占83%并有胸椎旋转侧凸。胸椎的侧凸实际上是源自腰椎的侧弯。研究发现，久坐后腰曲弓形面积变小，同时并有椎体旋转；如果是变直，则出现旋转侧弯。腰椎侧弯，为维持中轴平衡，胸椎必然反向旋转侧凸，颈椎也与胸椎反向旋转侧凸而颈曲紊乱。可见，颈曲紊乱源自腰曲。长期久坐，腰曲变直、侧弯，导致颈曲紊乱。椎间盘不是突出就是退变，钩椎关节紊乱、椎间孔变窄、神经根受刺激；椎曲紊乱、椎体旋转、椎动脉痉挛或扭曲而供血不足，发生颈椎病。长期的椎曲变直，黄韧带从皱褶到增厚，椎间盘突入椎管，最终导致椎管狭窄。

3. 脊柱伤病发病比例

在颈曲异常与伤病调查中，显示颈曲异常综合症占53%，颈椎管狭窄症占14%，其次是寰枢关节错位占11%。在腰曲异常与伤病关系中，腰椎间盘突出症占37%，退变性腰椎管狭窄症占34%，其次是腰椎滑脱症占15%。这将加大临床诊疗的研究力度。

4. 年龄与椎曲的关系

在年龄组调查发现，7~18岁颈曲改变Ⅲ~Ⅴ级者占该年龄组颈曲改变的64%，腰曲改变Ⅲ－Ⅴ级占该年龄组的57%。在66~75岁颈曲改变Ⅲ~Ⅴ级者占该年龄组的80%，腰曲改变Ⅲ~Ⅴ级者占该年龄组的85%。可见，颈腰病已趋低龄化，同时对老年人脊柱健康应引起高度重视。

5. 椎曲是治疗脊源性疾病的核心

多项研究表明，颈腰椎曲的改变与脊柱伤病关系呈正相关，已引起学术界的高度关注。人类颈腰椎曲的形成是人类脊柱后天自然系统的重要组成部分，是人类站立行走后于四足哺乳动物特有的脊柱弯曲，是中医整脊学术的核心理论。"生命根源在脊梁，颈腰椎曲应康强"，不言而喻，维护正常的颈腰椎曲是健康的保证。

（《中华中医药杂志》2020年4月第35卷第4期2023—2026页

作者郑晓斌、林远方、陈世忠、吴树旭、应有荣、王云江、李明亮、

李伟森、王秀光、苏健、肖镇泓

指导韦以宗）

腰大肌作用与腰曲关系的动态下X线片研究

人类脊柱在刚出生时与四足动物脊柱一样，是没有腰曲和颈曲的。笔者曾研究腰

曲、颈曲的形成，是儿童在站立行走后的发育过程中逐渐形成的，并按数学几何规则，构成脊柱轮廓平行四边形应力平衡。众所周知，骨骼的形成及相互关系的变化，是随着运动力学的机能需要而改变。那么，是什么肌肉应力作用形成腰椎向前的弯曲呢？附着于腰椎的所有肌肉韧带，解剖学已论述甚详，对腰大肌的起止点也有详细的记载，但讨论其作用甚少。为此，笔者通过观察动态下腰椎运动的 X 线片表现，探讨分析影响相关腰椎运动的腰大肌的作用及腰曲形成的机理。

一、实验方法

由志愿参加实验的 17～25 岁青春期健康男女 28 人，分别做如下动态下 X 线照片观察——站立位和端坐 1 小时后 X 线片改变观察。

1. X 线照片体位及照片方法

腰椎侧位取左侧位，保持身体直立，两眼向前平视，双手抱头：焦－片距离为 120cm，分别按以下的姿势投照。

站立位：双下肢立正下投照（下表的"站位"）。

端坐位：上身保持直立的姿势，端坐椅上与躯干成 90°左右，膝关节屈曲 90°，端坐 1 小时后投照（下表的"坐位"）。

跨步位：所有受试青年，先做在站立位下照腰椎正、侧位片（图 3、图 6），然后，站立位跨步（八字步，前后足距离 1m）运动，保持躯干挺直，分别照左跨步（指左足在前）下腰椎正侧位片；右跨步（指右足在前）下腰椎正侧位片。

2. X 线片测量方法

站位：取站位投照的 X 线侧位片，以 12 胸椎下缘 A 点作一垂线到达第 1 骶椎前缘的 B 点、AB 线，为测量站位下腰椎的高度（图 1）。

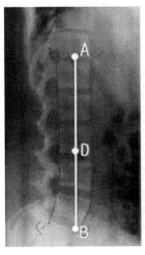

图 1　站立侧位片及测量线

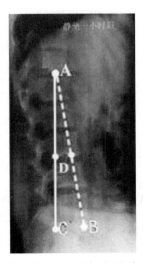

图 2　坐位（坐 1 小时后）侧位片及测量线

坐位后：沿 12 胸椎的下缘 A 点向下作垂线与 B 点的延伸线成直角，即连接原来的 B 点（第 1 骶椎的前缘）向后延伸和 A 线成直角为 C 点；此线（AC 线）为坐位后的腰椎高度（图 2）。AB 线和 AC 线作为站位和坐位后腰椎高度的对比线。

为观察上段腰椎的伸缩度，也从 12 胸椎下缘中点的 A 点与第 3 腰椎下缘的中点 D 点作 AD 线，为测量站位和坐位后 12 胸椎到腰 3 的距离（图 1）。

二、结果

经统计学处理，28 例青年站位、坐位 1 小时后腰椎高度变化（表 1），即坐前 AB 线较坐后 AC 线缩短（1.2 ± 0.2）cm，AG 线坐前、后缩短（0.7 ± 0.08）cm。

其中，男性坐前的 AB 线较坐后 AC 线缩短（1.13 ± 0.2）cm，AG 线改变平均数为（0.69 ± 0.08）cm；女性坐前 AB 线较坐后 AC 线缩短（1.26 ± 0.2）cm，AD 线改变平均数为（0.73 ± 0.08）cm。

跨步位 X 线片观察结果：左跨步和右跨步 X 线侧位片腰曲均较原站立位的腰曲加大（图 4、图 5）。而正位片左跨步下，上段腰椎向左旋转，向右侧弯（图 7）；右跨步下，上段腰椎向右旋转，向左侧弯（图 8）。

表1　站位、坐位 1 小时后腰椎高度变化　　　　　　（单位：cm）

	AB、AC 线（胸12～骶1）	AD 线（胸12～腰3）
站位	20.7 ± 2.6（18.1，23.3）①	11.6 ± 1.8（9.7，13.4）
坐位 1 小时后	19.5 ± 4.9（14.6，24.4）②	11.1 ± 1.9（9.2，12.9）
缩短	1.2 ± 0.2（1.0，1.4）	0.7 ± 0.08（0.6，0.7）

注：①指 AB 线高度，②指 AC 线高度。

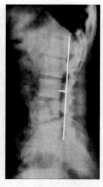

图3　男，20 岁，站立位腰椎 X 线侧位片
（图中白线为弓顶测量线，注意腰 3
的弓顶距约为 1cm）

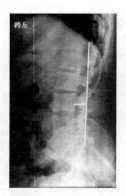

图4　同一人，站立左跨步腰椎 X 线侧位片，
显示椎曲加大，腰 3 弓顶距离约 1.5cm

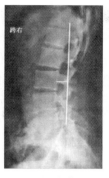

图5 同一人，站立右跨步腰椎 X 线侧位片，显示椎曲加大，腰 3 弓顶距离约 1.5cm

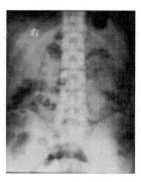

图6 站立位腰椎 X 线正位片（男性，20 岁）

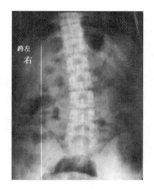

图7 站立左跨步腰椎 X 线正位片（同一人，显示椎体向左旋转，上段腰椎向右侧弯）

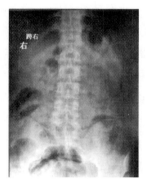

图8 站立右跨步腰椎 X 线正位片（同一人，显示椎体向右旋转，上段腰椎向左侧弯）

三、讨论

1. 关于腰椎的伸缩功能

几乎所有的文献报道，对脊柱的运动功能都一致认为是 6 个自由度，即屈曲、拉伸、左右侧弯、左右旋转。对于脊柱的伸缩运动有学者指出，青春期脊柱在平躺一夜后，由于脊柱没有轴向的压力，椎间盘舒张水分增加，而厚度增加，脊柱的长度也同时增加；然而，起床站立运动后，由于脊柱承受了身体的轴向压力，椎间盘收缩、脊柱变短，有 1～2cm 的差异。本实验证明，腰椎在站立位和坐位的高度也有变化，特别是在端坐 1 小时后，青年人的腰椎平均收缩为 1.2cm。这说明了腰椎存在伸缩运动，此伸缩活动来自附着于腰椎周围肌肉的运动。

站立下腰背的竖脊肌为了承受上半身的载荷处于张力状态。由于人类的腰椎是向前弯曲的，如果仅仅是腰背部肌肉的支撑力，没有附着于腰椎前缘的支撑力，那么腰椎是不能维持其正常曲度的。因此，站立位的腰椎支撑力包括了起于第 12 胸椎，并附着于腰椎前缘坚强的腰大肌的支撑力。此肌力与背部的竖脊肌相互拮抗，维持腰椎的稳定。

实验表明，坐位下整体腰椎会出现短缩，是因为坐位时髋关节屈曲，附着于股骨小转子的腰大肌随着髋关节的屈曲而松弛。腰椎失去了前缘的支撑力，在上半身的载荷下椎间盘压缩，椎间隙变窄。本实验显示，此收缩活动于上段腰椎更为明显。而变窄的椎间隙是以前缘为主。因此几乎所有的首试者坐位后的椎曲都较站立位变小。

腰曲的形成确定于椎间隙的距离，前宽后窄的椎间隙则整体腰椎向前弯曲。本实验表明，腰椎椎间隙出现前宽后窄，主要是由于起于腰椎前缘，附着于股骨小转子的腰大肌的牵拉作用。

K. Burton 在研究腰曲的屈曲在伸展范围中就已发现，腰曲屈伸的活动度与年龄、性别有关；上段腰椎的活动范围大于下段腰椎，上腰段为 37°左右，而下腰段为 16°左右。本实验也证明了站位和坐位的伸缩功能，女性大于男性，其主要表现在 AG 线即上段腰椎。其伸缩活动范围占整个腰椎伸缩的 60%。

2. 腰大肌运动与腰曲关系

站立跨步的实验，当左下肢向前，右下肢在后时，起于左侧腰椎横突前缘的腰大肌张力牵拉，出现椎体向左旋转；而右下肢处站立位，腰大肌处固定状况，因而出现上段腰椎向右侧弯。同理，右下肢向前，椎体也向右旋转，上段腰椎向左侧弯。而所有向前跨步的腰曲均较原站立位加大，表明下肢运动带动腰大肌对腰椎向前的牵拉。腰大肌在下肢运动作用下（向前的牵拉力），从儿童期站立行走开始，随着发育期纤维环和椎间盘的弹性和可塑性，逐渐将腰椎相互间的椎间隙拉开，最终形成腰椎椎间隙前宽后窄的生理弯曲。

3. 临床意义

（1）人类腰椎在青春期不仅卧位和站立有伸缩运动，站立和坐位同样具有伸缩运动，其运动力主要是腰大肌，竖脊肌起到协同作用。在肌肉收缩舒张作用下，带动椎间盘的收缩舒张，而完成腰椎整体的伸缩运动。

（2）临床医生可以观察到，同一患者，其站立位和侧卧位的腰椎侧位 X 线片椎曲不一致，前者大于后者。孔德奇等观察 43 例正常人和 16 例腰椎滑脱的病人，莫新发等观察 49 例腰椎滑脱病人，分别行站立位、侧卧位等体位做 X 线照片，结果均显示 Cobb 角站立位较侧卧位大。他们研究目的是：提出不同体位照片诊断腰椎滑脱的准确性。但这一发现，也说明了站立位下，为适应身体载荷，下肢伸直带动腰大肌张力，因而腰曲大；而侧卧情况下投照 X 线片，下肢无承载身体重力的情况下，腰大肌也处于松弛状况，其腰曲较站立位小。

（3）人类腰曲的形成，主要是出生后 1 周岁开始站立行走后，腰大肌向前的牵拉运动力。腰大肌对腰椎不仅有支撑载荷的作用，更主要的是运动腰椎造成和维持腰曲的主要肌力。因此，临床上可通过调动腰大肌的肌力来调整腰曲和腰椎的侧弯。

（《中国临床解剖学杂志》2005 年第 23 卷第 6 期 579－582 页，作者韦以宗、孙永章、韦春德、韦云锋）

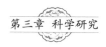

腰大肌作用与腰曲关系的动物实验研究

一、实验材料

选用健康成年家兔 3 只，体重 2.8 ~ 3.2kg，并逐一作标记为 A 兔、B 兔、C 兔，X 线照片设备。

二、实验方法和结果

氯胺酮麻醉下测量其腰部正常位、后伸位及切断腰大肌、竖脊肌前后腰曲的 X 线改变。

1. 家兔腰大肌的解剖位置及与腰椎运动的观察

选 A 兔在全麻下沿正中线切开腹部，充分暴露腰大肌，可见其分左右两侧，分别起自各腰椎体前面及横突前缘，沿腰椎走向，止于股骨小转子（图 1），屈伸双后肢髋关节可见双侧腰大肌被动紧张收缩，并测量其长度为：屈 5.5cm，伸 6.5cm。

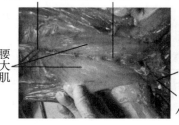

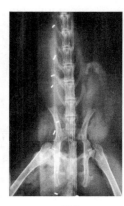

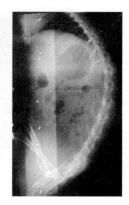

图 1　　　　　　　　图 2　　　　　　　　图 3

选 B 兔在氯胺酮麻醉下投照腰部正常姿势正、侧位 X 线片。正位示 B 兔脊柱腰椎椎体 7 个，无左右侧凸；测量侧位片 L_4 弓顶距为 - 1.3cm，各椎间隙前后等宽（图 2、图 3）。然后，伸直后肢摄腰椎的正侧位 X 线片，正位示无侧凸，侧位示 L_4 弓顶距为 0.5cm，椎间隙前宽后窄，其中以 $L_{4、5}$、$L_{5、6}$、$L_{6、7}$ 为主（图 4、图 5）。

切断 B 兔左侧腰大肌，后伸后肢，摄正侧位 X 线片，正位片见腰椎轻度右侧凸（L_3 左 3°，右 5°），侧位片示 L_4 弓顶距为 0.5cm（图 6、图 7）。

切断 B 兔双侧腰大肌，后伸后肢测量其正侧位 X 线片示正位无侧凸，侧位片 L_4 弓顶距离为 0cm（图 8 ~ 图 10，表 1、表 2）。

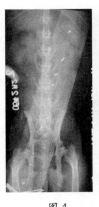 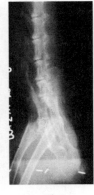 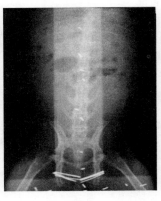 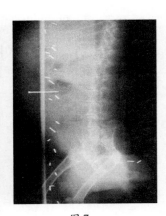

图4　　　　　　　图5　　　　　　　　图6　　　　　　　　　图7

左侧腰大肌
（切断后）

第三腰椎
体前沿

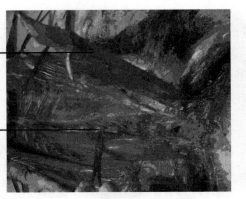 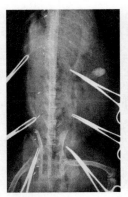 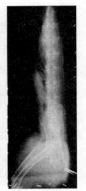

图8　　　　　　　　　　　图9　　　　　图10

表1　A 兔正常位、后伸后肢位的 X 线正侧位改变

体位情况	X 线侧位腰 4 号顶距离（cm）	X 线正位片
正常情况下	−1.1	无侧凸
后伸位（后肢伸直）	0.4	无侧凸

表2　B 兔正常位、后伸后肢位以及后伸位一侧、双侧腰大肌切断后 X 线正侧位改变

体位情况	X 线侧位腰 4 号顶距离（cm）	X 线正位侧凸
正常情况下	−1.3	无
后伸位（后肢伸直）	0.5	无
左侧腰大肌切断后	0.5	右侧凸（腰 3 左 3°，右 5°）
双侧腰大肌切断后	0	无

2．竖脊肌对腰曲作用测试

在氯胺酮麻醉下，投照 C 兔正常姿势的正侧位 X 线片。正位 X 线片示：脊椎腰椎椎体 7 个，无左右侧凸；测量侧位 X 线片 L_4 号顶距离为 −1.4cm（图11）。伸直双后

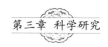

肢测量其正侧位片，正位片示无侧凸，侧位片示 L_4 弓顶距离为 0.6cm。

　　沿兔后正中线切开背部，充分暴露竖脊肌，切断双侧竖脊肌后，后伸后肢，投照 X 线片，正位示腰椎无侧凸，侧位片示腰曲 L_4 弓顶距为 0.6cm（图 12、图 13、表 3）。

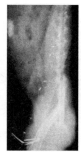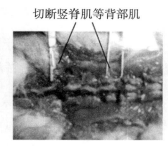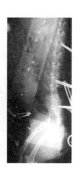

切断竖脊肌等背部肌

图 11　　　　　　　　图 12　　　　　　　　图 13

表 3　C 兔正常位、后伸后肢位以及其切断竖脊肌后伸后肢位的 X 线正侧位改变

体位情况	X 线侧位腰 4 弓顶距离（cm）	X 线正位侧凸
正常情况下	－ 1.4	无
后伸位（后肢伸直）	0.6	无
双侧竖脊肌切除后后伸位	0.6	无

三、结论

　　1. 家兔腰椎 7 个，其腰大肌起止点与人体的腰大肌起止点相似。

　　2. 家兔似所有四足动物一样，正常体位下，腰椎无向前的曲度，而是沿胸椎曲度一起向后延伸至骶椎。腰大肌在腰椎主要是支撑脊柱，并随后肢的前后运动带动腰椎。

　　3. 将家兔后肢模拟人类站立，将后肢向后伸直，则腰椎侧位 X 线片明显出现向前的弯曲，并且各椎体间椎间隙出现前宽后窄。此时腰大肌长度增加，张力增高。如切断一侧腰大肌，后伸后肢，也可出现腰曲，正位 X 线片可见向保留腰大肌一侧侧凸。

　　4. 将家兔腰背部的竖脊肌切除后，后伸后肢，同样出现腰曲，说明后伸后肢产生的腰曲主要是腰大肌的作用。

（《中华中医药杂志》2005 年第 20 卷增刊 212 - 214 页，

作者韦以宗、韦春德、韦云锋、高尚、韦育辉）

《中国整脊学》前言

　　随着坐姿劳动的人群越来越多，颈腰伤病发病率在不断地攀升。为探索不加重损伤而又能合理解决脊柱力学问题的治疗方法，我想起在 20 世纪 70 年代末和尚天裕、顾云伍老师一起研究脊椎骨折时，曾对清代的"攀索叠砖法"进行过动物（猴子）实验，证明其复位原理的科学性。看来，有必要再次温习祖国传统医学整脊学的历史经验，从祖先 2000 多年的实践中悟出一些真理。因此，尝试运用传统医学的思维模式，以整体思考代替片断思考，以系统思考代替机械思考，以动态思考代替静止思考，结合脊柱的形态解剖学、运动力学和生物力学的科学理论，从研究脊柱的运动力学作为切入点，探索脊柱伤病的客观规律。

一、用有机论思维研究脊柱运动力学，提出脊柱四维弯曲体圆运动规律

英国著名科学史家李约瑟在他的巨著《中国科学技术史》中写道："当希腊人和印度人很早就仔细地考虑形式逻辑的时候，中国人一直倾向于发展辨证逻辑。与此相应，在希腊人和印度人发展机械原子论的时候，中国人则发展了有机宇宙的哲学。"

所谓有机宇宙哲学，集中反映在《周易》的"天人合一"的有机宇宙整体观。西方的形式逻辑思维是倾向于从质料中发现实在，而中国传统有机论思维强调从关系中发现实在。

1982 年 Dubousset 提出脊柱的三维畸形概念，设计纠正脊柱侧凸矫正器。后来的学者研究脊柱力学运用物理学的三维空间理论，试图阐释脊柱的运动力学，将脊柱的运动以三维空间六大自由活动类型（即屈曲、拉伸、左右旋转、左右侧屈）加以解释。而这一理论，已有学者指出是机械工程学概念。1999 年 Praybylski、Welch 和 Jacobs 等，认为是"忽略了产生运动的力"，"脊柱轮廓还有影响其稳定的边缘性区域"。美国著名功能解剖学家 Liansay，在论述脊柱力学时就不引述三维空间理论，而是将脊柱比喻为"四根绳子拉紧的塔"（Four guy Wires erect this tower）。中国学者董福慧在研究脊柱运动力学时，也认为三维空间的六大自由度是刚体运动，不涉及产生运动的动力。实际上，脊柱侧凸的三维矫形器是静态的、机械的，对运动不大、相对静态的胸椎侧凸，起到良好的矫正作用。而脊柱运动中的弯曲，例如颈腰椎的侧凸，则丧失其矫正效力。可见，三维空间理论未能完全反映脊柱的运动力学问题。

那么，如何才能正确反映脊柱的运动力学呢？"影响脊柱稳定的边缘性区域"何在？颈曲、腰曲的紊乱、侧凸，显然是运动力学问题，而如何解决西方形式逻辑思维未解决的这一问题呢？

中国传统有机论思维的宇宙运动观，也即《周易》宇宙运动观，认为宇宙运动基本规律是"圆"的规律。《周易》圆理论精辟地概括了这一运动规律。四象、八卦、太极图都是圆运动的高度浓缩。《黄帝内经》是受《周易》的理论指导的。它对人体的认识，无论是四时、四气、营卫气血、升降浮沉、经络流注，都是周而复始的圆运动。明·张景岳《类经附翼》："所谓二分为四者，两仪生四象也。谓动之始则阳生，动之极则阴生；静之始则柔生，静之极则刚生。太少阴阳，为天四象；太少刚柔，为

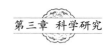

地四体；耳目口鼻以应天，血气骨肉以应地。""以动静言之，则阳主乎动，阴主乎静。""以升降言之，则阳主乎升，阴主乎降；升者阳之生，降者阴之死。""死生之机，升降而已。""以神机言之，则存乎中者神也，发而中者机也。""以屈伸言之，如寒往则暑来，昼往则夜来……"可见，两仪即阴阳即动静。动静必有升降，"死生之机，升降而已"。脊柱运动若用三维空间理论解释，其升降运动只是在屈、仰中体现，这与脊柱客观运动不符。

4 世纪，三国时代的医家吕广在注解《难经》二难时，将脊椎 24 节标以八卦分布，寓意人体运动规律是按《周易》一元生两极，两极生四象，四象生八卦，八卦生万物，周而复始的圆运动规律的。

吕广的人体八卦，代表了中国传统医学的人体运动观。为了论证脊柱圆运动的规律，笔者按吕广的启示，尝试从"关系中找到实在"。功能与形态是统一的，那么，要论证脊柱圆运动的规律——即脊柱的功能，在形态结构上必须有"实在"的资质。

我们且不讨论时空的四维空间，用中文"维系"含义的四维（四象）观察脊柱形态结构，则四维结构比比皆是。例如：我们从脊柱侧面观：有颈曲、胸曲、腰曲和骶曲，是维绕中轴线的四维弯曲组合；从冠状面则有颅椎枢纽、颈胸枢纽、胸腰枢纽和腰骶枢纽的四个枢纽关节，围绕轴心线相互调节。在运动力学的动力来看，颈椎前缘左右各一组的前中后斜角肌，起于横突（左右）前缘，止于两侧一二肋骨面；后面左右各一组的肩胛提肌和斜方肌起于横突后缘而止于肩胛骨及肩峰。在腰椎，前面左右各一的腰大肌，起于第 12 胸椎及所有腰椎横突前缘，止于股骨小转子；背后是竖脊肌，起于胸腰椎的所有横突后缘，止于髂嵴。这前后左右各一，四组肌肉的运动力，维系着轴心产生伸缩、前屈、后仰、左右侧凸和轴向旋转八大活动度。

脊柱的运动是"动之始则阳生，动之极则阴生；静之始则柔生，静之极则刚生"的。从椎曲而言，骶曲增大，腰曲必缩小，而胸曲增大，颈曲变小；从冠状面而言，骶椎向右倾斜，腰椎必向左侧凸，至胸腰枢纽至胸椎必向右侧凸，至颈胸枢纽以上颈椎必向左侧倾斜，如此围绕轴心的圆平衡。

脊柱骨性运动的方向力，源自附着于脊椎的四维肌肉结构的动力。

为了证实脊柱的升降运动，笔者通过对 28 名青年站立位和端坐位 1 小时后之椎体动态观察，结果是：青年人在端坐 1 小时后腰椎整体下降 1.2cm。同时，颈椎在平躺位和站立位，也有约 1cm 左右的伸缩，从而证明脊柱运动是八个活动度，即纵轴向伸缩，矢状面的屈仰、冠状面的侧屈、横轴面的旋转。从质料研究解释了关系，说明了脊柱形态结构也是按周而复始的圆运动规律形成的。据此，我们在临床上调整椎曲可根据其相互关系而上病治下：整骨盆（骶曲）以调腰曲，整腰曲以调胸曲，整胸曲以调颈曲，因此，颈椎椎曲紊乱、侧凸、反弓也就迎刃而解。我们通过 2000 例临床实践，提出颈椎病的治愈以恢复颈曲为主要客观指标。腰椎椎曲紊乱、侧凸，传统的骨盆牵引或旋转、斜扳，主要是调动腰背的竖脊肌，忽略了椎体前缘的腰大肌作用力，忽略了脊柱运动力学的四维结构，所以未能解决。我们采取四维牵引法，充分调动腰大肌和竖脊肌对脊柱的轴心作用力，从 269 例腰椎侧凸病例中，取得 94% 的椎曲侧凸恢复率，合理解决了手术疗法和既往的牵引手法未能解决的脊柱力学平衡问题。

有机思维，让我们重新认识脊柱的运动力学规律，脊柱圆运动的规律，指导我们以整体观解决相互关系的治疗方法，去解决质料（形态结构）的运动力学的实在。

二、用系统思维研究脊柱功能解剖学，提出椎曲论

中医用阴阳五行学说解释人体形态生理病理，是朴素的系统论的同构类比法。天、地、人同参，"与时相应"，通过自然界认识人体，通过人体的外表认识内在结构，通过人体的功能、病态认识内部组织的相互关系及功能，是中国传统医学的人体生命观。这种系统思维的生命观，是立足于天人相应的生化观和功能与结构统一的观点，是朴素的功能解剖观。

现代功能解剖学的兴起是在 20 世纪 80 年代，但至今对脊柱的功能解剖学尚乏深入研究。而 2000 多年来，中国传统医学对脊柱的认识，是以其"人之合乎天道也"，"与时相应"，"是故内有阴阳，外亦有阴阳"的系统思维方法解释的。对脊柱的伤病，是用整体调整的方法治疗的。为进一步阐明这些观点方法的科学性，我们尝试结合现代发生解剖学和微细解剖学，用进化的观点，整体与局部统一的观点，功能与形态统一的观点，研究脊柱的功能解剖。结果发现：无论是从达尔文进化论或用系统论的同构类比法，人类的脊柱与四足脊椎动物的脊柱有共同之处，也即人类从胚胎到新生儿至站立行走之前，脊柱的大体形态结构与四足脊椎动物同是颈椎、胸椎和腰椎、骶椎在一个弯曲上。人类在站立行走后的发育过程中才逐渐形成腰曲和颈曲。脊柱在形成颈曲和腰曲同时，脊椎骨为顺应地心吸力的纵轴应力，逐渐形成上小下大的塔形结构；椎体的骨骺软骨环也由于椎曲形成，行走跳跃的振荡效应力，而逐渐出现前宽后窄。骨骺软骨环是椎间盘纤维环附着点，所以，围绕髓核的纤维环在椎曲部位也是前厚后薄。

另一方面，髓核是脊索细胞分裂，自胚胎第 3 周体节形成后，逐渐随椎骨之间形成椎间隙出现，髓核即稳定发育于椎间隙中间位置。这个位置稳定到出生后至 1 周岁站立之前。当人体站立行走，颈、腰椎曲的出现，髓核在脊椎椎间隙的位置随椎曲应力发生位移，即逐渐移至椎间隙的前缘。髓核随椎曲位移后，在椎间隙内形成空间。此空间吸收大量的水分。因此，髓核在 1 周岁后至青春期，在椎间隙内形成液状载体

的运动——随颈腰的后伸、前屈和左右侧屈而前后左右滑动。从而,从动态说明了椎间盘髓核为何是多发生于颈曲段和腰曲段的内动力生理病理基础。

椎曲的形成是在 1 岁到 25 岁的成长发育过程中形成的。因此,椎曲决定了椎管的大小、神经根孔的大小、方位以及颈椎椎动脉的走向。椎曲也决定了脊柱的八大活动度。特别是旋转度,受椎曲影响最明显。椎曲一旦发生变异,椎体及关节突关节必然产生位移。如此带动椎间盘纤维环的扭曲或撕裂,椎间盘突出,神经根、椎动脉受损,严重的椎管狭窄压迫脊髓。因此,椎曲改变是脊柱所有伤病的病理基础。临床上,几乎所有脊柱伤病均出现椎曲的紊乱。观察椎曲已成为临床诊断的客观指标。在治疗上,如果能调整椎曲恢复,症状、体征随之消失,而且,复发率也低。可见,颈曲和腰曲是人体站立行走后为适应中轴平衡(脊柱对内脏的承载力)的功能需要而出现的。随着生长发育逐渐形成颈曲和腰曲,决定了脊柱的运动功能,决定了所内含的脊髓、神经根、颈椎动脉正常的序列,以及椎间隙内之椎间盘正常的定位。椎曲一旦发生改变,脊柱即出现功能障碍,上述组织将相继受损而出现症状。颈腰椎曲既是生理的表现,也是病理的基础,诊断的依据和治疗目的。唯椎曲论,明确了中国整脊学的治疗原则是以调曲为主。椎曲论的发现和应用,使整脊临床产生质的变化,一改既往对颈腰痛作对症治疗的现象,进而为审因论治,整体提高了整脊临床的诊断水平和治疗效果。

三、用整体思维研究整脊法机制,提出圆筒枢纽学说和脊柱轮廓平行四边形平衡理论

整体观与系统思维都是有机论思维方法,是中医的基本理论方法。人体是一统一整体,"内有阴阳,外亦有阴阳"。在此思维指导下,中医传统的整脊技术,并没有从局部的形态解剖、局部的组织进行,而是利用脊柱整体的"体相"。所谓"故必素知体相,识其部位,一旦临证,机触于外,巧生于内,手随心转,法从手出。拽之离而复合,或推之就而复位"。综观传统的整脊手法,除一般推拿按摩之外,其余牵引、旋转、侧扳、悬吊、过伸、屈曲,均是通过观察"体相",利用头颅、胸廓、骨盆作为力的启动点施法的。也就是从整体调整局部,从外部调整内部。因此,要深入研究整脊手法的科学原理,也必须遵循传统的整体思维方法,按照"有诸内,必形诸外"的思维。人体椭圆形的脊柱,躯体也是椭圆形,用体相概念将头颅、胸廓、骨盆喻为三个"圆筒",传统整脊法牵、旋、扳均通过此三大圆筒作用于脊柱的小圆筒的。在大圆筒带动小圆筒过程中,必有一关节起传导力量的作用。为此,利用现代解剖学和生物力学,论证了颅椎枢纽关节、颈胸枢纽关节、胸腰枢纽关节和腰骶枢纽关节对相邻椎体的调控作用,从而运用此圆筒枢纽学说阐明了整脊手法的科学原理,为整脊手法的规范化提供了科学依据。

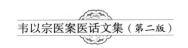

　　传统整脊还有上病下治、内病外治、背病腹治的方法。根据脊柱四个弯曲力作用线的方向，按照牛顿第三定律，脊柱的轮廓可按几何图形绘成平行四边形。而附着于脊柱轮廓的肌肉走向以及上小下大的胸廓，组成的四维力学组织，支持此平行四边形的数学规律。临床上腰曲增大，颈曲也随之增大；腰曲变直，颈曲也反弓；腰骶角紊乱，寰枢关节也错缝；以及腹肌、腹内压对腰椎的稳定性作用等，脊柱运动力学的客观规律，也是按平行四边形的数学规则调整的。脊柱轮廓四维结构对脊柱的稳定的重要性，也是脊柱伤病的病理依据。临床客观也是如此，脊柱不稳定产生病变，起因多为附着脊柱之肌肉韧带损伤。因此，对整脊提出"理筋""练功"为治疗原则，作为与调曲原则相辅相成的治疗大法。更主要的是，这一理论为上病下治、背痛腹治提供了科学依据。

四、科学互补方法论的整脊学

　　自然科学发展到今天，科学互补方法论已不是什么新课题。在医学科学的研究方面，例如：环境医学的研究、气象医学的研究以及20世纪80年代美国兴起功能解剖学研究，美国整脊学也提出"三元论"等。这些研究无不包含了有机论思维的整体观、系统论类比方法论的方法。

　　前述一圆（圆运动）、一说（圆筒枢纽学说）、二论（椎曲论和脊柱轮廓平行四维平衡理论），是运用传统有机论思维方法结合形式逻辑思维方法研究的现代科学成果（脊柱方面），尝试作为作者提出的整脊学的基本理论。这些理论既继承了传统医学的理论观点，并应用现代的医学的科学理论加以提高。

　　在这些理论指导下，系统发掘整理了历代的整脊经验。在此基础上提出了理筋、调曲、练功三大治疗原则，整脊手法、针灸、内外用药和练功四大无痛无创疗法的整脊治疗学。同时，用这些理论阐释了传统整脊法的科学原理，并结合临床经验教训明确其适应证、禁忌证。根据作者近5年来在"一圆一说两论"指导下，辨证应用上述整脊疗法，初步解决了脊柱伤病所致的颈曲、腰曲紊乱的脊柱力学问题，从3000余例各类颈腰伤病的临床诊疗中得到验证。

　　科学互补方法论，早就为科学史家所提倡。在系统深入研究了中国科学技术史后的李约瑟，他既看到了中国传统有机论思维方法的缺陷，也不否认其科学性及对科学的贡献。他在一篇题为《中国科学传统的贫困与成就》的论文中写道："当我们说近代科学只是在西欧文艺复兴时期的伽利略时代才发展起来的时候，我认为，我们指的是唯独在那里才发展出了近代科学结构的根本基础，比如把数学化了的假说应用于自然界、充分地理解和使用实验的方法、区分出首要和次要的属性以及系统性地积累公开发表的科学资料。"这就是说，肯定近代科学乃至现代科学具有源自西方的传统背景，但不认为西方传统是唯一的科学传统，不否认在历史上还存在着其

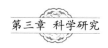

他的科学传统。

实践证明，从关系中去发现实在的有机论思维模式，并非是过时的。中国传统医学的人体生命观，是东方传统文化重要部分。尤其重要的是，在这种生命观指导下2000多年的医疗实践，是留给我们非常宝贵的临床经验。如何做到古为今用，这就需要我们按照传统医学的思维，科学地运用形式逻辑思维及可控实验方法发展起来的现代医学理论知识。这种运用方法，不是用现代医学知识去解释、去验证传统医学，而是按照传统医学揭示的"关系"，找出现代医学已研究出的"实在"，用"现象"找到"质料"。从而，科学地阐释传统医学的诊疗技术，使之上升到一个现代化、科学化的平台。这也是东西文化的相互认同，现代对古代的认同的研究过程。现展现给读者的中国整脊学，将不难看到既是传统的，也是现代的，是富于中国传统文化内涵的现代整脊学，也算是笔者运用科学互补方法论的尝试吧。

鉴于作者的客观条件，所有这些理论研究可能是粗糙的、初步的，也可能有错误的地方，有待有兴趣者进一步深入探讨。实践是检验真理的标准。如能按照这些理论观点指导，合理运用整脊法，把病人治愈了才是科学的、正确的。

本书的研究和编撰，首先感谢国家中医药管理局继续教育委员会和中华中医药学会，自2003年开始，将本书研究课题列为"国家级中医药继续教育项目"，在作者单位举办"全国整脊学高级研修班"。本书初稿即为研修班教材。经15期来自全国28个省市自治区和中国香港、台湾地区，以及美国、澳大利亚、马来西亚、德国共360多名中、西医师们一起共同研讨，使之不断完善；我国著名脊柱外科学家、中国工程院院士、兰州军区总医院骨科主任葛宝丰院士和中国工程院院士、全国人大常委、中国中医研究院名誉院长王永炎院士，对全书审核并给予指导和作序，国家中医药管理局副局长房书亭教授、北京市中医管理局谢阳谷局长和中华中医药学会李俊德秘书长对本书编著给予关怀和支持，人民卫生出版社对本书给予重视，使之能与读者见面，在此一并致以谢忱。

（《中国整脊学》，人民卫生出版社2006年出版，作者韦以宗）

破解久坐导致颈椎病之谜

1999年加拿大学者巴蒂（Batti）通过职业调查就曾提出非直立工作的久坐与椎间盘突出、退变有关。但美国学者荷考瑞兹（Herkowitz）等则认为"久坐病因论"尚欠实验证明。那么，久坐和颈椎病到底有没有关系，是怎样的关系呢？

1. 颈腰椎病如影随形

中医整脊学，是运用中医原创思维研究脊柱系统解剖生理、运动力学，用手法为主的中医技术调整脊柱骨关节，恢复或改善其力学平衡以防治脊柱劳损伤病的学科。

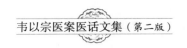

最近，我们对337例颈椎病患者进行腰椎X线片调查，结果发现：有颈曲改变的颈椎病，腰椎的曲度也发生改变。即便是那些没有任何腰部症状的颈椎病患者，只要颈曲弓形面积减小、消失（变直）或反弓，腰曲也减小、消失（变直）或反弓。这种改变在98.7%的患者中是同步的。同时这些颈椎病患者中97.3%是坐位劳动者。对颈曲变直、反弓的颈椎病同时合并腰椎病者，借助中医整脊学的治疗思路，我们采取上病下调——以调整腰曲为主的整脊法治疗，经系统观察135例严重的颈椎管狭窄并腰椎管狭窄症的颈腰综合征，临床治愈率达93.8%。

2. 坐位力学改变伤脊椎

进一步观察发现，腰椎结构力学、运动力学的改变，会影响颈椎的改变。在研究人类腰曲形成机理时，已发现腰大肌对腰曲形成和稳定起主要作用。当坐位时，由于髋关节屈曲，腰大肌张力减小，腰曲在竖脊肌的作用下，曲度逐渐减小到变直。为了观察腰曲改变对颈曲的影响，进一步对27名青春期男女青年志愿者进行X线拍片动态观察。结果发现，当端坐1小时后，腰曲弓形面积平均缩小53%，颈曲同时也缩小48%。当坐后站起照X线片，腰曲恢复，颈曲也同时恢复。

得出结论：人坐下后，髋关节屈曲，腰大肌松弛，腰曲受后缘竖脊肌牵拉而变直。在这个动态过程中，腰椎通过维系24节椎体的前、后纵韧带和棘间、棘上韧带的传导力，作用于颈椎，带动颈曲为维持中轴力线平衡而变化。长期久坐，腰曲变小，椎间盘向后膨出。

曾发现占83%的颈曲变异的颈椎病有胸椎向左侧凸。这次研究观察到，胸椎侧凸也是源自腰椎。当腰曲变直后，椎体向右旋转侧弯，胸椎为维持中轴力线平衡反向旋转，侧凸。而颈椎6、7节结构形态近似胸椎，因此上段胸椎向左旋转带动颈椎6、7同步旋转，而到第5颈椎则反向旋转，从而维持直立状态下的中轴力线。

3. 敏感颈椎最先显形

由于颈椎无论是椎体、椎间盘、椎管、椎间孔都比腰椎小一半，而且颈椎还有贯穿横突孔的椎动脉。因此，同样的改变更容易在颈椎产生症状，这就是往往只看到颈椎病而忽略了腰椎潜在病理改变的原因。因为颈曲改变很容易导致椎间孔改变，刺激颈神经、臂丛神经；椎曲变小，椎体旋转、倾斜，导致椎间盘突出、椎动脉痉挛、扭曲、供血不足，结果头晕、头痛、失眠、颈肩痛、上肢麻痹的症状随之出现。严重的，由于长期椎曲变直，多个椎间盘突出，椎体后缘的黄韧带张力性皱折、增生、肥厚，会形成"前后夹击"导致椎管狭窄症。

4. 锻炼腰肌保护颈椎

久坐引起颈、腰曲的变异，主要是起于所有腰椎的前缘，止于股骨小转子的腰大肌作用力减弱或不作为。谜团解开了，病因找到了。呼吁以坐姿劳动的人，应常站起来走走，恢复腰大肌的肌张力。实际工作需要无法站立，也应常伸伸腿或盘盘腿，活动腰大肌，避免长期松弛而挛缩，导致腰曲失去回弹力。避免久坐，常做跨步和扩胸运动，是预防颈椎病科学、有效的方法。

（《健康报》2007 年 3 月 5 日，作者韦以宗）

颈腰曲弓形面积测量法

——240 例正常颈腰曲弓形面积报告

观察颈、腰曲的变化，是诊断和治疗颈腰病的一个重要指标。为更好地观察颈腰曲的变化，为临床提供客观数据，作者采取弓形面积测量法，现将方法和结果报告如下：

一、材料和方法

1. 研究对象

在四家医院放射科随机抽样，无颈腰伤病，成年男女年龄在 18 ~ 60 岁之间，X 线片符合正常颈曲、腰曲者共 240 例，正常颈曲 126 例，正常腰曲 114 例。

2. X 线照片条件

所选正常颈腰曲 X 线片均为常规即颈椎侧位，双肩自然下垂，两目平视，投照距离 1m，中心对第 4 颈椎的标准侧位；腰椎侧位取站立位，两手抱头，收腹挺胸，两目平视，投照距离 1m，中心对第 3 腰椎。CRX 线 zoom（可变焦距）颈、腰椎均为 83%。

3. 测量方法

先按通用的颈曲（Borden 法）、腰曲（Seze 法）观测法，即取 X 线侧位标准投影照片：颈曲自寰椎棘突基底部（A 点）到第 7 颈椎后下缘（B 点）连线。正常此线中心点经第 4 ~ 5 颈椎之间（C 点）（图 1），腰曲自第 12 胸椎后下缘（A 点）到第 1 骶椎后上缘（B 点），正常此线中点在第 3 腰椎中间（C 点）（图 2）。

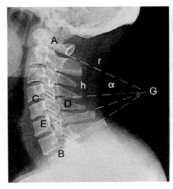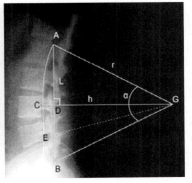

图 1　正常颈曲弓形面积测量图示　图 2　正常腰曲弓形面积测量图示

说明：图 1 颈曲 A 为寰椎棘突基底部下缘颈曲，B 为 C_7 后下缘。图 2 腰曲 A 为 T_{12} 后下缘，B 为腰曲 S_1 后上缘，r 为半径，α 为圆心角，L 为 AB 弦长，h 为圆心至 AB 的垂直距离。

C 点与 AB 线中点 D，作垂直延长线，此线与 AC 或 BC 线（图中虚线）中点 E 的垂直延长线与 CD 的延长线相交点 G，即为扇形圆心。

AG、BG 交角即为圆心角 α，DG 线为三角形的高 h，AG、BG 为圆的半径 r。

4. 计算法

测量 AG、BG、AB、DG 的长度，再测量 ∠AGB 角度 α，然后按照以下公式计算，即可测出弓形面积。

二、结果

240 例颈腰弓形面积平均值，其中颈曲为 14.10cm²，标准差 2.86cm²；腰曲为 32.36cm²，标准差 5.26cm²。在性别和年龄组分布见表1、表2。

表1 颈、腰曲弓形面积在性别的分布

性别	颈曲			腰曲		
	例数	均值 X̄（cm²）	标准 S（cm²）	例数	均值 X̄（cm²）	标准差 S（cm²）
男	72	14.58	2.68	54	32.83	4.60
女	54	12.90	2.24	60	28.39	5.78
总计	126	14.10	2.86	114	32.36	5.26

表2 各年龄组颈、腰曲弓形面积分布

部位	18~35 岁			36~50 岁			51~60 岁		
	例数	均值 X̄(cm²)	标准 S(cm²)	例数	均值 X̄(cm²)	标准 S(cm²)	例数	均值 X̄(cm²)	标准 S(cm²)
颈曲	48	14.33	2.78	54	13.68	2.46	24	13.75	2.72
腰曲	64	32.86	5.52	27	33.35	4.48	23	30.38	4.81

运算公式：$S = \dfrac{\pi r^2 \alpha}{360°} - \dfrac{1}{2}Lh$

具体计算法：

颈曲面积：

$$S = \frac{3.14 \times 15.8^2 \times 50°}{360°} - \frac{1}{2} \times 13.3 \times 14.35 = 13.44cm^2$$

腰曲面积：

$$S = \frac{3.14 \times 24.5^2 \times 50°}{360°} - \frac{1}{2} \times 20.2 \times 22.6 = 33.52\ cm^2$$

三、讨论

对颈曲的观察，已有较多作者对颈曲采取 C_2 和 C_7 下缘连线夹角测量法作为颈曲值，但各学派各不相同，有21°到34°的差异。对腰曲一般采用 Seze 测量，弓顶面积在

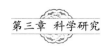

1.8～2.2cm（CRX 线片为 1.5～2cm）。但是，临床上颈曲和腰曲病理变化有上段变直下段弯曲、上段弯曲下段变直或全直甚至反弓的类型。在此情况下，夹角颈曲值和腰椎弓顶距离就失去观测价值。弓形面积测量法，较客观反映椎曲整体的形态、面积的改变。据 240 例观测，男性颈腰曲弓形面积均较女性大。经统计学处理，$P < 0.05$，而三个年龄组差别不大，$P > 0.05$，性别的差异与身高有关。在统计中，对有身高记录者进行了性别对比，结果发现大体一致。

椎曲的弓形面积测量法，本文仅作 X 线片的测量，此法如果应用到 MRI 的椎管弓形面积的测量，则可提供椎管容积的计算数据。

（《中国医药导报》2007 年第 4 卷第 14 期 16－17 页，
作者韦以宗、谭树生、安平、林廷章、王秀光、韦春德）

腰曲对颈曲影响的动态下 X 线片研究

中国传统医学有"厥头痛，项先痛，腰脊为应"（《灵枢·经脉》）的论述。现代临床颈腰综合征已十分常见，尤其是在颈曲紊乱类颈椎病患者中，多伴有腰椎的症状。为探讨颈椎病、颈腰综合征在脊柱运动力学病理变化的原因，了解颈曲与腰曲有否内在联系，作者对青春期青年男女站位和端坐 1 小时后，X 线照片观测其腰曲与颈曲的变化。现将研究方法和结果报道如下。

一、材料与方法

1. 研究对象

选择无颈、腰痛健康青年男女，志愿参加实验者 39 例。对所有志愿者均测量身高，检查颈、腰运动功能，并先行站立位照颈、腰椎侧位片。结果发现有 12 例颈腰功能严重受限，X 线侧位片颈曲或腰曲消失（变直或反弓），即退出实验。余下 27 例颈、腰活动功能基本正常，并在站立位照片颈腰曲存在曲度，选为本实验对象，完成受检实验过程。27 例中，女性 13 例，男性 14 例；年龄 18～24 岁；身高 156～180cm，平均167.52cm。

2. 研究方法

受检者在站立位下做颈椎、腰椎标准侧位 X 线照片，确认颈、腰曲存在曲度后，在摄照位置下坐下，坐姿为端坐椅上与躯干成 90°左右，双膝屈曲 90°，双髋关节屈曲90°，两手自然下垂，两目平视，原则上不能活动头颈和腰，1 小时后，在端坐状态下摄照颈椎、腰椎标准 X 线侧位片。两组照片作为对照统计片。

X 线照片条件：受检者所照颈腰曲 X 线片均为常规标准侧位片，即颈椎侧位、站立位和坐位均取双肩自然下垂，两目平视，投照距离 1m，中心对第 4 颈椎的标准侧位，

X 线片中下颌角平第 2 颈椎下沿（图 1）。腰椎侧位：站立位和端坐位均取两手抱头，收腹挺胸，两目平视，投照距离 1m，中心对第 3 腰椎。

测量方法：为了更准确观测颈腰曲的变化，对所有颈、腰曲 X 线片应用数学几何学弓形面积计算法。计算前，先将 X 线侧位片按如下方法画线。

（1）颈曲自寰椎棘突基底部（A 点）到第 7 颈椎后下缘（B 点）连线，正常此线中心点经第 4～5 颈椎之间（C 点）（图 1a）。部分照片颈曲变小也按此测量法。

（2）腰曲自第 12 胸椎后下缘（A 点）到第 1 骶椎后上缘（B 点），正常此线中点在第 3 腰椎中间（C 点）（图 1b）。部分照片腰曲变小也按此测量法。

（3）C 点与 AB 线中点 D，作垂直延长线，此线与 AC 或 BC 线（图中虚线）中点 E 的垂直延长线相交点为 G，即为扇形圆心。AG、BG 交角即为圆心角 α，DG 线为三角形的高 h，AG、BG 为圆的半径 r。

（4）计算法：测量 AG、BG、AB、DG 的长度，再测量∠AGB 角度 α，然后按照以下公式运算，即可测出弓形面积。

运算公式：

$$S = \frac{\pi r^2 \alpha}{360°} - \frac{1}{2}Lh$$

例如，颈曲面积：

$$S = \frac{3.14 \times 15.8^2 \times 50°}{360°} - \frac{1}{2} \times 13.3 \times 14.35 = 13.44 cm^2$$

腰曲面积：

$$S = \frac{3.14 \times 24.5^2 \times 50°}{360°} - \frac{1}{2} \times 20.2 \times 22.6 = 33.52 cm^2$$

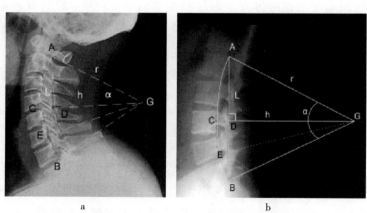

图 1　正常颈曲、腰曲弓形面积测量图示

图 1a：颈曲（A 点为寰椎棘突基底部下缘，B 点为 C_7 后下缘）。

图 1b：腰曲（A 点为 T_{12} 后下缘，B 点为 S_1 后上缘）。r 为半径；α 为圆心角；L 为 AB 弦长；h 为圆心至 AB 的垂直距离。

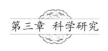

二、结果

1. 腰曲缩小，颈曲也同时缩小

27 例受检者，在站立位和坐位 1 小时后颈、腰椎动态 X 线侧位片显示（图 2、图 3），腰曲和颈曲的弓形面积都有不同程度的同时缩小甚至消失为 0（变直或反弓，即缩小 100% 者）。在站立位时，27 例腰曲弓形面积平均值为 27.02cm^2，坐位 1 小时后为 12.66cm^2，坐后 1 小时较站位缩小从 22.58% 到 100%，平均缩小 53.14%。颈曲弓形面积平均值在站立位为 13.20cm^2，坐位 1 小时后为 6.82cm^2，坐后 1 小时较站位缩小从 22.58% 到 100%，平均缩小 48.33%（表 1）。腰曲和颈曲站立位和坐位 1 小时后椎曲弓形面积变化差别显著，经统计学处理 $P < 0.05$。

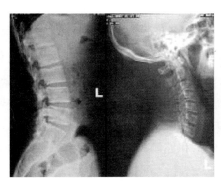

图 2 站位下腰曲弓形面积 26.26cm^2，颈曲弓形面积 14.86cm^2

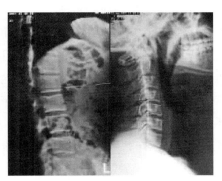

图 3 坐 1 小时后腰曲弓形面积为 0（反弓），颈曲弓形面积 9.34cm^2（男，23 岁，身高 173cm）

表 1 站位和坐 1 小时后颈、腰曲动态 X 线片弓形面积的变化

项目		Items $\bar{X} \pm S$（min ~ max）cm^2
腰曲	站位	27.02 ± 4.03（11.70 ~ 38.31）
	坐位	12.66 ± 7.13（0 ~ 23.1）
	缩小	53.14 ± 24.72（22.58 ~ 100）
颈曲	站位	13.20 ± 0.76（1.55 ~ 20.54）
	坐位	6.82 ± 2.69（0 ~ 13.47）
	缩小	48.33 ± 22.68（12.98 ~ 100）

2. 颈腰曲缩小范围与椎曲正常与否有关

颈腰曲缩小范围与受检者椎曲是否正常关系密切。站位时椎曲弓形面积在正常范围者，则坐后缩小范围较大；站立时椎曲弓形面积较小者，其缩小范围也小。但所有受检者腰曲弓形面积缩小，颈曲也同时缩小。

三、讨论

1. 关于椎曲弓形面积

为了较准确观测椎曲的量变，作者采取数学几何学的弓形面积测量法，经观测 240 例正常颈曲和腰曲，测到中国人成年男女腰曲弓形面积为 32.36cm^2（±5.26cm^2），颈曲弓形面积为 14.10cm^2（±2.86cm^2）。椎曲缩小，则弓形面积减少；变直或反弓则弓形面积消失为"0"。本研究 27 例青年并非都是正常颈、腰曲。课题目的是观察腰曲变化与颈曲的关系，因此，选择实验者的颈腰存在曲度为条件。结果显示，部分颈腰曲已变小的实验者，在坐 1 小时后腰曲缩小，同时颈曲也缩小，但其缩小范围虽然小于正常颈腰曲者，但也相近站位时的 1/4，即 20% 以上（表 1）。

2. 腰曲变化影响颈曲的机理

人体脊柱运动，健康人在自然状态下，腰部屈曲、颈部也随之屈曲；腰部后伸、颈部也自然同样后伸。因此，本实验腰曲站、坐位的变化，颈曲随之变化，与人体自然活动是一致的。作者研究腰大肌与腰曲关系，曾阐明腰大肌对腰曲作用的重要性。本实验也进一步证实，当坐后腰曲失去了腰大肌的牵拉后，椎曲变直、椎间隙减小，整体腰椎短缩。如果在坐后 1 小时立即站立照片，腰曲和颈曲同时恢复接近站立时的椎曲弓形面积（图 4）。这是屈髋坐位时腰大肌松弛和伸髋站立位下腰大肌张力增高对腰曲的影响。

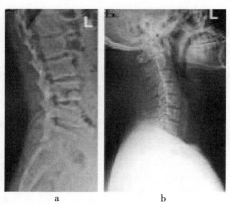

a   b

图 4　X 线片显示：与图 2、图 3 同一人，坐 1 小时后，即可站立照片显示腰曲和颈曲同时恢复，椎曲弓形面积腰曲为 27.86cm^2，图 3 颈曲为 13.32cm^2，图 4 近似坐前站立位

腰曲变化对颈曲的影响，主要是脊柱韧带的传导力。当脊柱在屈曲位（椎曲变小或反弓）时，前纵韧带变松而椎间盘前部压缩（椎间隙前窄后宽），后纵韧带、黄韧带、棘间韧带、棘上韧带（颈部为项韧带）和椎间盘后部纤维紧张；当在伸展位时（椎曲正常或加大），椎间盘后纤维压缩，前纵韧带、椎间盘前部纤维紧张。屈伸运动

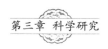

导致韧带张力的变化，以颈椎和腰椎明显。而前、后纵韧带其纤维组织是连接3～4个椎体，从枕骨基底部始（后纵韧带是枢椎）向下附着于各椎体前缘延伸到骶椎。因此，腰椎的活动，通过前、后纵韧带和棘间韧带、棘上韧带的传导而带动颈椎同步活动。这当然还有附着于脊柱的肌肉力量。所以，腰曲的动态也影响到颈曲。

可见，颈椎的稳定性，前后纵韧带作用力十分重要，腰曲的改变，通过前后纵韧带的传导力作用于颈椎，因而，产生的腰曲改变与颈曲改变呈正相关。

3. 椎曲改变对椎间盘的影响

椎曲是椎体相互之间的椎间隙前后距离所确定。正常腰、颈曲状态下，椎间隙是前宽后窄，椎间盘髓核处于椎间隙的中前方（图5a、图6a）；青年期的椎间盘含水量高，有滚动性，当椎间隙前后等宽时，椎曲变直后，椎间盘髓核向后方滚动，随同纤维环膨出椎管内，与硬脊膜囊形成压迹（图5b、图6b）；如椎间隙前窄后宽，则椎曲反弓，椎间盘突入椎管，压迫硬脊膜囊（图5c、图6c）。如后缘黄韧带一旦肥厚，就造成椎管狭窄。

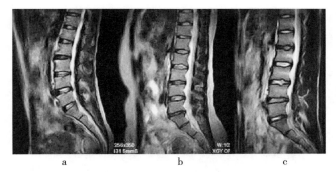

图5　MRI成像：腰曲在不同形态下，椎间盘在椎间隙的位置和与硬脊膜囊的关系
图5a：正常腰曲下，椎间盘在椎间隙的中前方（本例腰5椎间盘突出）。
图5b：腰曲变直，椎间盘向硬脊膜囊膨出。
图5c：腰曲反弓，椎间盘突入椎管，压迫硬脊膜囊。

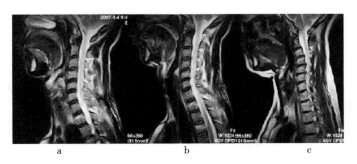

图6　MRI成像：颈曲在不同形态下，椎间盘在椎间隙的位置和与硬脊膜囊的关系
图6a：正常颈曲下，椎间盘在椎间隙的中前方。
图6b：颈曲变直，椎间盘向硬脊膜囊膨出。
图6c：颈曲反弓，椎间盘突入椎管，压迫硬脊膜囊。

从实验中虽然发现坐位后立即站起，颈腰曲也随之恢复。但是，如长时间久坐，颈腰曲长时间处于缩小、变直状态。腰大肌则逐渐出现废用，肌容积和张力下降；而竖脊肌也因长期紧张而充血、粘连、弹性改变。脊柱内部韧带也出现粘连、弹性下降。椎间盘因椎间隙变窄受压而脱水、弹性下降。

Nachemson 等报道了低度变性椎间盘（0 到 2 级）和完全变性椎间盘（3 级和 4 级）僵硬度之间存在的差异，取决于载荷的构成。在轴向压迫下，低度变性椎间盘比完全变性椎间盘更僵硬。但是，在屈曲和伸展模式下，发现变性度比较高的椎间盘灵活性比较差，而在侧弯和扭转模式下，无显著性差异。完全变性椎间盘后关节纤维化可以解释在变性椎间盘中所观察到的屈曲和伸展载荷模式下僵硬度增加现象。

Keller 等同时还报道指出，随着变性级别的增加（1 到 3 级），轴向压迫僵硬度下降。在最近一项离体实验中，Brown 等对屈曲牵引载荷下的腰部活动段的僵硬度进行了分析，观察到在活动段僵硬度和变性级别之间，存在非线性趋势，因此，在中老年人中，因椎间盘的退变、久坐后出现椎曲变小，虽经站立也因椎间盘弹性下降，而难以恢复其生理曲度。长期的生理曲度消失，椎间盘承受轴向载荷增大，加剧了退变——逐渐出现不可复位的变直、侧弯（图 7）而产生症状。

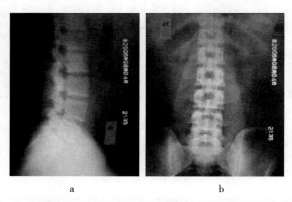

图 7　侧位片腰曲变直（图 7a），正位片上段腰椎向右旋转，向左侧弯（图 7b）

Hatvigsen J 等指出：人们基本相信导致出现背痛症状的病理源自于损坏脊柱结构的机械因素。这主要基于一个事实，即背痛病发生于长期坐姿的劳动群体，已经发现在卡车司机中，预示脊柱损伤高发率。

Umehara 等把椎间盘轴向压迫属性变化作为椎间盘内位置与变性的函数进行了研究。针对完整椎间盘标本采用压陷法（indentation technique），在发生不同程度变性的腰椎间盘中，对轴向压迫弹性模数进行了评估。在正常椎间盘中，环及环的侧部弹性模数最低，而在后环和前环中，数值则明显增大，前部部分为最大。久坐导致腰曲和颈曲的椎曲变直，也是椎间盘的前环高度下降，提示其承受轴向压迫力也最大。

Botsford DJ 通过实验证实在加载情况下，椎间盘的组织液流出，纤维环的胶原纤维延伸，导致椎间盘的高度和容量下降 20%。王拥军、施杞等通过动物实验研究，论证了椎间盘退变性疾病的生物力学机制是"动力失衡为先，静力失衡为主"。有证据表明，职业姿势会对椎间盘变性产生影响，Hansson 和 Westerholm 对文献进行了评论，评估现有的科学技术证据是否能够证实下腰部疾病与职业姿势存在关系，指出重体力负荷与非直立工作和长时间坐者的职业姿势关系密切。Thompson RE 等通过试验对腰椎间盘病变的类型和严重程度如何改变生物机械属性进行了分析，结论认为屈伸的僵硬程度随着撕裂严重程度的增高而增强，是由于椎间盘的高度下降而发生。

久坐后由于腰曲失去了腰大肌的支撑力，椎间隙变窄，腰曲变小，椎间盘的容积和弹性也同时减小。不仅在腰椎如此，颈椎也是如此。久坐引起颈腰曲如此变化，表明长期久坐，在头及上半身载荷应力下，由于椎间盘的组织液流失，最后导致椎间盘退变。颈椎虽承受头颅载荷不大，但由于腰曲弓形面积变小，带动颈曲弓形面积也变小，椎间盘高度和容积也同时减小，久而久之椎间盘突出或退变。

4. 久坐是颈椎病和颈腰综合征的主要病因

颈椎病目前是高发病率，其致病原因虽多，但颈椎结构力学失衡始终是主要的病因病理。作者曾观察颈曲紊乱的颈椎病占 83% 并有胸椎旋转侧凸。胸椎的侧凸实际上源自腰椎的侧弯。本实验发现久坐后腰曲弓形面积变小，同时并有椎体旋转；如果是变直，则出现旋转侧弯（图 7）。腰椎侧弯，为维持中轴平衡，胸椎必然反向旋转侧凸，颈椎也与胸椎反向旋转侧凸而颈曲紊乱。可见，颈曲紊乱源自腰曲。长期久坐，腰曲变直、侧弯，导致颈曲紊乱，椎间盘不是突出就是退变，钩椎关节紊乱、椎间孔变窄、神经根受刺激；椎曲紊乱、椎体旋转、椎动脉痉挛或扭曲而供血不足，发生颈椎病。长期的椎曲变直，黄韧带从皱折到增厚，椎间盘突入椎管，最终导致椎管狭窄。

腰曲变直、弓形面积减小，虽然椎间盘突出或退变，由于腰部坚强的肌力协调可得到代偿。因而，不一定产生严重腰痛。Kaigle 等发现，在健康志愿者中，显示屈曲松弛（即躯干极度弯曲，肌电活动度下降）。Wolf 等提示指出，慢性下腰痛病人会进展为体位性异常，例如，被保护运动或者肌僵直，以补偿实际或者预期发生疼痛，随着时间的推移，这些姿势性调节可能会改变神经肌肉的正常功能。这可从临床得出证明，一些颈椎病患者，在询问病史时，往往都有腰部疼痛（轻度或重度）的病史。另一方面，颈椎椎管比腰椎椎管小，而且还有通过横突孔的椎动脉，因此颈曲一旦紊乱，很容易产生症状，这是临床上颈椎病发病率高于腰椎病的原因之一。如果能早期调节腰曲，恢复或改善其生理曲度，对防治颈腰痛有积极意义。

Burtlery 借助放射线检查发现，椎间盘变性会引起脊椎面关节继发关节炎变化，是由于机械载荷发生改移所致。本研究发现久坐 1 小时后腰曲和颈曲均发生结构形态的改变——椎曲变直、弓形面积缩小，腰椎和颈椎所承受的纵轴载荷发生转移。颈、腰椎间盘所受的应力影响几乎是同步的。由于颈椎曲紊乱源自腰曲，因此，目前临床上颈、腰椎同时出现椎管狭窄或椎间盘突出的颈腰综合征，已是高发率。B. Jacobs 等指出，颈腰椎间盘病变呈现多重性（多个椎间盘），这表明此类病变是椎曲整体紊乱所致。腰椎不仅是脊柱结构力学的基础，也是运动力学的基础。

（《中国临床解剖学杂志》2007 年 7 月第 25 卷第 4 期 384－388 页，

作者韦以宗、韦春德、谭树生、潘东华、王秀光）

腰大肌作用力与脊柱伸展应力关系的生物力学实验研究

人类新生儿和所有哺乳脊椎动物一样是没有颈曲、腰曲的。颈腰曲的出现是站立行走后逐步形成。为探讨腰大肌作用力对脊柱运动力学的影响，探讨二足步态后形成腰曲是何肌肉的作用力，取家兔做腰大肌作用力对脊柱伸展应力关系生物力学研究的动物实验，现将实验结果报告如下：

一、材料与方法

1. 实验仪器

选用日本岛津制作所出品：AGS－J 系列生物力学测定仪，并设定。

（1）AGS－J 系列十字头行程（伸长）测量设定：采样速度：50msec，显示速度：200msec，测量分辨力：0.001mm，显示分辨力：0.01，无载荷下原点位为 0。

（2）加载方向设定：拉伸试验即拉伸试验力/up 开始方式设定。拉伸方向加载时试验力值是向上升高，十字头向上移动，伸长值增加。伸长显示单位为 mm^2。

（3）试验力（应力）单位的设定：输入试样截面积为 $5mm^2$，并默认。应力设定值为 N/Area（N/mm^2），即应力 $N = \dfrac{实际试验力拉伸力}{截面积\ mm^2}$。

2. 实验动物与分组

成熟期家兔 12 只（由广西中医学院实验动物中心提供）分为 3 组，即颈胸腰段组（$C_{1\sim4}$）、胸腰段组（$T_{1\sim4}$）和腰段组（$L_{1\sim4}$）。3 组兔子雌雄不苟，各自年龄相同，体重 2.5～3.2kg，脊柱长度（枢椎至骶椎）35～36.4cm。经统计学 X^2 检验，差异无显著性意义，$P > 0.05$，具可比性。

3. 实验方法

将兔子杀死后解剖，去除头颅、胸腹部脏器、肋骨及肌肉，保留完整脊柱前纵韧带及所附着腰大肌、脊柱背侧腰背筋膜、竖脊肌、颈胸长肌、夹肌、棘上韧带，保留骨盆、臀肌、阔筋膜张肌、双髋关节，双股骨自中段离断，切除内收肌群，保存腰大肌在股骨小转子的附着点，勿损伤，成为脊柱包括腰大肌、髋关节和上段股骨的标本。此保留腰大肌的标本，以下称标本 A（C_1A，各标本同）（图 2）。标本 A 完成股 – 髋 – 脊拉伸测试后，自胸 12 或胸 11（部分标本有腰大肌纤维延伸到胸 11 椎）以下到腰 1～7 椎，自腰大肌所附着椎体横突及前纵韧带切断腰大肌（不伤前纵韧带），制成标本 B（如 C_1B，各标本同）（图 3）。标本 B 再完成股 – 髋 – 脊拉伸测试。

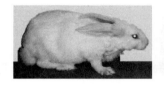 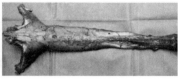 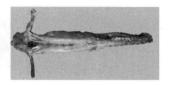

图 1　　　　　　　　　图 2　　　　　　　　　图 3

（1）检测颈胸腰段伸展应力：标本 C_1A 枢椎置上十字头夹，下端双股骨置下十字头夹，上下夹确定没有滑动。使股髋屈曲与脊柱成约 90°角，脊柱腰段屈曲，胸颈伸展，模拟家兔自然体位（图 1、图 4）。此上下十字头夹距离为 30cm。按 AGS – J 系列十字头行程测量标准，原点位回复到无载荷状态即"0"后启动，脊柱腰段自屈曲位到完全伸展（全直）位，此时髋股伸展 160°左右（此角度以脊柱完全伸展为标准）即关闭（图 5），终止行程。此时数据显示图表十字头夹行程（位移）为 44mm（±），脊柱伸展最大应力为 235.95N/mm²（表 1）。然后取标本 C_1B（即切断腰大肌后）（图 6），同标本 C_1A 同样装置及距离即 30cm，AGS – J 系列原点回"0"后，启动拉伸，数据显示位移至 44.33mm（图 7），即关闭。得出 C_1B 脊柱伸展最大应力为 75.45N/mm²（表 2）。其余 C_2、C_3、C_4 标本均按此测试法。

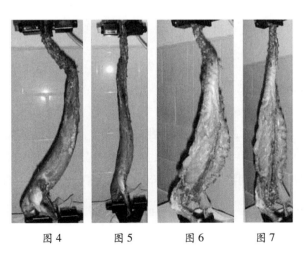

图 4　　　　　　图 5　　　　　　图 6　　　　　　图 7

说明：拉伸测试标本 A 和 B 以行程拉伸位移（mm）为标准。此标准因测试分辨力为 0.001mm，因此终止行程可有 0.1～0.5mm 的浮动值，但 $P > 0.05$，以下同。

此外，实验过程中，十字头的下夹是夹家兔股骨小转子（腰大肌附着点）下方之股骨。家兔在髋股与脊柱构成的屈曲位约90°时，形成胸腰椎后凸的生理弯度。在拉伸过程中，髋股后伸整个脊柱也逐渐伸直。实验以保留腰大肌的标本 A 脊柱伸直为标准，并记录此行程（mm），标本 B 也依此行程为标准。而在脊柱伸直过程中，髋股后伸角度一般达160°左右，标本有10°左右差异，此差异与家兔的腰大肌肌力有关。然而拉伸行程不是以髋股的后伸角度为标准的，而是以脊柱伸直为标准设定标本 A 行程。试验标本 B 时则以标本 A 行程为标准。以下各标本同。

（2）检测胸腰段应力：取标本 A 自第 7 颈椎以上离断，保留胸腰段脊柱制成标本 T_1A、T_2A、T_3A、T_4A。取 T_1A（即保留腰大肌者）置第 1 胸椎于上十字头夹，置股骨于下十字头夹，并检查十字头夹无滑动，使屈股髋与脊柱呈90°角，脊柱屈曲位。此上下十字头夹距离为26.5cm。按 AGS－J 系列十字头行程测量标准，原点位回"0"后启动，至股髋后伸约160°，脊柱也自屈曲位到伸直位，即关闭，终止行程。

（3）检测腰段应力：取标本自 12 胸椎以上离段，保留 12 胸椎以下腰段，制成标本 L_1A、L_2A、L_3A、L_4A。取 L_1A（即保留腰大肌者）置第 12 胸椎于上十字头夹，置股骨于下十字头夹，并检查十字头夹无滑动，使屈髋与脊柱约90°角，脊柱呈屈曲位。此上下十字头夹距离为19cm。按 AGS－J 系列十字头行程测量标准，原点回"0"后启动；至股髋呈后伸位，脊柱自屈曲位到伸展（全直）位即终止行程。此时数据显示图表十字头行程（位移）为29.393mm，脊柱伸展最大应力为1932.5N/mm^2（表5），然后取标本 L_1B（即切断腰大肌后）同标本 L_1A，同样装置及距离（即19cm），AGS－J 系列原点回"0"后启动拉伸，数据显示位移至29mm（即 L_1A 之行程）即关闭，得到 L_1B 脊柱伸展最大应力为634.30N/mm^2（表6）。其 L_2、L_3、L_4 标本均按此测试法。

二、结果

检测颈胸腰段伸展应力，结果见表1、表2。

检测胸腰段应力，结果见表3、表4。

检测腰段应力，结果见表5、表6。

经统计学检测，各标本 A 之间（表1、表3、表5）位移峰值和应力峰值无显著差异，$P > 0.05$，标本 B 之间（表2、表4、表6）也无显著差异 $P > 0.05$。脊柱伸展应力平均值（表7），标本 A 较标本 B 差别特别显著，$P < 0.01$。其中，颈胸腰段伸展应力中，腰大肌作用力（306.6675—78.7167）为227.9508N/mm^2 $\bar{X}$，占74.33%；胸腰段伸展应力中，腰大肌作用力（680.8417—373.0375）为307.8042N/mm^2 $\bar{X}$，占45.21%；腰段伸展应力中，腰大肌作用力（1990.7944—523.0608）为1467.7336N/mm^2 $\bar{X}$，占73.73%。

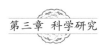

表 1　AGS－J 生物力学检测仪数据显示结果：颈胸腰段（保存腰大肌）

Sample 标本	C_1A	C_2A	C_3A	C_4A	$\bar{X}$	P
位移峰值（mm） Displacement peak（mm）	44.3300	44.5717	44.4427	44.3677	44.4280	>0.05
应力峰值（N/mm²） Stress peak（N/mm²）	235.9500	489.8500	241.9000	258.9700	306.6675	>0.05
最大应变（%） Max. strain rate（%）	44.3300	44.5717	44.4427	44.3677	44.4280	>0.05

表 2　AGS－J 生物力学检测仪数据显示结果：颈胸腰段（切断腰大肌）

Sample 标本	C_1B	C_2B	C_3B	C_4B	$\bar{X}$	P
位移峰值（mm） Displacement peak（mm）	44.3960	44.4653	44.4013	44.4077	44.4176	>0.05
应力峰值（N/mm²） Stress peak（N/mm²）	75.4500	123.3500	50.2000	65.8669	78.7167	>0.05
最大应变（%） Max. strain rate（%）	44.3960	44.4653	44.4013	44.4077	44.4176	>0.05

表 3　AGS－J 生物力学检测仪数据显示结果：胸腰段（保存腰大肌）

Sample 标本	T_1A	T_2A	T_3A	T_4A	$\bar{X}$	P
位移峰值（mm） Displacement peak（mm）	25.3730	25.4150	25.4073	25.3500	25.3863	>0.05
应力峰值（N/mm²） Stress peak（N/mm²）	589.1500	938.2500	547.2000	648.7666	680.8417	>0.05
最大应变（%） Max. strain rate（%）	25.3730	25.4150	25.4073	25.3500	25.3863	>0.05

表 4　AGS－J 生物力学检测仪数据显示结果：胸腰段（切断腰大肌）

Sample 标本	T_1B	T_2B	T_3B	T_4B	$\bar{X}$	P
位移峰值（mm） Displacement peak（mm）	25.7367	25.4893	25.4153	25.5389	25.5451	>0.05
应力峰值（N/mm²） Stress peak（N/mm²）	353.5500	380.7000	389.1000	368.8000	373.0375	>0.05
最大应变（%） Max. strain rate（%）	25.7367	25.4893	25.4153	25.5389	25.5451	>0.05

表 5　AGS－J 生物力学检测仪数据显示结果：腰段（保存腰大肌）

Sample 标本	$L_1 A$	$L_2 A$	$L_3 A$	$L_4 A$	$\bar{X}$	P
位移峰值（mm） Displacement peak（mm）	29. 2847	29. 3930	29. 5243	29. 3399	29. 3855	>0. 05
应力峰值（N/mm²） Stress peak（N/mm²）	2137. 5000	1804. 5000	1932. 5000	2088. 6776	1990. 7944	>0. 05
最大应变（%） Max. strain rate（%）	29. 2847	29. 3930	29. 5243	29. 3399	29. 3855	>0. 05

表 6　AGS－J 生物力学检测仪数据显示结果：腰段（切断腰大肌）

Sample 标本	$L_1 B$	$L_2 B$	$L_3 B$	$L_4 B$	$\bar{X}$	P
位移峰值（mm） Displacement peak（mm）	29. 1507	29. 3363	29. 3733	29. 3098	29. 2925	>0. 05
应力峰值（N/mm²） Stress peak（N/mm²）	634. 3000	400. 3000	491. 4000	566. 2433	523. 0608	>0. 05
最大应变（%） Max. strain rate（%）	29. 1507	29. 3363	29. 3733	29. 3098	29. 2925	>0. 05

表 7　3 组 12 只家兔标本 A 和 B 状态下拉伸脊柱伸展应力平均值

Sample 标本	Sample A	Sample B	t	P
颈胸腰段 Segm. ervicum－thoracic－waist	306. 6675	78. 7167	4. 75	<0. 01
胸腰段 Segm. thoracic waist	680. 8417	373. 0375	27. 90	<0. 01
腰段 Segm. of lumbar	1990. 7944	523. 0608	45. 89	<0. 01

三、讨论

1. 结果分析

脊柱的伸展应力，包括维系脊柱各椎体之间的前、后纵韧带及椎间盘组织。本实验标本 A 和 B 均未损伤前、后纵韧带和椎间盘组织。因此，得出的伸展应力 A 与 B 的差别，是腰大肌的作用力。

2. 腰大肌与腰椎向前（腹）弯曲的生物力学关系

四足、哺乳脊椎动物家兔的腰大肌起自其 7 个腰椎的横突前缘，部分肌纤维与前纵韧带相连，向下穿过盆腔止于股骨小转子（图 3）。这与人类的腰大肌起止点近似。

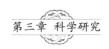

家兔在正常体位下，后肢屈位与脊柱呈约 90°角，此时胸腰椎是向背隆凸起。当背伸后肢后，胸腰椎随背伸度而变直乃至前弯（腰椎）。家兔后肢屈曲位类似人类端坐位，后肢后伸位类似人类站立位。因此，观测家兔后伸下肢后，腰大肌对腰曲的伸展应力，可以了解人类站立形成的腰曲的伸展力，是源自腰大肌的作用力。

3. 对腰椎曲形成的再认识

传统的认知，脊柱矢状面的弯曲出现在颈、胸、腰、骶部，"这种弯曲是 300 万年进化的结果，可归因于二足支撑诱导的应力功能性适应"，但人类新生儿与所有四足哺乳脊椎动物一样，是没有以颈 4、颈 5 为前凸的颈曲和以腰 3 为前凸的腰曲的。先天性脑瘫的儿童到 5 岁因不能站立也没有腰曲。可见，腰曲形成于"二足支撑诱导的应力功能适应性"的推理是正确的，但到底是什么肌肉应力尚缺乏研究。作者通过 X 线照片动态观察，青春期男女在站立位和端坐 1 小时后腰曲和颈曲 X 线照片测量中发现，站立位时（腰大肌作用力位）正常的颈腰曲，端坐位（腰大肌屈曲）1 小时后，腰曲减小变直，颈曲也同时减小变直，二者呈正相关。本实验证明腰大肌作用力是脊柱伸展应力 70% 的动力，表明人类腰曲的形成，主要是儿童站立行走后腰大肌的拉伸力作用下，脊柱伸展—过伸逐渐形成的。

4. 对脊柱力学、运动力学的再认识

既往对脊柱功能性解剖结构推断其运动，已经由机械工程学的意义和应用得到了发展，生物力学针对施加于生物组织的力进行描述，而运动力学则设法对运动本身进行描述，就必须考虑使运动产生的力。Smith TJ 等使用传统直角坐标结构的三维笛卡儿坐标系统来分析脊柱矢状轴、冠状轴和水平面轴，来自容纳脊柱基本运动屈曲—拉伸、侧弯和轴向旋转的六大自由度。由于脊柱的用途是支撑躯体，允许躯体进行无痛运动，防止造成神经损伤。众多学者对脊柱不稳定状态进行研究，指出脊柱运动还存在一个"边缘性区域"。刚度是一种结构性属性，能够量化使指定位移发生的力的大小，脊柱组成结构的刚度必须足以能够阻止生理及创伤性负荷条件下过度位移的发生。尽管一项拉伸检测已经针对脊柱刚性提供了动态评估。然而，这些标准几乎未包括对脊柱旁肌肉的模拟。

本实验结果表明，起于第 12 胸椎和腰椎横突前缘，止于双下肢股骨小转子的腰大肌作用力是脊柱伸展应力的重要动力。在静态下是支持脊柱的支撑力，动态拉伸下是导致脊柱尤其是颈段、腰段伸展—过伸的主要运动力。

（《中国临床解剖学杂志》2008 年第 26 卷第 5 期 543 – 546 页，

作者韦以宗、谢冰、谭树生、高腾、周学龙）

腰大肌与腰椎运动力学关系动物实验研究

恒河猴属于哺乳纲—灵长目—类人猿亚目—猴科—猕猴属—猕猴属类亚种动物，与人类有近属关系，在组织结构、生理和代谢机能等方面同人类相似。而且，恒河猴以坐姿为主要活动而有腰曲（图1）。作者取恒河猴来研究腰大肌对腰椎运动生物力学的关系，现将实验结果报告如下。

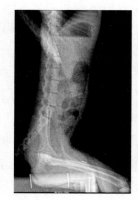

图1　猴子在坐位下有腰曲

一、材料与方法

（一）材料

取10～12岁普通级的恒河猴4只，两个雌性，两个雄性，由广西熊森集团提供。4只猴子分别称重（4.7kg、5.0kg、4.9kg、5.2kg），并标号甲、乙、丙、丁。

（二）方法

1. 方法

用氯胺酮6～10mg/kg肌肉注射麻醉作为实验标本。将一个实验标本用木架支撑维持正常姿态中立位。

2. X线照片条件

待猴子苏醒后，主要进行三个阶段的照相：正常状态下；切断一侧腰大肌（均从股骨小转子处手术入路切断）；切断双侧腰大肌。在每一阶段分别做以下三步照正、侧位DR片（统一缩放比例）。第一步，实验标本屈曲双下肢，坐位下（腰大肌松弛）照DR正、侧位片。第二步，实验标本站立位下（腰大肌紧张）照DR正、侧位片。第三步，实验标本跨步下（腰大肌紧张）照DR正、侧位片。

3. 测量方法

（1）椎体旋转级评价：根据正位片上椎弓根和椎体侧壁的位置关系分为 5 级（0级为椎弓根对称；1 级为凸侧椎弓根移向中线但未超过第一格，凹侧椎弓根变小；2级为凸侧椎弓根移至第二格，凹侧椎弓根消失；3 级为凸侧椎弓根移至中央，凹侧椎弓根消失；4 级为凸侧椎弓根超越中线，靠近凹侧）。图 2A 示测量法，图 2B 显示第 1、2、3 椎旋转。标本同步放大。测量以第 3 腰椎为依据，度量以 mm 为单位。

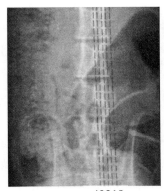 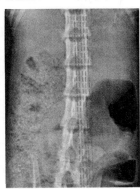

图 2A　旋转度测量法（标本同步放大）　图 2B　旋转度测量法（标本同步放大）（实验标本）

（2）腰曲 X 线片应用数学几何学弓形面积计算法。计算前，先将 X 线侧位片按如下方法画线。

①腰曲自第 12 胸椎后下缘（A 点）到第 1 骶椎后上缘（B 点），正常此线中点在第 3 腰椎中间（C 点）（图 3）。部分照片腰曲变小也按此测量法。

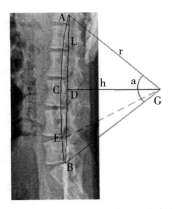

图 3　腰曲（A 为 T_{12} 后下缘，B 为 S_1 后上缘，r 为半径，α 为圆心角，L 为 AB 弦长，h 为圆心至 AB 的垂直距离）

②C 点与 AB 线中点 D，作垂直延长线，此线与 AC 或 BC 线（图中虚线）中点 E 的垂直延长线相交点为 G，即为扇形圆心。AG、BG 交角即为圆心角 α，DG 线为三角

形的高 h，AG、BG 为圆的半径 r。

③计算法：测量 AG、BG、AB、DG 的长度，再测量∠AGB 角度 α，然后按照以下公式运算，即可测出弓形面积。

运算公式：$S = \dfrac{\pi r^2 \alpha}{360°} - \dfrac{1}{2}Lh$

（三）统计学分析

四个试验标本分别记录。应用 DPS 统计分析软件，对正常状态下、切断一侧腰大肌、切断双侧腰大肌三种状态的正、侧位 X 线片椎体旋转级数和弓形面积（平均值）结果进行统计学处理，以 $P < 0.05$ 为有显著性差异。

二、结果

测量结果见表1、表2、表3 中所示，正常状态下和切断一侧腰大肌后的坐位、站立位、跨步位的旋转度情况：甲、乙切断右侧，丙、丁切断左侧腰大肌，结果甲、乙三种体位椎体均向左旋转，而丙、丁向右旋转。而坐位时旋转度小，站立位旋转度大，跨步位旋转最大，其三个体位旋转度分别输入统计学软件，显示 $P < 0.05$，表明切断一侧腰大肌（三个体位）椎体旋转级数有显著性差异。切断两侧腰大肌后，坐、站体位均无旋转，而跨步位出现旋转，是竖脊肌的作用。

正常状态下和切断一侧腰大肌后的坐位、站立位、跨步位的弓形面积：坐位下弓形面积小，站立位较大，跨步位最大。三个步态弓形面积各步态平均值分别输入统计学软件得知，$P < 0.05$，表明切断一侧腰大肌三个步态椎曲弓形面积的平均值有显著性差异。而正常状态下椎曲弓形面积存在，切断两侧腰大肌后的坐位、站立位、跨步位的弓形面积有轻微改变，其平均值输入统计学软件，$P > 0.05$，无显著差异。

表 1　正常状态下正、侧位 X 线片椎体旋转度和弓形面积结果

	坐位	站立位	跨步位
弓形面积（cm²）	296746252	349407323	365155358
旋转度	0	0	6

表 2　切断一侧腰大肌状态下正、侧位 X 线片椎体旋转度和弓形面积结果

	坐位	站立位	跨步位
弓形面积（cm²）	194624362	266782347	278423764
旋转度	7	9	14

表 3 切断双侧腰大肌状态下正、侧位 X 线片椎体旋转度和弓形面积结果

	坐位	站立位	跨步位
弓形面积（cm²）	9327458	26927946	27628452
旋转度	0	0	4

三、讨论

1. 结果分析

从本实验数据得知，切断一侧腰大肌后，和正常状态下比较，坐位、站立位、跨步位的椎体旋转度的平均值、弓形面积的平均值有显著性差异。由此得出恒河猴腰大肌是参与腰椎完成的侧弯、旋转运动功能的主要动力。因恒河猴与人类有近属关系，在组织结构、生理和代谢机能等方面同人类相似，从活体恒河猴腰大肌对腰椎运动力学的影响，也可说明人类腰大肌对腰椎运动力学的关系。

2. 腰大肌对腰椎运动力学的重要性

笔者曾对年轻人站、坐位动态下观察腰曲的变化，发现坐位（屈髋）状态下，腰曲变小。再用家兔做腰大肌拉伸试验，结果显示脊柱的伸展应力 73.73% 源自腰大肌。本实验活体恒河猴在坐位（屈髋）、站立位（伸髋）和跨步位（展髋），做健体（存腰大肌）、切断一侧腰大肌和切断双侧腰大肌三种状态下，X 线照片显示腰大肌对腰椎旋转和椎曲均有显著差异，表明腰大肌是腰椎运动的主要动力，直接影响腰椎的旋转度和腰曲的曲度。

3. 临床意义

腰腿痛常见的腰椎 X 线改变：旋转—侧弯—椎曲紊乱，本实验证明腰大肌是导致腰椎骨关节紊乱主要的内在移位动力。笔者应用过伸悬吊牵引法，治疗腰曲紊乱所致的椎间盘突出症、椎管狭窄症和腰椎滑脱症，以改善椎曲为治疗目标，取得满意的疗效。

有关腰大肌损伤的机制，尚待进一步研究，但腰大肌与腰椎的解剖结构关系，腰大肌的神经支配与腰椎相关组织及内脏组织关系相当密切。Katsura Higuchi、Tatsuo Sato 研究发现：腰大肌存在两种神经交通支类型，即浅斜支和深横支。浅斜支自腰大肌的浅层头间斜行穿过，非节段性连接交感神经干和胸 12 至腰 2 的脊神经。深横支位于腰大肌的深层，节段性邻近椎体。于腰椎的侧面，椎体和椎间盘接受节段性深横支和腹侧支的分支，还有交感神经干分支和上腰部的非节段的浅斜支。于腰椎的前面，前纵韧带接受交感神经干和内脏神经的非节段性神经支配。于椎管内，椎间盘的后缘和后纵韧带接受来自深横支的窦椎神经的支配。以上的解剖学观察提示，下腰椎有两种不同类型的神经支配：一种直接来自节段脊神经，另一种通过交感神经非节段性地支

配腰椎部结构组织。所以，交感神经可能涉及脊柱的本体感觉。因此，应将调理腰大肌作为治疗、预防脊柱劳损病的主要目标。

（《中国临床解剖杂志》2011 年第 29 卷第 1 期 97 - 99 页，

作者田新宇、韦以宗、王慧敏、谢冰）

运用中医原创思维反思"椎间盘学说"

一、"椎间盘学说"不能涵盖所有颈腰痛病因病理

脊柱劳损所致的颈腰痛，具有高发病率、高复发率、高手术率、高致残率的特点。中医传统正骨、针灸、辨证内外用药治疗颈腰痛的方式运用了 2000 多年。随着解剖学、外科学的进步，1934 年美国人 Mixer 和 Barr 发现了椎间盘突出压迫神经导致腰腿痛，开创了所谓的椎间盘朝代。在 20 世纪 70 年代末，部分中医也走进了"椎间盘朝代"。单一疗法代替了整体调整，局部疗法代替了系统平衡，静态观放弃了动态观。从而出现了 20 世纪 70 ~ 80 年代学术界争论不休的两大问题：一是正骨能复位椎间盘吗？一是天天扳（或者说旋转）颈椎，软骨不磨损吗？

当时，一些不规范的正骨推拿、颈椎旋转导致了患者瘫痪，腰椎侧扳导致了患者骨折等严重并发症频频发生。仅据 1986 ~ 2001 年文献公开报道，正骨推拿严重并发症就达 155 例之多，一些重病如脊髓型颈椎病、腰椎滑脱症，已被列为中医治疗的禁区。对青少年脊椎侧弯，中医更是不敢涉足，对腰椎管狭窄症也只能试一试，中医在脊柱伤病诊疗上面临学术萎缩、市场萎缩的窘境。

"椎间盘学说"指的是把脊柱劳损所致的颈腰痛归于椎间盘突出、退变的椎间盘病因病理等。实践证明，这个学说并未能涵盖所有的颈腰痛病因病理。中国传统医学 2000 多年的人体生命观是整体的、系统的、动态的。为此，我们在反思"椎间盘学说"的实践过程中，在古人治疗脊柱劳损病经验的基础上，重新用整体思考代替片断思考，用系统思考代替机械思考，以动态思考代替静止思考，从研究脊柱功能解剖、运动力学作切入点，重新认识脊柱的解剖生理和运动力学。通过运用现代的科学手段，如尸体解剖、动物实验、生物力学研究和 X 线照片动态观察、临床资料研究等，提出脊柱四维弯曲体圆运动规律、脊柱圆筒枢纽学说、脊柱轮廓平行四边形理论和椎曲论，富于中医特色的、新的脊柱功能解剖、运动力学理论，并用以指导临床。

二、"一圆一说两论"10 年造福 6 万患者

"椎曲论"的研究，是从元代危亦林悬吊法复位脊柱骨折得到的启发。研究发现腰大肌对腰曲的重要作用，腰椎是脊柱结构力学、运动力学的基础，腰曲决定颈曲，腰椎侧弯必然导致胸椎侧弯、颈椎侧弯。椎间盘突出是因为椎体旋转、倾斜压出来的，而一个

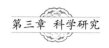

椎体旋转、倾斜，由于其三角力学结构，必然导致上下与其关节结构相似的椎体旋转、倾斜，从而导致椎曲紊乱、侧弯。椎体位移、椎曲紊乱才是所有脊柱劳损病所致颈腰痛的真正病因。因而，我们从基本病因病理上质疑"椎间盘学说"。我们在古人的经验基础上建立了理筋、调曲、练功三大治疗原则，正骨调曲、针灸推拿、内外用药和功能锻炼四大疗法和医患合作、筋骨并重、动静结合、内外兼治、上病下治、下病上治、腰病治腹、腹病治脊八大措施的中国式整脊治疗学，是以恢复脊柱解剖生理关系为目标的疗法。

调曲疗法就是要改善和恢复脊柱的解剖生理关系。根据圆运动规律采取的上病下治法，合理解剖了颈曲变小类颈椎病（包括颈椎管狭窄症）的治疗问题，避免了局部正骨导致的严重并发症；采取调腰椎为主的上病下治法，取得了对青少年脊柱侧弯治疗的成功；调曲疗法解决了因椎曲紊乱所致的腰椎滑脱复位问题，也解决了多个椎间盘突出、椎管狭窄的腰曲消失的问题。近10年来，全国15家协作单位已积累了6万多成功病例，使数以万计的病人避免了手术痛苦和残疾。

颈腰椎曲既是生理的表现，也是病理的基础、诊断的依据和治疗的目标。标准位移、椎曲紊乱与椎间盘突出是因果关系。椎体位移、椎曲紊乱才是所有脊柱劳损病所致颈腰痛的真正病因。审因论治明确了整脊学的治疗原则是以调曲为主。调曲，使骨关节复位、对位、对线、对轴，这是引进了骨折整复的观点。椎曲论使整脊临床发生了质的变化，整体提高了整脊临床的诊断水平和治疗效果，为非手术疗法提供了影像学诊断和疗效评定的客观指标。

三、打破门派观念，坚持仁心仁术

《中医整脊常见病诊疗指南》使用的病名以现代医学通用的病名为主，这是要与时代、与世界接轨。但在诊断分类分型上，我们突出中医辨证求因、审因论治的诊疗观。《指南》由61名专家历时两年编写，三易其稿，并经15名资深专家和葛宝丰院士审议，再经终审修订发布。但要推广《指南》，造福颈腰痛患者，还有一些工作要做。

第一是要打破守旧的门派观念。《指南》的61名作者来自全国18个省、市、自治区的中西医教研单位，既有省市的三甲医院，也有地县的二甲医院；参加评议的专家既有中医专家，也有西医脊柱外科、神经外科专家；在内容编写上，诊断和鉴别诊断以《实用骨科学》为基础；在治疗方法上、原则上依据《中国整脊学》三大原则、四大疗法和八大措施，均兼收并蓄了61名专家的治疗经验，还吸取了针刀技术、微创技术作为理筋的疗法，可以说是取百家之长于一册。要在临床上贯彻好《指南》，还要摒弃"各承家技，始终顺旧"的传统。作为一名医生，要以治愈疾病为目的。我们提倡邓小平的"猫论"，只要能医好病人，我们就拿来应用。

第二是医院的创收问题。手术疗法费用要高于整脊疗法费用1~3倍。有人说，我们把具有手术指征的病人都用整脊疗法治愈了，医院靠什么生存和发展？但作为医生，

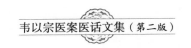

应将医德放在首位，坚持仁心仁术。我国著名脊柱外科学家、中国工程院葛宝丰院士在评审《中医整脊常见病诊疗指南》时特别指出："建议尽快推广到基层社区卫生院，为缓解群众看病难、看病贵的社会问题做贡献。"

（《中医周刊》2012 年 10 月 24 日第 5 版，作者韦以宗）

人类腰曲形成机理及其与颈曲关系生物力学研究进展

从达尔文的进化论或从系统论的结构类比法研究，人类新生儿与四足哺乳动物的脊柱大体是一致的，即颈椎和腰椎都没有向前的弯曲（以下简称颈腰曲）。人类出生后 6～7 个月开始坐后腰曲逐渐形成，而颈曲尚未出现，到 12～14 个月站立行走后，颈曲才出现，从发育过程提示人类腰曲和颈曲的形成是站立行走后功能需要形成的。对于人类腰曲形成机理及其与颈曲关系，研究尚少，为探讨腰曲形成机理及其与颈曲关系的生物力学原理，进行系列实验研究和临床研究，现简介如下：

一、动物实验生物力学研究方法、实施过程及结果

（一）过伸牵引对前、后纵韧带张力及椎间盘负压的生物力学研究

目的：探讨过伸牵引法对前后纵韧带及椎间盘的生物力学变化。方法：取无退化病变之新鲜尸体标本，用水银压力传感器，拉力电传感器和 SG－1 型静态电阻应变仪，模拟过伸牵引双下肢、牵抖下，分别测试椎间隙压力和前后纵韧带张力。结果：过伸牵引双下肢下腰 4～腰 5、骶 1 椎间隙负压最大，前纵韧带张力大，后纵韧带处松弛状态，棘突旁加压过伸或牵抖后，椎间负压加大，后纵韧带张力增强。论证了圆筒枢纽学说之骨盆圆筒牵引力作用线理论及腰大肌对前后纵韧带的作用和牵引法、牵抖法的适应证和应用注意事项（表 1、表 2）。

表 1　牵引过程：前、后纵韧带张力（x－kg）

mmHg 测点	30	60	90	120	150	180
$AL_{2\sim3}$	0.21	0.23	1.35	1.37	1.37	1.34
$PL_{2\sim3}$	0	0	0.52	0.51	0.52	0.53
$AL_{3\sim4}$	0.47	0.47	1.69	1.71	1.72	1.75
$PL_{3\sim4}$	0	0	0.5	0.53	0.53	0.53
$AL_{4\sim5}$	0.32	0.49	1.96	1.96	1.99	2.01
$PL_{4\sim5}$	0	0	0.74	0.73	0.76	0.75
$AL_5\sim S_1$	0.5	0.53	2.01	2.11	2.09	2.13
$PL_5\sim S_1$	0	0	0.74	0.79	0.74	0.81

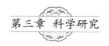

表2　棘突加压：前、后纵韧带张力（x – kg）

测点 \ kg	2kg	6kg	10kg	14kg
AL_{2-3}	0.1	0.27	0.57	0.96
PL_{2-3}	0	0	0	0
AL_{3-4}	0.21	0.31	0.76	0.97
PL_{3-4}	0	0	0	0
AL_{4-5}	0.25	0.54	0.89	1.1
PL_{4-5}	0	0	0	0
$AL_{5}-S_{1}$	0.37	0.79	1.27	1.86
$PL_{5}-S_{1}$	0	0	0	0

解决关键科学技术问题：腰大肌在过伸位下对前、后纵韧带及椎间盘纤维环的伸展应力作用。

（二）腰大肌作用与腰曲关系的动物实验研究

目的：为了解人类腰大肌的作用及其与腰曲形成的关系，选取家兔做动物实验，观察家兔腰大肌的作用与腰椎运动的关系。方法：选健康成年家兔3只，首先在全麻下观察后肢正常位和后伸位（正常家兔的活动度范围）其腰椎曲度的X线片改变，再解剖暴露腰大肌，观察其起止点以及正常活动度的前屈后伸与腰椎活动关系，然后高度后伸后肢（模拟人体站立）状况下，观察腰大肌的紧张度和长度，并摄取X线片，再分别在切断一侧腰大肌、切断双侧腰大肌、保留腰大肌而切断腰背肌、高度后伸后肢状况下，摄腰椎正侧位X线片并观察变化。结果：家兔的腰大肌能带动腰椎向腹（前）向背（后）运动，高度后伸后肢腰椎则出现向腹（前）的弯曲（图1、图2、表3、表4）。

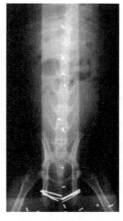

图1　伸直后肢摄腰椎的正侧位X线片，正位示无侧凸

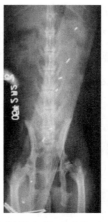

图2　切断家兔左侧腰大肌，后伸后肢，摄正侧位X线片，正位片见腰椎轻度右侧凸（腰3左3°，右5°）

表 3   家兔正常位、后伸后肢位以及后伸位一侧、双侧腰大肌切断后 X 线正侧位改变

体位情况	X 线侧位腰 4 号顶距离（cm）	X 线正位侧凸
正常情况下	−1.3	无
后伸位（后肢伸直）	0.5	无
左侧腰大肌切断后	0.5	右侧凸（腰 3 左 3°，右 5°）
双侧腰大肌切断后	0	无

表 4   家兔正常位、后伸后肢位以及其切断竖脊肌后伸后肢位的 X 线正侧位改变

体位情况	X 线侧位腰 4 号顶距离（cm）	X 线正位侧凸
正常情况下	−1.4	无
后伸位（后肢伸直）	0.6	无
双侧竖脊肌切除后后伸位	0.6	无

解决关键科学技术问题：家兔腰大肌伸展形成腰曲，竖脊肌作用不明显。

（三）腰大肌作用力与脊柱伸展应力关系的生物力学实验研究

目的：探讨腰大肌作用力带动脊柱伸展应力的生物力学关系。方法：取家兔 12 只，分 3 组，每组 4 只，解剖后保留枢椎以下完整之脊柱及骨盆、髋关节、上段股骨，不损伤脊柱前后纵韧带、椎间盘及所附着之腰大肌，保留脊柱背侧的竖脊肌、棘上韧带，置于生物力学拉伸测试仪（日本岛津制作所产 AGS – J 系列）。上端十字头分别夹枢椎（颈胸腰段）、第 1 胸椎（胸腰段）和第 12 胸椎（腰段），下端十字头夹股骨上部，分别做有腰大肌状态下和切断腰大肌状态下，股髋自屈曲位到过伸位带动脊柱自屈曲位到过伸位拉伸试验，测定两种不同状态下脊柱各节段的伸展应力（N/mm^2）。结果：有腰大肌状态和切断腰大肌状态下，股 – 髋 – 脊柱拉伸后脊柱伸展应力分别为：颈胸腰全段平均为 306.6675—78.7167 N/mm^2；胸腰段为 680.8417—373.0375 N/mm^2；腰段为 1990.7944—523.0608 N/mm^2。经统计学分析，具显著性差异，$P < 0.01$。结论：腰大肌作用力对脊柱伸展应力影响显著，颈胸腰段占 74.33%，胸腰段占 45.21%，腰段占 73.73%，伸展应力源自腰大肌。脊柱在腰大肌作用下产生腰椎向腹部的弯曲。

实验方法：将兔子杀死后解剖，去除头颅、胸腹部脏器、肋骨及肌肉，保留完整脊柱前纵韧带及所附着腰大肌、脊柱背侧腰背筋膜、竖脊肌、颈胸长肌、夹肌、棘上韧带，保留骨盆、臀肌、阔筋膜张肌、双髋关节，双股骨自中段离断，切除内收肌群，保存腰大肌在股骨小转子的附着点，勿损伤，成为脊柱包括腰大肌、髋关节和上段股骨的标本。此保留腰大肌的标本，以下称标本 A（C_1A，各标本同）（图 4）。标本 A 完成股 – 髋 – 脊拉伸测试后，自胸 12 或胸 11（部分标本有腰大肌纤维延伸到胸 11 椎）以下到腰 1 ~ 7 椎，自腰大肌所附着椎体横突及前纵韧带切断腰大

肌（不伤前纵韧带），制成标本 B（如 C_1B，各标本同）（图5）。标本 B 再完成股 –
髋 – 脊拉伸测试。

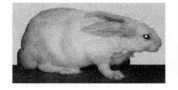
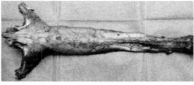
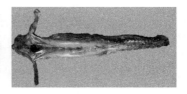

图3　　　　　　　　　　　　图4　　　　　　　　　　　　图5

（1）检测颈胸腰段伸展应力：标本 C_1A 枢椎置上十字头夹，下端双股骨置下十字
头夹，上下夹确定没有滑动。使股髋屈曲与脊柱成约90°角，脊柱腰段屈曲，胸颈伸
展，模拟家兔自然体位（图3、图6）。此上下十字头夹距离为30cm。按 AGS – J 系列
十字头行程测量标准，原点位回复到无载荷状态即"0"后启动，脊柱腰段自屈曲位到
完全伸展（全直）位，此时髋股伸展160°左右（此角度以脊柱完全伸展为标准）即关
闭（图7），终止行程。此时数据显示图表十字头夹行程（位移）为44mm（±），脊柱
伸展最大应力为235.95N/mm²（表5）。然后取标本 C_1B（即切断腰大肌后）（图8），
同标本 C_1A 同样装置及距离即30cm，AGS – J 系列原点回"0"后，启动拉伸，数据显
示位移至44.33mm（图9），即关闭。得出 C_1B 脊柱伸展最大应力为75.45N/mm²（表
6）。其余 C_2、C_3、C_4 标本均按此测试法。

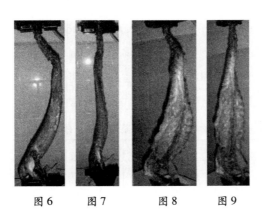

图6　　　　图7　　　　图8　　　　图9

说明：拉伸测试标本 A 和 B 以行程拉伸位移（mm）为标准。此标准因测试分辨力
为0.001mm，因此终止行程可有0.1~0.5mm的浮动值，但 $P > 0.05$，以下同。

此外，实验过程中，十字头的下夹是夹家兔股骨小转子（腰大肌附着点）下方之
股骨。家兔在髋股与脊柱构成的屈曲位约90°时，形成胸腰椎后凸的生理弯度。在拉伸
过程中，髋股后伸整个脊柱也逐渐伸直。实验以保留腰大肌的标本 A 脊柱伸直为标准，
并记录此行程（mm），标本 B 也依此行程为标准。而在脊柱伸直过程中，髋肢后伸角

度一般达 160°左右，标本有 10°左右差异，此差异与家兔的腰大肌肌力有关。然而拉伸行程不是以髋股的后伸角度为标准的，而是以脊柱伸直为标准设定标本 A 行程。试验标本 B 时则以标本 A 行程为标准。以下各标本同。

（2）检测胸腰段应力：取标本 A 自第 7 颈椎以上离断，保留胸腰段脊柱制成标本 T_1A、T_2A、T_3A、T_4A。取 T_1A（即保留腰大肌者）置第 1 胸椎于上十字头夹，置股骨于下十字头夹，并检查十字头夹无滑动，使屈股髋与脊柱呈 90°角，脊柱屈曲位。此上下十字头夹距离为 26.5cm。按 AGS-J 系列十字头行程测量标准，原点位回"0"后启动，至股髋后伸约 160°，脊柱也自屈曲位到伸直位，即关闭，终止行程。此时数据显示图表，十字头夹行程（位移）为 25.373mm，脊柱伸展最大应力为 589.15N/mm^2（表7），然后取标本 T_1B（即切断腰大肌）同标本 T_1A 同样装置及距离（即 26.5cm），AGS-J 系列原点回"0"后，再启动拉伸，数据显示位移至 25mm 即关闭。得出 T_1B 脊柱伸展最大应力为 353.55N/mm^2（表8）。其余 T_2、T_3、T_4 标本均按此测试法。

（3）检测腰段应力：取标本自 12 胸椎以上离段，保留 12 胸椎以下腰段，制成标本 L_1A、L_2A、L_3A、L_4A。取 L_1A（即保留腰大肌者）置第 12 胸椎于上十字头夹，置股骨于下十字头夹，并检查十字头夹无滑动，使屈髋与脊柱约 90°角，脊柱呈屈曲位。此上下十字头夹距离为 19cm。按 AGS-J 系列十字头行程测量标准，原点回"0"后启动；至股髋呈后伸位，脊柱自屈曲位到伸展（全直）位即终止行程。此时数据显示图表十字头行程（位移）为 29.393mm，脊柱伸展最大应力为 2137.50N/mm^2（表9），然后取标本 L_1B（即切断腰大肌后）同标本 L_1A，同样装置及距离（即 19cm），AGS-J 系列原点回"0"后启动拉伸，数据显示位移至 29mm（即 L_1A 之行程）即关闭，得到 L_1B 脊柱伸展最大应力为 634.30N/mm^2（表10）。其 L_2、L_3、L_4 标本均按此测试法。脊柱伸展应力平均值见表11。

表5　AGS-J 生物力学检测仪数据显示结果：颈胸腰段（保存腰大肌）

标本	C_1A	C_2A	C_3A	C_4A	$\bar{X}$	P
位移峰值（mm）	44.3300	44.5717	44.4427	44.3677	44.4280	>0.05
应力峰值（N/mm^2）	235.9500	489.8500	241.9000	258.9700	306.6675	>0.05
最大应变（%）	44.3300	44.5717	44.4427	44.3677	44.4280	>0.05

表6　AGS-J 生物力学检测仪数据显示结果：颈胸腰段（切断腰大肌）

标本	C_1B	C_2B	C_3B	C_4B	$\bar{X}$	P
位移峰值（mm）	44.3960	44.4653	44.4013	44.4077	44.4176	>0.05
应力峰值（N/mm^2）	75.4500	123.3500	50.2000	65.8669	78.7167	>0.05
最大应变（%）	44.3960	44.4653	44.4013	44.4077	44.4176	>0.05

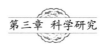

表7　AGS－J生物力学检测仪数据显示结果：胸腰段（保存腰大肌）

标本	T₁A	T₂A	T₃A	T₄A	$\bar{X}$	P
位移峰值（mm）	25.3730	25.4150	25.4073	25.3500	25.3863	>0.05
应力峰值（N/mm²）	589.1500	938.2500	547.2000	648.7666	680.8417	>0.05
最大应变（%）	25.3730	25.4150	25.4073	25.3500	25.3863	>0.05

表8　AGS－J生物力学检测仪数据显示结果：胸腰段（切断腰大肌）

标本	T₁B	T₂B	T₃B	T₄B	$\bar{X}$	P
位移峰值（mm）	25.7367	25.4893	25.4153	25.5389	25.5451	>0.05
应力峰值（N/mm²）	353.5500	380.7000	389.1000	368.8000	373.0375	>0.05
最大应变（%）	25.7367	25.4893	25.4153	25.5389	25.5451	>0.05

表9　AGS－J生物力学检测仪数据显示结果：腰段（保存腰大肌）

标本	L₁A	L₂A	L₃A	L₄A	$\bar{X}$	P
位移峰值（mm）	29.2847	29.3930	29.5243	29.3399	29.3855	>0.05
应力峰值（N/mm²）	2137.5000	1804.5000	1932.5000	2088.6776	1990.7944	>0.05
最大应变（%）	29.2847	29.3930	29.5243	29.3399	29.3855	>0.05

表10　AGS－J生物力学检测仪数据显示结果：腰段（切断腰大肌）

标本	L₁B	L₂B	L₃B	L₄B	$\bar{X}$	P
位移峰值（mm）	29.1507	29.3363	29.3733	29.3098	29.2925	>0.05
应力峰值（N/mm²）	634.3000	400.3000	491.4000	566.2433	523.0608	>0.05
最大应变（%）	29.1507	29.3363	29.3733	29.3098	29.2925	>0.05

表11　3组12只家兔标本A和B状态下拉伸脊柱伸展应力平均值

标本	Sample A	Sample B	t	P
颈胸腰段	306.6675	78.7167	4.75	<0.01
胸腰段	680.8417	373.0375	27.90	<0.01
腰段	1990.7944	523.0608	45.89	<0.01

解决关键科学问题：家兔腰大肌伸展应力是脊柱过伸的主要动力，通过前后纵韧带作用于颈椎、胸椎，其伸展应力最大为腰段，其次为颈段，胸段较小。

（四）腰大肌与腰椎运动力学关系动物实验研究

目的：探讨恒河猴（活体）腰大肌对腰椎运动生物力学的关系。方法：取恒河猴4只，动态X线片观察，分别在正常状态下、切断一侧腰大肌、切断双侧腰大肌照正、侧位片。在正位DR照片上，进行椎体旋转级评价；在侧位DR照片上，腰曲运用应用数学几何学弓形面积计算法，计算出腰曲的弓形面积。结果：利用统计学软件，分析恒河猴在正常状态下、一侧腰大肌切断后和两侧腰大肌切断后分别于坐位、站立位、跨步位的椎体旋转角度和腰曲弓形面积。结果显示，在坐位、站立位、跨步位三种不同的状态下，相比于正常腰大肌正常状态，一侧腰大肌切断后，椎体旋转级数和腰曲的弓形面积测量都有显著性差异；而在双侧腰大肌切断后，椎体旋转级数和腰曲的弓形面积测量变化，相比于术前，并无显著差异。结论：腰大肌是腰椎运动和维持腰曲的主要肌力，于生物力学上，是维持腰椎力学平衡的前方二维动力（表 12 ~ 表 14，图 10 ~ 图 11）。

表 12　正常状态下正、侧位 X 线片椎体旋转度和弓形面积结果

	坐位	站立位	跨步位
弓形面积（cm²）	296746252	349407323	365155358
旋转度	0°	0°	6°

表 13　切断一侧腰大肌状态下正、侧位 X 线片椎体旋转度和弓形面积结果

	坐位	站立位	跨步位
弓形面积（cm²）	194624362	266782347	278423764
旋转度	7°	9°	14°

表 14　切断双侧腰大肌状态下正、侧位 X 线片椎体旋转度和弓形面积结果

	坐位	站立位	跨步位
弓形面积（cm²）	9327458	26927946	27628452
旋转度	0°	0°	4°

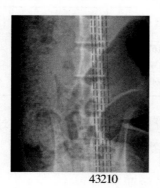

图 10　旋转度测量法（标本同步放大）

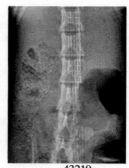

图 11　旋转度测量法（标本同步放大）（实验标本）

解决关键科学技术问题：活体恒河猴腰大肌是腰曲形成的主要肌力，也是腰椎稳定的主要肌力。

二、影像学动态研究和临床资料研究方法、过程及结果

（一）颈椎病病因探讨——颈曲与胸椎关系 X 线片测量分析

目的：探讨引起颈椎椎曲紊乱之颈椎病病因。方法：通过 X 线颈椎侧位及包括上段胸椎之正位像观察，测量导致颈曲改变之颈胸椎正位像之侧凸度数。结果：448 例颈曲改变之颈椎病 X 线片显示，87% 的人有上段胸椎超 5° 以上侧凸，表明胸背损伤是颈椎骨关节紊乱的主要原因（表 15）。

表 15　颈曲变异与胸椎侧凸的关系

侧凸方位＼颈曲情况	颈曲加大	颈曲变直	颈曲反弓	合计	占总数（%）
胸椎右凸	9	45	31	85	18.97
胸椎左凸	24	94	191	309	68.97
无胸椎侧凸	3	15	36	54	12.05
合计	36	154	258	448	100
占总数（%）	8.03	34.37	57.59	100	—

解决关键科学技术问题：颈椎骨关节紊乱、颈曲改变源自上段胸椎旋转侧凸。

（二）腰大肌作用与腰曲关系的动态下 X 线片研究

目的：探讨腰大肌的作用及其与人类腰曲形成的关系。方法：选青春期健康青年男女 28 例，分别以站立位及端坐 1 小时后摄侧位 X 线片，进行腰椎长短对照，并以站立位及步行（跨步）位摄正位、侧位 X 线片对照。结果：端坐 1 小时后较原站立位侧位 X 线片显示短缩，平均为 1.2cm，跨步位显示腰椎向同侧旋转，同时腰曲加大。步行带动腰椎向前弯曲并随左右下肢运动而旋转、侧弯，其主要作用力来自腰大肌。结论：腰大肌的伸缩是腰曲形成和改变的主要运动力。腰椎在站立和端坐下有伸缩运动（图 12 ~ 图 15）。

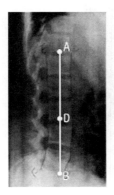
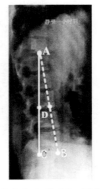

图 12　站立侧位片及测量线　　图 13　坐位（坐 1 小时后）侧位片及测量线

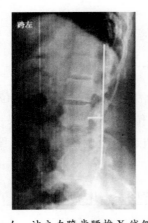 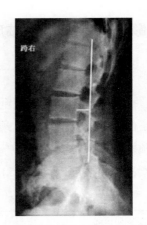

图14　同一人，站立左跨步腰椎 X 线侧位片，显　图15　同一人，站立右跨步腰椎 X 线侧位片，显
　　　 示椎曲加大，腰3弓顶距离约1.5cm　　　　　　　 示椎曲加大，腰3弓顶距离约1.5cm

解决关键科学技术问题：正常人久坐腰曲变小，原因是腰大肌等长收缩变短（屈曲），腰椎在不同体位下有伸缩运动。

（三）颈腰曲弓形面积测量法——240例正常颈腰曲弓形面积报告

目的：测量正常颈曲、腰曲的弓形面积，为临床观察颈、腰曲变化提供数据。方法：按 Borden 法和 Seze 法的标准，测出正常颈曲和腰曲，然后按数学几何学扇形面积计算公式，即 $S = \dfrac{\pi r^2 \alpha}{360°} - \dfrac{1}{2}Lh$ 计算出正常的颈曲、腰曲的弓形面积，并统计正常颈曲126例，正常腰曲114例，经统计学处理得出均值和标准差。结果：正常颈曲弓形面积为均值 $\bar{X}$ 14.10cm²（标准差 S2.86cm²），正常腰曲弓形面积为均值 $\bar{X}$ 32.36cm²（标准差 S5.26cm²）（图16、表16、表17）。

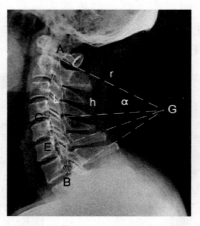

图16　正常颈曲弓形面积测量图示

表 16 站位、坐位 1 小时后腰椎高度变化（cm）

	AB、AC 线（$T_{12} \sim S_1$）	AD 线（$T_{12} \sim L_3$）
站位	20.7±2.6（18.1, 23.3）[1]	11.6±1.8（9.7, 13.4）
坐位 1 小时后	19.5±4.9（14.6, 24.4）[2]	11.1±1.9（9.2, 12.9）
缩短	1.2±0.2（1.0, 1.4）	0.7±0.08（0.6, 0.7）

注：①指 AB 线高度，②指 AC 线高度。

表 17 颈、腰曲弓形面积在性别的分布

	颈曲			腰曲		
	例数	均值 $\bar{X}$（cm^2）	标准差 S（cm^2）	例数	均值 $\bar{X}$（cm^2）	标准差 S（cm^2）
男	72	14.58	2.68	54	32.83	4.60
女	54	12.90	2.24	60	28.39	5.78
总计	126	14.10	2.86	114	32.36	5.26

解决关键科学技术问题：中国人正常颈曲弓形面积为均值 $\bar{X}$ 14.10cm^2（标准差 S2.86cm^2），正常腰曲弓形面积为均值 $\bar{X}$32.36cm^2（标准差 S5.26cm^2），为观察颈腰椎曲变化提供量化的数据。

（四）腰曲对颈曲影响的动态下 X 线片研究

目的：研究腰曲对颈曲的影响，探讨颈椎病和颈腰综合征在脊柱解剖生理学与运动力学的病因病理。方法：选青春期健康青年男女 27 例，分别以站立位及坐位 1 小时后摄腰椎、颈椎标准侧位片，应用数学几何学弓形面积计算法，测量其颈腰曲站、坐前后 X 线片的弓形面积并进行对照。结果：端坐 1 小时后，颈、腰椎侧位 X 线片，腰曲弓形面积平均较站立位缩小 53.14%，颈曲弓形面积也缩小 48.33%，经统计学处理，$P < 0.05$，差别显著。结论：①腰曲变化影响到颈曲，病理改变与久坐有关。②腰曲改变是颈椎病、颈腰综合征的重要病因和病理改变（图 17~图 19）。

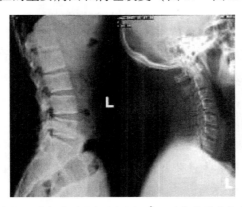

图 17 站位下腰曲弓形面积 26.26cm^2，颈曲弓形面积 14.86cm^2

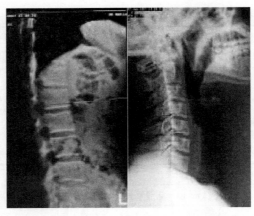

图18　坐1小时后腰曲弓形面积为0（反弓），颈曲弓形面积
9.34cm^2（男，23岁，身高173cm）

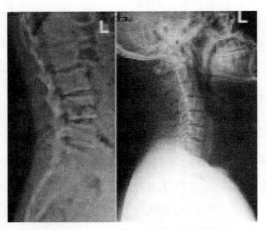

图19　同一人，坐1小时后，即刻站立照片显示腰曲和颈曲同时恢复

解决关键科学技术问题：运动状态下腰椎运动带动颈椎运动，腰曲改变与颈曲改变呈正相关，腰曲影响颈曲。

（五）颈椎病腰曲改变437例X线片分析报告

目的：研究颈椎病颈曲改变与腰曲的关系，探讨颈椎病在结构力学和运动力学的病因、病理基础。方法：用随机抽样法对诊断明确的颈椎病，同时摄有腰椎正侧位X线照片者共437例，分别测量颈、腰椎曲弓形面积并进行分级，按性别、不同年龄组、各病种分类统计分析。结果：颈曲减小的颈椎病，腰曲也同样减小者占98.63%。颈曲改变与腰曲改变无统计学差异（$P > 0.05$）。颈曲改变并腰曲改变与年龄呈正相关，差异具统计学意义（$P < 0.01$）。结论：腰曲改变是导致颈曲改变并发颈椎病的重要病因（表18）。

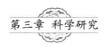

表 18   颈曲改变并腰曲改变在各年龄组的分布

年龄（岁）	I级		II级		III级		IV级		V级		合计	%
	颈曲	腰曲	颈曲	腰曲	颈曲	腰曲	颈曲	腰曲	颈曲	腰曲		
6~35	—	4	10	15	29	37	38	35	22	8	198	22.56
6~55	—	2	11	31	56	87	100	71	46	22	426	48.74
6~85	—		5	5	23	45	51	38	46	37	250	28.60
合计	—	6	26	51	108	169	189	144	114	67	874	—
%	—	0.69	2.97	5.84	12.36	19.34	21.62	16.48	13.04	7.67	—	100

解决关键科学技术问题：人体腰曲病理改变导致颈曲病理改变，二者呈正相关。

（六）脑瘫儿童颈腰椎曲 X 线片观察

目的：了解早期非进行性脑损伤继发中枢性运动障碍所致瘫痪的儿童，颈椎和腰椎生理曲度发育情况。方法：随机抽样 23 例脑瘫儿童，年龄在出生后 1 岁至 5 岁之间，全部病例不能站立行走，其中不能坐立者 13 例，能坐立者 10 例，做颈椎、腰椎侧位 X 线照片，观察其椎曲状态。结果：能坐者，腰椎有生理弯曲，但颈椎无生理弯曲。不能坐者，颈腰椎均无生理弯曲。结论：腰曲是坐立后，在上半身重力和腹腔垂力作用下形成；颈曲只有能站立行走，在腰大肌动力作用于前后纵韧带牵引力下形成。人类颈、腰曲发育形成是结构力学和运动力学的作用，与遗传无关（图 20、图 21）。

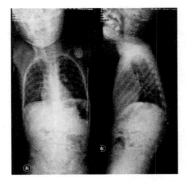

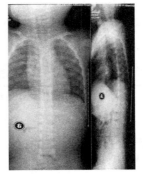

图 20　男，4 岁，能爬不能坐，X 线照片正位 　　图 21　2 岁，能坐不能站，X 线照片正位无明显
　　无明显侧弯，侧位腰椎无腰曲、无颈曲 　　　　　侧弯，侧位腰椎有腰曲、无颈曲

解决关键科学技术问题：人类腰曲形成是坐立、站立行走运动力学作用形成的，与遗传关系不大。

（七）腰大肌一侧缩小与腰椎移位影像学的关系

目的：探讨腰椎侧弯、椎曲变小的病理性移位与腰大肌一侧缩小的影像学关系。方法：对确诊为腰椎间盘突出症的不同年龄男女患者 77 例，做腰椎正、侧位 X 线照片及 MRI 或 CT 检查，测量腰椎的侧弯度和椎曲改变级别，同时测量 $L_{3,4}$ 间双侧腰大肌直径（前后径）和横径。结果：所有病例都出现一侧腰大肌缩小，经统计学处理，其缩小有显著性差异，$P < 0.05$，同时椎体侧弯、椎曲变小。腰大肌一侧缩小程度与腰椎移位（椎体侧弯、椎曲变小）程度呈正相关。结论：腰椎间盘突出症合并腰大肌损伤与腰椎移位有关，即侧弯、椎曲减小与腰大肌一侧缩小有关（图 22、图 23）。

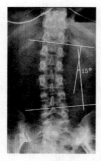

图 22　腰椎侧弯度的测量采取 Cobb 氏法

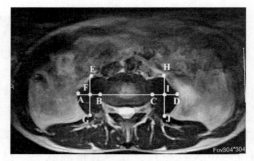

图 23　腰大肌横径、直径测量法

MRI 测量数据组的横径和直径：腰大肌正常一侧与缩小一侧测量值运用 SPSS17.0 的两个相关样本的非参数检验，得出结果为：▲P = 0.00 < 0.01，□P = 0.00 < 0.01，具有显著性差异。CT 测量数据组的横径和直径：腰大肌正常一侧与缩小一侧测量值运用 SPSS17.0 的两个相关样本的非参数检验，得出结果为：■P = 0.00 < 0.01，△P = 0.00 < 0.01，具有显著性差异。说明腰大肌正常一侧与缩小一侧测量值有显著性差异（表 19、图 24 ~ 图 27）。

表 19　47 例 MRI 测量数据和 30 例 CT 测量数据统计结果

	正常侧腰大肌		缩小侧腰大肌	
	横径	直径	横径	直径
MRI 测量数据组	31.38 ±6.05	42.43 ±7.23	27.87 ±5.75▲	39.35 ±6.67□
CT 测量数据组	34.17 ±4.29	38.60 ±5.06	31.27 ±4.97■	35.40 ±5.24△

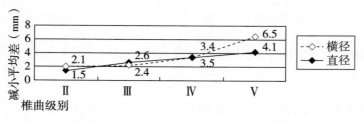

图 24　47 例 MRI 测量：一侧腰大肌缩小与腰椎椎曲移位关系

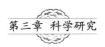

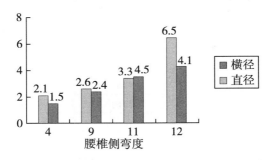

图 25 47 例 MRI 测量：一侧腰大肌缩小与腰椎侧弯移位关系

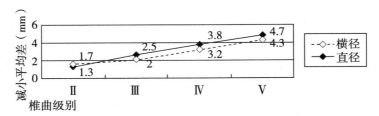

图 26 30 例 CT 测量：一侧腰大肌缩小与腰椎椎曲移位关系

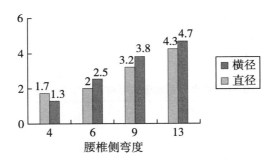

图 27 30 例 CT 测量：一侧腰大肌缩小与腰椎侧弯移位关系

三、临床研究

（一）上病下治法治疗椎曲变小类颈椎劳损病——669 例颈椎病、颈椎管狭窄症疗效报告

目的：观察运用调腰曲、胸椎为主的上病下调法治疗颈椎病、颈椎管狭窄症等椎曲变小类颈椎劳损病。方法：运用以调腰曲、调胸整脊法的上病下治法为主要疗法的理筋、调曲、练功法治疗，观察颈椎病、颈椎管狭窄症共 669 例的疗效。结果：颈椎曲恢复总有效率 98.51%，复位和基本复位率达 87.30%，临床总有效率 99.11%，总治愈率达 86.55%，其中颈椎病治愈率为 87.52%，颈椎管狭窄症治愈率为 86.36%，效果满意（表 20）。

表 20 541 例随访情况

效果	随访 3 年	随访 2 年	随访 1 年	合计
痊愈	133 例	172 例	163 例	468 例
好转	28 例	25 例	15 例	68 例
无效	2 例	3 例	0 例	5 例
合计	163 例	200 例	178 例	541 例
%	30.13	36.97	32.90	100

解决关键科学技术问题：腰曲影响颈曲，调腰曲可调整颈曲。颈曲改善，颈椎病可治愈。

（二）四维悬吊牵引调腰曲为主治疗颈腰椎间盘病——201 例疗效报告

目的：探讨以四维悬吊牵引调腰曲为主的整脊法治疗颈腰椎间盘病的临床效果。方法：采取俯卧四维悬吊牵引调腰曲为主，配合颈胸椎整脊手法和针刺、内外用药综合疗法，观察各类型颈腰椎间盘病 201 例的治疗效果。结果：总有效率 97.01%，其中临床治愈率 89.05%，颈曲恢复优良率占 74.13%，腰曲恢复优良率占 73.63%。平均 16 个月随访，优良率 90.59%，效果满意。结论：本疗法以调椎曲为主要治疗目标。椎曲恢复和稳定与功能锻炼呈正相关。从随访病例中了解到，坚持功能锻炼是巩固疗效的可靠措施（表 21 ~ 表 25）。

表 21 36 例颈腰椎管狭窄椎曲及疗效观察表

分类	椎曲恢复												疗效			
	颈椎椎曲						腰椎椎曲						痊愈	好转	尚可	无效
	治疗前			治疗后			治疗前			治疗后						
级别	Ⅲ	Ⅳ	Ⅴ	Ⅰ	Ⅱ	Ⅲ	Ⅲ	Ⅳ	Ⅴ	Ⅰ	Ⅱ	Ⅲ	14	21	1	—
例数	13	19	4	9	22	5	15	17	4	10	17	9				

表 22 24 例颈椎管狭窄伴腰间盘突出椎曲及疗效观察表

分类	椎曲恢复												疗效			
	颈椎椎曲						腰椎椎曲						痊愈	好转	尚可	无效
	治疗前			治疗后			治疗前			治疗后						
级别	Ⅲ	Ⅳ	Ⅴ	Ⅰ	Ⅱ	Ⅲ	Ⅳ	Ⅴ	Ⅲ	Ⅳ	Ⅴ	Ⅰ	Ⅱ	Ⅲ		
例数	6	9	9	5	10	3	3	3	6	11	7	7	11	6		

（注：表 22 疗效列 痊愈 8 好转 10 尚可 3 无效 3）

表 23 49 例颈椎间盘突出症伴腰椎管狭窄椎曲及疗效观察表

分类	椎曲恢复												疗效			
	颈椎椎曲						腰椎椎曲						痊愈	好转	尚可	无效
	治疗前			治疗后			治疗前			治疗后						
级别	Ⅲ	Ⅳ	Ⅴ	Ⅰ	Ⅱ	Ⅲ	Ⅲ	Ⅳ	Ⅴ	Ⅰ	Ⅱ	Ⅲ	9	37	3	—
例数	24	17	8	13	29	7	20	25	4	14	28	7				

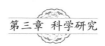

表24 92例颈椎间盘突出症伴腰椎间盘突出椎曲及疗效观察表

分类	椎曲恢复											疗效			
	颈椎椎曲						腰椎椎曲						痊愈	好转	尚可	无效
	治疗前			治疗后			治疗前			治疗后						
级别	Ⅲ	Ⅳ	Ⅴ	Ⅰ	Ⅱ	Ⅲ	Ⅲ	Ⅳ	Ⅴ	Ⅰ	Ⅱ	Ⅲ	59	21	12	—
例数	22	39	31	7	54	31	25	40	27	8	53	31				

表25 随访疗效

时间	例数	随访疗效			
		优	良	尚可	差
一年	85	38	33	8	6
二年	24	19	5	0	0
三年	61	51	8	2	0
合计	170	108	46	10	6
%	—	63.53	27.06	5.89	3.52

解决关键科学技术问题：腰曲影响颈曲，调整腰曲可调整颈曲，治愈颈椎管狭窄症、颈腰综合征。

（三）针刺华佗夹脊穴配合调曲为主治疗椎管狭窄——189例疗效报告

目的：观察针刺华佗夹脊穴配合调曲为主治疗椎管狭窄症的临床效果。方法：189例各类型椎管狭窄症患者，采取骨空针法针刺 $C_4 \sim T_5$、$T_{12} \sim L_5$ 华佗夹脊穴为主，配合牵引调椎曲为主的整脊综合疗法，观察治疗效果。结果：总有效率96.8%，其中临床治愈率81.7%，平均28个月随访，优良率89.9%。结论：椎管狭窄症是节段性的、动态的狭窄，通过针刺华佗夹脊穴配合调曲为主治疗可以治愈，且效果满意（表26~表28）。

表26 颈、腰椎管狭窄症椎曲疗效观察表

时间	例数	颈椎曲度					腰椎曲度				
		Ⅰ	Ⅱ	Ⅲ	Ⅳ	Ⅴ	Ⅰ	Ⅱ	Ⅲ	Ⅳ	Ⅴ
治疗前	26	0	0	3	13	8	0	0	6	12	8
治疗后	26	7	13	6	0	0	8	15	3	0	0

表27 腰椎椎管狭窄症椎曲治疗前后对照表

时间	例数	Ⅰ	Ⅱ	Ⅲ	Ⅳ	Ⅴ
治疗前	129	0	0	22	70	37
治疗后	129	22	84	15	6	2

表28 随访疗效 例数（%）

时间	例数	优	良	尚可	差
12~24个月	50	23（46.0）	17（34.0）	6（12.0）	4（8.0）
25~60个月	91	49（53.8）	37（40.7）	3（3.3）	2（2.2）
61~80个月	37	28（75.7）	6（16.2）	1（2.7）	2（5.4）
合计	178	100（56.2）	60（33.7）	10（5.6）	8（4.5）

解决关键科学技术问题：椎曲改变可导致椎间盘突出、椎管狭窄，过伸牵引调整腰大肌张力可调整腰曲，治愈椎间盘突出症和腰椎管狭窄症。

（四）整脊调曲复位法治疗腰椎滑脱症——121例疗效报告

目的：探讨以整脊调曲复位法为主治疗腰椎滑脱症的临床疗效。方法：运用四维悬吊法牵引腰椎，以调腰曲为主的整脊综合疗法治疗，对滑脱进行复位，系统观察腰椎滑脱症121例，并进行随访。结果：复位总有效率98.35%，其中以复位效果和症状体征为疗效标准的治愈率74.38%，临床治愈率91.74%。平均30个月随访，优良率88.99%。结论：导致腰椎滑脱的主要原因是腰椎力学紊乱，通过整脊调曲恢复或改善生理曲度，滑脱可以复位，如能坚持功能锻炼，可有效控制复发（表29）。

表29　121例治疗前后腰椎滑脱度数及疗效观察表

分类	滑脱度						疗效			
	治疗前			治疗后						
滑脱度数	I	II	III	基本复位	I	II	治愈	临床治愈	好转	无效
例数	46	73	2	92	28	1	90	21	8	2
%	38.02	60.33	1.65	76.03	23.14	0.83	74.38	17.36	6.61	1.65

解决关键科学技术问题：腰椎滑脱是椎曲紊乱导致的，过伸调整腰大肌的调曲可复位。

四、本研究取得的主要成效

本课题研究成果阐明了人类腰曲形成的主要机理是：儿童6个月开始坐位后，躯体上半身载荷及腹腔内容物垂力开始产生腰椎向前的弯曲，与经常坐位运动的动物猴子一样也有腰曲。人类是站立行走后，腰曲加大并开始出现颈曲。腰曲加大的主要动力是腰大肌。腰大肌起于第12胸椎及第1、2、3、4腰椎横突、椎体前缘，以及第5腰椎椎体前缘，止于双下肢股骨小转子。人类站立向前行走，腰大肌在向前伸展应力作用下腰曲形成，并通过前后纵韧带传导整个脊柱。为维持力学平衡，颈椎也出现向前的弯曲。腰曲影响颈曲，二者相关联。

本课题研究成果，直接为颈腰病治疗提出了以调曲为主要目标的中医整脊治疗学，以调曲为主的治疗原则方法，成为中华中医药学会《脊柱常见病整脊诊疗指南》的诊疗标准。

根据本课题研究成果研发的"四维整脊治疗仪"取得国家实用型专利，并成为国家中医药管理局推荐器材。

（《第十届世界中医骨科学术交流大会论文集》3-16页，作者韦以宗）

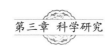

第四节　脊柱疑难病临床研究

颈椎劳损对健康的危害及其防治

颈椎劳损引起的颈椎病变，不仅仅是头晕头痛、手麻痹痛，更严重的是影响心脏及脑供血，先看一篇报导：

一、警惕颈椎病并发的心脏病

最近，北京昌平区光明骨伤医院收治了一名30多岁的女患者。患者今年6月8日因胸闷、自觉心脏停跳，数秒钟后恢复，伴头晕，呈陈发性，血压测不到，救护车送至北京某三甲医院急诊，该院急诊室检查心电图示窦性心动过缓，可见 R–R 长间歇，最长达2.6秒，平均心率50bpm，最慢33bpm，平板运动检查阴性。诊断为"心律紊乱"，家属被告知"有随时死亡（猝死）可能"。给予异丙肾上腺素注射，氧气吸入及心电监护。经监护治疗一周，血压恢复到90/60mmHg，心率50bpm，间歇脉不规则。改门诊口服万爽片和消旋山莨菪碱片及中药。3个多月后，患者症状虽有减轻，但头晕乏力、心慌胸闷、心律不整始终未除。

在朋友的介绍下，患者来到北京昌平区光明骨伤医院诊治，颈椎照片示椎曲消失、反弓、胸椎上段向右旋转，向左侧弯，诊断为"脊源性心悸怔忡症"。行整脊治疗5天，心率60bpm，间歇脉明显减少，胸闷减少，血压90/60mmHg。经治疗3周，心率70bpm，血压110/70mmHg，已无间歇脉，X线片颈椎曲度改善无反弓了，基本康复。国庆期间外出旅游，未再出现胸闷的症状。

近几年来，媒体常有报导某某老板年方40岁左右，却突发心肌梗死去世。死者平时都是生龙活虎，曾经做过心电图检查也都显示正常。他们的死，会不会与"脊源性心悸怔忡症"有关呢？

中华中医药学会整脊分会主任委员、北京昌平区光明骨伤医院院长韦以宗教授告诉记者，颈椎病是会导致心律紊乱的。早在20世纪80年代，学术期刊上已有颈椎病并发心律紊乱或类似冠心病的临床报告，多数学者认为是颈部交感神经紊乱导致。

人体解剖学证明，人体心脏的收缩起始于特殊的心肌细胞，但是受神经系统（主要是交感神经和迷走神经）调节其固有心律，以适应全身血液循环的需要。支配心脏心律的交感神经系统，尤以颈胸交感神经为主。颈部交感神经是颈中神经节，位于第4颈椎横突前缘，下连颈5、6、7交感神经。颈神经节分布有心支，是最大的心交感神经。此外，颈胸交感神经节（胸椎1~5）的心支至心深丛。因此，颈椎和上段胸椎骨关节错位，均可刺激支配心脏的交感神经。当交感神经受刺激兴奋性增高，去甲肾上腺素（NE）分泌增多，心率加快（似人在情绪激动时）；当交感神经纤维长期受刺激而变性后，神经冲动减少，其分泌的乙酰胆碱（Ach）可使窦心结自律性下降，抑制心脏跳动使心率缓慢，甚至出现间歇脉。因此，颈椎和上段胸椎骨关节错位，均可导致支配心脏的交感神经紊乱，继发心律紊乱的心脏病（图1）。

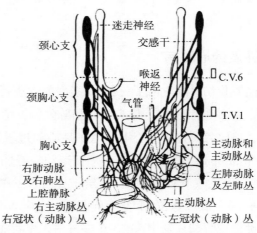

图1　人心丛，一半图示心丛自颈部迷走神经和交感干的来源，及其延伸成的肺丛、主动脉丛和冠状（动脉丛）。注意心丛是由交感神经和副交感（迷走）神经许多分支交织而成。

一过性心慌，出现间歇脉是先兆，那么，对这样的心脏病，如何做到早期发现呢？韦以宗说，颈椎病并发的心律紊乱作为目前一种十分常见的疾病，已被收录在中华中医药学会发布的《中医整脊常见病诊疗指南》中，名"脊源性心悸怔忡症"。此症早期往往有一过性心慌，一般人不注意，以为是劳累了——因稍休息症状即消失，但反复出现后，心跳缓慢，每分钟50~60次（正常人72次），而且有间歇脉（即跳几下又停，中医称"结脉"），患者常有胸闷、心慌症状，但休息后又消失。心电图检查一般除心律异常外没有大的改变。所以，患者往往自以为是劳累引起，不引起重视。就像本文开头那位女患者，一年多来，时不时自觉心慌胸闷，也到过医院检查心电图，未见异常，于是自以为劳累引起，以致拖延日久，出现危重症候。如果当时不及时送医院抢救，也许就"英年早逝"了。

韦以宗提醒大家，不要以为颈肩痛才是颈椎病。实际上，颈椎骨关节错位引起的病变很多，除心悸怔忡外，血压波动（偏高、偏低）、失眠、头晕头痛、耳鸣等，都可能是颈椎骨关节紊乱引起的（图2）。

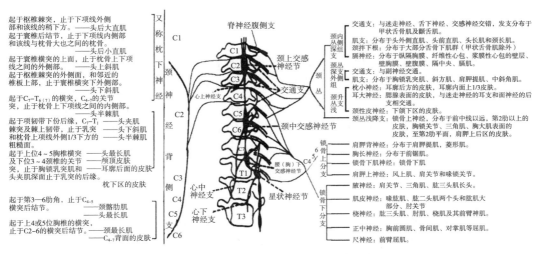

图2 颈神经对其相应肌肉的调控分布示意图

韦以宗从21世纪初开始，从《易经》的圆运动规律和整体观研究颈椎病的病因，通过动物实验、X线动态观察和临床研究，揭示了颈椎的骨关节紊乱，主要原因不是颈椎，而是腰椎-胸椎骨关节紊乱，继发颈椎错位。其中主要原因是"久坐"，即坐位工作时间太长，导致腰椎椎曲消失、旋转、侧弯，继发胸椎侧弯而致颈椎骨关节错位。因此，防治的方法应从腰部、胸廓做起。

（《中国中医药报》2014年10月17日）

二、颈椎病是什么原因引起的

1. 破解久坐导致颈椎病之谜

1999年加拿大学者巴蒂（Batti）通过职业调查就曾提出非直立工作的久坐与椎间盘突出、退变有关。但美国学者荷考瑞兹（Herkow itz）等则认为"久坐病因论"尚欠实验证明。那么，久坐和颈椎病到底有没有关系，是怎样的关系呢？

2. 颈腰椎病如影随形

中医整脊学，是运用中医原创思维研究脊柱系统解剖生理、运动力学，用手法为主的中医技术调整脊柱骨关节，恢复或改善其力学平衡以防治脊柱劳损伤病的学科。最近，我们对337例颈椎病患者进行腰椎X线片调查，结果发现：有颈曲改变的颈椎病，腰椎的曲度也发生改变。即便是那些没有任何腰部症状的颈椎病患者，只要颈曲弓形面积减小、消失（变直）或反弓，腰曲也减小、消失（变直）或反弓。这种改变在98.7%的患者中是同步的。同时这些颈椎病患者中97.3%是坐位劳动者。

对颈曲变直、反弓的颈椎病同时合并腰椎病者，借助中医整脊学的治疗思路，我们采取上病下调——以调整腰曲为主的整脊法治疗，经系统观察135例严重的颈椎管狭窄并腰椎管狭窄症的颈腰综合征，临床治愈率达93.8%。

3. 坐位力学改变伤脊椎

进一步观察发现，腰椎结构力学、运动力学的改变，会影响颈椎的改变。在研究人类腰曲形成机理时，已发现腰大肌对腰曲形成和稳定起主要作用。当坐位时，由于髋关节屈曲，腰大肌张力减小，腰曲在竖脊肌的作用下，曲度逐渐减小到变直。为了观察腰曲改变对颈曲的影响。进一步对 27 名青春期男女青年志愿者进行 X 线拍片动态观察。结果发现，当端坐 1 小时后，腰曲弓形面积平均缩小 53%，颈曲同时也缩小 48%。当坐后站起照 X 线片，腰曲恢复，颈曲也同时恢复。得出结论：人坐下后，髋关节屈曲，腰大肌松弛，腰曲受后缘竖脊肌牵拉而变直。在这个动态过程中，腰椎通过维系 24 节椎体的前、后纵韧带和棘间、棘上韧带的传导力，作用于颈椎，带动颈曲为维持中轴力线平衡而变化。长期久坐，腰曲变小，椎间盘向后膨出。

曾发现占 83% 的颈曲变异的颈椎病有胸椎向左侧凸。这次研究观察到，胸椎侧凸也是源自腰椎。当腰曲变直后，椎体向右旋转侧弯，胸椎为维持中轴力线平衡反向旋转、侧凸。而颈椎 6、7 节结构形态近似胸椎，因此上段胸椎向左旋转带动颈椎 6、7 同步旋转，而到第 5 颈椎则反向旋转。从而维持直立状态下的中轴力线。

4. 敏感颈椎最先显形

由于颈椎无论是椎体、椎间盘、椎管、椎间孔都比腰椎小一半，而且颈椎还有贯穿横突孔的椎动脉。因此，同样的改变更容易在颈椎产生症状，这就是往往只看到颈椎病而忽略了腰椎潜在病理改变的原因。因为颈曲改变很容易导致椎间孔改变，刺激颈神经、臂丛神经；椎曲变小，椎体旋转、倾斜，导致椎间盘突出、椎动脉痉挛、扭曲、供血不足，结果头晕、头痛、失眠、颈肩痛、上肢麻痹的症状随之出现。严重的，由于长期椎曲变直，多个椎间盘突出，椎体后缘的黄韧带张力性皱折、增生、肥厚，会形成"前后夹击"导致椎管狭窄症。

三、《诊疗指南》对防治颈椎劳损病的重要意义

颈椎劳损病为什么当前社会上高发病率、高复发率，主要是医学界对此类疾病的认识还有待提高。特别是对颈椎劳损病治愈的标准，国内外均以症状、体征为依据。这种疗效评估，有很大的随意性，往往耽误病情。

中医整脊科是以"椎曲论"为核心指导理论，颈椎劳损病发病原因是正常的颈椎弯曲（以下简称"颈曲"）紊乱引起，治疗也是以恢复或改善颈曲为目标的。《中医整脊常见病诊疗指南》有关颈椎劳损病如寰枢关节错位、颈椎钩椎关节错缝症、颈曲异常综合征、急性颈椎间盘突出症、颈椎管狭窄症和颈腰椎间盘病等常见颈椎劳损病。治疗方法均以"理筋、调曲、练功"为原则方法，制订的疗效评定标准，除症状体征之外，主要的颈曲恢复程度以治愈、好转、未愈为主要标准。所以，随着《中医整脊常见病诊疗指南》的推广应用于临床，必将有效地提高颈椎劳损病的治愈率、降低复

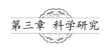

发率，为颈椎劳损病的诊疗做出贡献。

四、正确锻炼防治颈椎病

既然颈椎病引起的病变如此之多，而由于生活方式的改变，颈椎病又呈高发病趋势，那么应该如何科学地防治颈椎病呢？我们认为，无论什么样的预防措施，都要先针对发病的根源。现在社会上对颈椎病的认识有一误区，即局部的、机械的观点，认为颈椎病就是因颈椎出现问题，其实不是这样的。

久坐引起颈、腰曲的变异，主要是起于所有腰椎的前缘，止于股骨小转子的腰大肌作用力减弱或不作为。谜团解开了，病因找到了。呼吁以坐姿劳动的人，应常站起来走走，恢复腰大肌的肌张力。实际工作需要无法站立，也应常伸伸腿或盘盘腿，活动腰大肌，避免长期松弛而挛缩，导致腰曲失去回弹力。避免久坐，常做跨步和扩胸运动，是预防颈椎病科学、有效的方法。为此，广东省中医院韦以宗名医传承工作室正在研究用一套功法防治颈椎病。该功法主要有"弓步压腿""左右转肩""扩胸松胛""撞背振胸""左右盼肩"等，该功法正在广东省中医院养生基地推广。另外，韦以宗提醒广大患者，得了颈椎病，一定要到正规医院就诊，切勿病急乱投医。

（《健康报》2007 年 3 月 5 日，报导韦以宗教授）

颈椎病诊断分型和辨证施治探讨

颈椎病的诊断分型，二十几年来多习用杨氏四型分法。该法是以累及组织（如椎动脉、交感神经、臂丛神经和脊髓）而产生的症候群分型治疗。中医的分型多用于指导针灸和用于对手法治疗，多数学者注重于手法机理的研究。为提高整骨手法治疗颈椎病疗效，现将提出一种新的诊断分型法，并通过 110 例临床验证，对整骨手法提出更具体的适应证。

一、临床资料

本院附属门诊 1994 年 7 月至 1995 年 7 月，共收治颈椎病病例资料完整者 110 例，一般资料和病情见表 1、表 2。

表 1　110 例一般资料

项目	患病年龄（岁）					病程（年）				性别	
	16～25	26～35	36～45	46～55	56以上	半年内	一年内	三年内	三年以上	男	女
例数	11	21	31	34	13	44	33	24	9	44	66
百分率	10%	19%	28.2%	30.9%	11.9%	40%	30%	21.8%	8.2%	40%	60%

从表 1 可见，110 例中女性多于男性，发病年龄 36～55 岁中年人占 69%，而病程超

过半年就诊者占60%，这与本地区医学界对颈椎病的认识程度有关。同时，据病历记载，病程超过一年来诊者，多为颈性头痛患者，33例中有24例为长期头痛失眠类患者。

表2　110例临床表现（椎管型8例不在此表内）

钩椎关节	总例数	头痛、眩晕、失眠、血压紊乱		面瘫或抽搐，或视力下降		耳聋耳鸣、听力下降		呕吐、呃逆、心悸、咽喉不适、胸闷		颈肩痛、运动障碍		颈肩痛、上肢麻痹		桡动脉试验阳性		臂丛试验阳性	
		例数	%	例数	%	例数	%	例数	%	例数	%	例数	%	例数	%	例数	%
$C_{2\sim3}$、$C_{3\sim4}$	44	28	63.6	11	25	16	36.3	12	27.2	4	9	0	0	44	100	0	9
$C_{4\sim5}$、$C_{5\sim6}$	37	16	43.2	0	0	2	5	5	16.2	37	100	13	48.6	32	86	16	13
$C_{6\sim7}$、$C_{7\sim8}$	21	3	14.2	0	0	0	0	0	0	17	80	21	100	8	38	21	86
合计	102	47	46	11	9.1	18	17.6	18	17.6	58	56.8	39	38	84	82	37	36

注：表中病例各项指标可一例多项症状、体征，故总例数不应与110例一致。

表2症状特征表现以头痛、头晕、失眠为多，占46%，其次为颈肩痛、活动障碍和上肢麻痹。

桡动脉搏动试验是检查颈椎病一项准确率较高的体征，其操作方法是：将上肢伸直外展，医者摸到脉象，然后一手推压头颈向对侧，桡动脉的脉象变弱或摸不到则为阳性。此体征占82%。

椎管型的症状和体征有四肢震颤、步态不稳、严重下肢瘫痪，8例椎管型中有5例为椎间盘突出，3例为广泛性椎间盘退化、椎管狭窄。

二、诊断分型

为指导牵引及旋转复位为主的整复疗法，现将按部位及骨关节变化进行分类诊断。

1. 部位分法

即以病变之钩椎关节椎体部位及压迫脊髓之椎间盘为椎管病变分类。

（1）颈枕型：以颈椎$C_{2、3}$和$C_{3、4}$钩椎关节病变为主。

（2）颈中型：以颈椎$C_{4、5}$和$C_{5、6}$钩椎关节病变为主。

（3）颈下型：以颈椎$C_{6、7}$和$C_{7、8}$钩椎关节病变为主。

（4）椎管型：以突入椎管压迫脊髓之椎间盘突出或多个椎间盘退化，后纵韧带钙化为病变者。

部位分型法诊断依据及110例之患病率见表3。

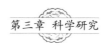

表3　部位分型诊断依据及患病率

分型及部位	症状	体征	患病率（%）
颈枕型： $C_{2\sim3}$、$C_{3\sim4}$	颈性头痛、偏头痛、眩晕、失眠或耳鸣、耳聋或视物不清、视力下降或面瘫、或面部抽搐、表情迟钝、或心悸、心动过速、胸闷、咽喉不适、呕逆、血压紊乱等	桡动脉试验（＋），臂丛牵拉试验（－），局部压痛，头后仰症状加重	40%
颈中型： $C_{4\sim5}$、$C_{5\sim6}$	颈项运动障碍、后伸严重受限、颈肩背麻痹、或有上肢桡侧麻痹、或血压紊乱、或性欲下降、妇女月经不调	桡动脉试验（＋），臂丛牵拉试验（＋）	33.6%
颈下型： $C_{6\sim7}$、$C_{7\sim8}$	肩背、上肢侧麻痹痛、肌力下降、或肩部肌力紧张粘连	臂丛牵拉试验（＋）	19.1%
椎管型	四肢麻痹震颤、步态不稳、或瘫痪	椎间孔压迫试验（＋）	7.3%

2. 骨关节变化分型法

此类分型法以颈椎正侧位 X 线变化为依据。

颈椎病变化核心是钩椎关节紊乱，钩椎关节紊乱刺激颈神经和交感神经。另一方面，钩椎关节失常，必继发椎体旋转，导致椎动脉受刺激。颈椎病除了颈肌症之外，就是颈神经、交感神经和椎动脉受刺激而引起的一系列症候群（椎间盘突出压迫脊髓例外），而钩椎关节紊乱加重，病程日久，其维系颈椎正常生理弧度之韧带颈肌力平衡失调，导致颈曲改变。所以，临床上观察颈椎生理弧度之改变程度，往往是判断其症状轻重及病程长短之重要依据。因此，骨关节变化分型法，主要以观察颈椎生理弧度之改变程度为主要标准，具体分法见表4。

表4　骨关节变化分型依据及患病率

分型	旋转类型			成角型			退化型		
	Ⅰ	Ⅱ	Ⅲ	Ⅰ	Ⅱ	Ⅲ	Ⅰ	Ⅱ	Ⅲ
骨关节X线变化	钩椎关节不对称、椎体旋转、生理弧度正常	钩椎关节不对称、椎体旋转侧弯、生理弧度改变	两个以上钩椎关节不对称侧弯、生理弧度部分变化、但未反弓或弧度加大	部分生理弧度成角反弓、椎间隙变窄	部分生理弧度成角反弓、椎间隙变窄、阶梯状改变	生理弧度全反弓	单一椎间盘退化、但生理弧度存在	两个以上椎间盘退化、韧带钙化部分反弓成角或骨质疏松	多个椎间盘退化、韧带钙化、全反弓成角或骨质疏松
例数	12 例	20 例	14 例	12 例	16 例	6 例	11 例	13 例	6 例
总数	46 例			34 例			30 例		
百分率	41.8%			30.9%			27.3%		

部位分型诊断法，临床可根据患者的主诉症状及检测体征，可以拟诊到患病之椎体，也可以根据患者颈椎 X 线表现得出部位分型而估计可能产生的症状和体征，对提高脊椎病的诊断率很有裨益。从 110 例临床分析中，颈枕型占 40%，此可能与城市生活工作的人群有关。

骨关节变化诊断分类法，是依据颈椎受累程度分法。临床上，旋转类症状较轻、病程较短，成角类则症状较重、病程较长，而退化则更严重。每一类分型中，Ⅰ 型较轻，Ⅱ、Ⅲ 型较重。因此，此分型法不仅可指导治疗，也可以作为预防后诊断的依据。另一方面，退化类多为老年人，据临床资料，30 例退化类中，46 岁以上年龄组占 27 例，在中青年的病例出现退化类，多为外伤继发。

三、辨证施法

笔者对颈椎病治疗多采用以下治法，在各种疗法中，根据诊断分型辨证论治。

1. 治疗方法及适应证

（1）布兜牵引：一般牵引 3kg，时间 30 分钟，适用于旋转、成角类型。

（2）整骨理筋法

兜颌旋转法：即《中国接骨图说》"熊顾法"子法之一。患者坐位，头颈向患侧旋转，医者一手兜颌，一拇指按压病椎，当患者不能再旋转时，轻轻兜颌旋转向上，即可听到颈部"咯"声响，适用于颈枕型旋转类颈椎病。

包头旋转法：即《中国接骨说》中"熊顾法"子法之一。患者坐位，医者一手越过患者颌部抱对侧头部，另一手按压病椎，使患者头屈曲适宜与病椎对应之弧度，然后抱头旋转，轻提颌部，即可听到颈部"咯"声响，适用于颈中型、颈下型旋转类颈椎病。

理筋折顶法：患者坐位或仰卧位，医者先行对颈部理筋松筋，同时用拇指逐个棘突向前按压，松懈骨节，适用于成角类颈椎病。

顶背法：患者坐位，两手抱头，医者位于背后，两手穿越患者肩腋，同时用膝顶压第 3 ~ 5 胸椎，两手往后对抗顶压胸椎，适用于颈中型、颈下型各类颈椎病。

（3）针刺法

颈枕型：针三风（即风池、风府、翳风）、外关、列缺。

颈中型：天柱、大杼、肩井、曲池等。

颈下型：大杼、肩井、秉风、曲池、手三里、后溪、外关。

随症取穴：如合并口眼㖞斜，加听宫、四白、颊车、地仓等穴；若合并视力下降，加翳明、攒竹、睛明；合并呃逆或心悸，加膻中、内关；合并血压紊乱，加内关、太冲、光明；颈下型的上肢麻痹，则循经取穴。

针刺疗法既可以配合整骨手法，也适用于不适宜手法的退化类颈椎病的治疗。

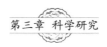

2. 辨证施法

配合整骨手法十分重要。根据笔者临证，旋转复位法，固然是治疗颈椎病最有效的手法，但不是所有颈椎病均用此法，特别对于成角类和退化类型颈椎病，如盲目进行旋转复位，不仅不成功，还会加重症状。对椎管型颈椎病更不宜使用。对成角类型颈椎病可先行牵引、折顶法，使成角类改善成旋转类，再施以旋转复位，如此可提高疗效。

四、治疗效果

本组 110 例颈椎病患者，运用上述辨证施法，近期有效率达 88%，所有病例均接受 3 次以上治疗，其中治疗了 3～6 次症状消失者 47 例，治疗 6～12 次症状消失者 21 例，治疗 3 次无效不再接受治疗者 13 例。因门诊条件受限，无法进行 X 线复查照片，此疗效仅供参考。

五、讨论

颈椎病的病变实质是颈椎骨关节变化累及其周围组织，如颈神经、臂丛神经、交感神经、椎动脉、脊髓而产生的系列症候群。这些组织的分布有特定的部位。因此从部位分型，对诊断受损之组织可能出现的症状和体征，均有更准确之依据。因而，临床上可以从病变的部位，测知其可能发生的证候，也可以其发生的证候，测知病变的部位。从临床观察中，部位分型诊断法有助于提高脊椎病的早期诊断。

骨关节变化的分型诊断，主要是用于指导整骨手法的正确运用。冯氏在推广颈椎的旋转复位法时，也提及了此法的适应证和禁忌证，但临床上不少应用旋转复位失败的病例却未提及其原因。实质上，旋转复位法成果与否，决定于颈曲的生理弧度。如果颈曲已变反弓，复位就不成功。因此，本文提出的颈曲变化为主要依据的分型诊断法，则有助于指导正确运用旋转复位手法，提高整复手法的疗效。这种分型法，稍有临床经验的医师，可以从颈椎的触摸中了解颈曲之变化，从患者的年龄以及颈椎的活动度也可以估计到有否退化之可能，再配合 X 照片分析，对手法的应用、病情的预后诊断大有裨益。

本文对颈椎病的检查法中还强调了"桡动脉试验"。此体征在既往的颈椎病文献中讨论不多。笔者从 110 例病例观察中，特别是颈枕型和颈中型颈椎病，其阳性率甚高。从解剖生理分析，出现此体征可能是交感神经刺激引起。而此体征在诊断颈椎病较之臂丛牵拉试验法和椎间孔压迫试验准确率更高，值得推荐。

颈椎病的继发证候，本文 110 例与传统文献报道大体相符。但并发面神经症者曾有报道。110 例中，确诊为颈椎病继发面神经症者多达 11 例，占 10%。且全部病例均针刺治疗未效而来诊，后按颈椎病治疗而愈。

本文 110 例中的颈枕型发病率偏高，此与冯氏统计 $C_{5,6}$ 偏多不一样。究其原因，冯氏的病例中多以颈肩上肢麻痹之病例为多。而本组 110 例则以头疼、失眠病例偏多。作者从临床中发现，既往诊为"神经衰弱"的证候，多是颈椎病引起的。此发现供骨伤同道临床参考。

（《中国中医骨伤科杂志》1995 年第 3 卷第 6 期 18 – 21 页，作者韦以宗）

腰骶脊神经根管损伤的治疗

老年人腰骶脊神经根管损伤（狭窄）、骨质疏松症、腰椎管狭窄症、腰椎滑脱症或急性腰扭伤等常见腰腿痛，传统中医的辨证论治、针灸推拿、内外用药一般都能治愈。目前临床最常见的误诊误治是急性腰腿痛——腰骶脊神经根管损伤，仅就此症的治疗，谈一些体会。

一、牵引

常用的治法是骨盆牵引，此法对老年人作用不大，原因是老人脊椎之间的椎间盘及韧带纤维老化或软骨化，已失去年轻时期的弹性和可伸缩性。急性脊神经根管损伤多是急性小关节紊乱（即扭伤）引起。受伤一侧的小关节能闪挫，说明其"能动"。所以采取"能动歪，必能动正"的措施，进行俯卧、伤侧下肢牵引，可收立竿见影之效。

二、旋转复位

老年人骨质疏松，脊柱活动范围小，此法应慎用。然而，对脊神经根管损伤来说，此法运用得当，效果甚佳。它可缓解狭窄之侧隐窝及神经根管对神经根之卡压。特别是，这类患者多数有脊柱侧弯（为早年椎间盘膨出时代偿所致），因此，旋转复位法运用得当，不仅能减轻急性期的症状，还可纠正脊柱的侧弯，减少复发。

老年人脊柱的旋转复位，在急性期要首先采取措施缓解腰肌的紧张度，可针刺委中、承山。当腰肌松弛后，采取坐位，自然腰椎弯曲度，施术者用轻摇轻旋的方法，忌按压弯曲、暴力旋转。反复多次，即可奏效。

三、手术

老年人脊神经根管损伤如反复发作，或经综合治疗未见效者，多为严重的神经根管狭窄。身体条件较好者，可考虑做椎板开窗、神经根管扩容术。一般术后可根治。

文献报道及临床所见手术复发的病例，多是误诊为"腰椎间盘突出症"。当手术下

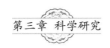

去找不到突出的椎间盘，而又不进一步做根管扩容而失败。可见，治疗正确与否，关键在于诊断。

此外，辨证内服外用中药及针灸、推拿、拔罐、理疗等，都是治疗老年人腰腿痛的有效措施。但对于骨质疏松症、腰椎滑脱症施行推拿手法时，忌用重力和暴力，更不能用足踩、肘按等方法。

（《健康报》1998 年 8 月 28 日，作者韦以宗）

骨空针灸调压疗法

现代医学对针灸止痛原理研究的科学基础，包括了疼痛的生理病理学说、生理控制学说。普遍认为，针灸可改善局部血液循环，促进致痛化学物质的吸收，提高机体免疫力，消除致痛病灶，也可改善疼痛的病理改变。另一方面，自 20 世纪 60 年代，Wall 和 Melzaok 提出的节段性脊髓镇痛系统——闸门学说，以及 20 世纪 70 年代后发现的全身性脑内抗痛系统——内源性镇痛学说，是针灸镇痛生理控制的两大学说。笔者在长期的骨伤科临床中，按骨伤病致痛的解剖生理病理，采取"针骨空，针筋结，调冷压"的调压疗法，或称"骨空针法"，治疗骨关节痹痛症，疗效满意。

一、压力学说与骨伤痛症

自 19 世纪以来，传统的概念痛和触、压、冷、温（热）并列作为人体的一种感觉。疼痛则是触、压、冷、温的极度刺激作用于机体某一部位，达到了损伤长度，通过神经系统的传递，进入意识形态的一种较强的感觉反应。就其生理意义来说，疼痛是一种警戒信号，由此可引起机体一系列的防御反应。在骨伤科临床上几乎所有的疼痛都有机体的生理性防御，最常见的是运动功能自发限制。这种限制时间稍长，就出现肢体的畸形。这种畸形是机体为防御疼痛的一种代偿。因此说，疼痛包括痛感觉、痛反应。痛感觉包括麻痹、冷、压胀等合在一起，同时伴有情绪上的烦躁、恐惧、焦虑和抑郁。痛反应最严重的是休克。在骨伤科临床上多是上述变化。

触、压、冷、温对人体的刺激，实质上是一种压力刺激。骨、关节损伤疼痛的生理病理变化可以概括为压力对组织的刺激的生理、病理变化。

压力刺激局部组织，产生充血—水肿—缺血—温差，表层组织血流障碍，内部组织血流受阻，产生内压。内压形成，其压力势——即当细胞因吸水膨胀时，由于细胞壁反抗膨胀而使细胞中产生静水压，使水分从细胞分流的势能，也就是所谓"渗出"，从而导致组织水肿，水肿又加重了压力，增大了压力刺激，这是产生疼痛的基本生理病理。

压力刺激对骨关节损伤导致疼痛，可以概括为三种：

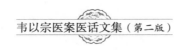

1. 物压

运动系统即骨、关节、肌肉、韧带组织的相互关系，位置是严格按生物力学规律结构排列的。因为这种结构排列才能产生其运动——力的功能。其正常结构范围用相互之间形成的压力，也是正常的生理压力，是机体发育过程中正常生理功能所相互承受的合理负荷。

当这些组织结构排列紊乱，就会产生非生理性压力负荷——压力刺激，如骨折移位、关节脱位、筋出槽、骨错缝、肌肉韧带损伤导致力平衡失调等。这些因组织变形产生的压力刺激，称之"物压"——物质之间的压力。物压刺激致痛，是骨关节损伤疼痛最急、最强烈的一种疼痛。机体的反应也相当剧烈和迅速。

2. 热压和冷压

热压和冷压是体内组织之间温度差异而产生热和冷的刺激，在热力学来说，也是一种压力刺激。

人体各部组织的热量，来源于血液循环，血液带来的热能，在组织间传递相互之间平衡，产生"体温"。一般情况下，热量是由高温向低温传递，这是固体中热传导的主要形式。在气体和液体中，热传导往往是与对流同时发生。

大多数的物体在温度升高时，体积（或长度、面积）增加，称为"热膨胀"，此膨胀在组织内部产生压力，称为"热压"，物体膨胀时可放出热量，称"热效应"。物质温度过低时，体积可收缩，称为"冷缩"，冷缩的组织内产生负压，称为"冷压"，收缩的物体需吸收热量，也称为"冷效应"。两者之间一旦接触就出现热传导，这是物质维持热平衡的规律。在人体内，一旦这规律失常，热压或冷压就产生强刺激而引起疼痛。

骨、关节组织损伤（或慢性劳损），局部因应力充血、出血，细胞张力增高，内压形成。

由于微循环瘀血，热传导失去了对流传导形成内压，急剧上升形成损伤性压力刺激而产生疼痛。另一方面，急性期的瘀血，转变为组织缺氧，坏死变性，微循环终止，组织内热平衡失调，负压形成，局部出现冷效应，也引起疼痛。临床上，病人的灼热感和冷痹感，就是热效应和冷效应的自我感觉，特别是冷压形成的疼痛，每当第三系统（环境）需热传导（气温下降或局部遇凉）时，局部冷压加剧而疼痛增强。这是传统所谓"风温痛"的病机所在。

3. 气压

体内组织氧化及致痛物质化学物质产生气体在腔性管道及器官内，气压刺激也可引起临床最常见的胃肠道疾病。在骨科临床中，关节和组织的病变，也有气压刺激因素。

二、骨空论与骨内压理论

1610 年 Galileo 发明显微镜，1691 年美国人 Havers 报告了骨组织的血液循环，后人

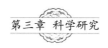

将 Havers 当时描述骨骼皮质骨中血管神经的通道——骨皮质小孔，称为 "Havers 管"。

实际上，对骨皮质小孔的认识，《黄帝内经》已有描述，《素问》有 "骨空论" 专篇，论述经络腧穴位于骨骼小孔或关节缝隙，脊椎与脊髓相通部位，名为 "骨空"。强调这些位于骨空的腧穴在针灸治疗上的重要性。

20 世纪 30 年代，已有人注意骨内静脉回流障碍产生骨内压后，可刺激新骨生成，导致骨质硬化及骨性关节炎等多样性病理变化。20 世纪 70 年代后，随着血流动力学说研究的深入，微循环学说的兴起，不少学者研究了骨的血流图，进行骨髓血管造影和骨内压的测定，Brookes 等人还通过动物实验，认为骨的病理变化机理，是由静脉瘀血后，血球容积增加，红细胞含量增多，血氧张力降低，二氧化碳张力升高，血 pH 倾向酸性。这些组织化学的变化，促使软骨母细胞活动紊乱，软骨基质代谢失调，软骨因而萎缩。另一方面，高张力的二氧化碳，诱导骨分区细胞分化，促进组织内碱性磷酸酶的活动，激化成骨细胞活跃，加上红细胞内含丰富的钾离子，有助于钙化过程，病变部产生新骨。这是骨性关节炎病理变化的主要机理。

骨血流障碍，骨内压增高，又加重微循环障碍，承受压力的软骨组织因失去骨内血运而缺血坏死。

骨内高压可直接影响到其骨外膜及附着于周边之软骨组织、滑膜组织和韧带、筋膜组织间内压形成。可见，骨关节腔内压升高，都与骨内压关系密切。

骨内压不仅是骨质增生、骨坏死的病理机制，也是骨关节疼痛的内在因素。压力刺激来自骨内、骨膜、关节、滑膜、肌筋膜等组织之间。

三、传统针灸调压疗法

《黄帝内经》论述针灸治病的机理，就是疏通经络、调理气血。针刺行补泻之法，主要是通过调气，即调气压。实证即内压高，故 "放而出之"；虚证，气内压不足，所以要 "随之"。因此，历代医学文献对针灸取穴以 "得气" 为原则，"针以得气，密意守气勿失也"，行补泻之法，即调整经络气压，通过调气以调血，通过调血以调整热压和冷压。

《黄帝内经》和《针灸甲乙经》论述针灸疗法的三大治法：即 "虚则实之"，"进而济之，补也"（补法），"满则泻之，逆而夺之，泻也"（泻法），"宛陈则除之，去血脉也"（攻泻法）。如用调压医学的观点来看，补法即调冷压，泻法和攻泻法即调热压，《黄帝内经》有 26 种。

1. 调冷压法

虚证和寒证实质相似，组织缺血缺氧，表现为虚的证候，局部出现冷效应，也即寒证。针灸疗法对虚证、寒证的刺法如下。

（1）温针、焠针和灸法、药熨法、雷火针法

灸法是最早的疗法。《五十二病方》就列 "足臂十一脉灸经"，以灸为主。焠针及

火针，将针烧赤针之，此法后世既用于治寒痹，也有用于代刀做脓肿排脓，或烧烙外伤止血。

燔针为温针，可用艾绒或药物燃烧温热银针，使热直达病所，也可用药代针，做灸法，又称"雷火针"，皆治寒痹，调冷压之法。

（2）刺骨法和梅花点穴法

刺骨法，《灵枢》称为"输刺""短刺"。"输刺者，直入直出，深内至骨，以取骨痹"，"短刺者，刺骨痹，稍摇而深入，致针骨所，以上下摩骨也"，"深内至骨"，"针致骨所，以上下摩骨也"，谓用针直至骨膜，并对骨膜做针式分离，此可谓针刺刺骨膜减压法。骨膜是神经末梢最丰富和最敏感的部位，也是骨内高压的唯一调压部位。此刺法对调整局部组织缺血、痉挛、粘连和骨内压作用十分明显。从止痛理论上说，无论是闸门学说还是脑内抗痛系统学说，都能理解。梅花点穴法，即"扬刺法"，"扬刺者，正内一，傍内四而浮之，以治寒气之博大者也。"对寒证、痛证牵涉范围广而用之。例如，对网球肘的治疗，用梅花点穴刺骨法，疗效确切。

2. 调热压法

热证与实证实质相似，是局部充血、瘀血、炎症水肿的急性期及正气旺盛而局部组织瘀积、粘连、硬结的痛证。也即《灵枢》所论："满则泄之，宛陈则除之。"

（1）刺络放血法

《灵枢·官针》介绍了"豹文刺""络刺""大泻刺""赞刺"，均属刺脉放血调压法。豹文刺者指在穴位前后左右进行散刺，以刺中毛细血管出血，以调整局部组织的充血、炎症、水肿。赞刺者，针刺直出直入对准瘀血凝结或痈肿脓疡，以放血放脓，泻其热压。"大泻刺者，刺大脓以铍针也"，用如尖刀之铍针以放血放脓。"络刺者，刺小络之血脉者。"这些刺法均是放血减压，适用于实证、热证。

（2）调气刺法

《灵枢·官针》介绍的"经刺""远道刺""极刺""傍针刺"等刺法，是通过调整经络气机以调压，上病调下，左病调右，直刺傍刺，均以"得气"调整经气平衡，还有偶刺、分刺，均属此类刺法。

（3）刺筋法

《灵枢·官针》记载，对筋痹用刺筋调压法，谓"关刺""恢刺"。关刺者，直刺肌腱韧带附着处以减压。恢刺者，刺肌腱韧带两旁，并用提插弹拨法，以松解粘连，缓解内压，舒缓充血、水肿和痉挛。

（4）天、地、人三针法

《灵枢·官针》谓之"齐刺"，"齐刺者，直入一，傍入二，以治寒气小深者。或曰三刺，三刺者，治痹气小深者也。"三刺以治痹病较深部位。《针灸甲乙经》："一者天也，天者阳也……皮者，肺之合也，人之阳也，故为之治镵针……二者地也，地者

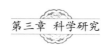

土也，人之所以应土者肉也，故为之治员针……三者人也，人之所以生者，血脉也，故为之治锟针……八者风也，故为之治长针。"镵针、员针、锟针及长针是分别刺皮下、肌筋膜、血脉和骨所。三针法选其皮、肌、脉、骨，治深痹、顽痹，调整局部骨膜、肌筋膜之内压，以泄邪气，调热压。

调热压刺法最典型的是"透天凉"针法，即运用针泻法调气，使经络乃至肢体发凉，是调热压之法。

（《中国中医药报》1999 年 5 月 24 日，作者韦以宗）

脊椎推拿牵引误治并发症

——155 例误治并发症文献综述

笔者检索自 1986 年至 2001 年，共 16 年国内外公开刊行的学术期刊 26 家（国内 17 家，国外 9 家）报道文章 70 篇（国内 42 篇，国外 28 篇），因误用推拿、牵引治疗脊柱伤病，导致严重并发症 155 例。现综合介绍，并分析其原因，探讨经验教训，以供参考（表1）。

表 1　误治并发症 155 例一览表

部位	方法		并发症	结果（主要症状）	例数
颈椎	斜扳法		急性左心衰竭	死亡	1
			颈 3 棘突骨折	—	1
			寰枢椎脱位，脊髓损伤	—	1
			颈 4 右横突骨折	高位截瘫	2
	旋转法		颈髓损伤	高位截瘫	1
			颈 4 半脱位并颈 4、颈 5 神经根损伤	颈部剧烈疼痛，双上肢触电样放射痛，麻木、无力	4
			齿状突骨折	—	1
			寰枢椎前脱位并高位脊髓损伤	高位截瘫	1
			颈髓损伤	高位截瘫	2
			延髓、小脑损伤、血肿	死亡	1
				植物人	1
	旋转加扳法		休克	晕厥	1
	牵引	超重	慢性青光眼急性发作	—	1
		坐位	休克	—	1
		颈后加垫	四肢水肿	—	1
		四头带	喉上神经损伤	呛咳、痰多、不愿吞咽、声嘶	1
	不正确按摩		休克	晕厥	1

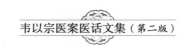

续表

部位	方法	并发症	结果（主要症状）	例数
腰椎	机械牵引	胸椎小关节错位	背部呈放射痛，转身活动加重，胸闷、气短，胸椎棘突序列不齐	32
	斜扳法	腰三横突综合征	术中腰痛加剧，弯腰、转身时为甚，腰3横突端压痛明显	12
	旋转法	腰5右椎弓根骨折	腰部剧痛	1
		腰间盘破裂并椎管内巨大游离体	腰痛剧烈，左腿电击样窜痛，腰僵不能活动	1
	下肢过伸法	腰椎间盘突出急性发作	腰痛加剧，疼痛呈触电样放射至足	2
	下肢后伸加旋转	腹部剧痛	—	4
		侧隐窝狭窄	患肢剧痛	1
		马尾神经损伤	括约肌功能障碍，马鞍区麻木，小腿肌瘫痪	4
	暴力推拿	趾肌力下降	—	6
		右骶髂关节半脱位	—	1
		右髋部血肿	—	1
		马尾神经损伤	截瘫（双下肢全瘫，二便失禁）	1
			双下肢不全瘫	3
腰椎	暴力推拿	马尾神经损伤	一侧下肢不全瘫	5
			双下肢不全瘫	2
			一侧下肢不全瘫	5
			双下肢不全瘫，马鞍区麻木	1
			截瘫（双下肢全瘫，二便失禁）	2
		右腓总神经损伤	右下肢乏力，踝以下功能丧失，足下垂	1
		骶丛神经根损伤	左下肢乏力，自主运动功能丧失	1
		左下肢深静脉血栓形成	死亡	1
		急性肺栓塞	术后疼痛加重，呈持续性，休息不缓解	5
		神经根水肿粘连	—	5
		锁骨骨折	—	25
		肋骨骨折	—	1
		多发性椎间盘突出，硬膜囊受压	双下肢活动受限，小便潴留，大便失禁	1
		股外侧皮神经卡压综合征	术后一侧大腿前外侧麻木，异样感过敏，接触裤子时因麻木而不能忍受，肌力正常	9

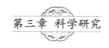
一、原因分析

根据所报道的 155 例推拿牵引误治并发症病例,其中死亡 2 例,休克 3 例,截瘫 8 例,不全瘫 16 例,骨折脱位 49 例,加重病情 32 例,并发其他严重症状 45 例。其误治意外原因归纳有以下几方面:

1. 诊断不清

脊柱的伤病,往往临床症状、体征相似,需要行影像学检查进一步明确诊断方可行整脊治疗,如果在诊断不清的情况下盲目行整脊疗法,就会造成难以预料的医源性损伤。如王氏报道的"推拿手法不当致颈髓损伤 2 例"一文中两例患者均因"颈背部不适,颈活动不灵活"至医院诊治,在未进行任何影像学检查情况下,拟诊"落枕",盲目行整脊治疗,术中出现肢体麻木无力、上肢疼痛加剧等脊髓受损症状,术后行 CT 检查示:颈椎间盘突出,压迫脊髓。

2. 未严格选择适应证

一些合并严重并发症病人,未加以防范而乱用手法,忽略先理筋后整骨。在肌肉紧张痉挛状态下急于施整脊疗法,因肌肉自我保护机能而骤然收缩,易致拉伤,纤维环破裂,椎间盘急性突出、炎症渗出、神经根水肿,进而产生疼痛加剧。蒋氏报道"俯卧位下肢过伸手法引起腰突症样发作 2 例"中两患者均是中年男性,因搬抬、担挑重物时不慎致腰痛,腰活动受限,至医院经检查后,在未充分放松肌肉情况下,行俯卧位下肢过伸手法,突然感到腰痛加剧并伴下肢放射痛等腰间盘突出症症状。

又如杨氏报道"按摩颈椎诱发急性左心衰竭死亡 1 例"一文即是未注意到患者有心脏病,用按摩手法、定位不够准确,结果波及颈交感神经节,使交感神经兴奋过度,诱发心脏病加重而死亡。

颈背部肌肉具有稳定颈椎、助颈部在正常范围内活动之功能。颈背部肌肉痉挛、酸痛,特别是胸锁乳突肌、斜方肌,影响颈椎活动,其主要原因是颈椎骨排列紊乱而继发。但胸锁乳突肌、斜方肌血运好,一般不容易损伤,其损伤主要因颈椎骨排列紊乱所致,不应盲目做肌肉的按摩。

3. 乱用手法

医者在施"斜扳法""旋转复位法"等手法时,因手法不熟练、不规范,适应证不确定,而乱用手法,使周围神经、肌肉、韧带、筋膜,甚至骨骼损伤。如顾氏报道的"斜扳法引起腰三横突综合征 12 例报告"。

旋转手法在颈椎施行时,对高位颈椎病是禁忌证。由于不了解此禁忌证,而对颈枕型的颈椎病施行强力旋转,导致椎管出血、脊髓,甚至延髓、小脑损伤,所报道的死亡和高位截瘫,均属此类。

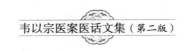

4. 暴力

手法的力度需视病人体质、病情而定。过度暴力及反复多次整脊易使神经根摩擦、受损、渗出而造成粘连；背部肌肉强烈收缩，脊柱两侧肌肉力量极不平衡，椎管内压力增高，加重神经根压迫，使症状加重。更甚者因力量过大而造成骨折。上表中整脊疗法引起医源性损伤多数都因用力不当，为求"响声"多次反复整骨而致。

5. 超重或坐位牵引

适量的牵引可调节肌肉平衡，改善椎间隙，但牵引重量必须符合机体拮抗力，一些盲目超重牵引就会导致肌肉撕裂。若是腰椎致椎间盘破裂，加重充血、水肿，压迫硬脊膜；若是颈椎则致椎动脉痉挛，牵引套过紧压迫颈动脉，尤其是坐位牵引，轻者头晕，重者休克。贾氏报道"颈部牵引致休克1例"因牵引体位、重量不当所致。章氏报道"颈椎牵引引起慢性青光眼急性发作1例报告"一文因牵引适应证选择不当，老年人已有血管壁硬化，眼部血管弹性调节能力降低，颈椎牵引时压迫颈内动脉，而致青光眼急性发作。

二、经验教训

综合上述原因，脊柱推拿牵引引起严重的医源性损伤事故，应引起骨伤科医生高度重视，其经验教训有四：①操作医师需经严格专业训练。②整脊疗法需规范化、标准化，也就是适应证、禁忌证和操作步骤，具体手法和力度需十分明确。③明确诊断，包括脊柱损伤为何种疾患所致，诊断不明，并发症不了解，如：高血压、心脏病、糖尿病等引发意外。④提高整脊学的学科地位，加强整脊疗法的专业培训和专业上岗责任制。

从155例医源性脊柱损伤，主要原因还是对脊椎的推拿手法未掌握，诊断水平低下。笔者检索了20世纪90年代国外有关整脊手法疗法的文献共28篇，所报道的并发症，是一般的手法后的反应，基本上都能自行恢复，而没有严重的后遗症或意外事故。例如Leboeaf－Yde研究了625例病例发现：脊椎指压手法的副作用是常见的且是良性的。这些副作用一般在治疗后出现并在短时间内消失（通常在治疗后第一天消失）。最常见的反应都是在治疗部位附近出现局部不适（约占反应2/3）；少数反应是在其他部位而不是在治疗部位出现疼痛、疲劳或头痛（每种反应占10%）；恶心、眩晕或其他反应很少报道（小于反应的5%）。Senstad报道对95位患者368次脊椎指压治疗情况进行了调查，结果表明：脊椎指压手法常作用（23%）为局部或全身的症状，但未有严重的情况报告。其中，90%的反应属中等或轻微，87%在治疗的当天有反应，83%在24小时内消失。Boline通过对75例慢性紧张性头痛患者的调查指出：应用脊椎指压手法治疗慢性紧张性头痛，3例患者出现颈部疼痛、僵硬的不良反应。脊椎指压手法的副作用：颈部疼痛、僵硬。

国外应用整脊疗法，很少出现医疗意外，主要原因是国外的整脊医师都经严格专

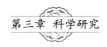

业培训。在美国，整脊学科是医学重要分科，于 1892 年在密苏里州建立了"整脊学院"，现发展到 4 所，是 4 年制大学本科教育，其毕业学生已近 2 万人。因此，国外整脊都是经严格培训的专业医师。而我国在这方面尚未引起重视，整脊既可以是骨伤科医师，也可能是推拿医师，或者是理疗医师，甚至不是医师也做脊柱手法；另一方面，一些人"重手术、轻手法"，认为手法简单易学，有些甚至未经学习仅仅是"参观学习"，就在临床应用，这就难免出现医疗事故。因此，整脊学科的专业培训必须加强，从事整脊的医师必须具备专业培训的资格方能上岗。如此，才可杜绝整脊推拿牵引的意外损伤和事故。

（《中国中医骨伤科杂志》2003 年 6 月第 11 卷第 3 期 60 - 63 页，
作者韦以宗、王秀光、韦春德、孙永章）

传统整脊八法的适应证和禁忌证

牵引法、悬吊法、旋转法、斜扳法、整盆法、过伸法、屈曲法和按摩推拿法是中国传统医学整脊的主要手法。笔者根据近 20 年来国内应用情况，结合脊柱圆筒枢纽学说，脊柱轮廓平行四边形应力平衡理论和椎体板块移动椎曲论以及临床体会，提出八大传统整脊法的适应证、注意事项和禁忌证，供同道指正。

一、牵引法

1. 平牵

平牵指卧位水平牵引，包括仰、俯卧位。

适应证：颈、胸、腰、骨盆损伤。

注意事项：颈椎牵引不宜过重，以患者能忍受、较舒适为宜；腰、骨盆牵引不宜超体重。

禁忌证：诊断不明确者；禁用暴发性用力；椎间盘突出症急性期；合并心脏病和哮喘、甲亢患者；孕妇忌用骨盆牵引。

2. 坐位颈椎牵引法

适应证：颈椎骨折脱位或中青年颈椎椎间盘突出症、钩椎关节紊乱症。

注意事项：牵引不宜过重，以患者能忍受、较舒适为宜；密切注意患者自我感觉。

禁忌证：不明确诊断者；寰枢关节错缝或颈椎病头晕为主诉者；合并心脏病、高血压、哮喘及甲亢患者；坐位牵引下禁用手法整骨；儿童及老年人禁用。

3. 手法牵引

此法指医者用手牵引双下肢以牵引胸腰椎，如李仲南的"攀门拽伸法"；牵引头颅以牵引颈椎，类似《回回药方》的"扯头缓揉法"。

适应证：颈、腰椎小关节紊乱，胸腰椎压缩性骨折。

禁忌证：诊断不明确者；腰僵者慎用双下肢牵引；手法牵引下慎用旋转、过伸或加压手法；儿童和老人慎用；有下肢骨关节疾患者禁用双下肢牵引；颈腰椎手术后或有陈旧性骨折脱位者慎用；孕妇禁用双下肢牵引。

牵引法适应证选择不当并发的医疗意外：如仰卧位颈椎牵引颈后加垫致四肢水肿。椅式颈部牵引器牵引角度前倾 15°，牵引重量为 5kg，牵引 2 分钟后致休克。75 岁老人坐位超重牵引引起慢性青光眼急性发作。卧位水平骨盆机械牵引致胸椎小关节错位。四头带坐位牵引，因四头带过紧超重牵引致喉上神经损伤。

拉压疗法（指拉双下肢、压腰椎法，下同）治疗腰椎间盘突出症用力过大，致以双下肢全瘫、二便失禁为主要表现的马尾神经损伤；以左下肢无力、左下肢自主运动功能丧失、触痛觉减退、肌力 Ⅲ 级、膝、踝反射未引出为主要表现的骶丛神经损伤；以右下肢无力、自踝以下活动功能丧失、自膝以下外侧痛觉明显减退、足背伸功能丧失、足呈下垂为主要表现的腓总神经损伤。行拉压疗法后，因患者控制饮食，少食少饮，造成血液相对浓缩，导致左下肢静脉血栓形成。老年男性 55 岁，行拉压疗法致急性肺栓塞死亡。暴力拉压治疗腰椎间盘突出症，导致以双下肢全瘫、二便失禁为主要表现的马尾神经损伤。老年女性 53 岁，行快速拉压法治疗腰椎间盘突出症，导致锁骨骨折。女性 36 岁，体质瘦弱，行快速拉压法治疗腰椎间盘突出症，导致肋骨骨折。

二、悬吊法

此法指危亦林式悬吊法。

适应证：腰曲变异、侧弯畸形，需调整椎曲者；或胸腰椎骨折脱位。

注意事项：悬吊需逐步升高；俯卧悬吊力支点在胸腰枢纽关节，如仰卧悬吊力支点在腰骶枢纽关节。

禁忌证：诊断不明确者；合并严重心脏病、高血压、哮喘、甲亢患者；孕妇禁用；腰椎滑脱者慎用仰卧悬吊。

三、旋转法

1. 头颅圆筒旋转法

此法分为旋头式、抱头式和旋扳颌式。

适应证：颈椎损伤，椎曲存在之中青年患者。

注意事项：此法旋转切忌暴力；颅枕枢纽作用力线可达第 4、5 颈椎，其旋转作用点主要为此二椎体。

禁忌证：诊断不明确者；合并心脏病、甲亢患者；椎曲加大或消失者；超过颈部正常旋转范围的旋转，应视为暴力旋转，禁用；老年患者及 16 岁以下儿童禁用；颈椎手术后或陈旧性骨折脱位禁用；牵引下禁用此法；先天性畸形者禁用。

2. 胸廓圆筒旋转法

适应证：胸腰椎损伤，关节突关节紊乱，椎间盘突出症。

注意事项：此法主要是通过胸腰枢纽旋转调整其作用线下之下段胸椎及上段腰椎；运用时需固定骨盆。

禁忌证：诊断不明确者；合并严重心脏病、哮喘者；椎弓崩解脊柱滑脱者；椎间盘突出症急性期者；腰僵未缓解者；胸腰椎手术后；骨质疏松症患者慎用。

旋转法适应证选择不当并发的医疗意外：如颈部暴力旋转法致颈 4 半脱位合并颈 4、颈 5 神经根损伤。颈部暴力旋转法导致瘫痪。腰骶过伸法和旋转复位法为主治疗腰椎间盘突出，导致以括约肌功能障碍、马鞍区麻木、小腿肌肉瘫痪为主要表现的马尾神经损伤。腰椎旋转复位法用力过猛，致椎间盘破裂挤压硬脊膜，表现为腰痛剧烈，左腿电击窜痛，足底麻木，腰僵不能活动。颈部反复旋转复位致寰枢椎前脱位并高位脊髓损伤。颈部旋转复位时用力过猛，致颈髓损伤、高位截瘫。

四、斜扳法

此法指在侧卧位下，利用胸廓圆筒与骨盆圆筒相反力方向，胸腰枢纽和腰骶枢纽斜向扳动关节突关节。

适应证：胸腰椎关节紊乱、侧弯、椎曲改变。

注意事项：侧卧体位，躯体和下肢在一中轴线上；如疑一侧椎间孔压迫神经根者，患侧在上，而且不宜左右侧扳；腰僵者慎用。

禁忌证：诊断不明确者；颈椎禁用此法；椎弓裂椎体滑脱者以及骶椎裂者禁用；骨质疏松者禁用；孕妇禁用；胸腰椎手术后禁用。

斜扳法适应证选择不当并发的医疗意外：如落枕误用颈部强力斜扳致寰枢椎脱位、颈 4 横突骨折、脊髓损伤、截瘫。老年男性 56 岁，颈椎病患者，当旋转颈部并施斜扳法时出现休克。落枕误用斜扳法时，力量过大过猛致颈 3 棘突骨折。腰部反复多次强硬斜扳，用力过猛，导致以腰部疼痛加剧、弯腰转身时为甚、棘突端压痛明显为主要表现的腰三横突综合征。腰部肌肉紧张状态下行暴力斜扳法致椎弓根骨折。既往有心脏病病史的老年女性，在行颈部斜扳法时引起急性左心衰竭死亡。暴力行腰部斜扳加过伸法致髓核破裂、截瘫。

五、整盆法

适应证：骶髂关节错缝或脊柱侧弯，骨盆倾斜者。

禁忌证：诊断不明者；椎弓裂、脊椎滑脱以及骶椎裂者；孕妇禁用。

六、过伸法

适应证：腰椎曲变直者或屈曲型压缩性骨折。此法宜在牵引下垫枕过伸，配合练功（五点式）。

禁忌证：诊断不明者；脊椎滑脱者；孕妇忌用；慎用垫枕悬空过伸踩跷法。

七、屈曲法

适应证：腰椎曲加大者，包括脊椎滑脱症。此法配合仰卧悬吊来完成。

禁忌证：腰椎曲变直之椎管狭窄症；骨质疏松症慎用。

过伸法和屈曲法适应证选择不当并发的医疗意外：如急性腰扭伤行俯卧位下肢过伸手法，致腰椎间盘突出症样发作。腰骶过伸和旋转复位法为主治疗腰椎间盘突出症，导致以括约肌功能障碍、马鞍区麻木、小腿肌肉瘫痪为主要表现的马尾神经损伤。椎间盘突出并侧隐窝狭窄在硬膜外麻醉下行过伸手法力量过大，引起神经根严重挤压致患肢剧痛。硬膜外麻醉下行腰椎过伸法用力过猛，幅度过大，致腹部剧痛。硬膜外麻醉下治疗腰椎间盘突出症时，在仰卧被动直腿抬高至90°并背屈脚掌手法时，粗暴抬腿且背屈下压力过大，致髋部血肿。暴力侧扳、过伸，致腰椎、髓核破裂并截瘫。

八、按摩推拿法

适应证：脊椎损伤。

禁忌证：心脏病、甲亢患者禁做颈部按摩推拿；严重糖尿病，有皮肤瘀斑者；皮肤病患者；孕妇不宜；脊柱手术后慎用；先天畸形、椎弓裂、脊柱滑脱者慎用。

推拿按摩法适应证选择不当并发的医疗意外：如重手法推拿按摩腰椎致神经根水肿粘连。落枕行推拿手法不当致颈椎间盘突出压迫颈髓。暴力推拿按摩颈椎致齿状突骨折。暴力推拿按摩导致以马鞍区麻木、二便障碍为主要表现的马尾神经损伤。暴力推拿按摩腰椎导致以双下肢不全瘫为主要表现的马尾神经损伤。暴力推拿按摩腰椎导致以一侧下肢不全瘫为主要表现的马尾神经损伤。暴力推拿按摩腰椎导致以双下肢不全瘫、马鞍区麻木为主要表现的马尾神经损伤。以弹拨两侧胸锁乳突肌为主治疗颈椎病引起休克。暴力推拿按摩腰椎导致以一侧大腿前外侧麻木、异样感过敏、裤子触碰时感麻木、不能忍受、肌力正常为主要表现的股外侧皮神经卡压综合征。暴力推拿按摩治疗腰椎间盘突出症，导致多发性腰椎间盘脱出并截瘫。

传统整脊八法是临床最常用的疗法。不少专家学者在其著作中，都论述了有关适应证及操作方法，也提出了手法总的禁忌证，例如脊柱结核、骨髓炎、肿瘤均不属整脊疗法范围等。但是，对具体手法应用的注意事项及禁忌证论述甚少。因此，临床上

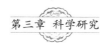

应用出现无限扩大适应证的盲目性，严重影响治疗效果，医疗意外屡有发生。也有人认为，上述的禁忌证中，应用了也不一定加重损伤，如颈椎的斜扳法。这是缺乏解剖知识及运动力学理论的缘故。颈椎的斜扳法是一个非常危险的手法——因为颈椎钩椎关节是冠状结构，斜扳法产生的剪力很容易导致钩椎关节脱位或骨折，严重者合并脊髓损伤、高位截瘫。况且，颈椎斜扳达到的目的，改用其他手法也可达到，不必冒此风险。所以，要理解整脊八法的适应证和禁忌证，需提高脊柱机能解剖学和运动力学的理论。中医对使用手法重视筋骨并重，因此手法使用必须轻柔和缓，刚柔相济。

本文所列文献报道的医疗意外，除适应证选择不当之外，也有操作方法的问题，其中包括诊断问题。整脊的目的是恢复脊柱骨关节正常之应力关系，所以，临床整脊之前，X 线照片诊断是必不可少的。因此，除了伤病员的症状、体征之外，X 线照片的诊断是整脊手法的主要客观依据。

暴力手法、超重牵引和暴发性用力牵引是整脊手法的三大禁忌，任何侥幸心理、急于求成必然会导致严重后果。

（《中国医药学报》2004 年 1 月第 19 卷第 1 期 56 – 58 页，
作者韦以宗、孙永章、潘东华）

四维牵引调曲法治疗腰腿痛

——269 例腰椎间盘突出症、腰椎滑脱症、腰椎管狭窄症疗效报告

腰痛合并下肢麻痹疼痛，俗称腰腿痛。

本文讨论的腰腿痛属于腰椎间盘突出症、腰椎滑脱症、腰椎管狭窄症所致的腰腿痛。目前对这类疾病的治疗，国内外主要倾向于手术疗法为主。本院自 2002～2004 年收治上述三症的腰腿痛 330 例，其中接受治疗 2 周以上并有完整资料（治疗前后 X 线片）者 269 例，均采取理筋、调曲、练功的综合治疗。

其中调曲法主要辨证运用四维牵引，即仰卧纵轴骨盆牵引（以下简称"第一维牵引"）、俯卧骨盆牵引同时外展患肢牵引（以下简称"第二维牵引"）、仰卧屈曲悬吊下肢牵引（以下简称"第三维牵引"）、俯卧过伸悬吊下肢牵引（以下简称"第四维牵引"）为主，治疗效果满意，并对其作用机理进行了探讨，现报告如下：

一、临床资料

1. 一般资料

观察腰椎间盘突出症、腰椎滑脱症以及腰椎管狭窄症病例共 269 例。其中腰椎间盘突出症 122 例（男性 73 例，女性 49 例）；腰椎滑脱症 41 例（男性 13 例，女性 28 例）；椎管狭窄症 106 例（男性 34 例，女性 72 例）。患病年龄最小 19 岁，最大 85 岁，

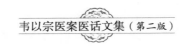

门诊治疗151例，住院治疗118例，病程2周至13年。发病年龄分布见表1。

表1　三种常见腰腿痛与年龄分布情况

年龄组（岁）	腰椎管狭窄症（例）	腰椎间盘突出症（例）	腰椎滑脱症（例）
19～34	7（6.60）	40（32.79）	3（7.32）
35～54	67（63.21）	71（58.20）	21（51.22）
55～85	32（30.19）	11（9.02）	17（41.46）
合计	106	122	41

注：（　）内指占本病症总数的百分率（%）。

2. 诊断标准

（1）腰椎间盘突出症：腰痛伴下肢放射性疼痛或麻痹痛等体征：腰部有压痛、下肢放射痛，直腿抬高试验＜45°为阳性，病程一个月以上者多伴有股四头肌萎缩，小腿三头肌肌张力下降，以及腱反射减弱，X线侧位片椎间隙变窄、曲度紊乱，正位片脊柱侧弯，或有CT、MRI显示椎间盘突出。

（2）腰椎滑脱症：下腰痛及下肢痛、麻木或马尾神经压迫症状，如椎管狭窄症状等。X线片示椎体滑脱，Ⅰ度滑脱常伴一侧峡部裂，Ⅱ度和Ⅲ度滑脱常伴双侧峡部裂。本组Ⅰ度滑脱18例，Ⅱ度滑脱17例，Ⅲ度滑脱6例。

（3）腰椎管狭窄症：症状为持续性下腰痛和腿痛，间歇性跛行，足底感觉异常，严重者不全瘫痪。体征：腰部压痛，但无固定压痛点；腿部和足部可有感觉异常，肌力减退，腱反射减弱，可伴肛门括约肌反射减弱或消失。X线检查：腰椎侧位片可有椎曲加大或变直，正位片有明显侧弯。CT、MRI显示椎管狭窄等。本次统计把腰椎滑脱所引起的椎管狭窄纳入腰椎滑脱组。

腰椎管狭窄症根据症状分级：Ⅰ级为下腰痛，间歇性跛行，行走100米出现症状加重，二便正常者；Ⅱ级为下腰痛，间歇性跛行50米症状加重，或伴有尿频者；Ⅲ级为下腰痛，不能行走或需扶拐行走，大小便功能障碍，下肢肌力Ⅱ级；Ⅳ级患者出现不全性瘫痪，大小便障碍，下肢肌力Ⅱ级以下。本组106例，其中Ⅰ级14例，Ⅱ级26例，Ⅲ级58例，Ⅳ级8例。

3. X线片病理改变分型

腰椎椎曲分型法：即根据腰椎X线侧位片的改变分型，分为Ⅰ型（全直）、Ⅱ型（上弓下直）、Ⅲ型（全弓）、Ⅳ型（上直下曲）、Ⅴ型（上弓下曲）、Ⅵ型（全曲）。

将腰椎正位X线的形态改变分类，即左、右侧凸按其病变程度分轻、中、重三度。

采用笔者腰椎侧凸测量法测量，即在腰椎正位片上，沿骶椎上缘作横线，取棘突为中点作－90°垂线与横线交点为A，椎体椎弓根C点与A点连线，AC线与垂线交角一般为10°为正常，超10°为异常。侧凸分三类型：即12°～14°为轻度侧凸，15°～17°为中度侧凸，17°以上为重度侧凸。

二、治疗方法

1. 理筋

所有病症在调曲前均进行药熨、骨空针灸法和手法理筋。

2. 调曲

主要采取以上四维牵引法，根据椎曲的改变辨证施治。如Ⅰ型（全直）先用第一维牵引，2周后改第四维牵引；Ⅱ型（上弓下直），先用第一维牵引，并腰部加垫枕，2周后改第四维牵引；Ⅲ型（全弓）治疗同Ⅱ型；Ⅳ型（上直下曲）先用第二维牵引，1周后改第三维牵引；Ⅴ型（上弓下曲）先用第二维牵引，2周后改第四维牵引；Ⅵ型（全曲）先用第一维牵引，2周后改第三维牵引。

3. 练功

经理筋、调曲治疗1周后进行功能锻炼。根据椎曲改变情况，Ⅰ、Ⅱ、Ⅲ型均采取过伸练功法，即五点、三点或飞燕法，Ⅳ、Ⅴ、Ⅵ型均采取屈曲练功法，先做弯腰到床上起，根据病情逐步加强锻炼强度。

以上牵引法，按病情轻重，每日牵引1次，每次30～60分钟，10天为1个疗程。治疗时间最短15天，最长78天，平均26天。

三、观察指标

复位指标：主要观察腰椎X线片正、侧位治疗前后的改变，即侧位片弓顶距离和正位片侧凸程度的改变。

1. 侧位椎曲复位评定标准

复位：指X线侧位片上曲度恢复正常或接近正常（图1）。

基本复位：Ⅰ型（全直）腰3弓顶距离达1.3～1.7cm；Ⅱ型（上弓下直）腰1弓顶距离达0.3～0.5cm，腰5达0.3cm左右；Ⅲ型（全弓）腰3弓顶距离达1.0～1.3cm；Ⅳ型（上直下曲）腰1弓顶距离达0.2～0.5cm；Ⅴ型（上弓下曲）腰1弓顶距离达0.2～0.5cm，腰2达0.6～1.0cm；Ⅵ型全曲腰3弓顶距达2.3～2.5cm（图2）。

尚可：指椎曲改变的主要椎体弓顶距离较治疗前恢复0.2～0.3cm（图3）。

差：指椎曲改变的主要椎体弓顶距离较治疗前恢复小于0.2cm。

2. 正位侧凸复位评定标准

复位：X线正位无侧凸或侧凸已接近正常（图4）。

基本复位：正位X线侧凸较治疗前恢复大于或等于2°（图5）。

尚可：正位侧凸较原恢复1°～2°（图6）。

差：指正位侧凸较原恢复小于1°。

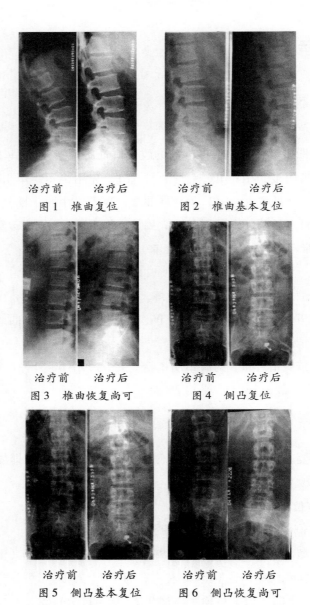

治疗前　　治疗后　　　治疗前　　　治疗后
图 1　椎曲复位　　　图 2　椎曲基本复位

治疗前　　治疗后　　　治疗前　　　治疗后
图 3　椎曲恢复尚可　　图 4　侧凸复位

治疗前　　治疗后　　　治疗前　　　治疗后
图 5　侧凸基本复位　　图 6　侧凸恢复尚可

四、疗效评定标准

1. 腰椎管狭窄

临床治愈：症状、体征消失，步行 200 米无腰痛，无下肢麻痛症状，大小便正常，肌力Ⅳ级以上，X 线检查正侧位片正常或接近正常。好转：行走 100 米不用扶拐，大小便正常。肌力Ⅲ级以上，X 线片恢复尚可。无效：症状、体征和 X 线检查均无改善。

2. 腰椎间盘突出

临床治愈：症状、体征消失，椎曲改变、侧弯复位或基本恢复。好转：症状、体征基本恢复，椎曲改变、侧弯恢复尚可。无效：症状、体征和 X 线检查均无改善。

3. 腰椎滑脱症

临床治愈：临床症状消失，滑脱Ⅲ度恢复到Ⅰ度，或Ⅱ度恢复到 1/2 度或Ⅰ度完全恢复。好转：滑脱Ⅲ度恢复到Ⅱ度，或Ⅱ度恢复到Ⅰ度，或Ⅰ度恢复到 1/2 度，轻度下腰痛。无效：症状、体征和 X 线片均无好转。

五、治疗结果

经统计表明，腰曲总恢复率达 84.0%。其中Ⅰ型（全直）达 89.0%，Ⅱ型（上弓下直）达 78.6%，Ⅲ型（全弓）达 75.0%，Ⅳ型（上直下曲）达 83.6%，Ⅴ型（上弓下曲）达 66.7%，Ⅵ型（全曲）达 82.9%（表 2）。

表 2　腰腿痛伴 269 例腰曲改变复位统计表

椎曲分型	总例数	复位（例）	基本复位（例）	尚可（例）	差（例）
Ⅰ型（全直）	110	46（41.82）	52（47.27）	9（8.18）	3（2.73）
Ⅱ型（上弓下直）	28	3（10.71）	19（67.86）	4（14.28）	2（7.14）
Ⅲ型（全弓）	20	5（25.00）	10（50.00）	3（15.00）	2（10.00）
Ⅳ型（上直下曲）	9	25（37.31）	31（46.27）	9（13.43）	2（2.99）
Ⅴ型（上弓下曲）	67	1（11.11）	5（55.56）	2（22.22）	1（11.11）
Ⅵ型（全曲）	35	11（31.43）	18（51.43）	3（8.57）	3（8.57）
合计	269	91	135	30	13

注：（　）内指占该类型的百分比。

侧凸总恢复率达 87.6%。其中，轻度侧凸达 91.4%，中度侧凸达 83.3%，重度侧凸达 60.0%（表 3）。

表 3　225 例腰椎侧凸复位效果统计表

侧凸程度	总例数	复位（例）	基本复位（例）	尚可（例）	差（例）
轻度	162	58（35.80）	90（55.56）	9（8.18）	5（3.09）
中度	48	19（39.58）	21（43.75）	5（10.42）	3（6.25）
重度	15	2（13.33）	7（46.67）	4（26.67）	2（13.33）
合计	225	79	118	18	10

注：（　）内指占该类型的百分比。

六、临床疗效

随访观察：对 2003 年以前治疗的腰椎管狭窄症 80 例，一年后随访。接受随访者 75 例，其中 46 例康复，步行 200 米无间歇性跛行。有轻度腰腿痛但有间歇性跛行，不用扶拐者 21 例，仍有间歇性跛行需扶拐者 5 例，症状复发便手术治疗者 3 例，康复 46

例加上 21 例，有轻度症状者共 67 例，占随访病例 89.3%，复发率为 10.7%。

七、讨论

腰椎间盘突出或椎体滑脱，均可以引起椎间隙倾斜、塌陷，椎体旋转、位移。这是临床上此两种病变导致腰椎结构力学和形态病理改变的规律，也是继发椎管狭窄症的主要原因。笔者曾探讨人类腰曲是自 1 岁站立行走后，随发育而逐渐形成的。因此强调椎曲对椎间孔、椎管及椎间盘大小方位的适应性及其维持生理功能的重要性，提出整脊疗法以调曲为主要治疗原则之一。

传统的骨盆轴向牵引，由于其作用力受腰曲的影响，笔者研究证明其牵引作用仅达腰 3、腰 4。而一些学者提出的"三维牵引"法，也仅仅是在骨盆牵引下加以扭转而已，其作用力始终是依靠腰背肌，也未能合理解决椎曲和上段腰椎的侧凸问题。

笔者从中国传统医学 14 世纪危亦林的脊柱悬吊复位法和 18 世纪《医宗金鉴》的"攀索叠砖法"得到启示。这两个方法与骨盆牵引的不同点，是利用了下肢的牵引力。为此，从探讨人类腰曲形成机理作为切入点，研究了影响腰曲主要的运动力是来自腰大肌。而本文实施的四维牵引调曲法，较骨盆牵引不同的是牵引了下肢，也就是调动了腰大肌对腰曲的内在作用力。因此，临床上取得了满意疗效，较国外整脊临床治愈率高。

八、小结

1. 报道运用四维牵引调曲法治疗腰椎间盘突出症 122 例，临床治愈率为 92.6%；腰椎滑脱症 41 例，临床治愈率为 75%；腰椎管狭窄症 106 例，临床治愈率为 86.7%。远期随访治愈率为 89.3%，平均疗程为 26 天（表 4）。

表 4　269 例腰腿痛临床疗效统计表

病症	总例数	治愈（例）	好转（例）	无效（例）
腰椎管狭窄症	106	92（86.7）	9（8.5）	5（4.7）
腰椎间盘突出症	122	113（92.6）	6（4.9）	3（2.5）
腰椎滑脱症	41	31（75.6）	10（24.3）	—
合计	269	236	25	8

注：（　）内为占本病症总数的百分率（%）。

2. 四维牵引调曲法调整椎曲及侧凸其复位率分别 84% 和 87.6%，复位率与接受治疗时间有关。

3. 探讨四维牵引调曲法主要的作用机理是调动腰大肌对腰曲的作用力。

4. 四维牵引法只要严格辨证实施，则安全可靠、无痛无创，值得同道参考运用。

（《中华中医药杂志》2006 年 2 月第 21 卷第 2 期 122 - 124 页，

作者韦以宗、潘东华、韦春德、王秀光、韦云锋）

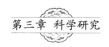

颈胸枢纽调曲法治疗椎曲紊乱类颈椎劳损病

——596 例疗效报告

颈椎劳损病的主要病理改变是颈曲紊乱的力学改变。引起颈曲紊乱的病因虽多，但从运动力学分析，主要是胸椎紊乱后继发。笔者自 2003 年起，运用颈胸枢纽调曲法为主，治疗以颈曲紊乱为主要病理改变的各类颈椎劳损病，至 2005 年 10 月统计，接受治疗 2 周以上者，共 596 例，现将临床分析和疗效报告如下。

一、临床资料

1. 一般资料

观察治疗钩椎关节紊乱症、颈椎病、颈椎管狭窄症、颈胸枢纽交锁症共 596 例（注：本文所指颈椎病是指颈椎椎间盘退化、椎曲紊乱综合征）。其中钩椎关节紊乱症 87 例（男性 42 例，女性 45 例），颈椎病 334 例（男性 138 例，女性 196 例），颈椎管狭窄症 37 例（男性 18 例，女性 19 例），颈胸枢纽交锁症 138 例（男性 53 例，女性 85 例）。患病年龄最小 16 岁，最大 85 岁。门诊治疗 377 例，住院治疗 219 例，病程 2 周至 23 年。发病年龄分布见表 1。

表1　596 例椎曲紊乱类颈椎劳损病与年龄分布情况（例）

年龄组（岁）	钩椎关节紊乱症	颈椎病	颈椎管狭窄症	颈胸枢纽交锁症	合计
16 ~ 34	19（21.84）	48（13.37）	6（16.22）	38（27.54）	111（18.62）
35 ~ 54	37（42.53）	217（64.57）	23（62.16）	79（57.25）	356（59.73）
55 ~ 85	31（35.63）	69（20.66）	8（21.62）	21（15.22）	129（21.64）
合计	87（14.60）	334（56.37）	37（6.20）	138（23.15）	596（100）

注：（ ）内指占本病症的百分率（%）。

2. 诊断标准

根据韦以宗《中国整脊学》：

（1）钩椎关节紊乱症：症状为颈项疼痛，或牵涉到肩背痛，颈部功能活动受限，以旋转受限为主，可伴有外伤史。查体：颈部可有明显压痛。X 线正位片可见钩椎关节不对称，椎体倾斜；侧位片见颈椎曲度减小，椎体后成角。

（2）颈椎病：颈肩背、后枕部痛或麻痹，颈部活动受限，头晕、头痛，遇劳加重，休息减轻，上肢麻痹或窜痛，沉重无力，可伴吞咽不适、胸闷、心悸、心慌、失眠、记忆力以及视力下降，血压波动或胃肠功能紊乱等。查体：椎旁可有压痛，桡动脉试验（＋）和（或）臂丛牵拉试验（＋）。影像学检查：X 线照片颈椎有侧弯，钩椎关节不对称，椎曲加大，变直或反弓，或有阶梯状改变，或有双边双突征，部分患者椎体或钩椎关节增生，或有韧带钙化。CT、MRI 显示有椎间盘退变、膨出或压迫硬脊膜。多普勒彩超检查可发现椎动脉扭曲、狭窄等。

（3）颈椎管狭窄症：患者可有行走困难，单侧或双侧下肢痉挛性瘫痪，感觉障碍不规则，颈部活动障碍。检查：腱反射亢进，髌阵挛或踝阵挛，可出现 Hoffman 征、Ross limo 征阳性。X 线检查：侧位可见颈椎椎曲变直或向后成角，或阶梯状改变，椎间隙变窄，椎体后缘骨刺形成；斜位片可见椎间孔变小，关节突关节重叠，韧带钙化等。CT、MRI 可明确椎管狭窄情况。

（4）颈胸枢纽交锁症：反复发作的下颈、背部疼痛，遇劳加重。检查：局部压痛，颈 6、颈 7 棘突旁关节突关节外侧可触到条索状压痛点，并向肩部或胸背放射。X 线照片可见上段胸椎侧凸，颈 6、颈 7 旋转，反向倾斜，椎曲变小或变直。

3. X 线片病理分型

根据侧位片的形态改变把颈曲改变分为 11 型（表 2）。

表 2　596 例颈曲改变治疗统计表

分型	总例数	复位（例）	基本复位（例）	尚可（例）	差（例）
颈前曲 I 型（全曲）	12	4（33.33）	6（50.00）	2（16.67）	—
颈前曲 II 型（上曲下正）	24	8（33.33）	12（50.00）	4（16.67）	—
颈前曲 III 型（上正下曲）	5	4（80.00）	1（20.00）	—	—
颈后弓 I 型（全直）	275	117（42.55）	129（46.91）	22（8.00）	7（2.55）
颈后弓 II 型（全弓）	40	9（22.50）	22（55.00）	7（17.50）	2（5.0）
颈后弓 III 型（全弓重）	5	—	2（40.00）	3（60.00）	—
颈后弓 IV 型（上直下曲）	66	26（39.39）	32（48.48）	8（12.12）	—
颈后弓 V 型（上弓下曲）	48	12（25.00）	26（54.17）	10（20.83）	—
颈后弓 VI 型（上弓下直）	25	5（20.00）	20（80.00）	—	—
颈后弓 VII 型（上曲下直）	29	19（65.52）	8（27.59）	2（6.90）	—
颈后弓 VIII 型（上曲下弓）	67	45（67.20）	15（22.40）	7（10.40）	—
合计	596	249（41.78）	273（45.80）	65（10.90）	9（1.51）

注：（　）内为占该类型的百分率（%）。

二、治疗方法

1. 理筋

颈胸背部膏摩药熨，骨空针调压，局部用轻柔手法按摩。或加用远红外线、激光理疗。

2. 调曲

钩椎关节紊乱症运用布兜牵引，30 分钟/次，重量 3～5kg，辨证施用兜颌旋转法或

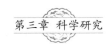

颈胸枢纽旋转法；颈椎病运用布兜牵引 30 分钟/次，重量 3～5kg，牵引后运用理筋折顶法、兜颌旋转法、颈胸枢纽旋转法、挺胸端提法调椎整曲；颈椎管狭窄症治疗方法与颈椎病基本相同，牵引重量不宜过重，折顶手法需十分轻巧，以患者颈后伸的自如活动度为宜；颈胸枢纽交锁症可用颈胸端提法、颈胸枢纽旋转法松解关节交锁。

3. 练功

以颈项屈伸和扩胸运动为主，每天坚持锻炼。

三、疗效评定

1. 颈曲复位指标

根据颈椎弓顶距离范围，主要观察治疗前后颈椎侧位片曲度的改变。

复位：指 X 线侧位片上曲度恢复序列正常或接近正常。基本复位：X 线侧位片上，椎曲基本恢复，而且各椎体序列基本正常，无明显阶梯状及双边征。尚可：椎曲改变的主要椎体弓顶距离较治疗前恢复 0.2～0.3cm，残留有阶梯改变。差：椎曲改变的主要椎体弓顶距离较治疗前无改变。

2. 临床疗效评定标准

根据韦以宗《中国整脊学》：

（1）钩椎关节紊乱症：治愈：疼痛症状消失，颈部活动功能恢复正常，X 光片示钩椎关节对称，椎曲恢复或基本恢复。好转：疼痛症状消失，颈部活动基本正常，X 光片示椎曲恢复尚可。无效：症状、体征均无改善，X 光片曲度恢复差或无改善。

（2）颈椎病：治愈：症状、体征消失，颈曲基本恢复，随访一年无复发（随访率 81%）。好转：症状、体征减轻，颈曲改善。无效：症状、体征和颈曲均无改变。

（3）颈椎管狭窄症：治愈：主要症状、体征消失，颈曲明显改善，能正常生活和工作，随访两年无复发（随访率 87%）。好转：上肢运动肌力恢复达 3 级，下肢步态改善，霍夫曼征弱阳性，颈曲有改善或治愈后随访无复发者。无效：症状、体征和颈曲均无改善。

（4）颈胸枢纽交锁症：治愈：疼痛消失，X 线片示第 6、7 颈椎旋转、倾斜恢复。好转：疼痛减轻，X 线片示第 6、7 颈椎旋转、倾斜改善。无效：疼痛和 X 线检查均无改变。

四、治疗结果

复位疗效：经统计表明，颈曲经运用调曲法治疗后，总有效率达 98.5%，总恢复率达 87.58%（复位＋基本复位）。详见表 2。

临床疗效：总有效率 98.99%，总治愈率达 86.24%。其中，钩椎关节紊乱症治愈率为 89.66%，颈椎病治愈率为 86.23%，颈椎管狭窄症治愈率为 83.78%，颈胸枢纽交锁症治愈率为84.78%。详见表3。

表3　596例颈椎椎曲紊乱综合征临床疗效统计表

病症	总例数	治愈（例）	好转（例）	无效（例）
钩椎关节紊乱症	87	78（89.66）	9（10.34）	—
颈椎病	334	228（86.23）	45（13.47）	1（0.01）
颈椎椎管狭窄症	37	31（83.78）	3（0.08）	3（0.08）
颈胸枢纽交锁症	138	117（84.78）	19（13.77）	2（1.44）
合计	596	514（86.24）	76（12.75）	6（0.01）

注：（　）内为占本病症的百分率（%）。

五、体会

颈椎劳损病的病因是椎间盘退化或受椎曲紊乱的力学改变，是学术界多年来一直在探索的课题。有学者指出，椎间盘突出、退化不一定有症状。究其原因，关键是多个椎间盘突出或退化未引起椎曲的紊乱，所以不发生症状和体征。笔者在研究人类椎曲形成机理时，已论证了正常的椎曲是维持正常脊柱运动功能和生理功能的基础。因此，在劳损类疾病而言，椎曲的改变与否，是判断颈椎是否出现症状和体征的重要依据。

颈胸枢纽——颈7、胸1组成的枢纽关节，是调节颈椎曲度的重要关节。颈椎曲度紊乱，主要病因是由于上段胸椎侧凸继发。因此，笔者采取以调整胸椎为主的颈胸枢纽调曲法治疗颈曲紊乱类颈椎劳损病，但颈曲恢复的临床效果受年龄、病程和病情轻重的影响。一般中青年患者大部分能达到完全恢复，且疗程在2～4周；而中老年患者只能达基本恢复或改善，本组病例复位尚可或差者，几乎是中老年病例。另一方面，病程长、病情较重者，复位时间需4～6周，且多为基本恢复。

（《中华中医药杂志》2007年1月第22卷第1期61－62页，
作者韦以宗、王秀光、潘东华）

寰枢关节错位的诊断分型和整脊疗法

——附215例临床报告

寰枢椎错位是指因慢性劳损、肌力不平衡等导致寰椎和枢椎构成的关节相互位置的改变，引起上部颈椎关节紊乱、颈曲改变，进而刺激颈神经、交感神经和椎动脉，引起以头晕为主，伴随偏头痛、胸闷、恶心或者失眠、健忘等系列症状。

作者自2003年开始系统观察治疗寰枢关节错位，并就其诊断分型和治疗提出新的观点，现报告如下：

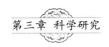

一、临床资料

1. 一般资料

本组 215 例，男 94 例，女 121 例，男:女为 1:1.3。年龄 19～69 岁，以 19～35 岁青壮年以及 36～50 岁中年人为多见，分别占总数 46.0%、42.7%（表1）。其中门诊 146 例，住院 69 例，主要不适表现为后枕部麻胀不适、眩晕、头痛、恶心和血压紊乱（表2）。

表1 215 例寰枢关节错位发病年龄分布情况

年龄（岁）	例数	占总数（%）
19～35	99	46.0
36～50	92	42.7
51～69	24	11.3
合计	215	—

表2 215 例患者主要症状表现

症状	例数	占总数（%）
后枕不适	187	86.9
眩晕	208	96.7
头痛	152	70.7
胸闷恶心	131	60.9
心律失常	40	18.6
面瘫	40	18.6
血压紊乱	144	66.9
肩背痛	121	56.2
突发昏厥	19	8.8
失眠	103	47.9

2. 诊断依据

患者有后枕不适、头晕头痛等症状，检查可触及双侧风池穴不对称，局部有压痛，桡动脉试验阳性。X线片张口位可见齿状突侧偏或前倾；侧位 $C_{2,3}$ 后成角、旋转，阶梯状改变，颈曲可有改变。

3. 分型方法

按照 X 线片齿状突移位情况将其分为三型（表3）。

表3 215 例寰枢椎错位分型统计表

分型	例数	占总数（%）
侧偏型	146	67.9
前倾型	48	22.3
混合型	21	9.8
合计	215	—

（1）侧偏型：X线张口位示齿状突侧方偏移，寰椎旋转；侧位片 $C_{2、3}$ 后成角（图1～图4）。

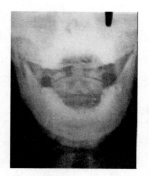

图1　侧偏型张口位寰齿间距
不对称，齿状突左偏

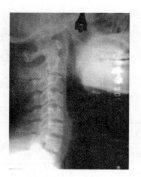

图2　侧偏型侧位颈曲变直，
侧位片 $C_{2、3}$ 后成角

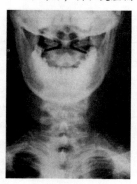

图3　治疗后张口位示寰齿
间距对称，侧偏纠正

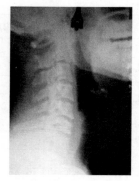

图4　治疗后侧位片示
颈曲恢复正常

（2）前倾型：X线片张口位示齿状突前倾，寰椎后倾，出现双边征；侧位颈曲加大，$C_{2、3}$ 呈阶梯状改变，颈部活动屈伸受限（图5、图6）。

（3）混合型：指前倾与侧偏同时存在（图7、图8）。

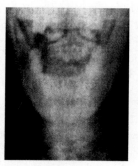

图5　前倾型张口位齿状突前倾，
寰椎后倾，出现双边征

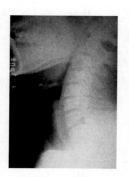

图6　前倾型侧位颈椎曲度加大

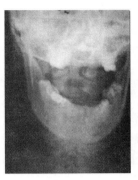
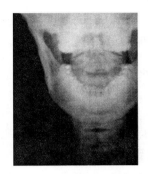

图 7 混合型张口位寰齿间距不对称，
齿状突右偏；齿状突前倾，寰
椎后倾，出现双边征

图 8 治疗后寰齿间距基本对称，
侧偏纠正，齿状突前倾恢复
正常，双边征消失

二、治疗方法

1. 理筋方法

牵引易诱发加重头晕、恶心、心慌等症状，故寰枢椎错位不宜做布兜牵引。一般先于颈背部做中药药熨、骨空针调压以理筋。针刺部位：风池、风府、哑门、天柱、后溪、脑空等穴。理筋治疗 3～5 次后方可行整脊治疗。

2. 整脊方法（寰枢端转法）

侧偏型：术者左肘放于患者下颌部，右手拇、食二指分别置于寰枢两侧（相当于风池穴），双手同时用力向上轻提，行欲合先离手法旋转，反复 3～5 次，使寰枢关节复位，双侧平衡即可。前倾型：术式同上，但重点在用拇指按压第 2 颈椎的棘突，反复 2～3 次。混合型：先纠正前倾改变，再治疗侧偏错位，方法同上。

3. 练功方法

患者症状缓解后即可进行功能锻炼。方法：用双手交叉，放置于颈项部，双掌部用力提拿颈项部肌肉，以自觉舒适为宜，提拿 30 次，每天 3～5 次。如：前倾型颈曲加大，合并腰骶角加大者，配合弯腰锻炼。

三、治疗结果

1. 疗效评定标准

痊愈：患者后枕部麻胀不适、眩晕、头痛、恶心等主要症状消失，复查 X 线张口位片示齿状突与寰椎侧块间距对称，齿状突无前倾和偏歪，颈椎侧位片示曲度恢复正常。临床治愈：患者主要症状（头晕、头痛、恶心）消失，但失眠或血压波动虽有改善而未正常，症状较原来减轻，X 线片改变基本恢复正常。显效：患者症状较原来减轻，X 线片齿状突偏移、前倾较前好转。无效：患者症状、X 线检查均无明显改善。

2. 疗效评定结果

本组 215 例，治疗时间 10～40 天，平均治疗 17 天。按上述标准评定，结果：痊愈 139 例，临床治愈 51 例，显效 23 例，无效 2 例，痊愈和临床治愈率 88.4%。

四、典型病例

杨某，女性，42 岁，北京市人。无明显诱因头晕伴头胀 2 年，加重 7 天。头晕时可有视物旋转、模糊，头胀于后枕部为主，头晕症状出现常与体位改变有关，伴颈部僵硬不适，无头痛、耳鸣，伴恶心，无呕吐。曾到某医院诊为"颈椎病、高血压"，行按摩、牵引等治疗，疗效不佳。近 1 周来头晕症状加重，伴步态不稳。入院后检查：血压 180/110mmHg，颈椎曲度加大，后枕部风池穴压痛（＋）。颈椎运动：屈 10°，后伸 30°，左旋 35°，右旋 35°，侧屈正常。左侧桡动脉试验（＋）。X 线片示齿状突前倾，寰椎示双边征，$C_{2、3、4}$ 阶梯改变，颈曲加大（图 5、图 6）。诊断为寰枢关节错位前倾型。治疗：先行中药药熨、骨空针调压，$C_{2、3、4}$ 棘突旁华佗夹脊以理筋，后行整骨方法复位。治疗 5 次后头晕减轻，能独自行走 300 米以上，血压 110/85mmHg，继续治疗 15 次，枕部麻胀、头晕、恶心等症状消失，血压稳定，X 线片复查示前倾齿状突位置、颈椎曲度恢复正常（图 9、图 10）。

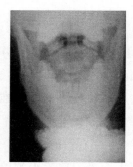

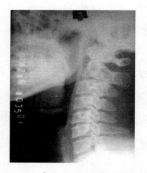

图 9　治疗后张口位齿状突恢复　　　　　　图 10　治疗后侧位颈椎曲度正常
　　　　　正常，双边征消失

五、讨论

1. 寰枢关节解剖特点及认识

寰枢关节由寰枕关节、寰枢外侧关节、寰枢中关节构成，寰枢关节的运动几乎是唯一的轴性旋转，因受翼状韧带的限制，范围是 29°～54°。

Schneider 等对横向韧带和翼状韧带的力学研究显示：翼状韧带由两部分构成，其中一部分使齿状部与枕骨的髁状突连接，另一部分在寰椎外侧块上插入，其功能是限制轴向旋转、侧弯和屈曲拉伸；横向韧带固定齿状部，向上延长到达枕部，向尾部延伸到达轴体的后表面，形成寰椎的十字韧带，其功能是限制头屈曲以及寰椎向前移位。

因此，睡眠枕头位置不适，长期造成十字韧带、翼状韧带受伤，肌力不平衡，或颈曲紊乱，均可导致寰枢关节位移。

2. 关于诊断问题

作者 1995 年曾报道上段颈椎损伤、$C_{2,3,4}$ 钩椎关节紊乱可伴有桡动脉试验（＋），即检查者摸到桡动脉搏动后，用另一手推患者头颈往对侧。桡动脉搏动减弱或消失，其机理是颈上段钩椎关节紊乱、椎曲变异、C_{1-4} 神经受损伤所致。当推拉头颈时，颈神经损伤加重，颈上交感神经节，颈动脉神经节同时受刺激，抑制了动脉搏动，因此出现桡动脉减弱或停顿。此特异性检查值得向同行推荐。

对于寰枢关节的齿状突侧偏以及前倾，以往有人认为其为先天性解剖变异，近年来逐渐引起医学界重视。作者将这一病名收录在《中国骨伤科学辞典》。《现代中医骨科学》中将寰枢关节错位分为侧偏型和前倾型，主要采用理筋、针刺、整骨手法的方法治疗。

3. 关于治疗

理筋、调曲、练功的治疗方法疗效确切。经治疗患者的主要症状、体征一般 1 周可控制，X 线检查椎曲改变一般 2~3 周恢复正常，对于伴有高血压病的患者，如病程短（约半年以内），经治疗其血压一般可控制在正常范围，如病程长者，治疗后高血压一般恢复不佳；同样，合并神经系统症状，如失眠、记忆力下降患者，病程短（约 1 年内），通过治疗症状都能得到较好的控制，如病程超半年，则靠自我调整。

潘东华等报道根据寰枢椎的分型辨证治疗寰枢椎错缝，根据颈椎张口位 X 线片的改变，把寰枢椎错缝分为侧偏型和前倾型，用理筋整骨方法治疗 67 例，均临床治愈，病程最短 5 天，最长 1 个月，平均 2 周，效果显著。王玉祥报道运用韦以宗提出的"理筋、调曲、练功"的整脊原则，治疗 81 例寰枢椎错缝，治愈率达 88%。廖善军采用针刺为主治疗寰枢关节紊乱症 184 例，结果总有效率 98.4%。许舜沛等报道针推并治寰枢椎错缝，对 19 例患者进行了针刺风池（双）、风府、哑门、天柱（双）、后溪（双）等结合枕颌牵旋侧扳复位法治疗。结果：治愈 13 例，占 68.4%；有效 6 例，占 31.6%；总有效率 100%。杨友刚等综合国内外文献，对先天性、外伤性和病理性引起的寰枢关节错位进行了综述，认为寰枢椎不稳和脱位临床较常见，易导致上颈髓受压，其临床表现主要有枕颈部症状（如枕颈部疼痛、颈部旋转活动受限）；部分患者有脊髓受压表现（如四肢无力、行走不稳、四肢麻木、疼痛以及感觉过敏、手部精细动作障碍等）和椎动脉型颈椎病的表现（如眩晕、视觉模糊、猝倒）。开口位 X 线片可明确齿状突的外形、齿状突与寰椎侧块间距是否对称。寰枢椎不稳和脱位手术方法有：寰枢椎植骨融合术、钢丝固定术、单纯寰枢椎植骨融合术、齿状突螺钉内固定术、经枢椎椎体寰椎侧块螺钉固定术、经口咽前路寰枢椎钢板内固定术。

4. 治疗并发症

杨氏同时也指出各种手术方式都存在弊端，也未达到完全理想的生理需要。即单纯的减压和复位不能纠正寰枢关节不稳，而内固定虽然能稳定寰枢关节，但又丧失了寰枢关节的运动功能，导致术后病人头颈活动特别是旋转活动明显受限，从而继发上下关节退变和不稳。而且寰枢椎解剖结构特殊，毗邻结构复杂，周围有重要神经和血管，手术难度大、风险高。

由于翼状韧带限制轴性旋转，在应用端转法治疗寰枢关节脱位时，手法须谨慎，旋转角度不能超过 10°，一般不做布兜牵引，手法宜轻柔，严禁斜扳、旋转手法。已有文献报道运用斜扳、旋转手法造成严重损伤——淡宇武报道强力斜扳致高位截瘫 1 例，吴道贵等推拿按摩致齿状突骨折 4 例，贾永信报道颈部牵引致休克 1 例。因此，寰枢椎错位运用手法、牵引治疗也需谨慎，否则易引起寰椎或齿状突骨折、脱位，并发延髓损伤，轻者高位截瘫，严重者危及生命。

（2007 年《中华中医药杂志》2007 年第 22 卷增刊 264 - 267 页，作者韦以宗、潘东华、陈剑俊）

颈椎病腰曲改变 437 例 X 线片分析报告

在因慢性劳损导致颈椎骨、关节失衡所引起的颈椎病患者中，除部分有合并腰椎症状外，大部分患者在就诊颈椎病时，无腰部症状。但往往有腰曲改变或有腰痛病史。为探讨颈曲病理改变与腰曲的关系，用随机抽样法，对病案记录诊断明确，也同时照有颈椎、腰椎正侧位 X 线片者，进行收集、整理、分析研究，报告如下。

一、资料、方法

1. 病例选择

收集 2003 年至 2006 年在作者单位诊断治疗的颈椎病例。收集范围：颈椎病诊断明确，并具备颈椎标准正侧位和腰椎正侧位 X 线照片者，共 437 例。所有病例无颈椎创伤、肿瘤、感染及手术史。对诊断为颈椎病，但无腰椎 X 线照片；或虽有腰椎 X 线片，但颈椎侧位片非标准者，均不在收集研究之列。

2. X 线照片条件

所选颈腰曲 X 线片均为常规照片的正、侧位片，如颈椎侧位：双肩自然下垂，两目平视，投照距离 1m，中心对第 4 颈椎的标准侧位。腰椎侧位：取站立位，两手抱头，收腹挺胸，两目平视，投照距离 1m，中心对第 3 腰椎。标准的颈椎侧位片需下颌角平第 2 颈椎下缘。

3. 椎曲 X 线片测量统计法

全部颈曲、腰曲用椎曲弓形面积测量法，测量其弓形面积，并进行分级。其分级标准以椎曲弓形面积为基础，见表1。

表1 椎曲分级标准

级别	颈曲		腰曲	
	弓形面积（cm²）	形态	弓形面积（cm²）	形态
Ⅰ（正常）	11 ~ 16	正常	28 ~ 39	正常
Ⅱ（尚可）	6 ~ 10	减小	16 ~ 27	减小
Ⅲ（尚存）	1 ~ 5	显著减小或上弓下曲或下弓上曲	1 ~ 15	显著减小或上弓下曲
Ⅳ（消失）	0	变直	0	变直
Ⅴ（差）	负数或 > 16	反弓或上弓下直或下弓上直或加大	负数或 > 38	反弓或上弓下直或加大

说明：椎曲弓形面积是普通 X 线照片的面积，如 CRX 线片，则按 zoom 的百分比换算。如 zoom53%，即为正常颈曲 14cm² 或腰曲 32cm² 的 53%。如 14cm² × 53% = 7.42cm²；32cm² × 53% = 15.69cm²，以此类推。

4. 颈椎病诊断标准

参照《中国整脊学》。颈腰综合征指颈椎退变型椎管狭窄症或颈椎病同时合伴腰椎管狭窄症或腰椎间盘突出症或腰椎滑脱症者。

二、结果、分析

437 例颈椎病女性多于男性，女：男为 250：187。患者最小年龄 17 岁，最大年龄 85 岁。患病以 36 ~ 55 岁中年人居多，占 61.1%（图1）。

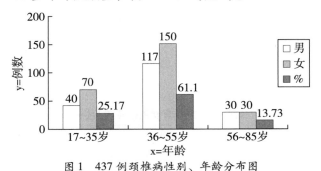

图1 437 例颈椎病性别、年龄分布图

在各类颈椎病中，以颈腰综合征居多（图2），这与作者单位接诊病人多为疑难颈椎病有关。

437 例颈椎病颈曲均有不同程度改变，而腰曲也改变者占 98.63%。颈曲改变程度与腰曲改变程度之间，无统计学差异（$P > 0.05$）。就诊时腰椎无症状者 277 例，占全部病例 63.39%；合并腰椎症状者（即颈腰综合征）160 例，占 36.61%（表2）。

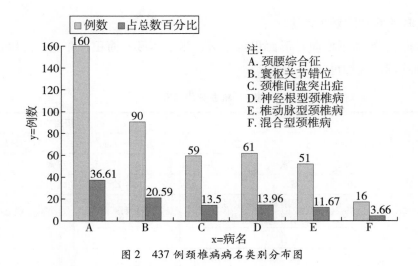

图 2　437 例颈椎病病名类别分布图

注:
A. 颈腰综合征
B. 寰枢关节错位
C. 颈椎间盘突出症
D. 神经根型颈椎病
E. 椎动脉型颈椎病
F. 混合型颈椎病

表 2　160 例颈腰综合征各年龄组颈、腰曲改变级别及例数

级别	颈曲				腰曲			
	年龄（岁）			合计	年龄（岁）			合计
	16～35	36～55	56～85		16～35	36～55	56～85	
Ⅰ	—	—	—	—	—	—	—	—
Ⅱ	—	—	—	—	—	—	—	—
Ⅲ	2	3	11	16	7	9	29	45
Ⅳ	15	35	36	86	12	33	26	71
Ⅴ	7	19	32	58	5	15	24	44
合计	24	57	79	160	24	57	79	160
%	15.00	49.38	49.38	100	15.00	35.63	49.38	100

　　各年龄组颈椎病颈曲改变合并腰曲改变者，分别是青壮年组（17～35 岁）占 95.95%，中年组（36～55 岁）占 99.06%，老年组（56 岁以上）占 100%（表 3）。颈曲改变伴腰曲改变程度与年龄关系进行直线相关分析呈正相关，差异具有统计学意义（$P < 0.01$）。

表 3　颈曲改变并腰曲改变在各年龄组的分布

年龄（岁）	Ⅰ级		Ⅱ级		Ⅲ级		Ⅳ级		Ⅴ级		合计	%
	颈曲	腰曲	颈曲	腰曲	颈曲	腰曲	颈曲	腰曲	颈曲	腰曲		
16～35	—	4	10	15	29	37	38	35	22	8	198	22.56
36～55	—	2	11	31	56	87	100	71	46	22	426	48.74
56～85	—	—	5	5	23	45	51	38	46	37	250	28.60
合计	—	6	26	51	108	169	189	144	114	67	874	—
%	—	0.69	2.97	5.84	12.36	19.34	21.62	16.48	13.04	7.67	—	100

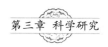

各类颈椎病中，颈曲改变伴腰曲改变者，只有寰枢关节错位是 93.33% （表4），其余各病颈曲改变，腰曲同样发生改变（表5~表8）。腰曲变化至Ⅳ、Ⅴ级者，就诊时无腰椎症状，询问病史部分患者有腰痛病史。在 211 例腰曲改变至Ⅳ、Ⅴ级病例中，有 115 例出现颈腰综合征，占 54.5%，其发生率与年龄呈正相关，差异具有统计学意义（$P < 0.01$）。

表4　90例寰枢关节错位各年龄组颈、腰曲改变情况

级别	颈曲				腰曲			
	年龄（岁）			合计	年龄（岁）			合计
	16~35	36~55	56~85		16~35	36~55	56~85	
Ⅰ	—	—	—	—	4	2	—	6
Ⅱ	6	5	—	11	5	17	2	24
Ⅲ	9	32	4	45	7	23	5	35
Ⅳ	3	17	3	23	2	14	—	16
Ⅴ	1	8	2	11	1	6	2	9
合计	19	62	9	90	19	62	9	90
%	21.11	68.89	10.00	100	21.11	68.89	10.00	100

表5　59例颈椎间盘突出症各年龄组颈、腰曲改变级别及例数

级别	颈曲			腰曲		
	年龄（岁）		合计	年龄（岁）		合计
	16~35	36~55		16~35	36~55	
Ⅰ	—	—	—	—	—	—
Ⅱ	4	3	7	2	12	14
Ⅲ	8	11	19	15	16	31
Ⅳ	10	18	28	7	6	13
Ⅴ	2	3	5	—	1	1
合计	24	35	59	24	35	59
%	40.68	59.32	100	40.68	59.32	100

表6　61例神经根型颈椎病各年龄组颈、腰曲改变级别及例数

级别	颈曲				腰曲			
	年龄（岁）			合计	年龄（岁）			合计
	16~35	36~55	56~85		16~35	36~55	56~85	
Ⅰ	—	—	—	—	—	—	—	—
Ⅱ	—	3	5	8	5	2	3	10
Ⅲ	7	7	8	22	3	3	10	16
Ⅳ	3	8	10	21	5	16	9	30
Ⅴ	3	3	4	10	—	—	5	5
合计	13	21	27	61	13	21	27	61
%	21.31	34.43	44.26	100	21.31	34.43	44.26	100

表7　51例椎动脉型颈椎病各年龄组颈、腰曲改变级别及例数

级别	颈曲			腰曲		
	年龄（岁）		合计	年龄（岁）		合计
	16～35	36～55		16～35	36～55	
Ⅰ	—	—	—	—	—	—
Ⅱ	—	—	—	—	—	—
Ⅲ	—	3	3	—	—	—
Ⅳ	8	11	19	3	9	11
Ⅴ	11	18	29	16	23	39
合计	19	32	51	19	32	51
%	37.25	62.75	100	37.25	62.75	100

表8　16例混合型颈椎病各年龄组颈、腰曲改变级别及例数

级别	颈曲			腰曲		
	年龄（岁）		合计	年龄（岁）		合计
	36～55	56～85		36～55	56～85	
Ⅰ	—	—	—	—	—	—
Ⅱ	—	—	—	—	—	—
Ⅲ	—	—	—	—	1	1
Ⅳ	6	2	8	6	3	9
Ⅴ	—	8	8	—	6	6
合计	6	10	16	6	10	16
%	37.5	62.5	100	37.5	62.5	100

根据437例颈椎病颈椎、腰椎正位 X 线片观察，所有病例颈曲变小，正位 X 线片均出现椎体旋转，其旋转度与椎曲变小级别正相关。腰曲变小，正位 X 线片腰1、腰2、腰3出现旋转、侧凸；腰曲变小至Ⅳ、Ⅴ级，则出现整体腰椎旋转和10°以上的侧凸。

三、讨论

1. 关于颈曲改变与椎间盘退变因果关系

颈曲改变，是颈椎骨、关节解剖生理关系和结构力学的改变。这是颈椎病临床影像学 X 线照片一个主要的表现。导致这种结构力学改变原因，有学者指出，颈椎前柱的高度三分之一是由椎间盘的高度形成的，椎间盘退变后其高度降低，导致颈椎前柱降低而出现颈曲变直，甚至后凸畸形，这是客观事实。关于椎间盘退变的病理机制存在若干学说，机械、化学、年龄相关，自体免疫，遗传基因等因素都包括在内。但相

当大部分注意力主要集中在试图理解机械载荷在椎间盘退变中所引起的病因与作用。Hatvigsen J 等指出：人们基本相信导致出现背痛症状的病理源自于损坏脊柱结构的机械因素。这主要基于一个事实，即背痛病发生于长期坐姿的劳动群体，已经发现在卡车司机中，预示脊柱损伤高发率。颈曲改变，是颈椎椎体旋转、倾斜的结构力学改变所致。临床上，椎间盘退变，椎曲不一定有改变，也不一定有症状，这已有学者报道。颈曲改变由于机械载荷作用力，可加剧椎间盘的退变，但椎间盘退变不一定引起椎曲改变。王拥军、施杞等通过动物实验研究，论证了椎间盘退变性疾病的生物力学机制是"动力失衡为先，静力失衡为主"。

2. 颈曲与腰曲关系

人类的颈椎，在新生儿是没有向前弯曲的曲度的。作者在研究腰曲形成机理时，论证人类腰曲形成是儿童站立行走后，在腰大肌的作用力下逐步形成的。在腰曲形成后，脊柱按矢状面的平行四边形平衡，围绕矢状面的中轴力线，在前后纵韧带及棘上韧带和肌肉作用力下出现颈曲。青春期青年在屈髋端坐 1 小时后，腰曲变小，颈曲也同时变小，初步论证了腰椎是颈椎的结构力学、运动力学的基础。本研究也表明，除 6 例寰枢关节错位者腰曲无改变外，其余所有颈曲改变的颈椎病腰曲也出现改变。可见，不仅在整个脊柱承载力方面，腰椎是颈椎的基础；在运动力学方面，腰椎也是颈椎的基础。本研究表明，腰曲改变与颈曲改变呈正相关。由于腰椎无论是椎管容积还是椎间孔的容积，都较颈椎大，而且在第 2 腰椎以下内含的是马尾神经，而颈椎除了内含脊髓、脊神经之外，还有穿越横突孔之椎动脉。因此，腰曲改变不一定刺激脊髓神经引起症状，而且腰部肌力较强，可以自我代偿。而颈曲改变则首先受损于椎动脉，其次是颈神经或臂丛神经或脊髓而产生症状。所以，本研究 437 例颈椎病中，63.39% 的人腰曲改变，就诊时无症状。

3. 颈曲改变的病因

作者曾对 448 例颈椎病的胸椎正位 X 线片分析，发现颈曲改变之颈椎病 87% 的人有上段胸椎向左侧凸 5°以上。本研究发现，颈曲变小颈椎病均合并腰曲变小，而腰曲变小均出现腰椎旋转侧凸。至胸腰枢纽出现反向侧凸，为维持冠状面中轴平衡至上段胸椎出现反向旋转、侧凸。因此，颈椎病的胸椎侧凸源自腰椎的侧凸。从临床 X 线片观察，颈曲改变的颈椎病，其结构力学、运动力学的病因病理基础是腰椎。

4. 临床意义

本研究所发现颈椎病颈曲改变与腰曲改变的关系，提示在临床诊疗中，一旦发现颈曲改变，应注意腰曲的变化，反之亦然。避免漏诊或误诊。

颈腰综合征的发生率与年龄递增，表明颈椎病并腰曲改变晚年容易继发颈腰综合征。如何及时调整腰曲是预防本症发生的重要措施。

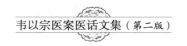

作者应用调腰曲的整脊法，调整颈曲变直或反弓的颈椎病，避免在调颈曲时因局部正骨手法而引起误伤。本研究为这一上病下调疗法提供客观的临床依据。

（《颈腰痛杂志》2007 年 7 月 25 日第 28 卷 4 期 267 - 270 页，
作者韦春德、韦以宗、王秀光、潘东华、孙永章、谭树生、王文波）

中医整脊学 8 法精要

中医整脊经过两千多年的临床积累，在中医辨证思维指导下，结合现代医学科学，形成了独具中国特色的脊柱运动力学理论。现代中医整脊以理筋、调曲、练功为三大治疗原则，运用手法、针灸、内外用药和功能锻炼四大疗法防治脊柱劳损病。同时，根据辨证论治法则，实施医患合作、动静结合、筋骨并重、内外兼治、上病下治、下病上治、腹病治脊、腰病治腹八法，取得了较好的临床疗效。

1. 医患合作

练功是整脊治疗中的重要部分，主要是患者自我锻炼。因此，在整脊临床中，医患合作最为重要。脊柱劳损病是患者长期积劳成疾所致，让病人清楚自己患脊柱劳损病的原因、治疗方案和预后则显得尤为重要。只有患者配合医生的治疗方案，诸如卧床休息，及时接受针灸、手法治疗等，坚持练功，才能迅速控制病情。

2. 动静结合

在整脊临床上，维系脊柱的肌肉韧带就是脊柱骨关节的夹板，对脊柱骨关节起固定作用。脊柱劳损病的病理基础是肌肉韧带劳损，导致脊柱骨关节错位、运动力学、生物力学失衡所致。因此，在治疗上，首先要恢复、改善动力系统——肌肉韧带。所以理筋在三大治疗原则中为首。理筋、正骨、练功目的都是恢复运动力学和生物力学的平衡。而骨关节复位后的稳定，也是靠肌力平衡来稳定的。所以，动中有静，动为了静，不动则不能静。例如：治疗颈曲紊乱的颈椎病，正骨后需坚持颈肌的锻炼，时时做扩胸运动。练颈肌，此时的运动就是为了颈椎骨关节复位后的稳定。

另一方面，一些脊柱病变是因动而发病的，典型的腰椎间盘突出症，由于腰椎关节紊乱，椎体旋转、倾斜导致椎间盘突出，压迫神经根而引起症状。在治疗上则因其源于动，而制之以静，即卧床休息，使椎间盘避免脊柱骨关节的纵轴应力加重其压迫。因此，有"椎间盘突出症可以睡好"之说。

3. 筋骨并重

脊柱劳损病不是突发的外伤，而是长期的单侧某肌群损伤导致脊柱骨关节错位。骨折复位要求对位对线，所谓对线指恢复原来的解剖生理的力线。整脊对脊柱骨关节的复位同样要求恢复力线。这力线主要是椎曲，特别是腰曲和颈曲。临床上几乎所有的脊柱劳损病都源自椎曲紊乱。椎曲紊乱的病因病理基础就是椎体关节三角力学结构

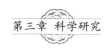

位移后出现"骨牌效应"所致。而椎曲紊乱起源于维持椎曲的四维肌力不平衡,所以要正骨调曲,就必须先理筋。理筋、调曲、练功三大原则,最终目标是调曲。

4. 内外兼治

《灵枢》曰:"内合于五脏六腑,外合于筋骨皮肤。是故内有阴阳,外亦有阴阳。"人体是统一的整体。脊柱骨关节疾病,既发生于"筋骨皮肤",也影响到"五脏六腑"。因此,在治疗上需内外兼治。

整脊临床常用拔罐、药熨、针灸的外治法,可有效松解肌肉韧带粘连,活血化瘀,改善局部循环,恢复肌容积、肌张力。通过正骨、调曲,可使关节复位,减轻软骨、椎间盘的压应力,使被压迫的脊髓、神经得到松解,缺血得以改善。但这些组织,均需要气血的补充,才有利于循环改善。因此,根据八纲辨证论治,配合中药内服,则有利于组织的修复。临床实践证明,不少内服方药既可消减椎间盘突出的炎症水肿,也可延缓椎间盘的退变,改善脊髓、神经的功能,减轻脊柱劳损病的症状。因此,整脊治疗学是主张内外兼治的。

5. 上病下治

上病下治,是中医整脊的一大创新。《灵枢·经脉》论及:"厥头痛,项先痛,腰脊为应。"脊柱轮廓应力是保持平行四边形平衡的。平行四边形的数学法则是对边相等、对角相等。因此,在临床上寰枢关节错位,调腰骶角;颈曲变直、反弓的颈椎病,调胸椎和腰椎;胸椎侧凸,调腰椎等方法,已取得近万例临床的成功。中医整脊认为,腰椎是脊柱结构力学、运动力学的基础。腰椎椎曲紊乱、侧凸,可继发腰椎、颈椎的椎曲紊乱、侧弯。临床调查347例颈曲紊乱的颈椎病,98%者合并腰曲紊乱。X线动态实验,也证实腰曲变直,颈曲也同时变直。因此,采取上病下治法治疗严重的、疑难的颈椎病,以及胸椎侧凸症,疗效较好,已成为中医整脊临床诊疗的特色。

6. 下病上治

下病上治,也是中医整脊的创新。根据脊柱圆运动规律,脊柱骨关节紊乱、侧弯或椎曲改变,都维持在一中轴线上。例如:脊柱颈段、胸段、腰段三个节段中,活动度最大者,颈段是颈1~4椎;胸段是胸1~5椎;腰段是腰1~3椎。据此,腰下段的病变,必须纠正腰上段的侧弯;颈下段的病变,必须纠正颈上段的侧弯,如此才能达到调曲复位的目的。例如:腰椎滑脱症,就必须纠正上段腰椎的反弓、侧弯,滑脱才能复位;急性腰扭伤,往往是腰4~5关节错缝,但只要在胸腰枢纽做一小旋转,其错缝即可复位。

7. 腹病治脊

腹病治脊,指脊源性胃肠功能紊乱、脊源性妇科病、脊源性男性性功能衰退等。这些病变源自下段胸椎及上段腰椎骨关节紊乱,导致支配该脏器的脊神经紊乱而产生功能性病变。所以,通过整脊恢复其脊神经功能,这是整脊治疗脊源性疾病的具体措施。

8. 腰病治腹

腰椎的稳定，后缘靠腰背的竖脊肌，前缘靠紧贴后腹膜的腰大肌和腹内压。因此，腹内压是稳定腰椎的主要内动力。腹肌松弛，腰椎不稳，多患慢性腰痛。所以，临床上有"腹针疗法"治疗腰痛。腹部内环境与腰椎的内环境是相互影响的，典型的腰椎间盘突出症患者早期往往有便秘、小便短赤等湿热下注证候，而晚期有二便无力或小便频繁的虚寒证候。所以临床上用中医辨证论治，虽是治腹，实则治腰，湿热下注的椎间盘突出症，用通下逐瘀法后，症状即可减轻。在功能锻炼中，"床上起""俯卧撑"等均为练腹肌的功法，目的也是"腰病治腹"。

概而言之，中医整脊治疗八法，是富于中医特色的整体辨证治疗方法。临床上只要正确运用，疗效将提高，疗程也将缩短，复发率也将降低。

（《中国中医药报》2007 年 10 月 29 日，作者韦以宗）

颈胸枢纽调曲法治疗神经根型颈椎病的临床研究

一、临床资料

1. 病例来源

本研究课题 80 例神经根型颈椎病（以下简称"颈椎病"）病例，为北京光明骨伤医院住院和马来西亚陈联国医务所病人。所有病例均符合中医骨伤科病证诊断标准（ZY/T001.9－94），按随机分组原则分为对照组 35 例，治疗组 45 例，分别按不同疗法进行治疗观察。

2. 一般临床资料

80 例病人性别，男性多于女性，年龄最小 21 岁，最大 62 岁（表1、表2）。

表 1　80 例颈椎病性别分布

组别	男	女	X^2	P
对照组	21	14	0.04	>0.05
治疗组	28	17		

经 X^2 检验，两组病人性别分布差异无显著性意义，$P>0.05$，具可比性。

表 2　80 例颈椎病年龄分布

组别	年龄				X^2	P
	21～35 岁	36～45 岁	46～55 岁	56～62 岁		
对照组	8	16	8	3	0.24	>0.05
治疗组	10	21	9	5		

经 X^2 检验，两组病人年龄差异无显著性意义，$P > 0.05$，具可比性。

治疗前两组病例主要症状、体征比较：

（1）治疗前 80 例颈椎病颈肩及上肢麻痹或疼痛情况（表3）

表3 治疗前80例颈椎病麻痹疼痛情况

组别	症状及部位						X^2	P
	疼痛			麻痹				
	颈肩	上肢		颈肩	上肢			
		右	左		右	左		
对照组	29	17	5	6	9	4	0.16	> 0.05
治疗组	38	21	8	7	11	5		

注：凡麻痹、疼痛如同时存在者，归为"疼痛"。

经 X^2 检验，治疗前两组病例颈肩和上肢疼痛、麻痹情况差异无显著性意义，$P > 0.05$，具可比性。

（2）治疗前两组病例患肢肌力测定情况（表4）

表4 治疗前两组病例患肢肌力测定情况

组别	肌群部位肌力级别												X^2	P
	伸肌群						屈肌群							
	右上肢			左上肢			右上肢			左上肢				
	V	IV	III	V	IV	III	V	IV	III	V	IV	III		
对照组	18	10	7	30	3	2	27	5	3	30	2	3	0.03	> 0.05
治疗组	23	14	8	37	5	3	35	4	6	40	1	4		

经 X^2 检验，治疗前两组病例患肢肌力测定情况差异无显著性意义，$P > 0.05$，具可比性。

肌力测定依据《中国整脊学》：

0级：肌肉完全麻痹，通过观察及触诊，肌肉完全无收缩力。

I级：病人主动收缩肌肉时，虽然有收缩，但不能带动关节活动。

II级：肌肉活动可带动水平方向关节活动，但不能对抗地心引力。

III级：对抗地心引力时关节仍能主动活动，但不能对抗阻力。

IV级：能抗较大的阻力，但比正常者为弱。

V级：正常肌力。

（3）治疗前两组病例颈椎活动功能情况（表5）

表5　治疗前80例颈椎病颈椎活动功能情况

颈椎活动度		组别		X^2	P
		对照组	治疗组		
屈曲	15°↓	12	17	3.28	>0.05
	16°~35°	20	19		
	36°~45°	3	9		
后伸	15°↓	0	0	0.02	>0.05
	16°~35°	8	11		
	36°~45°	27	34		
右旋	5°~15°	8	18	3.75	>0.05
	16°~35°	19	21		
	36°~45°	8	6		
左旋	25°↓	6	11	0.64	>0.05
	26°~45°	23	27		
	46°~60°↑	6	7		
右侧屈	25°↓	18	32	3.25	>0.05
	26°~45°	17	13		
左侧屈	25°↓	6	17	3.62	>0.05
	26°~45°	29	28		

经 X^2 检验，治疗前两组病例颈椎活动度差异无显著性意义，$P>0.05$，具可比性。

（4）治疗前两组病例颈椎 X 线片表现情况（表6）

表6　治疗前80例颈椎 X 线片表现情况

组别	X 线片情况及部位例数				X^2	P
	正位钩椎关节不对称		侧位椎间隙变窄			
	颈$_{5~6}$	颈$_{6~7}$	颈$_{5~6}$	颈$_{6~7}$		
对照组	22	13	22	13	3.44	>0.05
治疗组	30	15	30	15		

经 X^2 检验，治疗前两组病例 X 线片表现差异无显著性意义，$P>0.05$，具可比性。

（5）治疗前颈曲的测量（表7）及两组病例颈曲改变程度（表8）

颈曲的测量，采取韦以宗弓形面积测量法，正常华人颈曲弓形面积为 14.1 ± 2.86cm。本研究课题观察颈曲变化，按韦以宗椎曲分级标准，即：

表7　颈曲分级标准

级别	Ⅰ（正常）	Ⅱ（尚可）	Ⅲ（尚存）	Ⅳ（消失）	Ⅴ（差）
弓形面积（cm²）	11~16	6~10	1~5	0	负数或>16
形态	正常	减小	显著减小或上弓下曲或下弓上曲	变直	反弓或上弓下直或下弓上直或加大

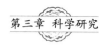

表8 治疗前80例颈椎病颈曲改变程度

组别	颈曲改变程度（级）					X^2	P
	I	II	III	IV	V		
对照组	0	5	8	13	9	0.48	> 0.05
治疗组	0	4	10	18	13		

经 X^2 检验，治疗前两组病例颈曲改变差异无显著性意义，$P > 0.05$，具可比性。

从表1～表8可见，对照组和治疗组治疗前在性别、年龄、疼痛、麻痹、颈运动功能障碍程度、患肢肌力和 X 线片表现与椎曲改变差别上，无显著性差异，$P > 0.05$，说明对照组和治疗组有可比性。

二、诊断标准

1. 病例选择标准

中医诊断标准：参考中医骨伤科病证诊断标准（ZY/T001.9－94）。

西医诊断标准：参考《实用骨科学》。

病例选择诊断标准依据上述中医诊断标准和西医诊断标准。

2. 纳入标准

（1）符合本研究课题病例选择诊断标准。

（2）符合以下各项者为纳入标准：①颈肩痛并一侧上肢麻痹疼痛或麻痹。②一侧上肢肌力下降，或感觉迟钝或有大、小鱼际肌萎缩。③颈椎活动障碍，尤以旋转及屈曲受限。④臂丛牵拉试验阳性，椎间盘挤压试验阳性。⑤X线片：正位椎体旋转，钩椎关节不对称；侧位椎间隙变窄（一处或多处）；椎曲变小或消失或反弓，改变II级以上者。

3. 排除标准

椎动脉型颈椎病；混合型颈椎病；脊髓型颈椎病；寰枢关节错位；脊髓空洞症；运动神经元疾病；颈椎先天性结构异常；颈椎管狭窄症；颈髓肿瘤；脑外伤后遗症；动脉硬化症。

三、临床研究

1. 试验方法

样本大小：对照组35例，治疗组45例，共80例为观察病例，试验结束以确保有效者为有效病例数。

盲法要求：由于试验手法为常规推拿手法，实施试验治疗两组病例不在同一医院，即对照组病例为马来西亚陈联国诊所，治疗组病例为北京光明骨伤医院，筛选合格病例两地统一标准，而治疗方法病例为单盲，以确保可比性。

2. 治疗方法

（1）牵引治疗：两组 80 例颈椎病均采取通用的颈椎布兜牵引。具体操作：仰卧位，床头置滑轮，4 天带布兜牵引颈椎 3～6kg（重量按患者体质、年龄在 3～6kg 内增减）。

（2）功能锻炼：所有两组病例均进行自我扩胸运动锻炼。

（3）手法治疗：分对照组和治疗组。患者在牵引后均施行手法治疗，每天 1 次，10 天为 1 个疗程，中间休息 1 天，再行第 2 个疗程，共 20 天，结束疗程。

①对照组运用颈肩推拿法（以下称"颈椎法"）。具体操作：先肩背推拿，分筋理筋，再做颈部推拿，分筋理筋，配合患肢推拿、摇拽等手法。

②治疗组运用本课题研究方法——颈胸枢纽调曲法（简称"调曲法"）。具体操作：

第一步：挺胸端提法。患者端坐，双手抱头，术者站于患者背后，一膝置患者胸背，双手穿越患者双肩，手抱患者双肋，轻轻提起，可听到胸椎枢纽"咯噔"声（图1）。

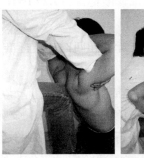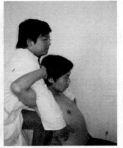

图 1　挺胸端提法

第二步：牵引折顶法。患者仰卧，术者坐于患者头方，双手掌置于患者颈后，做肩、颈推拿，并使颈椎过伸折顶，配合双掌做头颈牵引，随牵随顶，反复 20～60 次。

第三步：颈胸枢纽旋转法。此法实施需要在第二个疗程开始。患者经第一疗程治疗，颈曲开始恢复后施行此法。患者端坐在一靠背椅上，双上肢下垂，术者站于患者背后，让患者低头，极度屈颈，术者置一手四指按压患者后枕，拇指置颈 6、颈 7 间；另一手肘过患者下颌，手抱对侧头，轻轻旋转患者头颈至极限，即轻轻往前上方提起，即听到颈 6、颈 7 间有"咯噔"响声。

3. 治疗方案

（1）颈椎牵引：两组病例均应用颈椎牵引，每天 1 次，每次 30 分钟，10 天为 1 个疗程，中间休息 1～2 天，再行第 2 个疗程，共 20 天，结束疗程。

（2）功能锻炼：所有两组病例均进行自我扩胸运动锻炼。

（3）手法治疗：①对照组用颈椎法，每天1次，每次30分钟，10天为1个疗程，中间休息1～2天，再行第2个疗程，共20天，结束疗程。②治疗组用调曲法，每天1次，每次30分钟，10天为1个疗程，中间休息1～2天，再行第2个疗程，共20天，结束疗程。

4. 疗效评定

（1）临床疗效根据症状、体征消失及颈椎生理曲度恢复程度评定

参考中医骨伤科证候诊断疗效评定标准：

治愈：原有各型病症消失，肌力正常，颈、肢体功能恢复正常，能参加正常劳动和工作。

好转：原有各型症状减轻，颈、肩被疼痛减轻，颈、肢体功能改善。

未愈：症状无改善。

（2）本课题疗效判定依据

颈肩、上肢麻痹、疼痛减轻或消失；患肢肌力增强或恢复正常；颈椎活动功能改善或恢复；X线照片颈椎生理曲度改善或恢复正常。

（3）本课题综合疗效评定标准

临床治愈：颈肩疼痛消失；上肢麻痹疼痛消失；上肢肌力恢复至Ⅳ级以上；X线照片颈曲恢复至Ⅱ级以上。

好转：颈肩疼痛明显减轻，仅有活动时轻度不适；上肢疼痛消失，尚有手指轻度麻痹；上肢肌力恢复到Ⅳ级左右；X线照片颈曲恢复至Ⅲ级左右。

显效：症状、体征有改善，X线照片颈曲恢复Ⅰ级左右。

无效：症状、体征无改善，X线照片椎曲无改变。

四、结果

1. 治疗后两组病例综合疗效

治疗后综合疗效见表9。

表9　治疗后两组病例颈椎病80例综合疗效

组别	例数	临床治愈	好转	显效	无效	u	P
对照组	35（100）	11（31.4）	6（17.1）	8（22.9）	10（29.6）	3.97	<0.01
治疗组	45（100）	39（86.7）	4（8.9）	2（4.2）	0（0）		

注：（ ）为占该组病症总例数%。

经Ridit分析，对照组总有效率70.4%，其临床治愈率31.4%；治疗组总有效率100%，临床治愈率86.7%。说明治疗组与对照组总有效率与临床治愈率比较差异有显著性意义，$P < 0.01$。

2. 治疗前、后两组病例主要症状、体征疗效分析

（1）治疗前、后两组病例 80 例颈椎病颈肩及上肢疼痛麻痹疗效情况（表 10）

表 10　治疗前、后两组病例 80 例颈椎病颈肩及上肢疼痛麻痹疗效情况

疼痛麻痹部位		治疗前		治疗后						u	P
		对照组	治疗组	对照组			治疗组				
				消失	减轻	尚存	消失	减轻	尚存		
颈肩部	疼痛	29（100）	38（100）	9（31）	12（41.4）	8（27.5）	32（84.2）	6（15.8）	0	5.10	<0.01
	麻痹	6（100）	7（100）	2（33.3）	1（16.7）	3（50）	7（100）	0	0	2.60	<0.01
上肢	疼痛	22（100）	29（100）	8（36.4）	8（36.4）	6（27.2）	27（93.1）	2（6.9）	0	4.38	<0.01
	麻痹	13（100）	16（100）	3（23.1）	6（46.2）	4（30.7）	12（75）	4（25）	0	2.78	<0.01

注：（　）为占该症状治疗前病例总例数%。

经 Ridit 分析，对照组颈肩部疼痛消失占 31%，麻痹消失占 33.3%；上肢疼痛消失占 36.4%，麻痹消失占 23.1%。治疗组颈肩部疼痛消失占 84.2%，麻痹消失占 100%；上肢疼痛消失占 93.1%，麻痹消失占 75%。说明治疗组与对照组对疼痛、麻痹症状的疗效比较差异有显著性意义，$P < 0.01$。

（2）治疗前、后两组病例患肢肌力恢复情况（表 11）

表 11　治疗前、后两组病例患肢肌力恢复情况

部位肌力			治疗前		治疗后		u	P
			对照组	治疗组	对照组	治疗组		
伸肌群	右上肢	V	18	23	23	37	2.88	<0.01
		IV	10	14	6	8		
		III	7	8	6	0		
	左上肢	V	30	37	31	41	2.67	<0.01
		IV	3	5	2	4		
		III	2	3	2	0		
屈肌群	右上肢	V	27	35	29	41	2.71	<0.01
		IV	5	4	4	4		
		III	3	6	2	0		
	左上肢	V	30	40	31	42	2.68	<0.01
		IV	2	1	1	3		
		III	3	4	2	0		

经 Ridit 分析，治疗后两组病例上肢肌力恢复，治疗组疗效优于对照组，说明治疗组与对照组对肌力恢复的疗效比较差异有显著性意义，$P < 0.01$。

（3）治疗前、后两组病例颈椎活动度改变情况（表 12）

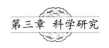

表 12　治疗前、后两组病例颈椎活动度改变情况

颈椎活动度		治疗前		治疗后		u	P
		对照组	治疗组	对照组	治疗组		
前屈	15°↓	12	21	3	0	5.54	<0.01
	16°~35°	20	19	28	12		
	36°~45°	3	9	4 (12)	33 (74)		
后伸	15°↓	0	0	0	0	2.61	<0.01
	16°~35°	8	11	4	2		
	36°~45°	27	34	31 (89)	43 (96)		
右旋	5°~15°	8	18	3	0	5.72	<0.01
	16°~35°	19	21	22	11		
	36°~45°	8	6	10 (29)	34 (76)		
左旋	25°↓	6	11	4	0	7.23	<0.01
	26°~45°	23	27	20	3		
	46°~60°↑	6	7	11 (32)	43 (96)		
右侧屈	25°↓	18	32	11	0	6.25	<0.01
	26°~45°	17	13	24 (69)	45 (100)		
左侧屈	25°↓	6	17	2	0	2.60	<0.01
	26°~45°	29	28	33 (95)	45 (100)		

注：（　）内为占该组病例总数%。

经 Ridit 分析，治疗后两组病例颈椎活动度恢复，治疗组疗效优于对照组，说明治疗组与对照组对肌力恢复的疗效比较差异有极显著意义，$P<0.01$。

（4）治疗前、后 X 线照片表现改变情况（表 13）

表 13　治疗前、后 X 线照片表现改变情况

疼痛麻痹部位		治疗前		治疗后						u	P
		对照组	治疗组	对照组			治疗组				
				正常	改善	无改变	正常	改善	无改变		
钩椎关节不对称	颈5~颈6	22	30	6 (18)	4	12	23 (18)	7	0	2.64	<0.01
	颈6~颈7	13	15	2 (6)	5	0	10 (23)	5	0	2.61	<0.01
椎间隙变窄	颈5~颈6	22	30	6 (18)	4	12	27 (60)	3	0	4.42	<0.01
	颈6~颈7	13	15	2 (6)	5	6	11 (25)	4	0	2.81	<0.01

注：（　）内为占该组病例总数%。

经 Ridit 分析，治疗后两组病例 X 线照片改善，治疗组疗效优于对照组，说明治疗组与对照组对 X 线片改变的疗效比较差异有极显著意义，$P < 0.01$。

（5）治疗前、后两组病例颈曲改变情况（表14）

表14　治疗前、后两组80例颈椎病颈曲改变情况

颈曲改变级别	治疗前		治疗后		u	P
	对照组	治疗组	对照组	治疗组		
Ⅰ级	0（0）	0（0）	2（5.7）	12（26.7）		
Ⅱ级	5（6.3）	4（5）	5（14.3）	27（60）		
Ⅲ级	8（80）	10（12.5）	7（8.8）	11（13.8）	6.00	<0.01
Ⅳ级	13（16.3）	18（22.5）	12（15）	5（6.3）		
Ⅴ级	9（11.3）	13（16.3）	9（11.3）	0（0）		

注：（　）为占该组总例数%。

经 Ridit 分析，治疗后颈曲恢复达Ⅰ、Ⅱ级者，治疗组为86.7%，对照组为20%，治疗组椎曲恢复疗效明显优于对照组。说明治疗组与对照组对椎曲恢复的疗效比较差异有极显著意义，$P < 0.01$。

3. 不良反应

临床观察期间，未发生任何不良反应。治疗组治疗，患者无痛苦。

五、讨论

1. 神经根型颈椎病的病因病机

颈椎在颈部肌肉韧带运动力的作用下，依靠其冠状结构和钩椎关节及正常的生理曲度，可完成屈曲、后伸、左右侧屈各 $35° \sim 45°$ 及左右旋转各 $60° \sim 80°$ 的活动范围。

韦以宗研究脊柱的运动力学和生物力学提出：圆筒枢纽学说和椎曲论。

（1）圆筒枢纽学说

从躯干整体观察脊柱，脊柱支撑着头颅，维系支持由12根肋骨和肩胛、胸骨、锁骨组成的胸廓，下由骶椎及骶椎相连接的髂骨组成的盆腔。根据体相，如果将躯体比拟为圆筒状，则其骨性结构分别为头颅、胸廓、盆腔三个圆筒，其中脊柱为轴心支柱。

脊柱在完成伸缩、屈伸、旋转、左右侧弯八个自由度运动过程中，三个圆筒相互的协调和相互制约是依靠四个枢纽关节（即颅椎关节、颈胸关节、胸腰关节和腰骶关节）来完成。圆筒是脊柱运动起点和支点。动态观察体相脊柱的运动，首先是三个"圆筒"发起。在肌肉的作用力下，头颅带动颈椎的上段，胸廓带动颈椎的下段和胸椎以及腰椎的上段，骨盆带动腰椎的下段。三个圆筒在脊柱的运动是相互协调和同步的，同时也是相互制约的。无论是屈伸、旋转还是侧屈，三者均需同步协调，才能完成整个脊柱的运动。如任何一个"圆筒"不同步，则起到制约另一圆筒运动的作用。

颈胸枢纽：颈部关节突关节面呈冠状，利于高度的屈伸旋转、侧弯运动。但到颈 6 下关节突关节面已出现内高外低的倾斜，至颈 7 其内高外低朝前内的倾斜已近似胸椎，并受胸椎向上的横突嵴阻隔。自胸 1 至胸 10 的关节突关节面是"近似冠状"，由于其上关节突关节面是朝后外，下关节突关节面朝前内的，所以实际整个关节面有三分之二是冠状，三分之一是矢状。同时，由于关节面短而平坦，其关节突夹角小，所以胸椎的屈伸范围小，而向外平坦的三分之一矢状面，有利于其侧弯。但由于受附着于胸椎的肋头关节和肋横突关节影响，其侧弯多随胸廓运动。

椎体结构的特殊性：Williams PL 描述了颈 7 的胸椎型和胸 1 的颈椎型，郭世绂也指出颈 7 棘突已不似颈椎有分叉，且似胸椎一样特长，横突长且少有横突孔，无椎动脉通过；椎体结构如此，脊柱运动力的肌肉韧带的附着，也显示了颈胸段的枢纽作用。

带动头颈运动和胸廓运动的斜方肌、头棘肌、胸半棘肌、多裂肌和棘间肌，均附着颈 7 棘突结节，并和起于此结节的项韧带相连接。肋提肌是肋间运动的主要肌肉，是起自胸 1～胸 11 的横突，也起自第 7 颈椎横突，另起于项韧带的上后锯肌止于颈 7、胸 1、胸 2 棘突，因此，颈 7 对颈胸运动有重要关系，可带动和制约其运动。

运动枢纽力的作用线：从脊柱的弯曲来看，这运动枢纽是弯曲延伸点，即弯曲力线的起点。如颅椎枢纽，其传导力线延伸至颈 5 前缘（AC 线）。而以颈 7 为中心的颈胸枢纽，其传导力线上延伸至颈 5 与上一延伸线交叉，下延伸至胸 8，与下一延伸交叉（CD 线）（图 2、图 3）。

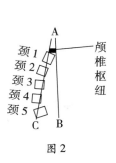

图 2

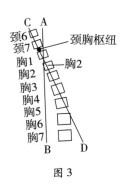

图 3

（2）椎曲论

韦以宗椎曲论有以下要点：①椎曲对椎间隙的影响。②椎曲对椎管宽度的影响。③椎曲改变对椎间孔和神经排列的影响。④椎曲决定了脊柱的运动功能。⑤椎曲与髓核的位置和运动的关系。

2. 神经根型颈椎病的病因病理研究

（1）结构力学失衡——机械压迫学说

颈椎因机械因素导致骨关节结构力学失衡，运动力学和生物力学失调，始终是颈

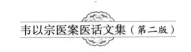

椎病研究重要的病因病理学说。

神经根相对受到很好的保护，不易受外周损伤。但是，由于神经根不具备周围神经那样的结缔组织保护鞘，所以，对椎管内病变所导致的机械压迫较为敏感，压迫对于神经根可产生直接的机械效应和通过损害神经血供而产生的间接效应。Gelfan 等报告观察机械压迫和缺氧均可使神经传导阻滞。Sharpless 观察到粗的神经纤维对压迫较敏感，这个想法是基于粗纤维传导本体感觉、触觉和运动，细纤维传导痛觉、温度觉和交感冲动。感受损伤的顺序依次是本体感觉、触觉、温度觉、痛觉。Howe 等认为如果神经根处于慢性刺激状态下，即使很小的压迫也会产生放射痛。所以，机械压迫所指的压迫是对于神经根产生的直接机械效应和通过损害神经血供而产生的间接效应的综合，而不是指单一的"压迫"。

但在研究这一病因的同时，对如何发病都倾向于因结构力学失衡导致椎间盘退变，相当大部分注意力主要集中在试图理解机械载荷在椎间盘退变中所引起的病因与作用。Hatvigsen J 等指出：人们基本相信导致出现背痛症状的病理源自于损坏脊柱结构的机械因素。这主要基于一个事实，即背痛病发生于长期坐姿的劳动群体，已经发现在卡车司机中，预示脊柱损伤的高发率。颈曲改变，是颈椎椎体旋转、倾斜的结构力学改变所致。

孙永章、韦以宗研究颈椎病病因，调查 448 例颈曲紊乱颈椎病的胸椎 X 线片发现：占 87.95% 合并上段胸椎侧凸 5°以上，其中以颈曲反弓合并胸椎侧凸者占总病例数的 49.55%，占颈椎反弓病例的 100%。在胸椎侧凸中以向左侧凸为多，占 68.97%，而超过 10°以上的胸椎侧，占 37.31%。87% 的颈曲改变合并胸椎侧凸的病例显示，其侧凸是旋转性的。而且，胸椎旋转至颈胸枢纽关节后，颈椎反向旋转。这一病理改变，颈椎一旦旋转必侧弯，且椎曲也随之改变。这是由它自身的骨关节的三维结构压应力所决定的。椎曲改变，神经根孔、椎动脉孔、椎管也随之产生病理改变，从而诱发颈椎综合征的系列症状和体征。

（2）椎间盘病变学说

有学者认为，颈椎病是由于不断地承受各种负荷、劳损甚至外伤而逐渐出现退行性变。尤其是颈椎间盘，不仅退变过程开始较早，且是诱发或促进颈椎其他部位组织退行性变的重要因素。

关于椎间盘突出及退变的病因诸多，但机械压迫力是公认的原因之一。临床上，椎间盘退变，椎曲不一定有改变，也不一定有症状，这已有学者报道。颈曲改变由于机械载荷作用力，可加剧椎间盘的退变。但椎间盘退变不一定引起椎曲改变。王拥军、施杞等通过动物实验研究，论证了椎间盘退变性疾病的生物力学机制是"动力失衡为先，静力失衡为主"。

V. T. Battie 研究职业对腰椎间盘退变的影响指出，重体力负荷与非直立工作姿势的久坐关系密切。V. T. Battie 是从职业和发病率调查得出的结论，O. K. Nordbarg C 通过实验证实在加载情况下，椎间盘的组织液流出，纤维环的胶原纤维延伸，导致椎间盘的高度和容量下降20%。由于椎间盘的组织液流失，最后导致椎间盘退变。椎间隙变窄，椎曲变小，椎间盘的容积和弹性也同时减小。在机械应力下，钩椎关节软骨磨损，椎间孔变窄，进而导致本病。

综合上述病因病理学说，作者倾向于结构力学失衡学说，也是本研究课题立论的病因病理依据。

3. 现代临床研究动态

目前，对神经根型颈椎病治疗有非手术疗法和手术疗法两种。非手术疗法中，以中医疗法为主。中医疗法多应用牵引、手法推拿、针灸和中药治疗等几方面。

手法、针灸和牵引疗法：在手法应用方面，由于颈椎的旋转复位手法危险性较大，近几年来文献报道应用旋转法已十分少见。一般采取仰卧位下行颈椎推拿手法，配合中药治疗。韦贵康通过对颈曲紊乱症和颈曲存在的不同类型颈椎病临床观察，认为颈曲紊乱，尤以反弓者治疗较为困难。王善楠通过观察各种手法治疗 312 例神经根型颈椎病，总结报道各种疗法的有效率，见表 15。

表 15 4 种整复手法疗效比较

组别	例数	痊愈	好转	无效	有效率
牵引类手法	78	25	30	23	70.51%
旋转类手法	78	22	29	27	65.38%
侧向类手法	78	20	25	33	57.69%
复合类手法	78	30	33	15	80.67%

也有人为解决椎曲紊乱问题，应用角度牵引、超重牵引的疗法，虽报道有治愈病例，但这种违反颈椎生理结构和运动力学的疗法已有不少医疗意外的报告，作者认为这类疗法是不宜推广的。

至于手术疗法非本课题研究范畴，在此从略。

六、疗效分析

调曲法治疗组治疗神经根型颈椎病 45 例，总有效率 100%，临床治愈率 86.7%，好转率 8.9%，显效 4.2%，没有无效病例。颈推法对照组治疗神经根型颈椎病 35 例，总有效率 70.4%，临床治愈率 31.4%，好转率 17.1%，显效率 22.9%，无效率 29.6%。调曲法治疗组疗效与颈推法对照组疗效比较，总有效率和临床治愈率差别具有显著性意义，$P > 0.01$。说明调曲法疗效优于颈推法。

七、体会

颈椎病治疗，恢复椎曲十分重要。临床观察到椎曲紊乱的颈椎病，牵引、推拿或中药内服，症状可以缓解，但反复发作，久而久之并发椎管狭窄。因此，在治疗上，以恢复椎曲为主要目的，也就是恢复颈椎的结构力学和生物力学平衡，才是颈椎病的正确疗法。

神经根型颈椎病，以臂丛神经受压出现上肢麻痹疼痛无力为主诉。松解机械压迫是临床医生的治疗目标。不少人寄希望于颈椎牵引，但由于颈曲的生物力学原理，其头颈枢纽的力作用线仅到第5颈椎，所以牵引并不能松解颈6、颈7、胸1的卡压。

本课题研究治疗方法，根据颈胸枢纽关节与颈椎的生物力学原理，以调解上段胸椎颈胸枢纽为主要目标。解除了颈胸枢纽的旋转、侧凸，颈5、颈6、颈7的旋转、倾斜就能迅速纠正。这一上病下治法，避免了颈椎旋转的危险性，既安全又可取得好的疗效。作者遇到一则病例，在外院做牵引、旋转等手法治疗三个多月，均无法解决颈曲变直、反弓（图4），症状反复发作。经作者分析，其胸1、胸2和颈6、颈7反向旋转（图5）后，进行挺胸端提和颈胸枢纽旋转法，治疗两周后症状基本消失，颈胸枢纽旋转基本纠正（图6），椎曲基本恢复正常（图7）。

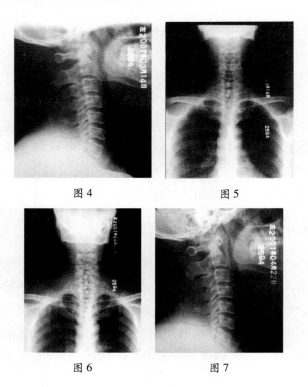

图4   图5

图6   图7

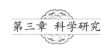

颈椎牵引和牵引折顶手法，是为挺胸端提法做前期松解治疗。临床上，如未经1周左右的牵引折顶，做挺胸端提法往往得不到"咯嗒"声，没有响声，就代表此手法达不到复位效果。因此，前期的治疗是为第2个疗程做准备。

颈胸枢纽旋转法的实施，必须在挺胸端提法成功的基础上。挺胸端提一旦成功，显示上段胸椎的旋转侧凸所致粘连已松解，在此基础上实施颈胸枢纽旋转法方可成功。

颈胸枢纽旋转法施法成功时，患者自主觉得整个颈椎均随颈6、颈7、胸1的"咯嗒"声而全颈震动，施法后患者立即感到颈部十分舒服和灵活，活动障碍即可解除。

由于患者多伴上肢的疼痛麻痹，施行颈胸手法后，配合上肢的推拿按摩，有利于上肢肌力功能的恢复。

本研究课题疗法，适应证掌握好，鉴别诊断明确，不会发生意外，是当前既可消除症状又能恢复颈椎力学平衡的较佳疗法。

（《世界中医骨科杂志》2007年12月第9卷，

作者陈联国，导师韦以宗、刘柏龄）

调曲端转法治疗寰枢关节错位的临床研究

一、临床资料

1. 病例来源

本研究课题96例寰枢关节错位病例，为北京光明骨伤医院住院和马来西亚陈小平医务所病人。所有病例均符合《中国整脊学》诊断标准，按随机分组原则，分为对照组38例，治疗组58例，分别按不同疗法进行治疗观察。

2. 一般临床资料

96例寰枢关节错位，男性多于女性，年龄最小18岁，最大58岁（表1、表2）。

表1 96例寰枢关节错位性别分布

组别	男	女	X^2	P
对照组	21	17	0.31	>0.05
治疗组	35	23		

经X^2检验，两组病人在性别分布上差异无显著性意义，$P>0.05$，具可比性。

表2　96例寰枢关节错位年龄分布

组别	年龄			X²	P
对照组	18～35	36～45	46～58	0.19	>0.05
治疗组	28	19	11		

经 X² 检验，两组病人在年龄差异上无显著性意义，P > 0.05，具可比性。

治疗前两组病例主要症状、体征（表3～表6）：

（1）治疗前头痛、眩晕情况（表3）

表3　96例患者头痛、眩晕程度及病例分布

组别	症状及程度						X²	P
	头痛程度			眩晕程度				
	轻	中	重	轻	中	重		
对照组	3	8	3	2	17	5	0.60	>0.05
治疗组	8	12	6	4	20	8		

注：同时有头痛、眩晕者，归为头痛证候内。

经 X² 检验，治疗前两组病例头痛、眩晕程度情况差异无显著性意义，P > 0.05，具可比性。

1）头痛的测定，参考"麦吉尔（Mcgill pain questionaire）疼痛调查法"之疼痛强度（PPI），结合临床按下列情况分程度：

轻度：头痛可忍受，或体位性头痛，或劳累发作，休息消失。

中度：头痛忍受，但影响情绪和思维，休息后虽有减轻但仍自觉疼痛。

重度：头痛难以忍受，需服止痛药，影响工作和睡眠，休息后也疼痛。

2）眩晕程度的测定，按下列标准：

轻度：起坐头晕或方位性眩晕，休息后消失。

中度：眩晕，影响工作和情绪，休息后减轻。

重度：眩晕，不能起坐和站立行走。

（2）治疗前两组病例并发症情况（表4）

表4　治疗前两组病例并发症分布

组别	并发症					X²	P
	视力下降	耳鸣	咽喉不适	胸闷	心律不齐		
对照组	23	19	12	27	21	9.09	>0.05
治疗组	32	23	9	31	37		

经 X² 检验，治疗前两组病例并发症情况差异无显著性意义，P > 0.05，具可比性。

寰枢关节错位患者往往合并视力下降、耳鸣、咽喉不适、胸闷、恶心或心律不齐等。

（3）治疗前两组病例 X 线照片张口位齿状突位置变化分布（表5）

表5 治疗前两组病例 X 线照片张口位齿状突偏移方向及病例数

| 组别 | 枢椎齿状突偏移情况 | | | X^2 | P |
| | 侧偏 | | 前倾 | | |
	左	右			
对照组	10	21	7	0.29	>0.05
治疗组	15	33	10		

经 X^2 检验，治疗前两组病例 X 线照片张口位齿状突偏移方向差异无显著性意义，$P > 0.05$，具可比性。

（4）治疗前两组病例颈曲测量标准（表6）及 X 线照片侧位颈曲改变情况（表7）

颈曲测量，按韦以宗椎曲弓形面积测量法，正常颈曲是 14.3 ± 2.86cm。颈曲改变分级标准，参考韦以宗椎曲变化分级标准。

表6 椎曲改变分级标准

级别	I（正常）	II（尚可）	III（尚存）	IV（消失）	V（差）
弓形面积（cm²）	11~16	6~10	1~5	0	负数或>16
形态	正常	减小	显著减小或上弓下曲或下弓上曲	变直	反弓或上弓下直或下弓上直或加大

表7 治疗前两组病例颈曲改变情况

| 组别 | 颈曲（级） | | | | | X^2 | P |
	I	II	III	IV	V		
对照组	0	19	17	2	—	2.78	>0.05
治疗组	0	29	23	6	—		

经 X^2 检验，治疗前两组病例 X 线片表现差异无显著性意义，$P > 0.05$，具可比性。

从表1～表7可见，对照组和治疗组治疗前在性别、年龄、疼痛、头痛眩晕和 X 线照片齿状突偏移与椎曲改变差别上，无显著性差异，$P > 0.05$，说明对照组和治疗组有可比性。

二、试验方法

样本大小：对照组 38 例，治疗组 58 例，共 96 例为观察病例，试验结束以确保有效者为有效病例数。

盲法要求：由于试验手法为常规推拿手法，实施试验治疗两组病例不在同一医院，即对照组病例为马来西亚陈小平诊所，治疗组病例为北京光明骨伤医院，筛选合格病例，两地统一标准，而治疗方法病例为单盲，以确保可比性。

三、治疗方法

来源参考《中国骨伤治疗彩色图谱》和《中国整脊学》。

1. 端转法

两组 96 例颈椎病均采取寰枢局部端转法。具体操作：患者坐位，术者用拇指和食指触按两侧寰椎侧突或枢椎横突，另一手将患者下颌轻轻提起、轻旋，拇指、食指将寰椎或枢椎侧突端转，反复 3～5 次。

2. 调曲法

此为治疗组运用的本课题研究方法。具体操作分两法：

第一法：手牵折顶法。患者仰卧，术者坐在患者头顶方位，用双手四指对颈部施行推拿并牵拉头颅，反复 5～10 次后，一手拉头后枕，另一手端捏上部颈椎并往前顶压，纠正椎体旋转和后成角，反复 3～5 次，至复位为止。

第二法：颈椎小旋转法。患者坐位，术者左肘托患者下颌，另一手推颈椎侧偏的侧突，并使头部反向旋转 10°～15°，反复 5～10 次，至侧突复位为止。

四、治疗方案

两组患者均采用端转法，每天 1 次，每次 15 分钟，7 天为 1 个疗程，中间休息 1～2 天，再行第 2 个疗程，共 14 天，结束疗程。

治疗组结合调曲法，每天 1 次，每次 15 分钟，7 天为 1 个疗程，中间休息 1～2 天，再行第 2 个疗程，共 14 天，结束疗程。

五、疗效评定

参照《中国整脊学》。

治愈：头晕、头痛症状消失，寰枢关节完全复位。

好转：头晕、头痛减轻，寰枢关节基本复位（残留轻度侧偏或前倾）。

无效：症状、体征无改变，寰枢关节错位无改变。

本课题疗效判定依据：头痛和眩晕减轻或消失；并发症减轻或消失；X 线照片颈椎生理曲度改善或恢复正常；X 线照片张口位齿状突恢复原来的解剖位置或有改善。

本课题综合疗效评定标准：①临床治愈：头晕、头痛症状消失，并发症消失，寰枢关节基本复位，颈曲恢复到 I 级或 II 级者。②好转：头晕、头痛减轻，并发症部分减轻或消失，寰枢关节错位明显改善，颈曲恢复到 II 级或 III 级者。③显效：头晕、头

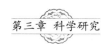

痛减轻，并发症部分减轻，寰枢关节仍有侧偏或前倾，颈曲改变不显著。④无效：症状、体征无改变，寰枢关节错位无改变。

六、结果

1. 治疗后两组病例综合疗效（表8）

表8　治疗后两组病例综合疗效

组别	例数	临床治愈	好转	显效	无效	u	P
对照组	38（100）	8（21.1）	14（36.8）	10（26.3）	6（15.8）	7.2	<0.01
治疗组	58（100）	54（93.1）	3（5.2）	1（1.7）	0（0）		

注：（　）为占该组病症总例数%。

经 Ridit 分析，对照组总有效率100%，其临床治愈率21.1%；治疗组总有效率100%，临床治愈率93.1%。说明治疗组与对照组总有效率与临床治愈率比较差异有极显著性意义，$P < 0.01$。

2. 治疗前、后两组病例主要症状及 X 线片表现疗效分析

（1）治疗前、后两组病例头痛眩晕疗效情况（表9）

表9　治疗前后两组病例头痛、眩晕疗效分析

症状		治疗前		治疗后		u	P
		对照组	治疗组	对照组	治疗组		
头痛	无	0	0	2（14.3）	24（92.3）	6.9	<0.01
	轻	3	8	8	2		
	中	8	12	2	0		
	重	3	6	2	0		
眩晕	无	0	0	6（25）	29（90.6）	6.6	<0.01
	轻	2	4	8	5		
	中	17	20	4	0		
	重	5	8	4	0		

注：（　）为占该症状病例总例数%。

经 Ridit 分析，治疗后对照组头痛消失占14.3%，眩晕消失占25%；治疗组头痛消失占92.3%，眩晕消失占90.6%。说明治疗组与对照组对头痛、眩晕的疗效比较差异有极显著意义，$P < 0.01$。

（2）治疗前、后两组病例并发症疗效情况（表10）

经 Ridit 分析，治疗后两组病例并发症恢复，治疗组疗效优于对照组，说明治疗组与对照组对并发症治愈的疗效比较差异有极显著意义，$P < 0.01$。

表 10　治疗前、后两组病例并发症疗效情况

并发症		治疗前		治疗后		u	P
		对照组	治疗组	对照组	治疗组		
视力下降	存在	23	32	11	0	5.57	<0.01
	减轻	0	0	10	5		
	正常	0	0	2（8.7）	27（84.4）		
耳鸣	存在	19	23	11	2	3.23	<0.01
	减轻	0	0	5	6		
	正常	0	0	3（15.8）	15（65.2）		
咽喉不适	存在	12	9	0	0	2.92	<0.01
	减轻	0	0	4	2		
	正常	0	0	5（41.7）	7（77.8）		
胸闷	存在	27	31	4	0	2.8	<0.01
	减轻	0	0	11	6		
	正常	0	0	12（44.4）	25（80.6）		
心律不齐	存在	21	37	16	3	5.36	<0.01
	减轻	0	0	3	6		
	正常	0	0	2（9.5）	29（78.4）		

注：（　）为占该症状病例总例数%。

（3）治疗前、后 X 线照片枢椎齿状突疗效分析（表 11）

表 11　治疗前、后两组病例 X 线照片枢椎齿状突复位情况

齿状突偏移		治疗前		治疗后		u	P
		对照组	治疗组	对照组	治疗组		
左侧偏	复位	0	0	4（40）	15（100）	5.94	<0.01
	改善	0	0	4	0		
	侧偏	10	15	2	0		
右侧偏	复位	0	0	4（19）	33（100）	6.28	<0.01
	改善	0	0	16	0		
	侧偏	21	33	1	0		
前倾	复位	0	0	0	6（60）	4.35	<0.01
	改善	0	0	0	4		
	前倾	7	10	7	0		

注：（　）为占该偏移病例总数%。

经 Ridit 分析，治疗后两组病例齿状突复位效果，治疗组疗效优于对照组，说明治疗组与对照组对齿状突复位效果疗效比较差异有极显著意义，P<0.01。

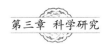

（4）治疗前、后两组病例 X 线照片颈曲恢复疗效分析（表12）

表12 治疗前、后两组病例 X 线照片颈曲恢复疗效

颈曲级别	治疗前		治疗后		u	P
	对照组	治疗组	对照组	治疗组		
Ⅰ级	0	0	8（21）	30（52）		
Ⅱ级	19	29	21（56）	22（38）	7.21	<0.01
Ⅲ级	17	23	7	6		
Ⅳ级	2	6	2	0		

注：（ ）为占该组偏移病例总数%。

经 Ridit 分析，治疗后两组病例 X 线照片颈曲改善情况，治疗组疗效优于对照组，说明治疗组与对照组对 X 线片颈曲改变的疗效比较差异有极显著意义，$P<0.01$。

3. 不良反应

临床观察期间，未发生任何不良反应，患者无痛苦。

七、讨论

（一）寰枢关节错位的病因病机

1. 中医的论述

寰枢关节错位所致的头痛眩晕，在中医文献里属眩晕证的范畴。《素问·至真要大论》指出："诸风掉眩，皆属于肝。"《素问·阴阳应象大论》认为"肝生筋"，"在体为筋，在脏为肝"，阐明由于肝气不足，经络失养，而发眩晕之症。

2. 现代医学的论述

寰枢椎关节错位，是指枢椎齿状突侧向偏移或前倾，导致寰椎与颈椎不在一个中轴力线上，颈椎上段椎曲变直、钩椎关节错缝、椎体旋转；椎动脉因此而扭曲或痉挛，导致基底动脉供血不足、小脑失养、平衡失调；颈1、颈2、颈3 神经受刺激而出现头痛，甚至耳鸣、眼花、面瘫；颈上交感神经节受刺激而致咽喉不适、胸闷、恶心或者失眠、健忘等系列症状和体征。

对本症认识还是近几年的事情，既往多将上述证候归类为椎动脉型颈椎病。因为有人认为，寰枢关节不对称，可以有解剖变异，因此，大多数颈椎的 X 光片都忽略了张口位，未能观察寰枢关节。

韦以宗首先在《中国骨伤科学辞典》将此病收录，并在《中国整脊学》一书中，明确了本病的诊断依据和诊断分型。

根据临床观察结合寰枢关节的结构力学、运动力学改变，主要的病因病机为：①睡眠枕头位置不适，长期造成十字韧带、翼状韧带受伤，肌力不平衡，或颈曲紊乱，均可导致寰枢关节位移，损伤颈神经和椎动脉。②颈椎曲度紊乱或侧弯，也可导致枢椎齿状突旋转、侧偏或倾斜，导致寰枢关节位移，损伤颈神经和椎动脉。③风寒侵犯颈肌，引起颈后枕肌力失衡，继发关节错位。

（二）现代医学对寰枢关节错位的研究

1. 寰枢关节的结构力学和运动力学

（1）结构力学

①寰椎是第1颈椎。它与其他颈椎不同，椎体未结合，其位置被枢椎向上的隆起称齿状突所占据。寰椎有两个侧块，其间借短的前弓和长的后弓相连。横韧带保持齿状突前弓接触。Jenkins曾指出，此位置的齿状突与寰椎的椎体并非如同一般叙述的系同源，而是齿状突后骨化中心的一个进化附加物，齿状突后骨化中心是真正的寰椎椎体，它与枢椎椎体融合。寰椎前弓是形态学的下椎体，来源于胚胎的脊索下弓纤维软骨骨化而成。Jenkins、O'Rahilly等认为，不论是前弓还是横韧带，都被看作是变化的椎间盘，而进化中寰椎体的前隆起和齿突凹入其内。

②枢椎是第2颈椎，有一供寰椎和头旋转的坚固齿突轴，齿突自椎体向上突出。齿突呈圆锥形，McManners、Lang测量结果：成人平均长15.0mm（9～21mm）。Lang观察发现它可稍微向后倾斜至14°，有时略微向前，也可向外侧倾斜至10°。后面有一宽沟与软骨遮盖的横韧带为邻。尖上有齿突尖韧带起始，翼状韧带附着于横韧带沟上方稍平的后外侧面。前面有一卵圆形关节面与寰椎前弓相关节，其上有许多血管孔，孔多近尖处。Schiff和Parke研究齿状突的动脉供应，发现有许多主要来自椎动脉的小支，在第3颈神经椎间孔水平形成成对的前、后纵的动脉，其分支在接近齿突基底处和远离尖处进入齿突。此外，前面也接受来自颈外动脉到颈长肌和尖韧带分支的许多小支，因而齿突基底部骨折并不发生血管性坏死。椎体骨密质较齿突少，实际椎体由寰椎椎体和枢椎的融合部及其间的原始椎间盘（透明软骨结合）组成，后者常终生保留在枢椎椎体内部。Jenkins和Cave研究发现，齿突两侧椎体与椎弓交界处可见大卵圆形的关节面，平面略凸与寰椎侧块相关联。它们位于关节突关节中心平面之前，与关节突关节部分同源。椎体前面每侧有一深压迹供颈长肌垂直部附着。近似三角形向下突的前缘供前纵韧带附着，后下缘有后纵韧带和覆膜附着。

③寰枢关节具有3个滑膜关节，两个在寰椎侧块，一个在正中复合体，即枢椎齿突和寰椎前弓以及寰椎横韧带间。寰枢外侧关节常被分类为平面关节，但其关节面具有更复杂的形状，一般在冠状面上相互凹，而矢状面上内侧部又微凸，特别是枢椎。软骨性关节面通常稍微凹陷。纤维性关节囊附着于其边缘，薄而疏松，内被覆滑膜。后内侧有副韧带，向下附着于枢椎近齿突基底部椎体上，向上附着于近横韧带附着的寰椎侧块上。前面有前纵韧带连接着椎体；坚固而厚的纤维束向上附着

于寰椎前弓前结节下缘，向下附着于枢椎椎体前面。椎体的后面有黄韧带连接，上附着于寰椎弓下缘，并到枢椎椎弓板上缘。这些韧带在此水平为一层薄膜，外侧有第2颈神经穿过。

寰枢中关节：齿突是位于寰椎前弓和寰椎横韧带形成的环内的一枢纽，它含有两个滑膜关节，Cave发现有时二者相通。齿突前面的垂直卵圆形关节面与寰椎前弓后面相关节。被有滑膜的关节囊相对较弱而疏松，尤其是上部。中关节复合体后部的滑膜腔较大，位于横向卵圆形关节面、齿突后面沟和软骨性横韧带前面之间，常出现1～2个寰枕关节腔的交通。

④肌肉和韧带：旋转寰枢关节的肌肉，这些是作用于颅骨、寰椎横突和枢椎棘突的肌肉。它们主要有头下斜肌、头后大直肌和一侧的头夹肌以及对侧的胸锁乳突肌。

寰椎横韧带：这是一条宽而坚固的束，横跨于寰椎环的齿突后方，Dvorak等测量长度平均为20.1mm。其外侧附着于每侧寰椎侧块内侧面小但明显的结节。中央部加宽，该处遮盖一薄层关节软骨。其余部几乎全由胶原纤维组成，在韧带的中央部，有相互交叉的交织网。自其上缘在齿突尖韧带和覆膜之间发出一坚固的正中纵束止于枕骨基底部，自其下缘有一束弱小的纵束止于枢椎后面。横韧带和上、下纵束联合组成十字韧带。横韧带将寰椎孔分为不等大的两部分：后部大，包绕脊髓和其被膜；前部小，容纳齿突，即使其他所有韧带分离，它仍保持原位。

⑤神经及其交汇：从寰枢关节及颈2、颈3发出的颈1～颈3神经与枕大小神经交汇，支配头皮及皮下组织、肌肉、颅骨骨膜，同时与颈上交感神经节相交通，此交感神经节又与迷走神经耳支、舌咽神经、面神经交通，因此，颈神经损伤影响到耳大神经、面神经和舌咽神经所支配的组织而产生病变，也影响到上交感神经节而引发胸部及心脏产生症状。

（2）寰枢关节的运动

寰枢关节由寰枕关节、寰枢外侧关节、寰枢中关节构成，这是三个关节同时运动，并几乎是唯一的轴性旋转。Kapandji和Lang观察此关节运动发现，由于关节面的形态决定枢椎旋转时，枢椎略微上升进入寰椎环，它受外侧寰枢关节关节囊紧张限制。旋转主要受翼状韧带的限制，其次是寰枢副韧带。Dvorak测量正常寰枢关节旋转的运动平均为41.5°（范围29°～54°）。

2. 寰枢关节错位的病因病理研究

（1）风寒侵犯。

（2）韧带损伤：Schneider等对横向韧带和翼状韧带的力学研究显示，睡眠枕头位置不适，长期造成十字韧带、翼状韧带受伤，肌力不平衡，或颈曲紊乱，均可导致寰枢关节位移。

（3）运动力学失衡：韦以宗研究脊柱运动力学，根据中医的整体观思维，认为脊柱是四维弯曲体圆运动规律。据此，寰枢关节错位是由于颈椎侧弯，头颅为维持中轴平衡，带动寰椎反向蠕动，或因颈椎前倾而头颅带动寰椎向后移动，因此出现寰枢关节错位。另一方面，根据韦以宗的椎曲论，颈曲的改变是由于多个椎体旋转、倾斜所致。根据临床观察，寰枢关节错位，上段颈椎均出现旋转成角，椎曲变小或消失，这是寰枢关节错位的生物力学失衡的表现。

3. 现代临床研究动态

（1）各家疗法

潘东华等报道，根据寰枢椎的分型辨证治疗寰枢椎错缝，根据颈椎张口位 X 线片的改变，把寰枢椎错缝分为侧偏型和前倾型。治疗方法：首先用理筋手法，寰枢椎错缝不宜做布兜牵引，先行膏摩（药熨）、骨空针调压以理筋松筋，3~5 天后行整骨。整骨方法：宜辨证施治。侧偏型：术者用左肘提患者下颌（轻提），右拇、食指分别置于寰枢两侧（相当于风池穴），行欲合先离手法旋转复位。前倾型：术式同上，但拇指按压第 2 颈椎棘突，反复 2~3 次。治疗结果：本组 67 例，均临床治愈，病程最短 5 天，最长 1 个月，平均 2 周，效果显著。其治愈标准以 X 线照片复位为标准。

葛冰等报道不同整骨手法治疗寰枢关节紊乱疗效比较。

骆大富等报道运用仰卧拔伸旋转法治疗寰枢椎错位。

姚新苗等运用手法配合中药治疗寰枢椎错缝。

何宗宝运用颈椎定位斜扳法治疗寰椎综合征。

廖善军采用针刺为主治疗寰枢关节紊乱症 184 例，另设西药对照组 181 例。结果：治疗组临床总有效率 98.4%，对照组为 30.9%，治疗组疗效明显优于西药组（$P < 0.01$）。

许舜沛等报道针推并治寰枢椎错缝。

（2）手法治疗注意的问题

寰枢椎错位手法需十分小心谨慎。特别是施行旋转法或斜扳法时，需特别注意，否则易引起寰椎或齿状突骨折、脱位，并发延髓损伤，轻者高位截瘫，重者可致死亡。已有报道运用斜扳法导致寰椎脱位致高位截瘫及死亡、齿状突骨折 4 例报告。因此，在世界骨联制定的"中国整脊法治疗规范"中，明确对寰枢椎错位慎用旋转法，对颈椎病禁用斜扳法，这是本症的诊疗过程中的经验教训。所以，临床医师在治疗本症应用手法时，需注意治疗的规范。

（3）各家疗法分析

从国内各家报道的治疗方法和疗效分析看，手法治疗取得一定成果，但治愈标准不一，除潘东华报道的影像学 X 线照片复位为标准之外，其余的临床报道仅从病人自觉症状为依据。可见，这种疗效是不可靠的。因此，探讨合理的寰枢关节错位的新方法，仍是临床研究值得探讨的课题。

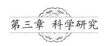

4. 调曲端转法的生物力学原理

（1）端转法

此手法将头颅提起，带动与头颅相关联的寰椎，因其有坚强的颅寰韧带及头后肌附着，也同时将寰椎拉开，并轻旋头颅不超过10°。另一手端压偏移之枢椎横突，即可复位。但这种复位往往不稳定，原因是枢椎与颈3、颈4的中轴力线——椎曲未能恢复。因此，随着站立行走又重新移位。

（2）调曲法

根据寰枢关节错位的生物力学特点，用端转法复位后，即进行调曲——调整枢椎和颈3、颈4、颈5结构力学的平衡。此法有二：一是手牵折顶法。椎曲变小或消失，即颈椎向后移位，通过手法推拿理筋、折顶，纠正各椎体的旋转和倾斜；第二步进行颈椎小旋转法，纠正其旋转侧弯，使齿状突与颈椎维持在一中轴线上（图1）。椎曲恢复到Ⅱ级（图2），椎间盘也随椎间隙的前宽后窄蠕动，与椎间孔及椎管形成一空

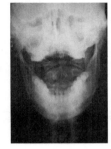

图1 调曲端转法治疗两周，枢椎复位，齿状突居于中心关节中点，两侧关节腔基本对齐

间，避免刺激脊髓神经。椎体旋转、倾斜得到纠正（图3），穿越各椎横突孔之椎动脉也恢复其原有的强力和容量，椎动脉缺血产生的症状也同时消失。临床研究证明，调曲端转法所获得的高复位率，是由于治疗手法完全符合寰枢关节错位的生物力学原理。

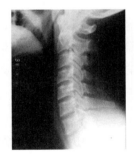

图2 调曲端转法治疗两周，椎曲恢复到Ⅱ级，上段颈椎阶梯状改变消失

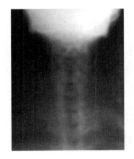

图3 调曲端转法治疗两周，颈椎上段侧弯恢复，两侧钩椎关节基本对称，临床治愈

（三）疗效分析

两组病例治疗前后综合疗效分析：调曲端转法治疗组治疗寰枢关节错位58例，总有效率100%，临床治愈率93.1%，好转率5.2%，显效1.7%，没有无效病例。端转法对照组治疗寰枢关节错位58例，总有效率84.2%，临床治愈率21.1%，好转率36.8%，显效率26.3%，无效率15.8%。调曲端转法治疗组疗效与端转法对照组疗效

比较，总有效率和临床治愈率差别具有显著性意义，$P > 0.01$。说明调曲端转法疗效优于端转法。

（四）体会

1. 诊断问题

寰枢关节错位的诊断问题，作者有不同的观点。其依据是 Mc Manners1983 年报道，齿状突有向后倾斜14°，也有向外倾斜至10°。但是，临床上寰枢关节错位的齿状突不是"倾斜"，而是位移，均合并上段颈曲变小或消失，典型的颈3、颈4后成角。而寰枢关节错位有头晕头痛、后枕不适的症状。临床实践证明，寰枢关节错位是客观存在的。

2. 影像学 X 线片问题

颈椎病导致头痛眩晕，既往多分类于椎动脉型颈椎病，多普勒超声波也可客观表现椎动脉的扭曲、痉挛和供血不足。因此，忽略了寰枢关节错位的存在。这也是不少医院不重视 X 线张口位照片的原因。寰枢关节错位的症状和体征，包括多普勒超声波显示的椎动脉改变，与椎动脉型颈椎病相一致。而后者张口位无寰枢关节错位。因此，临床上颈椎 X 线照片，不能忽略张口位照片。

3. 手法复位问题

端转法是复位寰枢关节错位有效的方法，很多患者经用端转法后症状立即减轻。特别是视物不清、头痛眩晕可立即见效，但复位后不稳定。这也是作者探讨本课题的原因。实践证明，寰枢关节错位不是局部的，而是整体的（即颈椎的整体），按脊柱四维弯曲体圆运动规律的理论指导，用整脊学的思维方法进行整体调整，才能保持稳定，达到复位效果。

4. 旋转手法问题

端转法及调曲端转法，均配合头颈的旋转法，但头颈的旋转不宜超过15°。过大的旋转，容易造成误伤。本课题因严格掌握旋转角度，因此，96 例临床观察中，无一例出现并发症。

[结语]

本课题以调曲端转法治疗寰枢关节错位，并进行临床研究。临床观察表明，调曲端转法操作简便、疗效肯定、安全可靠。通过寰枢关节错位的病因病理、生物力学分析研究，证明调曲端转法符合寰枢椎结构力学和生物力学的科学原理，所以具有科学性、实用性和新颖性，是值得推广的疗法。

（《世界中医骨科杂志》2007 年 12 月第 9 卷，
作者陈小平，导师韦以宗、刘柏龄）

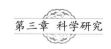

上病下治法治疗椎曲变小类颈椎劳损病

——669 例颈椎病、颈椎管狭窄症疗效报告

颈椎劳损病导致颈椎骨、关节结构紊乱，主要原因是椎曲异常的力学改变。作者自 2004 年起，运用调腰曲、调胸整脊法为主的上病下治法，治疗以颈曲变小（变直或反弓）为主要病理改变的各类颈椎劳损病，至 2007 年 8 月统计，接受治疗两个疗程以上，并有治疗前后 X 线片资料者共 669 例，现将疗效报告如下：

一、临床资料

1. 一般资料

观察治疗颈椎病、颈椎管狭窄症共 669 例（注：本文所指颈椎病是指颈椎椎间盘退化、椎曲紊乱综合征）。其中，椎动脉型颈椎病 172 例（男性 84 例，女性 88 例），神经根型颈椎病 277 例（男性 104 例，女性 173 例），混合型颈椎病 176 例（男性 76 例，女性 100 例），颈椎管狭窄症 44 例（男性 21 例，女性 23 例）。患病年龄最小 16 岁，最大 85 岁。门诊治疗 407 例，住院治疗 262 例，病程 2 周至 23 年。发病年龄分布见表 1。

表 1　669 例椎曲变小类颈椎劳损病与年龄分布情况

年龄组（岁）	椎动脉型颈椎病（例）	神经根型颈椎病（例）	混合型颈椎病（例）	颈椎管狭窄症（例）	合计（例）
16～34	30 （4.48）	60 （8.97）	39 （5.83）	7 （1.05）	136 （20.33）
35～54	109 （16.29）	132 （19.73）	125 （18.68）	28 （4.19）	394 （58.89）
55～85	33 （4.93）	85 （12.71）	12 （1.79）	9 （1.35）	139 （20.78）
合计	172 （25.71）	277 （41.41）	176 （26.31）	44 （6.58）	669 （100）

注：（ ）内指占总病例的百分率（%）。

2. 诊断标准

参照《中国整脊学》。

（1）颈椎病

颈肩背、后枕部痛或麻痹，颈部活动受限，头晕、头痛，遇劳加重，休息减轻，上肢麻痹或窜痛，沉重无力，可伴吞咽不适、胸闷、心悸、心慌、失眠、记忆力以及视力下降，血压波动或胃肠功能紊乱等。查体：椎旁可有压痛或有臂丛牵拉试验（＋）。影像学检查：X 线照片颈椎有侧弯，钩椎关节不对称，椎曲变小，变直或反弓，或有阶梯状改变，或有双边双突征，部分患者椎体或钩椎关节增生，或有韧带钙化。CT、MRI 显示有椎间盘退变、膨出或压迫硬脊膜。多普勒彩超检查可发现椎动脉扭曲、狭窄等。

颈椎病分型：上述症状如以头痛、头晕症状明显，多普勒检查显示椎动脉扭曲或狭窄者，为椎动脉型；如以上肢麻痹、放射性痛为主，臂丛牵拉试验阳性者，为神经根型；两型症状均有者，为混合型。

（2）颈椎管狭窄症

患者可有行走困难，单侧或双侧下肢痉挛性瘫痪，感觉障碍不规则，颈部活动障碍。检查：腱反射亢进，或出现髌阵挛或踝阵挛，可出现 Hoffman 征阳性。X 线检查：侧位片可见颈椎椎曲变直或向后成角，或阶梯状改变，椎间隙变窄，椎体后缘骨刺形成；斜位片可见椎间孔变小，关节突关节重叠，韧带钙化等。CT、MRI 显示多个椎间盘突出，压迫硬脊膜，明显椎管狭窄。

3. X 线片椎曲病理分级

根据侧位片的形态改变和椎曲弓形面积，把颈、腰曲改变分为 V 级分级标准（表2）。

表2　颈、腰椎曲分级标准

级别	颈曲		腰曲	
	弓形面积（cm^2）	形态	弓形面积（cm^2）	形态
Ⅰ（正常）	11～16	正常	28～39	正常
Ⅱ（尚可）	6～10	减小	16～27	减小
Ⅲ（尚存）	1～5	显著减小或上弓下曲或下弓上曲	1～15	显著减小或上弓下曲
Ⅳ（消失）	0	变直	0	变直
Ⅴ（差）	负数或＞16	反弓或上弓下直或下弓上直或加大	负数或＞38	反弓或上弓下直或加大

4. 椎曲测量方法

为了更准确观测颈、腰曲的变化，对标准颈、腰曲 X 线侧位片应用数学几何学弓形面积计算法。计算前，先将 X 线侧位片按如下方法画线。

（1）颈椎侧位 X 线片需下颌角平第2颈椎下缘的标准侧位片。测量颈曲自寰椎棘突基底部（A 点）到第7颈椎后下缘（B 点）连线，正常此线中点经第4～5颈椎之间（C 点）（图1）。颈曲变小也按此测量法。

（2）腰椎侧位片测量腰曲。腰曲自第12胸椎后下缘（A 点）到第1骶椎后上缘（B 点），正常此线中点在第3腰椎中间（C 点）（图2）。腰曲变小也按此测量法。

（3）C 点与 AB 线中点 D，作垂直延长线，此线与 AC 或 BC 线（图中虚线）中点 E 的垂直延长线相交点为 G，即为扇形圆心。AG、BG 交角即为圆心角 α，DG 线为三

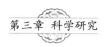

角形的高 h，AG、BG 为圆的半径 r。

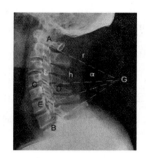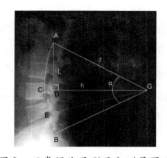

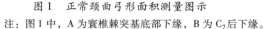

图1 正常颈曲弓形面积测量图示　　　图2 正常腰曲弓形面积测量图示

注：图1中，A 为寰椎棘突基底部下缘，B 为 C_7 后下缘。

图2中，A 为 T_{12} 后下缘，B 为 S_1 后上缘，r 为半径，α 为圆心角，L 为 AB 弦长，h 为圆心至 AB 的垂直距离。

（4）计算法：测量 AG、BG、AB（即 L）、DG（即 h）的长度，再测量 ∠AGB 角度 α，然后按照以下公式运算，即可测出弓形面积。

$$运算公式：S_{弓形} = \frac{\pi r^2 \alpha}{360°} - \frac{1}{2}Lh$$

例如：颈曲面积：

$$S_{弓形} = \frac{3.14 \times 15.8^2 \times 50°}{360°} - \frac{1}{2} \times 13.3 \times 14.35 = 13.44cm^2$$

腰曲面积：

$$S_{弓形} = \frac{3.14 \times 24.5^2 \times 50°}{360°} - \frac{1}{2} \times 20.2 \times 22.6 = 33.52cm^2$$

经 240 例国人正常颈、腰曲弓形面积测量结果，正常颈曲弓形面积均值为 $14.10cm^2$（标准差 S $2.86cm^2$），正常腰曲弓形面积均值为 $32.36cm^2$（标准差 S $5.26cm^2$）。临床应用参照表2。

二、治疗方法

1. 理筋

颈胸腰背部膏摩药熨，华佗夹脊骨空针调压法。或加用远红外线、激光理疗。

2. 调腰曲法

选用北京以宗医学研究中心研制的"以宗四维整脊仪"，采取俯卧过伸悬吊牵引法，每次 30~60 分钟，后改坐位行胸腰枢纽旋转法，每天 1 次，10 天为 1 个疗程，休息 2 天后行第 2 个疗程。在 669 例颈椎劳损病中，椎曲 V 级者 390 例，均实施调腰曲法。

3. 调胸整脊法

经调腰曲后进行，分五步：第一步：患者端坐，术者站于患者背侧，让患者双手抱头于后枕，术者双手从患者腋下穿过双掌握患者双前臂，胸压患者胸背，将患者抱起，有时可听到胸肋关节"咯噔"响声。第二步：同第一步坐姿，患者双手置前胸互抱时，术者从背后反向拉患者肘关节并抱起。有时可听到胸肋"咯噔"响声。第三步：同第一步坐姿，术者置一膝患者胸椎上段，双手从患者肩上伸下抱双胁，轻轻提起，可听到胸椎复位响声。第四步：患者仰卧位，术者坐于患者头顶一侧，双手置于患者项背，掌托头颅作牵引并推拿，折顶颈椎，反复15~20分钟。第五步：牵引折顶完成后，在卧位下，用颈颌兜牵引3~6kg，30分钟。（注：颈椎管狭窄症需治疗第二周症状缓解后方行牵引。）

上述五步调胸整脊法，每天1次，每12次为1个疗程，1个疗程后复查X线片，观察椎曲恢复程度，如基本恢复，则症状体征同时消失；如椎曲改善，还有症状，再继续第2-3疗程。

4. 练功

以颈项屈伸，扩胸和跨步运动为主，每天坚持锻炼。

治疗时间：颈椎病治疗时间最短1疗程，最长5疗程；颈椎管狭窄症最短2疗程，最长6疗程（表3）。

表3　669 例椎曲变小类颈椎劳损病治疗时间（疗程）

例数　　诊断 疗程	颈椎病			颈椎管狭窄症
	椎动脉型	神经根型	混合型	
1 疗程	27	32	18	0
2 疗程	82	46	31	4
3 疗程	51	146	70	12
4 疗程	12	16	46	16
5 疗程	0	5	11	8
6 疗程	0	0	0	4
平均（疗程）	2.28	2.66	3.01	3.91

三、治疗结果

1. 疗效评定

椎曲复位指标：根据颈椎椎曲分级标准评定，主要观察治疗前后颈、腰椎侧位片曲度的改变（表4、表5）。

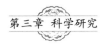

表4 669例颈曲改变治疗前后统计

例数 项目 ╲ 颈曲级别	Ⅰ	Ⅱ	Ⅲ	Ⅳ	Ⅴ
治疗前	—	—	108（16.14）	171（25.56）	390（58.30）
治疗后	273（40.81）	311（46.49）	75（11.21）	10（1.49）	—

注：（ ）内为占该类型百分率（%）。

表5 390例腰曲改变治疗前后统计表

例数 项目 ╲ 腰曲级	Ⅰ	Ⅱ	Ⅲ	Ⅳ	Ⅴ
治疗前	—	—	92（23.59）	147（37.69）	151（38.72）
治疗后	—	182（46.67）	160（41.03）	48（12.31）	—

注：（ ）内为占该类型百分率（%）。

临床疗效评定标准参照《中国整脊学》。

评定标准根据治疗结果和随访情况综合评定（表6）。

表6 541例随访情况

例数 效果 ╲ 随访时间（年）	3	2	1	合计
痊愈	133	172	163	468
好转	28	25	15	68
无效	2	3	0	5
合计	163	200	178	541
%	30.13	36.97	32.9	100

说明：痊愈：无症状、体征，能正常工作和生活，或有轻微症状，休息后消失。

好转：有轻度症状，能坚持工作，影响生活不严重，或有症状，经短期休息、理疗后消失。

无效：有症状，不能正常工作，影响生活，需进行治疗（本组有4例半年后复发转手术治疗）。

（1）颈椎病

治愈：症状、体征消失，颈曲基本恢复到Ⅰ、Ⅱ级。随访1～3年无复发（随访率为81%）。好转：症状、体征减轻，颈曲改善约Ⅲ级，随访有复发者。无效：症状、体征和颈曲均无改变。

（2）颈椎管狭窄症

治愈：主要症状、体征消失，颈曲明显改善Ⅲ级以上，能正常生活和工作。随访1~3年无复发（随访率为86%）。好转：上肢运动肌力恢复达3级，下肢步态改善，霍夫曼征弱阳性。颈曲有改善Ⅲ级或治愈后随访有复发者。无效：症状、体征和颈曲均无改善。本组无效病例3例，住院后确诊为半切综合征，转手术治疗。

2. 椎曲复位疗效

经统计表明，颈曲复位总有效率达98.51%，总恢复率达87.30%；腰曲复位总有效率87.70%，总恢复率达46.67%（复位＋基本复位即Ⅰ级、Ⅱ级）。

3. 临床疗效

总有效率99.11%，总治愈率86.55%。其中，椎动脉型颈椎病的治愈率为87.21%，神经根型颈椎病的治愈率为81.59%，混合型颈椎病的治愈率为93.75%，颈椎管狭窄症的治愈率为86.36%（表7）。

表7　669例椎曲变小类颈椎劳损病临床疗效统计

病症	总例数	治愈	好转	无效
椎动脉型颈椎病	172	150（87.21）	22（12.79）	—
神经根型颈椎病	277	226（81.59）	50（18.05）	1（0.36）
混合型颈椎病	176	165（93.75）	9（5.11）	2（1.14）
颈椎管狭窄症	44	38（86.36）	3（6.82）	3（6.82）
合计	669	579（86.55）	84（12.56）	6（0.90）

注：（　）内为占本病症的百分率（%）。

四、讨论

1. 颈曲变小的病因病理和上病下治法理论依据

颈椎劳损病病因是椎间盘退化或受椎曲紊乱的力学改变，是学术界多年来在探索的课题。有学者认为，椎间盘变性"以致最终影响或破坏了颈椎骨性结构的内在平衡，并直接涉及椎骨外在的力学结构。因此，应将颈椎间盘的退行性变视为颈椎病发生与发展的主要因素"。但有学者报道，椎间盘退变并未影响椎骨外在的力学结构，而无任何症状。也有学者认为，脊柱劳损病主要是机械力学因素为主，王拥军等认为是"动力失衡为先，静力失衡为主"。

人类的颈椎，在新生儿是没有向前弯曲的曲度的。作者在研究腰曲形成机理时，论证人类腰曲形成是儿童站立行走后，在腰大肌的作用力下逐步形成的。在腰曲形成后，脊柱按矢状面的平行四边形平衡，围绕矢状面的中轴力线，在前后纵韧带及棘上韧带和肌肉作用力下出现颈曲。青春期青年在屈髋端坐1小时后，腰曲变小，颈曲也同时变小。经调查437例颈曲变小类颈椎病X线照片，除6例寰枢关节错位者腰曲无

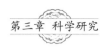

改变外，其余所有颈曲改变的颈椎病腰曲也出现改变。可见，不仅在整个脊柱承载力方面，腰椎是颈椎的基础；在运动力学方面，腰椎也是颈椎的基础。研究表明，腰曲改变与颈曲改变呈正相关。由于腰椎无论是椎管容积还是椎间孔的容积，都较颈椎大，而且内含的是马尾神经，而颈椎除了内含脊髓、脊神经之外，还有穿越横突孔之椎动脉。因此，腰曲改变不一定刺激脊髓神经而引起症状，而且腰部肌力较强，可以自我代偿。而颈曲改变则首先受损于椎动脉，其次是颈神经或臂丛神经或脊髓而产生症状。

另一方面，颈椎的所有动力系统（肌肉韧带）均起自胸廓。颈6、颈7已近似胸椎，且在矢状面颈6、颈7与上段胸椎是在同一力线上。经调查448例颈曲紊乱颈椎病的胸椎X线片发现：占87.95%合并上段胸椎侧凸5°以上，其中以颈曲反弓合并胸椎侧凸者占总病例数的49.55%，占颈椎反弓病例的100%。在胸椎侧凸中以向左侧凸为多，占68.97%，而超过10°以上的胸椎侧凸占37.31%。87%的颈曲改变合并胸椎侧凸的病例显示，其侧凸是旋转性的。此旋转源自腰椎的旋转。腰椎旋转侧弯后，继发上段胸椎反向旋转侧弯。胸椎旋转至颈胸枢纽关节后，颈椎反向旋转。这一病理改变，颈椎一旦旋转必侧弯，且椎曲也随之改变。这是由它自身的骨关节的三维结构压应力所决定的。椎曲改变，神经根孔、椎动脉孔、椎管也随之产生病理改变，从而诱发颈椎综合征的系列症状和体征。

2. 疗效分析

关于手法治疗颈椎病的问题，由于颈椎的旋转复位手法危险性较大，近几年来文献报道应用旋转法已十分少见。一般采取仰卧位下行颈椎推拿手法，配合中药治疗。韦贵康通过对颈曲紊乱症和颈曲存在的不同类型颈椎病临床观察，认为颈曲变小，尤以反弓者治疗较为困难。王善楠通过观察各种手法治疗312例神经根型颈椎病，总结报道各种疗法的有效率（表8），但这些有效率无椎曲测量的量化指标。

表8　4种整复手法疗效比较

组别	总例数（例）	痊愈（例）	好转（例）	无效（例）	有效率（%）
牵引类手法	78	25	30	23	70.51
旋转类手法	78	22	29	27	65.38
侧向类手法	78	20	25	33	57.69
复合类手法	78	30	33	15	80.67

也有人为解决椎曲变小问题，应用角度牵引、超重牵引的疗法，虽报道有治愈病例，但这种违反颈椎生理结构和运动力学的疗法已有不少医疗意外的报告，作者认为这类疗法是不宜推广的。

作者采取以调腰曲、胸椎为主的整脊法治疗颈曲变小类颈椎劳损病，但颈曲恢复的临床效果受年龄、病程和病情轻重的影响。一般中青年患者大部分能达到完全恢复，且疗程2~4周；而中老年患者只能达基本恢复或改善，本组病例复位尚可或差者，几乎是中老年病例。另一方面，病程长、病情较重者，复位所需时间为 8 ~ 12 周，且多为基本恢复。

调腰曲、胸椎整脊的上病下治法疗效高于一般手法牵引的疗法，王善楠总结的最高有效率为 80%，而本疗法为 99.11%，两者比较差别显著，$P < 0.05$，且有椎曲测量的量化指标，并经随访观察，治疗范围扩大到颈椎管狭窄症。平均疗程为：颈椎病椎动脉型 2.28 周，神经根型 2.66 周，混合型 3.01 周；颈椎管狭窄症 3.91 周。调腰曲、调胸整脊的上病下治法，操作简便，安全可靠，不会加重损伤。

（《颈腰痛杂志》2008 年 7 月 25 日第 29 卷第 4 期 323 – 327 页，
作者韦以宗、潘东华、陈剑俊）

颈椎病防治应重视恢复颈曲

颈椎病是常见病，有人误认为是治不好的，原因是一般的治疗都是对症治疗，没有很好地恢复颈椎正常的生理曲度（以下简称"颈曲"）。因此，反复发作。

中医整脊科对颈椎病的治疗，是以"理筋、调曲、练功"为三大治疗原则，治疗目标是以调曲为主，使因病导致的颈曲紊乱得到改善或恢复。这是我们通过大量的临床实践和实验研究得出的经验。

一、正常颈椎的曲度是人体正常的生理结构

人体正常脊柱侧面观有颈曲、胸曲、腰曲和骶曲四个生理曲度，并由此来维持躯体支撑头颅、内脏的功能。人类新生儿和所有脊椎动物一样是没有颈曲、腰曲的。我们在韦以宗老师带领下研究腰曲形成机理时，发现并论证人类腰曲的形成，是自幼儿 6 个月坐起上半身的纵轴压应力以及腹腔内容物通过腹内外斜肌向前下方的拉力开始出现腰曲，至一周岁左右开始站立行走，在腰大肌的作用力下逐渐加大腰曲并趋于稳定。同时，在前、后纵韧带的作用下逐渐形成了颈曲。

经发育成熟后的颈曲，是脊柱骨关节发育过程中的形态结构，决定了椎管的内径、椎间孔的大小、方位和颈椎横突孔之间的序列。其内含之脊髓、脊神经及颈椎椎动脉，由此则决定其占有的空间及生物力学的关系。临床上颈曲的改变，既是脊柱力学关系的紊乱，也因此损伤其内含的组织损伤而产生症状。

二、颈椎病的治疗应以恢复颈曲为主要目的

在整个脊柱承载力方面，腰椎是颈椎的基础；在运动力学方面，腰椎也是颈椎的基础。经研究表明，腰曲改变与颈曲改变呈正相关，并且腰曲改变不一定刺激脊髓神经而引起症状。而颈曲改变则首先受损于椎动脉，其次是颈神经或臂丛神经或脊髓而

产生症状。另一方面，我们在研究脊柱枢纽关节论时，发现颈椎的所有动力系统（肌肉韧带）均起自胸廓。87%的颈曲改变合并胸椎侧凸的病例，其侧凸是旋转性的。此旋转源自腰椎的旋转。腰椎旋转侧弯后，继发上段胸椎反向旋转侧弯。胸椎旋转至颈胸枢纽关节后，颈椎反向旋转。临床上脊椎错位所致运动障碍，脊髓、脊神经和椎动脉之损害，主要之病理体征是椎曲改变。这一病理改变，颈椎一旦旋转必侧弯，且椎曲也随之改变，从而诱发颈椎综合征的系列症状和体征。因此，颈椎病的胸椎侧凸源自腰椎的侧凸。从临床X线片观察，颈曲改变的颈椎病，其结构力学、运动力学的病因病理基础是腰椎。

颈曲变小甚至反弓的颈椎病，如果其生理曲度得不到很好的恢复，往往反复发作，到晚年出现颈椎椎管狭窄症。根据我院收治的128例颈椎椎管狭窄症病例，普遍存在颈曲消失甚至反弓现象，通过了解病史发现这些病人都有多年的颈椎病诊治经历，也就是说，颈椎椎管狭窄症病患者是由于颈椎病反复发作治疗不当造成的。

我院5年多来治疗669例颈曲变小类颈椎病，由于椎曲的恢复总有效率达到98.51%，临床治愈率达87.52%，两年随访优良率86%。

恢复颈曲是颈椎病的光明未来。治疗脊椎劳损病，消除症状是必要的，更重要的是需恢复或改善颈腰椎的生理弯曲。另告诫人们，颈腰病患者如能合理进行运动锻炼，既能康复又能预防。因此，颈椎病单纯通过推拿、正骨或牵引治疗，无论什么高明的手法，如果不能恢复椎曲都会给患者留下后患，导致颈椎椎管狭窄症的形成。

三、避免久坐，有效保护颈曲

在韦以宗老师的指导下，我们通过对青年人颈、腰曲的X线照片动态实验研究，证明坐位下整体腰椎会出现短缩，是因为坐位时髋关节屈曲，附着于股骨小转子的腰大肌随着髋关节的屈曲而松弛。腰椎失去了前缘的支撑力，在上半身的载荷下椎间隙压缩，椎间隙变窄。实验显示，此收缩活动于上段腰椎更为明显。而变窄的椎间隙是以前缘为主，因此几乎所有的首试者坐位后的椎曲都较站立位变小。久坐引起颈、腰曲的变异，主要是起于所有腰椎的前缘，止于股骨小转子的腰大肌作用力减弱或不作为。

谜团解开了，病因找到了。韦以宗老师呼吁以坐姿劳动的人，应常站起来走走，恢复腰大肌的肌张力。因实际工作需要而无法站立的，也应常伸伸腿或盘盘腿，活动腰大肌，避免肌肉长期松弛而挛缩，导致腰曲失去回弹力。

（《中国中医药报》2008年10月17日，
作者高腾、潘东华、韦春德、王秀光）

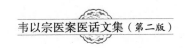

四维悬吊牵引调腰曲为主治疗颈腰椎间盘病

——201 例疗效报告

临床上，颈腰椎间盘病有：颈腰椎同时出现椎管狭窄症（以下简称"颈腰椎管狭窄症"）、颈椎管狭窄症并腰椎间盘突出症、颈椎间盘突出症并腰椎管狭窄症和颈椎间盘突出症并腰椎间盘突出症（以下简称"颈腰椎间盘突出症"）等类型。

笔者自 2004 年至 2007 年，住院收治颈腰椎间盘病 201 例，采取四维悬吊牵引调腰曲为主整脊法治疗，现将治疗效果报道如下。

一、临床资料

全部病例为住院接受 2 周以上的治疗者，其中男性 92 例，女性 109 例。最小年龄 15 岁，为颈腰椎间盘突出症。最大年龄 75 岁，为颈腰椎管狭窄症。各年龄组及诊断病例数见表 1，以中老年居多，占 79.60%，颈腰椎间盘突出症占 45.77%。

表 1　201 例颈腰综合征统计表

病症	性别	例数	年龄（岁）			合计	%
			15～35	36～55	56～75		
A	男	20	4	7	9	36	17.91
	女	16	3	6	7		
B	男	10	1	4	5	24	11.94
	女	14	1	6	7		
C	男	19	5	7	7	49	24.38
	女	30	4	18	8		
D	男	43	15	22	6	92	45.77
	女	49	8	29	12		
合计		201	41	99	61	201	100
%		100	20.40	49.25	30.35	100	—

注：A = 颈腰椎管狭窄症；B = 颈椎管狭窄并腰椎间盘突出症；C = 颈椎间盘突出症并腰椎管狭窄症；
　　D = 颈椎间盘突出症并腰椎间盘突出症；% = 各年龄组占总人数的发病比例。

二、诊断

诊断依据参照《中国整脊学》及相关文献。

1. 症状、体征

椎间盘突出症均有神经根性压迫症状，如颈椎间盘突出症有上肢放射性麻痹、窜痛，臂丛神经牵拉试验（＋），部分患者伴头晕、头痛；腰椎间盘突出症者均有腰痛伴

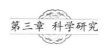

下肢放射性痛，直腿抬高试验 45°以下（＋）。

颈腰椎管狭窄症，如颈椎管狭窄症并腰椎间盘突出症，均有双上肢麻痹无力、发抖、拾物困难、肌力Ⅲ级以下，霍夫曼征阳性，一侧膝腱反射亢进，巴宾斯基征（＋）。如腰椎管狭窄症，均有间歇性跛行，不足 300 米即有症状。严重者则双下肢肌力下降Ⅲ级以下，大小便障碍。

2. 颈、腰椎活动功能

颈腰椎活动功能观察，以受限 30°为一级，共分 5 级，即优、良、尚可、差、丧失。颈腰椎间盘突出症活动度受限，多为"尚可"，以后伸、旋转障碍为主。颈腰椎管狭窄症活动度多为"差"，前后屈伸、旋转均严重受限。本组病例活动功能见表 2。

表 2　201 例颈腰椎活动功能（级）治疗前后情况

病症	颈椎活动级别及例数						腰椎活动级别及例数					
	治疗前			治疗后			治疗前			治疗后		
	Ⅲ	Ⅳ	Ⅴ	Ⅰ	Ⅱ	Ⅲ	Ⅲ	Ⅳ	Ⅴ	Ⅰ	Ⅱ	Ⅲ
A	13	19	4	9	22	5	15	17	4	10	17	9
B	5	11	8	10	9	5	5	13	6	7	12	5
C	23	19	7	12	31	6	19	27	3	15	29	5
D	22	41	29	10	58	24	28	35	29	11	55	26
总数	63	90	48	41	120	40	67	92	42	43	113	45
%	31.34	44.78	23.88	20.40	59.70	19.90	33.33	45.77	20.90	21.39	56.22	22.39

注：A＝颈腰椎管狭窄症；B＝颈椎管狭窄症并腰椎间盘突出症；C＝颈椎间盘突出症并腰椎管狭窄症；
　　D＝颈椎间盘突出症并腰椎间盘突出症；%＝该项目例数占总病例之比。

3. 影像学表现

X 线照片示，全部病例颈腰曲均消失、变直或反弓，相应椎间隙变窄。中老年者均呈现不同程度的退行性改变，椎体后缘骨质增生。正位片有椎体旋转、侧弯。MRI 显示明显椎间盘突出。椎管狭窄症者则显示多个椎间盘突出，压迫硬脊膜囊，椎管矢状径颈椎小于 10mm，腰椎小于 12mm。

本组病例颈腰椎曲改变，分级标准按韦以宗椎曲分级法。各类病症椎曲分级治疗前、后见表 3 ~ 表 6。

表 3　36 例颈腰椎管狭窄椎曲及疗效观察表

分类	椎曲恢复												疗效			
	颈椎椎曲						腰椎椎曲						痊愈	好转	尚可	无效
	治疗前			治疗后			治疗前			治疗后						
级别	Ⅲ	Ⅳ	Ⅴ	Ⅰ	Ⅱ	Ⅲ	Ⅲ	Ⅳ	Ⅴ	Ⅰ	Ⅱ	Ⅲ	14	21	1	0
例数	13	19	4	9	22	5	15	17	4	10	17	9				

表4　24例颈椎管狭窄伴腰椎间盘突出椎曲及疗效观察表

分类	椎曲恢复														疗效			
	颈椎椎曲								腰椎椎曲						痊愈	好转	尚可	无效
	治疗前			治疗后					治疗前			治疗后						
级别	Ⅲ	Ⅳ	Ⅴ	Ⅰ	Ⅱ	Ⅲ	Ⅳ	Ⅴ	Ⅲ	Ⅳ	Ⅴ	Ⅰ	Ⅱ	Ⅲ	8	10	3	3
例数	6	9	9	5	10	3	3	3	6	11	7	7	11	6				

表5　49例颈椎间盘突出症伴腰椎管狭窄椎曲及疗效观察表

分类	椎曲恢复												疗效			
	颈椎椎曲						腰椎椎曲						痊愈	好转	尚可	无效
	治疗前			治疗后			治疗前			治疗后						
级别	Ⅲ	Ⅳ	Ⅴ	Ⅰ	Ⅱ	Ⅲ	Ⅲ	Ⅳ	Ⅴ	Ⅰ	Ⅱ	Ⅲ	9	37	3	0
例数	24	17	8	13	29	7	20	25	4	14	28	7				

表6　92例颈椎间盘突出症伴腰椎间盘突出椎曲及疗效观察表

分类	椎曲恢复												疗效			
	颈椎椎曲						腰椎椎曲						痊愈	好转	尚可	无效
	治疗前			治疗后			治疗前			治疗后						
级别	Ⅲ	Ⅳ	Ⅴ	Ⅰ	Ⅱ	Ⅲ	Ⅲ	Ⅳ	Ⅴ	Ⅰ	Ⅱ	Ⅲ	59	21	12	0
例数	22	39	31	7	54	31	25	40	27	8	53	31				

4. 鉴别诊断

全部病例均排除脊椎结核、骨髓炎及骨肿瘤；排除脊髓空洞症。

三、治疗方法

以理筋、调曲、练功为治疗原则。

1. 理筋

药熨法：全部病例均药熨颈背、胸背、腰背，每天1次，每次30分钟，10天为1个疗程（以下各方法疗程相同），休息两天后再行下一疗程。

骨空针刺法：取$C_4 \sim T_5$、$T_{12} \sim L_5$华佗夹脊针至椎板，加电针，每天1次，每次30分钟。

推拿：做胸背、腰背推拿，分筋、理筋，每天1次，每次20分钟。颈椎间盘突出症者行牵引折顶法。椎管狭窄症者，不做推拿。

2. 整脊调曲

四维悬吊牵引法：选用“以宗四维悬吊牵引整脊仪”行四维悬吊牵引，每天1次，每次40分钟。

颈椎牵引：颈椎间盘突出症者，行仰卧颈椎牵引3～6kg，每次30分钟，每天1次。颈椎管狭窄症者，治疗至第3周，症状缓解者，酌情行颈椎牵引，如有病理体征时不用牵引。

整脊手法：四维悬吊牵引后，行侧扳法、胸腰椎旋转法、挺胸端提法、颈胸枢纽解锁法。

颈椎间盘突出症或椎管狭窄症，经治疗2周后，症状缓解，椎曲出现，可酌情行颈胸枢纽旋提法。

3. 药物治疗

急性期配合静脉输脱水剂3~7天。

中药辨证选用天麻钩藤钦、舒筋保安汤、加减乌头汤或右归饮。

4. 功能锻炼

治疗的同时需患者自主行功能锻炼，以扩胸运动、跨步、俯卧撑为主，每天练功不少于1小时。

四、疗效评定

本组病例治疗效果评定以症状体征、功能恢复和椎曲恢复程度评定，分为治愈、好转、显效、无效4级。治愈：症状、体征基本消失，椎管狭窄症者步行1km以内无症状，椎曲恢复和功能恢复Ⅱ级以上者。好转：主要症状、体征减轻，椎管狭窄症者步行500~1000m有症状，椎曲和功能恢复Ⅲ级者。显效：主要症状、体征改善，椎管狭窄症者步行300~500m有症状，椎曲恢复Ⅲ~Ⅳ级，功能恢复Ⅳ级者。无效：经两个疗程治疗，症状、体征无改善者，椎曲及功能均无恢复者。

五、治疗结果

1. 治疗结果

各类颈腰椎间盘病，疗效见表3~表6，疗程最短2周，最长10周，平均为6周。

2. 随访

治疗后1~3年进行疗效随访共170例，随访率84.6%。平均随访时间26个月。随访采取信访及电话随访。随访效果分4级：无症状、体征，能正常工作生活者为"优"；有轻微症状，经休息改善，不影响生活工作者为"良"；有症状、体征，经保守治疗可恢复者为"尚可"；有严重症状，保守治疗无效，需手术者为"差"。随访疗效见表7。

表7 随访疗效

时间	例数	随访疗效			
		优	良	尚可	差
1年	85	38	33	8	6
2年	24	19	5	0	0
3年	61	51	8	2	0
合计	170	108	46	10	6
%	—	63.53	27.06	5.89	3.52

六、讨论

1. 病因病理

颈腰椎间盘病，在中老年人是椎间盘退变、突出，导致椎间孔、椎管占位而引起症状。B. Jacobs 等认为，颈腰椎间盘病并存，与高血清免疫血球素和细胞核中的抗原特性衰退有关。但颈腰椎间盘病变多显示多重性，即多个椎间盘退变。X 线照片显示其正常生理曲度几乎消失，甚至反弓。如此，一方面椎间盘突入椎管，另一方面，长期的椎曲变直、反弓，椎管后缘之黄韧带因张力而增厚，这是导致椎管受前后压迫而变窄的物理学改变。Kentro Shimizu 等通过动物实验证明，脊柱曲后凸反弓，受压脊髓腹侧血管分布减少，脊髓前索轴突脱髓鞘，细胞缺氧。此说明椎曲的力学改变，不仅仅是压迫脊髓，而由于其长期的压迫导致脊髓前索缺血变性。这也是颈椎管狭窄症出现病理反射的病理基础。笔者从临床观察中发现，几乎所有的颈腰椎管狭窄症，都是椎曲消失或出现反弓者。因此说，椎曲的力学紊乱是产生颈腰椎间盘病的主要原因。

2. 诊断问题

颈腰曲两段病理变化同时存在时，若以椎管狭窄为主要发病者，因颈段椎管内之颈髓膨大处相应椎管变窄，且受齿状韧带牵制而少有退缩余地。症状大多先从颈段开始。但临床上，如并腰椎间盘突出症者，患者多以腰腿痛为主诉。所以，如果忽略了颈椎的检查，尤其是颈椎管狭窄症常见的病理反射，如霍夫曼征、膝腱反射亢进等的检查，往往造成误诊、漏诊。笔者在临床上曾遇到过腰椎间盘突出症者，经治疗好转后，患者又诉有上肢发抖，经查，同时并存颈椎管狭窄症。自此病例后，凡遇到腰椎曲变直反弓病例，均同时检查颈椎，并将病理反射的检查作为常规检查，避免漏诊、误诊。

3. 治疗问题

颈腰椎间盘病，多数学者主张分期手术治疗，也有用非手术疗法取得疗效的报道，但其局限于颈腰椎间盘突出症。B. JACOSB 等对 200 例颈腰椎间盘病行了颈椎间盘手术后随访，随访时间为 5～25 年，平均为 14 年，结果占 31％的病例均进行了腰椎间盘的手术。

笔者研究颈腰曲形成的原理，以及腰曲与颈曲的关系，特别是发现颈曲紊乱与胸椎侧凸、腰曲紊乱呈正相关。首先应用调腰曲为主的上病下治法治疗颈曲变小类颈椎间盘突出症，取得了效果。因此，对颈腰椎间盘病也同样运用四维悬吊牵引调腰曲为主的方法，临床疗效满意。近期（1～3 年）随访优良率占 91.39％，患者可免手术痛苦。

（《中国医药导报》2008 年 12 月第 5 卷第 35 期 13－15 页，作者王秀光、韦以宗、戴国文、潘东华、韦春德、邹培、陈永亮、宋健、高腾）

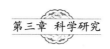

针刺华佗夹脊穴配合调曲为主治疗椎管狭窄

——189 例疗效报告

笔者自 2001 年 1 月至 2008 年 9 月，住院收治椎管狭窄症 189 例，采取华佗夹脊针配合调曲为主治疗，现将治疗效果报道如下：

一、临床资料

（一）一般资料

全部病例为住院接受 2 周以上的治疗者，其中男性 87 例，女性 102 例。最小年龄 13 岁，为腰椎管狭窄症。最大年龄 84 岁，为颈腰椎管狭窄症。

有长期从事低头、坐位工作病史的共 170 例，占总例数的 89.52%。各年龄组及诊断病例数见表 1，以中老年居多，占 90.48%。各类型中，合并有腰椎管狭窄症者占 82.01%。

表 1　189 例椎管狭窄症性别、年龄及分类统计表

Syndrome （病症）	Case （例数）	Sex （性别）		Age （Year） /年龄 （岁）		
		Male （男）	Female （女）	13～35	36～55	56～84
A	34	17	17	1	17	16
B	26	12	14	3	5	18
C	129	58	71	14	71	44

注：A＝颈椎管狭窄症；B＝颈椎管狭窄症并腰椎管狭窄症（以下简称"颈腰椎管狭窄症"）；C＝腰椎管狭窄症。以下同此表。

（二）诊断标准

诊断依据参照《中国整脊学》及相关文献。

1. 症状、体征

（1）颈椎管狭窄症患者

颈部僵硬，活动受限，棘突或棘突旁有压痛。下肢感觉、运动障碍，步态不稳；上肢出现一侧或两侧麻木、疼痛、手无力。感觉障碍平面不规则；霍夫曼征阳性。膝、跟腱反射亢进，严重者可引出踝、髌阵挛阳性，巴宾斯基征阳性。

（2）腰椎管狭窄症患者

出现持续性下腰痛和腿痛；间歇性跛行，不足 300m 即有症状；严重者出现不全性弛缓性截瘫，双下肢不能站立步行，鞍区麻木，排便无力或癃闭；腰部活动受限，过伸试验阳性；小腿和足可有触觉和痛觉减退；直腿抬高试验阴性或弱阳性，无病理反射。

（3）颈腰椎管狭窄症患者

出现颈椎管狭窄症和腰椎管狭窄症的混合症状。

2. 颈腰椎活动功能

颈腰椎活动功能观察，以受限30°为一级，共分5级，即优、良、尚可、差、丧失。本组病例活动功能见表2。

表2　189例椎管狭窄症颈腰椎活动功能（级）治疗前后情况

病症	例数	颈椎活动级别						腰椎活动级别					
		治疗前			治疗后			治疗前			治疗后		
		Ⅲ	Ⅳ	Ⅴ	Ⅲ	Ⅳ	Ⅴ	Ⅲ	Ⅳ	Ⅴ	Ⅲ	Ⅳ	Ⅴ
A	34	1	8	25	14	12	8	—	—	—	—	—	—
B	26	3	6	17	6	15	5	5	14	6	11	13	2
C	129	—	—	—	—	—	—	13	43	73	40	73	16
总数	189	4	14	42	20	27	13	18	58	79	51	86	18

3. 影像学表现

X线照片示，颈椎管狭窄症可见椎体曲度变直或向后成角，或阶梯样改变，椎间隙变窄，椎体后缘骨刺形成，斜位片可见椎间孔变小，关节突关节重叠，韧带钙化等。腰椎管狭窄症正位片表现为侧弯，椎弓根粗大，椎弓根间距小，椎间关节肥大且向中线偏移，下关节突间距小，椎板间隙狭窄。侧位片上示椎曲紊乱，椎体曲度变直、反弓或上弓下曲，或椎体间有滑移或曲度加大，斜位片上示椎弓根切迹小，椎间孔狭窄及峡部不连等。MRI显示椎管狭窄症者有多个椎间盘突出，压迫硬脊膜囊，椎管矢状径颈椎小于10mm，腰椎小于12mm。

本组病例颈腰椎曲改变，分级标准按韦以宗椎曲分级法。各类病症椎曲分级治疗前、后见表3～表6。

表3　椎管狭窄症椎曲疗效统计表

病症	例数	治愈	改善	尚可	无效
A	34	1	18	4	1
B	26	9	13	3	1
C	129	40	75	10	4
合计	189	60	106	17	6

表4 颈椎管狭窄症椎曲治疗前后对照表

时间	例数	I	II	III	IV	V
治疗前	34	0	0	2	19	13
治疗后	34	7	19	5	2	1

表5 颈、腰椎管狭窄症椎曲疗效观察表

时间	例数	颈椎曲度					腰椎曲度				
		I	II	III	IV	V	I	II	III	IV	V
治疗前	26	0	0	3	13	8	0	0	6	12	8
治疗后	26	7	13	6	0	0	8	15	3	0	0

表6 腰椎管狭窄症椎曲治疗前后对照表

时间	例数	I	II	III	IV	V
治疗前	129	0	0	22	70	37
治疗后	129	22	84	15	6	2

（三）诊断分型

依据《中国整脊学》分为椎间盘型、椎体滑脱型、骨质疏松型。本组病例中椎间盘型128例，椎体滑脱型28例，骨质疏松型6例。

（四）鉴别诊断

全部病例均排除脊椎结核、骨髓炎及骨肿瘤；排除脊髓空洞症。

二、治疗方法

以理筋、调曲、练功为治疗原则。

1. 理筋

（1）全部病例均药熨颈背、胸背、腰背，每天1次，每次30分钟，10天为1个疗程（以下各方法疗程相同），休息2天后再行下一疗程。

（2）骨空针刺法：依据《素问·骨空论》的有关论述，采取针"骨空"（即"骨孔"）、针骨膜为主的针刺法。取 $C_4 \sim T_5$、$T_{12} \sim L_5$ 华佗夹脊针至椎板，颈椎管狭窄症者加选大椎、脊阳、命门、肩井、肩中俞、肩外俞、曲垣等穴；腰椎管狭窄症者加选八髎、双侧秩边、委中、承山、光明等。加电针，每天1次，每次30分钟。

2. 整脊调曲

（1）四维悬吊牵引法：选用"以宗四维整脊仪"，采取俯卧过伸悬吊牵引，四维牵引胸腰椎，每天 1 次，每次 40 分钟。颈椎管狭窄症者配合行仰卧位牵引，牵引重量 3～5kg，不宜超重，每天 1 次，每次 40 分钟，如感觉有脊髓刺激症状应立即停止使用。

（2）整脊手法：运用整脊调曲手法，每天 1 次。先拿、捏、搓、揉颈背、腰骶部肌肉，颈椎管狭窄症患者在急性期（腱反射亢进时）不行手法。症状缓解后，运用轻柔的牵引折顶手法，取仰卧位，医者双手四指在颈项背部，从第 7 颈椎往上随牵、随揉、随顶。手法要轻巧。经治疗 2 周后，椎曲出现，可酌情行颈胸枢纽旋提法、胸腰枢纽旋转复位法、腰骶枢纽旋转复位法以调三大枢纽，或行骨盆斜扳法，使偏歪的棘突复位。

3. 药物治疗

急性期配合静脉输脱水剂 3～7 天。中药辨证选用天麻钩藤钦、舒筋保安汤、独活寄生汤、加减乌头汤或右归饮内服。

4. 功能锻炼

治疗的同时需患者自主行功能锻炼，根据病例的诊断分型和椎曲的形态来选择练功姿势。椎曲变小或反弓的多是椎间盘型，采取过伸练功法，例如：俯卧撑、卧位挺腹、飞燕式并配合跨步锻炼；对椎曲加大的多是椎体滑脱型，多采取屈曲式练功法，例如：点头哈腰、床上起坐等。每天练功不少于 1 小时。患者出院后嘱其继续功能锻炼。

三、疗效观察

1. 疗效评定标准

本组病例治疗效果评定以症状体征、功能恢复和椎曲恢复程度评定，分为治愈、好转、显效、无效 4 级。治愈：症状、体征基本消失，颈椎管狭窄症者上肢运动肌力恢复到 4～5 级，腰椎管狭窄症者步行 1000m 以内无症状，下肢运动肌力恢复到 4～5 级，椎曲恢复和功能恢复 II 级以上者。好转：主要症状、体征减轻，颈椎管狭窄症者上肢运动肌力恢复到 4 级，腰椎管狭窄症者步行 500～1000m 有症状，下肢运动肌力恢复到 4 级，椎曲和功能恢复在 III 级者。显效：主要症状、体征改善，颈椎管狭窄症者上肢运动肌力恢复 3 级，腰椎管狭窄症者步行 300～500m 有症状，下肢运动肌力恢复到 3 级，椎曲恢复 III～IV 级，功能恢复 IV 级者。无效：经两个疗程治疗，症状、体征无改善者，椎曲及功能均无恢复者。

2. 统计学处理

应用 SPSS13.0 统计分析软件，对各部位椎管狭窄症治疗前后椎曲进行统计学处理，两相关样本的非参数检验。

3. 治疗结果

治疗前后各部位椎管狭窄症的颈腰活动功能及生理曲度，见表 2～表 5，疗程最短 14

天，最长105天，平均为42天。把表3的数据输入统计分析软件。得出 Z = − 5.711，P = 0.000，治疗前后比较有显著性差异，治疗后颈椎椎曲较治疗前显著改善。表4的数据输入后得出，颈椎曲度 Z = − 4.808，P = 0.000；腰椎曲度 Z = − 4.620，P = 0.000；治疗前后比较有显著性差异，治疗后椎曲较治疗前显著改善。表5的数据输入统计分析软件，得出 Z = − 10.940，P = 0.000，治疗前后比较有显著性差异，治疗后腰椎椎曲较治疗前显著改善。

4. 随访

治疗后12~80个月进行疗效随访，共178例，随访率94.18%。平均随访时间28个月。随访采取信访及电话随访。随访效果分4级：无症状、体征，能正常工作生活者为"优"；有轻微症状，经休息改善，不影响生活工作者为"良"；有症状、体征，经保守治疗可恢复者为"尚可"；有严重症状，保守治疗无效，需手术者为"差"。随访疗效见表7。

表7 随访疗效 例数（%）

时间	例数	优	良	尚可	差
12~24个月	50	23（46.0）	17（34.0）	6（12.0）	4（8.0）
25~60个月	91	49（53.8）	37（40.7）	3（3.3）	2（2.2）
61~80个月	37	28（75.7）	6（16.2）	1（2.7）	2（5.4）
合计	178	100（56.2）	60（33.7）	10（5.6）	8（4.5）

四、典型病例

马某，男，45岁，患者颈部转动困难，上肢麻痹、发抖、无力，双下肢步行发抖、震颤，步行100步左右即需扶持。检查：颈椎旋转受限，右上肢肌力3级，左上肢肌力3~4级，霍夫曼征弱阳性，双下肢肌力3~4级，腱反射减弱。

X线照片示：颈椎正位侧弯，颈4、颈5、颈6旋转，侧位反弓，后成角12°，椎曲Ⅴ级，椎间隙变窄，椎间盘突入椎管（图1）；腰椎正位片示侧弯，侧位片椎曲消失，椎曲Ⅳ级（图2）。MRI示颈4、颈5、颈6增生，后下缘后翘压迫硬膜囊，颈4、颈5、颈6椎间盘突入椎管，压迫硬膜囊。诊断：颈椎管狭窄症并腰椎间盘突出症。

治疗：运用理筋、调曲、练功三大原则来进行治疗。每天均进行华佗夹脊骨空针法，选用"以宗四维整脊仪"，采取俯卧过伸悬吊牵引腰椎，行挺胸端提手法调胸椎，仰卧牵引折顶法调颈椎。药物内服：天麻钩藤饮内服，每日1剂，水煎，分两次服。功能锻炼：选用俯卧撑、卧位挺腹、飞燕式并配合跨步锻炼。2周后步行正常，3周后上肢颤抖消失。继续治疗2周，X线照片示：颈椎椎曲恢复到Ⅱ级，椎体旋转改善（图3）；腰椎正位片示侧弯改善，侧位片椎曲恢复到Ⅱ级（图4）。MRI示颈椎椎管增宽。临床治愈出院，嘱其每天坚持练功。

2008 年 3 月随访，患者颈腰活动功能良好，无上肢发抖现象，下肢步态正常，四肢肌力正常，能正常工作。患者一直坚持颈腰功能锻炼。

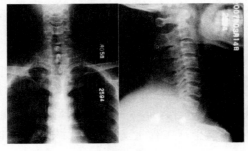
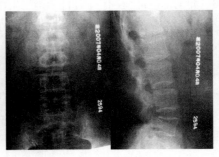

图 1　治疗前颈椎正侧位　　　　　　　图 2　治疗前腰椎正侧位

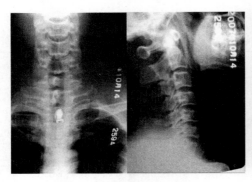
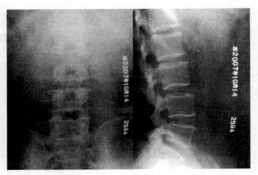

图 3　治疗后颈椎正侧位　　　　　　　图 4　治疗后腰椎正侧位

五、讨论

1. 中医对椎管狭窄症的认识及华佗夹脊针法的应用

在《素问·缪刺论》中："令人拘挛背急，引胁而痛，刺之从项始，数脊椎，夹脊，疾按之应手如痛，刺之傍三痏，立已。"论述了针刺夹脊穴治疗脊柱疾病。《五十二病方·足臂十一脉灸经》对臂厥、踝厥运用灸法的论述就类似今天的椎管狭窄症状。华佗治"足躄不能行"，"点背数十处，相去或一寸……灸此各一壮，灸创愈即行"。后世称此名"华佗夹脊灸"。《针灸甲乙经》对脊柱病变的记载，已认识到是源自督脉及脊柱旁足太阳膀胱经穴的病变，更详尽地论述脊椎疾病的辨证选穴和针灸疗法，如："腰痛快快不可以俯仰，腰以下至足不仁，入脊，腰背寒，次髎主之。"这些论述为现代应用华佗夹脊针法治疗椎管狭窄症提供了临床应用依据。

2. 关于椎管狭窄症的病因病理

此为动态的、节段性的狭窄，而不是静态的椎管狭窄症。

椎管狭窄症是多个椎间盘突出或椎体滑脱，导致椎间隙变窄、椎曲紊乱、脊柱侧弯、

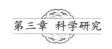

椎体位移继发椎管狭窄症、压迫神经和脊髓而引起的临床症状。多个椎间盘退变，椎体排列序列紊乱，从 X 线照片可以看到其正常生理曲度几乎消失，甚至反弓。多个椎体位移，退变的椎间盘压迫后纵韧带，造成椎管前缘变窄。而椎管后缘的黄韧带相继出现皱折、肥大、增厚而突入椎管，从而形成椎管内"前后夹击"硬膜囊，造成椎管狭窄症。由椎体位移、椎间盘突出所致的椎管狭窄症，是节段部位——即椎间盘部位段的狭窄，而不是骨性的椎管狭窄症。因此，这种狭窄是动态的（椎体关节的活动状态）而不是静态的（不是骨性的），这也是临床上病人出现"间歇性跛行"的病因病理。

3. 华佗夹脊针和调曲法的治疗作用原理

由于椎管狭窄症属慢性劳损，长期的脊柱韧带损伤产生粘连。华佗夹脊针刺法，采取骨空针的针法，即针刺到椎板的骨膜，起到松解粘连、活血化瘀、通经络、理筋的作用，有利于椎体的整复。

Kentro Shimizu 等通过动物实验证明，椎曲后凸反弓，受压脊髓腹侧血管分布减少，脊髓前索轴突脱髓鞘，细胞缺氧。此说明椎曲的力学改变，不仅仅是压迫脊髓，而由于其长期的压迫导致脊髓前索缺血变性。这也是颈椎管狭窄症出现病理反射的病理基础。脊椎损伤的病理核心是椎体位移、椎曲改变，并发椎间孔和椎管变形。由此可见，椎曲的力学紊乱是产生椎管狭窄症的主要原因。整脊调椎曲使椎曲恢复是治疗椎管狭窄症的关键。

通过手法整脊，使位移的椎体粘连松解。过伸悬吊牵引法是以牵引双下肢为主的过伸牵引法，充分调动了腰大肌对脊柱的伸展应力。笔者通过动物实验证明，腰大肌的作用力是脊柱伸展应力的 70%。通过四维（以腰椎体前部左右各一的腰大肌为前二维，以腰椎体后部左右各一的竖脊肌为后二维）悬吊牵引，使位移的椎体得到复位，从而使紊乱的椎曲得到改善，因此起到满意的临床疗效。

病人的功能锻炼也是重要的治疗方法。过伸为主的锻炼方法，如俯卧撑、卧位挺腹、飞燕式并配合跨步锻炼的练功法，通过充分调动腰大肌的作用力来维持椎曲的稳定。因此说，功能锻炼不仅是重要的治疗方法，也是预防复发的好方法。随访病例中，出院后坚持功能锻炼的人就能维持良好的疗效。

（《世界针灸杂志》2009 年 5 月第 19 卷第 1 期 22 - 29 页，作者韦以宗、王秀光、戴国文、田新宇、潘东华、韦春德、高腾、高尚）

整脊调曲复位法治疗腰椎滑脱症
——121 例疗效报告

笔者自 2001 年 4 月至 2008 年 6 月，住院收治腰椎滑脱症 121 例，采取四维悬吊牵引调曲以复位滑脱为主的整脊综合疗法治疗，取得了满意效果，现报道如下。

一、一般资料

全部病例为住院接受 2 周以上的治疗者，其中男性 46 例，女性 75 例。平均年龄 55.6 岁，最小年龄 17 岁，最大年龄 84 岁。从事职业中，有长期从事坐位工作的 113 例，占总例数的 93.39%。各年龄组及诊断病例数见表 1，以中年人居多，占 47.11%。

表 1　121 例腰椎滑脱症性别、年龄及分类统计表

性别	例数	年龄（岁）			合计
		15～35	36～55	56～85	
男	46	7	22	17	121
女	75	9	35	31	
合计		16	57	48	121
%		13.22	47.11	39.67	100

注:% 为各年龄组占总人数的发病比例。

二、诊断标准

诊断依据参照《中国整脊学》及相关文献。

1. 症状、体征

多表现为慢性腰痛，开始时感到下腰酸软无力，久坐、久站即感下腰酸痛，躺下休息即减轻，严重时下腰痛，放射到骶部，或双下肢麻痹，或大小便无力。下腰部有压痛，滑脱之椎体可触到下一个棘突间凹陷。

2. X 线照片

正位片示椎体旋转或轻度侧弯，侧位片示椎曲增大呈上弓下曲，左右斜位片可见椎弓峡部退变，或断裂、崩解、溶解。按 Meyerding 四度分类法，其滑脱的程度分为 Ⅳ 度。

三、诊断分型

依据《中国整脊学》，对本症提出三种类型（表 2）。本组病例中，腰 3 滑脱者 9 例，腰 4 滑脱者 28 例，腰 5 滑脱者 78 例，有 2 个椎体滑脱者 6 例。临床分型如下：

表 2　121 例各类型腰椎滑脱症例数统计表

	椎体旋移型	椎体滑脱型	椎体滑脱并椎管狭窄型
例数	39	64	18
%	32.23	52.89	14.88

1. 椎体旋移型

即椎体旋转向前移动。因腰椎椎体是椭圆形的，当某一椎体重度旋转时，在侧位

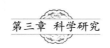

X线片上与上下椎体序列不一致，椎体向前滑移。症状、体征多有下腰痛或放射下肢麻痹痛，直腿抬高试验多为阳性。CT或MRI可见椎间盘突出。此类型多并椎间盘突出症。X线照片正位可见椎体明显旋转，侧位下段椎曲增大，腰骶轴交角变小（即小于130°），上段腰曲变直，其中某一椎体（多见于腰5）变小（旋转），与下一个椎体轻度向前滑移（多为Ⅰ度以内）。斜位片可有一侧椎弓峡部断裂，而另一侧退变而未断裂。本组病例中，旋转型39例，占32.23%。

2. 椎体滑脱型

因双侧椎弓峡部断裂或崩解，椎体向前滑脱。症状类似椎体旋移型，但随滑脱的程度可以合并一侧下肢或双下肢麻痹、酸痛无力。X线照片：正位椎体旋转有侧弯；侧位可看到下段椎曲增大，上段腰椎变直或反弓，滑脱均超过Ⅰ度以上；双侧斜位可见椎弓峡部完全断裂或崩解。临床上也可根据Meyerding四度分类法，其滑脱的程度分为Ⅳ度。本组椎体滑脱型64例，占52.89%。

3. 椎体滑脱并椎管狭窄型

因腰椎弓峡部断裂或崩解，椎体滑脱、骨性椎体突入椎管，导致椎管管腔狭窄，压迫马尾神经，出现椎管狭窄的症状。X线片有双侧峡部断裂或崩解。一个椎体滑脱多为Ⅱ度以上或2~3个椎体滑脱Ⅰ度。本组椎体滑脱并椎管狭窄型18例，占14.88%。

四、鉴别诊断

1. 腰椎间盘突出症

本病腰腿痛较严重，下肢有放射性麻痹、窜痛，直腿抬高试验阳性。临床上椎弓裂椎体滑脱症与腰椎间盘突出症，可以同时存在，先按腰椎间盘突出症处理。

2. 腰椎结核和马尾肿瘤

这两种疾病可以出现进行性、不全性瘫痪，一般下肢症状以麻痹无力为主，X线照片如是腰椎结核，则有椎骨软骨面破坏，椎间隙消失。对马尾肿瘤，CT、MRI可以协诊。

五、治疗方法

以理筋、调曲、练功为治疗原则。

1. 理筋

（1）如腰背肌紧张，先用拔罐疗法。

（2）药熨膏摩：全部病例均药熨颈背、胸背、腰背，每天1次，每次30分钟，10天为1个疗程（以下各方法疗程相同），休息2天后再行下一疗程。

（3）骨空针刺法：取局部穴位或选用回阳银针法。取穴：腰华佗夹脊、腰眼、八髎等穴，如伴有下肢麻痛者则加患侧环跳、委中、承山、光明等穴。

2. 调曲复位

（1）围腰或支具制动：目的是限制腰部活动，既可减轻疼痛，又可防止滑脱进一步发展。

（2）临床运用"以宗四维整脊仪"四维牵引胸腰椎来调整椎曲。四维牵引法：即仰卧纵轴骨盆牵引（以下简称第一维牵引），俯卧骨盆牵引同时外展患肢牵引（以下简称"第二维牵引"），仰卧屈曲悬吊下肢牵引（以下简称"第三维牵引"），俯卧过伸悬吊下肢牵引（以下简称"第四维牵引"）。

根据椎曲的改变辨证施治。先用第一维牵引，1周后改第三维牵引；2~3周后戴腰围上第四维牵引。复查X线照片，可见椎体滑脱复位效果。如效果满意，改用练功法。如尚欠满意，继续四维牵引至椎体复位满意。以上牵引法，按病情轻重，每日牵引1次，每次30~60分钟，10天为1个疗程。本组病例治疗时间最短14天，最长78天，平均26天。

3. 中药辨证

选用舒筋保安汤、独活寄生汤、加减乌头汤或右归饮加减，每日1剂，水煎，分两次口服。一般连服10~20剂至症状消失即可。

4. 练功疗法

治疗的同时需患者自主行功能锻炼，根据病例的诊断分型和椎曲的形态来选择练功姿势。椎曲加大者，采取屈曲式练功法，如点头哈腰、床上起坐等，每天2次。

六、疗效观察

本组病例治疗效果评定以症状、体征和椎曲恢复程度评定，分为治愈、临床治愈、好转、无效4级。

治愈：症状、体征基本消失。影像学X线片如旋移型椎体基本复位，特别是椎体后缘序列一致。滑脱型Ⅲ度复位到Ⅰ度，Ⅱ度者复位到1/2度（即基本复位）；椎曲基本恢复，侧弯不超Ⅴ度者。随访一年无复发，X线片复查达到上述标准者。

临床治愈：符合治愈标准，但1年内有复发者。

好转：症状、体征减轻。影像学X线片旋移型移位有改善，侧位片椎体后缘序列基本一致，如Ⅲ度者复位到Ⅱ度，Ⅱ度复位到Ⅰ度者。

无效：经治疗4周，症状、体征和X线片无改善者。

本组治疗效果见表3。

七、统计学处理

应用SPSS13.0统计分析软件，显著性检验：有序分类资料（等级资料）用两个相关样本的非参数检验（Related Samples Test），对腰椎滑脱症治疗前后腰椎滑脱度进行

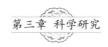

统计学处理，$P<0.05$，可认为差异有统计学意义。

八、结果

各类型腰椎滑脱症治疗前后滑脱度数见表3。把表3中治疗前后腰椎滑脱度进行两个相关样本的非参数检验，结果得出 $Z=-9.760$，$P=0.000$。说明治疗前后腰椎滑脱度数有显著性差异，治疗后比治疗前腰椎滑脱度数显著降低。

表3　121例治疗前后腰椎滑脱度数及疗效观察表

分类	滑脱度						疗效			
	治疗前			治疗后			无效	治愈	临床治愈	好转
滑脱度数	I	II	III	基本复位	I	II				
例数	46	73	2	92	28	1	90	21	8	2
%	38.02	60.33	1.65	76.03	23.14	0.83	74.38	17.36	6.61	1.65

治疗后12~80个月进行疗效随访，共109例，随访率90.08%。平均随访时间30个月。随访采取信访及电话随访。随访效果分4级：无症状、体征，能正常工作生活者为"优"；有轻微症状，经休息改善，不影响生活工作者为"良"；有症状、体征，经保守治疗可恢复者为"尚可"；有严重症状，保守治疗无效，需手术者为"差"。随访疗效见表4。

表4　109例腰椎脱滑症患者随访疗效

时间	例数	随访疗效			
		优	良	尚可	差
12~24个月	36	18	15	2	1
25~60个月	49	29	14	4	2
61~80个月	24	14	7	1	2
合计	109	61	36	7	5
%	100	55.96	33.03	6.42	4.59

九、讨论

1. 关于腰椎滑脱症诊断问题

腰椎滑脱症的诊断，多以X线侧位片椎体滑脱为依据。但对于旋移型的轻度滑脱合并椎间盘突出症的病例，往往漏诊了椎体滑脱。随着CT、MRI普通应用于临床，一些医生满足于CT、MRI的影像诊断，忽略了X线照片的影像诊断。或者仅照腰椎正侧位，未照斜位片，未观察椎弓峡部有否断裂，因而一旦发现CT、MRI有椎间盘突出，就按椎间盘突出症处理。笔者临床发现不少这种误诊现象，特别是旋移型的滑脱症，往往合并椎间盘突出症的症状、体征，更容易造成漏诊。因此，应该对下腰痛的患者，都做 X 线正、侧、左右斜位 X 线照片诊断，观察侧位椎体序列线以及斜位的椎弓峡部，可及时发现，避免误诊和漏诊。

2. 关于腰椎滑脱症治疗问题

腰椎滑脱症是骨科常见病、多发病，成人发病率是 5%。多数学者认为，对于腰椎滑脱无症状或症状较轻，应该首先考虑保守治疗，手术只使用于那些保守治疗无效，或有下肢神经根症状者才考虑手术治疗。Matsunaga S 等对退变性滑脱患者的长期随访也证实，多数滑脱患者仅需保守治疗。但是报道中没有述及保守治疗具体的治疗方法，也未见复位滑脱椎体的明确量化指标。

申才良等认为，虽然脊柱融合非在解决椎体不稳、矫正畸形、解除疼痛方面起到重要作用，但是脊柱融合是一种非生理性治疗方法，随着时间的延长，融合导致的邻近节段的退变以及腰椎曲度的减小问题变得更加突出。陈建国等认为，腰椎滑脱减压的同时破坏后柱结构，削弱脊柱稳定性，滑脱椎间隙髓核摘除也破坏了前中柱的稳定性，在完成椎管减压及滑脱复位后，保持节段稳定性是影响疗效的关键。可见，手术不仅增加病人的痛苦，还有不少并发症。

1988 年，Lee 等报道了一组因下腰痛和腰骶部间盘突出而行腰椎融合术病例，经 8.5 年的无症状期后，出现邻近阶段退变的症状。Lehman 等也报告了脊柱融合的长期结果，1/3 以上的病人在术后 30 年以后，将会有较大的问题出现，主要是融合部位上下邻近运动阶段退行性改变。另外，融合使腰椎曲度进一步减小，坚持内固定的应用，使这些改变出现更早，融合在即刻利益和远期效应之间产生矛盾。

3. 腰椎滑脱症病因病理的问题

椎体的下关节突与下一个椎体的上关节突一后一前组成的后关节，在正常的腰曲下后关节有向前的倾向力。由于先天性骨化中心发育不全或腰部扭挫伤、长时间久坐、妇女妊娠期、久穿高跟鞋等原因造成椎曲紊乱，腰椎椎曲增大或出现上弓下曲，逐渐造成后关节负重的椎弓峡部创伤性充血、瘀血而致缺血、坏死、脱钙、退变，造成峡部隐裂。

一般认为，腰椎滑脱是由于后关节椎弓峡部退变断裂，失去后缘的关节阻力而向前脱位。然而，临床上有后关节椎弓峡部断裂，但椎曲正常而没有椎体滑脱。因此说，椎弓峡部裂未必引起椎体滑脱。而导致椎体滑脱的主要原因，是由于前缘的上关节突因峡部不稳，甚至断裂。后关节腔变窄，椎体前移，椎曲加大。在此状态下，为维持躯体中轴平衡，腰椎上段（腰 1、腰 2、腰 3 椎体）多向背反弓，因而其椎体下关节突的前倾力（分力）必定加大。另一方面，由于腰曲向前加大，骶椎为维持中轴平衡，而向后倾斜，出现腰骶角变小，下后关节向前的倾向力加大。在上、下两种前倾分力作用下，由于身体站立和步行时纵轴的负荷力形成弹性分力，椎体逐渐向前滑脱。椎

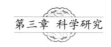

体滑脱后关节必定狭窄，脊神经因而受损，从而产生腰骶部疼痛，也可放射至臀部及大腿，有的伴有不同神经根刺激症状，如小腿及足部麻木，疼痛有酸痛、牵拉痛、烧灼痛及足部无力等临床症状。

概而言之，腰椎滑脱是腰椎力学长期失衡造成椎曲紊乱的结果。而笔者研究发现，人类腰曲是自出生后 6 个月开始坐到 1 岁站立行走后，随上半身重力及腰大肌牵拉力作用下而逐渐形成的，因此强调椎曲对椎间孔、椎管及椎间盘大小方位的适应性及其维持生理功能的重要性。腰椎运动的动力主要是腰大肌，而竖脊肌起到协同作用。在肌肉收缩舒张作用下，带动椎间盘的收缩舒张，而完成腰椎整体的伸缩运动。笔者通过动物实验证明了腰大肌的作用力是脊柱伸展应力的70%。所以，调整腰大肌以恢复腰椎力学平衡是治疗腰椎滑脱症的重要手段。

4. 整脊调曲复位法治疗腰椎滑脱症的原理

依据腰椎滑脱的病因病理，调整椎体曲度是治疗腰椎滑脱症的关键，而调整椎体曲度重要的是调动腰大肌。首先，运用治疗法则中的理筋，包括拔罐、药熨膏摩、骨空针（即针刺到椎板的骨膜）等，起到改善局部血运，消退炎症水肿，修复微循环，促进组织修复，疏通经络，调理气血的作用，有利于症状的缓解，进一步使位移的椎体复位。服用温经、散寒、补肾药物，使腰部肌肉、韧带的力量加强，有利于腰椎椎体稳定，巩固疗效。

笔者实施的四维牵引调曲法，较骨盆牵引不同的是：牵引了下肢，也就是调动了腰大肌对腰曲的内在作用力。运用仰卧悬吊双下肢牵引治疗腰骶段，使腰骶角恢复到120°以上，消除腰骶前倾力；四维悬吊牵引治疗胸腰段，主要使上段腰椎反弓复位，减少上段腰椎前倾分力，恢复或改善椎体生理曲度，这样腰部椎体受力达到生理平衡，从根本上解决椎曲紊乱问题，使移位的椎体复位，从而达到恢复腰椎最佳的生物力学动态平衡。这种生理性治疗方法通过本组病例治疗前后系统观察及进行随访可知，临床效果满意。

病人的功能锻炼也是重要的治疗方法，如点头哈腰、床上起坐等过曲式为主的锻炼方法，都可恢复腰背肌肉功能，利于椎体稳定。随访病例中发现，一年后随访复发的多与没有坚持功能锻炼有关；出院后坚持功能锻炼的就能维持良好的疗效。因此说，功能锻炼不仅是重要的治疗方法，也是预防复发的好方法。

（《中华中医药杂志》2009 年 5 月第 24 卷第 5 期 681 – 683 页，

作者潘东华、韦以宗、王秀光、田新宇、韦春德、高腾）

脑瘫儿童颈腰椎曲 X 线片观察

传统的认知，人类脊柱的四个弯曲是 300 万年遗传进化形成。为了解人类颈椎、腰椎生理弯曲与遗传有否关系，对因早期非进行性脑损伤引发中枢性运动障碍所致瘫痪的儿童（以下简称脑瘫儿童），进行 X 线照片，观察颈椎、腰椎生理曲度状态。

一、观察方法

随机抽样，选自 2008 年 6 月至 9 月，至本康复中心就诊的脑瘫儿童，男性 9 例，女性 14 例。最小年龄 1 周岁，最大年龄 5 周岁，均不能站立行走者。在只能爬不能坐立者 13 例中，男性 5 例，女性 8 例，年龄分别是 1 岁 2 例，2 岁 3 例，4 岁 5 例，5 岁 3 例。不能爬能坐立者 10 例，男性 7 例，女性 3 例，年龄 1 岁 3 例，2 岁 3 例，3 岁 2 例，4 岁 1 例，5 岁 1 例。分别照颈、腰椎侧位 X 线片，观察颈、腰椎曲形态。

二、结果

在 13 例只能爬不能坐立的脑瘫儿童中，X 线照片正位片无侧弯，侧位片均无腰曲、无颈曲（图 1）。在 10 例不能爬只能坐立但不能站立行走的脑瘫儿童中，X 线照片正位片无侧弯，侧位片均有腰曲，但无颈曲（图 2）。

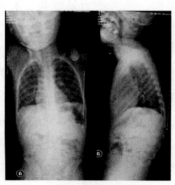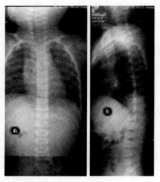

图 1　男，4 岁，能爬不能坐，　　　图 2　女，2 岁，能坐不能站，
　　　X 线照片正位无明显侧弯，　　　　　X 线照片正位无明显侧弯，
　　　侧位腰椎无腰曲、无颈曲　　　　　　侧位腰椎有腰曲、无颈曲

三、讨论

儿童早期脑损伤导致中枢性运动障碍所致瘫痪原因尚未明了。从脊柱的生理弯曲观察，不能坐立、站立的儿童，从 1 岁到 5 岁，其脊柱的弯曲与出生时的婴儿一样（图 3、图 4），是没有腰曲和颈曲的。正常发育的儿童，出生后 6 个月开始坐立，即逐渐出现腰曲，但尚无颈曲（图 5a、图 5b），与本组能坐立的脑瘫儿童出现腰曲而未见颈曲相似，说明腰曲的出现与结构力学有关。在四足哺乳动物中，灵长目猕猴的日常活动坐位较多，因此，其腰椎也有轻度腰曲（图 6）。四足动物的脊柱从与地面的平行

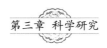

到直立，在地心引力的作用下必定发生力学改变。当坐立后，上半身的重力载荷应力（图7的EF线），通过胸腰段的前倾分力（图7的CD线），腹外斜肌（图8的AC线）起到协同作用；另一方面，腹腔内容物的垂力，上段腰椎向前（腹）倾斜。而坐立位，臀部为基础，脊柱的中轴垂线（图7的AB线）从胸12下达骶骨，竖脊肌为垂力杠杆（图8的AB线），腹内斜肌（图8的BC线）自与腹外斜肌交汇之腹中线（腹白线）与髂嵴腹侧段及胸腰筋膜相连。在此应力作用下，腰4、腰5与骶椎向后倾斜，形成腰曲，同时也组成了几何力学结构的腰腹三角（图8）。

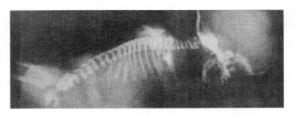

图3　人类足月顺产新生儿脊柱无腰曲、无颈曲

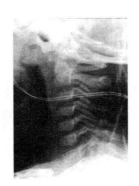

图4　足月产新生儿的颈椎
侧位像无向前的弯曲

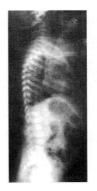

图5a　健康发育的6个月儿童（女）开始坐、
爬的脊柱侧位观，有腰曲但无颈曲

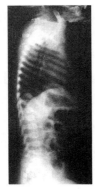

图5b　健康发育的12个月儿童（女）站立
习步的脊柱，腰曲形成，颈曲出现

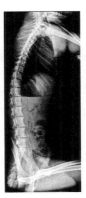

图6　猴子坐位也有腰曲，但无颈曲

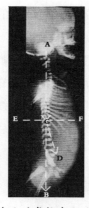 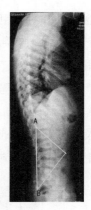

图 7　将新生儿的脊柱直立后，显示脊柱　　　　图 8　腰腹三角示意图（AB 为竖脊肌，
　　　　纵轴力线（AB 线）和向腹部的前倾　　　　　　　　AC 为腹外斜肌，BC 为腹内斜肌）
　　　　分力线（CD 线），EF 线为上半身载荷

　　能坐的儿童有腰曲但无颈曲，颈曲是 1 周岁站立行走后才逐渐形成。站立行走主
要是腰大肌的牵拉力，在腰大肌作用下通过腰椎的前、后纵韧带，传导至颈椎，颈椎
为维持与腰曲的中轴平衡，逐渐形成向前的弯曲。作者曾通过动物实验发现腰大肌对
脊柱伸展的作用力，在颈胸段占 74%。同时，X 线照片动态观察也发现，腰曲的序列
与颈曲序列呈正相关，是同步的，即腰曲改变，颈曲也同时改变，表明腰曲与颈曲在
运动力学上是统一协调的。人类腰曲的形成首先是结构力学——上半身重力载荷作用
下出现，经站立行走腰大肌的运动力逐渐形成腰曲，同时，通过前、后纵韧带的作用
力形成颈曲，因此说，人类颈腰曲的出现主要是力学的关系。

（《世界中医骨科杂志》2009 年 8 月第 10 卷第 2 期，

作者韦以宗、吴小平、谭树生、高腾）

治疗颈椎病应从腰椎开始

一、"颈痛医颈、腰痛治腰，从思路上就错了"

　　劳损性脊柱疾病是一类疾病的总称，包括了椎间盘突出症、椎管狭窄症、脊柱骨
关节错位等。自从 20 世纪 30 年代美国人发现椎间盘突出以后，世界脊柱外科学就开始
了"椎间盘王朝"，特别是当 CT、核磁共振出现以后，椎间盘突出直观可见，成了劳
损型脊柱疾病的归因，新的疗法也都围绕着局部手术展开，如微创术、消融术、烧灼
术等。但是，这些疗法痛苦大、风险大、复发率高，难以解决根本问题。

　　"颈痛医颈、腰痛治腰，从思路上就错了。"韦以宗说："劳损型颈椎病、胸椎病的
基础病因在于腰椎。"

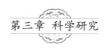

韦以宗对人体脊柱功能做过一系列深入的实验分析。他曾对 28 位健康青年的动态 X 线照片进行人体力学解析，发现人在端坐 1 小时后，腰椎比立位整体下沉短缩平均 1.2cm，腰椎自然前曲的弓形面积平均缩小 53%，颈椎前曲的弓形面积也缩小 48%。而当人体站起后，腰曲恢复，颈曲也恢复了。韦以宗解释说，人坐下后，髋关节屈曲，腰大肌松弛，腰曲受后缘竖脊肌牵拉而变直。在这个动态过程中，腰椎通过维系整条脊柱的纵韧带和棘间、棘上韧带，将力向上传导，带动颈椎曲度变化，从而维持了中轴力线的平衡。

韦以宗对 337 例颈椎病患者进行的腰椎 X 线片调查也证实了他的上述观点：98.7% 的患者颈曲状态与腰椎状态是同步的，无论是曲度减小、消失变直还是呈反弓状。而这些患者中，97.3% 是坐位劳动者。

在长期的临床实践中，韦以宗还发现，82.7% 的颈椎病患者同时伴有第 3～6 节胸椎超过 10°以上的左凸右弯，而正常人胸椎只有 3°～5°的侧弯。他分析说，胸椎侧凸也是源自腰椎。当腰曲变直后，椎体向右旋转侧弯，自腰椎向上，胸椎为维持中轴力线平衡则会反向旋转、侧凸；与胸椎衔接的第 6、7 节颈椎，其结构形态与胸椎近似，因此胸椎在左旋的同时会带动第 6、7 节颈椎同步旋转，而再向上，为维持直立状态下的中轴力线，第 5 节颈椎会再次向相反方向旋转。

韦以宗说，中国传统医学的核心精神在于对人体以及疾病的整体观、动态观和系统观。具体到劳损性脊柱疾病，虽然在解剖学上 24 个椎体被分为了颈椎、胸椎和腰椎，但是脊柱是一个整体，各部位的疾病必然有着连带关系乃至因果关系。表面上看，颈椎病以及胸椎病的主要起因是长期伏案，然而实际上，颈椎出问题，其力学根源是在腰椎，是长期久坐而致。

二、脊柱是整体，运动有"四维"，治疗也须"系统工程"

在北京光明骨伤医院，记者看到，在病房的白墙上，贴着一张"四维整脊疗法"的挂图，旁边还有文字说明：第一维牵引是俯卧加压牵引法，第二维牵引是俯卧外展牵引法，第三维牵引是腰骶枢纽悬吊法，第四维牵引是胸腰枢纽悬吊法。

在挂图下方，一位患椎间盘突出症的老人正俯卧在治疗床上，她的右腿用厚厚的绑带连接在"四维整脊治疗仪"上，一位年轻的医生正在调整牵引钢丝，把她的右腿向外侧牵引；另一间病房，一位刚入院的患椎管狭窄的女大学生正在接受针灸治疗。韦以宗大夫一边行针一边告诉记者，针灸的目的是松解长期久坐而紧张劳损的腰大肌，为下一步的整脊治疗创造条件。

韦以宗运用传统医学思维模式和现代科学的研究方法，创造性地提出"四维"平衡理论。为什么说"四维"呢？他解释说，过去医学认为人体脊柱的运动是三维的，即前后俯仰、左右弯曲和左右旋转。经过深入研究，韦以宗证实人体脊柱的椎体间还存在着第四维——上下运动方式。相对微小的第四维运动的失调，才是劳损型脊柱损伤的根源。所以，韦以宗把他创立的中医整脊疗法，又称为四维整脊疗法。

四维整脊疗法强调对脊柱进行整体调整，使脊柱骨关节对位、对线、对轴，并提出理筋、调曲、练功三大治疗原则以及手法、针灸、内外用药、练功康复四大疗法，其中包括 8 种整脊手法。

韦以宗说，他的这套中医整脊疗法和理论体系，是在继承我国传统中医防治脊柱疾病的基础上发展起来的。中医对脊柱劳损疾病的认识已有 2000 多年的历史。从《黄帝内经》的"脊柱法""按脊法""腰痛"专篇，到孙思邈以牵引屈伸法治疗急性腰扭伤，李仲南以布带悬吊法和过伸牵引法快速复位颈椎、腰椎骨折脱位等，逐渐形成了牵引、旋转、悬吊、侧扳、过伸、屈曲、整盆、按摩推拿等整脊手法。

韦以宗系统整理研究了祖国传统医学治疗脊柱疾病的宝贵经验，于 1983 年编写出版了《中国骨科技术史》。1988 年，他又主编出版了我国第一套中医骨伤科教材《中国骨伤科学》10 卷本。正是有中医骨伤学的深厚基础，使得他开创的中医整脊学与美国的脊骨神经医学等其他整脊疗法有了明显区别。

三、著书立说，无私推广，开创脊柱外科里程碑

探明了劳损性脊柱疾病的发病根源，提炼出一套行之有效的治疗方法，韦以宗在脊柱外科领域开创出一片新天地。

椎管狭窄症是一种危害中老年人健康的严重的脊椎病，以高发率、高复发率、高后遗症率成为医学难题。此病轻者四肢发抖、"间歇性跛行"；如病症发生在颈椎，可致头痛头晕、胸闷心慌，重者甚至瘫痪。长期以来，该病治疗主要靠手术扩大椎孔，但术后常有复发。韦以宗根据椎曲改变导致椎管狭窄的病理成因，以"四维悬吊牵引法"改善病人的脊椎曲度，让椎骨关节对位，椎孔自然不再狭窄。尤其是治疗颈椎，从调整腰椎曲度入手，不仅直接针对病因，而且更为安全。通常经过 4～6 周治疗，即可明显消除症状。2003 年以来，韦以宗和他的学生治疗椎管狭窄症 4 万余例，有效率达 97%，临床治愈率达 90%，3 年随访优良率达 88%。

腰腿痛是我国人群中的多发病，其中相当一部分是椎间盘突出所致。一般而言，正常人的椎间盘也有轻度突出的，资料显示，占 38% 的人们椎间盘突出但没有症状。据韦以宗观察，骨关节错位，神经根孔移位，把神经根推向前方与椎间盘产生卡压，是引起腰腿痛的原因。使用四维整脊疗法，复位椎骨关节，神经根不再碰触椎间盘，疼痛也就消失了。除了突入椎管内，由于血管植入而增大压迫脊髓神经的病人需手术之外，绝大部分病人可以通过复位椎骨关节治愈。不过，韦以宗提醒广大患者，脊椎疾病比较复杂，不了解具体病因而盲目在局部推拿按摩是很危险的，往往会加重病情；而不经恢复椎骨关节错位而采取切除、烧灼、消融等治疗方法，虽能暂时减轻症状，

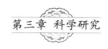

却容易复发。

此外，青少年脊柱侧弯、腰椎滑脱症等，运用四维整脊疗法也能取得理想疗效。

韦以宗对自己开创的劳损性脊柱疾病的独特疗法毫不保守，他不仅自己带徒，还在广西、长春中医院校兼任教授，带教研究生，而且多年来坚持公开办班，至今已经举办了 43 期培训班，培训海内外学员 1280 多名，全国各地已有 600 多家医院把这一疗法用于临床。他编著的我国首部《中国整脊学》以及他任总主编的高等中医院校教材《整脊学系列》，已于 2006 年和 2009 年 7 月出版。他承担的国家中医药管理局"人类腰曲形成机理及其与颈曲关系的生物力学研究""调曲整脊法治疗腰椎管狭窄症的诊疗技术规范化研究"也即将于 2010 年结题。

我国著名脊柱外科学家、中国工程院院士葛宝丰曾写信评价韦以宗所取得的成果："富于中国传统文化内涵的'中国整脊学'，是我国脊柱外科里程碑中一个很大的进步。"

（《人民政协报》2009 年 12 月 30 日，作者韦以宗）

青少年特发性脊柱侧凸患者椎旁肌的 MRI 检测与分析

青少年特发性脊柱侧凸症（adolescent idiopathic scoliosis，AIS）是一种常见的脊柱畸形，脊柱在冠状面上侧弯、矢状面上前凸及椎体在纵轴上旋转为特征的三维脊柱畸形病症，具有病机复杂、发病率高、分类多样、危害严重等特点。据统计，在人群中发病率为 0.5% ~1%，女性多于男性，在我国女性青少年中的发病率为 3% ~4%，其发病机理目前仍然不明确，与 AIS 病因学相关的假说包括基因遗传、神经系统平衡功能异常、神经内分泌异常以及躯干生长不平衡等。

一、资料和方法

MRI 具有无创、无放射性，优越的软组织对比度，能够直接显示全部脊髓和椎管，且能提供多平面影像，是评介脊髓和周围软组织较好的方法，排除脊髓内异常及脊髓外其他病变。

一般资料：对来诊的 AIS 患者常规拍摄全脊柱 X 线正侧位片，了解脊柱侧弯情况，侧弯类型据侧弯的情况分为 C 型和 S 型，侧弯度数的测量使用 Cobb 角法，即分别从上位终椎椎体上面，下位终椎椎体下面分划一垂直线所形成的交角即为 Cobb 角，角度越大侧弯越严重，然后根据患者的侧弯情况，相应进行腰段单个部位或胸腰段两个部位的 MRI 扫描。

在 MRI 检测的 48 例中，按侧弯出现的部位可分为颈胸段、胸段、胸腰段和腰段，主要检测椎旁肌群包括竖脊肌、腰大肌及腰方肌等。

二、结果

脊柱不同程度的"C"形、"S"形改变；左右椎旁肌群（主要是竖脊肌、腰大肌和腰方肌）大小、形态变化，在横断面扫描可见，由下至上随着椎体的偏歪则变化越明显，凸侧椎旁肌较凹侧变短、增粗，凹侧椎旁肌较凸侧不同程度变细、变长，以顶椎区最明显（图1～图3）。

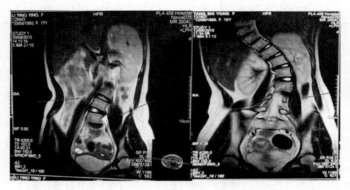

图 1

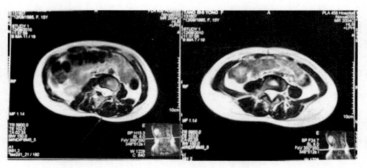

图 2

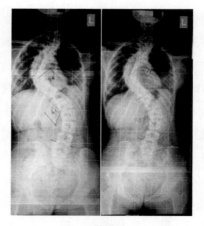

图 3

部分患者椎旁肌信号、筋脉区也发生改变，双侧椎旁肌见信号均匀的多灶点状、条状及片状短 T1、长 T2 信号脂肪变性，压脂序列呈低信号，肌间结缔组织间隙扩大，被脂肪填充；局部筋脉增厚，亦见少量脂肪样信号沉积（图4）。

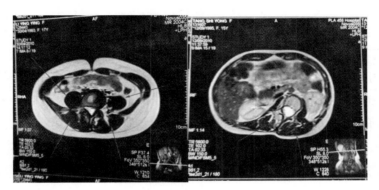

图 4

病史长或严重患者病灶除了肌萎缩、脂肪变性外，还可引起肌肉纤维化，肌肉组织减少，纤维结缔组织增多，MRI 表现为肌横断面变小，T1WI、T2WI 信号减低（图5）。

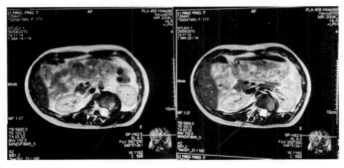

图 5

三、讨论

韦以宗教授的研究表明，青少年脊柱侧凸症的主要原因是腰大肌损伤，因此，他首创以调整腰大肌为主的治疗方法。他特别提示我们通过磁共振观察腰大肌的变化，作为诊断和疗效的一个指标。我们知道脊柱的动力来自肌肉，如果脊柱两侧的肌力平衡则脊柱位于正常的中央位置，而通过我们对 AIS 患者的 MRI 检测证实，凸侧椎旁肌较凹侧变短、增粗，凹侧椎旁肌较凸侧不同程度变细、变长，以顶椎区最明显，肌间结缔组织间隙扩大，被脂肪填充；局部筋脉增厚，亦见少量脂肪样信号沉积，而病史长或严重患者病灶除了肌萎缩、脂肪变性外，还可引起肌肉纤维化，肌肉组织减少，纤维结缔组织增多。有学者对 AIS 患者椎旁肌进行超微结构观察发现：AIS 患者凸凹侧椎旁肌均出现病理改变，凸侧椎旁肌有轻度萎缩变性；凹侧椎旁肌则出现不同程度的变细，肌纤维断裂，肌浆溶解等，其中以顶椎区最明显。由此侧弯脊柱顶椎区左右椎旁肌纤维的类型、数量、超微结构、功能状态均出现改变，也就使得双侧肌力不平衡，而两侧的肌肉生长速度也不一样，脊柱逐渐向一侧弯曲，这样由侧弯所致的脊柱平衡失调又进一步加重凸凹两侧的病理变化，形成脊柱侧弯病理力学的恶性循环。还有学者就特发性脊柱侧凸患者两侧椎旁肌中肌梭与运动终板病理学变化进行对比研究，认为两侧椎旁肌中肌梭的形态结构和运动终板的类型存在差异，这种差异可能是脊柱侧凸的继发性改变。也有人得出特发性脊柱侧弯椎旁肌肌纤维型分布凸凹侧不对称现象为脊柱侧弯继发改变的结果。而且，脊柱侧凸凸侧椎旁肌I型肌纤维群化现象（即同型肌纤维聚集成群，数目大于13根）系继发性改变，且与侧凸的严重性呈正相关。总之，AIS患者顶椎区左右椎旁肌纤维虽受损程度不同，但相较其他部位而言，均已受到较明显的损伤并发生了相应的病理变化，即该处受损程度重、肌肉耐力差、不易耐疲劳。

基于上述AIS患者的病理变化特点，结合韦以宗教授理筋、调曲和练功的整脊三大原则，临床上首先根据病人的具体情况，以小针刀进行脊柱凸侧肌肉及韧带附着点和凹侧粘连的松解，通过常规的药熨、电针、按摩和正骨，起到松筋理筋的作用。理筋后第二步调曲用"以宗四维整脊仪"，采取俯卧过伸悬吊牵引为主，可充分调动腰背筋膜、竖脊肌、腰大肌、腰方肌、腰小肌、臀肌、阔筋膜张肌以及起于骨盆止于下肢的肌肉，通过双下肢摆动使上述肌肉伸缩，可以解除痉挛，消除充血水肿，此方法不仅可以调整腰椎的侧弯，也可以调整胸椎的侧弯。同时，通过牵引上述肌肉、盆骨和胸腰韧带作用于腰椎和胸椎，以达到四个维系脊柱肌肉力的平衡，恢复肌肉对腰椎的支撑力，使变直和侧弯的腰曲恢复正常。既充分调动腰背的竖脊肌也调动了椎体前缘的腰大肌轴心作用力，有效纠正椎曲的变异和侧弯。原理在于腰椎是脊柱运动力学的基础，腰大肌对腰椎不仅有支撑载荷的作用，更主要的是腰椎运动和维持腰曲的主要肌力。因此，临床上可通过调动腰大肌的肌力来调整腰曲和纠正腰椎的侧弯。韦教授认为，对表现为胸椎侧弯为主的青少年特发性脊柱侧弯症，应根据维系腰椎运动力学的前后左右的思维肌力来加以纠正。同时要求患者一定要练功，加强肌肉的强度，以确保对脊柱稳定性的维系。

（《世界中医骨科杂志》2010年11月第11卷第2期，

作者高腾、韦以宗、郑建龙、张远丰）

骨空针理筋整脊调曲治疗颈肩综合征

——68例疗效报告

因颈椎骨关节错位刺激或卡压颈脊神经，导致其所致肩背、肩关节部位麻痹疼痛，甚至运动障碍，称为"颈肩综合征"。笔者自2009年6月起，用随机抽样法，对此症

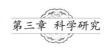

设立治疗组和对照组，分别用两种方法治疗共 68 例，并经一年随访，现介绍如下：

一、临床资料

1. 一般资料

68 例均为成年人，最小年龄 32 岁，最大年龄 68 岁，以中老年居多，男性多于女性（表 1）。

表 1　68 例性别、年龄分布

分组	32 ~ 48 岁		56 ~ 68 岁		合计
	男	女	男	女	
治疗组	8	4	19	11	42
对照组	5	4	12	5	26
合计	13	8	31	16	68

2. 诊断依据

以肩背、肩臂麻痹、疼痛为主诉，部分患者主诉有颈项痛，活动障碍。检查：颈部活动屈伸、旋转受限，侧屈症状加重，肩关节活动不同程度障碍，颈 6、颈 7 椎旁压痛，有放射痛，臂丛牵拉试验阳性，X 线照片颈曲消失或反弓，颈 6、颈 7 旋转，椎间孔变窄，MRI 可见颈 5、颈 6 或颈 6、颈 7 或颈 7、胸 1 椎间盘突出。根据症状、体征及影像学表现可确诊。

同时，以 X 线照片椎曲分级标准为诊断依据。

二、治疗方法

用随机抽样法，设立治疗组和对照组，其治法如下：

1. 治疗组治法

（1）骨空针理筋法

首先选用剑针（又称刃针），在电视 X 线监控下，对颈 5、颈 6、颈 7、胸 1 棘突旁的椎板部位扎针，松解肌筋膜粘连。同时，用剑针对肩胛内上角（肩胛提肌起点）肩峰针刺，松解肌筋膜粘连。此法一般每病例只行 1 次，疼痛即减轻。然后改用毫针加电针，取穴大杼、大椎、曲垣、秉风、肩井、肩、臂臑、曲池。每天 1 次，6 天为 1 个疗程，休息 1 天再行第二个疗程的治疗。

（2）整脊调曲法

骨空剑针松解后，即行正脊骨手法——胸椎过伸法、颈胸解锁法、牵颈折顶法，手法后行仰卧位颈椎布兜牵引，4 ~ 6kg，时间 30 分钟。正脊骨法和牵引法每天 1 次，6 次为 1 个疗程，休息 1 天行第二个疗程。

（3）推拿按摩

行正脊骨法后，再行肩背、肩关节推拿按摩，每次 20 分钟，6 次为 1 个疗程，休息 1 天行第二个疗程。

2. 对照组疗法

此组采取传统的对症治疗，即推拿、按摩，毫针加电针治疗。颈椎牵引，疼痛严重者加封闭疗法。

3. 治疗结果

（1）疗效评定标准

全部病例观察疗效以治疗 4 周为评定期，颈曲评定参照韦以宗颈腰椎曲分级标准。

痊愈：症状、体征完全消失，颈、肩活动功能恢复正常，颈曲改善Ⅱ度以上（指较治疗前）。

好转：症状减轻，颈、肩活动度明显改善，颈曲改善Ⅰ度以内或不明显。

显效：症状缓解，颈肩活动有改善，颈曲无改变。

无效：症状、体征及颈曲均无改善。

（2）结果

颈曲治疗效果见表 2，疗效分别为：治疗组痊愈 30 例，好转 8 例，显效 4 例，随访 1 年，优良率 89%，复发率 11%；对照组痊愈 4 例，好转 11 例，显效 11 例。

表 2　68 例颈曲治疗效果

椎曲分级	治疗组		对照组	
	治疗前	治疗后	治疗前	治疗后
Ⅴ	8	0	5	5
Ⅳ	11	4	6	5
Ⅲ	27	8	15	14
Ⅱ	0	12	0	2
Ⅰ	0	14	0	0

（3）随访疗效

随访疗效以症状、体征为主，完全恢复者为"优"；颈肩有局部麻痹、运动无障碍为"良"；颈肩局部有麻痹、遇劳疼痛、运动障碍、复发病例，为"差"。

两组病例平均随访时间为一年者，治疗组 38 例，对照组 22 例；一年半者，治疗组 6 例，对照组 4 例。结果：治疗组优 26 例，良 8 例，差 4 例，优良率 89%，差 11%；对照组优 4 例，良 5 例，差 17 例，优良率 13%，差 87%。

三、典型病例

患者男性，47 岁，已婚，个体户，2011 年 12 月 15 日因"颈痛 4 年，加重伴左肩疼痛、麻木、无力 2 月余"入院。患者自述 4 年前，无明显诱因出现颈部疼痛，不能抬头，并且伴左侧上肢麻木，在当地医院就诊，拍颈椎 CR 片，结果诊断为"颈椎病"，给予口服药物（具体不详）及火针、外用膏药等治疗，治疗后症状好转，间断出现颈部疼痛，劳累后加重，之后患者未进行系统治疗。2 个月前无明显原因颈部出现疼痛、双肩酸痛、后背部发沉，左侧上肢麻木、无力，左侧肩关节活动不能，外院就诊并拍左侧肩关节 CR 片，结果诊断为"肩韧带拉伤"，该院给予患者口服消炎止痛药，经治疗后症状未见明显缓解。

患者于 2011 年 12 月 15 日来我院门诊就诊并住院，症见：颈部疼痛，肩背部酸痛，左侧肩关节疼痛、不能活动，左侧上肢麻木、无力、发沉，平卧位时肩关节疼痛加重，夜间疼痛加重，经常出现腰背部酸痛，眠欠佳，纳可，二便正常，舌苔淡白，脉沉细。查体：颈背部肌肉僵硬，双侧风池穴对称。

诊断：神经根型颈曲紊乱综合征。此又称神经根型颈椎病，以上肢放射性麻痹为主，严重者上肢无力抬高，但不局限于肩臂、肩背。对并发肩背痛的一些疾病，如胆囊炎、冠心病、肺癌、妇女乳腺炎，亦应鉴别诊断。

治疗前、后的情况见图 1、图 2。

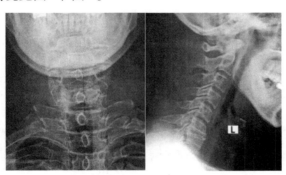

正位片颈椎向右侧弯，　　　　侧位片颈曲Ⅳ级
颈 6、颈 7 旋转

图 1　治疗前

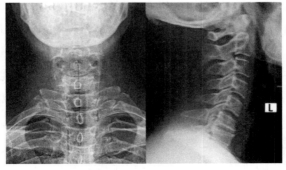

正位片侧弯和旋转改善　　　侧位片颈曲恢复到Ⅱ级

图 2　治疗后

四、讨论

治疗组取得的随访效果优于对照组，主要是加调颈曲疗法的效果。韦以宗教授开创的中国整脊学，以调椎曲为主要治疗目标。韦教授在《中国整脊学》一书中，详述了人类颈腰曲形成的机理，提出著名的"椎曲论"，认为其是人体脊柱运动的生理解剖基础，颈腰痛发生的病因病理，诊断的依据，治疗的目标和疗效评定的标准。

笔者在治疗颈肩综合征中，根据"椎曲论"采取以调颈曲为主要治疗方法，因此取得临床治愈率和随访优良率均优于传统疗法的效果。

本文在骨空针运用中，早期采用的"剑针"，出自明代杨继洲《针灸大成》，针体稍大于毫针，且坚韧，呈双刃，因而近年有人名为"刃针"。剑针松解肌筋膜粘连优于毫针。导致颈肩综合征的颈椎骨关节错位多为慢性劳损、肌力失衡引起，疼痛一侧尤为严重，因此，剑针应用松解、止痛效果快，且有利于颈椎骨关节复位、椎曲改善，缓解颈脊神经的刺激或卡压，取得满意的疗效。

"骨空针法"是韦以宗于20世纪末，根据《黄帝内经》"骨空论"结合骨内压的病理学说，提出的一种针法，以针骨膜、针筋结（肌筋起始点）、针神经为主的针刺减压方法，对骨关节疼痛的治疗较穴位针法的疗效好。

（《第九届世界中医骨科学术交流大会论文集》45－50页，作者韦以宗）

运用中医原创思维反思"椎间盘学说"

由中华中医药学会主办、甘肃省中医院承办的第八次全国整脊学术交流大会，日前在兰州召开。《中医整脊常见病诊疗指南》在会上正式发布。与会专家认为，要让颈腰痛患者都能享受到简、便、廉的中医特色整脊疗法，还需要排除一些思想上的障碍。

一、"椎间盘学说"不能涵盖所有颈腰痛的病因病理

脊柱劳损所致的颈腰痛，具有高发病率、高复发率、高手术率、高致残率的特点。中医传统正骨、针灸、辨证内外用药治疗颈腰痛的方式运用了2000多年。随着解剖学、外科学的进步，1934年美国人Mixter和Barr发现了椎间盘突出压迫神经导致腰腿痛，开创了所谓的椎间盘朝代。在20世纪70年代末，部分中医也走进了"椎间盘朝代"。单一疗法代替了整体调整，局部疗法代替了系统平衡，静态观放弃了动态观，从而出现了20世纪70~80年代学术界争论不休的两大问题：一是正骨能复位椎间盘吗？二是天天扳（或者说旋转）颈椎，软骨不磨损吗？

当时，一些不规范的正骨推拿、颈椎旋转导致了患者瘫痪，腰椎侧扳导致了患者骨折等严重并发症频频发生。仅据1986~2001年文献公开报道，正骨推拿严重并发症

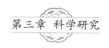

就达 155 例之多，一些重病如脊髓型颈椎病、腰椎滑脱症，已被列为中医治疗的禁区，对青少年脊椎侧弯症，中医更是不敢涉足，对腰椎管狭窄症也只能试一试，中医在脊柱伤病诊疗上面临学术萎缩、市场萎缩的窘境。

"椎间盘学说"指的是把脊柱劳损所致的颈腰痛归于椎间盘突出、退变的椎间盘病因病理等。实践证明，这个学说并未能涵盖所有的颈腰痛病因病理。中国传统医学 2000 多年的人体生命观是整体的、系统的、动态的。为此，我们在反思"椎间盘学说"的实践过程中，在古人治疗脊柱劳损病经验的基础上，重新用整体思考代替片断思考，用系统思考代替机械思考，以动态思考代替静止思考，从研究脊柱功能解剖、运动力学作为切入点，重新认识脊柱的解剖生理和运动力学。通过运用现代的科学手段，如尸体解剖、动物实验、生物力学研究和 X 线照片动态观察、临床资料研究等，提出脊柱四维弯曲体圆运动规律、脊柱圆筒枢纽学说、脊柱轮廓平行四边形平衡理论和椎曲论，富于中医特色的、新的脊柱功能解剖、运动力学理论，并用以指导临床。

二、"一圆一说两论" 10 年造福 6 万患者

"椎曲论"的研究，是从元代危亦林悬吊法复位脊柱骨折得到的启发。研究发现，腰大肌对腰曲的重要作用，腰椎是脊柱结构力学、运动力学的基础，腰曲决定颈曲，腰椎侧弯必然导致胸椎侧弯、颈椎侧弯。椎间盘突出是因为椎体旋转、倾斜压出来的，而一个椎体旋转、倾斜，由于其三角力学结构，必然导致上下与其关节结构相似的椎体旋转、倾斜，从而导致椎曲紊乱、侧弯。椎体位移、椎曲紊乱与椎间盘突出是因果关系。椎体位移、椎曲紊乱才是所有脊柱劳损病所致颈腰痛的真正病因。因而，我们从基本病因病理上质疑"椎间盘学说"。我们在古人的经验基础上建立了理筋、调曲、练功三大治疗原则，正骨调曲、针灸推拿、内外用药和功能锻炼四大疗法，以及医患合作、筋骨并重、动静结合、内外兼治、上病下治、下病上治、腰病治腹、腹病治脊八大措施的中国式整脊治疗学，是以恢复脊柱解剖生理关系为目标的疗法。

调曲疗法就是要改善和恢复脊柱的解剖生理关系。根据圆运动规律采取的上病下治法，合理解释了颈曲变小类颈椎病（包括颈椎管狭窄症）的治疗问题，避免了局部正骨导致的严重并发症；采取调腰椎为主的上病下治法，取得了对青少年脊柱侧弯治疗的成功；调曲疗法解决了因椎曲紊乱所致的腰椎滑脱复位问题，也解决了多个椎间盘突出、椎管狭窄的腰曲消失的问题。近 10 年来，全国 15 家协作单位已积累了 6 万多成功病例，使数以万计的病人避免了手术痛苦和残疾。

颈腰椎曲既是生理的表现，也是病理的基础、诊断的依据和治疗的目标。椎体位移、椎曲紊乱与椎间盘突出是因果关系。椎体位移、椎曲紊乱才是所有脊柱劳损病所致颈腰痛的真正病因。审因论治明确了整脊学的治疗原则是以调曲为主。调曲，使骨关节复位、对位、对线、对轴，这是引进了骨折整复的观点。椎曲论使整脊临床发生

了质的变化，整体提高了整脊临床的诊断水平和治疗效果，为非手术疗法提供了影像学诊断和疗效评定的客观指标。

三、打破门派观念，坚持仁心仁术

《中医整脊常见病诊疗指南》使用的病名以现代医学通用的病名为主，这是要与时代、与世界接轨。但在诊断分类分型上，我们突出中医辨证求因、审因论治的诊疗观。《指南》由 61 名专家历时两年编写，三易其稿，并经 15 名资深专家和葛宝丰院士审议，再经终审修订发布。但要推广《指南》，造福颈腰痛患者，还有一些工作要做。

第一是要打破守旧的门派观念。《指南》的 61 名作者来自全国 18 个省、市、自治区的中西医教研单位，既有省市的三甲医院，也有地县的二甲医院；参加评议的专家既有中医专家，也有西医脊柱外科、神经外科专家；在内容编写上，诊断和鉴别诊断以《实用骨科学》为基础；在治疗方法上、原则上，依据《中国整脊学》三大原则、四大疗法和八大措施，均兼收并蓄了 61 名专家的治疗经验，还吸取了针刀技术、微创技术作为理筋的疗法。可以说是取百家之长于一册。要在临床上贯彻好《指南》，还要摒弃"各承家技，始终顺旧"的传统。作为一名医生，要以治愈疾病为目的。我们提倡邓小平的"猫论"，只要能医好病人，我们就拿来应用。

第二是医院的创收问题。手术疗法费用要高于整脊疗法费用 1～3 倍。有人说，我们把具有手术指征的病人都用整脊疗法治愈了，医院靠什么生存和发展？但作为医生，应将医德放在首位，坚持仁心仁术。我国著名脊柱外科学家、中国工程院葛宝丰院士在评审《中医整脊常见病诊疗指南》时特别指出："建议尽快推广到基层社区卫生院，为缓解群众看病难、看病贵的社会问题做贡献。"

（《健康报》2012 年 10 月 24 日第 5 版，作者韦以宗）

中年妇女警惕——高跟鞋源腰胯痛

高跟鞋最早源于 14 世纪中国的明朝，位于北京昌平明代定陵出土的尖翘凤头高跟鞋，早于西方 100 多年。15 世纪法国宫廷服装师才推出高跟鞋，后流行于欧洲，19 世纪我国也普遍流行。

高跟鞋可使人体躯干重心前移，在下肢应力作用下，产生臀部翘起、胸部往前的"翘臀突胸"的效果，使人体的曲线更明显，因此，到 20 世纪，几乎所有女性都以穿高跟鞋为"时尚"。

然而，这种非人体正常的"曲线"，往往会影响到人体的力学平衡，从事骨科临床科研已半个世纪的、我国著名的整脊专家韦以宗教授认为，高跟鞋适合于青春期妇女，但到 30 岁后的中年妇女，不应再穿高跟鞋了，临床上很多腰胯痛疾病，无不与高跟鞋

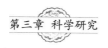
有关。他从脊柱结构力学、运动力学的角度，深入研究了导致中年妇女腰胯痛的病因，发现穿高跟鞋是一重要因素，首次提出一个新的病名——高跟鞋源腰胯痛，呼吁中年妇女要健美，不要违反自身的生理，否则会成"臭美"——为慢性腰胯痛付出代价！

一、高跟鞋可致脊柱结构力学、运动力学紊乱

笔者在研究脊柱椎曲论时已论证了人体颈腰椎曲形成的生理规律，即人体新生儿无颈曲、腰曲，出生后 6 个月左右坐立后，腰曲出现，1 周岁左右在站立行走后颈曲出现。颈、腰椎曲的形成到发育成熟，决定了脊柱的结构力学和运动力学，以及其相应的肌肉、韧带、神经、血管及内脏的生理序列。但人体站立的身体重力的中轴力线，是位于足跟中部，如果穿上高跟鞋（一般高跟鞋垫高足跟，比前足高 4cm 以上或更高），躯干的中轴力线落到前足，因而形成在下肢应力作用下，臀部向后隆起，胸部向前，头稍向后——身体的曲线更明显。

但是，在高跟鞋的作用下，下肢前倾的杠杆应力，首先作用于骨盆——骨盆后倾，与骨盆组合的骶椎也后倾，脊柱为适应中轴平衡，就出现以下三方面的力学改变。

（一）腰骶轴交角的变小

正常脊柱四个弯曲，即骶椎向后，腰椎向前，胸椎向后，颈椎向前。骶椎与腰椎构成的腰骶关节部位，由于骶椎向后，腰椎向前，组成的轴交角，正常是 130～135°（图 1）。如果穿上高跟鞋，导致骶椎向后加大，轴交角将变小（图 2）。

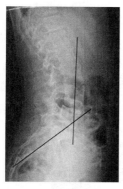 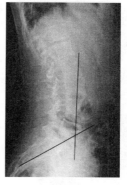

图 1 女性，16 岁，不穿高跟鞋的站立位，椎曲正常，腰骶轴交角呈 130°，属正常范围

图 2 同一人，穿高跟鞋后，腰骶轴交角呈 120°，比不穿高跟鞋减小 10°

（二）腰曲加大

穿高跟鞋后，骶椎向后加大，必导致腰曲向前加大（图 2）。腰曲加大，可引起椎间盘纤维环及椎体后关节的损伤，长期椎曲加大，椎间盘后缘纤维环和椎体软骨因充

血—瘀血—缺血而变性，如遇扭转外力，纤维环易撕裂——椎间盘突出，或长期软骨退变、骨质增生。

（三）关节突关节腔变窄乃至卡压——退变

正常腰椎组合由上一个椎体的下关节突与下一个椎体的上关节突组成后关节，又称小关节（图3），上下关节突之间一般有2~4mm距离的缝隙型关节腔，由纤维韧带稳定的关节囊。而上关节突尖部正好对应下椎弓的峡部（图3、图5），上下关节突构成关节的前缘，就是椎间孔，是神经的通路（图4）。当穿上高跟鞋后，腰曲加大，后关节腔必然变狭窄（图5、图6），其关节囊也挛缩，长期如此，则关节突软骨受磨损、变性，尤其是椎弓峡部，因同时受负重压迫，局部软骨充血—缺血—脱钙—崩裂（图7、图8）。同时，由于上下关节突关节腔变窄，必然导致椎间孔也变窄，神经根易受刺激而产生腰痛。

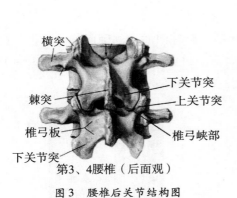

第3、4腰椎（后面观）

图3　腰椎后关节结构图

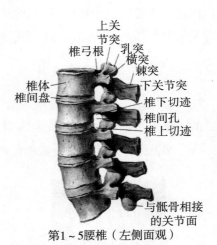

第1~5腰椎（左侧面观）

图4　后关节与椎体组成的椎间孔

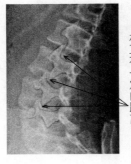

同一人，正常椎曲下，上椎体的下关节突与下椎体的上关节突构成的关节，相互有一定的距离

图5　女性，16岁，正常站立位，腰椎右斜位片

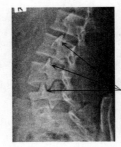

同一人，高跟鞋导致椎曲加大，上椎体的下关节突与下椎体的上关节突峡部碰触（箭头所指），压迫，导致缺血、退变长期

图6　同一人，穿高跟鞋后，椎曲加大，腰3、腰4、腰5后关节腔狭窄

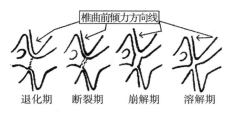

图7 椎弓峡部裂椎体向前滑移的分力示意图

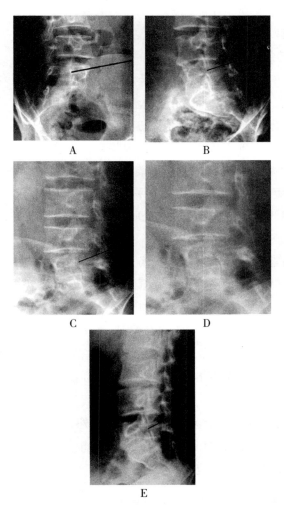

图8 椎弓峡部退化、断裂、崩解和溶解X线片显像

注：A. 线条所指椎弓峡部发白，带"银项圈"，退化；B. 线条所指椎弓峡部发白并下缘断裂；C. 线条所指椎弓峡部完全断裂；D. 线条所指椎弓峡部不规则断裂，并部分骨吸收——崩解；E. 线条所指第5腰椎椎弓峡部崩解，骨质溶解吸收。

二、高跟鞋源腰胯痛之常见病症

1. 腰骶后关节病

这是最常见的、多发的高跟鞋导致的下腰痛。

高跟鞋导致腰骶轴交角变小，首先受累的是腰骶后关节，由于长期充血，发生关节囊粘连，改变姿势后无法还原，诱发下腰痛。这种腰痛的特点是：坐久、站久、走路远则疼痛，平躺后休息缓解，疼痛一般可忍受，不影响工作，但长时间慢性腰痛则逐年加重，逐渐变成随气候变化而加剧，往往热敷及休息可减轻。X 线照片可见腰骶关节腔狭窄，关节面发白（钙化），MRI 可见椎间盘膨出。

2. 骶髂关节错缝症

此症多见于经产的少妇，穿高跟鞋时骶骨向后翘起，而骶骨与髂骨组成的骶髂韧带在怀孕时张力增加，骨盆扩大，产后如休息欠佳，则骶髂韧带修复不平衡。而骶髂关节是呈 S 状，多个牙槽形结构，靠骶髂韧带稳定，穿高跟鞋后，骶骨向后而回弹力失衡，导致关节错缝，刺激骶丛神经，导致腰胯痛，痛连下肢窜痛。所以，临床很容易误诊为椎间盘突出症。此症的特点：不能平躺，翻身困难，疼痛跛行（一脚有力，一脚无力），下肢长短不对称，髂峰高低不平衡，严重影响工作。X 线照片可见骶髂关节腔不对称，髂骨高低不平衡或耻骨联合处耻骨不对称。CT 可见骨盆骶髂关节错位。

3. 腰椎滑脱症

这是中年妇女最常见的严重腰胯痛疾病。腰椎滑脱主要是由于椎弓峡部断裂，导致椎体前移或后移、侧移。椎弓峡部断裂原因很多，但不可忽视的高跟鞋导致腰椎后关节力学改变，诱发椎弓峡部退变至断裂的因素（图 7、图 8）。此症慢性下腰痛，牵涉双下肢麻痹、无力，严重者小便失禁，大便无力，由于椎体滑脱压迫马尾神经而致病。临床上将滑脱分 I ~ IV 度，多见 I 度滑脱（约占 70%）和 II 度滑脱（约占 20%），X 线照片可确诊（注意 CT、MRI 在 I 度滑脱时不容易诊断）。

4. 椎间盘突出症

高跟鞋导致椎间盘纤维环的慢性损伤，一旦受外力作用，可致椎体移位、倾斜，压迫椎间盘突出，引起急性腰腿痛、下肢放射性窜痛，X 线照片腰椎有侧弯，椎间隙变窄，CT 或 MRI 可见明显的椎间盘突出。

三、高跟鞋源腰胯痛的预防和自我康复法

健美是人类的一大追求与梦想，但不能违背人的生理规律，青春期穿高跟鞋一般不会导致病变，但过了 30 岁，尤其是已婚生育的妇女，就不宜再穿高跟鞋了。

穿了高跟鞋要注意锻炼，也可预防腰胯痛，有了症状按以下锻炼方法也可减轻症状，如早期发现还可自我康复，其练功法是"韦以宗健身强脊十八式"中第十二式点

头哈腰式、第十七式床上起坐式和第十八式之二双腿拍墙式（图9、图10、图11）。

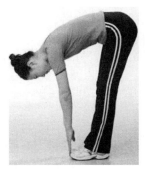
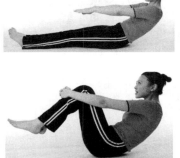
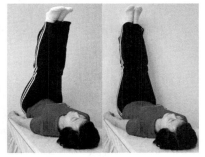

图9　点头哈腰式　　　　图10　床上起坐式　　　　图11　双腿拍墙式

（《中国中医药报》2013年6月24日，作者韦以宗）

韦以宗十三功法防治颈椎病

我国著名中医整脊学家韦以宗教授，根据《易经》宇宙圆运动规律，研究脊柱运动力学，通过对人类腰曲形成机理及其颈曲关系生物力学的科学研究和临床实践，论证了人类"脊柱四维弯曲体圆运动规律"，提示人"久坐"后腰大肌等张收缩（长度不等）失衡，导致腰椎骨关节紊乱，继发胸椎侧弯而致颈椎骨关节错位，出现颈椎亚健康甚至病变的病理现象，创出十三功法防治颈椎病，取得良好效果。

一、前后转肩功

功法：正位，双足开平双髋，双手叉腰（手拇指在后，四指在前）固定骨盆。上半身随肩向后转至极限，先右后左，左右各8次（图1、图2）。

防治机理：腰椎骨关节活动最频的是旋转（下肢通过腰大肌带动），因此腰椎骨关节移位也首先是旋转移位。前后转肩，通过肩及上半身的左右旋转，使腰椎、胸椎的旋转移位得到松解。

注意事项：叉腰双手需固定骨盆，确保上半身旋转时，骨盆不动。

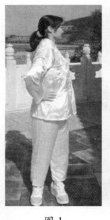 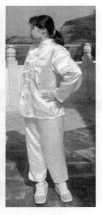

图 1　　　　　　　图 2

二、弓步压腿功

功法：正立，双手叉腰，右下肢向前跨步屈膝，左下肢向后伸直，呈弓状，右膝做屈伸动作，反复 8 次。然后向后转，左下肢在前屈膝，右下肢伸直，呈弓状，左膝做屈伸 8 次。左右各 8 次（图 3、图 4）。

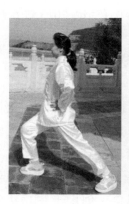 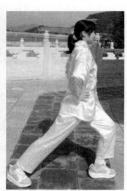

图 3　　　　　　　图 4

防治机理：此法主要锻炼腰大肌的等张收缩（长度不等）肌力的平衡，纠正因其损伤所致腰椎旋转移位。

注意事项：①弓步时需保持上身直立状态。②有膝关节骨性关节炎或其他病变者，不宜用此功法。

三、甩手转腰法

功法：正立，双下肢开平双髋，全身放松，弯腰呈 160°，双手放松下垂，向右后上方甩手转腰（骨盆不动），回复；再向左后上方甩手转腰，左右反复 8 次（图 5、图 6）。

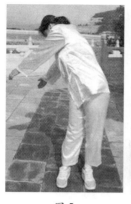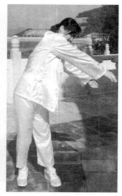

图 5　　　　　　　　图 6

防治机理：利用上肢（甩手）的动力，带动脊柱（包括胸廓）旋转肌群，调整旋转肌群的不平衡。

注意事项：此法关键是需放松上半身及上肢，处于自然状态，转腰时骨盆及下肢不能转动，需处固定状态。

四、举手拉胛功

功能：正立，双下肢开平双髋，右手上举至极限，抬头，两目示右手指，左手向下稍后伸，右手及左手呈对抗性拉动肩胛，放下。再左手上举至极限，抬头，两目示右手指，右手向下稍后伸，左右手呈对抗性拉动肩胛，反复8次（图7、图8）。

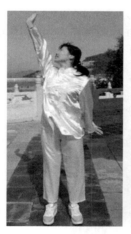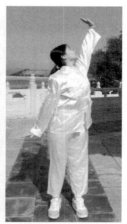

图 7　　　　　　　　图 8

防治机理：颈椎亚健康表现为肩胛粘连，酸胀感。此功法锻炼背阔肌、大小圆肌、前后锯肌及肩胛提肌、斜方肌、冈上肌和其相邻之竖脊肌，松解粘连，改善循环。

注意事项：上举及下拉后伸需用力。

五、扩胸松胛功

功法：正立，双足开平双髋，上肢双肘屈曲90°，挺胸抬头，双肩往后伸，极力使双肩胛相触，反复8次（图9、图10）。

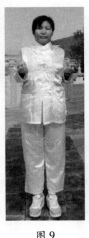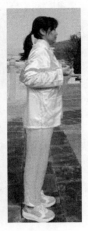

图9　　　　　图10

防治机理：同举手拉胛功。

注意事项：此法关键是力求双肩胛向中靠拢相触。

六、顶天立地功

功法：正立，双足并拢，脚尖着地，挺胸收腹，双上肢十指紧扣，上举，掌心向上，抬头，双目注视手掌，坚持1分钟以上，反复8次（图11）。

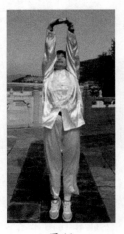

图11

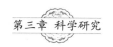

防治机理：同"举手拉胛功"，并提升胸肋关节及脊柱骨关节。

注意事项：此法关键可需坚持 1 分钟或更长时间。

七、挺胸后伸功

功法：正立，双足开平双髋，仰头，双手撑腰背，极力后伸，坚持 1 分钟以上回复，反复 8 次（图 12、图 13、图 14）。

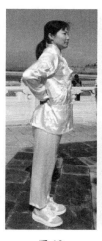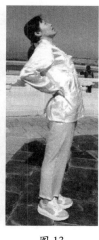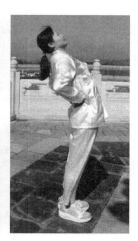

图 12   图 13   图 14

防治机理：此法锻炼竖脊肌。

注意事项：后伸需坚持 1 分钟以上。

八、虎项擒拿功

功法：直立，稍仰头，双手合拢颈后，用腕关节拿捏颈后肌肉，并提拔 8×4 次（图 15）。

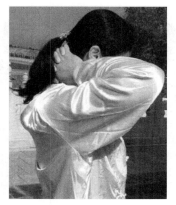

图 15

防治机理：此为颈肌自我按摩推拿的方法，可松解粘连，缺血者增加血运，提高肌容积，增强肌张力。

注意事项：掌力要沉稳，不要拿伤皮肤。

九、抱头屈伸功

功法：两目平视，双手屈肘，双掌合拢后脑。

第一步：按压后脑屈颈至下颌抵胸（图16）。

第二步：抱头——双手略加压力对抗，使之慢慢抬头并后伸。如此反复 8×4 次（图17）。

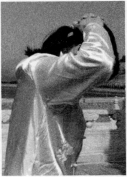

图16   图17

防治机理：锻炼颈部与损伤之伸肌群，维护对颈曲及颈椎中轴的肌力。

注意事项：胸背不动，如已有病变，屈伸范围以不疼痛为原则。

十、撞背振胸功

功法：正立，双足开平双髋，双手抱肩，背对圆柱（或砖墙或树干或两人相互对撞），离开约30cm，然后将胸背冲撞圆柱，起落，反复30次以上（图18、图19）。

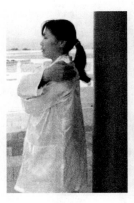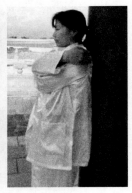

图18   图19

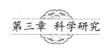
防治机理：胸椎侧弯或曲度加大可导致颈椎骨关节紊乱，其亚健康状态即见驼背、肩胛或锁骨高低不对称。此法通过撞击胸背肋弓，纠正胸肋关节位移使之平衡，同时，可增强心肺功能。

注意事项：①头、腰、臀不可碰撞，需保持距离。②冲撞不宜过于用力，特别是老年人冲撞以轻微有振动即可。③严重心肺疾病及心脏手术放支架或搭桥者禁用此法。

十一、左右侧颈功

功法：正立，双足开平双髋，双下肢下垂而且平视。头往右侧屈至极限，再往左侧屈至极限，左右反复16次（图20、图21）。

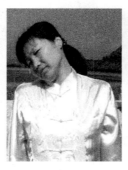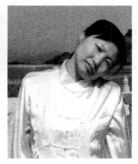

图20　　　　　　　　图21

防治机理：侧屈拉动肩胛提肌及前中后斜角肌，纠正两侧肌力失衡。
注意事项：侧颈时保持两目正视，头不能低。

十二、左右盼肩功

功法：正立，双足开平双髋，双上肢下垂，两目平视，往右旋转头颈至极限看到肩背，再往左看左肩背，左右反复8次（图22、图23）。

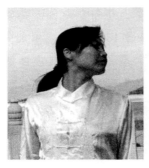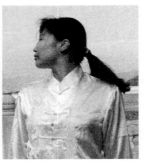

图22　　　　　　　　图23

防治机理：颈椎正常曲度下，其旋转功能可以看到肩背，如不能看到者，提示颈曲有改变。因此，此法既是预防颈椎病的重要方法（"八段锦"称左右往后瞧），也是早期诊断的功法。

注意事项：如已发现旋转不到位，及时找中医整脊科医生诊治。

十三、前后松肩功

功法：正立，双足开平两髋，双下肢下垂，耸肩，摇动肩胛，向前摇 8 次，再向后摇 8 下，反复 8 次（图 24、图 25）。

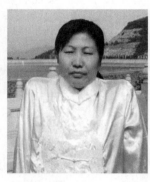 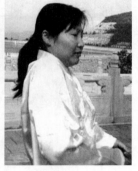

图 24　　　　　　　　　　　　图 25

防治机理：此法通过上述十二功法锻炼后，利用肩胛的松摇，颈顺肩胛提肌、斜方肌及大小圆肌、前后锯肌之内平衡。

注意事项：需全身放松，使双肩上举（耸肩），再往前或往后摇动。

（《中医健康养生》2016 年第 5 卷第 17 期 38 – 41 页，

作者广东省中医院韦以宗名医传承工作室）

韦以宗：调腰曲以纠正骨盆移位

韦以宗，1946 年生，中华中医药学会理事，整脊分会主任委员，北京光明骨伤医院院长、主任医师，发表论文 108 篇，出版著作 18 部，如《中国骨科技术史》《中国骨伤科学》《中国骨伤科辞典》《中国整脊学》等，主编的《中医整脊学》作为全国中医药高等教育"十三五"创新教材首批项目，将于 2016 年出版，所编著的《中国整脊学》获中华中医药学会学术著作一等奖。

骨盆移位如果是腰椎引起必定是旋转位移，如果是下肢长短腿引起则无旋转，前者是运动力学问题，后者是结构力学问题。因此，临床上下肢短缩除了股骨头坏死或外伤、畸形愈合导致短缩之外，因骨盆移位的下肢短缩，主要还是腰椎侧弯并发，通

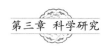

过四维牵引纠正腰大肌等长收缩，纠正腰椎侧弯，长短腿问题、骨盆问题方可迎刃而解。

中医整脊学是一门传统又现代的新兴学科，它继承中医原创思维，以整体思考代替局部思考，以系统思考代替机械思考，以动态思考代替静止思考，从研究人体脊柱功能解剖作为切入点，运用现代科学研究方法，研究人体脊柱损伤的病因病理，揭示了一系列的量化数据，从而促进了标准化研究数据化的进程。中医整脊科是以脊柱力学平衡为研究重点的学科。因此，椎曲的改变是所有伤痛的根源。由此，腰椎侧弯——椎曲改变是什么原因引起的，是需要探讨的重要问题。

一、中医整脊基本理论：一圆一说两论

韦以宗对中医传统整脊手法进行系统学习与研究，运用"一圆一说两论"诠释手法治疗的机制，总结了"理筋、调曲、练功"三大治疗原则和"针灸推拿法、正脊调曲法、内外用药法和功能锻炼法"四大疗法以及"医患合作、筋骨并重、动静结合、内外兼治、上病下治、下病上治、腰病治腹、腹病治脊"八项策略的中国式整脊治疗模式，使中医整脊得到了丰富与发展。

脊柱圆运动规律：人类站立在地球上顶天立地，靠的是脊柱。脊柱在地心引力下有一中轴线（圆心线），正面观上起自齿状突，下至骶椎中点，侧面观上自齿状突前缘，经过第 2 胸椎前缘下通过第 12 胸椎中间，下达第 5 腰椎后缘。脊柱无论如何侧弯，均需维持此中轴圆心线，而腰椎是基础，腰曲改变，颈曲也同时改变。这就是中国整脊学上病下治、下病上治的科学理论依据。

脊柱圆筒枢纽学说：主要是说明脊柱的运动是发自头颅、胸廓、骨盆三圆筒，通过四大枢纽关节带动脊椎运动。中医正脊技术也需要根据此运动规律进行调整。

椎曲论：颈腰椎曲是生理病因病理的基础、诊断的依据、治疗的目标和疗效评价标准。婴儿三个月抬头呼吸的颈胸弯曲是所有四足哺乳动物共有的。新生儿脊柱无颈曲、无腰曲，与四足哺乳动物是一样的。儿童 6 个月坐立腰曲出现，1 周岁后站立行走颈曲形成。脑瘫儿童 3 ~ 4 岁只能爬不能坐、站立，无腰曲、无颈曲；只能坐不能站起来行走，有腰曲、无颈曲。因此，人类颈腰曲是运动力学作用形成的，与遗传无关。

脊柱轮廓平行四维平衡理论：指脊柱矢状面呈菱形平行四边形，其数学规则是对边相等、对角相等。中医整脊根据此理论指导上病下治、腹病治脊、腰病治腹。

二、骨盆移位学说的由来

韦以宗介绍，关于骨盆移位与腰椎侧弯的因果关系问题，学术界讨论并不多，大概是由于椎间盘学说的影响，也就是对骨关节的位移未引起足够的重视，什么问题都归咎于椎间盘。

1987 年，日本学者西园寺正幸出版了一册《骨盆矫正疗法》，他认为，骨盆移位有先天性和后天性之别。根据现在的观点来看，每个人或多或少都存在着骨盆移位的现象。而骨盆移位是导致腰腿不适的根本原因。骨盆的移位可使脊柱弯曲压迫神经，结果使肌肉、关节和脏器发生功能障碍，出现使许多人烦恼的腰痛肩酸以及其他内脏疾病，其根本原因就是骨盆移位。显然，西园寺正幸否定了椎间盘学说，提出了他的"骨盆学说"。为此，他在继承传统的按摩正骨法基础上，创立一套诊断骨盆移位、矫正骨盆的方法。这一学说及方法在国内影响甚广。

近年来，继 20 世纪 70 年代宣蛰人教授的软组织损伤学说之后，产生经筋流派。该流派也吸收了日本人的骨盆学说，除了矫正骨盆之外，还增加垫足疗法——即由于骨盆倾斜，下肢长短不等，则让患者对短脚在足底加垫，企图使双下肢等长。

三、由骨盆移位引起的腰腿问题还须从调腰曲入手

到底是骨盆移位导致腰椎侧弯，还是腰椎侧弯才引起骨盆移位呢？韦以宗从临床病例入手，认为调腰曲可缓解因骨盆移位引起的腰腿问题。

矫正骨盆、垫足底，不能有效纠正骨盆移位和长短腿；而采用纠正腰椎侧弯的方式，骨盆也正，长短腿也平衡。患者宋某，男，53 岁，因腰痛坐、站不能，翻身困难，伴左下肢不能行走，在北京某三甲医院住院及门诊治疗 3 个月，给予包括骨盆矫正等各种治疗，由于下肢右短左长，医生配 2cm 鞋垫垫右脚，但始终侧弯，腿右短左长，骨盆倾斜，因治疗效果不显，建议手术，因害怕手术而转来北京光明骨伤医院。经过系统治疗后，症状改善许多。椎曲由 V 级恢复到 II 级，腰椎侧弯纠正，骨盆倾斜及长短腿也基本恢复正常。

韦以宗认为，该患者以往治疗疗效不好，主要是没有解决脊柱的对位、对线、对轴，以及以腰椎为重心的围绕中轴线的圆运动的问题，也就解决不了脊柱侧弯、椎曲变直反弓以及骨盆倾斜而造成的长短腿问题。椎体旋转—倾斜—椎间孔位移、椎间盘突出—神经根刺激—腰大肌痉挛—髂腰肌痉挛、股内收肌痉挛—腰椎侧弯、骨盆倾斜、下肢内收。这才是病因病理，也是纠正腰椎侧弯才能纠正骨盆倾斜和下肢短缩的依据所在。垫鞋垫虽然目的是为了纠正长短腿及骨盆倾斜，但由于对造成骨盆倾斜和长短腿的原因并没有触及，所以患者行走仍是畸形体态，而且症状、体征并没有改善。

韦以宗指出，除了骶髂关节局部错位和下肢长短腿导致骨盆移位之外，骨盆的旋转移位合并腰椎侧弯，此腰椎必然旋转、反向侧弯，在腰大肌、腰方肌、髂腰韧带作用下，一侧髂骨旋转上升。另一方面，腰大肌刺激闭孔神经致股内收肌群痉挛，股骨内收短缩，加剧一侧髂骨上移，下肢短缩。概括地说，骨盆移位如果是腰椎引起必定是旋转位移，如果是下肢长短腿引起则无旋转，前者是运动力学问题，后者是结构力学问题。

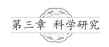

因此，临床上下肢短缩除了股骨头坏死或外伤、畸形愈合导致短缩之外，因骨盆移位的下肢短缩，主要还是腰椎侧弯并发，通过四维牵引纠正腰大肌等长收缩，纠正腰椎侧弯，长短腿问题、骨盆问题方可迎刃而解。

（《中国中医药报》2016 年 5 月 25 日第 4 版，作者陈文治）

脊柱亚健康鉴别标准的研究

脊椎是人体主要的骨骼支柱，其内含的脊髓、脊神经又是支配五脏六腑、四肢功能的，脊柱的稳定和运动靠所附属肌肉、韧带的动力，因此脊椎的骨关节错位，往往导致疾病。国外有报道全身 70 多种疾病是由于脊椎错位引起。近年来，WHO 已将颈椎病列入影响人类健康的十大病种之一。

然而，脊椎的关节错位早期虽有不适感，但不一定就出现病变，这与所附着的肌肉韧带力量有关，这种早期的错位异常改变或不舒服感，我们称之为脊柱亚健康。如果脊柱亚健康不及时调理，就可导致疾病的发生。

但是，如何鉴别脊柱亚健康，这是一个重大的科研课题。如果明确了脊柱亚健康的鉴别标准，不仅使人民群众早期发现自己脊柱疾病的先兆，及时调整纠正，避免疾病的发生。另一方面，为从事脊柱保健的工作者，提供了与疾病鉴别的标准，避免把疾病按亚健康保健，不但达不到效果，甚至加重损伤，引发意外。以下为作者研究多年的脊柱亚健康的初步鉴别标准，供读者参考。

一、颈椎亚健康鉴定法

1. 低头、仰头障碍

（1）低头（屈曲）运动障碍

多见于生理曲度加大，或者生理曲度消失。如果不及时调理，就会出现头晕、头痛、血压波动（偏高或偏低）。

（2）仰头（后伸）运动障碍

多见于颈椎椎曲消失，甚至反弓，出现这种情况往往会伴有轻度头晕、头痛，如果不及时调理，严重的会导致椎管狭窄。

2. 侧屈运动障碍

多见于颈椎椎体移位、侧弯，左侧屈障碍者多是椎体向右旋转，向左侧弯；右侧屈障碍者多是椎体向左旋转，向右侧弯。椎体旋转、侧弯，如果不及时调理，椎体的旋转、侧弯会引发疾病：发生在下段颈椎，往往伴有肩背痛和上肢麻痹；发生在上段颈椎，多伴有头晕、头痛。

3. 旋转功能障碍

多见于颈椎曲度消失、变直甚至反弓的状态。如果不及时调理，向左旋转障碍会出现胸闷、心跳症状，向右旋转障碍会出现恶心、呕吐、食欲下降的症状。

4. 颈部不适感

（1）经常感到颈背酸胀不舒服

例如，久坐平视时间长了就感到颈部酸痛，或大椎处酸痛，自行转动颈部或者自我推拿颈部会感到轻松。这种状态往往是颈肌劳损，如不及时调理，严重的会引起颈椎骨关节错位，导致各种颈椎病。

（2）颈部转动有弹响声

这种状态多为颈项韧带损伤或头颈夹肌损伤，如不及时调理，会导致颈椎骨关节错位，时间久了还会出现颈项韧带钙化。

（3）颈枕酸胀

往往是睡眠时，枕头过高导致头后肌损伤，如不及时调理，会引起寰枢关节错位，出现头晕、头痛、恶心、呕吐、心慌、心悸的病症。

5. 肩背沉重

这种状态往往是肩背受凉或过度劳累导致肩背部肌肉、韧带损伤，如不及时调理，会引起下段颈椎错位，压迫神经会引起肩背痛、上肢麻痹等疾病。

6. 头晕耳鸣

往往是早晨起床后出现一过性头晕，也就是说起床后站立突然感到头晕，但很快就消失了。有时会伴有耳鸣，或转动头项出现耳鸣，往往是颈椎有骨关节错位。如不及时调理，症状会逐渐加重，导致椎动脉型颈椎病或寰枢关节错位。

7. 健忘失眠

记忆力减退，易忘事，或者难以入睡或睡眠不宁，易醒。这种情况往往是颈椎骨关节移位、颈椎椎动脉供血不足，如不及时调理，会导致椎动脉型颈椎病。

8. 血压波动

易劳累，劳累后血压偏高或偏低，休息后血压又平稳，往往是颈椎骨关节移位、椎动脉供血不足，如不及时调理，会导致椎动脉型颈椎病或高血压、低血压。

9. 咽喉不适感

自感咽喉有异物，呕吐不出，咽之不下，俗称"梅核气"，往往是第2、3、4颈椎关节紊乱。如不及时调理，会加重症状，影响健康。

10. 焦虑、抑郁

时常心烦意乱、容易激动、易动怒、睡眠不宁或失眠，或有头晕、头痛，或有眼睛发胀、视物昏花、耳鸣，或有胸闷、反胃，易被诊断为精神焦虑症或精神抑郁症，而服药效果不显著，甚至有轻生念头。多伴有颈部不舒、颈椎低头后仰障碍，往往是

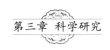

颈椎上段骨关节紊乱，合并交感神经受刺激引起。

11. 愁眉苦脸

人遇到伤心或不愉快的事时表情是愁眉苦脸，但是上段颈椎骨关节紊乱也可出现愁眉苦脸。这种亚健康状态是笑也笑不开，整天脸部肌肉绷紧，好像遇到天大的难事一样，实际上这种脸部表情是上段颈椎骨关节紊乱，刺激颈神经和面神经造成的。如不即时调理会继发严重的颈椎病，出现头晕、头痛、失眠、血压波动、耳鸣、眼花等症状。

12. 阴阳脸

指脸部左右不对称，一侧肌肉丰厚，一侧肌肉瘦小，两只眼睛合拢时，一只能紧闭，一只不能紧闭；吹气时嘴唇明显两侧高低不对称，类似中风偏瘫引起的面瘫。这种状态往往是上段颈椎错位，刺激到颈神经、交感神经、面神经、动眼神经造成的。如不及时调理，就会加重症状。

二、胸椎亚健康鉴定法

1. 锁骨高低征

位于前面的两个锁骨向前隆起不对称，一侧高，一侧低。这种表现往往是上段胸椎有侧弯，合并有肩膀酸胀不舒服、颈椎活动障碍，甚至出现胸闷、心慌、恶心。

2. 肩胛高低不对称

自然状态站立时，出现肩胛高低不对称，往往是上段胸椎侧弯引起。如不及时调理，会继发颈椎病，甚至导致心律失常、胸闷气短等。

值得注意的是，发育期的青少年特异性脊柱侧弯症也可出现锁骨、肩胛高低不对称。但如果没有这种病而出现锁骨、肩胛高低不对称者，颈椎椎曲往往消失，甚至反弓，而产生颈椎亚健康状态，若不及时调整则继发颈椎病。

3. 胸闷心慌

不明原因的胸闷、叹气、心慌、气短和心律失常，心动过速（1分钟90次甚至110次），或心动过慢（1分钟不到50次至60次），而心电图未发现心脏器质性疾病。这种情况往往是上段胸椎紊乱刺激心丛总神经（由交感神经、副交感神经、迷走神经组成，都发自上段胸椎旁）引起。如不及时调整，长时间的心律失常，会导致心肌缺血，严重时暴发心肌梗死，危及生命。媒体报道一些不明原因"英年早逝"，多是这种病症。

4. 胸闷、胸痛

胸闷胸痛，影像学检查未发现心、肺有器质性病变。而往往劳累时加重，这种情况多数为上段胸椎多关节紊乱刺激肋间神经、交感神经或膈神经引起。

5. 胸背痛

多发生在胸背的中部，往往见于长期伏案工作、胸背受凉导致胸背下的斜方肌、大菱形肌、小菱形肌粘连，胸神经背支和皮支受刺激或卡压。这种疼痛痛有定处，多为持续性痛，稍加推拿按摩可以缓解。

6. 胃腹胀痛

胃脘部或腹部有胀闷或疼痛，各种物理检查未发现胃肠道有器质性病变。这种胃腹胀痛有个很明显的特点，站立走路时不明显，但坐下工作就会慢慢出现，逐渐难以忍受，当平睡下来就会放屁，之后就舒服了。这种情况往往是第5到第9胸椎关节紊乱刺激到消化道神经、交感神经而引起胃肠功能紊乱。如不及时调整，会并发胃肠道器质性病变，例如，慢性胃炎、胃溃疡、慢性肠炎或胆囊炎等疾病。

三、腰椎亚健康鉴定法

1. 腰椎活动障碍

腰椎有伸缩、屈伸、左右旋转、左右侧曲的功能。伸缩的功能一般不容易发现。在人平躺和站立或坐立1小时后有1cm左右的伸缩。也就是说，人睡下平躺1小时，身高会增加1cm左右，特别是青春期更明显，这就是腰椎伸缩功能的表现。

正常腰椎活动度前屈90°，后伸30°，左右侧屈20°～30°，左右旋转30°左右。上述运动功能测定时，站立时两手固定骨盆，以骨盆和下肢不动为标准姿势。中老年人因椎间盘退变后，上述活动范围相应减小。

运动障碍有以下两种情况：

（1）屈伸障碍

弯腰和后伸活动较平时显著减小，多为腰背竖脊肌、腰大肌劳损，如不及时调理会继发腰椎骨关节紊乱而引起病变。

（2）旋转和侧屈障碍

腰左右旋转及侧屈活动度比平时显著减小，多为腰椎生理曲度变小，椎体有旋转甚至侧弯。如不及时调理，会继发椎间盘突出症，老年人易继发椎管狭窄症。

2. 腰背酸痛

腰背指胸腰段，有酸痛感，在弯腰时明显。这种情况多为腰背竖脊肌损伤，如不及时调理，会继发腰椎骨关节紊乱、椎间盘突出。

3. 下腰酸痛

下腰部指绑腰带的部位，往往站久、坐久、走路久就感到酸痛，改变姿势后减轻，自己触摸下腰部有凹陷。出现这种情况，多为腰骶关节紊乱，特别是经产妇女容易出现腰椎生理曲度加大、椎弓峡部退变。如不及时调理，会导致椎弓峡部断裂、腰椎滑脱、椎间盘突出并发严重的腰腿痛。

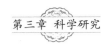

4. 男子性功能衰退、女性月经紊乱

男子腰背酸痛、性功能衰退或阳痿；女子月经紊乱、痛经，表现为经期颈项、腰背酸痛。上述情况在药物治疗效果不明显时就应该考虑腰椎紊乱。由于上段腰椎（第1～3腰椎）骨关节旋转或侧弯，椎曲变小，可并发腰大肌损伤，刺激生殖神经而致病。

5. 步态不正

走路时左右脚步态不对称，表现为一条腿灵活有力、另一腿迟钝无力，身体呈倾斜状。这种情况往往是腰大肌损伤，腰椎有侧弯、椎曲紊乱。如不及时矫正，可继发腰椎间盘突出，甚至腰椎管狭窄。

6. 一侧下肢肌肉瘦小

正常人双下肢大腿和小腿肌肉是一样大小，同样弹性的。当你发现一侧大腿或小腿肌肉瘦小或弹性（肌张力）降低时，往往是腰椎骨关节紊乱，椎间盘突出或退变，椎间孔及椎间盘刺激到股神经（大腿）或坐骨神经（小腿）所致。这种情况，往往伴有腿麻痹、发凉、步态不正。如不及时调理，可继发严重的腰腿痛，甚至椎管狭窄症的发生。

7. 步行腿麻或腰胯痛

步行时，一侧腿麻痹或下腰及胯部麻痹疼痛。坐、卧、休息则无症状，这种状态多为腰大肌损伤或腰骶关节骨关节错缝，如是老年人，可能是椎管狭窄早期。如不及时调理，会加重症状，影响工作及生活，椎管狭窄症严重可致瘫痪。

四、骶椎亚健康鉴定法

1. 坐位腰胯痛

坐位时间稍久，就感到腰胯酸痛。这往往是由于坐姿不正，引起骶髂关节损伤。因为人体在坐位时，主要是两个坐骨接触板凳。坐骨是髂骨的延伸部位，有些人喜欢坐位时跷二郎腿，这样就造成单侧的坐骨（髂骨）承受上半身的重力，久而久之，骶髂关节的韧带在肌肉的张力下降，弹力减退，导致骶髂关节错缝。

另外一种原因是经产妇。由于妊娠期骨盆增大，相应骶髂关节韧带舒张，产后休息得不好，骶髂韧带弹力未能很好恢复，也容易造成骶髂关节错缝，多发生于中青年妇女。

2. 平躺下腰胯痛

平时行走、坐立疼痛不明显，但当睡眠时平躺就导致下腰痛和腰胯痛，只能侧身睡，这种情况往往是骶髂关节的错缝，两侧峡骨高低不对称，当平躺时错位的峡骨受到创面的压力而产生症状。

3. 睡床翻身腰胯痛

睡眠时平躺或侧卧无症状，当转动身体位置时就产生腰胯痛，这种情况多是骶髂关节错缝的症状，也可能是腰骶关节病。

4. 步态不正长短脚

步态不正指走路时一脚高一脚低，当平卧时会发现两足跟长短不等，这种状态有四种可能：一是腰椎侧弯；二是骶髂关节错位；三是股内收肌损伤；四是髋关节疾病。如果不是髋关节疾病或骶髂关节错位，多数是腰椎侧弯诱发。应及时矫正腰椎侧弯问题，否则会引起腰椎的疾病。

（《中国中医药报》2016 年 4 月 20 日第 4 版，
作者韦以宗、王秀光、韦松德、高腾）

青少年脊柱侧弯源自腰椎

中医整脊能否纠正青少年脊柱侧弯？记者日前在北京光明骨伤医院得到了确切的回答。该院近几年来应用四维整脊疗法为主，治疗青少年脊柱侧弯症 31 例，均取得满意的疗效。

据该院韦以宗教授介绍，中医整脊是依据中医原创思维，以整体、系统、动态的研究方式，来认识脊柱解剖生理及运动力学。椎曲论是中医整脊的核心理论，他在研究人体腰曲、颈曲形成机理时发现，腰大肌的重要作用以及腰曲对颈曲的影响，论证了腰椎是脊柱运动力学的基础，并通过 X 线片动态观察、动物实验和临床研究得到证实。因此他认为，对表现为胸椎侧弯为主的青少年特发性脊柱侧弯症，应根据维系腰椎运动力学的前后左右的四维肌力来加以纠正，并在此基础上研究发明了获得国家专利的"四维整脊仪"。此方法不仅可以调整腰椎的侧弯，也可以调整胸椎的侧弯。

记者在该院采访时看到，有 8 位青少年脊柱侧弯症患者正在治疗，其中一位 14 岁女孩，自 9 岁发现脊柱侧弯，佩戴支架效果不佳，肩和肩胛一高一低，入院时胸椎侧弯 45°，腰椎侧弯 28°。经一个月四维整脊治疗，双肩平了，肩胛也对称了，X 线片显示胸椎侧弯 25°，腰椎侧弯 12°，外表已经正常。这种疗法的远期疗效如何呢？韦教授给记者看了随访患者的 X 线片，一位李姓女孩于 2004 年 6 月就诊时，胸椎侧弯 28°，经治疗一个月侧弯为 15°，2007 年 8 月随访复查时胸椎侧弯是 13°。

（《健康报》2007 年 11 月 22 日）

腰椎滑脱症 131 例 X 线照片分析报告

腰椎滑脱症是骨科常见病、多发病，成人发病率是 5%。多数学者认为，对于腰椎滑脱无症状或症状较轻者，应该首先考虑保守治疗。对于那些保守治疗无效，或有下肢神经根症状者，才考虑手术治疗。Matsunaga S 等对退变性滑脱患者的长期随访也证实，多数滑脱患者仅需保守治疗。但是报道中没有述及保守治疗具体的治疗方法，也未见复位滑脱椎体的明确量化指标。

申才良等认为虽然脊柱融合术在解决椎体不稳、矫正畸形、解除疼痛方面起到重要作用，但是脊柱融合是一种非生理性治疗方法，随着时间的延长，融合导致的邻近节段的退变以及腰椎曲度的减小问题变得更加突出。陈建国等认为，腰椎滑脱减压的同时破坏后柱结构，削弱脊柱稳定性，滑脱椎间隙髓核摘除也破坏了前中柱的稳定性，在完成椎管减压及滑脱复位后，保持节段稳定性是影响疗效的关键。可见，手术不仅增加病人的痛苦，还有不少并发症。

为探讨非手术的有效疗法，必须了解腰椎滑脱症在结构力学和运动生物力学的变异。为此，作者采取随机抽样，收集 2013 年 2 月 1 日至 2014 年 12 月 1 日医院收治确诊为腰椎滑脱病例 131 例，对其 X 线照片进行观察分析，现报告如下。

一、一般资料

131 例腰椎滑脱症，女性 101 例，占 77%；男性 30 例，占 23%。年龄最小 36 岁，最大 79 岁。其中 36 ~ 49 岁 23 例，占 17.6%；50 ~ 79 岁 108 例，占 82.4%。以女性及中老年患者居多。

二、X 线照片观察

所有病例均采取站立位，以腰 4 为中心（侧位则以髂嵴为中心），球管距显示屏 100cm，摄正、侧位片，同时，从 45°角摄左右斜位片。

三、观察方法

1. 滑脱椎体及滑脱度

从侧位片观察滑脱椎体及滑脱度，131 例均为前滑脱，而有 9 例并两个椎体滑脱，共 140 个椎体滑脱。其中腰 5 滑脱 35 例，占 25.0%；腰 4 滑脱 97 例，占 69.3%；腰 3 滑脱 8 例，占 5.7%。

以滑脱之椎体分 4 等级（度），上下错位 1 等级（度）为 1 度。140 个椎体前滑脱中，Ⅰ度滑脱 111 例，占 79.3%；Ⅱ度滑脱 29 例，占 20.7%。

2. 椎弓峡部退变情况

取左右斜位 X 线照片，观察滑脱之椎弓峡部退变状态，参照《中国整脊学》椎弓峡部退变分期方法（图 1），观察左右椎弓峡部退变期。其结果见表 1。

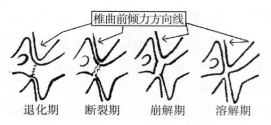

椎曲前倾力方向线

退化期　　断裂期　　崩解期　　溶解期

图1　椎弓峡部退变分期法

表1　140个椎体滑脱椎弓峡部退变情况

部位	退变期			
	退化期	断裂期	崩解期	溶解期
右	0	98	39	3
左	33	86	21	0

3. 椎体旋转

观察正位X线照片棘突与椎弓根移动方向（图2），以滑脱椎体为主要观察对象。棘突及椎弓根向右移动则为向右旋转；向左移动则为向左旋转。131例均有椎体旋转，结果见表2。

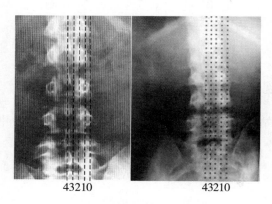

43210　　　　　　　　43210

图2　椎体旋转级评价

注：根据正位片上椎弓根和椎体侧壁的位置关系分为5级。0级为椎弓根对称；1级为凸侧椎弓根移向中线但未超过第一格，凹侧椎弓根变小；2级为凸侧椎弓根移至第二格，凹侧椎弓根消失；3级为凸侧椎弓根移至中央，凹侧椎弓根消失；4级为凸侧椎弓根超越中线，靠近凹侧。上图A测量法，B显示第1椎2级旋转，第2、3椎1级旋转。

表2　140个椎体滑脱旋转方向及旋转级

方向	椎体数	旋转级别				
右	113	0	1	2	3	4
左	27	0	95	18	0	0
		0	24	3	0	0

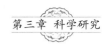

4. 椎曲改变

从侧位片观察其椎曲改变，采用韦以宗腰曲分级标准（表3），其结果见表4。

表3 韦以宗腰曲分级标准

级别		腰曲	
		弓形面积（cm²）	形态
Ⅰ（正常）		28~39（含28和39）	正常
Ⅱ（良好）		16~28	减小
Ⅲ（尚存）	1型	0~16（含16）	显著减小
	2型	0~16（含16）	上直下曲
Ⅳ（消失）	1型	0	变直
	2型	0	上弓下曲
Ⅴ（差）	1型	负数	反弓或上弓下直
	2型	>39	椎曲加大

表4 131例腰椎滑脱症腰曲改变

级别	Ⅰ	Ⅱ	Ⅲ	Ⅳ	Ⅴ
例数	0	7	23	64	37
%	0	5.3	17.6	48.9	28.2

5. 腰骶轴交角测量

取侧位X线照片，测量腰骶轴交角。测量方法参考wilts方法，即取腰4或腰5纵轴线与骶椎纵轴线交角，正常为130°左右。其结果见表5。

表5 131例腰椎滑脱症腰骶轴交角

度数	130	125	120	115	110	100
例数	12	4	8	42	37	28
%	9.1	3.1	6.1	32.1	28.2	21.4

四、讨论

1. 椎弓峡部退变问题

椎弓峡部退变是腰椎滑脱结构力学的病理基础，有学者认为是鉴别真性滑脱与假性滑脱的主要依据。腰椎椎体的前后序列，除了依靠前后纵韧带和纤维环维系之外，主要的骨性结构依靠上下关节突构成的关节突关节。此关节由上一个椎体的下关节突（在后）与下一个椎体的上关节突（在前）构成，下椎体关节突基底部即椎弓峡部与上关节突正常有2~3mm的距离，以适应腰椎的前屈后伸运动。

椎弓峡部的退变（断裂）多发生在骶椎和腰5，其原因除了因二次骨化中心不愈合或外伤引起之外，多数学者认为是慢性劳损导致椎弓峡部退变引起的。韦以宗等曾通过X线照片动态观察28例青年人坐位1小时后，整体腰椎下沉1~2cm，关节突关节腔变小，椎间隙变窄，说明椎弓峡部退变与久坐有关。

本组病例妇女较多，一般认为，由于妇女妊娠，腰曲加大，关节突关节腔变窄。韦以宗通过观察青年妇女穿高跟鞋，可导致腰曲加大，腰骶轴交角变小，关节突关节腔变窄。

由此可见，除了外伤或二次骨化中心不愈合之外，久坐、穿高跟鞋及妊娠会导致下腰段关节突关节腔变窄，由此引起充血—瘀血—缺血—脱钙而断裂。

在140个椎弓峡部退变椎体滑脱中，右侧椎弓峡部断裂、崩解、溶解占100%，而左侧断裂、崩解仅为76%，说明右侧重于左侧，这可能与站立行走习惯右下肢先迈步的负重有关。

2. 旋转、椎曲改变及腰骶轴交角问题

滑脱的椎体旋转、腰椎曲度加大和腰骶轴交角变小是腰椎因椎弓峡部退变的结构力学紊乱诱发的运动生物力学紊乱，是导致腰椎滑脱发生的病因。

Cloward曾报道观察100例腰椎弓峡部裂中，有20例没有滑脱。临床上这种情况并不少见。滑脱的椎体旋转方向向右居多，这与椎弓峡部退变右侧严重成正比。

梁福民等认为，腰椎过度前弯，是导致椎弓峡部裂、椎体滑脱的主要原因。131例腰椎椎曲均有不同程度加大，上直下曲的Ⅲ级和上弓下曲的Ⅳ级及加大的Ⅴ级占94.7%。当椎曲加大，在上关节突的前倾力（图1）作用下，椎体向前滑脱。这种运动生物力学的变化与胥少汀等的观察一致。但胥少汀等认为腰5滑脱者较多，而本组病例腰4滑脱占69.3%，应该是与腰4有腰大肌附着，而腰5无腰大肌牵拉，且与其髂嵴韧带横向附着有关。潘之清等曾经指出腰椎滑脱症腰骶角普遍变小，本组病例腰骶轴交角变小者占90.9%。

3. 关于治疗问题

对腰椎滑脱症者行手术治疗，会增加病人的痛苦，且远期疗效并不满意。虽然多数学者主张先行保守治疗，然而，在保守治疗的报道中，治疗效果缺乏量化的数据。韦以宗等采取调曲复位法，其经验是运用四维整脊牵引床，先行仰卧悬吊双下肢三维牵引，2周后改为戴腰围俯卧35°过伸位悬吊双下肢的四维牵引法。三维牵引调整腰骶轴交角，四维牵引调整上弓下曲的椎曲。因此，取得滑脱椎体复位有效率86%，远期随访优良率97%。此经验符合腰椎滑脱症的病因改变，值得推广。

（《中华中医药杂志》2016年11月第31卷第11期4879-4881页，作者吴树旭、王秀光、王慧敏、赵帅、张琥、陈文治，导师韦以宗）

腰椎横突三长四翘五扁形成年龄影像学调查报告

根据 Wolff 定律，骨骼的生长会受到力学刺激影响改变其结构。人类腰椎横突同样是受到力学影响而出现第三腰椎横突较长，第四腰椎横突向上翘起，第五腰椎横突呈扁平状形态结构的。

为了解人类腰椎在什么年龄段出现腰椎横突的上述形成改变，作者通过对 4 组 1 岁到 25 岁年龄段人群腰椎正位 X 线片观察，初步发现 9 岁开始到 15 岁逐步形成腰椎横突三长、四翘、五扁（图 1），在此基础上，分别选 9 岁、10 岁、11 岁、12 岁、13 岁、14 岁、15 岁年龄段 X 线照片及部分 CT 成像照片各 20 例作观察。

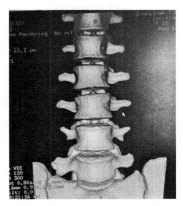

图 1 腰椎横突三长、四翘、五扁（15 岁）
（三维重建 CT 成像下同）

结果：

1. 腰椎第 3 横突长（表 1、图 2）。

表 1 腰椎第 3 横突长形成年龄

年龄	9	10
例数	17	3
%	85	15

2. 腰椎第 4 横突向上翘起（表 2、图 3）。

表 2 腰椎第 4 横突向上翘起形成年龄

年龄	10	11	12
例数	14	4	2
%	70	20	10

3. 腰椎第 5 横突扁平状（表 3、图 3）。

表 3　腰椎横突扁平状形成年龄

年龄	9	10	11	12	13	14	15
例数	4	8	4	1	1	1	1
%	20	40	20	5	5	5	5

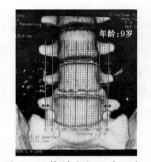 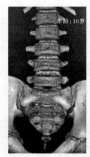 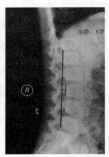

图 2　腰椎横突长五扁形成，　　图 3　三长四翘五扁出现（10 岁）　　图 4　第 3 腰椎位于腰曲顶点
　　　　但四翘不明显（9 岁）

　　Williams P. L 曾描述腰椎上 3 个横突较宽，第 4、5 腰椎变化较小，第 5 腰椎横突最粗壮，直接起自椎体及椎弓根，允许重量传导经髂盆韧带到盆部。但实际上，从正面观察，第 3 腰椎横突是最长的，第 4 腰椎横突是向上翘起的，第 5 腰椎横突是扁平状的。

　　研究证明，人类新生儿脊柱与四足哺乳动物一样，是没有腰椎和颈椎向前的弯曲的。儿童出生后到 6~7 个月开始坐位后，逐渐形成腰椎向前的弯曲（以下简称"腰曲"），1 周岁步行后才形成颈椎向前的弯曲。第 3 腰椎横突最长，是由于第 3 腰椎位于腰曲的顶点（图 4），是起于第 12 胸椎和 1~4 腰椎横突和椎体前缘的腰大肌下行的拐点，也是肌腹的中点（图 5），在下肢步行牵引作用下，可适应腰大肌应力需求而发育较长（图 6）。这也是腰曲形成以第 3 腰椎为顶点主要肌力的原因。第 4 腰椎横突附着一组斜向上的髂腰韧带，至第 5 腰椎已与髂骨平行，其韧带横向作用下，因而第 4 腰椎横突向上翘起，第 5 腰椎横突呈扁平状，完全是各自的髂腰韧带作用力形成（图 7）。

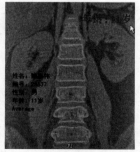 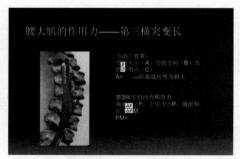

图 5　腰大肌肌腹处于第 3 腰椎　　　　图 6　第 3 腰椎横突长与腰大肌力学示意图

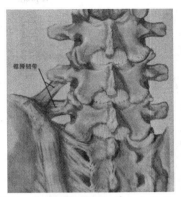

图 7　第 4 腰椎髂腰韧带向上斜行，
第 5 腰椎髂腰韧带与髂骨平行

　　腰椎 3、4、5 横突形态的改变，与儿童活动力度有关，因此，出现横突形态改变，与年龄呈正相关。

　　韦以宗等研究发现年轻人坐 1 小时后整体腰椎短缩 1.2cm，且腰曲消失，还发现腰大肌一侧萎缩变小，导致腰椎旋转侧弯，腰曲消失。表明受腰大肌应力最大的第 3 腰椎控制着腰椎的旋转；而坐 1 小时后，不仅仅是腰大肌因屈髋而松弛，更重要的是坐位下髂腰韧带张力下降，因此腰椎整体短缩，腰曲消失。Barker KL 研究报导，上段腰椎运动范围大于下段腰椎。上段为 37°，下段为 16°。这主要是第 3 腰椎横突长，起到杠杆作用。而下段腰椎由于有向上翘起的第 4 腰椎横突及扁平状的第 5 腰椎横突附着髂腰韧带，影响了其旋转度。临床上，腰椎 4、5 骶 1 椎间盘突出发病率高，是因为久坐后韧带松弛，或步行不稳闪挫导致髂腰韧带不平衡，椎体旋转倾斜，椎间盘突出。临床最常见的腰骶关节病，也是由于下肢步行，带动腰 3、4、5 腰椎不平衡引起。

　　中医整脊运用的 "腰椎旋转法" 可纠正第 3 腰椎的旋转，而 "腰骶旋提法" 和 "腰骶侧扳法""过伸压盆法""手牵顶盆法" 因为通过髂腰韧带的作用力，可纠正腰 4、5 的旋转移位。在牵引调曲复位术中，"一维牵引（即骨盆牵引）" 只能通过髂腰韧带的牵引力，所以腰 4、5 椎和骶椎产生负压及前后纵韧带张力较腰 3 以上高的原因所在。因此，要纠正以第 3 腰椎为轴心的旋转侧弯，必须用 "四维牵引（俯卧过伸悬吊牵引）" 通过腰大肌的作用力和髂腰韧带的合力，才能合理解决腰椎的旋转侧弯，椎曲变小。

　　概而言之，腰椎横突在力的作用下发育形成的第三腰椎横突长，第四腰椎横突向上翘起，第五腰椎横突扁平状，决定了腰椎在脊柱运动力学和结构力学中的基石作用。此研究结果对中医整脊临床治法有重要指导意义，是中医整脊正骨手法和四维调曲法的理论依据。

（《颈腰痛杂志》2020 年第 41 卷第 1 期 107 - 108 页，作者陈世忠、韦以宗、林远方、谭树生、陈德军、应方光洁）

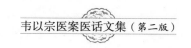

第五节　中医发展问题研究

为弘扬中华民族传统优秀文化为人民的健康事业奋斗到底

——在光明中医函授大学骨伤科专业首届学员毕业典礼大会上的发言

尊敬的首长、各位老师、同学们：

今天，我们怀着十分高兴的心情，庆祝光明中医函授大学骨伤科专业首届学员毕业。首先，我代表全院师生，向四年多来为我们学院的成功给予亲切的关怀和支持的卫生部、国家中医局、国家教委以及全国二十八各省市自治区的各级领导，表示最衷心的感谢！向四年多来在我院担任兼职教学的全国 2000 多位教师表示衷心的感谢！同时，我代表总院的领导，向和我们一起风风雨雨四个春秋同舟共济到今天并付出了辛勤劳动的各分院、辅导站的 300 多位教师表示亲切的慰问和崇高的敬意！并让我代表全院的老师，向获得毕业的 4100 多位同学表示最热烈的祝贺！

同志们，四年多以前，我们的中医骨伤科为数不多的专科科研医疗机构以及不足 3000 人的学科队伍，远远不能满足患病率达 14% 的社会需求。特别是中医骨伤科在现代医疗上的优越性，要振兴中医、解决中医骨伤科严重后继乏人的局面，已成为广大人民群众的强烈呼声。在这个形势下，党的教育改革政策给我们靠自己力量为学科培养人才指出一条光明之路。在卫生部崔月犁部长和胡熙明副部长的亲自倡导下，得到了光明日报社和广西壮族自治区人民政府的坚决支持，于 1985 年 8 月我们全国中医骨伤科专家联合创办了光明中医函授大学骨伤科学院。

这个函授学院的建立，充分体现了中医骨伤同道自强、开拓、团结、拼搏的精神。1985 年 10 月，全国 65 位中医、中西医结合骨伤科专家在南宁召开了第一次教学工作会议。这次会议我们制订了四年大专函授教育的计划，拟定了培养具有社会主义觉悟、掌握中医传统理论和现代理论以及骨伤科诊疗技能的中医骨伤科医师的目标，拟定了函授为主、面授为辅的教学方法。在 3600 学时中，面授教学占 1/3，对学员进行政治教育、职业教育和业务教育。在业务教育方面，我们开设了 28 门课程，用 25% 的学时，学习掌握中医基础理论的知识、古汉语阅读能力，以及中医诊断学、中药学、方剂学、中医内科学、中医外科学、中医妇科学、中医儿科学的基本知识；用 15% 的学时，学习掌握现代医学的解剖学、生理学、诊断学（包括内、外科的诊断、X 线、物理检查诊断技术等）、西药知识及西医内科学的基础知识；用 60% 的学时，学习掌握骨

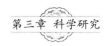

伤科的基础理论、诊断、治疗技术以及骨伤科的创伤、筋伤、骨痹、痿病的诊疗技术，对未参加专业医疗工作的同学，还安排了 3 个月以上的临床实习。

第一次教学工作会议及接着于 1986 年元月召开的上海会议，我们组织了全国 58 位专家编著我国历史上第一套较系统全面的中医骨伤科学教材。这套教材 270 余万字，凝集了全国老一辈专家的心血汗水和期望。它不仅确保了我院教学的成功，而且在学术上有新的突破。这套巨著经广西科技出版社出版后，获得国内外一致好评，被评为 1987～1988 年度中南六省区优秀科技图书一等奖。

这次教学工作会议后，在各省市自治区有关部门的支持下，在党中央科技改革的支持下，全国有 400 多位中医、中西结合的骨伤科同道，参加了我院的教学管理工作。不到半年，我们在全国建立 30 多个分院，98 所辅导站，从而使同学们在这所没有围墙的大学中，有了自己的老师和班级，有人教、有人管，四年如一日，扎扎实实地教和学。四年来，我院各级教学机构克服重重困难和阻力，聘请了近 2000 名有关专业教师担任各学科的面授教学。这些教师中，有副教授以上职称者占 69%。四年来，我们自编出版、发放了近千万字的高质量教材和为交流讯息的 20 期院报。特别值得称颂者，在我院各个分院辅导站任职的 360 名专家中，他们身兼数职，为安排好同学们的辅导工作，为编著教材和任教，四年多来放弃了星期天和节假日，不辞劳苦，夜以继日工作，为我院的成功付出了艰苦的劳动，为培养骨伤科人才做出了无私的奉献。

我们为解决中医骨伤科后继乏人开展多层次、多渠道办学的正义之举，得到了广泛支持。招生一开始，就有 1 万多名青年参加我们学院的函授教育，经过自然淘汰，坚持四年学习的有 4370 多人。其中，从事医疗卫生工作的有 3150 人，占 70% 以上，其中已从事骨伤专业的有 2600 多人。我们的同学遍布全国城乡，有工人、农民、解放军武警战士，还有援外驻外使馆的医疗队员。有已在卫生战线工作的，也有因祖传正骨而要继续学习的。更多的同学，想着是如何继承老一辈的骨伤经验，为伤病员解除痛苦。因此，他们顶住了文凭风，四年来，不少同学饥餐宿露，从几百里地赶到辅导站听课。白天工作，晚上挑灯读书做作业。他们克服了家庭的困难、路途的险阻和社会上的冷嘲热讽，和我们同心同德坚持四年，学有所成。在我们 4000 多名同学中，已有 3000 多名同学走上了所学专业的工作岗位，其中有 1800 多名同学被有关部门聘任为骨伤科医师，有 6 位同学被破格晋升为主治医师。有近 300 名同学经所在地区卫生部门考核批准自办起骨伤科诊所和医院。他们将学到的知识运用到临床，医治了不少伤残病员。一些同学已成为当地名医。近两年来，我们的同学在各种杂志发表的论文成百篇。同学们不仅保证了我们学院的成功，也同时为解决一些地区的缺医少药问题，为人民的健康事业和我们学科的发展做出了贡献。我们高兴地看到，在各种骨伤科学术交流会上，我们的学员已占了出席会议人数的相当的比例。在我们杂志上，几乎每一期都有我们同学的论文。更难能可贵的是，这四年当中，文凭风刮遍全国。在我院没有文凭的情况下，4000 多名同学旗帜鲜明地说，我们要学技术，不求一纸空文。同学们这种不为虚名，但求实学的可贵品质和刻苦钻研的精神，极大地鼓舞了我们。我们学院有今天，要感谢同学们！向同学们学习、致敬！

同志们，我们函授学院成立之秋，正值全国函授教育"忽如一夜春风来，千树万树梨花开"之际，形形色色的函授单位，真的、假的，鱼目混珠。我们也曾经经历过"瀚海阑干百丈冰，愁云惨淡万里凝"的日子。在 1986 年 10 月武汉会议后，我们通过"整顿、巩固、提高"的措施，"纷纷暮雪下辕门，风掣红旗冻不翻"，我们 34 所分院 98 所辅导站坚持下来，一个不垮，一个不倒。

四年来，我们不仅培养 4000 多名骨伤科人才，为学科队伍打了个翻身仗，同时促进了我们学会的成立。我们创办了自己的杂志——《中国中医骨伤科杂志》，五年来发行 20 期，40 余万份，国际发行近千份，分布 6 个国家和地区。

现在全国中医学院从 1985 年前只有一所学院办骨伤专业，发展至今有 20 多所中医学院开设了骨伤专业。正如施杞院长借王安石诗所题："墙角数枝梅，凌寒独自开，遥知不是雪，唯有暗香来。"

同学们，我们毕业了，但是还不到"春风得意马蹄疾，一日看尽长安花"的时候。四年前，我们是为了继承发扬祖国医学，为人民救伤起废而来。今天，我们学到了基本知识，我们还要虚心向老一辈学习，要在临床中不断学习、总结。更重要的是，我们是医生，要像孙思邈说的那样："大医治病，无欲无求，先发大慈恻隐之心，誓愿普救含灵之苦。"只要我们不断提高技术，全心全意为伤病员服务，我们必将得到群众的信任和爱戴。实践证明，一个人的学历，只说明过去，不等于现在，更不等于将来，学医者尤如此。因此，同学们要自尊、自信、自强、自立，要像李同生院长的诗画幼虎那样："幼虎雄心不知惧，磨牙砺爪求一试，入难出困增阅历，始悟实践出真知。"相信我们 4000 多名同学中必将涌现出一大批中医骨伤科的杰出人才，预祝同学们成功！

同志们，一个民族要振兴，民族的优秀文化要继承。中医骨伤科是中华民族的传统优秀文化，我们将坚定不移地为发掘、整理、提高中医骨伤科，为人民的健康事业奋斗到底！

（《中国中医骨伤科杂志》1990 年第 6 卷第 2 期，作者韦以宗）

东南亚中医药现状考察

本文作者自 1992 年 5 月至 1993 年 9 月，对新加坡、马来西亚、泰国、柬埔寨和越南五国的中医中药状况进行了深入的调查和考察。先后共访问 20 余座城镇，对各国的民族、风土人情、华人社会、中医药团体、诊所、医院、药厂、药店，以及山区药物

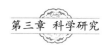

资源进行了调查研究；详细分析了中医药市场、中药店铺、中药资源以及中药在东南亚各国的销售情况，并根据中医药市场存在的问题提出了自己的建议。

一、各国的民族和华侨情况

1. 人口分布与移民情况

东南亚五国（老挝、缅甸、菲律宾和印度尼西亚未计）总人口约 1.2 亿，其中华人（含中国血统）约 2500 万，占 20%。如果海外华人总数为 3500 万计，东南亚五国华人占海外华人的 70%。

此五国华人祖先多为广东、福建和广西人，其次为上海、江苏、浙江、湖南、湖北人，但人数不多。

据当地史料和老华侨追忆，东南亚的中国移民最早开始于宋代的潮州人，南宋方腊起义失败以及宋江的部属从潮州出海到达暹罗国（泰国）。因此，现曼谷还有宋江庙，华人社会中还有祭宋江节，据此梁山泊好汉确有移民泰国。第二次移民是郑和下西洋（明代）及明末清初年间，现曼谷有郑王纪念碑。第三次移民是太平天国失败后广西的移民，现泰国勿洞县的华人均称是太平天国英雄的后代，仅勿洞县 5 万多人，90% 是广西桂平、平南、容县（即太平天国起义地）人后代。第四次是抗战时期及民国后期，此次移民从云南入境，现清迈、泰北华人多为从云南南下。

越南、柬埔寨华人多为现广西钦州人，他们多从中越边界（陆路）迁移；其次是海南岛人也不少，广东、福建、湖北也有部分移民。

马来西亚和新加坡华人最早多是随郑和下西洋开始，第二次移民高潮是民国初年，即 20 世纪 20 年代北伐、广州起义的战乱时期以及抗战时期，多为福建人、广东人和广西玉林地区人，在两国 700 多万华人中，广东人约 300 万，福建人 200 万，广西人约 100 万，其他各省约 100 万。

各国华人人数及分布表

国家	主要民族	总人口（万）	华人数（万）	%
新加坡	华	280	250	80
马来西亚	马来、华、印度	1500	700	45
泰国	泰族	5100	1000	20
柬埔寨	高棉	650	150	20
越南	京族	5000	350	7
合计		12530	2450	20

注：据泰国《星暹日报》历代中国移民谱。

2. 文化及华文教育情况

新加坡以英语为主，但华文教学从未中断，著名的南洋大学有 60 年历史，全国华人30%普及初中教育，近年政府推广华语，华语已逐渐成为国语。该国有中文报3份，电台电视均有华语。

马来西亚以马来语为国语，但华人社会华文教学从来未断，除英语外，大马华人80%普及高小文化。在华文学校中，除政府资助部分外，华人社团集资办有独立中学。大马有中文日报7份，周报2份，电视台及电台均有华语节目。全国华人均懂华语（普通话），但地方上以白话为主，特别怡保市、吉隆坡市基本上操广东白话。大马三大民族均为移民。

泰国自1951年开始禁止华文教学，至1980年才开禁，因此，泰国华人基本上泰化，50岁以下华商不识中国字，不懂华语，只懂潮州话。全泰国仅泰南勿洞县（原泰共活动地区）未中断中文教学，但人数不足10万人。中国台湾地区在泰国于1968年起办有"中华函授学校"，从事中文教育，但人数极少，仅限于上层社会。

泰国的中国血统人较多，现九世王父亲是中国潮州人，僧王母亲是福建人，现任首相父母均为中国血统，然而由于移民较早，基本上泰化，也由于潮州人是最早移民，因此潮州语在泰国华人社会中通行，各省移民也操潮州话。

泰国历史上属高棉古国，18世纪英、法划分殖民地才以豆蔻山脉为界划出泰国，因此泰文源自高棉文，同一母语系。由于潮州移民较早，因此泰话中有不少潮州语。

泰国有4份中文报，但发行量甚微，电视台、电台除英语外是泰语，无华语，上层社会通行英语。

柬埔寨是东南亚的文明古国，高棉民族曾经创造灿烂文化。华人文化教育于1976年被波尔布特政权全面禁止（连华语也不准说），至1992年联合国接管后才恢复，其著名的"端华学校"有80年历史。现金边正掀起华语教育热。该国华人多为广东和广西人，因此白话通行。

越南自古是中国的附属国，中文是他们的历代文字，后法国人占领后，用法文仿越语发音创出现在的越南文。西贡的华人社会传统上有华语教育，1978年被禁，1990年才恢复。胡志明市华人多为广东和广西人，因此白话通行。

上述五国除马来族外，其余各民族信仰佛教，以高棉、泰国为主，华人的佛教文化中渗透有道教色彩。

3. 政治经济情况

上述国家多为资本主义国家（越南是改革式），市场经济。新加坡是华人执政。马来西亚的马来族、华族、印度族均为移民（原马来半岛的土著民族聚居在北马山区，已不足5万人）。1957年，马来西亚独立时，由马来族、华族、印度三民族建国参政。但以马来族（回教）为主。巫统是马来人政党，马华党是华人党，国大党是印度族政党。华人（即马华党）在政府议会中占30%席位，其中财政部、卫生部、电力部、交通部、乡村发展部和能源部正副部长由马华党出任。柔佛州（新山市）、

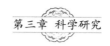

吡叻州（怡保市）、彭亨州和槟城的州务大臣（即州长）有一位是马华党出任（另有马六甲市）。

泰国长时期是君主立宪制，政府执政，自1992年5月事件后，开始建立民选政府。柬埔寨长达20年内战刚结束，现第二总理洪森是中国广东籍血统，其妻子是海南省血统，金边市各级政权中不少是华裔。

东南亚五国华人多聚居于城镇，以商业为主，仅柬埔寨马德望省、马来西亚吡叻州、彭亨州多为种植业，即橡胶、棕榈和森林。商业中传统上的"五铺"，即金铺（现有的发展成银行）、粮铺、布铺、药铺和食铺（饮食店），几乎是华人控制，因此，东南亚主要商业华人占主导地位，在各国的富豪中华人居多。著名的新加坡胡氏财团就是以药铺（万金油）起家，在东亚财团以潮州人、福建人居多，所以有"潮福帮"之称。

二、中医概况

东南亚各国除越南外，政府均不承认中医为医，而视为商业中一行业，所有各国的中医药团体均是以公司名义进行商业登记，各国政府均不视其为学术社团（中国香港也一样）。因此，一些挂名"某某中医学会""中医师公会"，往往是几个药店老板注册的公司，而且挂任何名字都可以（只要英文不与他人重复）。其中新加坡、泰国的中医公会、中医院之类是财团办的慈善机构，如新加坡的同济医院，曼谷的中华赠医院等。

根据各国这类中医公会统计的会员数，名为"中医"者，新加坡有700名，马来西亚有800名，泰国有300名，金边有20名，胡志明市有80名，合计不足2000名。而这2000人中约90%办药店兼开诊，其中80%为祖传药店。

新加坡和马来西亚的中医团体自1978年起办有"中医学院"，名曰3年、4年学制，但均为业余学习，每周授课为2~4学时，4年不足1000学时，且无实习基地，师资竟是来自中国台湾地区和香港地区的所谓"中医"。这些"中医学院"的"毕业生"也不足1000人。

20世纪80年代后，新加坡、马来西亚有少数人到我国中医院校学习，一般学1~3个月。这批人数不足100人。

各国的"中医学会""公会"的成立是20世纪70年代后，与我国中医的兴起和声望有关。像香港那样，东南亚五国政府对"中医"的广告是不问青红皂白的，有钱就可买广告，所以各地报纸的广告多为不法之徒借中医名义欺骗群众，真正有本事的中医是不登广告的。

总而言之，东南亚的中医处于几乎无人的状况，现有的水平甚低（实际以经营中药谋生），这也是造成各国政府不承认中医的原因之一。

三、中药概况

1. 概况

中医药是我国人民健康的保障。因此，海外华人祖先漂洋过海，不仅带去中华文化，中医药也是随华人移居的一大文化财产。可以说，无论何处，有华人聚居，就有中药店。东南亚各国中药店规模在 1000 美元资金以上，能配备中药处方的店铺约 6800 家。其中新加坡 100 家，马来西亚 3000 家，泰国 2500 家，柬埔寨 200 家，越南胡志明市、头顿等地 200 家。

据实地调查及各国有关资料表明，这 7000 家中药店铺每年销售中药、中成药营业额超过 2000 万美元。

这 7000 家药店中药源有 60%～70% 来自出口贸易。

假冒产品充斥市场：香港是中药、中成药最大转口贸易基地，东南亚各国中药、中成药 60%～70% 来自中国香港地区。其次是曼谷、新加坡、胡志明市（近年）。

笔者实地考察了各地"药厂"和加工作坊，以及专门从事印制中国中成药商标、说明书的印务商。胡志明市和曼谷市还有公开收购中成药包装盒、瓶的商店（绝不是运回中国去）。在胡志明市还参观了一个"药厂"，工人们用黑豆、糯米粉为丸，全部代替兰州佛慈制药厂出品的 20 多种中成药。工人将每天生产的 500 斤"药丸"，分装成 2000 多瓶（这是一天的产量），销售各地。因兰州佛慈制药厂出产的 30 多种中成药，都是一样的玻璃瓶，一样的包装，而在胡志明市有生产玻璃瓶的、有印制说明书的，使投机者有空子可钻。"产品"除供应越南市场外，柬埔寨、老挝、泰国，甚至新加坡。由于中越边界开放，他们打着从陆路进口，货物便宜的旗号，大量制作假药，大发横财。

这种恶作剧，曼谷更为严重。笔者"参观"过 3 个药厂，专门生产中成药，全部机械化，每个厂有 30～50 名工人，其中一个厂是专门生产北京同仁堂的名牌产品，包括乌鸡白凤丸。他们用辣蓼水代替广西玉林名牌产品"正骨水"，公开卖广告改名"正育水"，打广西玉林制药厂招牌。笔者估计，泰国的中成药有 70%～80% 是冒牌假货。

由于东南亚各国政府视中药是食品而不是药品，因此，政府不参与市场管理，只要产品无毒即可。因而，给这些不法之徒大开仿制假冒中成药的绿灯。马来西亚的吉隆坡、怡保、槟城、新山、马六甲以及新加坡均有各种"药厂"。目前国内生产的中药汤剂，因包装简陋容易仿制，因而制造商们用中国招牌将其"产品"销往市场。

这些假冒仿制的中成药，不仅就地销售东南亚各国，还远销澳大利亚、新西兰、缅甸、印度及欧洲。

中成药假冒，饮片同样假冒。胡志明市有一家药材批发商，用胭脂花根代替白芍，将 1000 多斤假白芍，不断批发到各国；用木茹煮黑豆代替生熟地、黄精、肉苁蓉的

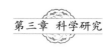

事，也经常发生。至于我国生产的中药针剂（如鹿茸、人参）在曼谷则大批"生产"。概而言之，东南亚中药市场十分混乱，群众买到假药，有副作用的药，责怪中国，埋怨中医。近年由于国内开放，不少华侨回国购买国产中成药，他们也知道，本地货冒牌，但仍然是知之者少，上当者多。

2. 药物资源

自古以来，东南亚就有中药，《神农本草经》所载 365 种药品，有 40 多种源自"百越"。诸如槟榔、马钱子及各种"香"类药材，传统上来自岭南。至于中草药，笔者所经各国均进行了考察，发现几乎两广、云贵、福建有的中草药，东南亚均有，且贮藏量十分丰富。本地尚乏开发。如穿心莲遍地皆是，金叉石斛、十大功劳、鸡血藤等在国内十分奇缺药材，而东南亚蕴藏甚多，还是处女地。

由于中南半岛是我国云贵高原横断山脉的延伸，山连山，水连水，至马来半岛山地还在海拔 2000 公尺以上，常年气温在 25～30℃，似岭南气候，且雨水丰富，森林植被面积广，因此中草药资源十分丰富。

四、现存问题和前景展望

综上所述，东南亚中医后继乏人乏术，以药代医普遍。中药市场混乱，假冒产品充斥，这种情况，除了当地政府不管之外，还有以下因素：

1. 我国中成药生产和出口存在的问题

（1）中成药处方及制作公开：所有中成药说明书均有处方及制作法。《中国药典》及各种制剂手册均有详细的中成药处方及制作膏、丹、丸、散、汤、片的操作方法。据观察东南亚各种药店，没有其他书籍，但必有《中国药典》，加之中成药加工工艺容易掌握，器械设备购置容易，所以造成假冒产品充斥市场。

（2）我国的中成药商标未得到国际公认，不受法律保护。兼之印刷包装粗糙、工艺低劣，十分容易仿制。

（3）我国各地厂商，没有市场信息观念，对出口的产品销路如何，有否假冒商品根本不知道。而日本厂商一经抛出一种商品，便马上追踪调查市场反应，是否有假冒产品，一旦发现假冒，除用法律手段外，立即更换商标，收回改装。但中成药出口，却像珠江流水一样，流出之后就无人问津了。

（4）一些正直的药店老板，也明知从香港进货有假，但他们说：大陆的官商不做小生意，只做大生意，而香港的多少都做，因此只有去香港进货了。

2. 建议

要解决上述问题，结合实际，提出以下意见：

（1）加强政府间合作。我国中医药的外交策略应"南联东南亚，东和日韩，西渗欧美"。也就是说，把重点放在东南亚。其利有二：①控制东南亚中药市场即可控制大半世界。②可利用东南亚丰富药物资源，弥补我国中药资源不足。

加强政府间合作，重点放在调控中药市场上（因各国政府也感头痛），双方有利。逐步采取代培、派出的双轨方针，协助各国提高中医人员素质。

（2）整顿中药市场，与对方政府合作：①商标注册。我国已有商标法，出口商标向出口国申请保护。②对代理商需进行监督，可进行协议委托代理商国家律师公证，使之受法律监督。③组建市场信息反馈系统。可由华康中医药开发事务所派出（或就地物色）市场调研员。

（3）应严格规定出口商品的包装、商标印制；粗劣包装严禁出口。

（4）国家中医药管理局组建的国家中药总公司除香港设立分公司外，力争在胡志明市、金边、曼谷、新加坡开设分公司，直接销售中药、中成药，可有力打击假冒产品。

（5）华康事务所可组织国内厂家到东南亚投资建厂，特别是中药厂，如：在金边、吉隆坡建立中药厂，充分利用当地资源，就地生产销售，则可与医药分公司联手控制东南亚中药市场。

日本的富强靠的是科技输出，开发利用各国资源。中医药是我国一大科技优势，目前日本、韩国已有中成药打进东南亚市场，美国、英国、澳洲的草药也已进军东南亚，因此，要维持我国中药市场的优势，必须采取措施，减少假冒产品，提高竞争能力。

（《中国中医药信息杂志》1994 年第 1 卷第 6 期，作者韦以宗、李宁）

让中医骨伤科学更快地走向世界

——中医骨伤科 40 年回顾和近期国内外动态

1988 年，联合国的世界文化协会为尚天裕教授的《中西医结合骨折新疗法》颁发了"爱因斯坦科学奖"，世界公认了中国现代化的中医骨折疗法——中医骨伤科开始立足于世界医学之林。

1997 年 9 月，在世界卫生组织和国家中医药管理局支持下，第一届世界中医骨伤科学术交流大会在马来西亚吉隆坡召开。出席大会的有 18 个国家和地区的 350 名代表。马来西亚卫生部长在大会上致辞时指出："世界各国已形成一个推广普及中医骨伤科的浪潮。"

1998 年 2 月，国家科委批准于 1998 年 10 月在北京召开由中国科学技术协会主办的"第二届世界中医骨伤科学术交流大会"，推动中医骨伤科向国外发展。

中医骨伤科走向世界的坚冰已经打破，航道业已开通。当此之际，回顾一下中医骨伤科崛起的历程，了解一下当前国内外的学术动态，将利于更好地迎接各种挑战。

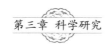

（一）

在党中央和毛主席号召下，尚天裕、朱通伯、马元璋、顾云伍等老一辈西医虚心向苏绍三、苏宝恒、郭维淮、李同生、李国衡等老一辈中医学习，在 20 世纪 60 年代，取得了中西医结合治疗骨折的成功，为中医骨伤科现代化跨出重要的一步。到 20 世纪 70 年代，中西医结合治疗软组织损伤，再次把老一辈中医骨伤专家的整骨手法整理提高。在此基础上，20 世纪 80 年代，由 106 名专家执笔，十卷本 300 万字的《中国骨伤科学》以及由 25 名中医骨伤科专家组编的 150 万字的《中医骨伤科学》出版，从而，以中医为主、中西医结合的现代化中医骨伤科学奠定了理论基础和临床基础。同时，骨伤科的各类专著出版也迅速发展。据统计，仅 1980 年至 1997 年，全国各出版社出版的骨伤科著作共 243 册，相当于 1950 年至 1980 年的 3 倍。

另一方面，自《中国中医骨伤科杂志》1985 年在南宁创刊以来，《中医正骨》《中医骨伤》以及一些骨伤科的专题杂志陆续问世。至今，全国已有骨伤科及相关的专科杂志 12 份之多（学报不计）。

学术的发展必将吸引人才。据 1983 年卫生部中医司统计，在当时全国 46 万中医师队伍中，中医骨伤科医师（包括医士）仅 2800 名。1985 年，卫生部采取措施，振兴中医，光明医院函授大学骨伤科学院应运而生。这个函院在全国 600 名专家共同努力下，成功的培养了 4800 名学员。在此期间，天津医院、中国中医研究院骨伤科研究所、洛阳正骨医院以及各地省市级的中医骨科或专科医院，采取进修培训形式，也培养了近千名骨伤科医师。这批医师和函院专业学员一起，已成为各级医疗科研机构中的技术骨干。

1986 年后，全国各地中医院陆续开设骨伤系、骨伤班。至今，全国 31 所中医高等院校中，已有 27 所开设了骨伤系（班），51 所中等中医学校开设骨伤班者有 43 所。现在，全国已有近 500 多名本科毕业的骨伤科医师工作在各级医疗岗位上。中医骨伤科硕士学位已在全国 15 所高等院校和研究院开设，同时博士学位也有 4 所院校开办。中医骨伤科到 20 世纪 80 年代进入国家高等教育大门后已迅速发展。

随着 20 世纪 80 年代后期中医的振兴，现全国县级以上中医医院（含中西医结合、民族医院）已发展到 2542 所，其中骨伤科专科医院就有 55 所，设有骨伤科专科者（推拿及偏瘫不计）有 945 所，占 37%（民办的骨科医院、诊所未计）。

学术发展，人才队伍形成，医疗科研机构建立，中医骨伤科到了 20 世纪 90 年代，已作为一门结合现代医学科学的传统医学专科，屹立在世界的东方。

（二）

中医骨伤科随中医药学自汉唐时期就已传到日本。19 世纪，日本学者在中国学成后还编著了《中国接骨图说》。到 20 世纪 70 年代，日本著名汉医整骨学家鸟居良夫及其领导的"日本柔道整骨师会"先后将《中西医结合治疗骨折》《中西医结合治疗软组织损伤》和《中国骨科技术史》翻译成日文在日本出版发行，并作为该学会旗下 14 所针灸整骨学校的教科书。至今，该学会已发展了 2 万多名会员。韩国医学历史上受中、日两国医学影响，他们的推拿整骨学会也有近千名会员。东南亚各国自 1992 年后，已有不少学者到我国学习中医骨伤科。特别是自 1994 年后，他们邀请我国专家前往办班，仅马来西亚和新加坡就有 300 多名中医师学习中医骨伤科。马来西亚已成立有三个中医骨伤科学会。我国的香港、澳门地区从事中医骨伤科的医师近千人，仅香港中医骨伤科学会及新华中医中药促进会就有 600 多名中医骨伤科医师执业。

在美国，近年来中医骨伤科发展十分迅速。美国中医骨伤科研究院是专门从事培训中医骨伤人才的教学科研基地。1997 年 12 月，世界中医骨伤科联合会美国分会成立后，其属下会员就有 380 名。澳大利亚中医学院、推拿针灸学会和运动创伤学会从事中医骨伤科专业的会员也有 200 多人。

在欧洲，1990 年德国就派出留学生到我国攻读中医骨伤科博士学位，现德、法、英、荷及东欧各国和俄罗斯从事骨伤科专业医师已逐步在接受中国的骨伤科技术。

近年来，我国一些对外教育的中医院校，已陆续为东南亚各国、日本、韩国、欧美国家以及我国的台湾、香港等地培训中医骨伤科硕士研究生和博士研究生。据不完全统计，我国培养的海外中医骨伤科硕士学位研究生已近 50 名之多。

海外的中医骨伤科是随着我国中医骨伤科的崛起而兴起的。他们学习了中医骨伤科后能在本国医药卫生界有一席之地者，主要靠"无痛疗法"和"不见血疗法"——也就是整骨、推拿、针灸、内外应用中草药，而深受病人的欢迎。特别是在大部分国家未予中医立法的情况下，作为"替补医学"，也获得政府的认可，从而赢得了生存发展的空间。

（三）

然而，近几年来，在搞活经济的大潮中，不少中医骨伤医师纷纷"丢掉小夹板，拿起手术刀"，一种"重手术、轻手法、重内固定、轻外固定"的倾向开始抬头。有的中医、中西医结合骨伤科医院，由于"大上手术台"，病人逐渐减少。相反，坚持中医为主、中西医结合的医院病人门庭若市。

中医骨伤科界不少明智之士都认识到，骨伤学科发展到今天，是靠中医为主、中西结合的学术。爱因斯坦科学奖，是奖励尚天裕教授的"无痛疗法"和"不见血疗法"——这是人类医学追求的最文明的疗法。这一疗法，为祖国医学赢得了国际声誉。相信在实践的检验和选择之下，轻视中医骨伤科特色和优势的这种倾向将不会长久。

从第二届世界中医骨伤科学术交流大会已收到的近 200 篇学术论文中，我们看到我国同行已在花大力气挖掘祖国医学宝库，专攻骨质疏松、骨坏死、骨感染疾病以及一些现代医学尚无良法的颈肩腰腿痛疾病，并且已有新的突破。

张文康部长曾号召我们："让中医药登上世界历史舞台，是炎黄子孙义不容辞的责任和义务。"只要我们牢牢把握住中医为主、中西医结合的学术方向，不断丰富发展富于中国特色的骨伤科学术，中医骨伤科登上世界历史舞台已呼之欲出。

（《中国中医药报》1998 年总第 1118 期专版，作者韦以宗）

从收费标准看一些中医院为何不姓"中"

近来读报，报道有关中医院西化，不姓"中"，中医师"西化""背叛母校"等，大有中医要抢救之势。

中医发展实质性问题在哪里呢？是在我们是否按"宪法"办事，是否在"发展现代医学同时发展传统医药"，也就是中西医是否一视同仁。

中医院不姓"中"，不是院长背叛中医，而是他发不出工资，他要养一百多人，他需要人民币。说穿了，因为中医学术找不到钱，维持不了医院运转，所以他必须"更名改姓"。

中医师背叛了母校，为什么？因为他靠母校教给他的知识技术，找不到饭吃。他要谋生、要成家立业，靠大学文凭、中医学院毕业证卖不了钱。所以他要当医生，就必须掌握能找到钱的医疗技术，而母校的技术是低价贱卖，养不了家糊不了口，他必须另学高明。

医院收入是从医生的技术活动中获取。而医生的技术活动不外是诊断、用药、技术操作。不只中医，西医也是如此。在医疗技术操作上，除了检查诊断仪器、治疗仪器操作外，靠医生一双手操作的，中医有针灸、正骨、按摩，西医有注射、手术。我们且不说药物收入，且看治疗技术操作的收费，仅举北京地区的收费标准为例。

1. 价值不公

西医注射费：静脉注射 1.5～2 元。中医：针灸 4 元，穴位注射 1 元。西医的注射费是护士操作，而中医针灸是 5 年本科毕业的针灸学医师操作，其技术价值是不可比的，而价格却近似。

骨折复位：西医切开复位或骨折复位均 350 元以上，而中医复位，骨折 80 元，脱位 60 元。同一技术中医收费是西医的 1/4 甚至 1/5。

推拿、按摩：中医按摩 20 分钟以内 10 元，而市场上按摩小姐 45 分钟 480 元。中医按摩是 5 年大学本科毕业的推拿按摩医师，却是按摩小姐的 1/18 甚至 1/48 价格。这怎么能不叫他们改行呢？中医药大学推拿系毕业生，不少到桑拿按摩院工作，未知这些中医药大学校长有何感触？

牵引疗法：西医收 16 元，中医收 3 元。为什么同一操作技术，中医价格只等于西医的 1/5？

2. 大部分无价

在中医的医技收费项目中，简单得不能再简单了。整个收费标准共列 4045 项，其中，西医收费项目 3970 项，中医只有 75 项，只占 0.019%，这是中西医平等呢，还是歧视？白纸黑字，开卷见之。

如针灸，收费标准只有 14 项，还包括了现代的电针、仪器针。但仅"针法"，2000 多年前的《黄帝内经》就有 9 种针具、26 种针法。为什么西医同一操作，却有各部位不同病情不同的收费？针灸医师都清楚，针灸也有各部位、各穴位针法不同，各病种针法有异，而为何都是一个价呢？

又如骨伤科，西医骨科列 217 项，其收费项目细到一个小手指的肌腱手术均有价。而中医骨伤科只有一个骨折、一个脱位。似乎所有骨折、脱位全部是一样操作，实际上可能吗？为什么中医接骨各个部位骨折都一样，而西医的就不一样？西医多达 100 多项骨折复位术，难道中医和西医治疗的人不一样吗？仅尚天裕《中国接骨学》就有 30 余种不同部位骨折复位法。更可悲的是，早在 20 世纪 70 年代，敬爱的周总理已肯定的、全国科学大会获奖的、中国传统医学用了 3000 年的小夹板固定骨折技术，3000 年的科研成果竟然没有收费标准，是免费治疗？

3. 中医技术在国外有价

中医在她的祖国是贱价贱卖，但出了国门就身价百倍。我们看一下国外收费（各国保险公司认可的），举针灸为例：

马来西亚 20～50 马币（1 马币：2.2 元人民币）；

新加坡 20～50 新币（1 新币：5.5 元人民币）；

澳大利亚 30～60 澳币（1 澳币：5.5 元人民币）；

美国 40～60 美元（1 美元：8.2 元人民币）。

如果说国外生活水平高，但出过国门的人大抵都了解，其医疗费和生活水平是相适应的。如在美国，4 美元一个盒饭，中医针灸一次收费等于 10 个盒饭左右。而咱们祖国中医师针灸一次只能买一个盒饭。至于正骨推拿，在新加坡一个整脊手法是 60～100 新币，在美国整脊医师一个整脊手法就是 60～150 美元，而我们一个颈椎腰椎正骨才 25 元人民币。这也是中医师出了国门就发财的"奥秘"。

有人说，西医是进口货——即在海外有价格参考，而中医是"土特产"，自产自销几千年，所以"简、便、廉"。有人比喻中医和西医走上市场，就似一个山区老农卖自己的"土鸡"一样。这老农因住在山区，信息闭塞不懂市场行情，挑了一笼自养土鸡进市场，看别人卖的"洋鸡"（饲料鸡）是 5 元一斤，他也想卖 5 元一斤。结果人家说：饲料鸡是要建工厂，专人养，喂工厂生产的饲料"科技含量高"，所以价格就高，你的土鸡没有那么多设备也能养，所以你的只能卖 1 元 1 斤。这位老农自认"晦气"。

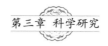

我们的中医面对市场不就似这位老农卖"土鸡"么，谁都知道"土鸡"比"饲料鸡"好吃（使用价值高），却卖不出价。但现在中医"出口"了，为什么中医的市场价不来一个"出口转内销"的价格呢？

如此的收费标准，是说明中国的中医在开免费（或优惠）午餐。

如此的收费，只有迫使中医师改行，中医骨伤科医师大上手术台，中医院西化。所以，有眼光的中医院院长，他必须大上中药制剂，只要有 3~5 个制剂号，他的中医院就可以运转了。

所以说，多少个发展中医、保持中医的政策不如一个物价政策。因为市场经济，价格是市场的导向，要发展中医学术，必须给一个合理的、公平的学术价格。哪里还有免费午餐！中医进不了市场，必被市场淘汰。如何促进、保护中医的发展，是值得人们深思的问题，希望有关政府职能部门拿出实际支持、保持中医的措施来。如果不这样，我们就上对不起祖先，下对不起子孙。

（《中国中医药报》2002 年 2 月 6 日，作者韦以宗）

中医学术低价贱卖

一、价值法则是一个伟大的学校

1959 年春，面对国家出现经济困难，毛主席提出"要算账"。毛主席说："算账才能实行那个客观存在的价值法则。这个法则是一个伟大的学校，只有利用它，才有可能教会我们的几千万干部和几万万人民，才有可能建设我们的社会主义和共产主义。否则一切都不可能。"（《毛泽东文集》第八卷 34 页）毛主席这里说的"价值法规"，是指经济学的价值论和价格循环法则。价值有相对的和绝对的。相对的价值由比较而起。绝对的价值是至高无上的，一切价值均以此为最终准衡。

我们中医虽然祖宗未传有秦、汉、晋、隋、唐、宋、元、明、清的收费依据（或者医史界未研究），但有西医的收费根据。为什么不来个"相对价值""由比较而起"呢？如果说医疗目的是以恢复人的健康为最终目的，此目的即为"绝对价值"的话，在同一"绝对价值"面前，为何中医的价值不足西医的 1/10 到 1/5，甚至大部分为无价值呢？

这只能说明中医行业尚未很好地进入市场，未真正参加市场竞争。现在的"收费标准"可能是物价部门制定价格时，突然想起"还有个中医"，所以就按 20 世纪 70 年代的收费定下了如此标准。

价格循环法则，是指价格与需要供给关系的法则。此法则有二：第一法则是，需要增加则价格腾贵，需要减少则价格下落；另一方面，供给增加则价格下落，供给减

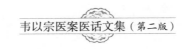

少则价格腾贵。第二法则是，价格腾贵则需要减少，价格下落则需要增加；另一方面，价格腾贵则供给增加，价格下落则供给减少。二者互为因果，故曰价格循环法则。

二、中医学术低价贱卖增加了病人的经济负担

自"从收费标准看一些中医院为何不姓'中'"一文发表后，笔者接到不少电话。这些电话中当然称赞者多，但也有反对者。反对者说现在正要降低医疗收费，你却提出提高中医收费，不是唱反调吗？我说，我正是从一方面为中医前途考虑，一方面为减轻伤病员经济负担考虑，才写这篇文章的。前文言而未尽，所以会有一些人反感。

医疗行业的人都清楚知道，在医疗市场中，医生充当的"角色"是十分特殊的。他们不似商场的售货员，也不似消费者。他可以完全从供给者的立场去"卖高价"。简单地说，20元可以治愈的感冒，医生可以让你花300元才能治愈。按"价格循环法则"，医生可以按第二法则行事，即"价格腾贵"就"供给增加"，"价格下落则供给减少"。例如：针灸疗法可以治感冒，但"价格下落"，只4元钱一次，所以医生"则供给减少"，不给你针了。而按"价格腾贵，就供给增加"，用进口药给你治感冒，让你消费300~500元。结果中医院治感冒针灸不用，中药也不用，都用进口药了，怎么姓"中"？所以就出现了以下怪现象。

1. 用针灸治病，用药物挣钱

针灸治中风后遗症、口眼㖞斜、偏瘫是公认的有效疗法，但由于只让收4元钱，所以针灸医师在运用针灸（不用不行）的同时，加用大量中西药、针剂乃至输液（有些是病情需要的）。这样，一个疗程下来病人康复了，而这康复是靠主要的医疗技术——针灸。但针灸的开支不足一百元，而附加的中药、针剂、输液则多达几千元。这就是中医学术低价贱卖增加伤病员经济负担的结果。在一些中医院中，开设的所谓针灸病房，虽然是运用针灸技术治愈了不少疑难杂症，然而这个病房的住院病人的消费却主要是药物、注射消费，也就是说这个病房的医疗收入80%靠的并非是针灸费。因为如果仅依靠针灸费收入，恐怕连护士的工资也发不出。但病员都知道，他们康复是靠的针灸技术。如果我们给针灸一个比较合理的价格，一次针刺以50元为基数，不同的部位、不同的针法、不同的病情视技术难度和用针数量上下浮动，针灸医师在如此的收费价格面前就不会附加那么多的药物和注射了。

2. 骨折治疗大倒退，每年浪费100多亿

中医学术低价贱卖，加重伤病员经济负担，以骨伤科最为突出。按收费标准，一个肘关节脱位复位术，中医收费60元，而西医切开复位"一甲"医院456元，"二甲"医院547元，"三甲"医院593元。暂且不说这里面对中医的规定没有一、二、三级医院之区别，只说价格的问题。中西医治疗的目的是一致的——让关节复位恢复功能，也就是绝对价值是一样的。但中医为何只能收60元，而西医可收456元？这不公正不

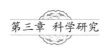

要紧，但医生就必然转嫁于伤病员。中医复位虽低价贱卖，60 元复位后，固定 2 周（没有价，等于免费），开些活血化瘀药，平均每天 10 元，也就不足 200 元，可以门诊治疗，共计不足 300 元就可以治愈一个肘关节脱位了，且功能完全恢复，无后遗症。但西医切开复位能收 456 元，而且需住院，加上手术过程输液、甚至输血，术后抗生素应用，2 周后拆线（如无伤口感染），最后功能锻炼得 3 个月，整个住院费医疗费最少也得 5000 元乃至 1 万元，也就是中医治疗的 15～30 倍，而且功能还没有保障。因为手术切开往往有术后粘连，锻炼不好一辈子都残留后遗症。这是明显的"绝对价值"的区别。按"绝对价值"要求，切开复位因有后遗症，应和中医的复位价值颠倒过来，即中医收 456 元，西医切开复位收 60 元，才公平合理。

可见，由于中医接骨技术低价贱卖，就必然出现"价格下落，供给减少"，所以中医骨伤科医师必然动员伤病员上手术台，因为是 300 元与 5000 元之比。

类似这种情况，在骨折的治疗上尤为严重。

关于骨折的治疗，西医的切开复位钢板（或髓内钉）内固定技术，始用于二战期间的 20 世纪 40 年代，40 年代后期开始传入我国。真正广泛应用于临床是 50 年代后。但由于手术感染、骨折愈合时间长乃至不愈合，关节功能不好等并发症高达 9%，在中医接骨法面前，西医的切开复位法有着明显的缺陷。以尚天裕为首的老一辈骨科专家，在学习了中医接骨经验后，开创了中西医结合治疗骨折，1964 年通过国家鉴定，并列为全国重点推广项目。敬爱的周恩来总理对此项成果给予了高度评价。国际学术界也认为是中国医学的一大贡献。尚天裕教授也因此成果获爱因斯坦奖。在 20 世纪 70 年代、80 年代，几乎所有的骨折都可以用中西医结合的非手术疗法治疗。但进入市场经济后，由于中西医结合治疗骨折没有价值，在收费项目中小夹板外固定技术居然无价——也就是国家承认、国际承认的科学成果物价部门不承认，而只有一项中医骨折复位只收 80 元的标准，因此导致现在副主任医师以上的中医骨伤科医师自己也不接骨了，更不用说年轻一代了。如此加重了伤病员的经济负担、伤情负担和精神负担。

例如：一个闭合的股骨干骨折，按中西医结合的疗法，骨穿针作滑动牵引、自行复位、小夹板外固定，6～8 周临床愈合，8～12 周可以去除夹板，病人花费不足 5000 元医药费就可以治愈。而放弃了这一疗法，行西医切开复位钢板内固定，手术费（股骨切开复位"一甲"医院收 760 元，"二甲"医院 1094 元，"三甲"医院 1186 元）加输血，术后抗生素治疗，外加石膏固定，病人的医药费需 1 万～2 万元。这且不说中医治疗治愈后就完全康复，而内固定一年后还需再次住院手术摘除钢板。可见，由于中西医结合的骨折疗法贱价乃至无价，"价格下落，供给减少"，不仅加重了伤病员的经济负担，还加重了伤病员的创伤乃至后遗症。在"绝对价值"面前，中西医结合疗法应收 760 元，而西医的切开复位只能收 80 元。若此中西医结合治疗骨折必定能"枯木逢春"，广大伤病员更可减少手术的创伤、骨折的后遗症，也减轻了经济负担。

近年来，有专家惊叹，在 20 世纪 70 年代被国际医学界誉为中国三大医学奇迹的"接骨、针麻、断肢再植"已全面倒退了，银针已不再闪光，接骨疗法也大倒退——倒退到大上手术台了。中西医结合治疗骨折基地之一——北方某地有 1000 张骨科病床的医院，在 20 世纪 80 年代时，一个骨折如果需要切开复位，需经科主任审批方能下手术通知书，所以，当时每年收治近 5000 例骨折伤员，上手术台者只占 10%～15%；而现在，小夹板使用少了，80% 骨折均行切开复位了。如果按照惯例中医接骨与西医接骨的费用开支是 1：10 的比例，说明中医学术低价贱卖必然加重伤病员的经济负担。这也是现代医疗收费居高不下的原因之一。

据资料报道，在美国每年发生创伤骨折 50 余万人次，我国每年发生创伤骨折约 200 万人次。如果这 200 多万创伤骨折伤员都用中西医结合治疗骨折方法治疗，就算把复位费从 80 元提高到 300～500 元，每例骨折伤员所需医疗费也不超过 3000 元（因上肢骨折基本不用住院），合计全国开支 60 亿元；而用西医切开复位，平均每例伤病员所需医药费最少也要 1 万元，那全国总计是 200 亿元，与中西医结合疗法相比多开支 140 亿元。这就是不为人所能逆转的价格导向的市场规律，也是中医技术低价贱卖所付出的沉重代价！

三、中医技术低价贱卖可导致中医学术失传、后继无人

人人都说中医是国宝，是中华文化，就如书法、国画，一张白纸、一支笔、一瓶墨，就可以出神奇。这有一定道理。但同是国宝的国画、书法，都有很高的价格，为何对中医这"国宝"如此低价贱卖呢？

"价格下落，则供给减少。"学习针灸的人，过去是为了读大学报的针灸系，但毕业后大多已不用。老一辈针灸专家的技术真正继承者少，为了虚名"继承"者多。现在中青年一代有多少人应用针灸为主业？

骨伤科更惨了。现在所有中医院的骨伤科，包括一些被命名为全国中医骨伤科基地的医院，用中医接骨治疗骨折已达不到收治骨折病人总数的 20%，一些骨伤科主治医师乃至副主任医师，连肱骨髁上骨折也未复过位，更不用说前臂双骨折、股骨骨折了。笔者曾应邀到一市中医院骨伤科查房。这个病房有 80 张骨伤病床，9 个医师，其中 7 名是中医学院毕业。他们都懂得切开复位、打石膏，却不懂得用小夹板；他们懂得椎间盘手术，但不懂得用旋转复位法治疗腰痛。查完房，我找他们座谈。我说，你们开刀胆也大，连西医不敢开的也敢开，例如胫腓骨下段骨折，切开复位不愈合率很高，为什么你们如此热衷于手术呢？他们感慨地说，韦老师，你不知道，中医接骨我们不仅不学，学了也无用，挣不到钱！我听了这段话，一股寒流从头顶冷到脚底。我们中医学术再不进入市场竞争，必定失传，必定葬送在我们这一代人手中！

笔者曾在国外工作、讲学，海外中医师都希望请中国的中医针灸骨伤专家到他们那

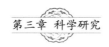

里去讲学、带教，而不愿意来中国学习。他们说："到中国的中医院学针灸，都是要输液的，学骨伤都是要开刀的，学了也用不上。而你们来这里带教，一不能输液、打针，二不能开刀，我们学到的才是真功夫。"不难看出，我国中医的衰退，学术的低微，不用10年，我们得派人到国外进修中医了。这绝不是危言耸听。曾几何时，日本人已占领很大的国际中药市场，而由于国内长期针灸低价贱卖，针具业也已远远落后于日本。在东南亚，中医用的针灸针80%是日本产的，连我们出国的中医师，也喜欢用日本的针灸针。为什么？我们的华佗牌为何超不上去呢？恐怕和这低价贱卖不无关系。

四、发展中医，必须与时俱进

党中央号召我们要"与时俱进"。我们中医行业已落后于市场经济10～15年了，我们应猛醒过来，进入市场竞争。

市场经济的价值，体现在价格上。笔者呼吁中医行政管理部门，充分运用党与人民赋予的权力，运用经济学的观点，为中医的学术标出一个合理的价格来。或者有人认为，现在已允许办营利性医院了，中医可以自己收费、自己定价。但别忘了，我们中医的主体是2000多所国有的非营利性医院。这些医院是按物价部门制定的价格收费的。

我们应了解市场对中医学术导向的重要性和必然性，对一些中医学术出现的倾向要深入分析原因，不应因噎废食，更不要轻易把一项富于中医学术的专业用行政手段加以压制。例如：中医骨伤科，在20世纪80年代后期中医学院都已开设骨伤专业，可近年都以"西化"为由而取缔。这是不问青红皂白的作茧自缚。请问，中医技术还有多少？好不容易发展振兴起来的、具有国际影响的中医骨伤科，偏偏扼杀在高等教育的摇篮里。

建议召集全国中医学术价值研讨会，除中医行政管理部门、物价部门的领导出席以外，聘请经济学专家、针灸、骨伤、推拿等外治法专家参加。在"绝对价值"面前参考现有西医技术收费标准，制定不低于同一疗效的中西医技术收费标准。同时放宽对发掘传统文献、民间疗法技术的收费标准，简化审批程序，使发掘中医技术应用于临床能"与时俱进"，在应用过程中总结推广。

如此，使中医尽快进入市场，参与市场竞争；否则，中医学术将会被市场经济规律的航船所抛弃。千秋功罪，后人评说。

(《中国中医药报》2002年3月18日，作者韦以宗)

要重视中医主体在知识动力学中的地位

2002年4月间，笔者在《中国中医药报》连续发表一论、二论"从收费标准看一些中医院为何不姓'中'"的讨论，引起有关方面的重视。实际上，中医院姓不姓

"中"的问题，也是中国传统文化发展到近世纪面临的与现代文化的认同问题。中医药学是集哲学、人文科学和自然科学为一体的生命科学。与其他学科知识一样，是遵循知识动力学的发展规律演变的。而知识的演变，价值判断往往是决定因素。

（一）

科学知识是在人类社会活动中长期积累且不断演变形成的，是传统的认识主体（人类）所理解的历史，或者说是不断被理解的历史。理解要求于理解的主体是"注意力"。而主体在理解过程中，必须将注意力不断重新加以配置。这配置取决于知识对主体的价值，因为主体会受到政治的、文化的、技术的，特别是经济方面格局的影响。这些影响，也即注意力，是知识演变的动力。

知识演变动力有三个维度：第一维度是知识的秩序，或称"物的秩序"。中医药学知识的秩序，是以阴阳五行哲学思维指导经络脉象学说的人体认识论，在天人合一、整体观念指导下形成的病因病机学说，四诊八纲辨证诊断理论及针灸、整骨、推拿治疗技能，以及其理论指导下形成的以自然矿、植、动物为主的方药疗法。简而言之，是与西医药有所区别的中国传统医学体系。这就是呈现给主体意识的中医药知识，此知识有相对稳定的关系及其静态变化的概念结构。

知识演变的第二维度，即主体获得正确知识的社会化条件，可以名为"人际关系"。与第一维度上的"物的关系"相对应，人际关系实则是社会制度。作为"物的秩序"的知识，以特定的"人际关系"为其存在的社会条件，在特定的人际关系下获得存在的价值，并且反过来支持人际关系。中医药学知识之所以能存在到今天，历朝历代为其制定的政策法规，为其设置的官员及运用中医药医师资格的规范，影响着它的存在及发展。

知识必须有价值、有意义，才可能吸引主体的注意力，这就是知识演变的第三个维度——价值判断也即价值观。有价值意义的知识，它才可能吸引主体，并被广为传播。如果因世事变迁而不再具有科学价值时，这个知识的生命也就终结了。它将被逐渐遗忘，从注意力和传统中消失。

（二）

知识动力学的三个维度：物的秩序、人际关系和价值判断，是相互影响、相互促进、相辅相成的。

1. 物的秩序对人际关系的影响：例如，中医药学知识在社会成员当中，以获得此知识的程度而分别有中医师、主治中医师、主任中医师。在这些知识获得者应用下，人类疾病得到治疗和康复，政府部门也为之设立各级行政管理机构和官员。

2. 人际关系对物的秩序的反作用：民国时期，受民族虚无主义和买办文化的侵害，

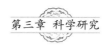

压制中医、"弃医存药"，中医事业"一蹶不振"。新中国成立后，重视中医、发展中医，把发展中医列入宪法，中医药事业迅速发展。但是，如果政府职能部门各级官员中医药知识贫乏，事业心、责任心疲软，在面临二个知识的物的秩序选择面前，则必然以其熟识掌握的知识来处理人际关系，并以此推动其知识的演变，这必将对中医药事业产生负面影响。反之，则能促进中医药事业的发展。

广东佛山市中医院就是一个典型的例子。这个20年前还是一个占地面积不足2000平方米的小医院，能发展成为现在全国最大的中医院、亚洲最大的骨伤科医院，与20年前担任院长的中医骨科专家陈渭良以及后来接任院长的他的三个徒弟的知识结构和办院方向息息相关。他们能在全国骨折治疗普遍西化的现实中，坚持60%的骨折治疗应用中医、中西医结合并取得良好的疗效，如果没有对中医骨伤科知识的深刻理解和掌握，今天的佛山市中医院是否还姓"中"就很难说了。

3. 人际关系对价值判断的影响：相当于马克思所描述的"上层建筑对经济基础的反作用"。资本主义的社会关系决定了金钱活动，导致"金钱拜物教"；传统意义上的"社会主义"制度则鼓励平均主义价值观。我们正在建设有中国特色的社会主义，也就是我国的经济正处于从计划经济向市场经济过渡时期。这时期内，所产生的物价政策则平均主义和市场调节二者有之。特别是我国的医疗管理机构基本上还处于计划经济模式下，其物价政策同样存在平均主义因素。对中医诊疗技术的收费标准，并未能按社会需要的最高价值观去判断，而是以"平均主义"思维来确定，出现了违反经济价值法则，绝对价值面前产生"扬西抑中"的不平等的收费标准，在一定程度上贬低了中医药的价值判断，进而妨碍了中医药"物的秩序"的演变。

4. 价值判断对人际关系的影响：中医学术低价贱卖，对中医学术价值的自我压抑，必然就产生中医界"老中医不断死亡，中年中医'钱途忙忙'，年轻中医纷纷改行"的现象。中医队伍不断地萎缩，后继乏人越来越严重，甚至出现平时医疗以西医为主，申报职称晋升才填上一个"中医"的假中医。中医是假中医，中医院还能姓"中"吗？

5. 价值判断对物的秩序的影响：这是价值在物的投影。有什么样物的价值，就有什么样物的秩序。近年，移动通讯、网络通信的社会需求，显示了其自身价值，促进了行业的飞速发展。由于医学发展趋向"自然"，中医的价值——较之西医能更"自然"地保证人类的健康，逐渐引起人们重视。同时，以化学品为主要材料的"西药"副作用的影响，也即其价值判断的下降，导致以天然植物、动物、矿物等为原料的中药市场的发展。社会需要与技术进步提供了经济激励。因而中药制药工业近年飞速发展，使得不少企业家面对百分之三百的中药利润而决心进行"疯狂的一跃"，就此推动了中药的发展。只要中医药相对于西医药的价值存在，中医药就能生存和发展。所以，我们对中医药的前途应充满信心。

6. 物的秩序对价值判断的影响：科学知识是人类生存发展的源泉，是人类的需求。

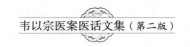

同时，科学知识的发展只要适应人类需要，就有其自身价值。

概而言之，价值观在上述知识动力学的三维结构和六种动力关系中，起到杆秤作用、核心作用，也就是说，一切科学知识能否生存、发展，取决于其自身价值。

（三）

中国文明为世界文明做出过伟大贡献"中国的医药在世界上独树一帜。"我们所以能"独树一帜"，就是与西方医学比较之下有其独特的价值。时至今天，西方国家纷纷在为中医立法，为什么？就是有关国家政府已认识到中医对社会、对人类健康的价值。

因此，发展中医需遵循知识动力学原理，遵循价值法则，尊重中医主体在中医发展中所起的决定作用，如此，才能解决中医院不姓"中"的问题。

（《中国中医药报》2007 年 5 月 14 日，作者韦以宗）

中国整脊学拥有独立知识产权

——以理筋、调曲、练功为三大原则

2006 年 9 月 24 日从中华中医药学会整脊分会成立大会上获悉：中医对脊柱劳损疾病的认识已有 2000 多年历史，并形成了一套具有中国特色的整脊手法，拥有独立知识产权。

脊柱损伤疾病属于常见病和高发病。美国 19 世纪末从传统正骨手法发展起了现已在国际上流行的整脊疗法，并获得美国政府承认。随着我国中医整脊技术走向国际，遂产生了两种整脊技术知识产权的误解。据我国骨科专家韦以宗教授介绍，2000 多年前的《黄帝内经》已载有"脊柱法""按脊法"和"腰痛"的专篇，以后又逐渐形成了牵引、旋转、悬吊、侧扳、过伸、屈曲、整盆和按摩推拿等中国特色的整脊手法，以及理筋、调曲、练功的三大整脊治疗原则，有别于美国整脊学。近年来，我国医务工作者对整脊理论和技术进行了较系统的研究，并在脊柱机能解剖学和运动力学、生物力学研究的基础上，提出了脊柱四维弯曲体圆运动规律、脊柱圆筒枢纽学说、脊柱轮廓平行四维平衡理论和椎曲论等理论，为传统整脊法提供了科学依据。

据悉，目前我国整脊工作亟待现代化、规范化，一方面各医院的颈腰痛患者已占骨伤科、推拿科门诊的 70% 以上，但病人分散在各科室，缺乏以整脊手法、针灸和内外用药的整体综合治疗；另一方面，整脊医生掌握包括骨科、推拿、针灸以及运动力学、生物力学综合知识的能力也尚待加强。

（《健康报》2006 年 9 月 25 日，作者韦以宗）

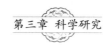

中国整脊与美国脊骨神经医学不是一回事

用整体观、系统论和动态观认识、观察事物，解决整体各要素和中间的矛盾，从而达到整体平衡协调的方法，称整体方法论。中医学的治疗方法基本上是整体方法论的疗法。因此，国际上原来把传统医学称为"替代医学"（Alternative Medicine），近几年又改成为"整合医学"（Integrated Medicine）。

整体方法论的整脊治疗学，就是把当前临床上内科、骨伤科、针灸科、推拿科治疗颈腰病的方法进行整合，用整体方法论整合到颈腰病治疗上来，真正起到"集中优势兵力"的效果，提高颈腰病的治愈率，降低复发率，减少手术率和致残率。

中医的整体方法论的核心是"审因论治"。就脊柱劳损病而言，主要病因是力学失衡，其表现为骨关节错位继发椎曲紊乱，导致脊椎椎间孔神经受损，甚至椎管内的脊髓受压（颈椎的椎动脉受限）、附着椎骨的肌肉韧带力学失衡而出现系列症状体征。整脊学就是用整体观认识脊柱，通过调整脊柱骨关节错位，对脊柱劳损、伤病所致失调进行系统整理，使之达到整体平衡。所谓系统整理就是整体方法论。整脊治疗学三大原则是理筋、调曲、练功。理筋的目的是松解肌肉韧带恢复力学平衡，为正骨提供力学支持。正骨的目的是为了调曲，使脊柱达到对位，对线、对轴，恢复其结构力学平衡。功能锻炼的目的是及时理筋、调曲的自我疗法，椎曲恢复后，通过自主功能锻炼，使肌肉韧带起到"夹板"作用，以维持生理状态的稳定。因此，三大治疗原则就是整体方法论的治疗原则。此外，运用四大疗法，即正脊调曲法、推拿针灸法、内外用药法和功能锻炼法，是将中医传统治疗脊柱劳损病的方法，用整体方法论进行整合，为三大治则服务。

整脊治疗学在实施三大原则、四大疗法时，采取医患合作、筋骨并重、动静结合、内外兼治、上病下治、下病上治、腰病治腹、腹病治脊的八项策略，是整体方法论的治疗策略，充分体现出整体观、系统论和动态观的思维方法。需与读者商榷的是，中国整脊是 Spinal Orthopedics in Chinese Medicine，也可以说是 Integrated Adjustment for Spinal in Chinese Medicine，但绝不是 Chiropractic。

中国整脊学与美国脊骨神经医学的不同点，正如毛泽东曾经指出的："西方医学也有整体观，但没有中国医学的整体方法论。"而且，整脊是医疗行为，脊骨神经医学是保健行业。此外，要郑重申明的是：中国整脊的"一圆一说两论"及其三大治则、四大疗法和八项策略，以及所介绍的各种治疗方法，是清一色的"made in china"，绝非"舶来品"。

在 19 世纪，香港将美国 chiropractic 称为"脊医""脊骨医"。20 世纪初，我们提出运用"整脊"一词总结中医传统的脊柱理论经验之后，世界卫生组织与 2005 年确定

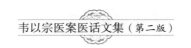

"chiropractic"中文译为"脊骨神经医学"。至于社会上一些人学了几招正骨手法，就自封为"整脊"，或者把推拿按摩也冠以"整脊"，那是对整脊学的无知。

（《健康报》2012年4月25日第6版，作者韦以宗）

美国脊骨神经疗法不是"整脊疗法"

近日读某报有图文称："来自美国整脊疗法学院针推中医科班20多位学生来到浙江省中医院学习。"此处"美国整脊疗法学院"显然是翻译的错误，应该是"美国脊骨神经疗法学院"。

关于美国脊骨神经疗法，其英文名是Chiropratic。根据《新英汉医学词典》第二版，此词的中文翻译是"脊柱按摩术"。香港中外出版社出版的《新英汉医学大辞典》译为"按脊术"。Chiropratic早年香港译为"脊骨医"，在日本、韩国译为"脊椎神经推拿医学"。2005年，世界卫生组织出版的《世界卫生组织脊骨神经医学基础培训和安全指南》明确Chiropratic中文译为"脊骨神经医学"，World Federation of Chiropratic译为"世界脊骨神经医学联合会"。

"整脊"是中医特有的医学术语，出自唐代《理伤续断方》一书的"整理补接次第口诀"。由于该书专论接骨，后世又称为整骨。20世纪80年代出版的我国首部中医骨伤科教材《中国骨伤科学》十卷本列卷四《中国整骨手法学》，20世纪90年代有学者将用于脊椎的整骨手法命名为"整脊手法"。21世纪初，《健康报》和《中国中医药报》发表"中国传统医学整脊技术史"，到2006年中华中医药学会经国家中医药管理局、中国科协和民政部批准成立整脊分会，之后"整脊"一词逐步进入大众视野。

1895年，美国的脊骨神经医学（Chiropratic）由D. D. Palmer创立，至今才100多年。美国没有"整脊"（Integrated Adjust the Spine）之词。在美国，脊骨神经医学是保健行业，不是医疗职业，"脊骨矫正师"没有处方权和诊断权（除了有部分是双重学历外）。所以，脊骨神经医学与我国的"整脊"完全不是一回事。

最新版《中华人民共和国职业分类大典》于2015年7月发布，中医整脊科医师已成为我国中医的专业之一，"整脊"一词也成为我国中医的知识产权特有名词。希望有识之士正确认识美国脊骨神经医学，不要乱套"整脊"一词，否则有失中医学术的尊严。

（《健康报》2016年5月18日，作者韦以宗）

中医整脊学科的创立及其发展概况

按：中医整脊科医师进入中国职业大典，成为中医行业的一个职业，拓展了中医临床服务领域——日前，国家职业分类大典修订工作委员会审议并颁布2015版《中华

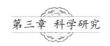

人民共和国职业分类大典》。中医整脊科医师进入中国职业大典，成为中医行业的一个职业。大典对中医整脊科职业定义是："运用中医药和脊柱运动力学理论，以调曲复位为主要技术，对人体脊柱伤病及脊源性疾病进行预防、诊断和治疗的专业人员。"

今天就让我们一起来解读进入了大众视野的这门中医整脊学科从创立到发展的历程。

本文介绍中医整脊学科的创立过程及中华中医药学会整脊分会成立的历史社会背景、国际背景和学术背景，以及学会成立后对学科的促进工作情况。

一、历史和社会背景

1. 历史背景

中国传统医学对脊柱劳损病的认识有 2000 多年历史，我国著名中医骨科专家、全国中医骨伤名师韦以宗教授，在其研究《中国骨科技术史》（1983 年出版）基础上，20 世纪初，开展对中医整脊技术史研究整理、发掘、总结。自春秋战国以来，祖国医学对脊柱伤病的认识及诊疗经验，发掘历代正骨、针灸、推拿、内外用药及功能锻炼经验，特别发现自公元七世纪，我国医学对颈椎采取旋转正骨、颈椎布兜牵引、悬吊牵引及各种颈腰正骨手法，理清了历代诊疗脊柱伤病的历史源流。这不仅有利于进一步继承发扬，且挽回我国脊柱手法的历史地位，产生国际影响，此研究荣获 2004 年中华中医药学会科技成果三等奖。

20 世纪 70 年代，空军总院冯天有医师在学习北京老中医罗有名旋转正骨法基础上，结合现代医学，推广中医正骨疗法，名"中西医结合治疗软组织损伤"在国内外影响甚广。

自 1934 年美国哈佛大学医学院 Mixter 和 Barr 合写的"累及椎管的椎间盘破裂"一文在《新英格兰医学杂志》发表，将 19 名腰背痛病人归因于髓核疝并经手术证实和命名"椎间盘破裂"以后，被人誉为开创了所谓的"椎间盘时代（dynasty of the disc）"，半个多世纪以来，椎间盘突出引起腰腿痛成为"金科玉律"般的病因病理学说。随之而起的手术切除疗法风靡全球。在国外已有专家认识到椎间盘手术缺点，据 2001 年美国骨科医师协会报道，其成功率分别是 45% 和 54%，其中有 35% 需再次手术。

但现实告诉我们的是椎间盘手术后，由于椎间盘摘除或者消融，椎间隙变窄，椎体塌陷；另一方面，椎间盘突出症引起的结构力学紊乱，如腰椎侧弯、椎曲变直未能纠正，继发多个椎间盘突出、退变；手术创伤及出血引起的椎管内瘢痕组织增生及粘连；手术破坏了脊柱的稳定性，引起脊柱滑移；手术破坏了脊柱的生物力学，从而继发创伤性骨、纤维结构增生；全椎板或半椎板切除后，后方软组织突入椎管并与硬膜粘连；脊柱融合术后引起的椎板增厚；手术不慎，椎管内遗留碎骨块。这一系列手术并发症、后遗症已经不断出现在报纸及学术期刊的论文中。

毋庸置疑，椎间盘学说为很多伤病员解除了痛苦，但其导致诸多并发症、后遗症的最严重缺失，正如美国骨科医师学会会长 Jamcs. H. Beaty 指出："切除椎间盘是为了缓解坐骨神经痛，但却不能恢复腰椎的正常力学问题。"而传统的中医正骨、推拿也可治愈不少颈腰痛，但由于未能恢复正常颈腰曲而复发率高，特别对于椎曲消失侧弯者治疗困难，而致高手术率，晚年椎管狭窄高发病率。这些问题有待研究发展。

2. 社会背景

当前，脊柱劳损病一方面是高发病率，另一方面由于都是局部对症治疗，因此，是高复发率。据资料报道，颈腰痛的人群之罹患率现在已高达 30%，在中老年人中罹患率高达 70%，就个体来讲我国人群腰背痛在一生流行率是 70%，其年发生率是 7.4%，近期，《健康报》报道我国目前有 5000 万颈椎病患者，而且，正波及青少年。据武汉市调查 8 所小学，9 所初中 4681 名学生，有颈椎问题学生占 70.5%，其中有 18.8% 学生颈椎发生颈曲度异常（《中国中医药报》2008 年 8 月 27 日 6 版）；而青少年脊柱侧凸症患病率占 7‰。据北京市调查，老年人患颈腰病居老年病第 2 位，占 43.02%（《首都医药》2007 年 5 月），而且，中老年人颈椎病导致颈椎管狭窄症和腰椎管狭窄症引起瘫痪已十分常见。因此，如何提高脊柱劳损病的防治，给伤病员提供专科的诊疗医师，已是社会的迫切需求。

二、国际背景

美国脊骨神经医学（Chiropractic）创立于 1895 年，发明人 D. D. Palmar，是以手法矫正脊椎关节为主的技术，是以脊柱保健、防治脊柱相关疾病为主。世界卫生组织于 2005 年出版的《世界卫生组织脊骨神经医学基础培训和安全性指南》一书，确定 Chiropractic 中文翻译为"脊骨神经医学"，在美国脊骨神经矫正师从业人员 7 万多人，属于专科毕业生（注：DC，doctor of Chiropractic，脊骨矫正师，属于专科学历，无医生处方权，但其中少部分人员可能具有双学历），美国全国 17 所脊骨神经医学院校，现在已建立"世界脊骨神经医学会"，获世界卫生组织认可，并推广到 40 多个国家。

但是，在我国未开设整脊学研究之前，由于没有脊柱方面的专科，国际上曾误认为只有美国的 Chiropractic，应用手法防治脊柱病。1998 年 3 月在澳大利亚悉尼召开的"手法治疗脊柱病"的国际大会上，我国香港中医学者上台发言介绍中医的脊柱手法，被美国 Chiropractic 的主持人赶下讲台，说中国没有脊柱手法。2000 年 3 月德克萨斯州一个英文报纸发表文章，说中国的中医在美国从事脊柱手法治疗是侵犯美国 Chiropractic 的知识产权，并扬言要上诉法院，后随着《中国中医药报》《健康报》和美国的华文报《中国医药导报》连续发表"中国传统医学整脊技术史"，有关学者将此文翻成英文和我国宋代（1150 年）的整脊图转达给相关的英文报刊，才逐渐平息一场国际纠纷，挽回我国脊柱矫正手法的历史地位。

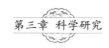

三、学术背景

中医整脊学科的创立是 20 世纪初，韦以宗教授在研究继承中医对脊柱伤病诊疗经验基础上，根据中医的原创思维理论，运用整体思考代替片断思考，用系统思考代替机械思考，用动态思考代替静态思考，从研究脊柱功能解剖作切入点，运用现代医学科学研究方法进行脊柱运动生物力学研究。于 2003 年在《中国中医骨伤科杂志》发表"脊柱机能解剖学研究"，首先提出"中医整脊学"的学科名词，并首创"理筋、调曲、练功"三大原则疗法，同时通过一系列科学实验创立了著名的中医脊柱运动力学理论，同时，运用整体方法论整合中医传统的脊柱疗法，如此，作为医学一门专科所具备的基本理论和诊疗技术基本形成。他所研究的脊柱运动力学理论分别是：

1. 用有机论思维研究脊柱运动力学，提出"脊柱四维弯曲体的圆运动规律"

中国传统有机论思维的宇宙运动观，基本规律是"圆"的规律。在人体运动中表现为动静、升降，围绕轴心运动的。

用中文"维系"含义的四维（四象）观察脊柱形态结构，从脊柱侧面观：有颈曲、胸曲、腰曲和骶曲，是围绕中轴线的四维组合；从冠状面则有颅椎枢纽、颈胸枢纽、胸腰枢纽和腰骶枢纽的四个枢纽关节，围绕轴心线相互调节。在运动力学的动力来看，颈椎前缘左右各一组的前中后斜角肌，后面左右各一组的肩胛提肌和斜方肌组成颈四维动力。在腰椎，前面左右各一的腰大肌，背后是竖脊肌，组成腰椎四维动力，均维系着轴心产生伸缩、前屈、后仰、左右侧弯和轴向旋转八大活动度。

通过 X 线照片动态观察和动物实验证明脊柱运动是八个活动度，即纵轴伸缩、矢状面的屈伸、冠状面的侧屈、横轴面的旋转。脊柱的运动是围绕轴心的圆平衡，从资质研究解释了关系。

2. 用系统思维研究脊柱机能解剖学，创立"椎曲论"

从达尔文进化论或系统论的同构类比法，人类的脊柱与四足脊椎动物的脊柱有共同之处，也即人类从胚胎到新生儿至坐立行走之前，脊柱的大体形态结构与四足脊椎动物同是颈椎、胸椎和腰椎、骶椎在一个弯曲上。人类在坐立和站立行走后的发育过程中才逐渐形成腰曲和颈曲。通过动物实验和解剖学研究，论证了腰大肌是形成腰曲的主要肌力。

颈腰椎曲的形成是从出生后 6~7 个月开始坐，到 1 岁站立行走出现，至 25 岁的成长发育过程中。因此，椎曲决定了椎管大小、神经根孔的大小、方位以及颈椎椎动脉的走向。椎曲一旦发生变异，是因椎体及关节突关节产生位移。如此带动椎间盘纤维环的扭曲或撕裂，椎间盘突出，神经根、椎动脉受损，严重的椎管狭窄压迫脊髓。观察颈腰椎曲已成为临床诊断的客观指标。在治疗上，如果能调整椎曲恢复，症状、体征随之消失，而且复发率也低。颈腰椎曲既是生理的表现，也是病理的基础，还是诊断的依据和治疗目标。椎曲论，明确了整脊学的治疗原则是以调曲为主。调曲即使骨关节复位，对位、对线、对轴。椎曲论的发现和应用，使整脊临床产生质的变化，审因论治，整体提高了整脊临床的诊断水平和治疗效果，为非手术疗法提供影像学的诊断和疗效评定的客观指标。

通过颈腰椎曲改变类型的调查研究，参考国内外有关椎曲测量方法，创立运用几何学弓形面积测量法。将椎曲改变分为五级标准，以指导临床为诊疗提供数据化的影像学的客观指标。

"椎曲论"的发现和创立，颠覆了既往认为人类脊柱四个弯曲体是 300 万年进化形成的观点，成为中医整脊学创新的核心理论。

3. 用整体思维研究，提出"圆筒枢纽学说"和"脊柱轮廓平行四边形平衡理论"，为整脊法提供科学依据

整体观与系统思维都是有机论思维方法，中医传统的整脊技术，利用脊柱整体的"体相"，而不局限于以局部的组织形态解剖为基础。综观传统的整脊手法，除一般推拿按摩之外，其余牵引、旋转、侧扳、悬吊、过伸、屈曲，均是通过观察"体相"，利用头颅、胸廓、骨盆作为力的启动点施法的。人体椭圆形的脊柱，躯体也是椭圆形，用体相概念将头颅、胸廓、骨盆喻为三个"圆筒"，传统整脊法牵、旋、扳均通过此三大圆筒作用于脊柱的小圆筒。在大圆筒带动小圆筒过程中，必有一关节起传导力作用。为此，利用现代解剖学和生物力学，通过对椎体关节突夹角测量，论证了颅椎枢纽关节、颈胸枢纽关节、胸腰枢纽关节和腰骶枢纽关节对相邻椎体的调控作用，从而运用此圆筒枢纽学说阐明了整脊手法的科学原理，为整脊手法的规范化提供了科学依据。

传统整脊还有上病下治、内病外治、背病治腹的方法。根据脊柱四个弯曲力作用线的方向，按照牛顿第三定律，脊柱的轮廓可按几何图形绘成平行四边形。而附着于脊柱轮廓的肌肉走向以及上小下大的胸廓，组成的四维力学组织，支持此平行四边形的数学规律。临床上腰曲加大，颈曲也随之加大；腰曲变直，颈曲也反弓；腰骶角紊乱，寰枢关节也错缝；以及腹肌、腹内压对腰椎的稳定性作用等，脊柱运动力学的客观规律，也是按平行四边形的数学规则调整的。脊柱轮廓四维结构对脊柱的稳定的重要性，也是脊柱伤病的病理依据。临床客观也是如此，脊柱不稳定产生病变，起因多为附着脊柱之肌肉韧带损伤。因此，对整脊提出"理筋""功能锻炼"为治疗原则方法，作为与调曲原则相辅相成的治疗大法。这一理论为临床诊断和上病下治、腹病治脊、脊痛治腹提供了科学依据。

4. 中医整脊学科的形成

韦以宗教授带领他的技术团队，历时 5 年，完成了一系列尸体解剖、动物实验、X线动态观察和临床研究，用科学的数据论证了上述四大理论观点。在国家级核心学术期刊发表论文 18 篇，其中有 6 篇发表在《中国临床解剖杂志》。自 2004 年，新闻媒体

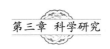

报道中医整脊 38 篇，其中人民日报 3 篇，中央电视台 4 篇，美国加州中国医药导报 5 篇。编成进修班教材《中国整脊学》，2006 年该书正式出版，后荣获中华中医药学会学术著作一等奖。

根据创新的中医脊柱运动力学理论为指导，韦以宗还运用整体方法论整合中医传统疗法，提出"理筋、调曲、练功"三大治疗原则；"正脊调曲、针灸推拿、内外用药、功能锻炼"四大疗法以及"医患合作、动静结合、筋骨并重、内外兼治、上病下治、下病上治、腰病治腹、腹病治脊"八大策略的中医整脊治疗学。同时，通过总结既往脊柱正骨推拿导致严重并发症的经验教训，对历代正脊骨手法进行实验研究，提高其科学性，筛选出正脊骨十法和六种牵引调曲法，明确严格的适应证、禁忌证及注意事项。经 10 年来，调查全国 24 家医院，应用上述正脊调曲法治疗 10 万余病例，无一发生意外。由于其安全性、科学性和实用性，三大治则、四大疗法、八项措施和十大正脊骨手法、六种牵引调曲法，成为后来的《中医整脊常见病诊疗指南》的主要内容。

运用上述"一圆一说两论"指导，全国 15 个协作医院自 2004 年至 2006 年观察病例 6 万余例，运用上病下治法取得治疗颈曲变小类颈椎病、颈椎管狭窄症的成功；运用调曲法治疗椎间盘突出症、腰椎滑脱症和椎管狭窄症达到 96% 以上的疗效。中医整脊学作为一门中医学专科已经脱颖而出。

四、学会成立及其对学科发展的促进

国家中医药管理局继续教育委员会自 2003 年起，将韦以宗教授研究中医整脊学列入国家级继续教育项目，在全国举办"中国整脊学高级研修班"培训主治中医师（含高年资执业医师）以上职称专业人员。

于 2004 年 11 月中华中医药学会主办"首届中国整脊学术交流大会"在北京召开，国家中医药管理局房书亭副局长和外事司长沈志祥以及来自美国、韩国、马来西亚和我国台湾、香港及全国各省市自治区 200 多名专家学者出席大会，中央电视台"新闻30 分"做了报道。2005 年 8 月，中华中医药学会在江苏省连云港市召开"第二届中国整脊学学术交流大会"，房副局长出席会议，并与参会专家一起建议中华中医药学会成立整脊分会。此建议得到中华中医药学会、国家中医药管理局、中国科学技术协会的支持，并报民政部批准。

2006 年 9 月 24 日，中华中医药学会在北京人民大会堂召开"中华中医药学会整脊分会成立大会暨《中国整脊学》首发式"，国务院秘书局、专家局、中国科协领导和国家中医药管理局吴刚副局长和来自全国各省市自治区和台湾、香港地区以及马来西亚、新加坡，近 300 名专家学者出席大会，中央电视台、《人民日报》《健康报》和《中国中医药报》对大会做专题报道，大会选举韦以宗任整脊分会主任委员，长春中医药大

学校长王之虹、广西中医药大学骨伤学院院长周红海等 10 名全国知名专家担任副主任委员，以及各省市共 128 名专家学者组成第一届委员会。大会同时举办《中国整脊学》首发式，此书由韦以宗编著，人民卫生出版社出版，从而奠定了整脊分会的学术基础。

学会成立后，明确了中医整脊科的学科定义为："中医整脊学，是以具有中国传统文化特色的脊柱运动力学的新理论为指导，以理筋、调曲、练功为三大治疗原则，用整脊手法、针灸、内外用药和练功的四大无痛无创疗法，对脊柱关节和椎间盘伤病并发脊髓、脊神经、椎动脉损伤以及脊源性疾病进行诊断和治疗的学科。因此，与美国脊骨神经医学不同，与中西医结合治疗软组织损伤和脊柱推拿有别。"（引自《2006—2007 中医药学学科发展报告》中国科学技术协会主编，中国科学技术出版社出版）整脊分会成立后，做了以下工作，推动发展中医整脊学。

1. 行业标准化研究

2007 年开始，学会启动中医整脊学科的行业标准化研究工作，在重庆市召开的年会上组织了 40 名专家审议中医整脊标准化的两大任务：一是正脊骨手法和牵引调曲法的规范标准；二是脊柱疑难病的诊疗标准。2008 年 5 月，中华中医药学会就标准化的研究分工分别召集骨伤科主任委员、推拿科主任委员和整脊科主任委员作了分工，达成共识。脊柱劳损病和脊柱正骨调曲法由整脊分会负责。在此基础上国家中医药管理局政策法规与监督司于 2009 年 8 月正式下达标准化研究项目，并拨出专款。同年 9 月学会在贵阳市召开了 62 名专家参加的标准化研究专题会议，会议期间，针对国内中医治疗脊柱劳损病学派众多，一致通过依据《中国整脊学》的理论观点、诊疗技能作为中医整脊标准化工作研究的学术基础，审议通过了脊柱 25 种病，并明确了分工，审议通过整脊手法、牵引法以《中国整脊学》的整脊八法及牵引调曲法为主要方法，排除了一些地方流行的曾发生医疗意外且不科学的正骨牵引法，如：颈椎悬吊晃头法、颈椎兜颌旋转法、颈椎侧扳法，以及麻醉下正骨法和颈椎超过 6kg 以上超重牵引法。对确认的正脊骨法和牵引调曲法明确了严格的适应证、禁忌证和注意事项。

2010 年 4 月在山东即墨市召开第三次标准化研究专家论证会，25 个常见病编写专家提供的编写内容进行逐个审议，形成初稿，并发出包括葛宝丰院士在内的 15 名中医、西医骨科专家、脊柱外科专家和神经外科专家，进行了书面评审，经作者修订后提交全国中医标准化专家委员会审议，提出修订意见。于 2012 年 9 月经全国标准化委员会第二次审议通过，同年 10 月由学会向全社会发布。

《中医整脊常见病诊疗指南》包括了规范的正脊骨十大手法和六种牵引调曲法，该《指南》发布后得到学术界的欢迎，不到两年印刷 4 次，发行量达 2 万余册，是中医系列指南发行量之首。

2. 人才培训

学科队伍不断扩大。学会成立后加速了人才培训的工作，在国家中医药管理局支

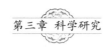

持下，举办了两次"中国整脊学师资培训班"（参加者副高以上），培训125名整脊学教师，为各省培训工作提供了师资力量。同时，学会还继续举办"中国整脊学高级研修班"，至今办班62期，各省市自治区开18次，共培训了5100多名整脊医师，学科队伍不断扩大。

2008年由学会和河南省中医院牵头，联合长春中医药大学、上海中医药大学、广西中医药大学和天津中医药大学，根据《中国整脊学》改编《高等中医药院校教材整脊学系列》共3册，于2009年出版。教材出版后，先后有长春中医药大学、河南中医药大学、广西中医药大学和上海中医药大学在针灸、推拿、骨伤专业内开设整脊的高等教育，以培养6届大学生4000多人，同时，开设了硕士研究生培训，据上述4所大学统计已毕业硕士383人，在读研究生650人，为中医整脊科医师成为后备力量。

3. 中医整脊科医师进入中国职业大典，成为中医行业的一个专业

2011年中国职业大典修订工作启动，学会按国家中医药管理局职业技能鉴定中心委托，申办中医类行业——中医整脊中医师，脊柱保健类行业——脊柱保健师，完成了800人和400人的调查工作，经国家中医药管理局组织二次专家论证会，通过上报大典。并经职业大典二次专家论证会已通过，将中医整脊科医师列为与中医内、外、妇、儿、中医骨伤科并列的行业，大典对中医整脊科职业定义是："以中医药理论和中医脊柱运动力学理论为基础，运用理筋、调曲、练功为手段治疗人体脊柱伤病及脊源性疾病的专业人员。"

4. 开展学术交流

学会成立后每年均组织一次全国性年会，先后在北京市昌平区、江苏省连云港市、重庆、浙江省温州市、湖南省湘潭市、广东省深圳市、广东省潮州市、甘肃省兰州市、广东省广州市、江苏省常州市召开共十次大会，出席代表近2000多人次，交流学术论文380篇，各省市自治区召开整脊学术交流大会4次，出席的学者近千人。

5. 促进国际交流

中医整脊学科的创立受到国际的欢迎，2004年就有美国和澳大利亚的脊骨矫正师来华参加学习班。2006年马来西亚针灸骨伤学会邀请韦以宗教授到马来西亚举办学习班，有65名医师参加。2007年德国埃森大学邀请韦以宗教授去德国美茵兹举办中国整脊培训班，有28名德国医师参加培训。2008年韩国脊椎神经推拿学会邀请韦以宗教授到首尔举办中国整脊学培训班，有32名医师参加学习。2013年该学会再一次邀请韦以宗教授为该学会300多名会员讲学。2012年7月，美国芝加哥针灸学会邀请韦以宗教授开办"中国整脊学高级研修班"，102名非华裔医师参加学习。2013年12月，美国纽约卫生职业大学邀请韦以宗教授举办"中国整脊培训班"，该学习班的课程以《中国整脊学》的基础理论和正骨手法，以及韦以宗教授创立的"骨空针刺减压技术"经美

国针灸东方医学认证中心（NCCMOA）批准列为该校的继续教育项目和研究生课程。2014 年 4 月该校又再次邀请韦教授前往举办了二期学习班。

英文版《中国整脊学》于 2010 年出版，全球发行，中医整脊走向世界。

6. 支援各省中医院建立中医整脊专科

学会成立后，先后派出专家扶持甘肃省中医院、河南省中医院、湖南湘潭中西结合医院、广西民族医院、广西平南骨伤医院、广东省中医院、广州和谐医院、深圳市中医院、广东省揭阳市人民医院、广东省潮州中心医院、福建省龙岩市人民医院、上海市江东医院、山东省即墨市中医院、山东省济南按摩医院、山东省招远市中医院、山东省龙口市中医院等 10 余个中医院开展整脊专科，全国约有 300 多家二三甲中医院引进整脊技术开展和整脊临床诊疗。

从各地参加年会的学术论文可了解到，应用中医整脊调曲法、上病下治法，治疗颈椎管狭窄症、腰椎管狭窄症、腰椎滑脱症和青少年脊柱侧弯症，已取得良好的疗效。报道的病例超过 2000 多病例，治疗效果以恢复椎曲为标准的治愈率在 90% 以上，大大提高了脊柱病的康复率、降低了复发率、减少手术率、杜绝了致残率。为人民的健康事业做出贡献，为中医药的持续性发展和中华文化的继承发扬做出了努力。

（《中国中医药报》2015 年 8 月 17 日，作者韦以宗）

中医整脊学：为人类脊柱研究发现另一个后天自然系统

2016 年 10 月 25 日，《"健康中国 2030"规划纲要》指出："大力发展中医非药物疗法，使其在常见病、多发病和慢性病防治中发挥独特作用。"新版《中华人民共和国职业分类大典》新增的专业——中医整脊科，所运用的正是以调曲复位为主要技术的非药物疗法。该学科对人体脊柱运动力学的研究，揭示的脊柱后天自然系统，将在防治脊柱常见病、多发病、慢性病中起到独特作用。

一、脊柱与健康

目前，颈腰病严重威胁着人类健康，世界卫生组织已将颈椎病列为十大危害人类健康的疾病之首。据有关资料表明，颈腰病的年发病率高达约 30%。在老年人常见疾病中，颈腰病占 43%。据调查，约有 18.8% 的青少年颈椎生理曲度消失，出现活动功能障碍。

脊柱可以说是人体生命中枢之一，包括了人体两大系统：骨骼系统的中轴支架和脊髓神经系统。人体的器官除大脑之外，几乎都受脊髓神经系统支配。所以，脊柱除了自身的疾病，还与其他多种疾病有关。美国脊骨神经医学会研究证明，人体约有 108 种疾病是脊椎错位继发。

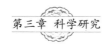

危及人类生命的肿瘤疾病，一般都认为是免疫功能障碍所致。中医学将人类的免疫功能称为"阳气"。《素问·生气通天论》记载："阳气者，若天与日，失其所，则折寿而不彰。"而位于脊柱的督脉总督阳经，是"阳脉之海"（《十四经发挥》）。可见，脊柱损伤，不仅脊柱自身病变，而且骨关节错位导致的脊神经紊乱还会诱发诸多疾病。脊椎移位，督脉受阻，阳气不彰（免疫功能下降）可引起危及生命的病症。因此说，脊柱的健康也是人体的健康。

二、中医整脊学对人类脊柱的研究

中医对人体生命健康的认知，是"道法自然""天人合一"的，对脊柱的认识是整体、系统、动态的。钱学森说过："系统论是现代科学理论里一个非常重要的部分，是现代科学的一个重要组成部分。而中医理论又恰恰与系统论完全融合在一起。"系统论的核心思想是整体观念。钱学森所指出的中医系统论，不仅仅局限在人体的系统论，更重要的是天人合一的自然整体观。

系统在空间、时间、功能、结构中，没有外界特定干预，这个系统是"自然组织系统"，又称"自组织系统"。人体生命科学的基本概念是"稳定的联系构成系统的结构保障关系的有序性"。美国生理学家坎农称之为生命的稳态系统，即人体是处在不断变化的外环境中的。机体为了保证细胞代谢的正常进行，必须要求机体内部有一个相对稳定的内环境。人类脊柱稳态整体观，表现在遗传基因决定的脊柱骨关节系统、脊髓脊神经系统和附着在脊柱的肌肉韧带系统的有序性。我们将遗传基因决定形成的系统，称为"脊柱先天自然系统"即"先天之气"。

如果说，脊柱先天自然系统是四足哺乳动物共同特征的话，中医整脊学对人类脊柱的研究，则揭示了人类特有的"脊柱后天自然系统"，即"后天之气"。中医整脊学研究表明，人类新生儿脊柱与四足哺乳动物脊柱是一个样的，即没有颈椎和腰椎向前的弯曲。当儿童6个多月坐立后，出现腰椎向前的弯曲（以下简称"腰曲"）；当1周岁左右站立行走后，颈椎向前的弯曲（以下简称"颈曲"）形成。颈曲和腰曲形成至发育成熟，使人类的脊柱矢状面具备4个弯曲：颈曲、胸曲、腰曲和骶曲。这四个弯曲决定了附着脊柱的肌肉韧带的序列、椎管的宽度、脊神经的走向、脊柱的运动功能乃至脏腑的位置，是解剖生理的基础。特别是腰曲和颈曲，是人类站立行走后功能决定形态的后天脊柱自然系统组成部分。中医整脊学称之为"椎曲论"，即颈腰椎曲是解剖生理基础、病因病理的表现、诊断的依据、治疗的目标和疗效评定的标准，是中医整脊科的核心理论之一。

中医整脊学为人类脊柱研究发现另一个后天自然系统，即脊柱四维弯曲体圆运动规律。人类站立在地球上，脊柱无论从冠状面或矢状面都有一中轴线——圆心线。颈椎前有左右各一的斜角肌，后有左右各一的肩胛提肌和斜方肌；腰椎前有左右各一的腰大肌，后有左右各一的竖脊肌。这四维肌肉力量维持脊柱圆运动，维持系统的整体稳态。

由于系统是有关联性、有序性和整体性的，对脊柱整体而言，腰椎是结构力学、运动力学的基础。腰椎一旦侧弯，下段胸椎反向侧弯，上段胸椎又转向侧弯，颈椎也反侧弯。同样，腰曲消失，颈曲也变小，如此维持中轴平衡。

中医整脊学研究人类脊柱发现的脊柱后天自然系统，还表现在脊柱圆筒枢纽的运动力学，以及脊柱轮廓平行四边形平衡理论上。脊柱的运动是肌肉带动头颅、胸廓和骨盆三大圆筒，通过四个枢纽关节带动椎体小圆筒产生运动。脊柱轮廓矢状面构成一个平行四边形几何图像，从而维持其系统结构的关联性、有序性和整体性。

三、防治疾病的独特作用

脊柱疾病的发生，就是脊柱系统整体稳态性紊乱。整体稳态性来源于生命系统的协同性，包括各层次稳态性之间的协同作用。脊柱先天性自然系统的稳态失衡，来源于后天自然系统各层次稳态性协同作用的紊乱。根据系统整体稳态的规律，我们发掘整理了中医传统的非药物疗法的正脊骨牵引调曲技术，并通过科学研究，使之规范化，成为中医整脊的独特技术。据调查，一年内全国24家医院，运用中医整脊技术治疗6万患者，共101万人次，无一例医源性损伤。既往最易发生医疗意外的颈椎旋转法，治疗1万5千多人，共4万人次，无一例发生医疗事故及并发症。经过大量的临床实践，使这一传统技术提高了安全性和实用性。以非药物疗法为主要技术的中医整脊学，遵循所创立的"理筋、调曲、练功"三大治疗原则，"正脊调曲、针灸推拿、内外用药、功能锻炼"四大疗法和"医患合作、筋骨并重、动静结合、内外兼治、上病下治、下病上治、腰痛治腹、腹病治脊"八项措施，逐渐形成了以非药物疗法为主的中医整脊治疗学。调曲复位就是改善或恢复脊柱的解剖生理关系，达到对位、对线、对轴的目的。

根据脊柱后天自然系统（脊柱运动力学理论）指导形成的中医整脊治疗学，成为25种脊柱常见病、多发病和慢性病的常规疗法，编进《中医整脊常见病诊疗指南》。该《指南》自2012年发布，受到学术界欢迎，出版社5年内重印6次，发行量达2万余册。同时，各医院为了推广新理论、新技术，纷纷派出医师参加"中医整脊科医师培训班"。15年来，全国已有7千多名医师接受了培训。自《指南》发布后5年内，从31家医院诊疗数据可以看出，按照《指南》推介的中医整脊疗法，治疗脊柱伤病近12万例，取得满意疗效，降低了复发率。特别是一些以往中医治疗困难、往往需要手术治疗的疑难病，也取得了满意效果。

例如，运用调曲复位技术，治疗颈腰椎间盘病、腰椎管狭窄症和腰椎滑脱症疗效显著。在脊柱圆运动规律指导下，运用"上病下治法"，通过调腰椎，进而调胸椎、颈椎，取得了治疗颈曲变小类颈椎病、颈椎管狭窄症、青少年脊柱侧弯症的成功。用

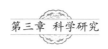

"下病上治法"调腰椎、调整骨盆移位所致的腰胯痛及长短脚和用"腹病治脊"治疗胃肠病及妇科病等取得良好疗效。上述脊柱疑难病在近 12 万病例中，约占 2 万余例。整脊史和整脊理论与临床研究获中华中医药学会三项科技成果奖，其代表著作《中国整脊学》获一等奖。

更重要的是，以中医整脊非药物疗法为主的治疗技术，遵循系统工程的基本定律，即"系统性能功效不守恒定律"，是指系统发生变化时，物质能量守恒，但性能和功效不守恒，且不守恒是普遍的、无限的。依据物质不灭定律和能量守恒定律可知：系统内物质、能量和信息在流动的过程中物质是不灭的，能量是守恒的；而反映系统性能和功效的信息，因受干扰而失真、放大或缩小，以至湮灭，故是不守恒的。

脊柱疾病的发生，是后天自然系统整体稳态（性能和功效）失衡，影响到先天自然系统的物质和能量（骨关节结构、神经、血液循环和运动功能）紊乱，发生病变。以中医整脊非药物疗法为主的治疗方法，就是调整后天自然系统的性能和功效，维护先天自然系统的物质和能量（不损伤和破坏脊柱骨关节结构等组织），是真正的"道法自然"的独特疗法，也必将在脊柱病诊疗中起到主导作用。

另一方面，中医整脊在研究人类脊柱圆运动规律中，发现青年人端坐 1 小时后，腰曲消失，颈曲也变小，证明脊柱伤病主要病因是"久坐"导致颈腰曲紊乱而发生病变。因此，提出避免"久坐"，并制订"强身健脊十八法"体操，能够有效防治脊柱伤病。脊柱健，则身体康。中医整脊学对人类脊柱的研究，在治未病中的主导作用，必将得到充分发挥。

（《中国中医药报》2017 年 8 月 7 日，作者韦以宗）

中医整脊前世今生

什么是中医整脊医学？中医整脊医学是 21 世纪中医学现代化研究形成的创新学科，是在系统发掘和整理两千多年的中国传统医学整脊技术史和中国传统医学脊源性疾病史的基础上，运用中医原创思维结合科学、西医学，系统研究人体脊柱系统功能解剖、运动力学、生物力学，以"一圆一说两论"（脊柱四维弯曲体圆运动规律、脊柱圆筒枢纽学说、脊柱轮廓平行四边形理论、椎曲论）为理论体系，通过以"正脊调曲法"为主的中医疗法调整气血、筋骨，使气血协调并恢复或改善脊柱力学平衡以防治脊柱劳损伤病的现代中医学科。

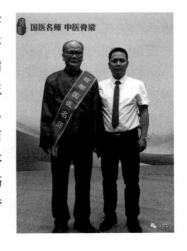

一、历史和社会背景

1. 历史背景

中国传统医学对脊柱劳损病的认识有两千多年历史，21世纪初，韦以宗教授在研究《中国骨科技术史》（1983年出版）基础上，开展对中医整脊技术史研究，整理、发掘、总结自春秋战国以来，祖国医学对脊柱伤病的认识及诊疗经验，发掘历代正骨、针灸、推拿、内外用药及练功经验，特别发现对颈椎采取旋转正骨、颈椎布兜牵引、悬吊牵引及各种颈腰正骨手法，理清了历代诊疗脊柱伤病的历史源流。整理出"中国传统医学整脊技术史"一文在《中国中医药报》《健康报》《中国医药导报》连续发表。此研究荣获2004年中华中医药学会科技成果三等奖。

2. 社会背景

当前，脊柱劳损病首先是高发病率，再由于都是局部对症治疗导致的高复发率。据资料报导，颈腰痛的人群之罹患率现在已高达30%，在中老年人中罹患率高达70%，就个体来讲我国人群腰背痛在一生的流行率是70%，年发生率是7.4%，因此，如何提高脊柱劳损病的防治，给患者提供专科的诊疗医师，已是社会的迫切需求。

二、国际背景

美国脊骨神经医学（Chiropractic）（创立于1895年，发明人 D. D. Palmar）是以手法矫正脊椎关节为主的技术，以脊柱保健、防治脊柱相关疾病为主。世界卫生组织于2005年出版的《世界卫生组织脊骨神经医学基础培训和安全性指南》一书，确定 Chiropractic 中文翻译为"脊骨神经医学"。在我国未开设整脊学研究之前，由于没有脊柱方面的专科，国际上曾误认为只有美国的 Chiropractic 应用手法防治脊柱病。1998年3月在澳大利亚悉尼召开的"手法治疗脊柱病"的国际大会上，我国香港中医学者上台发言介绍中医的脊柱手法，被美国 Chiropractic 的主持人赶下讲台，说中国没有脊柱手法。2000年3月美国德克萨斯州一个英文报纸发表文章，说中国的中医在美国从事脊柱手法治疗是侵犯美国 Chiropractic 的知识产权，并扬言要上诉法院，后随着《中国中医药报》《健康报》和美国的华文报《中国医药导报》连续发表"中国传统医学整脊技术史"，有关学者将此文翻成英文连同我国宋代（1150）的整脊图转送给相关的英文报刊，才逐渐平息一场国际纠纷，挽回我国脊柱矫正手法的历史地位。

三、中医整脊学科的形成

新中国成立70周年之际，中医药事业在党中央国务院高度重视下，得到了迅速发展。特别是党的十八大以后，发展中医药已上升到国家发展的战略地位，传承创新是其主旋律。中医整脊学科的创立和发展，是这一主旋律一曲和鸣之声。

1. 学术与理论创新

韦以宗教授在研究继承中医对脊柱伤病的诊疗经验基础上，根据中医的原创思维理论，运用整体思考代替局部思考，用系统思考代替机械思考，用动态思考代替静态思考，从研究脊柱功能解剖作切入点，运用西医学科学研究方法进行脊柱运动生物力学研究。于2003年在《中国中医骨伤科杂志》发表"脊柱机能解剖学研究"，首先提出"中医整脊学"的学科名词，并首创"理筋、调曲、练功"三大原则疗法，同时通

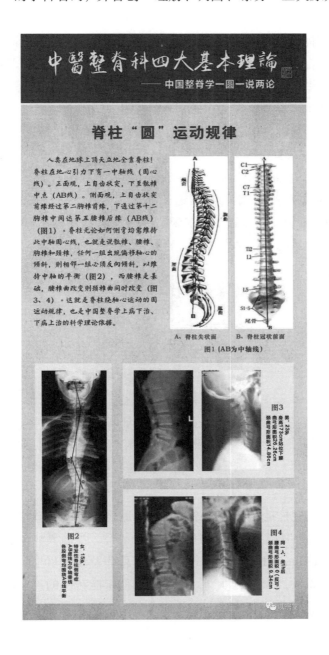

过一系列科学实验创立了著名的中医脊柱运动力学理论，运用整体方法论整合中医传统的脊柱疗法，建立"理筋、调曲、练功"三大治疗原则，"正骨调曲、针灸推拿、内外用药、功能锻炼"四大疗法和"医患合作、动静结合、筋骨并重、内外兼治、上病下治、下病上治、腰病治腹、腹病治脊"八项策略的整脊法疗学。如此，作为医学中一门专科所具备的基本理论和诊疗技术基本形成。

韦以宗教授是首都国医名师，全国中医骨伤名师，中医整脊学科创立人。北京光明骨伤医院和北京以宗整脊医学研究院院长，主任医师，教授，研究员，兼任国家中医药管理局中医药标准化专家委员会委员兼中医整脊标准审定专家委员会主任委员，世界中医药学会联合会脊柱健康专业委员会会长兼脊柱健康标准审定委员会主任委员，中华中医药学会理事、科技成果奖评审专家兼整脊分会创会主任委员，广东省中医院韦以宗名医工作室主任导师，深圳市政府医疗卫生三名工程项目——韦以宗中医整脊团队首席专家、主任导师，少林寺少林正骨传承人评审专家。

2. 中医整脊学科成立

韦以宗教授带领他的技术团队，历时 5 年，完成了一系列解剖实验，动物实验、X 线动态观察和临床研究，用科学的数据论证了理论观点。在国家级核心学术期刊发表论文 18 篇，其中有 6 篇发表在《中国临床解剖杂志》。《中国整脊学》于 2006 年正式出版，后荣获中华中医药学会学术著作一等奖。

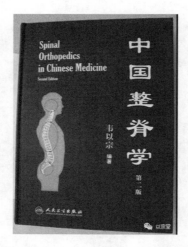

根据创新的中医脊柱运动力学理论为指导，通过总结既往脊柱正骨推拿导致严重并发症的经验教训，对历代正脊骨手法进行实验研究，提高其科学性，筛选出正脊骨十法和六种牵引调曲法，明确严格的适应症、禁忌症及注意事项。具备了一个学科的成立所具备的两大条件：独创的理论；能解决既往未能解决的疾病。经国家中医药管理局推介，2015 年 7 月《中华人民共和国职业分类大典》发布，中医整脊科医师成为中医新增职业，从而奠定了整脊学科发展的法律地位。

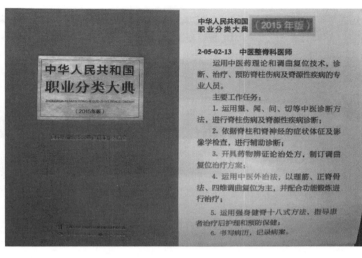

3. 中华中医药学会整脊分会成立

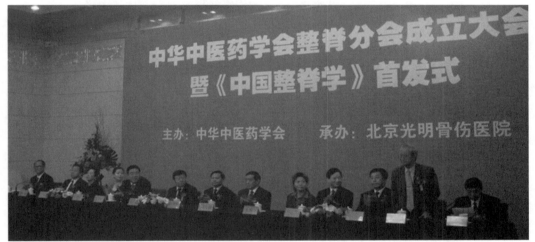

主席台就座：左起韦以宗、施杞、郝胜利、苏钢强、沈志祥、吴刚、张崇和、郑守曾、朱雪芬、杨长聚、王之虹、刘柏龄、李俊德等。

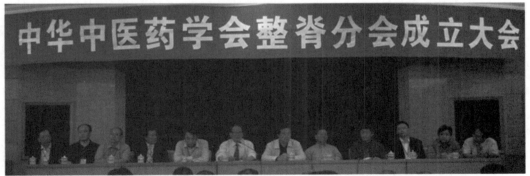

主席台就座：左起陈忠良、周成刚、邹培、王秀义、杨豪、韦以宗、王之虹、施杞、王拥军、王诗忠、陈逊文、周红海等。

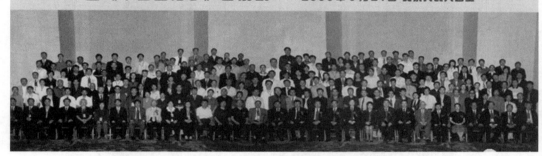

2006 年 9 月 24 日，经国家中医药管理局和民政部批准，中华中医药学会在人民大会堂召开"中华中医药学会整脊分会成立大会暨《中国整脊学》首发式"，各位领导和来自全国各省市自治区和中国台湾、香港，以及马来西亚、新加坡近 300 名专家学者出席大会，中央电视台，《人民日报》《健康报》《中国中医药报》对大会作专题报导。

中华中医药学会整脊分会成立后，建立了"标准化评审专家团队"，开始承担国家中医药管理局的整脊常见病诊疗指南研究，同时支持各省市成立学会，先后有香港、广东、广西、甘肃、贵州、新疆、山东和深圳市、中山市、江门市成立整脊专业委员会。

中华中医药学会整脊分会成立后每年均组织一次全国性年会，共召开十四次大会，出席代表近 4000 多人次，交流学术论文 500 余篇，各省市自治区召开整脊学术交流大会 8 次，出席的学者有 2000 多人。

四、中医整脊学科的发展

1. 脊柱诊疗标准化

技术标准是科学研究的升华，是科技成果转化的桥梁和纽带，是创新的重要体现。韦以宗教授身体力行，带领中华中医药学会整脊分会，脚踏实地，真抓实干，敢于担当历史赋予的责任，勇于直面矛盾，克服种种困难，用中医整脊标准化带动脊柱诊疗革命。

（1）调曲为主治疗原则贯彻 25 个疾病指南

2009 年 9 月国家中医药管理局正式立项，下达《中医整脊常见病诊疗指南》编制任务，韦以宗教授领导全国整脊专家分别于 2009 年 9 月和 2010 年 4 月召开二次专家论证会，形成初稿，于 2010 年 12 月全国中医药标准化专家委员会召开论证会，原则上通过。于 2011 年 6 月在潮州市召开的"第七届中医整脊学术年会"中在学会内部开始试行，于 2012 年 10 月 13 日正式向社会发布。

该指南中 25 个疾病，都贯彻调曲为主的治疗原则，确认了《中国整脊学》科研成果总结的正骨十法和六大牵引调曲法，确立了《指南》的主体内容。

（2）椎曲量化指标做为制修订 15 个疾病疗效评定标准

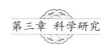

《中医整脊常见病诊疗指南》将椎曲量化指标做为制修订脊柱 15 个疾病疗效评定标准。其意义在于：

①椎曲论数据化在诊断方面，数据化的诊断标准，将大大减少漏诊及误诊。

②椎曲论数据化在治疗方面，数据化的诊断结果、治疗目标进一步明确。

③椎曲论数据化在疗效评定方面，对脊柱伤病的疗效评定标准，目前国内外的标准均缺乏量化指标。

（3）调曲为目标的整脊技术，进一步规范化研究以成为国际技术标准和优势病种临床路径及治疗方法。

2015 年分会承担新增 5 个疾病的指南制订和 10 个疾病的指南修订，于 2017 年完成。世界中医药学会联合会脊柱健康专业委员承担标准化研究，完成了"国际中医整脊科医师技术职称分级标准"和"中医整脊技术操作规范"的任务，并于 2017 年 10 月 30 日向全世界发布。

2018 年，完成了国家中医药管理局下达的三个优势病种即腰椎管狭窄症、腰椎滑脱症和青少年骨椎侧弯症的指南制定任务向社会发布。

2. 临床推广

《中医整脊常见病诊疗指南》包括了规范的正脊骨十大手法和六种牵引调曲法，该《指南》发布后得到学术界的欢迎，二年内印刷 4 次，发行量达 2 万余册，是中医类系列指南发行量之首。

自推广以来，全国有 200 多家医院实施椎曲论的整脊疗法，为患者减少了至少 2/3 的医疗费用，其中青少年脊柱侧弯症的费用仅仅是传统手术治疗费的 1/10。学会自 2005 年开始派出专家先后为湖南湘潭，山东即墨、招远、龙口、济南，广东潮州、中山，江苏常州，广西南宁，新疆呼图壁、轮台和宁夏固原等市中医院扶持建立中医整脊科，使这些医院技术得到提高，受到群众的欢迎。特别是既往治疗不了的脊柱疑难病如椎间盘突出症，椎管狭窄症，腰椎滑脱症和青少年脊柱侧弯症，取得良好疗效，节省了手术费用，获得市民一致好评。

五、人才培养

1. 国内人才培养

学科队伍不断扩大。学会成立后加速了人才培训的工作，自 2003 年起，国家中医药管理局将中医药整脊列为国家级继续教育项目。至今已办班 88 期，各省市自治区办 18 期，共培训了 9100 多名整脊医师，学科队伍不断扩大。

2. 国际人才培养——走向世界

中医整脊学科的创立受到国际的欢迎，2004 年就有美国和澳大利亚的脊骨矫正师来华参加学习班，自 2004 年在德国、马来西亚和韩国举办了 6 期中国整脊学习班，培

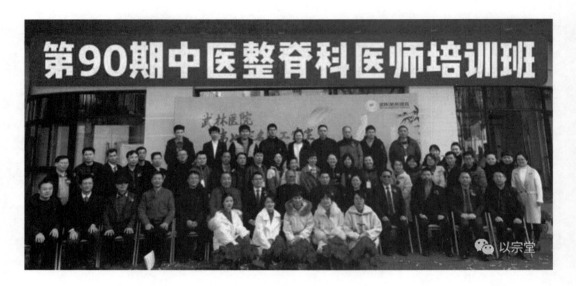

养国外医师 300 多人。2012 年 7 月，美国芝加哥针灸学会邀请韦以宗教授开办"中国整脊学高级研修班"，102 名非华裔医师参加学习。值得一提的是，由纽约卫生职业大学申报的美国东方医学针灸认证中心（NCCMOA）批准，中国整脊理论技术成为该大学的继续教育项目和研究生课程，两次邀请韦教授举办了两期学习班。此外，在我国香港自 2007 年开始举办中国整脊培训班 148 期，培训整脊医师 2000 多人。同时，香港大学专业进修学院自 2015 年起开设 70 学时的整脊进修班，已毕业 218 人。

六、科技助力，精准扶贫

为响应党中央精准扶贫的号召，在中华中医药学会组织下，2016 年韦以宗教授带领 36 名中医整脊专家赴新疆 4 个贫困地区开展为期三天的"一带一路中医整脊行"大型义诊，诊治病人 2680 人。

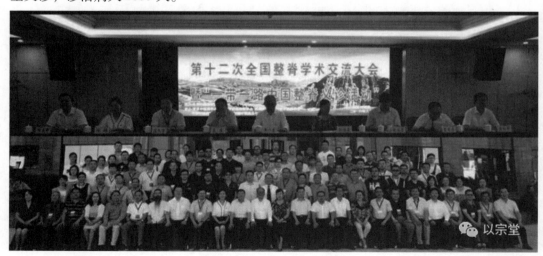

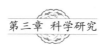

2017 年，"中医整脊"被列为"科技助力精准扶贫"项目，创会主任委员韦以宗教授组织 48 名专家分赴贵州 6 个贫困地区开展为期三天的大型义诊，诊疗患者 4300 多人。先后在当地中医院开设中医整脊科，定期派出专家义诊指导。

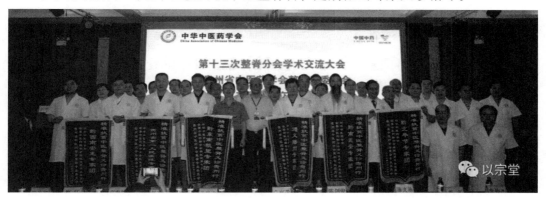

七、科普宣传

1. 整脊分会各位专家通过走进社区、下基层的方式宣传中医整脊知识，在国内外举行科普讲学 298 次，听众 16930 人。

2. 在韦以宗教授带领下，整脊分会各位委员先后接受北京、杭州、中山等地电视台和网站采访 18 次，向群众宣传脊柱保健知识。

3. 以韦以宗教授为总主编，整脊分会组织 258 名专家队伍，编辑出版大型科普著作《脊柱伤病 1000 个为什么》，近百万字，1254 张图，共计 15 分册，由中国中医药出版社出版。

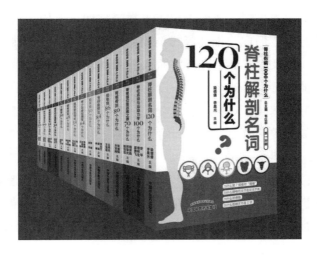

4. 为推动中医药文化创造性转化和创新性发展，关注人们脊椎健康，传播健康正能量，由韦以宗教授作词、音乐唱作人——马希尔演唱的全球首支中医歌曲《整脊之

歌》诞生了，同时组织 40 名专家拍制成 MV，在医院整脊科及一些校园内传唱。在腾讯视频点击率达 50 多万次，《皓月文化传播》评论：这首健康公益的整脊之歌，用中国风词弘扬文化，是一支"神曲"。

（中华网、人民网、中国网等 200 家网站报道）

中医整脊诊疗指南研究迈向数据化

2012 年 2 月，《纽约时报》一篇专栏文章称："大数据时代已经降临，在商业、经济及其他领域中，决策将日益基于数据和分析而做出，而并非基于经验和直觉。"量化一切是数据化的核心，其已成为科学技术和社会发展的主旋律。

标准化的基准点是量化，中医药标准化研究如何迈向数据化，是当前中医药标准化研究的重大课题。

中医整脊学是一门传统又现代的新兴学科，它继承中医原创思维，以整体思考代替局部思考、以系统思考代替机械思考、以动态思考代替静止思考，从研究人体脊柱功能解剖作切入点，运用现代科学研究方法，研究人体脊柱损伤病因病理，揭示了一系列的量化数据，从而促进了标准化研究数据化的进程。

一、"椎曲论"奠定脊柱病诊疗数据化的基础

20 世纪初，中华中医药学会整脊分会主任委员韦以宗在中医"天人合一"理念指导下，研究人类脊柱功能解剖，发现人类的脊柱从胚胎发育到出生后 6 个月以前，其弯曲与所有哺乳四足动物脊柱相似，而人类在出生后 6~7 个月坐立，腰曲形成；到一周岁后站立步行，颈曲才出现。从而否定了人类脊柱四个弯曲是进化的观点，确认是功能需要——站立行走才形成颈椎和腰椎向前的弯曲。这两个弯曲，决定了椎管的容积、脊神经的分布，以及附着于脊柱所有肌肉韧带的走向和张力，也决定颈、腰椎的运动功能和椎间盘的位置及运动。

在功能解剖研究的基础建立的"椎曲论"，阐明脊柱所有劳损病均为椎曲紊乱所致，提出以改善恢复颈腰椎曲为治疗目标的"理筋、调曲、练功"三大治疗原则。

2007 年，国家中医药管理局立项资助"人类腰曲形成机理及其与颈曲关系生物力学研究"。课题组在韦以宗带领下，开展一系列尸体解剖、动物实验和 X 线动态研究，论证了腰大肌是腰椎曲形成和稳定主要肌力。腰大肌损伤失衡，导致椎体旋转、椎曲变小，甚至反弓，椎间盘突出。同时，在脊柱圆运动规律（中轴垂力线）作用下，继发胸椎侧突，颈椎旋转，椎曲变异。

研究结果证明，腰曲不仅仅是正常人体脊柱发育解剖生理，也是所有颈腰病的病因病理，颈椎椎曲（以下简称"颈曲"）紊乱，椎间盘突出，椎动脉痉挛，所附着的

肌肉韧带也同时损伤。可见，临床上神经根型、椎动脉型、交感神经型等颈椎病以及寰枢关节错位均源于颈曲的异常。腰椎椎曲（以下简称"腰曲"）紊乱，椎间盘突出，椎管狭窄，腰椎滑脱，青少年脊柱侧弯，几乎所有腰椎引起的病变，均源于腰曲的异常。在此理论指导下，运用整体方法论整合中医传统技术，以调椎曲为目标，也就是使移位的颈、腰椎达到对位、对线、对轴，改善或恢复其正常解剖生理关系为最终治疗目的。通过全国 15 个协作单位近 10 年的临床观察，取得 6 万多例颈椎病、椎间盘突出症、颈腰椎管狭窄症、腰椎滑脱症和青少年脊柱侧弯症治疗的成功。并经 2 ~ 3 年随访，优良率 90% 以上，为脊柱劳损病非手术诊疗创出一条新路子。

"椎曲论"的发现并应用于临床也为脊柱劳损病诊疗提供量化指标。韦以宗和他的技术团队，首先普查 240 例颈腰椎曲正常的年轻人，采取几何学弓形面积测量法，测出国人正常颈曲弓形面积平均为 $14.10cm^2$（$\pm 2.86cm^2$），腰曲弓形面积平均为 $32.36cm^2$（$\pm 5.26cm^2$），有了正常的颈腰椎曲数据，结合临床各种病理改变的颈腰椎曲以正常椎曲弓形面积为基点，将正常椎曲和病理改变的椎曲分为 5 级 7 类型，为临床诊疗治断及疗效评定提供量化指标。

正常的颈腰曲（Ⅰ级）是鉴别是否属于颈腰伤病的诊断依据，颈腰椎曲的病理改变（Ⅱ ~ Ⅴ级）是诊断颈腰病轻重的标准，也是决定疗程长短的评估。颈腰椎曲是否改善或恢复，是治疗效果评定的量化指标。以椎曲论为指导，成为中医整脊学诊断的依据，治疗的目标，疗效评定的标准。从而奠定了脊柱病诊疗数据化的基础。

二、体征检查和影像学诊断丰富脊柱病诊疗数据

传统脊柱伤病的体征检查，已有丰富的数据化指标，例如：正常颈椎、腰椎的活动度，四肢肌力的分级，神经系统功能的分级，均已具备量化数据。一些特殊体征，如腰椎间盘突出的直腿抬高试验，抬腿以 60° 以上为阴性，60° 为弱阳性，50° 以下为阳性。同时还可分为 40°、30° 为中、强阳性。膝腱反射也可从小腿的反射性弹跳角度分为强、中、弱。这些都可以用量化指标进行评价，从而消除了医患的模糊直觉。

影像学的诊断，包括 X 线照片的测量，除前面提及椎曲测量之外，还有椎体旋转度，侧弯度及腰骶轴交角的测量方法。MRI 及 CT 对椎管容积的测量等，都是脊柱伤病诊断的量化依据，疗效评定的标准，都是脊柱伤病诊疗数据化内容。

三、数据化将提升脊柱伤病防治水平

中医整脊诊疗指南的数据化，将为当前人群常见、多发的脊柱劳损病诊疗和预防产生重大影响，将提高脊柱伤病的康复率，降低复发率，减少手术率，杜绝致残率。

首先在诊断方面，数据化的诊断标准，将大大减少漏诊及误诊。随着 CT、核磁共

振应用于颈腰病的诊断，椎间盘突出几乎遍布所有 CT、MRI 的诊断报告之中，国外已有文献报告近四成的正常人都有椎间盘突出或膨出，如果临床医生忽略了椎曲及体征的数据指标，很容易造成漏诊或误诊。

数据的椎曲分级，还可以早期预见一些疾病的发生。例如，颈曲一旦消失，轻者导致椎动脉痉挛而致基底动脉、脑血管供血不足而血压波动，头晕失眠，重者压迫脊髓，出现胸部束带感，步态不稳。而这种状态，患者往往容易忽视，实际上是颈椎管狭窄的早期表现。可见，数据化的椎曲分级分析，可避免漏诊。

在治疗方面，数据化的诊断结果、治疗目标进一步明确。当前，中西医治疗脊柱伤病方法很多，治疗目标明确后，对各种治疗方法通过诊断数据的分析，达到治法选择优化。例如：治疗目标是调曲，为达到调曲的目的，将采取各种技术理筋，筋柔骨才能正，局部骨正，则必须恢复力线——椎曲线和中轴线，为此，必须依靠四维牵引，才可改善或恢复椎曲。椎曲恢复配合功能锻炼维护，不仅症状体征消失，复发率也低。而另一方面，达不到改善或恢复椎曲目的的治疗方法，就意味着疾病的复发。简而言之，治疗方法的实施在数据化诊断标准下，将得到极大的提高，彻底改变既往对症治疗遗留后患的局部疗法。

对脊柱伤病的疗效评定标准，目前国内外的标准均缺乏量化指标。中医整脊以椎曲论为核心的数据化诊断标准，为疗效评定提供量化的依据，填补了国内外的空白。在循证医学方面，数据化的疗效评定标准，还可通过数据对比分析（包括同比、环比、定基比）监测各种疗法的优劣，也是医疗管理的重要参考，数据化的诊疗指南，将提高脊柱伤病的康复率、降低复发率，减少手术率，杜绝致残率。

颈腰伤病的发生，是椎曲异常所致。因此，维护颈腰椎曲是预防脊柱劳损病的主要目标。由此而设计系列维护椎曲的保健方法，如：避免久坐，护胸运动，跨步压腿等锻炼方式，将有效地预防脊柱伤病。

中医整脊诊疗指南的修制订，正努力迈向数据化，为人类脊柱的健康做出贡献。

（《中国中医药报》2015 年 7 月 9 日第 3 版，
作者中华中医药学会整脊分会标准化研究专家指导组）

中医骨伤亟须"去西化"

——《少林正骨》序言

骨折的手术治疗是不得已而行之。20 世纪 60 年代，在尚天裕、顾云伍、郭维淮等专家的努力下，对骨折的治疗，除了合并神经血管损伤之外，几乎无一需要手术开刀的，全靠融汇了现代解剖生理学的少林正骨的手法复位、小夹板外固定和功能锻炼而获得康复。

外科手术疗法，是西方医学对人类医学的重大贡献，但也存在加重创伤、手术意外、术后感染等问题。中国传统医学是有过手术的尝试，但是一方面受哲学思想主导，另一方面在技术上没有取得麻醉、止血输血和抗菌的三大突破，因此，不能说手术疗法是中医的技术。

少林正骨所体现的价值观念，是以人为本，不加重伤害的道德观念。这是医学科学自身的绝对价值，也是中华民族传统优秀文化的绝对价值。我们必须坚守这个价值。对少林正骨及其发展起来的中医骨伤科这个瑰宝，如何去掉其"西化"的外衣而返璞归真，是关系到中医骨伤科生死存亡的重大课题。

《少林正骨》是正本清源，返璞归真的中医正骨。少林寺文化是佛、道、儒三教合一的中华文化。自6世纪南北朝时期，印度佛教徒菩提达摩到少林寺开创禅宗佛法，少林武术和禅医正骨伤科随之兴起。9世纪唐朝末年，既是道人也是佛教徒"头陀"的蔺道人著《理伤续断方》，奠定了少林正骨的理、法、方、药基础，成为现代中医骨伤科的经典著作。到14世纪明代异远真人著《跌损妙方》，18世纪赵廷海编《救伤秘旨》《救伤秘旨续刻》，少林正骨从接骨到点穴治伤自成派系。从现代中医骨伤科的发展史可以了解到，在20世纪50年代，河南、北京、上海、广东、福建、广西、四川等地影响较大的中医正骨，几乎都是源自少林寺僧人传授。到20世纪60年代后兴起的中西医结合治疗骨折，中医正骨的原创技术，大部分源于少林正骨。因此，说《少林正骨》是正本清源的中医正骨不为过。

一、少林正骨的原创思维是以人为本不加重损伤

《少林正骨》出自少林寺，是少林寺文化的哲学思维所主导的。7世纪，达摩禅宗传人四祖道信对佛教戒律进行重大变革，创立"菩萨戒"："一切诸法，性本空寂，但心无染者，无求利之心，无伤害之意。"受戒的五不能五能之一是："能见众生苦，随力能救治不？能。"俗称"普度众生，慈悲为怀的菩萨心肠"，成为少林寺僧的精神支柱。从"菩萨戒"律中也反映到其汲取道家、儒家的天道、地道、人道的哲学思维，"在天之道，曰阴曰阳，在地之道，曰柔曰刚；在人之道，曰仁曰义。"（《易经·说卦》）这种以人为本，无伤害之意，慈悲为怀的哲学思维，从《理伤续断方》对骨折损伤的治疗就充分反映出来，经一千多年的实践，也成为少林正骨——中国接骨学的主导思想。

20世纪50年代，孟继懋、屠开元、叶衍庆以及方先之、葛宝丰、陶甫和朱通伯等奠定我国西医骨科学基础的专家，在接触到少林正骨——中国接骨学时，也全力支持中西医结合治疗骨折的研究。20世纪60年代，在尚天裕、顾云伍、郭维淮、李同生、刘柏龄和施杞等专家的努力下，少林正骨得到充分发扬光大。对骨折的治疗，除了合并神经血管损伤之外，几乎无一需要手术开刀的，全靠融汇了现代解剖生理学的少林

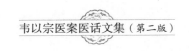

正骨的手法复位，小夹板外固定和功能锻炼而获得康复。中西医结合治疗骨折的成就，获得敬爱的周恩来总理的称赞，也获得国际学术界的欢迎。来华学习中西医结合治疗骨折的专家遍及亚、非、拉和欧洲。

二、手术疗法是西医对世界医学的重大贡献

1997 年 9 月间，笔者还在马来西亚工作，有一位专家给笔者送来一套高等中医院校骨伤系的系列教材，共 15 册，并说："老韦，这套教材是在你总编的十卷本《中国骨伤科学》基础上改编的。"笔者翻阅后看到一册 60 多万字的《骨伤手术学》，对这位专家说："增加这册教材，以后的学生都西化了。"这位专家说："不开刀，学生要找饭食呀！"笔者不假思索答："找饭食也别抢别人饭碗吧。"这位专家却说："中医自古也有开刀的。"笔者付之一笑。

中医自古有开刀吗？不错，上古有俞拊"割皮解肌、诀脉结筋"八个字的记录，三国有华佗用麻沸散开颅剖腹的传说。

在骨伤科历史上，隋代的《诸病源候论》有较详细的开放性骨折清创缝合术；《理伤续断方》有用雕刀扩创治疗开放性骨折，元、明、清时期，有针刀切开排脓技术，民国期间有"金针拨骨术"。笔者找遍上下两千年的文献古籍，找不到有对闭合性骨折切开复位内固定技术。少林正骨没有，就是《医宗金鉴·正骨心法要旨》也没有。因此，笔者在总编《中国骨伤科学》十卷本时，仅在《治疗学》中收编开放性骨折扩创术，病灶清除术和合并神经血管损伤的切开探查复位术。

大凡读过世界医学史和中国近代史的人都会知道，外科手术疗法，是西方医学对人类医学的重大贡献。

在西医外科学来说，骨科是其分支。骨科手术技术成功和发展是在 19 世纪以后。而在此之前，西方医学外科、骨科手术也类似中国医学一样，处于一种盲荒时代。

19 世纪以后，物理学、化学、数学等自然科学的进步，冶金工业的发展，促进了医学科学的成长。解剖学、生理学的进步，细胞生物学、微生物学和生物化学逐渐形成，对人体的认识、对病原体的认识和病理变化的认识，更进一步细微和深入化。X 线的发明（1895 年）和后来的电子显微镜的应用，更促进了医学的发展。骨科也从基础理论到临证医学取得了长足的进步。

基础理论研究的发展，促进了临证医学的进步。对创伤休克的抢救相继发明了输血、输液的技术（1901 年美国 Landsteiner 发现血型，1915 年德国 Lewishn 应用枸橼酸使血不凝固），从而使千百万伤员从死亡线上再生。这是西方医学在近世纪重大的突破之一。

19 世纪后西医骨科治疗骨折的另一重大革新是切开复位内固定的手术疗法。这种治疗方法，无论是在中国或是西方都曾作过尝试；近至 18 世纪，拉普亚德

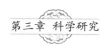

（Lapuyade）和西克（Siere）于 1775 年曾应用银丝作内固定，但都失败了。19 世纪后，随着外科学在麻醉、止血和抗菌方面的重大突破（1846 年美国 Morton 应用乙醚麻醉；1892 年德国施莱歇 Schleich 倡用可卡因局部浸润麻醉；1867 年英国利斯特 Lister 倡用石炭酸溶液冲洗手术器械，并用此液湿纱布盖伤口；1890 年美国霍尔斯特德 Halsted 倡术者戴橡皮手套；1872 年韦尔斯 Wells 推荐止血钳结扎止血），为骨科手术疗法铺平了道路。

1891 年，哈德拉（Hadra）为一颈椎骨折脱位施行金属线穿过棘突内固定，而开拓了脊椎骨折内固定的历史。

1893 年，兰恩（W. A. Lane，1865—1943）首先应用钢制接骨板和螺丝钉固定骨折。1907 年，兰布特氏始用钢针作骨髓内固定。但都由于金属的反应和伤口的感染而未得到推广。

随着化学、微生物学和冶金学的迅速发展，特别是英国著名外科医生利斯特（J. Lister，1827—1912），对微生物研究的发现，抗菌方法的实施；以后 1908 年磺胺药物的应用；1929 年青霉素的发明（A. Fleming）；1936 年后又发现了钢制接骨板的电解作用（Veneable 等），以及相应的解决电解问题的合金内固定钢板的发明，从而使内固定技术得到迅速的推广。

X 线的应用，支持了切开复位内固定手术疗法的推广；自然学科如数学上对医学的渗透，又为这一疗法提供了理论依据。1893 年，著名的"沃尔夫定律"发表，促进 20 世纪初加压固定愈合骨折治疗思想的萌芽，及至 1946 年埃格斯（G. Eggers）提出"接触压迫因素"是骨折愈合的基本因素，至 20 世纪 50 年代，加压内固定的内固定技术也逐步运用于临床。

内固定手术的成功，为治疗复杂的骨折诸如近关节部位的骨折提供了良好的治疗。1931 年，史密斯 - 彼得森氏（Smith - Peterson）首次应用三棱钉作股骨颈骨折内固定，使巴累时代已记录而无治法的股骨颈骨折治疗发生了第一次革命。很多先天性或病理性的畸形，也赖骨的手术得以矫正。到 20 世纪 50 年代，髋臼再造和合金杯髋关节成形术、人工股骨头置换等手术的成功，人工关节又陆续应用于临床。随着手术器械、技术的不断发展，肌腱、神经和血管的手术也自四十年代后不断取得经验。这些，也是西医骨科在 20 世纪内的一项重大突破。

毋庸置疑，中国传统医学是有过手术的尝试，但是一方面受哲学思想主导，另一方面在技术上没有取得麻醉、止血输血和抗菌的三大突破，因此，不能说手术疗法是中医的技术。我们还是讲点历史唯物主义吧。

了解中国近代史的人都会清楚了解到，在东西方文明冲突中，西方文化传入中国，不是靠坚船利炮，而是靠手术刀打开中华文明的大门的。这怎么能说，中医自古也是开刀呢？

三、继承发扬老一辈专家遗志，坚守中华文化价值观

然而，就似印度佛教传入中国必须接受道家、儒家哲学思维才能中国化的禅宗教派一样，西医骨科传入中国之后，面对少林正骨的无痛无创而且功能好的技术优势而言，以方先之教授为首的老一辈西医骨科专家，率先接受少林正骨的技术方法，方先之"中西医结合治疗前臂双骨折"的学术论文，于1963年在意大利罗马召开的国际外科学大会上引起世界瞩目，继之在国内掀起的中西医结合治疗骨折的热潮，不仅使少林正骨迅速融汇现代医学而发扬光大，同时，使千百万骨折伤病员免受一刀之苦。

西医骨科老一辈专家为何如此重视少林正骨呢？由于切开复位内固定技术不仅加重创伤，而且手术意外、术后感染、骨不连等已屡见不鲜。正如：我国著名骨科学家葛宝丰院士在写给笔者的信中指出："钢板、螺钉和髓内针等内固定，固然可以保持骨折端的接近解剖学对位，但对位再好也不至于好到将所有骨折都做内固定。骨折治疗的要求和评价，除保护生命之后，就是恢复生理功能，是一支便于生活和工作的肢体，并不是一张好看的X线拍片。切开复位内固定是把一个闭合性骨折造成开放性，是对人体的二次损伤，加重了创伤。无论用何种小切口或微创技术，都不可避免地对骨折周围组织和血运造成不同程度的破坏。AO学派称受内固定物压迫的骨折不会引起压力坏死，但所见更多的资料表明，钢板下的骨皮质确有变松和坏死现象。髓管钉不但可以破坏骨内膜血运，更可因扩大髓腔因电钻生热而造成骨烧伤。因此手术治疗只应在有适应证的情况下，如有错位的关节内骨折，多发性骨折，有血循环障碍需要保护大血管的骨折以及不能用其他方法所能复位和控制的骨折，才能应用，是不得已而行之。在没有适应证的情况下，是没有必要和理由用一块有解剖的死骨来代替一个有功能性对位的健康骨折。"

20世纪初，笔者回到国内工作后，了解到中医技术低价贱卖，才体会在吉隆坡时那位专家说的"学生要找饭食"这句话的现实意义。

一个骨折复位，只能收60元，小夹板还是免费，这叫中医骨伤科医生如何活下去啊？为此，笔者在《中国中医药报》连发三篇"中医院为何不姓'中'"的文稿，呼吁政府部门要改变技价背离的严重局面。看来有点作用，不少省市、自治区都提高了中医正骨、推拿、针灸的收费标准，但在北京，至今还是1999年的贱价。

在现实面前，骨折的治疗，从20世纪80年代的80%不用开刀，到现在80%都开刀！一个翻天覆地的突变！这是谁之过？！

科学的存在和发展，始终依赖价值的维系和引导，始终受目的的引导和推动。恩格斯说过："在社会历史领域内进行活动的，全是具有意识的、经过思虑或凭激情行动的、追求某种目的的人。任何事情的发生，都不是没有自觉的意图，没有预定的目的

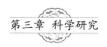

的。"(《马克思恩格斯全集》第 4 卷 243 页）价值判断或称价值观念，包括人文素质和道德观念。《少林正骨》所体现的价值观念，是以人为本，不加重伤害的道德观念。这是医学科学自身的绝对价值，也是中华民族传统优秀文化的绝对价值。我们必须坚守这个价值！在面对利益冲突面前，作为一个真正的中医人，要有陶渊明"不为五斗米折腰"的精、气、神！

"中医药学凝聚着深邃的哲学智慧和中华民族几千年的健康养生理念及其实践经验，是中国古代科学的瑰宝，也是打开中华文明宝库的钥匙。深入研究和科学总结中医药学对丰富世界医学事业、推进生命科学研究具有积极意义。"而对具有"深邃的哲学智慧"和千余年实践经验的少林正骨及其发展起来的中医骨伤科这一瑰宝，如何去掉其"西化"的外衣而返璞归真，这是关系到中医骨伤科生死存亡的重大课题。

葛宝丰院士曾于 2008 年 4 月 16 日致信笔者："希望教授等发扬祖国正骨学、整脊学，力挽狂澜，使骨科发病率最高的骨折、腰腿痛病人免受一刀之苦，因手术而致贫、致残。"葛宝丰老师已于 2014 年 7 月辞世了，笔者时常想起他的嘱托，心情久久不能平静。但位卑言微，只有"无权者干实事"，召唤弟子，合力发掘整理少林正骨，并将临床中的经验体会集成此册，祈求这一宝贵的中华文化，不被"一切向钱看"的经济恶浪所吞灭，为继承发扬中华传统优秀文化尽微薄之力。也是报答少林寺圣僧传授正骨技术的大恩，以惠及百姓；同时告慰尚天裕老师、葛宝丰老师在天之灵！谨此为序。

（《中国中医药报》2015 年 4 月 16 日第 3 版，作者韦以宗）

脊柱按摩规范管理势在必行

9 月 23 日《齐鲁网》报道，一男子到济南某按摩店按摩导致死亡。《南方日报》今年 1 月 8 日报道，广州一位 26 岁小伙子到一会所按摩颈椎后，突然中风脑梗死，手术取出 5 块血栓。专家指出，此血栓是不正确的颈椎按摩导致动脉血管壁剥落引起。《天津北方网》也报道过，一位患颈椎病男子到足疗店按摩颈椎后导致 6 级残废。诸如此类，媒体及网络报道近几年来，由于未经脊柱按摩培训的按摩师，从事脊柱按摩导致严重并发症 23 例之多，其中导致死亡 3 人，脑梗死 2 人，瘫痪残废 14 人，昏厥 2 人，腰椎骨折 2 人。可见，未经脊柱按摩规范培训而盲目进行脊柱按摩严重威胁人们的健康。

按摩疗法，无论东西方医学都是一种传统的外治方法。美国的脊柱按摩（或称脊柱矫正术，即 Chiropractic），自 20 世纪 70 年代后已进行严格的规范培训，全国有 17 所院校，WHO 已将其技术推广到 40 多个国家地区，美国医师法严格规定脊柱按摩师不能治疗椎间盘突出症、椎管狭窄症和腰椎滑脱症。然而，我国脊柱按摩专业从未得

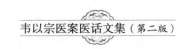

到规范管理，既往的"按摩师"教材，还有治疗疾病的章节，造成保健和医疗的混乱，这是导致上述严重按摩意外原因之一。

另一方面，由于脊柱不仅仅是人体的运动中枢，人体的五脏六腑、四肢的神经支配均发自脊柱，所以也可以说，脊柱是人体的生命中枢。其解剖之复杂性，涉及人体健康之重要性，就是医学专科毕业的临床医师，如果掌握不好适应证、禁忌证，而施行脊柱按摩正骨，也会发生意外。笔者曾调查学术期刊16年内报道的按摩推拿正骨导致并发症多达155例。其中有导致死亡，瘫痪和骨折者。因此，在推广中医整脊过程中，将规范脊柱手法放在首位。经过系列动物实验，X线动态观察和临床研究，明确了中医整脊手法的适应证、禁忌证和操作注意事项。自2003年起，列为中医整脊培训班的必修课。后来调查经中医整脊培训班毕业24家医院医师，运用脊柱手法治疗101万人次，无一发生意外（见中国中医药报2005年5月27日报道），在此基础上，又经专家论证将中医整脊手法列入《中医整脊常见病诊疗指南》，保证了脊柱手法的安全性。

在国家中医药管理局的高度重视下，"脊柱按摩师"已成为新版《职业大典》的一个保健按摩工种。世界中医药学会联合会脊柱健康专业委员会成立，规范管理脊柱按摩已成为该学会首要任务。因此，率先制订《脊柱亚健康诊断国际标准》，目的是规范脊柱按摩师的服务对象，严格与疾病区别。

同时，由30位专家共同编著、中国中医药出版社出版的《脊柱亚健康保健学》，作为脊柱按摩师的培训教材。教材除了介绍中西医基本知识之外，重点介绍脊柱、脊髓、脊神经的形态解剖，功能解剖和运动力学。脊柱按摩手法分为初级班以点穴为主，高级班的脊柱按摩18种手法，是经过全国专家论证确认安全有效，且有明确的适应证、禁忌证和操作注意事项。更重要的是，教材明确了脊柱保健按摩适用于亚健康状态，明确疾病的指征不能行脊柱按摩，确保了安全性。培训对象以取得按摩师证或医药院校毕业生为主，如不具备上述条件者需函授自学不少于300学时，并完成100道作业题，才进行面授培训。如此保证脊柱按摩师具备必备的知识和技能。脊柱按摩师毕业后从业者，每年集中培训考核一次，确保脊柱按摩行业的安全发展。

相信，在国家中医药管理局职业技能鉴定指导中心的指导下，世界中医药联合会脊柱健康专业委员会和中华中医药学会整脊分会将携手把脊柱按摩师规范管理好，保证这项职业能为人民的健康做贡献。

（《中国中医药报》2016年10月10日第3版，作者韦以宗）

附：媒体介绍

白衣风骨气自华

为了维护民族的脊梁骨气，他呕心沥血编著《中国骨科技术史》，并牵头推动中医骨科走向世界；为了维护人类的脊梁骨气，他潜心研究发明整脊医学的"一说两论"，令澳洲的整脊专家惊赞"中国整脊了不起"！

隆冬之际，我们来到了被誉为北京后花园的昌平，走进了闻名遐迩的北京光明骨伤医院。

作为一家专科医院，它没有我们想象中那样规模宏大，三层的小白楼像是一幢公寓，坐落在幽静的胡同中，走进楼内，顿有一股暖意，温馨涌上心头，沿着楼梯我们来到了院长办公室，见到了著名的中医骨科专家、北京光明骨伤医院院长韦以宗教授。

韦以宗曾获得中国 20 世纪接骨学最高成就奖。他富有跳跃性的思维和慷慨激昂的语调，使我们的情感随着他的思绪飞扬。作为专家型的院长，他的民族使命感和历史责任感令人钦佩不已；作为长者，那份儒雅亲切又让人从岁月的磨砺中，寻到了人生的真谛。

一、儿时立志，宏愿从医

1946 年 10 月，韦以宗出生在广西山区一个贫农家庭，5 岁时，他的父亲就过早离开了他们，留下他们姐弟 4 人和母亲相依为命地生活。他 7 岁时，母亲和哥哥患了一场大病，请了很多医生都治不好。家里请来当地的一个"名医"，他伯父天天请"名医"喝酒，最后把家里的鸡都杀光了。

那时，他家养了 10 只刚长翅膀的小鸭子。一天，他把小鸭子从水田里好不容易赶回家，一进家门，就和姐姐说："这个是公的，那个是母的。"这话恰好被那位医生听到，就对他们伯父说："有母鸭子还不杀？"于是，他的伯父气冲冲拿着长柄烟斗，一手把他抓住，不管头上身上就是一顿狠打，他大哭了起来，姐姐也抱住他哭。他的伯父非常疼爱他，也许是内疚，直到伯父临终前，还嘱托他的哥姐，一定要送他去读书。这一顿打，对于韦以宗来说既是痛，也是委屈。后来姐姐告诉他："因为咱家里没有菜招待医生，伯父怕医生不给妈妈治病，所以你说是母鸭，那医生以为我们不诚心招待他，所以伯父生气打你。"听了这话，韦以宗就非常恨这个医生。他发誓长大后一定当一个能为穷人治病的好医生。

没想到儿时的一件小事，却激起韦以宗立志从医的宏愿。

历经 40 多个秋冬春夏的刻苦钻研，结合多年的临床实践，他终于研究出了十大"无痛不见血"疗法，并创立了脊椎圆筒枢纽学说、脊柱轮廓应力平行四边形平衡理论和脊椎板块移动椎曲论，治愈了来自国内各地和美国、澳大利亚、德国、菲律宾等国家的患者 3 万余人。美国、日本、澳大利亚及东南亚等国家的医疗机构还多次请他去会诊、讲学。他还创办了广西骨伤研究所和《中国中医骨伤科》杂志；1999 年，又创办了《世界中医骨伤科》杂志，该刊在美国注册发行，采取中英文对照，反响强烈。同时他创办了我国唯一的中医骨伤科函授学院，分院覆盖全国各省市区，培养学子达 6000 余人。

二、传中医理念，扬中华骨气

从广西到北京，从国内到国外，韦以宗始终将继承和弘扬祖国中医药学作为自己的使命。

虽说已年近花甲，可韦以宗做起事来的劲头一点也不比年轻人逊色。开弓没有回头箭，只要选择了，他就义无反顾。1992 年，他赴马来西亚工作。1997 年"世界中医骨科联合会"成立，他被推选为世界骨联秘书长。为了祖国的荣誉和学科的事业他毅然放弃国外的优厚条件，回到了祖国。

1997 年 9 月 7 日至 10 日，马来西亚首都吉隆坡迎来了首届中医骨伤科学术交流大会，来自 18 个国家和地区的 328 名代表出席了此次盛会。马来西亚卫生部部长蔡锐明为大会揭幕，中国驻马来西亚大使、世界卫生组织等到会祝贺。此次大会引起了社会各界及媒体的广泛关注。作为世界中医骨科联合会常务副主席兼秘书长的韦以宗，并未满足现状停滞不前。1998 年第二届大会在北京召开时，参加的人数已达 600 多人，全国人大常委会副委员长王光英、吴阶平发来贺信，国家中医药管理局副局长佘靖到会致辞。2000 年，第三届大会在澳大利亚悉尼举行；第四届大会在香港举行，前四次大会共有 24 个国家和地区的 2600 多人参加。连续几届大会不仅为中国中医骨科走向世界做出了贡献，而且赢得了国际医学界的赞誉。对此，欧洲的医学界也强烈要求能在欧洲举办这样的活动。作为总体策划人，韦以宗透露，第五届大会已决定 2004 年在德国召开。

说起创办的原因，韦以宗坦言："我对中医的研究，不仅仅是在疾病治疗方面。一个好的中医师，不能只将自己定位一个临床医生，而是要将中医的文化，作为一种民族文化去继承和发扬，要有一种民族的使命感，这既是人民健康的需要，也是中华民族复兴的意向工程。"

大会的目的还在于，让更多的国人了解中国的中医。韦以宗认为，中医在外国人眼中，一方面觉得它有神奇之功能，一方面又觉得很难学习。可对中医骨科（包括中国接骨、中国整脊）和针灸，就容易学习和理解。就解剖学而言，中医骨科讲究应力

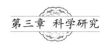

学和运动力学方面的结合，但缺乏系统的总结研究，如果把它发掘研究中来，西方人就会很快理解。

三、淡泊名利，潜心著书

在韦以宗的办公室内，摆得最多的就是有关医药方面的书籍，其中有他主编和参加编著的 10 多部专著。最值得一提的是《中国骨科技术史》，作为一本权威性和专业性的工具书，对骨科进行了全面系统的概括。就中医成果而言，它无疑打破了骨科旧书领域的一份宁静。这本书在 1986 年荣获全国中医药重大科技成果乙级奖（部级），是韦以宗倾注心血最多的一本专著。

回忆最初编书时的情景，韦以宗感触颇深。那时骨科方面的资料难找，没有复印机，涉及图片就用照相机。不知从广西跑了多少趟北京，也记不清北京中医医院研究所留下了他多少足迹，更不知耗费了他多少心血。

苦心人，天不负。通过不断总结归纳，他将理论和多年临床经验相融合，《中国骨伤科学》《理伤续断方点校》《秘传骨伤方书》等专著相继问世。2001 年，历经 10 年时间编著的《中国骨伤科学辞典》呈现在世人面前。最近，韦以宗又完成了《现代中医骨科学》的编著，通过发掘整理传统理论、经验，在汲取了国内外新的理论和经验的基础上，他创造性地提出了一些新理论、新方法，此书在用以指导临床医疗方面经验有深远的意义。

韦以宗从不把虚名和眼前利益看得太重，他认为一个把自己置身于事业之中而去追求、拼搏的人，只有不趋炎附势，淡泊名利，他才能大公无私并具有高尚的品德，他的青春才会长盛不衰。很多人靠药发了大财，他也知道许多秘方验方，可他没把如何赚钱放在首位，而是把全部精力投入到专攻中国整脊理论的研究之中，为了编著《中国骨伤科学辞典》，他自己出资，参加世界骨联，虽然不拿任何津贴，但他却乐此不疲。韦以宗的襟怀坦白，为事业坚忍不拔的精神，就像他案前的水晶石那样坚硬透明。事业是没有止境的，医学科学更是没有止境的，正所谓："业无止境春长在，人能淡泊品自高。"

四、言传身教，博爱做人

作为一家非营利性的一级甲等医院，北京光明医院虽然在国内外已赢得了一定美誉，但韦以宗深知，竞争不只体现在设备、院容院貌和医德医风上，其核心还是要靠技术、靠人才。在传授技术上韦以宗毫不保留，多年来，医院和学院培养了很多国内外技术型人才。他经常说："在人的一生中只有一样东西永远是你的，那就是你的知识学问。只有为知识学问永远去追求拼搏的人，才是永远富有的人。"5 年多来，光明骨伤医院从未发生过一起医疗事故。更为可喜的是，2004 年，在北京昌平，一所国际中医名医医院将拔地而起。

在医院员工的眼中，韦以宗院长既是他们的院长又是他们的长辈。因为在这里工作，不仅可以享有国营医院一样的待遇，而且能学到先进的医疗技术，同时更能从韦以宗身上学到做人的道理。在他和朋友书信来往中，我们看得出韦以宗对事业的执着和对生活的热爱，以及他为弘扬祖国医学所做出的努力。中华中医学会副会长、上海中医药大学校长施杞、广西中医学院院长韦贵康和河南中医学院骨科教授黎君若等，对韦以宗的敬业精神均大为赞叹。

家庭是人生的港湾。在妻子潘东华的眼中，韦以宗虽然有时候脾气很急，但人品好、善良、学问渊博，是一个懂得生活的人。人生不如意事十有八九，在外不顺心，回到家里如能得到安慰，也算是人生的一大幸事。他的爱人恰恰做到了这一点。每当遇到不如意时，他妻子就说："知足常乐，谋事在人，成事在天，你已经很成功了。"这时他的一起烦恼就会烟消云散。有这样善解人意、贤惠聪明的妻子，韦以宗怎能不知足？韦以宗在写给孩子的家书中曾提到："人生之大忌者，一曰懒，二曰骄也；置己毋太重，欠彼勿过多；损己淡于怀，乐解人之困；善吃苦，喜失意；重信义，薄虚名；志坚毅，持以恒；此乃立身之根本也。"从中我们可以领略到他言传身教的一面。

说起一生最遗憾的事，韦以宗非常内疚："我终生遗憾的事就是不能赡养我的母亲，她逝世时还呼叫我的名字，但由于当时我在北京担任卫生部的古籍整理工作，所以未能见上母亲最后一面，也未能给她老人家送葬。"

平日里韦以宗除了看病、讲学和著书外，偶尔也忙里偷闲，泼墨挥毫。韦以宗非常酷爱书法，他的书法洋洋洒洒，飘逸自然。有时静下心来也是品品工夫茶，在他看来，品茶可以激发大脑产生更多的灵感。韦以宗说："我最敬佩的人是明朝的李时珍和英国的达尔文，因为他们都是为追求知识学问，而置个人名利于度外。他们一生为科学事业去拼搏的追求精神，一直在鞭策着我。"

采访结束时，墙上的横幅《忆秦娥》词，吸引了我们的目光："燕山高，横空万里势未休，势未休，纵横驰骋，永不回头！雄峰过处布绿洲，良田沃土水长流，水长流，桃李满园，志在千秋。"或许，这正是韦以宗人生抱负的真实写照。

（《中华英才》2003 年第 24 期）

仁心铁骨·韦以宗

四十年前他立志要做一名医生。

韦以宗：医生的责任就是救死扶伤，那时候没有那么多想法，就是怎么样提高自己的技术把病人医好。

四十年后他潜心研究努力让中医走向世界。

韦以宗：在学术上来讲，在医疗技术上不管你是中医西医，医好他的病才算是好医。

为了祖国医学事业的发展他沉醉于中医的魅力之中。

韦以宗：我只是个责任感，实实在在只是个责任感！

【人物身份】

韦以宗，58 岁，北京光明骨伤医院院长。四十年前，当韦以宗还是广西壮族自治区平南县医院的一名医生时，并没有想到四十年后，在北京他会有一家属于自己的医院。

韦以宗：我们那时候医生的责任就是救死扶伤，那时候没有那么多想法，就是怎么样提高自己的技术，把病人医好。

今年 58 岁的韦以宗出生于广西壮族自治区平南县的一个小山村，从小就家境贫寒的他最初的想法只是想当一个医生，能让穷人看得起病。

韦以宗：因为我 7 岁的时候，我的母亲和我的哥哥病了一场，那时候对我的印象非常深，因为请了很多医生医不好，而且有的医生漫天要价，家里没有钱他不给医，所以当时我就下决心，我长大一定要学医，要当个穷人的医生。既要医好病人，也要减轻穷人的负担。为什么学中医呢，就是我有一个伯父他本身是个跌打医生，所以我受他的一些影响，我认为中医比较简便一点。

1968 年，韦以宗从中医学校毕业后被分配到平南县医院工作，那时的县医院中西医并不分家。

韦以宗：正好我在县医院的时候，我是和普通外科在一起的，胆囊切除、胃大切、剖腹产都做过的，所以我那时候就是一个外科医生。我到区人民医院的时候，卫生厅的介绍信说我是县医院的外科副主任，所以他们都当我是西医，后来这本书出来他们才知道，老韦还是中医的呢。

这就是曾改变了很多人对韦以宗看法的那本书——《中国骨科技术史》，说起写这本书的过程，还要得益于在县医院那段中西医不分家的治疗经历。

韦以宗：因为我们在医院里面，轮流值班的。一到值班急诊的话，你什么病人都看，而且还要出诊，有时候乡下的病人来不了的话，要你出诊，背着个药箱，坐个自行车就去了。我记得很深刻，那时候经常是半夜三更，没有灯，拿个手电筒往乡下跑。

县城清贫而又繁忙的日子并没有影响韦以宗治病救人的热情，尽管从事的并不是纯粹的中医专业，但县医院这个小天地却给他提供了一个广泛实践的舞台——将中西医结合起来进行治疗，尤其是在骨伤治疗方面，韦以宗积累了丰富的临床经验。

1974年2月，当他有幸被派往广西医科大学进修西医骨科时，撰写一本关于中医骨科发展专业的历史书，填补中国中医学空白的想法让这个来自县城的医生久久不能平静。

韦以宗：在当时萌发写《中国骨科技术史》，就是因为在广西医学院进修骨科的时候看了大量的西医骨科的著作，后来我发现我们祖国医学这方面的文献很短缺、很零散，连一个这个地方断或者是骨折都用洋人的名字命名的。所以我当时说，难道这个骨折都是从太平洋漂来的吗？所以我就怀疑，我就不相信我们祖国医学两千多年对这个骨折都不认识。当时就有人讽刺我了，说韦以宗是太狂妄了，在一个小小县医院想写一个国家的一个专科史，但是他们这样说，我不在乎这个，因为我认定了这个事情。

酝酿了三年之后，韦以宗开始动笔，在广西医学院，广西玉林医学情报所的图书馆，他查阅了大量关于中医的历代文献和有关的历史文献，白天工作忙没空，就利用晚上的时间，一年多地笔耕不辍，这本足以填补中医骨伤历史空白的《中国骨科技术史》的初稿在一个县城普通医生的笔下问世了。

韦以宗：我越写就越兴奋，怎么兴奋呢，因为刚好发觉祖国医学这方面的古籍文献的时候，就等于你去考古挖宝一样，你发现一个宝贝一样，你说你那个心情怎么样？

然而，当韦以宗满心欢喜地拿着这本三十几万字的成稿想要出版时，却遭到了出版社的拒绝。

韦以宗：我记得很深刻的，他说我们广西这个地方，本来科技文化比较落后的，他说韦以宗医生，你的想法挺好，但是一个国家一个民族的一个学科史没那么简单的，当时带我去的一个姓林的老师，出门以后和我说了一句话，他说以宗你听到没有，人家在说广西人写不了一个国家一个民族的学科史，这句话我一辈子都记得。

一直到四年之后，在时任上海中医学院教授的施杞先生的慧眼推荐下，《中国骨科技术史》才得以出版。如今，这本书不但成为国内大中专院校中医学的教材，还被翻译成日文，进入了日本中医教学的课堂。也是在这本书之后，人们才知道，原来，韦以宗是一个地地道道的中医。

此后的日子里，荣誉接踵而至，先是图书获得国家优秀科技成果奖，然后是作为有成就的知识分子，韦以宗得到了来自方方面面的奖励。

韦以宗：后来最大一个意外就是那时不是说重奖知识分子，广西后来就选了四个知识分子重奖，就把我选上了，用他们说的是十年寒窗无人晓，一朝成名天下知了。电视也报了，但这都不是我的初衷，原来没想着这种。

在这之后，韦以宗又开始了他的第二本书《中医骨伤科学辞典》的创作。

韦以宗：因为这个辞典涉及很多古汉语、古代的名词，我们这代人如果不把这个辞典写好的话，到你们这一代很困难，为什么呢，繁体字你们都搞不清楚。另外一个，我们现在讲究中医要走向世界，传统的东西、古代的东西首先在我们中国自身、自己认同，你不能叫外国人认同你。如果我们中国人自己看不懂自己祖先的东西，你怎么把祖先的东西拿出去给外国人看。

2001年，在60多位专家的共同努力下，由韦以宗担任主编的100多万字的专著《中医骨伤科学辞典》问世了。

如今，韦以宗的工作已经不仅仅是在发掘古代骨伤科学历史，而是在进行整脊学方面的学术研究，他希望自己能将骨科治疗方面的经验加以总结并进行科学的阐述，他也希望他的论述能被世界医学界予以认同。

（2004年6月30日中央电视台"东方之子"栏目）

复兴中国整脊的第一人——韦以宗

人到中老年，容易患腰椎间盘突出症、颈椎病、脊椎椎管狭窄症或脊椎滑脱症，轻者颈腰疼痛、步行无力，重者瘫痪，按照西医处置一般都需手术治疗。但在中国，用现代化的传统整脊技术，就可以打破这一常规。而在此中扮演重要角色的就是目前我国整脊界领头人韦以宗教授。20多年来，韦以宗教授对祖国医学整脊理论技术进行了较系统的发掘整理研究，以具有中国传统文化特色的脊柱运动力学的新理论为指导，在中医骨伤尤其是整脊理论和实践上取得突破，为中医药继承与发展做出了突出贡献。

一、《中国骨科技术史》奠定开山地位

四十年前，当韦以宗还是广西壮族自治区平南县医院一名外科医生时，并没有想到四十年后，在北京他会有一家属于自己的骨伤专科医院，更不会想到他会和中医骨伤科学的现代化和国际化建立这么密切的联系。

韦以宗出生在广西壮族自治区平南县的一个小山村，家境贫寒加上伯父是个跌打医生的影响，他选择了学习中医。

1968年，韦以宗从中医学院毕业后被分配到平南县医院工作，那时的县医院中西医并不分家，韦以宗在普通外科做起了外科医生。改变韦以宗命运的那本书——《中国骨科技术史》正是在这里起步的。

县城清贫而又繁忙的日子并没有影响韦以宗治病救人的热情，尽管从事的并不是纯粹的中医专业，但县医院这个小天地却给他提供了一个广泛实践的舞台——将中西医结合起来进行治疗，尤其是在骨伤治疗方面，韦以宗积累了丰富的临床经验。

1974年2月，韦以宗有幸被派往广西医科大学进修西医骨科，就在这期间，他萌生了撰写一本关于中医骨科发展专业的历史书，填补中国中医学空白的想法。

韦以宗回忆，在此期间他看了大量的西医骨科的著作，后来他发现祖国医学这方面的文献很零散，结果现在连一个骨折都用洋人的名字命名的。难道祖国医学两千多年对骨折都不认识吗？正是凭着这种疑问和对传统医学的信心，酝酿了三年之后，韦以宗开始动笔。在广西医学院、广西玉林医学情报所的图书馆，他查阅了大量关于中医的历代文献和有关的历史文献，白天工作忙没空，就利用晚上的时间，一年多地笔耕不辍，这本足以填补中医骨伤历史空白的《中国骨科技术史》的初稿在一个县城普通医生的笔下问世了。

如今，这本书不但成为国内大中专院校中医学的教材，还被翻译成日文，进入了日本中医教学的课堂。也是在这本书之后，人们才知道，原来，韦以宗是一个地地道道的中医。

韦以宗在接受央视《东方之子》节目采访时坦陈："后来最大一个意外就是那时不是说重奖知识分子，广西后来就选了四个知识分子重奖，就把我选上了，用他们说的是十年寒窗无人晓，一朝成名天下知了。电视也报了，但这都不是我的初衷。"

1978 年调广西壮族自治区医院外科工作后，韦以宗在 1986 年成立了广西壮族自治区中医骨伤科研究所。由于骨伤科后继乏人，韦以宗于 1985 年团结全国专家，成立光明中医函授大学骨伤科学院，在 28 个省市自治区设 34 个分院 98 所辅导站，经四年努力，培训了 6 千多名骨伤科医生，缓解了社会的急需。同时，创办了我国第一份《中国中医骨伤科杂志》，该杂志为全国科技核心期刊，韦以宗教授担任主编 8 年。

1986 年，中华中医药学会给上海市卫生局下达批文，建立"推拿骨伤分会"。时任卫生局副局长的施杞教授致电韦以宗商议。后韦以宗组织 28 名专家审议《中国骨伤科学》教材，联名给卫生部副部长胡熙明和中医药学会写信，呼吁建立骨伤分会。如此促成中华中医药学会骨伤科专业委员会的成立。

2001 年，在 60 多位专家的共同努力下，由韦以宗担任主编的 100 多万字的专著《中国骨伤科学辞典》问世了。而此后，韦以宗的工作则不仅仅是在发掘古代骨伤科学历史，而是把更多的精力投入到整脊学方面的学术研究，并因此开辟了一片崭新的天地。

经中国科协和民政部批准，中华中医药学会成立整脊分会于 2006 年 9 月 23 日至 24 日召开首届中华中医药学会整脊分会代表大会。来自全国 26 个省市自治区（缺安徽、西藏、青海、新疆）和我国台湾、香港地区的 219 名参会代表此前经民主选举产生了中华中医药学会整脊分会第一届委员会，韦以宗荣任主任委员。

9 月 24 日上午，北京人民大会堂，中华中医药学会整脊分会举行成立大会，中华人民共和国国务院办公厅秘书局、国家中医药管理局、中国科协和北京中医药大学、上海中医药大学、长春中医药大学以及中华中医药学会等领导和北京各有关学术团体代表参加了此次盛会，新华社、央视等众多媒体参与了报道。

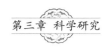

国家中医药管理局领导在会上致辞："脊柱劳损病是常见病、多发病，特别是随着以坐姿劳动的人群增加，群众对我们医疗工作者如何防治这类伤病，提出了迫切的要求。近几年来，以我国著名中医骨科专家韦以宗教授为院长的北京光明骨伤医院，他们用传统医学思维方法结合现代医学科学研究，提出了'一圆一说两论'富于中国传统文化特色的脊柱运动力学新理论。用这些理论，科学地解释了传统的整脊手法原理。特别是韦教授发明的椎曲论，以及取得国家专利的四维调曲法，合理地解决了脊柱伤病引起力学紊乱的临床难题，将整脊疗法扩大到腰椎滑脱症和腰椎管狭窄症的治疗，并取得初步成功。该院对整脊史和整脊机理的研究获得中华中医药学会 2004 年度科技成果奖。我们从北京光明骨伤医院研究的成果，看到了中医整脊行业走向科学化、规范化和标准化的路子；同时，从弘扬中华文化，促进中医现代化，保护我国中医知识产权，打造中国式整脊学品牌，应对国际的竞争和挑战的战略高度出发。今天，中华中医药学会整脊分会的成立，是我国整脊学事业新的里程碑，将促进这个学科有序地、科学地发展。将大力推广中华整脊新的理论技术的同时，加促整脊规范化、标准化的建设，将为缓解'看病难、看病贵'的社会现象做出贡献！"

大会期间韦以宗教授"运用传统医学思维，开拓中国式整脊学"的学术报告引起与会者强烈反响，很多代表表示要用韦教授的"一圆一说两论"更新观念，重新认识脊柱，调整治疗方法，提高临床疗效。

二、鸿篇巨制《中国整脊学》

就在中华中医药学会整脊学分会成立盛典隆重举行的时节，韦以宗教授为大会、也为同业带来一份厚重大礼——由其编著的《中国整脊学》历经 10 余载整理挖掘，终于由人民卫生出版社出版面市，并在分会成立盛典期间举行首发仪式。

《中国整脊学》全书 70 万字，共分 5 章，以继承与创新为主轴贯穿始终，通过厚古与重今、传统与现代、理论与实践等多方面的结合，对中国整脊学的历史渊源，学术内涵、理论基础以及临床应用作了全面的论述，凸显了中国整脊学的特色和优势。这一专著正本清源，以大量的科学资料证实了中国不仅是中医药的故乡，在世界上也是整脊学的发源地。"韦以宗教授在《中国整脊学》中收集了大量的相关资料，并加以系统化、规范化，较好地再现了中国整脊学的学术原貌。"正如中华中医药学会副会长施杞教授在《中国整脊学》首发式上的讲话所评价的："学术著作应当述而有作，构建一个新的学科体系必须能够体现自身规律的理论内涵，韦以宗教授在占有大量科学文献资料和丰富的实践经验基础上，提出了一系列新的观点，如他用有机论思维研究脊柱运动力学，提出脊柱四维弯曲体圆运动规律；用系统思维研究脊柱功能解剖学，提出椎曲；用整体思维研究整脊法机制，提出圆筒枢纽学说和脊柱轮廓平行四边形平衡理论。韦以宗教授在《中国整脊学》中阐明的这一圆、一说、两论及其临床运用，构成该书的核心内容，揭示了中国整脊学基本理论的重要特征。可谓古与今并重，传统与现代结合，既体现了韦以宗教授坚持继承、勇于创新的治学精神，也体现了他在中国整脊学研究中博学多智的学术风格。"

据了解，美国的整脊学近年十分流行，影响也日渐扩大。早在20世纪70年代，美国教育部、美国健康、教育和福利部将整脊技术列为脊柱矫正专业而被允许进入大学专业教育。目前全美共有17个脊椎矫正学院或大学，学制4年，招生的学生要求具有学士学位，毕业时可授予脊椎矫正博士学位，然后通过国家及各州相关考试而获得行医执照，可以独立行医，并列入医疗保险，现在全美有6万多名正规的脊椎矫正医师。规模之大，人数之多，已经超过目前我国中医骨伤科和推拿科医师的总和，可是美国只有3亿人，而我国有13亿人口。其实美国的整脊疗法兴于1895年，由当时的巴尔默医生创始，距今只有百年的历史，却在全世界广泛宣传美国是整脊疗法的原创国家。熟悉中国医学和中国医学史的人们都知道有关脊柱的解剖、生理、病理以及临床表现与诊断、相关手法、针灸、药物、导引等疗法早在公元前3世纪成书的《五十二病方》以及其后的《内经》《伤寒杂病论》《淮南子》等典籍中都有十分丰富的记载。2000多年来，中国的骨伤科、推拿科、针灸科医师积累了十分丰富的经验，创造了许多疗效独特的整脊疗法。

目前，脊柱退行性疾病发病率不断提高，发病人群也有年轻化趋势。为此，韦以宗教授十分重视相关知识的传播。《中国整脊学》初稿曾作为教材，开办了20期讲习班，来自28省市及美国、澳大利亚、法国、马来西亚等国家和中国香港、澳门、台湾地区的460多名学员参加了学习，影响日益扩大。

韦以宗教授的这一学术成果因此得到我国中西医骨科工作者广泛的关注。我国骨科泰斗葛宝丰院士曾指出："《中国整脊学》是一册富有中国传统医学特色，又有现代科学理论的中国式整脊学，必将对中医药的现代化，对脊柱外科学的研究产生影响。"

韦以宗教授在中国整脊学方面的探索和追求可谓"十年磨一剑"，正如元朝诗人王冕咏梅诗："冰雪林中着此身，不同桃李混芳尘。忽然一夜清香发，散作乾坤万里春。"我们期待韦以宗教授给中国整脊学的复兴带来更多精彩！

（《中国医药导报》2006年11月第3卷33期10－11页）

创造"我国脊柱外科里程碑中一个很大进步"的专家

——访"东方之子"韦以宗教授

2008年9月间，中华中医药学会在温州市召开"第五届全国整脊学学术交流大会"。会议期间收到了我国著名脊柱外科学家、中国工程院院士葛宝丰发来的贺信。葛院士在信中指出："在中国传统思维，人体生命观和传统整脊学原理以及两千多年医疗

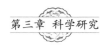

实践的指导下，经过系统的整理、发展和创新，已成为富于中国传统文化内涵的'中国整脊学'，是我国脊柱外科里程碑中一个很大的进步。"

2004年，中央电视台"东方时空"播出"东方之子——韦以宗，仁心铁骨"。这位仁心铁骨的韦以宗就是葛宝丰院士赞誉创造"我国脊柱外科里程碑中一个很大进步"的专家。他是我国第一部《中国整脊学》的作者、全国中医骨伤名师和中华中医药学会整脊分会主任委员，兼任北京光明骨伤医院院长。

韦以宗是怎样创造了我国脊柱外科里程碑中一个很大进步的呢？

一、破解人类腰曲玄机——椎管狭窄症免遭一刀之苦

人类脊柱有四个弯曲，所有解剖学著作都这样认为。但是，人类新生儿脊柱为什么和四足脊椎动物一样呢？研究中医骨科近40年的韦以宗，深知中医对人体的认知是从功能开始的。他深入分析观察，发现人类是自儿童时期从坐、站立、行走才出现腰椎向前、颈椎向前弯曲的。这种生理弯曲的形成，是起于所有腰椎前缘、止于股骨的腰大肌的作用力。韦以宗通过X线照片动态观察和动物实验，先后在《中国临床解剖杂志》发表了三篇学术论文。这一发现不仅弥补了解剖学的空白，还破解了久坐（腰大肌不作为）导致椎间盘突出的科学原理，呼吁人们必须避免超过连续2小时的久坐，是预防颈腰痛最好的方法。

不仅如此，这一发现，还解决了长久以来学术界无法解决颈腰痛所致脊柱力学紊乱的临床难题。例如，椎管狭窄症主要病理改变是颈曲或腰曲消失、变直或反弓造成的。这类疾病，轻者四肢发抖，走路不远就腰腿疼，必须休息才能继续行走（医学上叫"间歇性跛行"），严重的导致瘫痪，大小便失禁。椎管狭窄症严重危害着中老年人的健康，目前治疗方法主要是手术治疗，在脊柱后缘椎板挖几个洞（扩容），而对脊柱前缘多个突入椎管的椎间盘无法下手，因此手术后常有复发。韦以宗根据椎曲改变是椎管狭窄症的主要病理，发明了以悬吊牵引腰大肌和竖脊肌的"四维悬吊牵引法"，通过4~6周的治疗，椎曲变直的病人曲度得到改善，症状也消失了。从2003年起，韦以宗和他的学生用四维悬吊牵引法治疗椎管狭窄症4万余例，有效率达97%，治愈率达90%，3年随访优良率达88%，使椎管狭窄症患者免受一刀之苦。

二、"颈椎病病因不在颈椎"——打破中医治疗颈椎椎管狭窄症的"禁区"

严重的颈椎病往往颈椎曲度消失、变直或反弓，多个椎间盘突出压迫脊髓，导致上肢瘫痪、下肢发抖、头晕头痛和胸闷心慌。过去用正骨手法治疗这些颈椎病，往往会导致病情加重，甚至引发"瘫痪"的医疗意外。因此，中医一碰到这类病，就推给西医"开刀"。但开刀效果也往往是"五十比五十"。所以，颈椎椎管狭窄症至今还是医疗难题。

刚满 58 岁的张先生，是北京某机关领导，患颈椎椎管狭窄症两年了，上肢半瘫痪，步行困难已上不了班，不得不提前从一个重要领导岗位上退下来。他找了多家大医院，都因为是自第 3 颈椎至第 6 颈椎多个椎间盘突出压迫脊髓，病变位置较高，都不敢开刀，嘱他疗养吧，但却不能做"推拿"。

疗养如何养得好呢？张先生的病情一天一天加重，右手已不能抬起，拿个杯子方向也定不准，走路靠人扶着。2004 年 2 月，经人介绍，他找到了韦以宗教授。

韦教授根据颈椎骨关节紊乱源自胸椎和腰椎的科学原理，采取上病下治法，用四维悬吊牵引调腰椎，用正骨手法调胸椎，2 周后，右手举起了，不用人扶也能走路了；经 6 周治疗后，完全康复，4 年来无复发。

"颈椎病导致骨关节紊乱，病因不在颈椎"，是韦以宗根据脊柱运动力学的又一创新。他的"上病下治"疗法，解决了中医多年来未能解决的颈曲变直、反弓的临床难题。他系统观察治疗这类严重颈椎病 669 例，取得了 93% 的治愈率，其中颈椎椎管狭窄症 136 例，治愈率达 88%，2 年随诊优良率达 86%，打破了中医治疗颈椎椎管狭窄症的"禁区"。

三、腰椎滑脱症不用开刀也能复位

深圳市刘女士 42 岁了，孩子上初一，自己也"发福"——胖了。但她不似别人忙于减肥，而是忙于治"腰痛"。原来，她患腰痛已 3 年了，有人说是"富贵命"，因为坐久、站久、走路久腰腿就痛，休息、睡下去就不痛；找推拿师做推拿，推拿时很舒服，但过后腰痛反而加重了。她以为找不到好的推拿大夫，而遍找名医，但始终无法根治。2007 年 5 月到省医院"拍片"，医生告诉她，是第 5 腰椎滑脱 Ⅱ 度，建议她开刀复位上钢板，并嘱咐她，千万不要再推拿了，否则会瘫痪的。她一听到这个诊断结果，精神崩溃了，也为自己过去盲目找人推拿而后怕。后来，听说北京有个韦以宗教授，不用开刀也能复位腰椎滑脱。她于 2007 年 8 月间飞往北京，找韦教授治疗。韦教授告诉她，腰椎滑脱主要是腰椎椎弓峡部退变，断裂后，由于腰曲加大（往腹部弯度大），造成椎体向前脱位。韦教授用调曲法给她治疗，并教她每天弯腰 50 次，练习床上起坐 20 次。经治疗 1 个月，腰腿疼消失了，X 线片第 5 腰椎也复位到 0.5 度。她十分高兴，回来后按照韦教授指导的方法天天坚持功能锻炼，一年后腰就不痛了。她盛赞中国整脊疗法，还介绍两位患腰椎滑脱症的姐妹找韦教授治疗。《中华中医药杂志》2009 年发表了韦教授用调曲法治疗腰椎滑脱症 121 例，复位总有效率高达 98.35%。

四、谁说中医不能治疗青少年脊柱侧弯症——韦以宗创造奇迹

青少年特异性脊柱侧弯症（或称侧凸症），是严重威胁青少年健康的疾病，据资料

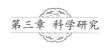

报告，发病率高达7‰，且多发生于女孩子。

有人怀疑中医治疗青少年脊柱侧弯症是否有效？2007年11月22日，《健康报》对韦以宗做了专访，并在综合新闻中专题报道如下："本报讯：中医整脊能否纠正青少年脊柱侧弯？记者日前在北京光明骨伤医院得到了确切的回答。该院近几年来应用四维整脊疗法为主，治疗青少年脊柱侧弯症31例，均取得满意疗效。"

据韦以宗教授介绍，中医整脊是依据中医原创思维，以整体、系统、动态的研究方式，来认识脊柱解剖生理及运动力学。椎曲论是中医整脊的核心理论。他在研究人体腰曲、颈曲形成机理时发现，腰大肌的重要作用以用腰曲对颈曲的影响，论证了腰椎是脊柱运动力学的基础，并通过X线片动态观察、动物实验和临床研究得到证实。因此他认为，对表现为胸椎侧弯为主的青少年特发性脊柱侧弯症，应根据维系腰椎运动力学的前后左右的四维肌力，来加以纠正，并在此基础上研究发明了获得国家专利的"四维整脊仪"。此方法不仅可以调整腰椎的侧弯，也可以调整胸椎的侧弯。

记者在该院采访时看到，有8位青少年脊柱侧弯症患者正在治疗，其中一位14岁女孩儿，自9岁发现脊柱侧弯，佩戴支架效果不佳，肩和肩胛一高一低，入院时胸椎侧弯45°，腰椎侧弯28°。经一个月四维整脊治疗，双肩平了，肩胛也对称了，X线片显示胸椎侧弯25°，腰椎侧弯12°，外表已经正常。这种疗法的远期疗效如何呢？韦教授给记者看了随访患者的X线片，一位李姓女孩儿于2004年6月就诊时，胸椎侧弯28°，经治疗一个月侧弯为15°，2007年8月随访复查时胸椎侧弯是13°。韦以宗创造了奇迹！

他将他的经验传授给同行，两年来，他的学生治疗青少年脊柱侧弯症1000多例，取得改善侧弯20°以上的良好效果，使患者免除了手术痛苦。

五、椎间盘突出症的腰腿痛，主要原因是脊椎关节移位

随着CT、核磁共振的应用，椎间盘突出已很容易发现。但是，正常人的椎间盘也有轻度突出的，据资料显示，占38%的人们椎间盘突出没有症状。

韦以宗认为，对脊柱伤病的研究，要运用传统思维模式，以整体思考代替片断思考，以系统思考代替机械思考，以动态思考代替静态思考。他研究发现中老年人的椎间盘突出是陈旧的、静态的，而脊椎骨关节是动态的。当骨关节错位后，神经根孔移位，把神经根推向前方与椎间盘产生卡压，才引起腰腿痛。因此，把骨关节错位复位后，神经根有了活动空间，不碰触椎间盘了，疼痛就消失了。青壮年椎间盘突出，一般在3个月内可以自行吸收、变小。除了突入椎管内，由于血管植入而增大压迫脊髓神经者需手术之外，绝大部分病例都可通过复位椎骨关节而治愈。

因此，不恢复脊椎骨关节错位，而盲目切除、烧灼、溶酶椎间盘等方法，虽可一

时减轻症状，但往往复发。

韦教授还告诉记者，颈腰痛疾病主要原因是长期久坐，导致脊柱骨、关节错位，力学紊乱造成的。无论什么治疗方法，只要你能使脊柱恢复原来的生理解剖关系，也即是要复位，使脊柱"对位、对线、对轴"，疾病才能康复，并不会复发。目前，社会上流行的："颈椎病是治不好的"的说法，是因为治疗方法不正确，只是对症治疗，没有恢复颈椎的生理曲度，所以反复发作。最近，世界卫生组织写信给韦以宗教授，祝贺他的《中国整脊学》出版，并认为该书将对脊柱外科产生很大影响。美国、韩国学者已对该书进行翻译，英文版和韩文版将于今年同时出版。

韦以宗教授的研究和临床经验，在脊柱外科领域中开创了一片新天地。从事脊柱外科临床和研究已半个多世纪的葛宝丰院士，是慧眼识人才啊！

（《中国当代医药》2009 年 5 月第 19 卷第 9 期 1 - 2 页）

韦以宗与中医骨科的半世情缘

他编著我国第一部《中国骨科技术史》，总编我国第一套中医骨伤科教材《中国骨伤科学》，主编我国第一部《中国骨伤科辞典》，编著我国第一部《中国整脊学》。

一、出版专著，填补空白

在广西平南县城，50 岁以上的人都习惯把县医院的骨科名医称为"韦骨"，但他们或许都不知道，"韦骨"指的就是中华中医药学会整脊分会主任委员、北京光明骨伤医院院长韦以宗。

1946 年，韦以宗出生于广西平南县与容县交界的边远山区，他自幼立志学医，就读广西玉林中医专科学校，毕业后到广西中医学院学习。1970 年，到玉林学习中医正骨后，在县医院开展骨科。从此，韦以宗与骨科结下不解之缘，并以精湛的正骨技术赢得了群众的称赞。

1974 年，县医院派他到广西医学院骨科进修一年。期间他阅读了大量的西医骨科专著，却未找到一本中医的正骨著作。当时他就纳闷，我们中医有两千多年历史，但很多骨科名词都是用外国人的名字命名的，难道骨科名词都是从太平洋飘来的吗？强烈的民族自尊心使他的心情久久不能平静，他决心要写一本《中国骨科技术史》。1978 年完成了该书的征求意见稿。同年，广西卫生厅将韦以宗调到自治区人民医院，1980 年，自治区医院保送他到天津医院骨科进修一年。这期间，区卫生厅中医处拨科研经费支持韦以宗继续完善书稿。1983 年，在上海中医学院施杞教授推荐下，我国首部《中国骨科技术史》出版。

这既是一册学科史、技术史，也是一册中医骨科的全书，填补了我国骨科历史的

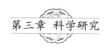

空白。获得多个奖励，并由日本学者译成日文在日本传播。

二、临危受命，育才四千

2011 年 9 月，在甘肃省举办的正骨手法学习班上，甘肃省中医院院长李盛华在介绍韦以宗时说："韦以宗是我国著名的中医骨科专家，如果没有韦以宗的努力，我们中医骨伤科很难有今天这么好的局面。"

1983 年，原卫生部中医司针对当时全国的正骨医师包括医士仅有 2800 人，中医学院里面也没有骨伤专业，中医骨科面临消亡的境地，召开了全国中医正骨专家座谈会，一些老专家在谈到中医正骨"后继有术、后继无人"时老泪纵横，使在座年纪最轻的韦以宗受到极大的震撼。

1984 年，原卫生部与光明日报社联合举办了"光明中医函授大学"，同年 10 月在北京举行开学典礼，会后，校领导交给韦以宗创办一个骨伤科学院和杂志的任务。面对中医骨科后继无人的危机，他欣然受命，并很快得到广西壮族自治区政府的支持，成立了广西中医骨伤科研究所。

1985 年 5 月，《中国中医骨伤科杂志》的前身——《光明中医骨伤科杂志》创刊。同年 10 月，光明中医函授大学骨伤科学院在全国招生，韦以宗亲自设计和审定《中国骨伤科学》十卷本教材，并动员了 106 位专家参加编写。1987 年、1988 年，我国第一套骨伤科学教材《中国骨伤科学》十卷本陆续出版，此十卷本亦成为尔后中医院校骨伤科系列教材的蓝本。

1986 年，韦以宗和施杞联合 28 位专家致信当时的卫生部副部长胡熙明，促成中华中医药学会骨伤科分会成立。1990 年，光明中医函授大学骨伤科学院获得毕业证书的学员共 4862 人，缓解了社会对中医骨伤人才的急需。同时，自 1986 年起，各中医学院纷纷开设骨伤学，骨伤专业，使中医骨伤科进入高等院校的正规教育。历史证明，该函授学院为中医骨伤科的全面振兴做出了重大贡献。

三、传播中医，造福世界人民

1992 年 5 月，韦以宗应邀到越南胡志明市讲学，后来在马来西亚创办了"南洋针灸骨伤学院"。5 年下来，他为马来西亚和新加坡培训了 200 多名的骨伤针灸医师。

1998 年，韦以宗回国工作，自筹经费，召集《中国骨伤科学辞典》编写专家论证会。经过两年多的努力，100 万字 4000 多辞目的《中国骨伤科学辞典》于 2001 年出版，成为骨伤科医生的必备工具书，并获得中华中医药学会学术著作奖。

1997 年，韦以宗在马来西亚发起并举办了首届国际骨科大会，同时成立了世界中医骨科联合会，并担任秘书长。1998 年，该会在北京举办了第 2 届世界中医骨科学术交流大会，24 个国家地区近 700 名代表出席。15 年来，世界中医骨科联合会先后在悉

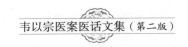

尼、中国香港、美因兹、新山、首尔、中国台湾、芝加哥举办了 9 次世界中医骨科学术交流大会，为促进中医骨伤科国际交流做出了卓越的贡献。

四、没有升降，哪有运动

当前，医学界普遍认为脊柱运动是 6 个自由度，忽略了升降功能，并认为颈腰痛主要原因是椎间盘突出。"没有升降，哪有运动"，这是《易经》的宇宙运动观。"椎骨不移位，椎间盘哪能突出。"韦以宗根据中医对脊柱的认识是整体的、系统的、动态的，于 2001 年首先运用"整脊"作为中医防治脊柱劳损病的学科名词。通过大量的临床观察、自筹经费，进行一系列的科学实验，论证了脊柱是 8 个活动度，颈腰椎曲是人类坐、站后功能需要形成的；他创造性地提出著名的"一圆一说两论"，富于中医特色的脊柱运动力学理论，创立三大治则、四大疗法和八项应策的整脊治疗学。2006 年，他编著出版了《中国整脊学》，2010 年，英文版出版全球发行。获得了中华中医药学会学术著作一等奖。

近几年来，韦以宗先后在德国、马来西亚、韩国和美国讲学办班，中国整脊已走向世界。

2006 年，中华中医药学会整脊分会成立。韦以宗领导学会承担国家中医药管理局下达的《中医整脊常见病诊疗指南》的研究工作，于 2012 年正式向社会发布，中医整脊作为一个新的学科已经呼之欲出。

（《中国中医药报》2013 年 9 月 16 日）

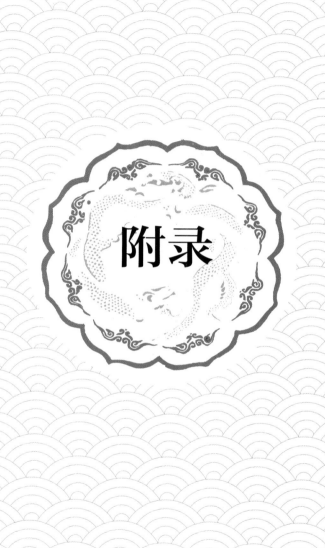

附录

韦以宗从医历程简介

★ 1971 年，韦以宗从广西玉林城关医院（现名骨科医院）进修后，在县医院开设骨科病床 20 张。

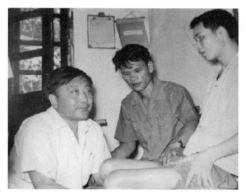 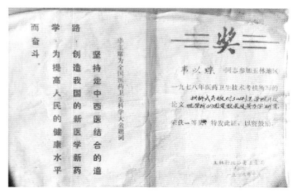

1976 年 6 月自治区在平南县医院召开中西医结合治疗开放性骨折会议，期间韦以宗的老师顾云伍主任检查伤病员　　　韦以宗应用拱桥夹板和生肌膏治疗开放性感染性骨折研究获玉林地区科技成果一等奖

★ 1974 年，韦以宗在广西医学院骨科进修，发现中医骨科文献甚少，1976 年在玉林地区卫生局和县科委支持下开始《中国骨科技术史》的研究。

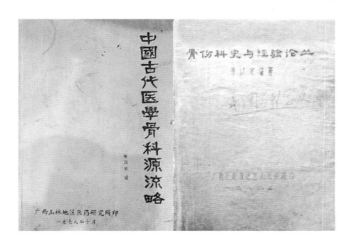

《中国骨科技术史》初稿

★ 1980~1981 年，韦以宗在天津医院进修骨科期间得到尚天裕、李经纬的指导，完成了《中国骨科技术史》的修订，于 1983 年在施杞教授的推荐下在上海出版。

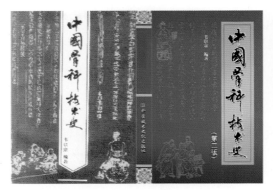

第 1 版　　　　　　第 2 版

《中国骨科技术史》

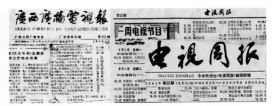

广西电视台、中央电视台播出《发掘祖国医药宝库的人》

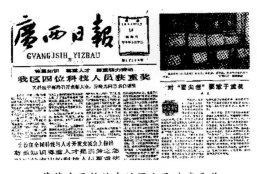

荣获广西壮族自治区人民政府重奖

右列作品被评为 1983 年度全国优秀科技图书二等奖

书　名：中国骨科技术史
作　者：韦以宗
出版者：上海科学技术文献出版社

全国优秀图书二等奖

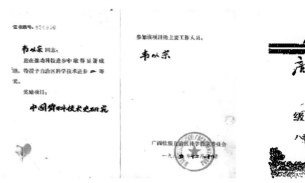

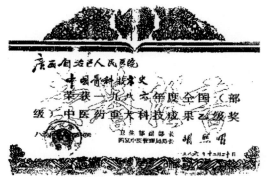

荣获自治区科技成果二等奖和部级乙等奖

★1985年5月，韦以宗创办我国首部骨伤科杂志，后定名《中国中医骨伤科杂志》，任主编8年，1993年该杂志转湖北中医药研究院承办。

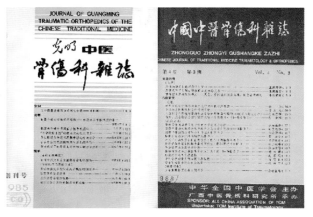

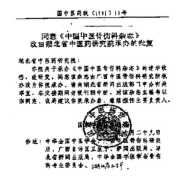

《光明中医骨伤科杂志》和《中国中医骨伤科杂志》　　　　　《中国中医骨伤科杂志》转武汉承办文件

★1985年10月，在卫生部和广西壮族自治区人民政府支持下，成立光明中医药大学骨伤科学院，该院招生1万人，毕业4300多名学员。

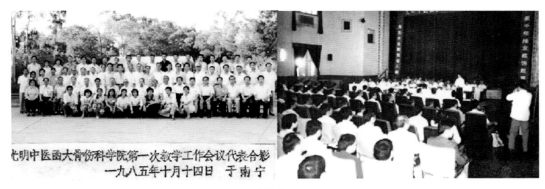

开学典礼

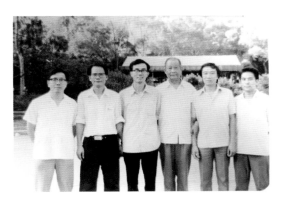

学院召开教学工作会议期间，与名誉院长尚天裕（左4）、院长施杞（左1）、常务副院长王和鸣（左3）、肖劲夫（左5）、教育长董福慧（右1）合影

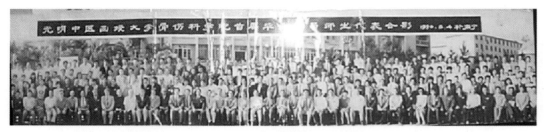

毕业典礼合影

★ 1986年11月26日，在韦以宗的建议下，广西壮族自治区中医骨伤科研究所成立。

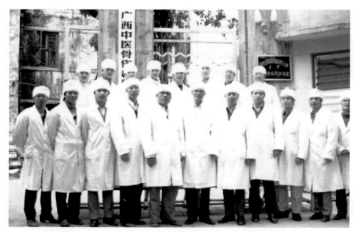

韦以宗与研究所医务人员合影

★ 1987年，《中国骨科技术史》日文版在日本出版，同年日本接骨学会组团到南宁做学术交流。

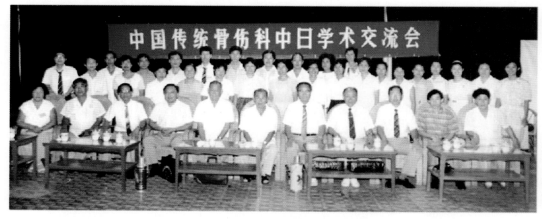

中国传统骨伤科中日学术交流会合影

★ 1986 年，由韦以宗总设计，全国 106 名专家参加编著的我国首部中医骨伤科教材《中国骨伤科学》十卷本，在上海召开教材编委会议。会议期间，施杞教授就中国中医药学会（现名中华中医药学会）下文委托上海承办"推拿骨伤学会"一事，由韦以宗起草，尚天裕、施杞等 28 名专家一致向国家中医药管理局和中国中医药学会建议应成立骨伤学会，在专家建议下，中国中医药学会于 11 月批准成立骨伤分会（韦以宗被选任副秘书长，2002 年任副主任委员）。

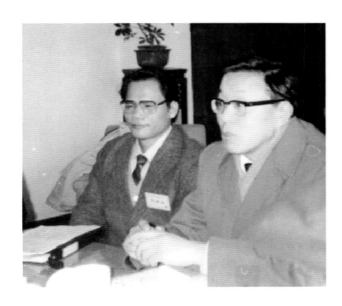

施杞教授和韦以宗在会议上

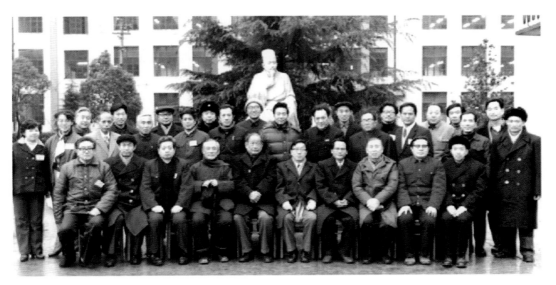

参会专家合影（前排左起：吴诚德、朱云龙、李同生、毛文贤、尚天裕、施杞、韦以宗、李国衡等）

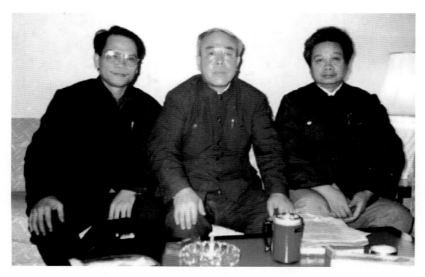

1986年9月，胡熙明副部长（中）听取李同生（右）和韦以宗（左）关于中医骨伤科发展的专家建议汇报

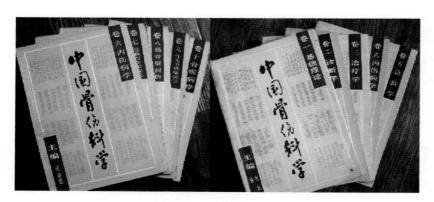

《中国骨伤科学》十卷本

《中国骨伤科学》获奖证书

★ 1992 年 4 月，韦以宗完成了函授学院教学工作及杂志移交任务后，应越南胡志明市古传医学会邀请讲学，同时对柬埔寨、泰国、马来西亚、新加坡和中国香港的中医药现状进行考察。其考察报告引起国家中医药管理局和卫生部的高度重视，以卫生部办公厅名义，在《中国中医药信息杂志》发表。

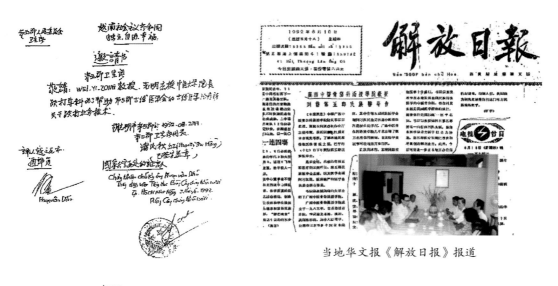

当地华文报《解放日报》报道

越南胡志明市古传医学会邀请函

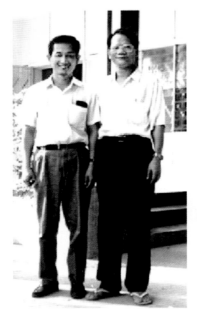

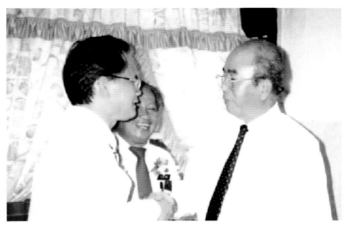

柬埔寨卫生部副部长（左）和马来西亚卫生部长李金狮（右）接见韦以宗

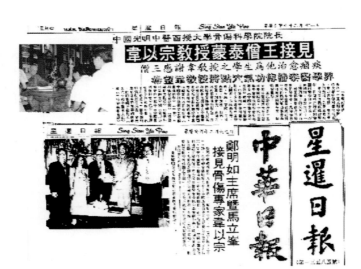

泰国僧王及中华商会主席接见韦以宗

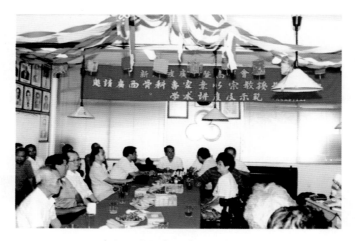

在新加坡与中医药界开座谈会

1994 年第 1 卷第 6 期　　　中国中医药信息杂志　　　·21·

东南亚中医药现状考察

韦以宗　李宁

（中华人民共和国卫生部办公厅　北京 100725）

【编者按】　本文作者自 1992 年 5 月～1993 年 9 月，对新加坡、马来西亚、泰国、柬埔寨和越南五国的中医中药状况进行了深入的调查和考察。先后共访问 20 余座城镇，对各国的民族、风土人情、华人社会、中医药团体、诊所、医院、药厂、药店，以及山区药物资源进行了调查研究；详细分析了中医药市场，中药店铺、中药资源以及中药在东南亚各国的销售情况，并根据中医药市场存在的问题提出了自己的建议。

主题词　资源调查　中医学/人力　中药管理

考察报告发表

720

★ 1993 年 6 月，韦以宗完成东南亚 5 国 1 地区共 20 多个城镇中医药现状考察调研后，应马来西亚中医界之邀，在吉隆坡成立"南洋国际针灸骨伤学院"，并与北京针灸骨伤学院合作，为马来西亚培训针灸骨伤医师。北京方面派出王岱副院长负责针灸教学，韦以宗负责骨伤教学，至 1997 年为马来西亚培训 195 名针灸骨伤医师，填补了该国骨伤科医师的空白，获得马来西亚卫生部的表彰。

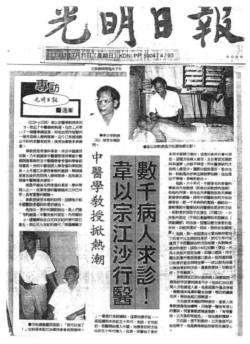

韦以宗义诊

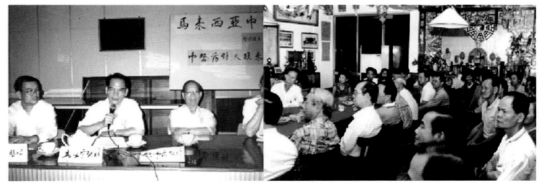

马来西亚中医师公会邀请韦以宗举行大型学术讲座

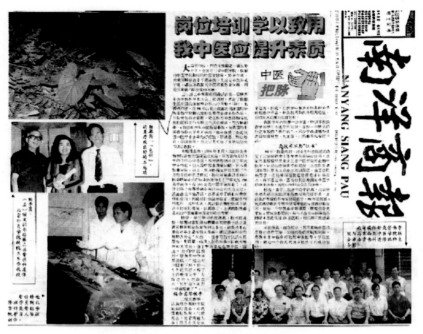

马来西亚报刊发表培训班消息

★ 1997年，卫生部副部长兼国家中医药管理局局长张文康号召中医药要走向世界，韦以宗在国家中医药管理局外事司支持下，在马来西亚创办《世界中医药信息杂志》（后改名《世界中医骨科杂志》）。同年 9 月，成立世界中医骨科联合会并召开首届世界中医骨科学术交流大会，18 个国家地区 300 多名学者出席，世界卫生组织代表、马来西亚卫生部长、中国驻马来西亚大使和国家中医药管理局外事司司长以及以尚天裕为首的国内 130 多名专家出席大会。

外事司委托信

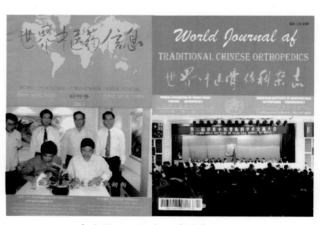

杂志封面、信息、骨科杂志

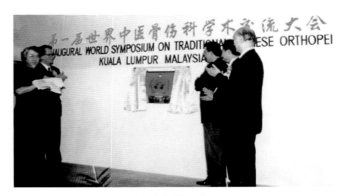

为97吉隆坡世界中医骨伤科学术交流大会题

弘扬歧黄医术
服务世界人民

张文康
一九九七年六月

张文康为大会题词

韦以宗与张文康副部长合影（左起沈志祥、韦以宗、张文康、李宁）

大会揭幕仪式

★ 1998年，韦以宗回国召开第二届世界中医骨科学术交流大会，24个国家地区700多名学者出席，国家中医药管理局佘靖副局长出席大会。

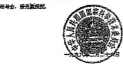

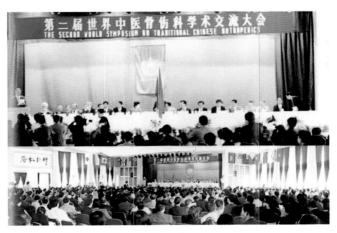

中国科协文件

大会主席台

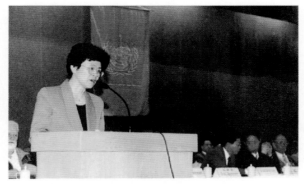

中国国家中医药管理局佘靖副局长大会致辞

★ 1998 年，韦以宗在北京昌平区成立北京传统医药研究所（现更名北京以宗整脊医学研究院）。

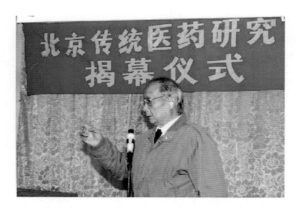

韦以宗的老师尚天裕教授在研究所揭幕仪式致贺词

★ 1999 年，韦以宗荣获"20 世纪中国骨科学最高成就奖"，是全国 10 名获奖专家之一。

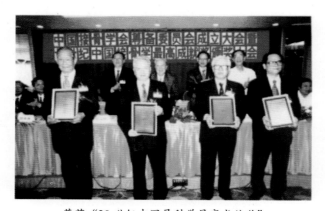

荣获"20 世纪中国骨科学最高成就奖"

★ 1999~2013 年，韦以宗先后应美国、澳大利亚、马来西亚、德国、韩国多次邀请讲学。

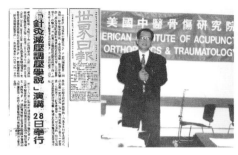

1999 年美国报纸及讲学照

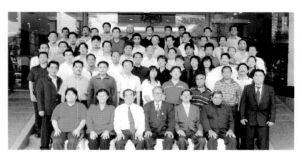

马来西亚学习班

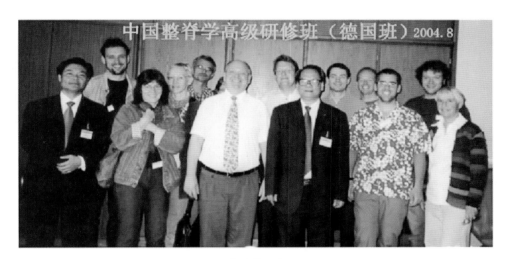

德国学习班

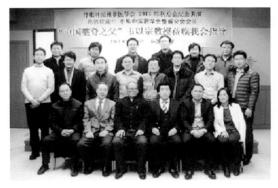

2008 年

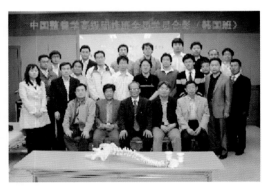

2013 年

韩国学习班

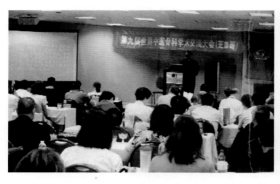 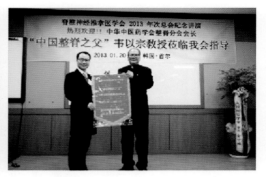

美国纽约卫生职业学院讲学及韩国讲学照片

★ 2001 年，韦以宗建立北京光明骨伤医院（现更名北京昌平区光明骨伤医院），并自筹经费编著《中国骨伤科学辞典》，获得中华中医药学会学术著作奖。

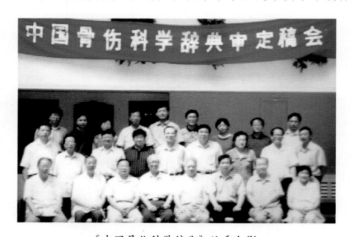

《中国骨伤科学辞典》编委合影

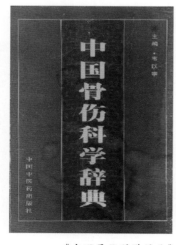

《中国骨伤科学辞典》封面及吴阶平题词

★ 21 世纪初，韦以宗开始研究中医整脊学，针对国际上误传脊柱手法源自美国，率先发表《中国整脊技术史》挽回我国脊柱手法的历史地位。在此基础上，运用现代科学技术研究脊柱运动力学，创立"一圆一说两论"。国家中医药管理局继续教育委员会自 2003 年起，将"中国整脊学"列为国家级继续教育项目，在全国举办学习班。至今办班 82 届，培养 7000 多名中医整脊科医师。

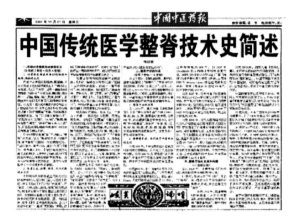

《中国中医药报》整脊史文章

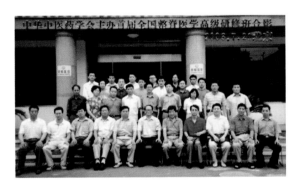

首届中国整脊培训班学员合影

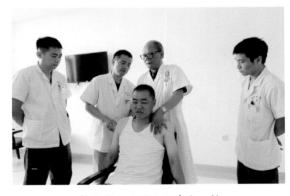

韦以宗为培训医师手法示教

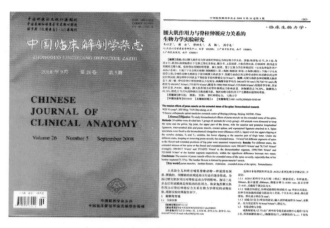
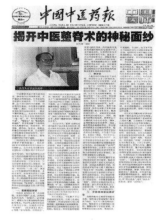

中国临床解剖杂志发表的论文　　　　　　　　　《中国中医药报》揭开面纱

　　★在国家中医药管理局和中华中医药学会支持下，韦以宗于2004年11月和2005年分别在北京昌平和连云港召开中国整脊学术交流大会，国家中医药管理局领导出席大会，来自国内外专家学者500多人参加会议。

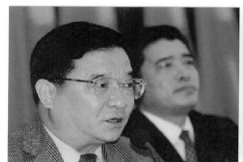
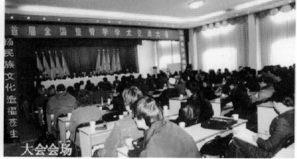

国家中医药管理局领导在首届大会上致辞

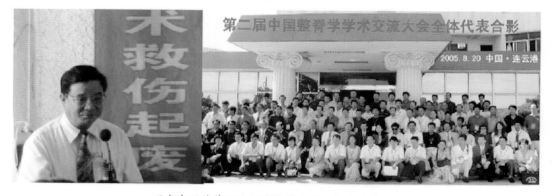

国家中医药管理局领导在第二届大会上致辞

★ 2004年6月30日和7月1日，中央电视台播出"东方之子"——韦以宗仁心铁骨，介绍韦以宗发掘中医药，促进中医走向世界的业绩。

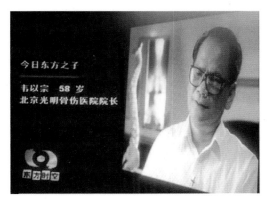

中央电视台"东方之子"栏目

★经中华人民共和国民政部、中国科学技术协会和国家中医药管理局批准，中华中医药学会于2006年9月24日成立整脊分会，韦以宗当选主任委员，其编著的《中国整脊学》出版。

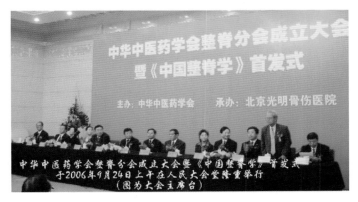

人民大会堂召开中华中医药学会整脊分会成立大会主席台

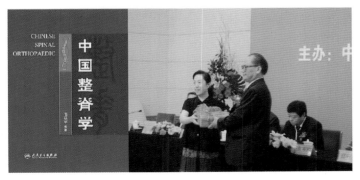

《中国整脊学》首发式

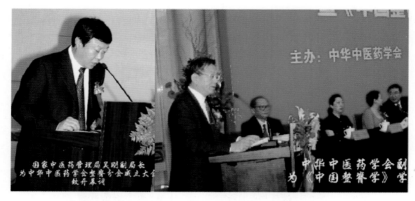

国家中医药管理局吴刚副局长（左）、施杞教授（右）致辞

★ 2007 年，韦以宗获中华中医药学会授予"全国中医骨伤名师和优秀中医院院长"称号。

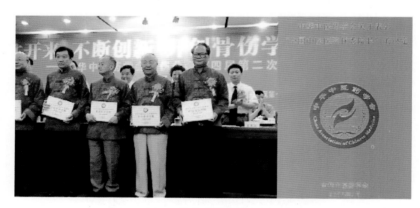

颁发名师证书

★ 2010 年，《中国整脊学》英文版及第二版出版，并荣获学术著作一等奖。

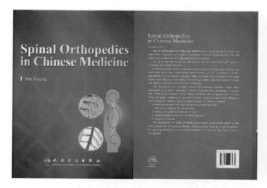

《中国整脊学》英文版

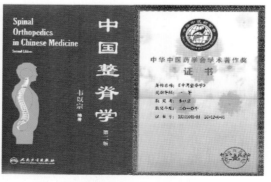

《中国整脊学》第二版及奖状

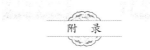

★ 2001~2009 年，韦以宗联合广西中医药大学骨伤科研究所、广西中医骨伤科研究所、广东佛山市中医院、河南省中医院和广东潮州市中心医院等 20 个单位，开展脊柱运动力学研究和中医整脊治疗脊柱疑难病研究，获得专家好评及中华中医药学会科技成果奖。

施杞教授、董福慧教授等专家评价

★ 自 2004 年江苏省常州市中医院聘请韦以宗授徒后，2009 年广东省中医院聘韦以宗任主任导师授徒 6 名，自此之后，先后授徒 50 名，其中主任医师 18 名，副主任医师 24 名，主治医师 8 名，广东省中医院于 2014 年建立韦以宗名医工作室。

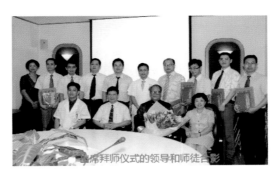

广东省中医院拜师仪式（师徒和医院领导合影）

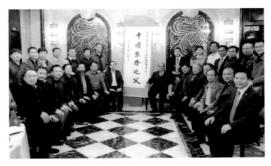

部分徒弟在浙江台州合影

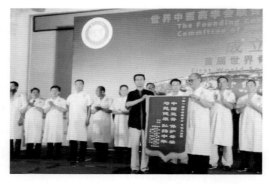

2016 年 8 月，韦以宗率领 30 名弟子赴新疆开展"一带一路中医整脊行义诊活动"合影

★ **韦以宗研究中国整脊学，始终得到我国脊柱外科泰斗葛宝丰院士的支持。**

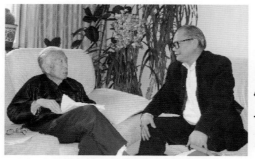

葛宝丰院士与韦以宗教授研究脊柱疑难病治疗问题
（2011年9月12日）

韦以宗与葛宝丰合影

葛宝丰特赞"中国整脊学"是我国脊柱外科里程碑

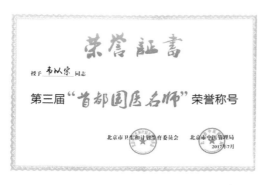

北京市中医管理局授予韦以宗："首都国医名师"荣誉称号

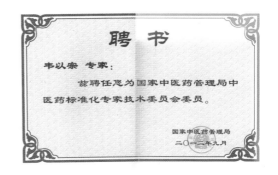

国家中医药管理局聘请韦以宗"标准化专家委员会委员"

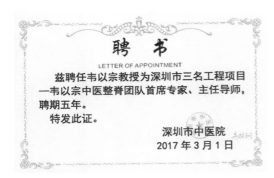

深圳市政府三名工程聘任韦以宗整脊团队首席专家

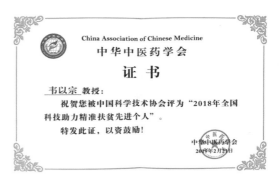

中国科学技术协会授予韦以宗2018年科技助力精准扶贫先进个人荣誉称号

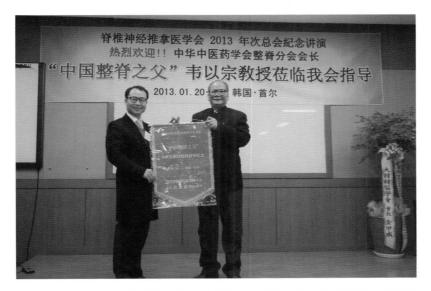

韦以宗教授到韩国首尔讲学，受韩国脊骨神经医学会授予中国整脊之父锦旗

★ 韦以宗创办的仅 30 张病床的光明骨伤医院，以治疗脊柱疑难病而闻名国内外，先后有马来西亚、新加坡、泰国、英国、德国、澳大利亚和韩国等国家专家前来参观考察。

开创中国整脊新学派的——北京光明骨伤医院
Beijing Guangming Orthopaedics Hospital which created a new school of Chinese integrated adjustment for spine

（各国专家代表团参观考察照片选）The some photos about countries expert delegation visited our hospital

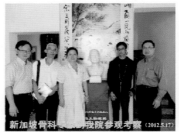
新加坡专家代表团 Delegation of experts from Singapore

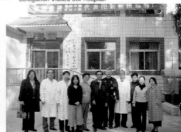
美国专家代表团 Delegation of experts from the United States

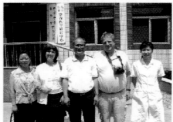
德国专家代表团 Delegation of experts from Germany

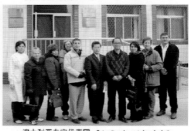
澳大利亚专家代表团 Delegation of experts from Australia

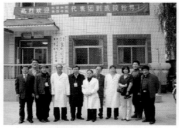
韩国专家代表团 Delegation of experts from South Korea

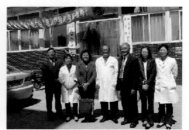
泰国专家代表团 Delegation of experts from Thailand

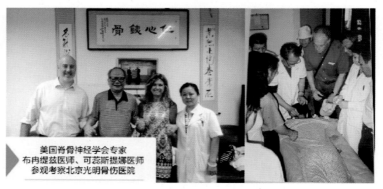
美国脊骨神经学会专家
布冉缇兹医师、可蕊斯提娜医师
参观考察北京光明骨伤医院

与前来考察的外国专家在光明骨伤医院合影

★ 2009~2015 年，国家中医药管理局下达中医整脊诊疗指南制订任务，韦以宗担任全国中医药标准化委员会整脊专家委员会主任委员，率领全国专家开展中医整脊标准化研究。2012 年任国家中医药管理局标准化委员会委员，2016 年任世界中医药学会脊柱健康标准审定专家委员会主任委员，开展中医整脊科医师专业技术职称分级标准，中医整脊技术规范标准和脊柱亚健康诊断标准的研究。

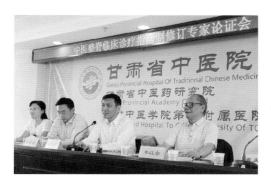

甘肃会议照片

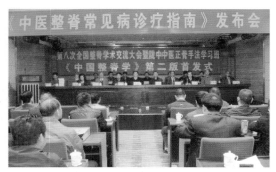

《诊疗指南》《中国整脊学》（第二版）发布照片

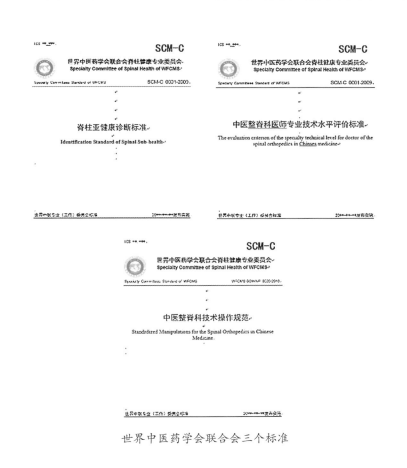

世界中医药学会联合会三个标准

★韦以宗率领技术团队，完成了脊柱运动力学研究，创立以椎曲论和脊柱圆运动规律为核心的中国式脊柱运动力学新理论，并在此理论指导下，取得治疗脊柱疑难病的成功。在国家中医药管理局支持下，中医整脊科医师和脊柱保健按摩师晋列《中华人民共和国职业分类大典》，在全国专家共同努力下，为中医创立一个新的职业和工种。

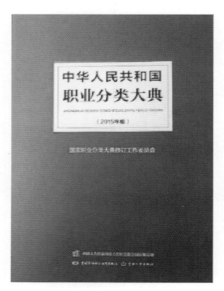

职业大典封面

★2015年12月，世界中医药学会联合会委托韦以宗专家组建脊柱健康专业委员会，2016年7月15日，在北京召开成立大会暨首届世界脊柱健康论坛，23个国家600多名专家学者出席，大会选举509名理事，选举韦以宗任会长兼脊柱健康标准审定专家委员会主任委员。

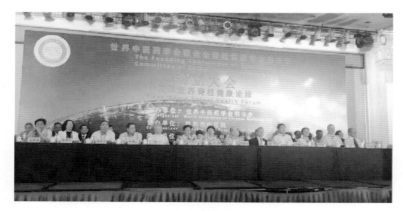

大会主席台

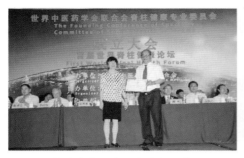

佘靖向韦以宗颁发会长证书

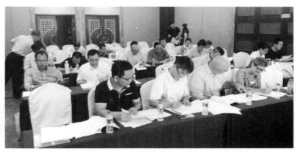

标准审定专家委员会审议两个国际标准和一个行业标准

　　★韦以宗运用他创立的中医脊柱运动力学理论指导临床，取得了治疗颈曲异常综合征、颈椎管狭窄症、颈椎急性椎间盘突出症、颈肩综合征、腰椎间盘突出症、腰椎管狭窄症、腰椎滑脱症和青少年脊柱侧弯症的成功。他不仅将这一技术编进了《中国整脊学》《中医整脊常见病诊疗指南》和高等中医药院校"十三五"创新教材《中医整脊学》中，还毫无保留地手把手传授给他的弟子。

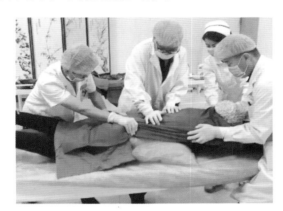

韦以宗向他的弟子传授铍针松解内功复位治疗腰椎滑脱症

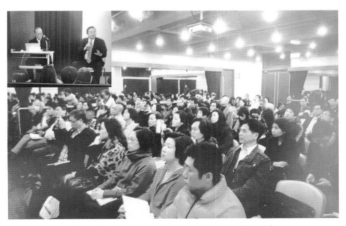

韦以宗 2007 年 6 月 20 在香港大学讲学

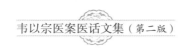

韦以宗主持的国内外学术会议照片选

1990~2016 年，国内会议 15 次，国际会议 11 次，专题会议 8 次，出席人数 1 万余人次，24 个国家地区。

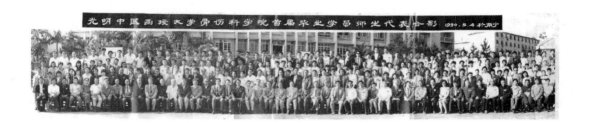

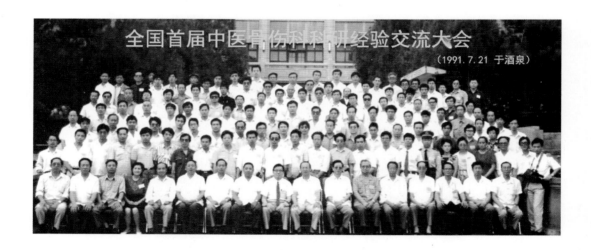

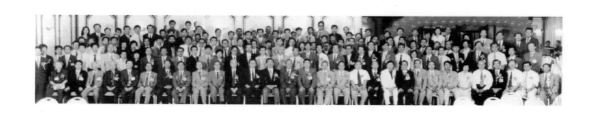

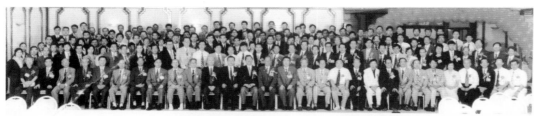

第一届世界中医骨伤科学术交流大会（97 吉隆坡）

THE INAUGURAL WORLD SYMPOSIUM ON TRADITIONAL CHINESE
ORTHOPEDICS EXECUTIVE COMMITTEE (KUALA LUMPUR 1997)

第二届世界中医骨科学术交流大会（1998年中国·北京）

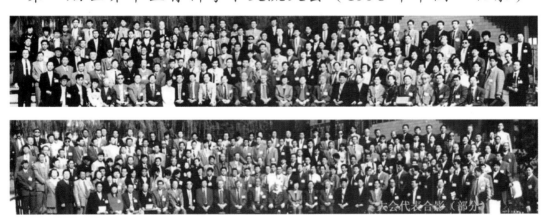

大会代表合影（部分）

第三届世界中医骨科学术交流大会（2000年澳大利亚·悉尼）

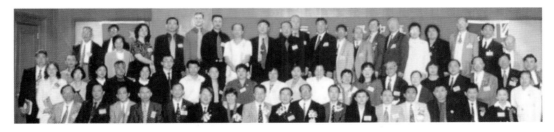

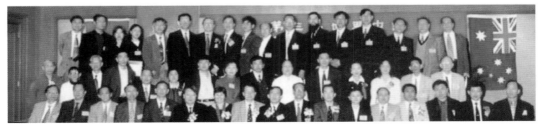

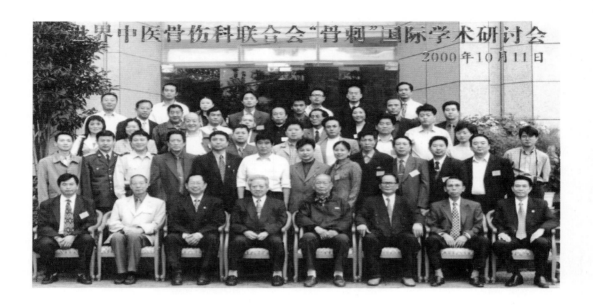

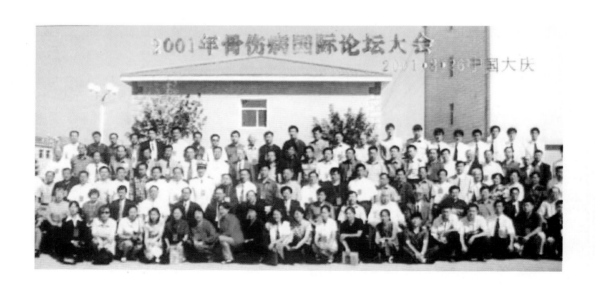

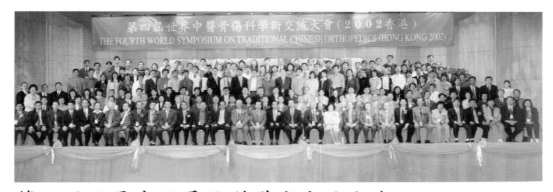

第四届世界中医骨伤科学术交流大会　　2002 年 3 月 16 日

The Executive Committee of the Fourth World Federation on Traditional Chinese Orthopedics

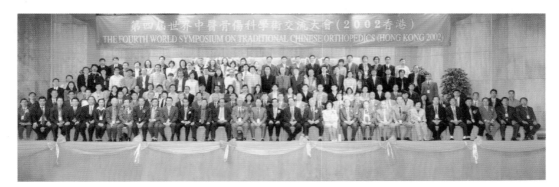

第四届世界中医骨伤科学术交流大会　　2002 年 3 月 16 日

The Executive Committee of the Fourth World Federation on Traditional Chinese Orthopedics

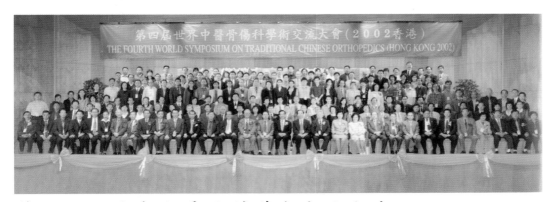

第四届世界中医骨伤科学术交流大会　　2002 年 3 月 16 日

The Executive Committee of the Fourth World Federation on Traditional Chinese Orthopedics

第五届世界中医骨科学术交流大会（2004年德国·美茵兹）

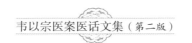

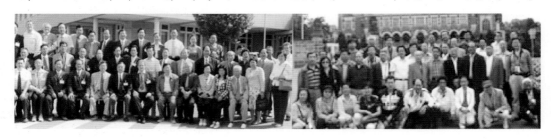

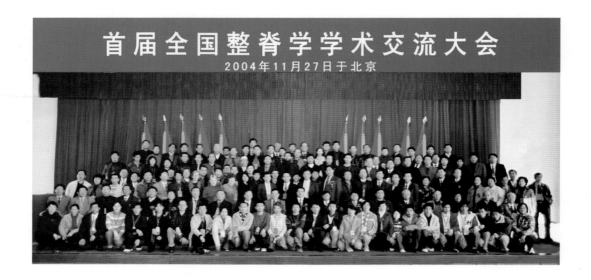

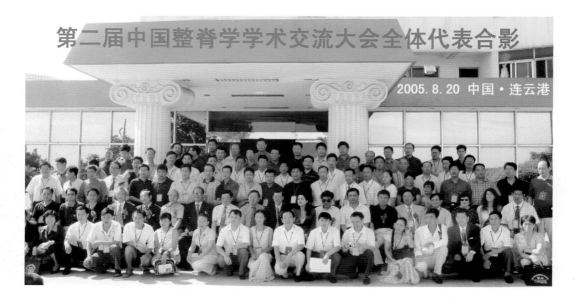

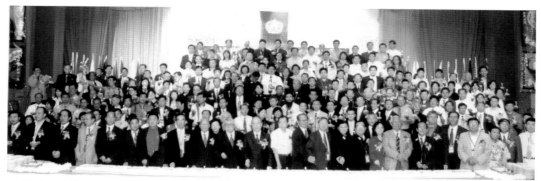

第六届世界中医骨科学术交流大会暨世界中医骨科联合会创建十周年庆祝大会

2006年月4月25日于马来西亚·新山市

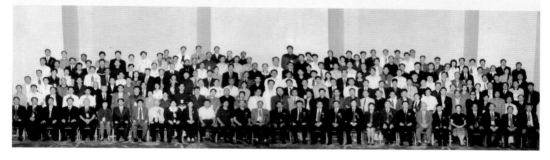

第三届全国整脊学学术交流大会代表合影

2007.4.14重庆

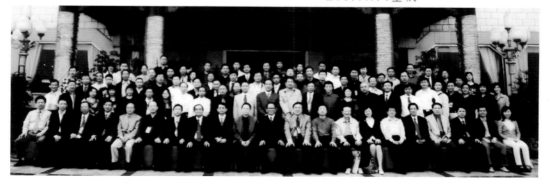

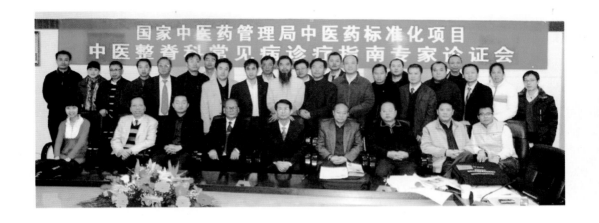

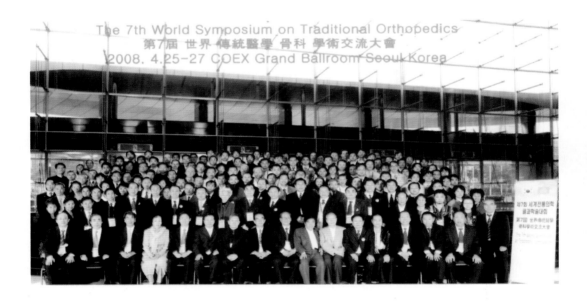

第四届全国整脊学学术交流大会全体代表合影（2008 年 9 月 20 日于温州）

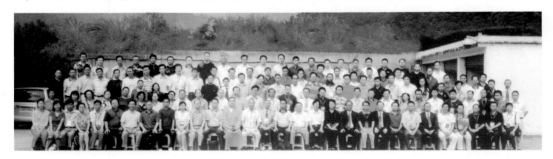

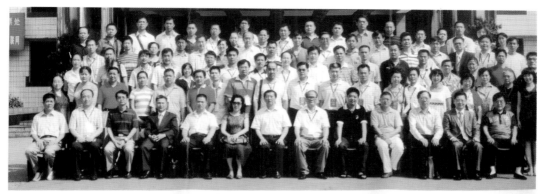

第五届全国整脊学学术交流大会代表合影

2009.8.22 于中国湖南

第八届世界中医骨科学术交流大会（2010 年中国·台北）

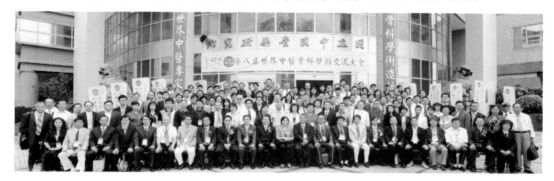

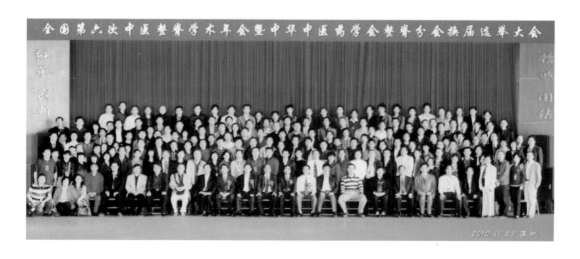

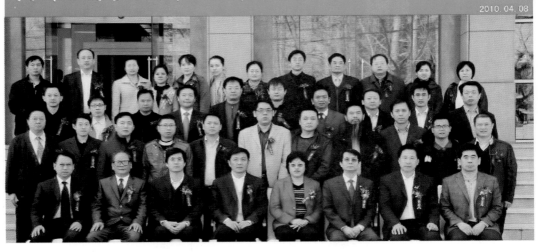

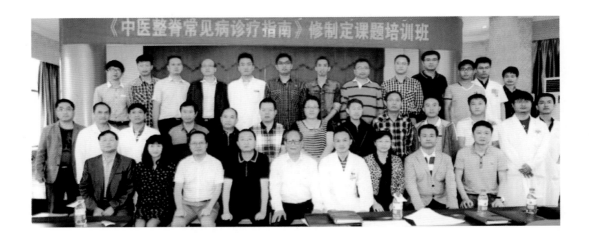

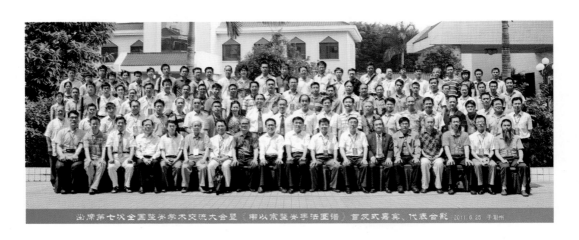

第 9 届世界中医骨科学术交流大会 (芝加哥)
The 9th World Symposium on Traditional Chinese Orthopedics - Chicago 30 Jun-1 Jul 2012

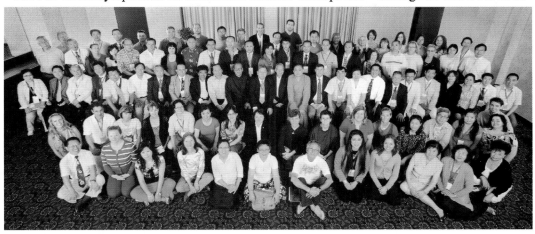

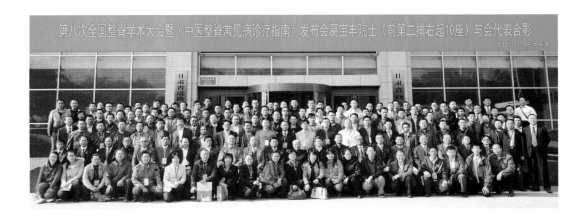

第九次全国整脊学术交流大会整脊分会理事合影
（2013年11月30日于广州）

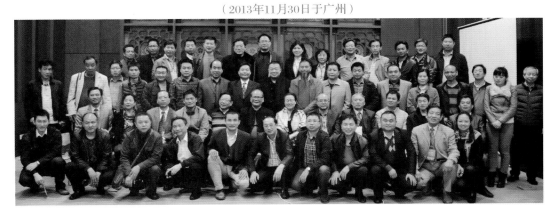

第十届世界中医骨科学术交流大会（2014 年中国少林寺）

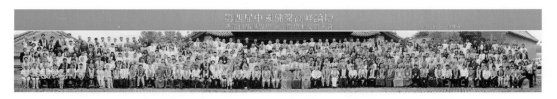

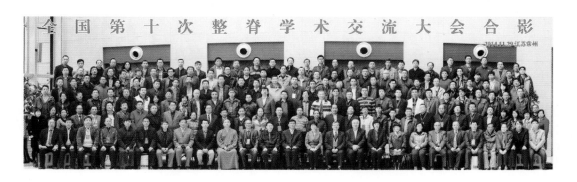

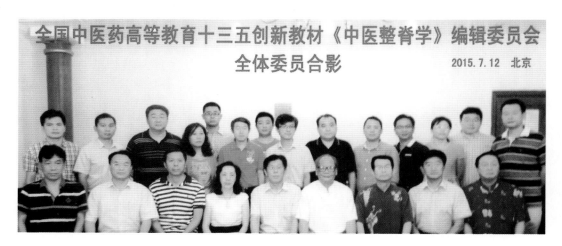

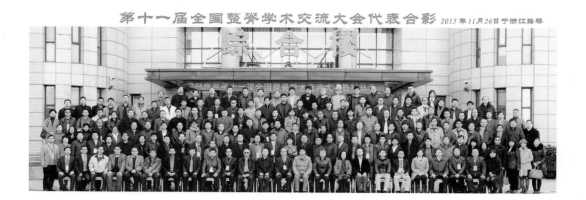

附 录

中医整脊常见病诊疗指南第二次专家论证会体代表合影

（2015年安徽合肥）

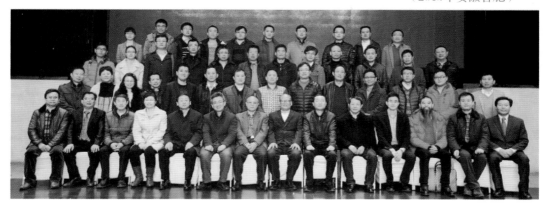

世界中医药学会联合会脊柱健康专业委员会筹备会议全体专家合影

（2016 年 2 月于北京）

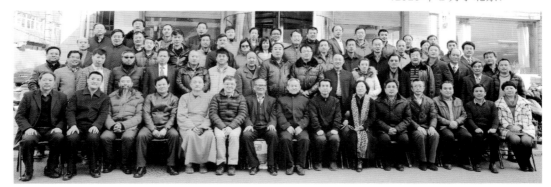

第十一届×脊学术交流大会全体代表合影 （新疆 师图壁县）2016

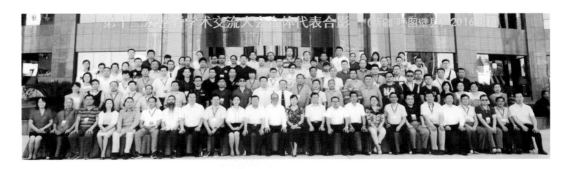

世界中医药学会联合会脊柱健康专业委员会成立大会暨首届世界脊柱健康论坛 2016.7.16 太原

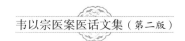

韦以宗出版著作介绍

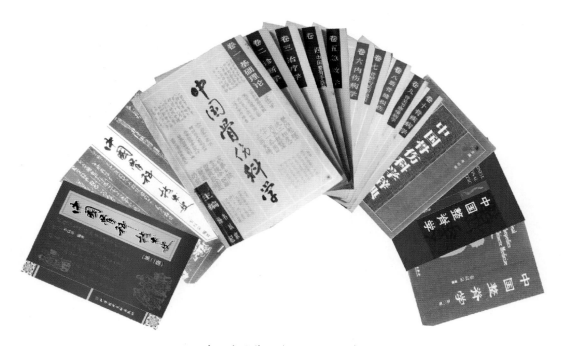

韦以宗编著、总编的四大名著

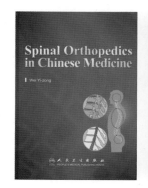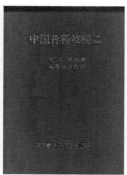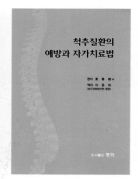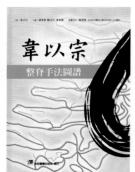

韦以宗著作的英文版、日文版、韩文版、繁体汉文版

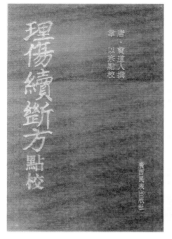

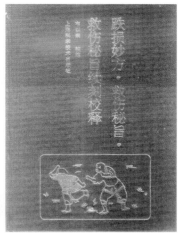

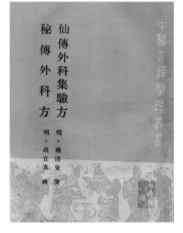

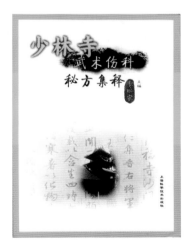

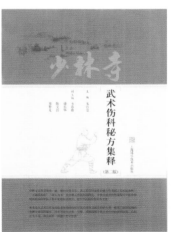

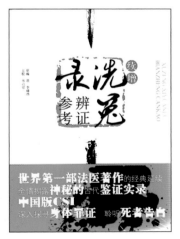

韦以宗点注、校释古籍文献 22 册，其中 4 册合订本出版

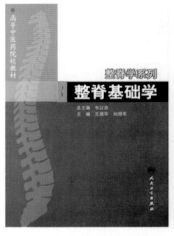
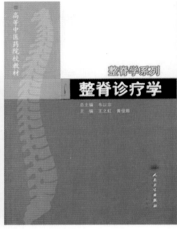
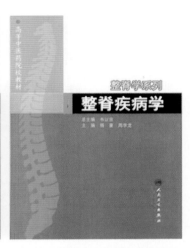
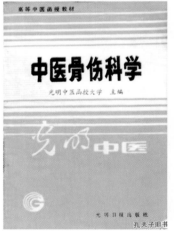
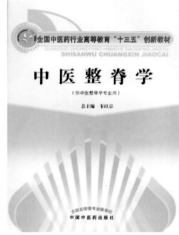
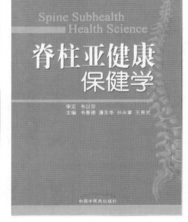

韦以宗总主编和审订的教材

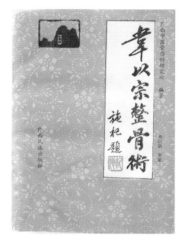

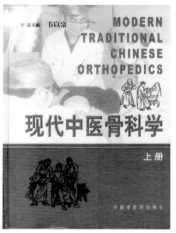

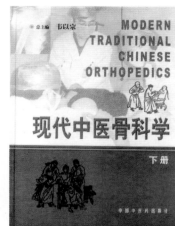

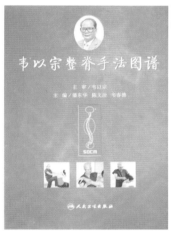

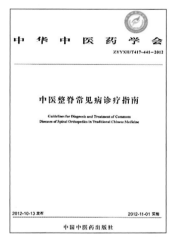

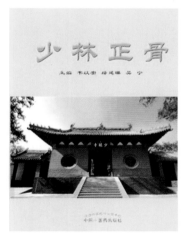

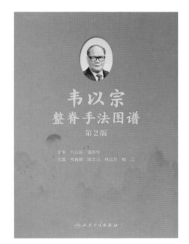

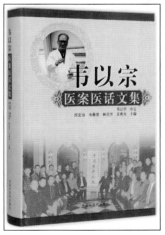

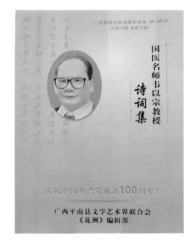

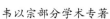

韦以宗部分学术专著

书法选

施杞教授书法选

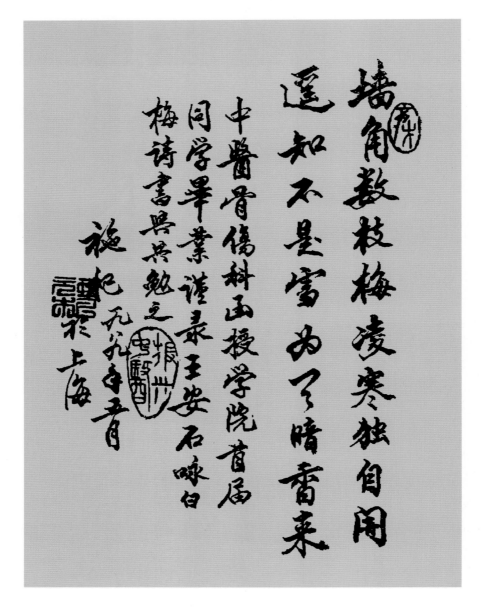

千岩萬壑不辭勞
遠看方知出處高
溪澗豈能留得住
終歸大海作波濤

丙子年春應邀為陝西和尚塔宗遠師書此詩奉教
十世班禪轉世靈童坐床恭賀　是春

趙樸初
書於上海

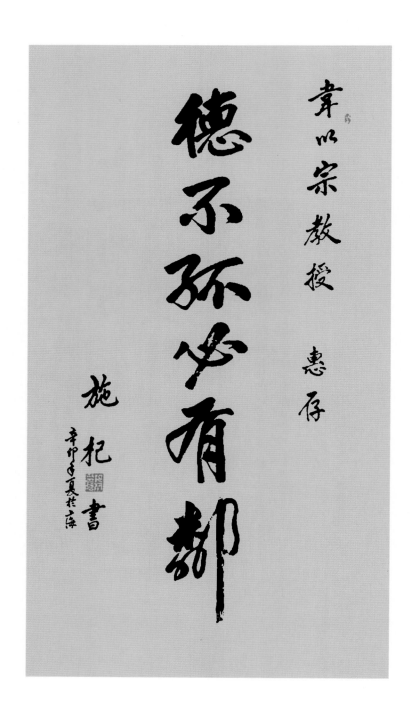

奋斗的历程

光辉的业绩

祝贺中医养育学科研究十五周年

施杞

于上海中医药大学

乙未年秋月

P1

序

　　韦以宗教授是我国当代中医骨伤界出类拔萃的专家之一，半个世纪以来，坚持躬耕博采众长，继承传统融会新知，立足临床探究经典，努力弘扬中医骨伤科特色优势，不断推动学科发展。进入21世纪更致力于整脊学科之创建，形成了独具中国文化内涵的脊整学理论体系以及防治脊柱类疾病的技术策略与方案，并广为传播，门人弟子三千，造福苍生大众，深切地体现了这位学者所具有的孺子牛精神和拓荒牛精神。熟知韦以宗教授的同道均知悉他推进中国整脊学发展之初衷有二：其一为证实中国方为整脊学术之肇源地，远于世界各国而历史悠久；其二是积极响应"健康中国"之战略实施，尤其对当下西医骨科手术扩大化，而中医骨伤科也往往不姓"中"，数典忘祖，甚至明火执杖，刀光剑影，且美其名为现代化，或偷梁换柱曰"中西医结合"。遂遵循《大医精诚》，以医道乃"至精至微之事"，"博极医源，精勤不倦"，且立"见彼苦恼，若己有之"、"大慈恻隐之心"，"誓救含灵之苦"等前贤教诲，数十年

P2'

如一日奋力不懈打造了学术建树的一片新天地。"半亩方塘一鉴开，天光云影共徘徊。问渠那得清如许？为有源头活水来。"（南宋·朱熹）这正是韦以宗教授长期坚持的"传承精华，守正创新"的思想理念。宋代张载曰："为天地立心，为生民立命，为往圣继绝学，为万世开太平"。作为一名中国现代的知识分子，韦以宗教授的学术生涯也无不折射着如斯光影。

中国是诗的国度，诗为心声，诗言志。数千年来保存流传了大量的古代诗词，散发着古代诗人思想、感情和品格之幽香。人们认为我国古代诗歌中有一种兴发感动的生命，生生不息，影响着一代代的后人们，成为我国古典诗词中最宝贵、最有价值的内涵，因而那份兴发感动的力量便成为诗歌中最重要的质素。《毛诗大序》曰："情动于中也而形于言"。《礼记·乐记》曰："人心之动，物使之然也"。人心受外界事物的感动，无非大自然因素和人世间因素。韦以宗教授博学多才，专业署作等身，又每多文采飞扬。数十年来，在其奋斗的历程中，铺陈着艰难与奋斗，成功与挫折，然而他总未忘怀先贤的哲理名言，亦每多在物与情的兴发

P3

感动下愈迸吟咏出令人感慨的诗词，颇有"糊缯大布裹生涯，腹有诗书气自华"之高雅气质。目前先生将其多年撰写的诗词汇集一册名《国医名师韦以宗教授诗词集》于付梓前示余，纵观该书所收载韦以宗各个时期诗词作品约150首，其中抒怀、咏物、写景、友情以及阐发前人哲理等等，无不印记着他治学生涯和生活历程前行的足迹。早在上世纪七十年代，尚在青年时期的韦以宗便以"为往圣继绝学"的志向，投身《中国骨科技术史》的编撰中，写下了他早期的诗作《骨史》书初稿感怀："彻夜不眠六十宵，千年国宝慧眼瞧；故纸索来为今用，尘埃翻落露汉骄；青灯照壁人已睡，酷暑迫身笔未弃；主席遗言犹在耳，誓将热血作水浇。"《中国骨科技术史》的面世，完整地挖掘并梳理了中医骨伤学科发展的历程，也彰显了中医骨伤科的特色和优势及其丰富的学术内涵。殊知在其付梓面世前却有作者诸多不为人知的艰辛与努力。上世纪末，他以中国骨伤人的志向和胆略，力推中医骨伤科学术走出国门，实现"继承、创新、现代化国际化"国家中医药发展战略，毅然出走东南亚各国并暂居马来西亚首都吉隆坡。

P4

虽然为时在事业发展中面临困难挫折，但他仍以"不废江河万古流"的气慨，浩然唱咏着"男儿何不带吴钩，收取关山五十州？请君暂上凌烟阁，若个书生万户侯。"（唐·李贺《南园十三首·其五》）终于经他努力数年筹备于1997年吉隆坡成立并隆重召开了首届世界中医骨伤科联合大会，世界各国中医骨伤科专家代表300余人参加大会，我国中西医结合骨伤泰斗及开创者尚天裕教授荣任联合会主席，韦以宗教授和我等多位中国专家当选为执行主席。会后他怀着兴奋的心情写下了《首届世界骨联大会召开》，词曰："千年盛会，吉隆坡，三百精英。十八路，穿云突雾，众志成城。中医骨伤出国界，异域他乡有共鸣。听国际论坛百家语，学坛惊。中医药，贵传承；在海外，受欢迎。总理一握手，思绪难平。洪流直下冲腐朽，鲲鹏展翅搏云青。看骨联大旗遍五洲，谢天京。"正是在"无边落木萧萧下，不尽长江滚滚来"的悲欢中踊跃出一股"会当凌绝顶，一览众山小"的英雄气势。韦以宗教授现已X秩又五，可谓为我国中医骨伤科事业中的一位老将。一生中总以"不为圣贤，便为禽兽；莫问收获，但问耕耘。"为价值取向，坚持在事业中身体力行实现创新性发展、创造性转化，

P5

业绩非凡，为同道瞩目。2015年为他看到中央电台《东方之子》介绍他的事迹时写下一首感怀诗曰："人步耆年忆岁初，岁月沉浮显踏踪。曾经努力尽人事，从无苟且逐浪波。常看起落知贵贱，多观跌宕识江河。知成知足安天命，敢向江东唱山歌！"作者虽已步入皓首之年，感慨光阴如箭，但回首往事，不忘初心，未敢踏踪岁月。牢记江东父老的培育之恩，以赤诚之心奉献国家和民众，亦不忘回报家乡。他在《随笔》中曰："转战江湖五十载，不忘初心战未休。家乡避疫忙种植，故里脱贫不堪忧。喜见桃儿事业旺，乐听病人赞誉优。江东父老迎稀客，冠肺灭后庆丰收。"韦以宗教授作为我国中医整脊医学学科领军人物，多年来致力于医技脱贫，竭力助长，亦不忘对家乡后学的栽培。面对全国弟子奋战中医药战线，尤其在老少边远地区他亲力亲为，呈现了诸多"胜日寻芳泗水滨，无限（边）光景一时新。等闲识得东风面，万紫千红总是春"的动人景象。"曾经努力尽人事、从未苟且逐浪波"，这正是他奉献一生的写照。王安石《登飞来峰》曰："飞来山上千寻塔，闻说鸡鸣见日升。不畏浮云遮望眼，自缘身在最高层！"韦以宗教授正是以这种学识的定力和自信，以及他过人的智慧开创了一方学科平台。历史是公正的，结果方为始终。唐·刘锡禹《浪淘沙》曰："莫道谗言如浪深，莫言迁

P6

客似沙沉。千淘万漉虽辛苦，吹尽狂沙始到金"。在韦以宗的诗词集中，我们依稀可以窥见那些如歌如泣的一幕幕掠影，当下令人神往的感悟与心声回味。无论他对中医骨伤科学发展的推动或是在此基础上对独具特色的中国整脊学的构造，都可谓"善莫大矣"。毛泽东主席《卜算子·咏梅》曰："风雨送春归，飞雪迎春到。已是悬崖百丈冰，犹有花枝俏。俏也不争春，只把春来报。待到山花烂漫时，她在丛中笑。"当可借用作为韦以宗教授学术生涯的写照。他诗词集中的每一个篇章，无论是诗或词都是他生命乐章中跳动的闪光音符！2015年12月17日他一路风尘屹立黄山写下了《咏黄山迎客松》曰："千年古树迎客松，顶天立地傲苍穹；晨迎旭日东升起，暮送夕阳下群峰。风霜雨雪总葱萃，春夏秋冬自从容；无需沃土我挺立，人生若此是英雄。"由斯可见他的脚步并未停息。王勃在《滕王阁序》中曰："老当益壮，宁移白首之心？穷且益坚，不坠青云之志。酌贪泉而觉爽，处涸辙以犹欢。北海虽赊，扶摇可接；东隅已逝，桑榆未晚！"正可以借用为韦氏该诗作一注脚。

庚子疫疠瞒世磨难，历经考验；辛丑巳届，举国兴盛，中医蓬勃。杜甫在《戏为六绝句》中有曰："庾信文章老

P7

更成，凌云健笔意纵横。今人嗟点流传赋，不觉前贤畏后生。"深信韦以宗教授将有更多的论述和诗词面世。"云山苍苍，江水泱泱，先生之风，山高水长！"斯为序。

施杞
辛丑春月于上海衡庐

上海中医药大学
上海市中医药研究院 **脊柱病研究所**

序

随着颈腰痛等脊柱退行性疾病患病率不断增高，有关专著也不断增多，笔者案头即有20余册，其中不乏国内外著名学者之杰作．但以韦以宗教授编著之《中国整脊学》发行量之多，且迅速被国外学者译成英文、韩文者甚鲜有者。《中国整脊学》自2006年出版以来，不仅获得读者好评，亦备受学术界好评，曾荣获2010年度中华中医药学会学术著作一等奖。不仅在我国中西医界广受重视，在国际上随着英文版的出版发行也获得普遍好评。美国、韩国、德国、澳大利亚、泰国、马来西亚以及挪威等国，先后组织专家学者到北京光明骨伤医院参观学习。韦教授也先后应邀到美国、韩国、德国、马来西亚讲学。我国现代脊柱外科泰

上海中医药大学
上海市中医药研究院　脊柱病研究所

头、中国工程院葛宝丰院士不仅为此书作序，还指出"中国整脊独树一帜、救伤起废、社会受益"。"中国整脊学是我国脊柱外科里程碑中一个很大的进步"。

葛宝丰院士历经半个多世纪对脊柱外科坚持临床和研究，在古稀之年，还时刻关注国内外学术动态。他对《中国整脊学》一书的评价亦绝非随手拈来。笔者在为本书初版作"跋"时曾指出："书中所展现并深加探究和阐明的脊柱圆运动规律、圆筒枢纽学说、脊柱轮廓平行四维平衡理论和椎曲论，不仅是经验的提炼、感性的升华，而且是基于多年的艰苦探索，基于对中国传统医药学及中国文化博大精深理论和知识的熟谙，及

上海中医药大学
上海市中医药研究院 脊柱病研究所

3

其对现代科学包括现代医学的把握，尤其对功能解剖学、脊柱运动力学，以及生物力学的深邃研究。由之引导人们以一种全新的理念去审视脊柱生理病理的内在规律，并形成独具特色和优势、显示中国医药学理论和实践内涵的防治方法，使临床众多的疑惑和难点迎刃而解。充分体现了理论而实践、局部而整体、动态而静态、现代而传统的有机结合，从而使具有悠久历史及原创文化和医学特征的"中国整脊学"进一步完善，并将弘扬于世界！

此次再读二版，经作者增编中国传统医学脊柱相关理论的形成和发展史，收集整理历代的诊疗经验，尤其是对脊柱生物力学的研究，增编科学实验和临床研究数据，运用整体方法论整合中医特色诊疗技术，同时将新观点、新理论贯彻到52种脊柱伤病的治疗中。洋洋一百余万字，图文并

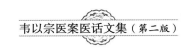

上海中医药大学
上海市中医药研究院 脊柱病研究所

茂，令读者更进一步领会蒉踱士对本份的高度评价。韦以宗教授从事创伤骨科40多年，他认为骨科问题就是力学问题，而力学问题，就是解剖生理关保问题。因此，他运用同样类比凌进化论研究人类脊柱的解剖功能作为切入点，研究人类颈腰曲形成的机制，发现了腰大肌对腰曲形成的重要作用，得出了"腰椎不仅是整个脊柱结构的力学基础，也是运动力学的基础"的结论。他运用接骨的治疗观，即对位、对线、对轴，引伸到脊柱劳损病的治疗上。因此，调曲成为《中国整脊学》的主要治疗目的，"调曲论"也就成为解决脊柱力学的核心理论。为此而研究阐明的脊柱四维弯曲体圆运动规律、脊柱圆筒枢纽学说、脊柱轮廓动力平行四维平衡理论，都是为"椎曲论"服务的。据此，他提出"颈椎病所致颈椎骨关节紊乱病因不仅在颈椎；""腰椎间盘突出症所致疼痛不仅仅是椎间盘压迫神经"、"腰椎滑脱症主要诱因是椎曲紊乱"、"退变性椎管狭窄症是动态狭窄"等之新的病因病理学理论。读者将从本书第五章中看到，韦教授正是用"上病下治"调曲法，解决既往难以解决的颈曲变小类颈椎病，用过伸悬吊法以平衡腰大肌的等长收缩，合理解决腰曲紊乱所致椎间盘突出、腰椎滑脱和椎管狭窄。为达到调曲目的，他运用整体方法论整合中医传统的正骨、针灸、推拿和内外用药，组成整脊治病学的系统工程。美国骨科协会著名骨科专家 James H. Beaty 在《现代骨科学》一书中指出："切除椎间盘，是为了缓解坐骨神经痛，但不能恢复腰椎的正常力学功能"。《中国整脊学》整脊治疗学的系统工程，既能缓解"坐骨神经痛"，也能"解决力学问题"，且使患者免除手术苦。

早在本世纪初，韦以宗教授根据中国传统医学对脊柱的认识是整体的、系统的、动态的思维模

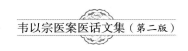

上海中医药大学
上海市中医药研究院　脊柱病研究所

6

式、首先提出应用"整脊"一词作为学科名词，对祖国医学有关脊柱伤病的理论经验进行系统总结，向世人宣示了中国传统医学二千多年的脊柱伤病认识史，澄清了国际上误认为只有美国的脊骨神经医学（Chiropractic）才有手法矫正的错误认识。而且中国整脊不仅仅是手法矫正，还有针灸、内外辨证用药和功能锻炼（导引）等系统调整方法，故而言之，中国式的整脊才是真正的、全面的整脊。

"庾信文章老更成，凌云健笔意纵横"（杜甫），韦以宗教授对中国整脊学学科建设十年如一日，不断的探索，不断地创新，最终以"一圆一说两论"为理论基础，以"理筋、调曲、练功"为治疗原则，以"正脊调曲法、针灸推拿法、内外用药法和功能锻炼法"为治疗大法以及"医患合作、筋骨并重、动静结合、内外兼治、上病下治、下病上治、腰病治腹、腹病治脊"为策略，构成《中国整脊学》的核心内容。这些学术观点充分显示了当代中國中医药学继承、創新、发展的特色、体现了传统与现代的结合.中医学系统理论与脊柱功能解剖适动力学的结合，学科发展与救伤起废、受益社会结合、振兴中医与奉献中华民族伟大复兴相结合。

疗效是硬道理。许多脊柱病人包括一些西医不能手术或手术后效果不理想者运用中医整脊疗法獲得滿意效果。中國整脊学的理论和技术不仅是中医的重要专科特色，也应当成为我國脊柱外科不可缺决的重要组成部分，如是則將是颈腰病诊疗的一场深刻变革，由此而言当属一种里程碑式发展。

"应怜屐齿印苍苔，小扣柴扉不开。春色满園关不住，一支红杏出墙来。""留得根蒂在，岁"有东风"，《中國整脊学》这一中医现代化的奇范必将迎春绽放。斯以为序。

施杞 于上海中医药大学
二〇一二年三月八日

韦以宗教授书法选

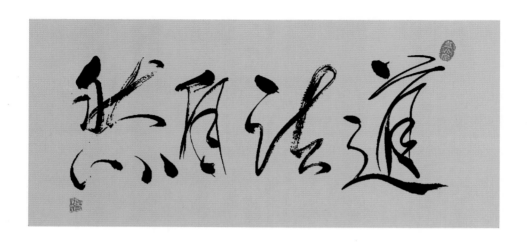

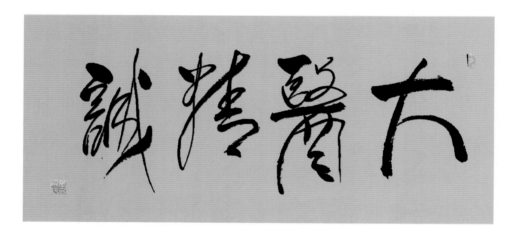

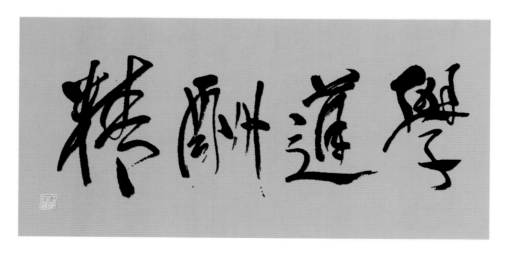

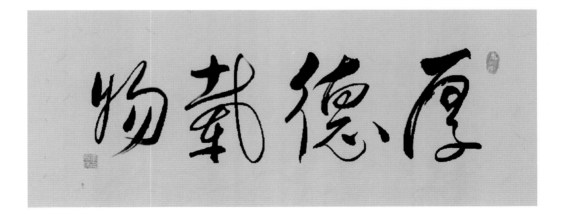

厚德载物

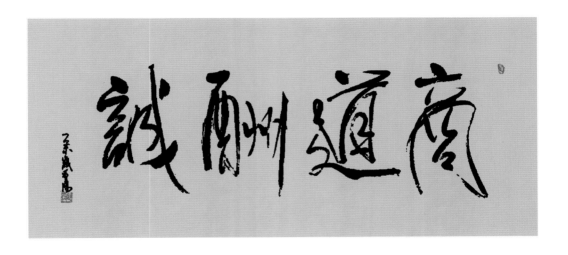

商道酬诚

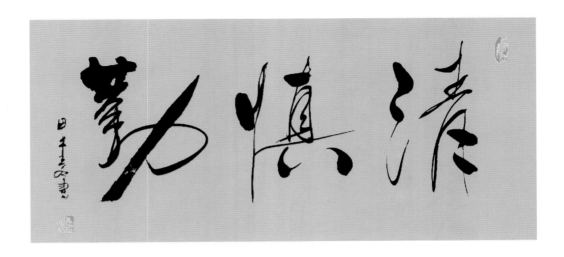

清慎勤

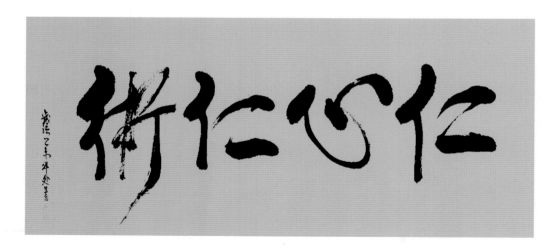

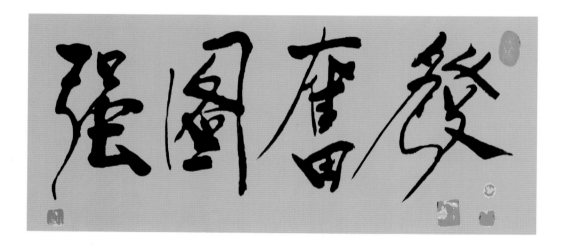

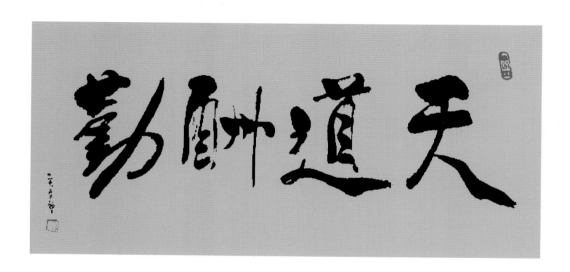

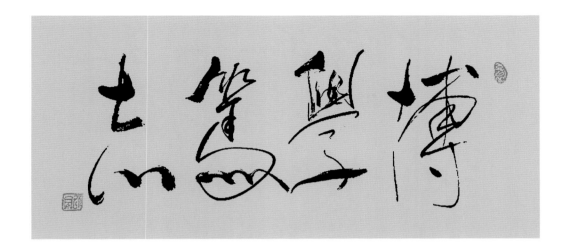

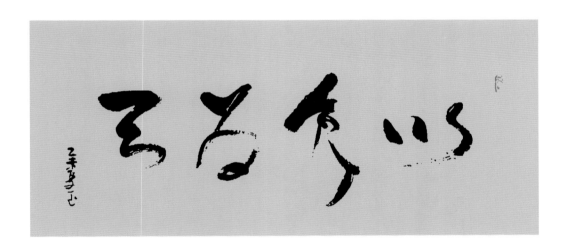

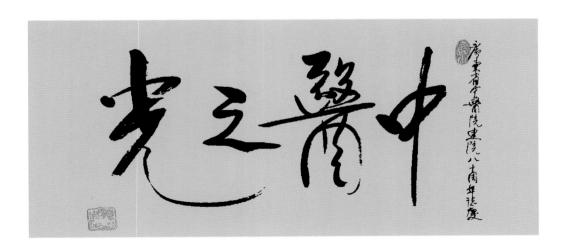

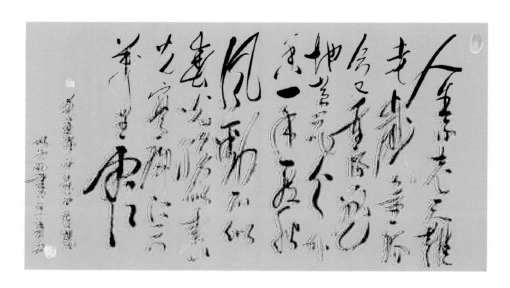

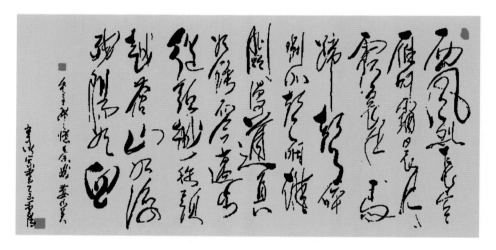

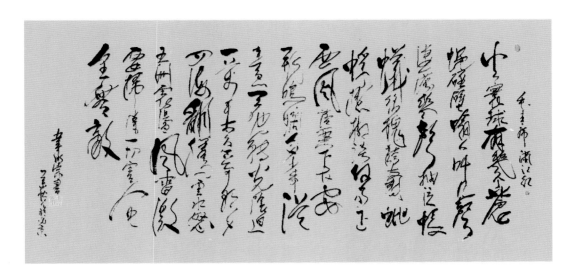

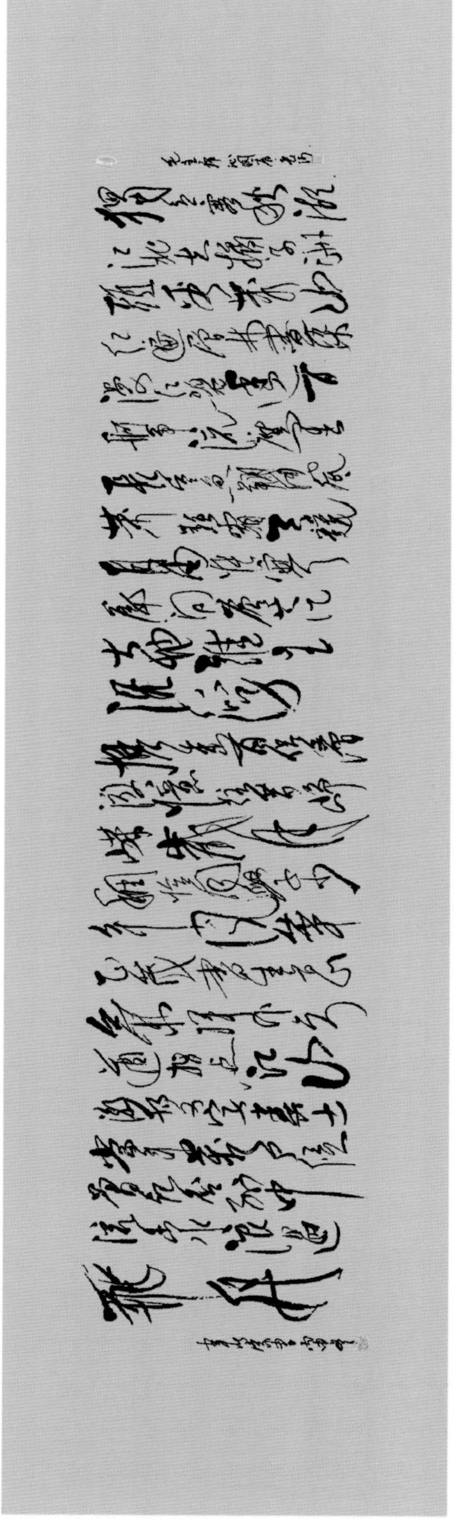

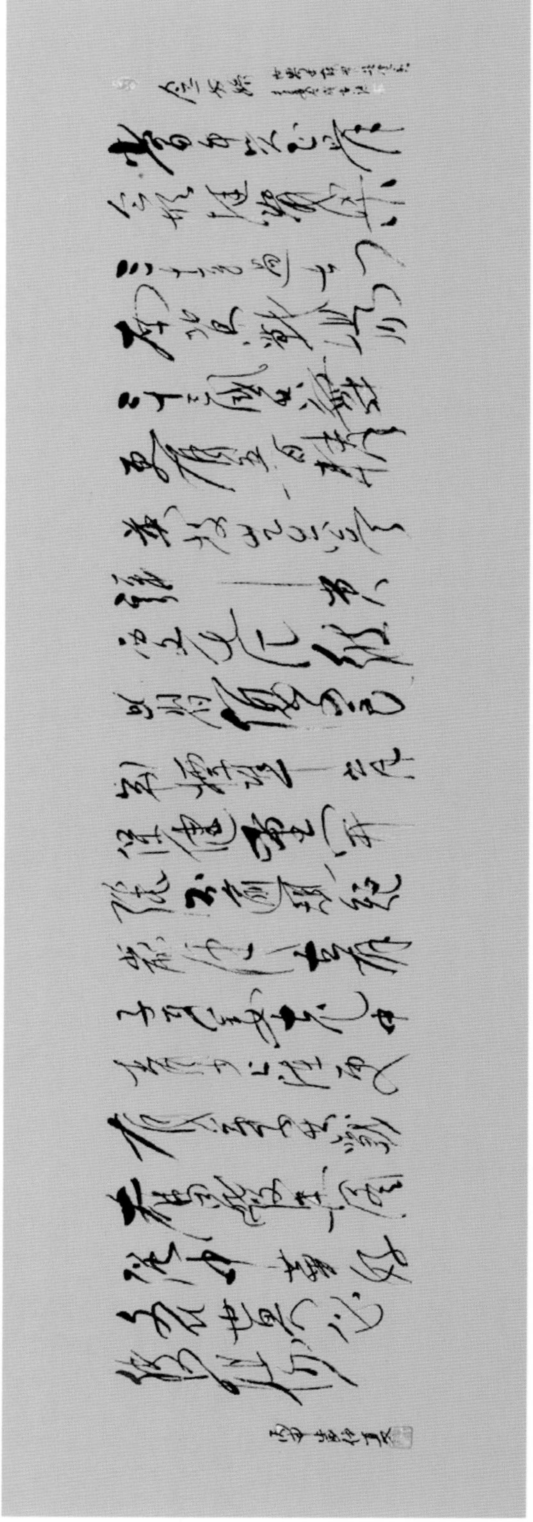

附 录

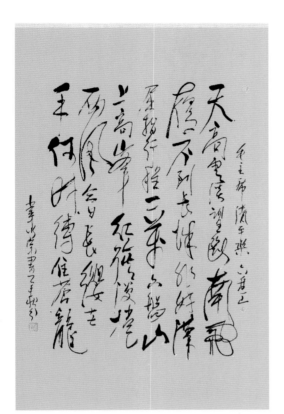

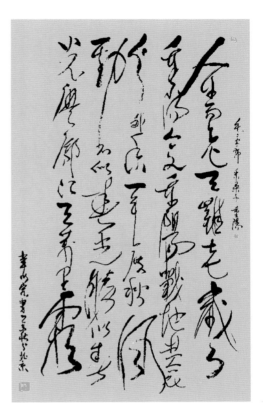

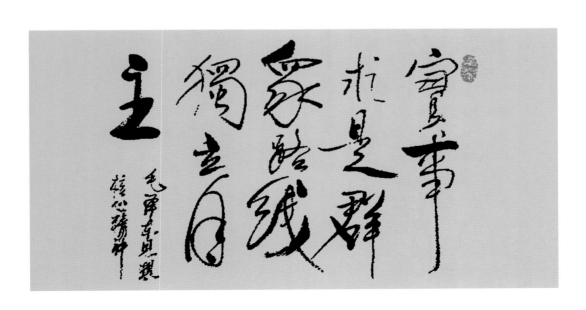

779

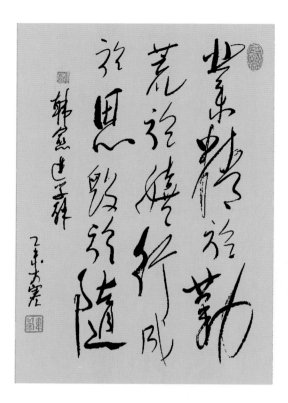

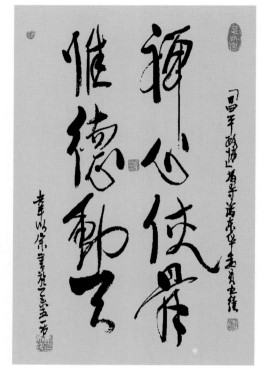

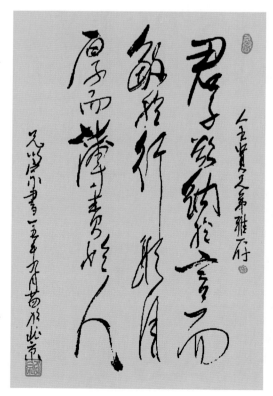

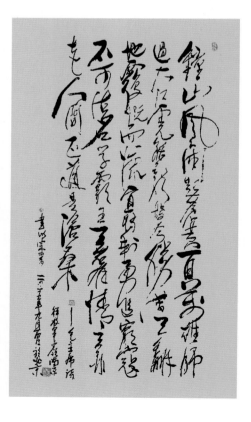

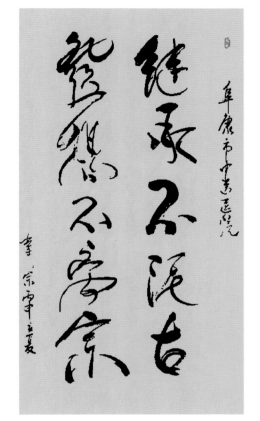

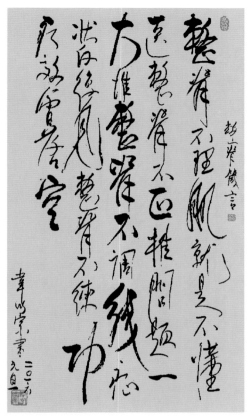

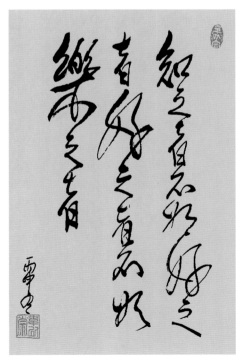

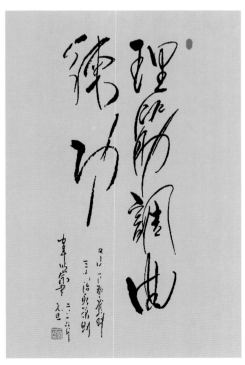

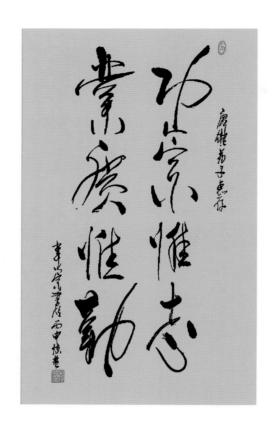

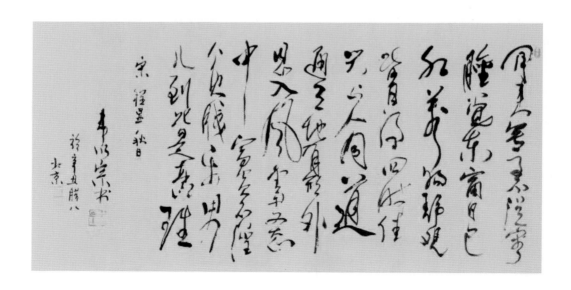

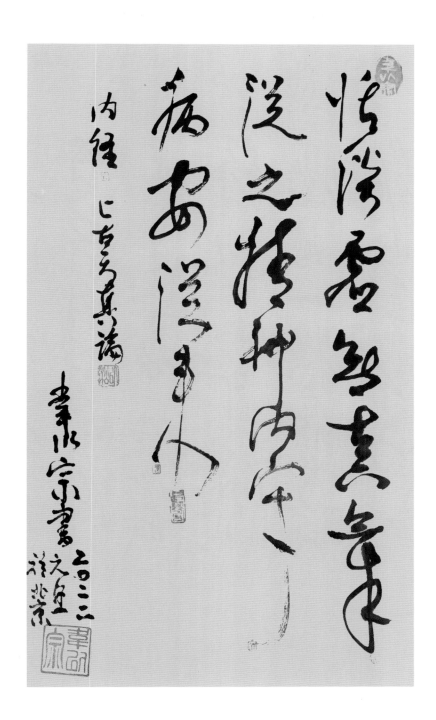

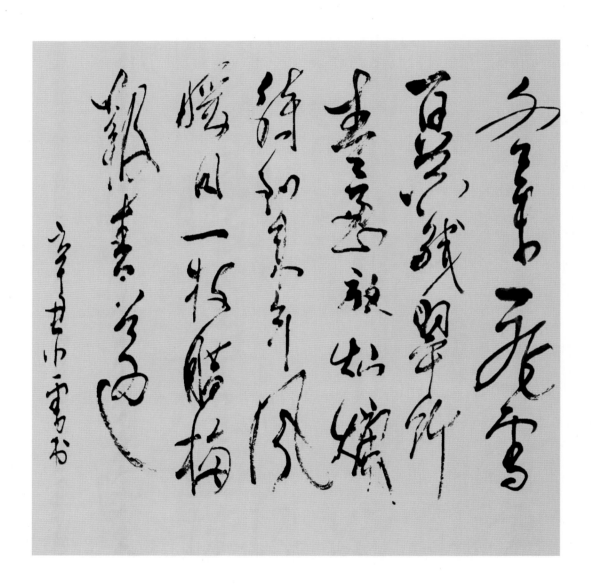

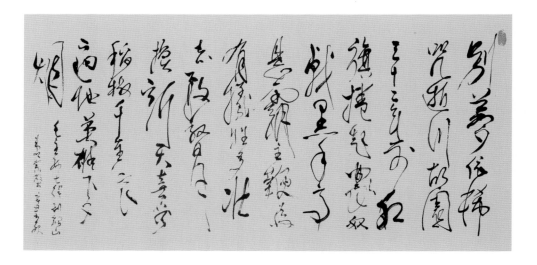

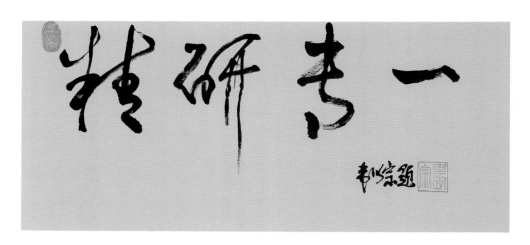

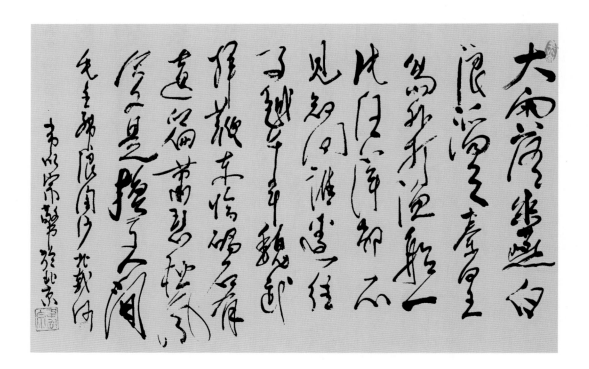

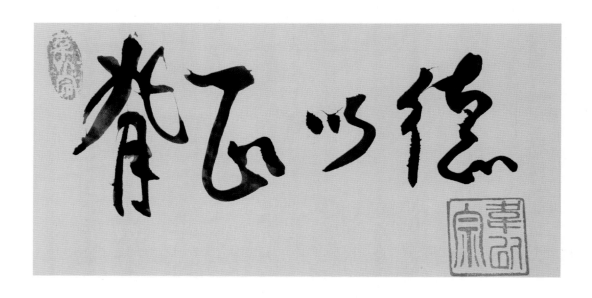

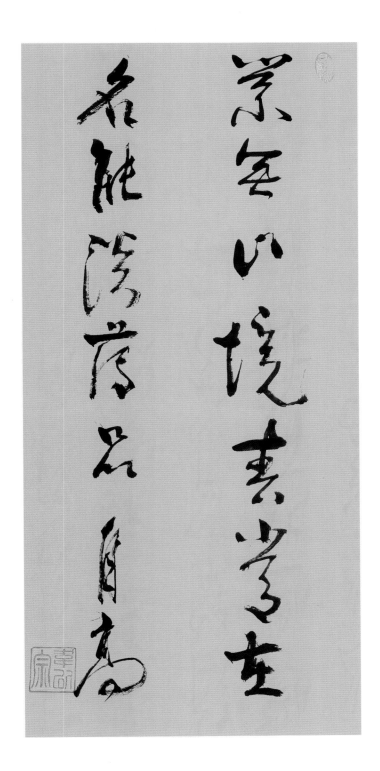

博极医源 精勤不倦

徐思毅先生嘱书孙思邈博极
医源精勤不倦
凡大医治病必当无
欲无求先发大慈
恻隐之心誓愿普
普济含灵之苦若
有疾厄来求救者
不问贵贱贫富长
幼妍媸怨亲善
友华夷愚智普同一等
视之若己不得瞻前
顾后自虑吉凶护惜身命
可为苍生大医

韦以宗书于壬辰三春
北京市